HANDBUCH DER MEDIZINISCHEN RADIOLOGIE

ENCYCLOPEDIA OF MEDICAL RADIOLOGY

HERAUSGEGEBEN VON · EDITED BY

L. DIETHELM O. OLSSON F. STRNAD
MAINZ LUND FRANKFURT/M.

H. VIETEN A. ZUPPINGER
DÜSSELDORF BERN

BAND/VOLUME V
TEIL/PART 2

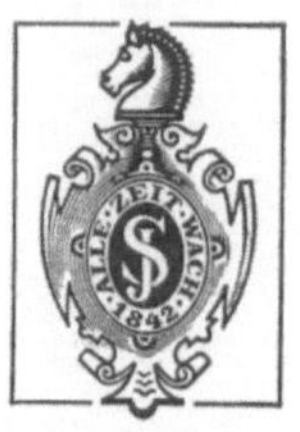

SPRINGER VERLAG BERLIN · HEIDELBERG · NEW YORK 1973

RÖNTGENDIAGNOSTIK DER SKELETERKRANKUNGEN
TEIL 2

DISEASES OF THE SKELETAL SYSTEM (ROENTGEN DIAGNOSIS)
PART 2

VON · BY

G. BIERLING · E. BÜRGEL · O. FISCHEDICK
H. HAAGE · K. RANNIGER
F. SOMMER · J.-W. WEISS

REDIGIERT VON · EDITED BY

L. DIETHELM
MAINZ

MIT 560 ABBILDUNGEN (992 EINZELDARSTELLUNGEN)
WITH 560 FIGURES (992 SEPARATE ILLUSTRATIONS)

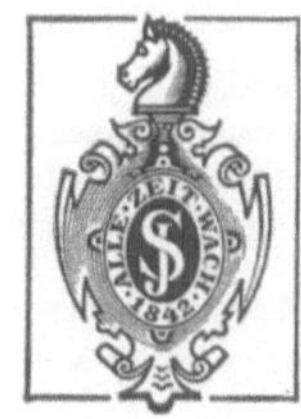

SPRINGER-VERLAG BERLIN · HEIDELBERG · NEW YORK 1973

ISBN-13: 978-3-642-65430-5 e-ISBN-13: 978-3-642-65429-9
DOI: 10.1007/978-3-642-65429-9

Softcover reprint of the hardcover 1st edition 1973

Vorwort

In diesem Band sind vier Probleme der Skeletdiagnostik zusammengefaßt, die Radiologen, Chirurgen und Orthopäden gleichermaßen interessieren: das Osteolyseproblem, die entzündlichen Knochenerkrankungen, die Ostitis deformans Paget und die Arthrographien der verschiedenen Gelenke. Nach den schon in den Anatomiebänden miterfaßten Skeletverletzungen wird nunmehr arthrographisch auch das Gebiet der Gelenkbinnen- und Kapselverletzungen in den dafür in Frage kommenden Gelenken dargestellt, darüber hinaus jedoch alle arthrographisch erfaßbaren Befunde an der Luxationshüfte, kongenitale Anomalien der Kniegelenksmenisci, Veränderungen an den Bursae des Kniegelenkes oder degenerative Discusveränderungen am distalen Ulnaende. Die Darstellung der Arthrographie durch *eine* eng kooperierende Autorengruppe sicherte die notwendige Einheitlichkeit und die richtige Gewichtsverteilung.

Die akuten entzündlichen Skeletveränderungen stellen heute — im Zeitalter der Antibiotica — den Kliniker und Radiologen oft vor stark abweichende Krankheitsverläufe sowohl hinsichtlich des Ausmaßes und Grades der destruktiven als auch der reparativen Veränderungen, die zu kennen und richtig zu interpretieren von Bedeutung für die Therapie werden kann — ebenso wie die Kenntnis der Sonderformen. Hier reiht sich dann zwanglos auch das Osteolyse-Problem und die Pagetsche Knochenerkrankung ein.

Mainz, Dezember 1972 L. Diethelm

Preface

The four problems of skeletal diagnosis which this volume embraces are of equal interest to radiologists, surgeons and orthopedic specialists. They are: the osteolytic syndrome, inflammatory diseases of bone Paget'disease and arthrography of the joints. Injuries to bone are covered in volumes on anatomy, but the special area of interest here comprises injuries to the internal part of the joint and the capsule, depicted in detail for each joint. There are in addition all the data arthrography can furnish on dislocated hip, congenital anomalies of the menisci of the knee joint, changes in the bursa of the knee, and degenerative changes in the discus at the distal end of the ulna. The fact that the arthrography was carried out by a single group of authors working together has ensured the necessary uniformity of approach and the proper distribution of emphasis.

Even today — in the age of antibiotics — the acute inflammatory changes in the skeleton are a puzzle to clinicians and radiologists alike; there can be such enormous differences in the course run by the disease as regards both the extent and degree of destructive or reparative changes. The recognition and correct interpretation of these changes is very important in determining treatment, as is also a knowledge of special forms. The problem of osteolysis Paget'disease falls naturally into this category.

Mainz, December 1972 L. DIETHELM

Inhaltsverzeichnis — Contents

Arthrographie

Mitarbeiter von Band V/2 — Contributors to Volume V/2

Dr. G. Bierling, Leitender Arzt der Strahlentherapeutischen Abteilung im Friederikenstift, 3000 Hannover, Am Marstall 14

Dr. E. Bürgel†, 3000 Hannover, ehem. Chefarzt der Röntgenabteilung des Städtischen Wenckebach-Krankenhauses, 1000 Berlin-Tempelhof

Dr. O. Fischedick, Chefarzt der Abteilung für Röntgenologie und Nuklearmedizin des Knappschaftskrankenhauses, 4600 Dortmund, Wieckesweg 27

Priv.-Doz. Dr. H. Haage, Leitender Oberarzt, Radiologische Universitätsklinik, 2300 Kiel, Arnold Heller-Str. 9

Professor Dr. K. Ranniger, Department of Radiology, Health Sciences Center, Richmond/Virginia, U.S.A.

Professor Dr. F. Sommer, Direktor des Universitäts-Strahleninstituts, 6650 Homburg a. d. Saar

Professor Dr. J.-W. Weiss, Leiter der orthopädischen Abteilung, Kliniken der Universität, 3400 Göttingen, Goßlerstr. 10

A. Das Osteolysesyndrom

Von

F. Sommer

Mit 11 Abbildungen

Der Begriff der Osteolyse ist gekennzeichnet durch die restlose Auflösung von Knochensubstanz. Nach SCHINZ ist die Osteolyse eine Form der Knochenatrophie, die zur lokalen Defektbildung führt, also durch einen Massenverlust der Tela ossea charakterisiert ist. Zu einer Atrophie kann es kommen entweder, weil der Abbau gegenüber dem normal gebliebenen Anbau krankhaft vermehrt ist oder weil zu wenig Anbau stattfindet bei normal gebliebenem Abbau. Zwei Formen der Atrophie werden unterschieden, die exzentrische Atrophie und die konzentrische Atrophie. Bei der exzentrischen Atrophie spielt sich der Abbau hauptsächlich in der Markhöhle ab. Zu einer Änderung der äußeren Form des Knochens kommt es dabei nicht. Bei der konzentrischen Atrophie ändert sich die Form des Knochens. Sie führt zur Verdünnung, vielfach auch zur Verkleinerung des Knochens und schließlich zu lokalen Defektbildungen. Man spricht bei der Osteolyse deshalb auch von einer Formatrophie. Nach K. WEISS kann diese Formänderung des Knochens nur durch einen reduzierenden Umbau der Knochensubstanz, und zwar ausgiebigen subperiostalen Abbau und endostalen Anbau zustande kommen.

SCHINZ hat in seinem Lehrbuch der Röntgendiagnostik festgestellt, daß der krankhafte Schwund von Knochengewebe ausschließlich durch Osteoclastentätigkeit erfolgt. Zahlreiche histologische Untersuchungen scheinen dieser Feststellung jedoch zu widersprechen. Vielfach war keine Osteoclastenvermehrung nachzuweisen, ihre Zahl war sogar vermindert oder aber Osteoclasten fehlten ganz. Man könnte daher annehmen, daß der Knochenschwund Folge eines Darniederliegens der Osteoplasie, also einer Gleichgewichtsstörung des normalen Antagonismus zwischen Knochenanbau und Knochenabbau durch Fehlen des ersteren Vorganges sei. Der oft schubweise Verlauf macht diese Version jedoch wenig wahrscheinlich, er spricht vielmehr für einen gesteigerten Abbau. Auch WEISS vertritt die Auffassung, daß der Abbau durch Osteoclasten herbeigeführt wird. Daß manche Untersucher zwar Lacunen, aber keine Osteoclasten gefunden haben, führt der Autor darauf zurück, daß in diesen Fällen der Prozeß im Zeitpunkt der Materialgewinnung nicht florid war und Osteoclasten meist sehr kurzlebig sind.

Im Gegensatz zu obiger Auffassung, wonach die Knochenabbauvorgänge durch celluläre Elemente hervorgerufen werden, gelangt LERICHE aufgrund seiner Untersuchungen zu der Ansicht, daß der Abbau durch Hyperämie erfolgt. Er konnte nachweisen, daß in den meisten Fällen von Knochenabbau vermehrte Durchblutung bestand und belegte dies durch bioptische, histologische und oscillographische Befunde.

Die Ansicht der Autoren über den Abbau des Knochengewebes, ob überwiegend mit oder ohne Beteiligung cellulärer Elemente, ist nicht einheitlich. Die vielfach und bei den verschiedenen Osteolyseformen durchgeführten feingeweblichen Untersuchungen haben keine klare Entscheidung gebracht. In diesem Zusammenhang ist es wichtig, auch auf die Untersuchungen von KIND an Frakturen und Knochentransplantaten zu verweisen. Er konnte den Nachweis erbringen, daß bei Frakturen 2 verschiedene degenerative Prozesse zu unterscheiden sind: 1. eine rasch sich ausbildende Nekrose der Osteocyten, die in der Hauptsache auf das direkte Trauma am Gewebe zurückgeht, 2. eine langsam sich einstellende, wahrscheinlich auf Ernährungsstörung beruhende Degeneration der Knochenzellen. Diesen 2. Prozeß bezeichnet KIND mit v. RECKLINGHAUSEN als Onkose und Thrypsis. Sie werden als Ausdruck der Nekrobiose der Osteocyten aufgefaßt. Chemisch geht der Onkose eine Ausschwemmung von Mineralsubstanz aus dem Knochen parallel, die 5—12% Calcium betragen kann. Der Autor zieht in Betracht, daß die Calciumauslösung aus der Knochengrundsubstanz bei Onkose und Thrypsis auf dem Wege von pH-Verschiebungen als Folge der Nekrobiose erfolgt. Mit dieser Demineralisation ist aber noch keine strukturelle Reduktion des Knochens gegeben, denn durch sie wird nicht die Grundsubstanz des Knochens, die aus Eiweißkörpern besteht, die Matrice protéique (LERICHE) abgebaut. Inwieweit die Onkose eine derartige Abschmelzung des organischen Teils der Grundsubstanz zur Folge hat, konnte nicht erwiesen werden. KIND zieht jedoch in Erwägung, daß die Thrypsis einen totalen Abbau der Knochensubstanz bewirken könnte. Da diese Mechanismen im allgemeinen aber nur bis zu einer gewissen Grenze gehen, müßten sie für die vollständige Osteolyse über das physiologische Maß weit hinaus reichen und eine pathologische Fortdauer aufweisen. Aufgrund seiner Untersuchungen kommt KIND zu dem Ergebnis, daß dem histologischen Bild der Onkose und Thrypsis pathophysiologisch eine periosteocytäre Osteolyse entspricht. Er stellt diese Osteolyse als Knochenabbauprozeß der Auflösung durch Osteoclasten und Granulationsgewebe an die Seite.

Der Begriff Osteolyse beinhaltet die restlose Auflösung des Knochens, ohne daß damit jedoch etwas über Ätiologie und Pathogenese ausgesagt wird. Wenn osteolytische Erscheinungen auch kein allzu häufiges Ereignis darstellen, so zeigen die Mitteilungen in der Literatur, daß sie auch nicht allzu selten auftreten. Das Schrifttum ist weit verstreut und eine Sichtung ist dadurch erschwert, daß die Veröffentlichungen nicht einheitlich, sondern unter den verschiedensten Bezeichnungen aufgeführt werden. Man kann jedoch einzelne Gruppen herausschälen und sie gegeneinander abgrenzen, wenn auch bei manchen Fällen eine exakte Abtrennung und damit eine Einordnung mit großen Schwierigkeiten verbunden ist.

1. Die essentiellen Osteolysen

Die essentiellen (LEGER et al.) oder kryptogenen (SCHINZ) Osteolysen als seltene Krankheitsbilder unterscheiden sich von anderen Osteolysen dadurch, daß sie völlig spontan und ohne jeden erkennbaren äußeren Anlaß auftreten. Auch bestehen keinerlei Zusammenhänge zu anderen Erkrankungen oder eine Heredität. Der Ablauf des osteolytischen Prozesses erstreckt sich über Jahre. Bei milden Formen schwinden nur Teile des Knochens, bei schweren Fällen lösen sich ein oder mehrere Knochen vollständig auf. Eine Regeneration fehlt. Die Krankheit kann jeden Knochen befallen. Die distalen Enden der Metatarsalia und Metacarpalia, die Unterarm- und Unterschenkelknochen werden jedoch bevorzugt. Zum Unterschied von den in Band V/Teil 3 besprochenen familiären Osteolysen ist am Fuß der 5. Strahl meistens zuerst befallen. Oft sind die Veränderungen asymmetrisch in eine Körperseite lokalisiert, aber auch symmetrisches Auftreten wird beobachtet. Neurologische oder trophische Störungen fehlen oder sind im Gegensatz zu den familiären Osteolysen nur gering ausgeprägt. Auffällig ist, daß der manchmal recht erhebliche Knochenprozeß relativ geringe funktionelle Ausfälle verursacht. Auch besteht kaum Schmerzhaftigkeit. Oft können, obwohl das typische Bild der „main en lorgnette" mit Verkürzung der Finger ausgebildet ist, noch relativ lange nach Beginn der Osteolyse differenzierte Arbeiten wie Stricken oder sonstige Handarbeit, ausgeführt werden. Die inneren Organe sind normal, hormonelle oder Kalk-Phosphor-Stoffwechselstörungen fehlen. Der Verlauf der Erkrankung ist nicht voraussagbar. Nach Jahren kommt die Osteolyse meist spontan zum Stillstand. JOHNSON und MCCLURE berichten aber auch von 2 Fällen, die innerhalb von 2 Jahren der rasch progredienten Osteolyse erlegen sind. Befallen werden alle Altersklassen, vorzugsweise aber die jüngeren und mittleren Stufen.

Das befallene Skeletelement läuft spitz aus, vergleichbar einer abgelutschten Zuckerstange. Für dieses Bild haben französische Autoren die treffende Bezeichnung „en sucre

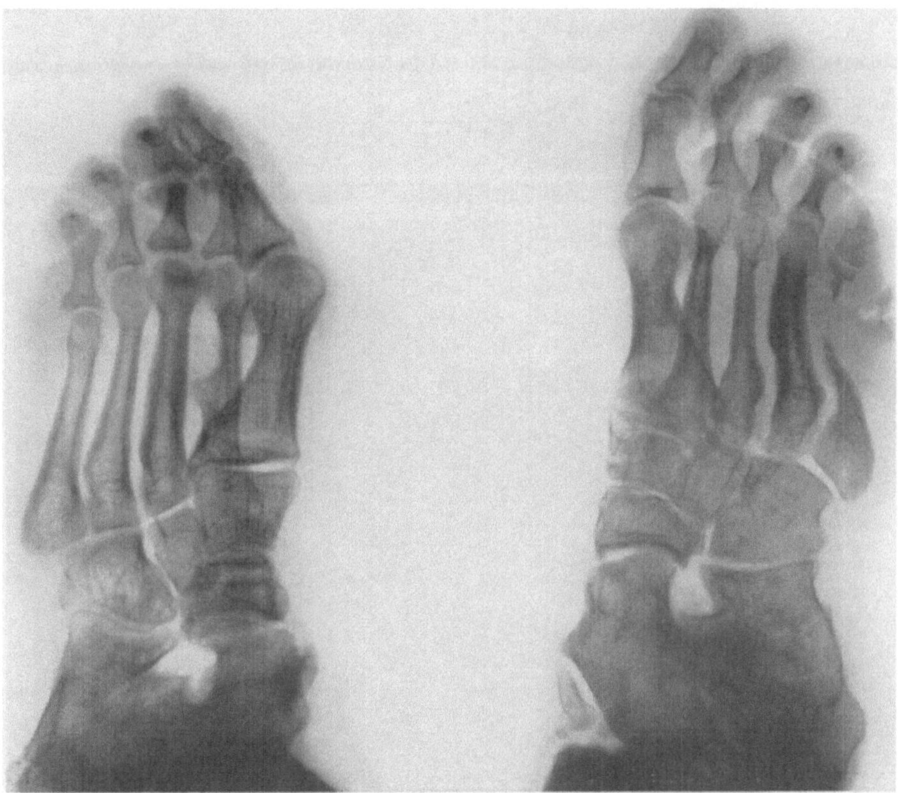

Abb. 1. Osteolyse am linken Fuß (Metatarsale V und Grundphalanx) bei einem 17jährigen Mädchen

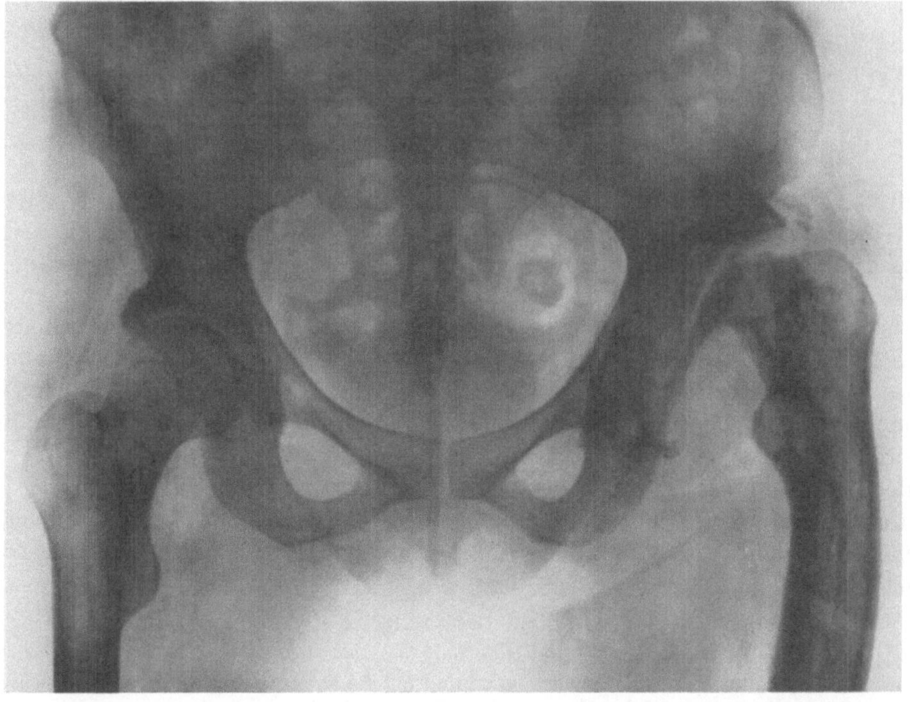

Abb. 2. Die gleiche Patientin wie Abb. 1 nach 10 Jahren. Zerstörung der linken Hüftgelenkspfanne. Der Oberschenkelkopf ist fast ganz verschwunden

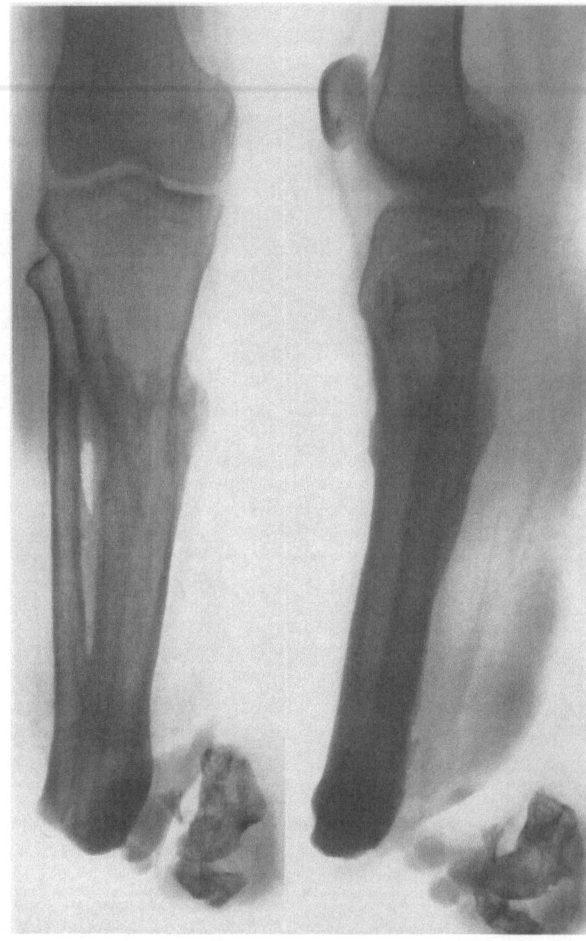

Abb. 3. Die gleiche Patientin wie Abb. 1 und 2. Osteolytische Zerstörung der Malleolen und eines Teiles des Fußgelenkes rechts. Fibula und Tibia synostosiert

d'orge sucé" geprägt. Hierbei handelt es sich um nichts anderes, als die Formatrophie, also die konzentrische Knochenatrophie, die zur Verdünnung und Verkleinerung des Knochens führt, im Gegensatz zur exzentrischen Knochenatrophie, bei welcher die Knochenform im großen und ganzen erhalten bleibt.

Bioptisch entspricht den Röntgenbefunden ein totaler Schwund des Knochengewebes, des Markes, des Periostes, der Blutgefäße und Nerven. Der von der osteolytischen Knochenpartie innegehabte Platz wird von den Weichteilen der Umgebung und nicht durch ein Narbengewebe eingenommen. Meist ist der Stumpf des befallenen Knochens mit einer flüssigen ölig-fettig-serösen Masse ausgefüllt.

Die Bezeichnung essentielle Osteolyse hält K. WEISS für wenig glücklich, da durch sie die Vorstellung geweckt würde, als handle es sich bei diesem Vorgang histogenetisch um ein Geschehen, welches sich prinzipiell von den übrigen Formen des Knochenschwundes unterscheiden würde.

Zwei Fälle hatten wir Gelegenheit zu beobachten:

Im 1. Fall handelte es sich um ein 17 Jahre altes Mädchen, das 1947 erstmals von uns untersucht wurde. Damals bestanden Ulcera am linken Kleinzehenballen und am Ende der 2. Zehe. Rechts fand sich ein großes Ulcus am Außenrande des Fußes und dem Kleinzehenballen. Das Röntgenbild zeigte ausgeprägte Zeichen einer Osteolyse am Metatarsale V des linken Fußes. Das Köpfchen und der angrenzende Abschnitt des Metatarsale waren geschwunden. Nur die Basis war noch voll ausgebildet, die nach vorn spitz auslief. Auch an der Grund-

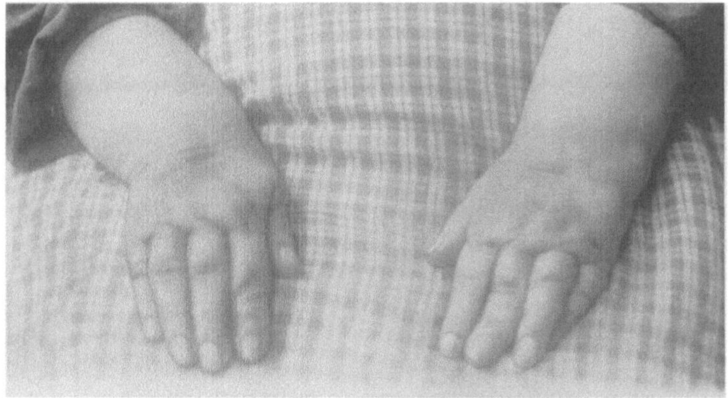

Abb. 4. 52jährige Frau. „Mains en lorgnettes“

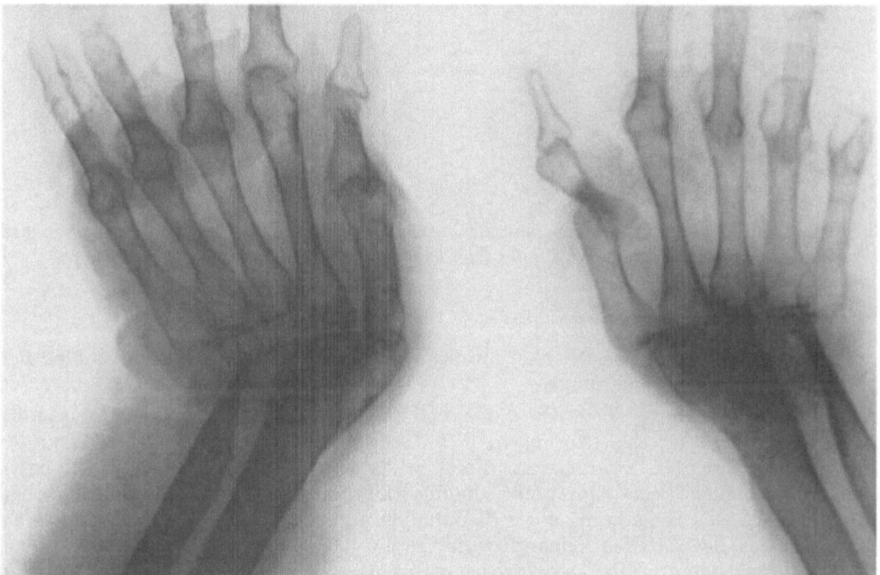

Abb. 5. Röntgenbild zu Abb. 4. Verkürzte und spitz zulaufende Ulna beiderseits. Luxation des Daumens und des 3., 4. und 5. Fingers rechts nach volar

phalanx der Kleinzehe war die Basis völlig resorbiert, so daß die Grundphalanx nach hinten zu verdünnt er schien und spitz auslief (Abb. 1). Am rechten Fuß bestanden keine Zeichen einer Osteolyse.

Im Jahre 1950 wurde eine Amputation der Kleinzehe und des restlichen Metatarsale V vorgenommen. Die histologische Untersuchung ergab an umschriebener Stelle einen kleinen osteomyelitischen Herd mit eitriger Einschmelzung und fast völligem Abbau der Knochenbälkchen. Das übrige Knochengewebe zeigte fibröses Mark, teils mit Vermehrung der Histiocyten sowie einzelnen Lymphocyten und Plasmazellinfiltraten. Die Operationswunde heilte nicht zu. In den folgenden Jahren wurde der Fuß trotz einer teigigen Schwellung der Weichteile immer dünner. Im Juli 1957 verspürte die Patientin ein Krachen in der linken Hüfte. Sie wurde unter dem Verdacht einer Oberschenkelfraktur in die Klinik aufgenommen. Die Hüfte war geschwollen und gerötet, fühlte sich aber nicht heiß an. Das Bein war nach außen rotiert, Schmerzen bestanden nicht. Die Röntgenaufnahme des Beckens (Abb. 2) zeigte eine weitgehende Zerstörung der Hüftgelenkpfanne, die nach oben hin stark ausgeweitet war. Der Oberschenkelkopf war fast völlig geschwunden, der Oberschenkelschaft war varusförmig gekrümmt. Die Corticalis war medial verdickt. Die Knochenstruktur vergröbert und aufgelockert. Aus der Anschwellung der linken Hüftregion wurde zuerst durch Punktion und dann durch Incision dünner, braungelber Eiter entleert, in dem kleinere nekrotische Gewebsbröckel enthalten waren.

Der distale Abschnitt des rechten Unterschenkels und der rechte Fuß bildeten nur noch einen unförmigen Fleischklumpen mit trophischen Störungen. Die Röntgenaufnahme (Abb. 3) zeigte, daß der Malleolus tibiae et fibulae völlig geschwunden und vom Fußskelet nur noch unförmige Reste der Fußwurzelknochen vorhanden waren. Tibia und Fibula waren auf weite Strecken synostosiert. Auffallend war eine Sklerosierung und kolbige

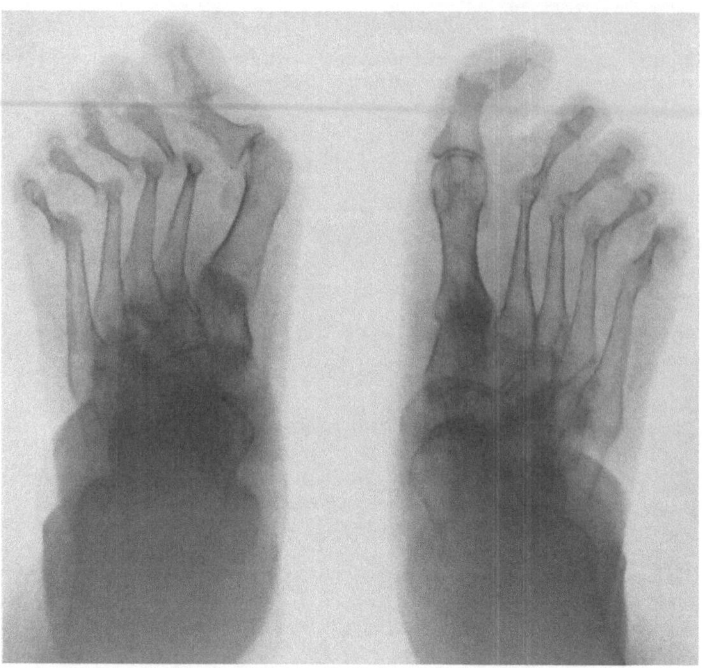

Abb. 6. Röntgenaufnahme beider Füße der gleichen Patientin (wie in Abb. 4 u. 5). Luxation fast sämtlicher Zehen. Die sehr kleinen Köpfchen der Metatarsalia sind weitgehend resorbiert

Verdickung der Stumpfenden. Der Unterschenkel wurde amputiert. Die Operationswunde schloß sich wiederum nicht, sie zeigte laufend seröse Absonderungen.

Die neurologische Untersuchung ergab eine eindeutige dissoziierte Empfindungsstörung. Zu erwähnen ist, daß die trophischen und neurologischen Störungen, die anfangs ziemlich diskret waren, mit dem Fortschreiten der Erkrankung mehr hervortraten. Zwar war eine Spina bifida occulta L 5 vorhanden, jedoch bestanden sonst keine Erscheinungen, vor allem keine Klumpfüße, die die Einordnung des Falles als Osteolyse bei Dysraphie rechtfertigen ließen. Auch eine Einordnung unter die familiären Formen der Osteolyse kommt nicht in Frage, da die Familienanamnese diesbezüglich keine Hinweise gab.

Beim 2. Fall handelte es sich um eine Patientin, die im Alter von 52 Jahren eine deutliche Bewegungsinsuffizienz aufwies, die zuerst beim Treppensteigen, später beim Auswringen der Wäsche bemerkt wurde. Leichtere Arbeit, besonders Handarbeit, konnte noch durchgeführt werden. Schmerzen bestanden nicht. Sehr eindrucksvoll waren die „mains en lorgnettes" (Abb. 4). Neurologische Symptome bestanden nicht. Die Röntgenaufnahme der Hände ergab eine deutliche Verkürzung der Ulna beiderseits, die nach vorn spitz zulief und das ausgeprägte Bild der Formatrophie aufwies. Auch an der medialen Gelenkfläche des Radius, die abgeschrägt war, zeigten sich deutliche Auflösungszeichen. Die Finger 3—5 rechts waren im Metacarpo-Phalangealgelenk nach volar luxiert, desgleichen der Daumen. Der Gelenkspalt im Endgelenk des Zeigefingers war deutlich verschmälert, das Köpfchen der Mittelphalanx war weitgehend resorbiert. Links waren sämtliche Finger luxiert (Abb. 5).

Röntgenaufnahmen beider Füße: Luxation fast sämtlicher Zehen im Metatarso-Phalangealgelenk nach lateral und plantar. Die Köpfchen der Metatarsalia waren sehr klein, weitgehend resorbiert. Auch die Basis der Grundphalanx zeigte überall deutliche Zeichen der Osteolyse. Ähnliche Veränderungen fanden sich am Köpfchen der Grundphalanx der Großzehen (Abb. 6).

Dieser Fall zeigt das klassische Bild der essentiellen Osteolyse. Die Erkrankung ist ohne jeden äußeren Anlaß aufgetreten und zeigt keine Zusammenhänge mit einer anderen Erkrankung. Leider konnten wir zu einem späteren Zeitpunkt keine Untersuchung mehr durchführen, so daß wir über das Schicksal dieser Patientin nicht berichten können.

Eine Vielzahl der kasuistischen Berichte betreffen in der Hauptsache Osteolysen im Bereich der Extremitäten. Seltener ist der Befall des Sternums und der Rippen (LIÈVRE und MIALARET) oder der Wirbelsäule (SCHLAGENHAUFER, M. B. SCHMIDT). Der isolierte Wirbelkörperschwund verläuft unter dem Bilde der Caries. Er macht nur dann Erscheinungen, wenn das Rückenmark komprimiert wird, also, wenn Brust- bzw. Halswirbel befallen sind. So kam es beispielsweise zu einer hochgradigen Kompression des Halsmarkes nach einer Lösung des Dens vom Körper des Epistropheus (E. MEIER).

Ein imposantes Beispiel einer essentiellen Osteolyse ist der Fall von K. WEISS. Das Röntgenbild zeigte vom Beckenskelet keine Spur mehr. Das proximale Ende beider Femora fehlte gleichfalls, vom linken Femur auch der ganze Schaft. Vom rechten Femur waren noch die distalen $^2/_3$ des Schaftes vorhanden und das proximale Ende des Schaftes zeigte das typische Bild einer konzentrischen Atrophie. Die Lendenwirbelsäule endete blind in den Weichteilen. Dieser völlige Schwund der Beckenknochen hatte sich innerhalb eines Zeitraumes von 12 Jahren entwickelt. Der Beginn fiel in das 16. Lebensjahr der Patientin. Nach 12 Jahren kam der Prozeß spontan zum Stillstand.

2. Die familiären Osteolysen

Die familiären Osteolysen haben große Ähnlichkeit mit den essentiellen Osteolysen. Sie sollen daher, um die Unterscheidungsmerkmale besser hervortreten zu lassen, hier kurz Erwähnung finden. Im einzelnen werden sie jedoch im Kapitel über die familiären Osteolysen, Bd. V/3, beschrieben. Es wäre hervorzuheben, daß es sich bei den meisten in der Literatur mitgeteilten Fällen von Knochenschwund um familiäre Osteolysen handelt. Sie unterscheiden sich von den essentiellen Osteolysen dadurch, daß meist der mediale Strahl am Fuß zuerst befallen ist, während bei den letzteren der Befall des 5. Strahls im Vordergrund steht. Auch sind die neurotrophischen Störungen weit stärker ausgeprägt. Sie beherrschen vielfach das Bild. Charakteristisch sind sockenförmige Sensibilitätsstörungen, die auch einmal deutlich ausgeprägten dissoziierten Charakter haben können. Von der Syringomyelie unterscheiden sich die familiären Osteolysen durch den zirkulären Charakter der Sensibilitätsstörungen und das Fehlen von Muskelatrophien. Befallen sind gewöhnlich nur die Füße. Besonders hervorzuheben sind weiterhin die außerordentlich vielen Todesfälle an Komplikationen der Grundkrankheit. Es handelt sich hierbei um Infektionen der trophisch gestörten Weichteile, die zur Sepsis führen.

3. Die Akroosteolysen

Unter der Bezeichnung Akroosteolyse sollten lediglich osteolytische Erscheinungen an den Endphalangen der Finger und Zehen verstanden werden. Viele Autoren halten sich jedoch nicht an diese strenge Forderung, sondern reihen auch solche Fälle ein, bei welchen der Prozeß proximal fortschreitet und schließlich zusätzlich noch andere Knochen betroffen sind. So rechnen WASSNER und KLEINSORGE u. THIELE auch osteolytische Erscheinungen am lateralen Ende der Clavicula sowie an den Alveolarfortsätzen hinzu. KLEINSORGE und THIELE halten es für vorteilhaft, auch dann von Akroosteolyse zu sprechen, wenn die eigentlichen Spitzen, d.h. die Endphalangen und ihre Nagelfortsätze gar nicht oder nur unwesentlich betroffen sind. Die Autoren betonen, daß es neben der konzentrischen Atrophie auch zu kleincystischen und usurartigen Defektbildungen kommt. Sie betonen weiterhin, daß reaktive Zeichen und Gelenkveränderungen fast immer fehlen. Ein Fortschreiten nach proximal überwiege. Dabei bleiben die Basen der Röhrenknochen relativ lange erhalten. Der Schwund des Knochens ist in typischen Fällen vollständig und irreversibel. Häufig ist eine gewisse Symmetrie der Veränderungen festzustellen. Trommelschlegelfinger, die vorhanden sein können, sind nicht ossär bedingt, wie bei der Osteoarthropathie hypertrophiante pneumique, sondern haben ausschließlich ihre Ursache in Veränderungen der acralen Weichteilpartien.

Wir sind der Auffassung, daß in die Reihe der Akroosteolysen nur solche Fälle einzuordnen sind, bei denen die Erscheinungen spontan und ohne jede erkennbare Ursache auftreten, also den essentiellen Osteolysen nahekommen. Es wäre daher auch besser, von essentiellen Akroosteolysen zu sprechen. Von ihnen abzugrenzen sind die Akroosteolysen, denen Erkrankungen zugrunde liegen, z.B. Psoriasis, Sklerodermie und Morbus Raynaud.

Wir halten es nicht für richtig, noch von Akroosteolysen im Sinne des Wortes zu sprechen, wenn außer den Acren auch andere Knochen befallen sind.

In der Literatur ist eine Vielzahl von Fällen beschrieben, die diesen Forderungen nicht gerecht wird. Im strengsten Wortsinn der Akroosteolyse können die Fälle von STECKEN und BALLMANN bezeichnet werden. Letzterer berichtet über einen 39jährigen Mann, der seit dem 12. Lebensjahr erkrankt war. Die Finger waren stärker verändert, die Fingerspitzen sahen wie zugespitzt aus. Die Nägel zeigten deutlichen Schwund. Im Röntgenbild waren die Phalangen stärker verkürzt und liefen nach vorn spitz zu. Bei den Fällen von HARNASCH und KLEINSORGE beispielsweise, fanden sich neben den osteolytischen Erscheinungen an den Phalangen, die ganz im Vordergrund des krankhaften Geschehens standen, noch Osteolysen an den Alveolarfortsätzen der Kiefer, den Claviculaenden und dem Acromion.

Charakteristisch für die Akroosteolysen *ist die Verkürzung und Verplumpung der Finger und Zehen.* Die Fingerspitzen sehen aus, als seien sie wie ein Bleistift zugespitzt. Mitunter besteht eine abnorme Beweglichkeit an den Endphalangen. Die Haut faltet sich bei Bewegung ziehharmonikaartig. Die Nägel sind deformiert und können deutlichen Schwund zeigen. Schmerzen werden nicht angegeben. Es finden sich keine Gefühlssensationen und keine Störungen der Empfindlichkeit. Die Verformung der Finger bzw. der Zehen ist durch einen mehr oder weniger ausgeprägten osteolytischen Prozeß an den Endphalangen bedingt. Im Röntgenbild sind die Phalangen verkürzt, verdünnt und laufen nach vorn spitz zu. Mitunter ist der Prozeß auf den Schaft begrenzt, während die Proc. unguiculares und die Basen noch erhalten sind. Die Osteolyse kann aber auch so weit fortschreiten, daß die Phalangen kaum noch zu erkennen sind.

Nicht in die Reihe der Akroosteolysen dürfen, wie bereits gesagt, die Fälle eingeordnet werden, bei welchen der osteolytische Prozeß mit bestehenden Erkrankungen in Verbindung gebracht werden kann.

Aufgrund zweier Beobachtungen, bei welchen Osteolysen an den Endphalangen vorhanden waren, einmal bei gleichzeitig bestehender Ostitis fibrosa cystica generalisata, zum andern bei einem sekundären Hyperparathyreoidismus als Folge einer jahrelang bestehenden chronischen Nephritis, kommt JESSERER zu der zwar irrigen Auffassung, daß es ein Krankheitsbild Akroosteolyse nicht gibt, sondern daß die Akroosteolyse lediglich symptomatisch auftrete bei langdauernden generalisierten Knochenerkrankungen, die primär durch eine Epithelkörperchenhyperplasie verursacht werden oder bei denen sich sekundär eine solche entwickelt.

4. Die posttraumatischen Osteolysen

Bei der posttraumatischen Osteolyse ist das Krankheitsgeschehen dadurch charakterisiert, daß im Anschluß an ein mehr oder weniger heftiges Trauma osteolytische Erscheinungen auftreten, wobei ein Teil des Knochens, der ganze Knochen oder mit der Zeit auch ganze Skeletabschnitte osteolytisch werden. Knochentransplantate, die zur Überbrückung osteolytischer Defektbildungen überpflanzt werden, verfallen ebenfalls in kürzester Zeit der Osteolyse. Beide Geschlechter können betroffen werden. Das jüngere und mittlere Lebensalter scheint bevorzugt zu sein. Bezüglich der geringen neurologischen Befunde, die vereinzelt gefunden werden, und bezüglich der wenig gestörten Trophik weisen die Fälle das gleiche Verhalten auf, wie die essentiellen Osteolysen. Stoffwechselstörungen werden vermißt, auch werden sonst keine Befunde erhoben, die als endogene Faktoren anzusehen wären, die die Osteolyse in Gang bringen.

Unter den posttraumatischen Osteolysen können 3 Gruppen unterschieden werden und zwar 1. die Osteolysen, die im Anschluß an ein stumpfes Trauma entstanden sind, 2. nach einer Fraktur, 3. nach einer Nervenverletzung.

Osteolysen nach stumpfem Trauma. Über diese berichtet u. a. K. WEISS. Bei seinen Fällen war es zu hochgradigen Osteolysen gekommen mit Schwund großer Teile des knöchernen Beckens. Im 1. Falle handelte es sich um einen 30jährigen Mann, der vor

6 Jahren an unbestimmten Schmerzen der Hüftregion litt. Anamnestisch wurden 2 Traumen, und zwar Sturz vom Pferd und Sturz vom Rad, angegeben. Es kam zu einem restlosen Schwund des linken Sitzbeins sowie eines großen Teils des linken Schambeins, von dem nur noch ein kleiner Rest des Symphysenanteils erhalten war, der die charakteristische konische Zuspitzung zeigte. Der acetabuläre Anteil des Schambeins war gleichfalls völlig geschwunden. Das höchstgradig porotische Darmbein war beträchtlich cranialwärts und beckeneinwärts verlagert. Das proximale Femurdrittel zeigte hochgradige Osteoporose mit weitgehender Verdünnung der Corticalis und Rarefikation der Spongiosa. Im 2. Falle handelte es sich um eine 28jährige Bäuerin, bei welcher es nach einem Sturz vom Wagen zu hochgradigem Knochenschwund am Becken kam. Hier war das rechte Hüftgelenk bis weit in die Umgebung betroffen, einschließlich des proximalen Anteils des Femur; ebenso waren die Symphyse befallen und große Teile des linken Schambeins.

MORDEJA berichtet über eine posttraumatische Osteolyse am distalen Ende eines Oberarmknochens nach Luxation des Ellenbogengelenkes. RADULESCO und BACCAGLINI sahen nach einem Sturz auf die Hand eine Osteolyse der distalen Radiusepiphyse bzw. des Carpus und Radius, während SIMPSON im Anschluß an eine Fußdistorsion eine Osteolyse des lateralen Fußrandes beobachtete. Im Falle von CHIAPPA und PAGANO war das auslösende Trauma recht unerheblich. Hier trat die Osteolyse nach einem Stoß am Fuße auf. Auch die Fälle von STEENHUIS und NAUTA sowie von RÖMER und THOMA können unter die posttraumatischen Osteolysen gerechnet werden, bei welchen sich im Anschluß an eine Zahnextraktion eine Osteolyse des Unterkieferknochens entwickelt hatte.

Die *Osteolysen am lateralen Claviculaende* nehmen in mancher Beziehung eine gewisse Sonderstellung ein. Das Unfallereignis ist meist heftig, vielfach liegen Luxationen bzw. Subluxationen im Akromioclaviculargelenk vor. Allen Fällen ist gemeinsam, daß sich im Anschluß an die Schulterprellung ohne röntgenologisch nachweisbare Knochenverletzung ein Defekt am äußeren Claviculaende entwickelt. Der Prozeß tritt manchmal schon sehr frühzeitig auf. Bei ALNOR bereits nach 4 Wochen. Ein unhaltbares Fortschreiten oder ein Übergreifen auf andere Knochen wird vermißt. Charakteristisch ist, daß oft das laterale Claviculaende nicht spitz ausgezogen ist, wie dies bei Osteolysen anderer Lokalisation die Regel ist, sondern gerade oder schräge Begrenzungen aufweist mit Erhaltensein des vollen Knochendurchmessers. Die Beschwerden sind immer gleichbleibend oder gleichartig. Typisch ist ihr Auftreten bei direkter Belastung der Schulter. Trotz der z.T. sehr langen Intervalle bis zur Aufdeckung der wahren Ursache für die angegebenen Beschwerden, ist ein Zusammenhang zwischen Osteolyse und Trauma nicht von der Hand zu weisen (MORDEJA). Beobachtungen von posttraumatischen Osteolysen am lateralen Claviculaende liegen u. a. von ALNOR, GÄRTNER und SCHWIER, MORDEJA, NELL, PFEIFFER und WERDER vor.

Osteolyse nach Fraktur. Bei der 2. Gruppe posttraumatischer Osteolysen kommt es im Anschluß an eine Fraktur zum Knochenschwund. Hierbei können der gesamte Knochen, das distale Fragment, darüber hinaus aber auch benachbarte Skeletabschnitte der Osteolyse anheimfallen. So haben GORHAM, WRIGHT, SCHULTZ und MAXON eine Osteolyse nach einer Claviculafraktur beobachtet. Der Knochenschwund griff auf den Humerus, das Schulterblatt, die ersten 3 Rippen und die Hals- und Brustwirbelsäule über. Eine ähnliche Beobachtung stammt von DUPAS, BADELON und DAYDÉ. Hier kam es nach einer Fraktur eines Metacarpale im Verlauf von Jahren zu einer Osteolyse sämtlicher Mittelhandknochen. Außerdem war ein Teil der Grundglieder der Finger sowie der Handwurzelknochen aufgelöst.

In dem von uns beobachteten Falle kam es nach einem Autounfall zu einer Fraktur des Ober- und Unterarmes. Trotz monatelanger Ruhigstellung trat keine Callusbildung auf. Sowohl die Humerus- wie die Radius- und Ulnafraktur heilten mit Pseudarthrose aus. Eine Küntschernagelung verlief ergebnislos. Etwa 1 Jahr nach dem Unfall war am Radius eine etwa 2 querfingerbreite Defektbildung aufgetreten (Abb. 7). Das distale

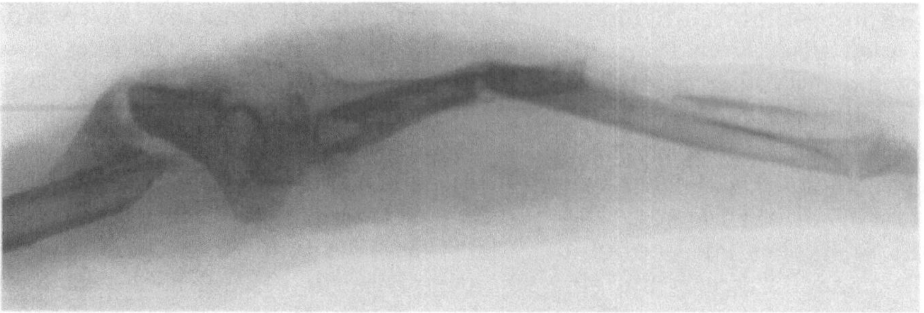

Abb. 7. Pseudarthrose des Radius und der Ulna. Etwa 2 querfingerbreite Defektbildung am Radius etwa 1 Jahr nach dem Unfall

Fragment lief nach oben spitz zu. Eine später wiederholte Küntschernagelung mit Spanverpflanzung verlief ebenfalls ergebnislos. Der Span fiel der Resorption anheim.

Von der Osteolyse im Anschluß an Frakturen streng zu trennen ist die Osteonekrose, wie sie vom Oberschenkelkopf nach medialer Schenkelhalsfraktur bekannt ist.

Ebenso wie die Osteolysen am lateralen Claviculaende nach stumpfem Trauma nehmen die *Osteolysen nach Schädelfrakturen* eine besondere Stellung ein. Sie sind als posttraumatische Knochendefekte beschrieben und kommen bei Kindern zur Beobachtung. Nicht selten entgehen die Frakturen zunächst dem röntgenologischen Nachweis. Dies ist um so bedeutungsvoller, wenn der Heilungsablauf nicht normal verläuft. Unerläßlich für das Offenbleiben oder Erweiterung eines Spaltes in der Schädelkalotte ist die Mitbeteiligung der Dura.

Eine einschlägige Mitteilung stammt von USINGER. Bei einem $2^1/_2$ Jahre altem Kind war es innerhalb von 13 Monaten zu einer 2 cm breiten und 6 cm langen Spaltbildung im Os parietale gekommen. Bei der Röntgenaufnahme nach dem Unfall war lediglich eine Fraktur im Stirnbein festzustellen, die inzwischen verheilte, während die Fraktur im Parietale sich zunächst dem Nachweis entzog. MORDEJA berichtet über ein 17 Jahre altes Mädchen, das sich im Alter von 2 Jahren bei einem Sturz aus dem Fenster einen Schädelbruch zuzog. Ganz allmählich hat sich ein Spalt und schließlich eine Lücke im Schädeldach gebildet. Der Defekt war 5:3 cm groß. Darüber hinaus hat sich, wie die Röntgenaufnahme zeigte, eine Verdünnung der Schädelkapsel hinter dem Defekt entwickelt infolge einer Osteolyse der Lamina externa.

Für die Entstehung der Schädeldefekte zieht USINGER 2 Möglichkeiten in Erwägung: 1. kommt es beim Trauma zu einer Duraverletzung, entsteht durch die sich in den Bruchspalt unter Wirkung des intrakraniellen Drucks einschiebende Narbe die Druckosteolyse; 2. können lokale Durchblutungsstörungen vielleicht derartige Defekte verursachen. MORDEJA hält in seinem Fall die Osteolyse der Lamina externa hinter dem eigentlichen Schädeldefekt für die Folge einer lokalen Durchblutungsstörung.

Osteolysen nach Nervenverletzung. Sie sind als 3. Gruppe posttraumatischer Osteolysen anzuführen. Die ersten eingehenden Beschreibungen stammen wohl von DIDIÉE und später von TRIAL.

Das klinische Bild ist gekennzeichnet durch motorische Lähmungen, sensible Ausfallserscheinungen und vasomotorische Störungen mit rezidivierendem Auftreten trophischer Geschwüre. Die Latenzzeit ist unterschiedlich, sie bewegt sich zwischen Monaten und Jahren.

Im Röntgenbild ist eine Unterscheidung von Osteolysen anderer Ätiologie nicht möglich. Zunächst erkennt man Randusuren an den Köpfchen der Metatarsalia bzw. den Phalangen. Schließlich bildet sich im weiteren Fortschreiten der Osteolyse eine konzentrische Atrophie aus.

Von DIDIÉE und TRIAL wird die Durchtrennung der motorischen und sensiblen Faseranteile ursächlich für die Entwicklung der Osteolyse nicht verantwortlich gemacht. Sie glauben vielmehr, daß eine Reizung der vegetativen Fasern, die den peripheren Nervenstämmen beigemischt sind, den Prozeß in Gang bringt. Die Ursache der vegetativen Reizung ist weniger in dem Trauma als solchem, als in der begleitenden Wundeiterung zu

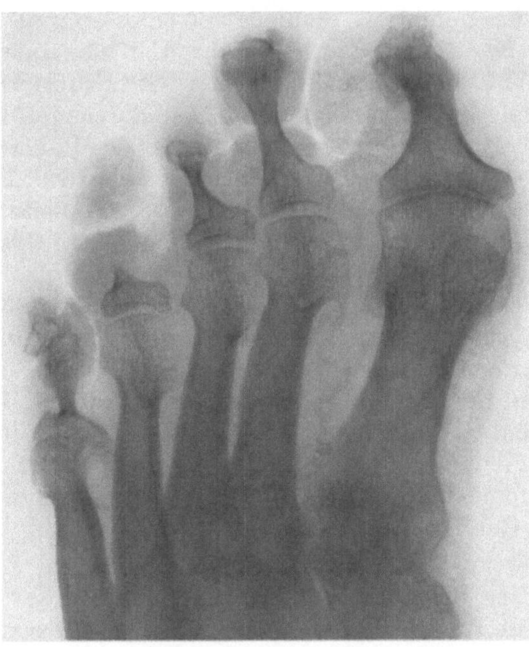

Abb. 8. Zustand nach alter Granatsplitterverletzung mit Peroneuslähmung. Völliger Schwund der Endphalangen der 1., 2. und 4. Zehe, sowie der End- und Mittelphalanx der 3. Zehe. Konzentrische Atrophie der Grundphalanx der 4. Zehe

erblicken. Den bisherigen Beobachtungen liegen meist Kriegsverletzungen zugrunde mit partieller und totaler Durchtrennung des Nervus ischiadicus (TRIAL, ZSEBÖK). Weiterhin sind Osteolysen beschrieben nach Verletzung des Nervus peroneus (REINHARDT, HEIDENBLUT) und des Nervus medianus (LERICHE). Auch sind Osteolysen nach traumatischen Caudaläsionen bekannt geworden (BARRAQUER-FERRÉ u. BARRAQUER-BORDAS).

HEIDENBLUT berichtet beispielsweise über einen 63jährigen Patienten, der durch eine Granatsplitterverletzung im 1. Weltkrieg eine totale Peroneuslähmung links erlitt. In den folgenden Jahren rezidivierendes Auftreten spontan abheilender trophischer Geschwüre an den Zehen. Bereits 5 Jahre nach der Verwundung zeigte der linke Fuß stärkere Deformierung. Die Röntgenaufnahme zeigte ausgedehnte Osteolysen im Bereich der Phalangen mit völligem Schwund der Endphalanx der 1., 2. und 4. Zehe sowie der End- und Mittelphalanx der 3. Zehe. Konzentrische Atrophie der hochgradig verdünnten Grundphalanx der 4. Zehe (Abb. 8).

WEILL, der zahlreiche Nervenschußverletzte des 1. Weltkrieges nachuntersuchte, konnte nur diffuse Knochenatrophien und Aufhellungen der Gelenkenden der Metatarsalia und Metacarpalia, aber keine Osteolysen nachweisen. Bei der Vielzahl der in der heutigen Zeit auftretenden Unfälle mit Prellungen, Frakturen und sonstigen Verletzungen und der äußerst geringen Zahl der im Laufe von Monaten und Jahren in Erscheinung tretenden Osteolysen, kann das Trauma lediglich als auslösende Ursache in Betracht gezogen werden, das den Osteolyseprozeß in Gang setzt. Dies geht auch daraus hervor, daß in mehreren Fällen ein Übergreifen auf benachbarte Knochen oder symmetrische Skeletteile beobachtet wurde (GORHAM u. Mitarb.; CHIAPPA und PAGANO).

5. Osteolysen bei Dysraphie

Unter der Bezeichnung Trophopathia pedis myelodysplastica hat KIENBÖCK ein Krankheitsbild beschrieben, das er mit dysraphischen Störungen am unteren Rückenmarksende in Zusammenhang gebracht hat. Das klinische Bild ist gekennzeichnet durch eine Spina bifida occulta. Diese ist von Symptomen begleitet, die vorwiegend durch Beteiligung des Rückenmarkes, der Cauda equina, der Nervenwurzeln und peripheren Nerven bedingt sind. Nach dorsal ist die Spalte an der Wirbelsäule von einer fibrösen elastischen Membran der Membrana reuniens verschlossen, mit welcher das Rückenmark verwachsen sein kann. Nach KATZENSTEIN erfährt das hier fixierte Rückenmark bei stärkerem Wachstum der Wirbelsäule eine Zerrung bzw. Streckung. Daraus erklärt sich, daß in der Mehrzahl der Fälle die schwersten sekundären Störungen erst zur Zeit des größten Wachstums des Körpers, also im späteren Kindes- bzw. Pubertätsalter eintreten. Lokal findet sich häufig eine umschriebene Hypertrichose. Anstelle des Spaltes in der Wirbelsäule kann die Haut auch narbenartig eingezogen sein. Weiterhin können Lipome, Fibrome, Angiome und Dermoidcysten vorhanden sein. Auch Cysten im Kreuzbein, meist in Höhe des 2. Sacralwirbels, sind Begleitanomalien der Spina bifida occulta. Vielfache Ausfallsymptome haben in dem kongenital degenerativen Prozeß ihre Ursache. Zu nennen wären Paresen, Analgesie, Anaesthesie, vasomotorische und trophische Störungen. Häufig tritt ein Mal perforant besonders an der Fußsohle, seltener am -rücken auf. Fisteln und Knocheneiterungen und schließlich Osteolysen führen zu Deformierungen der Füße. Besonders betroffen sind die distalen Teile der Mittelfußknochen und -zehen, vor allem die lateralen Strahlen IV und V. Die Geschwürsbildungen kommen nur vorübergehend zur Heilung. Die Beschwerden sind im allgemeinen gering. Sind die Geschwürsbildungen verheilt, so ist eine gute Gehfähigkeit vorhanden.

KIENBÖCK berichtet von einer Patientin, bei welcher im Alter von 18 Jahren nach einem Tanzabend heftige Schmerzen und eine „phlegmonöse" Weichteilschwellung am Fuß auftraten. Es wurde zunächst die Diagnose Knochentuberkulose gestellt. Bei wiederholten operativen Eingriffen wurden immer neue Knochenherde ausgekratzt. Am lateralen Teil des Fußes entstanden harte Schwielen sowie tiefgreifende Geschwüre. Der Fuß war verunstaltet, die Zehen verkürzt. Im Röntgenbild waren die Metatarsalia II—V nach vorn stark verdünnt und zeigten Formatrophie. Vom 4. Metatarsale fehlte das Köpfchen, vom 5. war nur noch die Basis vorhanden. Die Phalangen der 4. und 5. Zehe waren geschwunden. Trotz dieser starken Deformierungen war die Gebrauchsfähigkeit des Fußes nicht gestört. Die Patientin konnte ohne Beschwerden weite Fußtouren unternehmen. Befallen war nur ein Fuß. Auch bei einer Nachuntersuchung nach 39 Jahren war der andere Fuß noch völlig normal.

Über ähnliche Beobachtungen berichten BECK, CAMERA, GEIGES, KATZENSTEIN, ROVSING, SABAINO, SCHÜLLER und ZSEBÖK.

6. Krankheiten, bei denen Osteolysen auftreten können

a) Osteolysen bei Syringomyelie

Die Erscheinungen bei der Syringomyelie bestehen in der Hauptsache in motorischen Lähmungen, eigentümlichen Sensibilitätsdefekten, sowie vasomotorisch-trophischen Störungen. Entsprechend der häufigsten Lokalisation im Halsmark beginnt die Krankheit mit Atrophie im Bereich der kleinen Handmuskeln. Bei den Sensibilitätsstörungen hat die klassische dissoziierte Empfindungslähmung erstrangige Bedeutung. Sie besteht in Verlust der Schmerzempfindung und des Temperatursinns, während der Berührungssinn oft erhalten bleibt. Entsprechend dem Sitz und der Ausdehnung der Höhlenbildungen im Rückenmark kann die Symptomatik sehr verschieden sein. Reine lumbosacrale Formen dürften wohl ein seltenes Vorkommnis sein. Bei allen in der Literatur mitgeteilten Berichten ergibt sich daher die Frage, ob es sich in Wirklichkeit nicht doch um familiäre oder essentielle Osteolysen gehandelt hat. Die Übergänge sind sehr fließend, so daß eine exakte Einordnung für den Untersucher mit kaum zu überwindenden Schwierigkeiten verbunden sein kann. Osteolysen an den unteren Extremitäten können nur dann mit Sicherheit als Syringomyelien angesehen werden, wenn sie im Rahmen des klassischen Krankheitsbildes auftreten. Das entscheidende Kriterium für eine echte Syringomyelie ist letztlich der Nachweis von Höhlenbildungen im Rückenmark bei der Autopsie. Es ist daher unberechtigt, wenn GASTON einen Fall von analgetischem Panaritium als Syringomyelie bezeichnet, obwohl bei der Sektion entsprechende Veränderungen im Rückenmark nicht nachgewiesen werden konnten.

Regelmäßige Folge der Aufhebung der Schmerz- und Temperaturempfindung sind Verletzungen und Verbrennungen im Bereich der anaesthetischen Bezirke sowie schwere trophische Störungen, an denen sich nicht nur die Haut und die Weichteile, sondern auch die Knochen beteiligen. Hierbei laufen atrophische und hypertrophische Prozesse parallel oder lösen einander ab. Praktisch sind nie reine atrophische Veränderungen, die im ausschließlichen Schwund des Knochens bestehen, vorhanden. In der Regel liegen in der Umgebung Knochentrümmer, Kalkablagerungen und Knochenneubildungen. Manchmal gelangen die Knochentrümmer in der Umgebung der Osteoarthropathie beim weiteren Fortschreiten der Erkrankung zur Resorption, so daß sich an ein anfänglich hypertrophisches später ein atrophisches Stadium anschließt. Schließlich ist die Syringomyelie noch gekennzeichnet durch das häufige Vorkommen von Frakturen bei geringen Traumen. Hierbei kann es zur Pseudarthrose kommen, nicht selten ist aber auch eine starke Callusbildung zu registrieren.

Entsprechend der Prozeßtopik treten die Arthropathien am meisten an der oberen Extremität auf. Nicht selten werden sie durch unbedeutende Traumen manifest, deren Folgeerscheinungen dem Kranken, weil er keine Schmerzen empfindet, meist zunächst entgehen. Erst wenn das Gelenk sichtbar verändert ist, wird er auf die Gelenkerkrankung aufmerksam (Bodechtel u. Schrader). Nach Czerny u. Heinismann gehen dem Beginn der Arthropathie öfter neuralgische Schmerzen voraus. Diese Empfindungen bleiben manchmal jahrelang bestehen und werden an denselben Stellen lokalisiert, an denen später die Gelenkveränderungen beginnen. Die Gelenkbewegungen sind gewöhnlich schmerzlos, die Gelenke nicht druckschmerzhaft. Manchmal sind die Gelenkbänder sehr schlaff, so daß Exkursionen eines größeren Umfanges möglich sind, als es bei der normalen Statik des Gelenkes der Fall ist. Häufig beginnt die Osteoarthropathie akut mit einer Schwellung und Rötung der Gelenkregion. Bei der Punktion oder Incision gewinnt man eine seröse oder blutig-tingierte Flüssigkeit. Je stärker die funktionelle Belastung des betroffenen Gelenkes ist, um so ausgedehnter werden in der Regel auch die Gelenkveränderungen. Als wesentliche Mitursache der Arthropathie bei der Syringomyelie wird der unkoordinierte Gebrauch der Gelenke infolge der bestehenden Sensibilitätsstörungen angesehen. Deswegen ist auch nach Czerny u. Heinismann praktisch nie primär eine Diaphyse befallen.

Im Bereich des Schultergelenkes überwiegen die atrophischen Erscheinungen. Die Form des Oberarmkopfes ändert sich, er flacht ab, um schließlich bei fortgeschrittenen Fällen völlig zu schwinden. Mitunter sind die atrophischen Erscheinungen aber auch von Verkalkungen und Verknöcherungen in der weiteren Umgebung des Gelenkes, der Gelenkkapsel, den Bändern und selbst der Muskulatur begleitet. Ein diesbezüglicher Fall, der uns von Dr. Jantke, Duisburg, freundlichst zur Verfügung gestellt wurde, soll kurz aufgezeigt werden. Es handelt sich um einen 46jährigen Schiffer, der bei einem Sturz mit dem linken Unterarm auf einer harten Kante aufschlug. Eine Fraktur war nicht aufgetreten, die entstandene Wunde fing nach 14 Tagen zu eitern an. 6 Wochen nach dem Unfall ist der Patient über ein Geländer gesprungen, wobei er sich mit dem kranken Arm abstützte. Bei dieser geringen Belastung kam es zu einer Unterarmfraktur. Die Fraktur wurde entsprechend versorgt und heilte ab. Nach der Gipsabnahme wurde mit der Übungsbehandlung begonnen. Aber selbst nach Monaten konnte der Arm im Schulter- und Ellenbogengelenk noch nicht richtig bewegt werden. Vor dem Unfall hatte der Patient keinerlei Beschwerden, er war nie krank und stand stets in Arbeit. Eine Röntgenaufnahme des Schultergelenkes ergab einen überraschenden Befund. Der Oberarmkopf war fast völlig geschwunden, der Humerusschaft hochgetreten, Tuberculum majus und minus waren erhalten, nach dem Collum zu bestand eine unregelmäßige Sklerosierung. Unterhalb der Tubercula am proximalen Humerusschaft zeigte sich eine stärkere periostale Knochenneubildung. In der Umgebung des Gelenkes und in der Kapsel waren

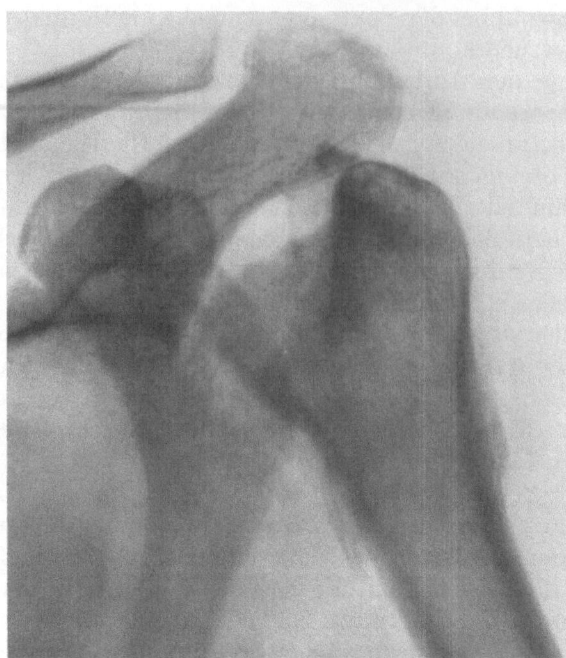

Abb. 9

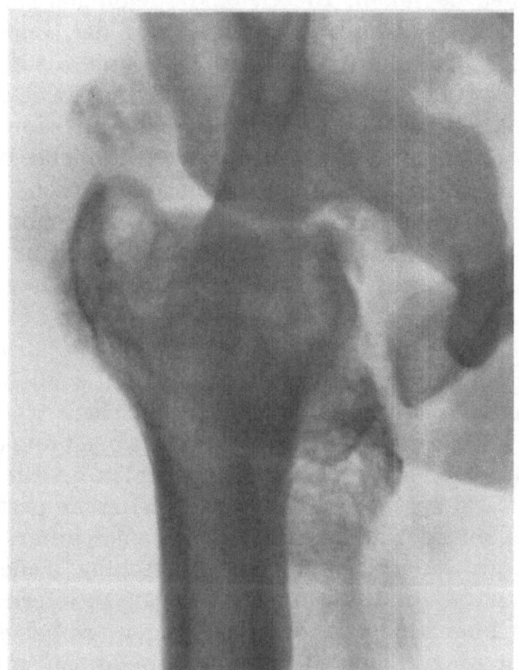

Abb. 10

Abb. 9 u. 10. 46jähriger Mann. Schwund des Oberarmkopfes. Am proximalen Humerusschaft periostale Knochenneubildung. In der Umgebung des Gelenkes und in der Kapsel Kalk- und Knochenbildung. Arthropathie bei Syringomyelie

stärkere Kalk- und Knochenbildungen festzustellen (Abb. 9 und 10). Die Veränderungen zeigen das typische Bild einer Arthropathie bei Syringomyelie, wobei die osteolytischen Erscheinungen im Vordergrund stehen.

Nach den Erfahrungen von CZERNY u. HEINISMANN sind die Erscheinungen am Ellenbogengelenk vorwiegend hypertrophischer Natur, während die osteolytischen mehr in den Hintergrund treten. Vielfach schwindet das Gelenkende des Humerus gänzlich. Öfter ist eine Vergrößerung der Incisura semilunaris ulnae zu verzeichnen. Neben diesen Osteolysen treten viel häufiger als an anderen Gelenken hypertrophische Erscheinungen auf. Infolge Dehnung der Gelenkkapsel und erheblicher Veränderungen der Gelenkenden können Luxationen und Subluxationen auftreten.

An den Handgelenken finden sich vorwiegend hypertrophische Formen. GUREVITSCH, FOMIN u. SHKLOVSKAIA geben an, daß bei 55% aller Fälle mit Osteoarthropathie osteolytische Erscheinungen an den Nagelendplatten der Finger vorkommen. Nach SKALL-JENSEN beträgt dieser Prozentsatz nur 31%. Wir selbst haben Osteolysen an den Fingern kaum gesehen. Auch SCHINZ gibt an, daß die Finger selten befallen sind.

Erscheinungen an den Hüftgelenken gehören zu den Seltenheiten. Einen Fall mit einem fast reinen atrophischen Prozeß teilen CZERNY u. HEINISMANN mit. Es handelte sich um eine 19 Jahre alte Frau, bei der das Röntgenbild folgenden Befund aufwies: Hochgradige Atrophie der Regio intertrochanterica. Völliger Schwund des Oberschenkelkopfes. Rest des Collum zugespitzt, etwas sklerosiert. Obere Fläche glatt geschliffen. Collumrest tief in die Pfanne versenkt. Acetabulum erweitert mit glatter atrophischer Wandung.

Nach SCHLESINGER sollen etwa 20—25% aller Syringomyelien Arthropathien aufweisen. BODECHTEL u. SCHRADER betonen, daß die konstitutionelle Veranlagung zur Gelenkerkrankung eine nicht unwesentliche Rolle spielt und daß nur der seine Arthropathie bekommt, der dazu veranlagt ist. Zu erwähnen wäre noch, daß ein „Mal perforant du pied" sich frühzeitig einstellen kann.

Über echte Syringomyelien mit Arthropathien haben u.a. berichtet: GUILLAIN; MATHIEU u. LEREBOULLET; BARRAQUER u. DE GISPERT; BARRAQUER-FERRÉ u. BARRAQUER-BORDAS; CZERNY u. HEINISMANN; SCHROTH; SKALL-JENSEN; GROSSONI; D'ANTONA; ENGELKAMP; FRUCHAUD u. BAUGAS; HUFSCHMID.

Auf den Fall FUTER soll besonders hingewiesen werden. Zwei Schwestern hatten Osteolysen an Händen und Füßen. Es bestanden Zeichen einer Dysraphie. Der Autor ordnet seine Beobachtungen unter die lumbosacralen Syringomyelien ein. Das Bemerkenswerte an ihnen war, daß es zu einer, wenn auch begrenzten, Regeneration der osteolytischen Knochenpartien gekommen war.

Wenn die lumbosacralen Syringomyelien oft als Morvan-Syndrom bezeichnet werden, so ist dies nicht gerechtfertigt, denn in der Arbeit dieses Autors handelt es sich um familiär auftretende analgetische Störungen und Mutilationen an den Händen und nicht an den Füßen. MORVAN hat seine Beobachtungen bei der nordfranzösischen Fischerbevölkerung gemacht, bei der naturgemäß die Hände in besonderem Maß Schädigungen ausgesetzt waren. Die trophischen Störungen an den Händen stehen hierbei völlig im Vordergrund. Die Haut der Hände und Finger ist verdickt, stark verhornt und ödematös. Schlecht heilende Rhagaden und Panaritien unterhalten so einen chronischen entzündlichen Prozeß, der schließlich zur Abstoßung der End- und Mittelphalangen führt.

Die Mitteilung von BUREAU u. BARRIÈRE verdient an dieser Stelle diskutiert zu werden. Die Autoren haben über 9 Patienten berichtet, die sämtlich aus der Umgebung von Nantes stammten. Alle wiesen sie mehr oder weniger starke dissoziierte Empfindungsstörungen an den unteren Extremitäten auf. Sie gehörten den mittleren Altersklassen an, waren Trinker, schlecht ernährt und hatten häufig Verletzungen oder leichtere Erfrierungen an den Füßen erlitten. Die Osteolysen an den Füßen waren meistens symmetrisch und führten zusammen mit den trophischen Störungen zu erheblichen Fußdeformitäten. Mitunter wurden auch leichtere Amyotrophien beobachtet. Den Autoren schien das sockenförmige Auftreten der Sensibilitätsstörungen, die erst spät sich einstellenden Reflexausfälle und das konstante Fehlen von Pyramidenzeichen und Sphincterstörungen gegen eine echte Syringomyelie zu sprechen. Die starke Ausprägung der trophischen und neurologischen

Veränderungen, die ausschließliche Lokalisation an den Füßen und Bevorzugung des medialen Strahles verbietet die Einordnung in die Reihe der essentiellen Osteolysen. Am ehesten gehören diese Fälle in die Gruppe der familiären Osteolysen, wenn auch über ein familiäres Auftreten den Autoren nichts bekannt war.

b) Osteolysen bei Tabes dorsalis

Die Tabes dorsalis ist die häufigste organische Rückenmarkserkrankung. Wie bei allen Erkrankungen des zentralen Nervensystems ergeben sich klinisch Ausfallserscheinungen. Als solche wären zu nennen Sensibilitätsstörungen, Reflexstörungen, Störungen der Hirnnervenfunktion, Ataxie und trophische Störungen. Die trophischen Störungen spielen eine besondere Rolle. Die häufigste Form trophischer Störungen bezieht sich auf die Erkrankung der Knochen und Gelenke. Rund 10% aller Tabiker werden davon befallen. Gewöhnlich treten die tabischen Arthropathien im fortgeschrittenen, dem ataktischen Stadium auf. Sie kommen zuweilen aber auch im Frühstadium ohne Ataxie vor. CHARCOT hat die Arthropathien bereits eingehend beschrieben. Man hat sie deshalb auch mit Charcotscher Arthropathie bzw. Charcot-Gelenke bezeichnet. Am häufigsten ist das Kniegelenk befallen, dann das Sprunggelenk, während Hüft-, Schulter- und Ellenbogengelenk seltener betroffen sind. Oft sind die Gelenke symmetrisch befallen. Auch mehrere Gelenke können gleichzeitig erkrankt sein. Die Arthropathien beginnen zwischen dem 35. und 50. Lebensjahr, etwa 5—10 Jahre nach der Infektion. Das Verhältnis Männer zu Frauen beträgt 3:1.

Nach den pathologisch-anatomischen Kriterien können bei den tabischen Arthropathien 2 Verlaufsformen unterschieden werden, und zwar die hypertrophische und atrophische Form. Die hypertrophische Form ist leicht an den mitunter gewaltigen Knochenanbauten zu erkennen. Das Röntgenbild kann mit dem der Arthrosis deformans völlig übereinstimmen. Die atrophische Form ist röntgenologisch schwer zu diagnostizieren, weil bei diesen Bildern auch andere neuropathische Arthropathien differentialdiagnostisch in Betracht gezogen werden müssen (MAURER). So sind z.B. die Gelenkveränderungen bei der Tabes dorsalis mit denen der Syringomyelie praktisch identisch. Hier führt nur die klinische und neurologische Untersuchung weiter. Der atrophische Typ ist durch Resorption ganzer Knochenpartien charakterisiert. Nach BODECHTEL u. SCHRADER kann die Zerstörung mancher Gelenkbestandteile zuweilen so ausgedehnt sein, daß diese schließlich völlig aufgelöst werden und verschwinden.

Nicht so selten sind bei der Tabes dorsalis arthropathische Veränderungen an der Wirbelsäule, die zu einer teilweisen oder weitgehenden Zerstörung eines Wirbelkörpers und zu einer rotatorischen Verschiebung der betroffenen Wirbel im Sinne eines Drehgleitens führen. Erkrankt können auch mehrere Wirbel sein. Charakteristisch ist dabei das Fehlen einer reflektorischen Bewegungseinschränkung der Wirbelsäule, wie wir sie bei allen anderen Wirbelprozessen antreffen können (BODECHTEL u. SCHRADER).

Eine absolute Bevorzugung des 1. und 5. Strahles durch osteolytische Vorgänge ist nicht nachweisbar, wenn sich auch ein Mal perforant gewöhnlich an der Fußsohle in der Gegend des Metatarso-Phalangealgelenkes der großen und Kleinzehen findet. Kommen reine Osteolysen an den Phalangen oder den Metatarsalia vor, so bestehen sehr oft gleichzeitig arthropathische Veränderungen an den Fußwurzeln.

Luxationen und Spontanfrakturen gehören zum Krankheitsbild. Die Frakturen können spontan auftreten oder aber die Fraktur steht in keinem Verhältnis zu der Geringfügigkeit des Traumas. Wichtig vor allem ist die Schmerzfreiheit, selbst bei Vorliegen hochgradiger Erscheinungen.

Bei den tabischen Arthropathien dürfte wohl die hypertrophische Form ganz im Vordergrund stehen, während die atrophische Form seltener ist. Mitunter können bei einem Patienten beide Formen beobachtet werden. So berichtet MAURER von 4 Patienten mit atrophisch-osteolytischen Erscheinungen. Im 1. Falle handelte es sich um eine 56jährige Frau. Auf der Röntgenaufnahme des Beckens zeigte sich eine Deformierung und teilweise Auflösung der Oberschenkelköpfe sowie der medialen Abschnitte der Schenkelhälse. Die Hüftgelenkspfannen waren ausgeweitet. Entzündliche oder reaktive Veränderungen fehlten. Beim 2. Falle handelte es sich um eine 61jährige Frau, bei der die Erscheinungen an den Hüftgelenken ähnlich waren. Der 3. Fall betraf einen 52jährigen Patienten, bei dem atrophische Veränderungen der Fußwurzelknochen vorlagen mit beginnender Resorption am Os naviculare und den Cuneiformia. Beim 4. Falle, einer 60jährigen Frau, waren sowohl atrophische wie hypertrophische Erscheinungen festzustellen. Die osteolytischen Veränderungen betrafen den Oberschenkelkopf und Schenkelhals beiderseits, während am Sprunggelenk eine hypertrophische Arthropathie vorlag.

c) Osteolysen bei Lepra

Die Lepra, die meist ganz unbestimmt beginnt, entwickelt sich unter vielgestaltigen klinischen Erscheinungen zu 2 Hauptformen, der Lepra tuberosa und der Lepra nervosa (Leipold). Sehr häufig werden bei der Lepra osteolytische Erscheinungen festgestellt. Sie kommen praktisch aber nur bei der Nervenlepra vor und nur selten einmal bei der Lepra tuberosa. Die Knochenerkrankungen ähneln vor allem denen im Gefolge der Tabes und Syringomyelie. Die Unterscheidung kann sehr schwierig sein, worauf besonders Jordan u. Kroll hinweisen. Bodechtel u. Schrader berichten über einen Fall, der klinisch große Ähnlichkeit mit einer Syringomyelie aufwies. Auffallend war eine handschuhförmige Begrenzung der aufgehobenen Schmerz-, Kalt- und Warmempfindung, die beiderseits symmetrisch an den Händen bis zur Hälfte der Unterarme reichte, während sich die Hypästhesie bis zur Schulter zog und dort zirkulär begrenzt aufhörte. An den Fingern waren typische Verstümmelungen vorhanden. Die Autoren verkennen nicht die differentialdiagnostischen Schwierigkeiten, betonen aber, daß wenn alle Merkmale herangezogen werden, eine Unterscheidung doch möglich sei. Cherlinzoni u. Pirastu stellen demgegenüber fest, daß in einem hohen Prozentsatz der Fälle die röntgenologischen Bilder der leprösen Osteopathie charakteristisch genug seien, um eine Erkennung möglich zu machen.

Nach Chamberlain, Wayson u. Garland stellen die Knochenveränderungen bei der Lepra ein Spätsymptom dar. Sie gehen nicht der Schwere des Krankheitsbildes parallel. Fälle mit geringem klinischem Befund weisen oft die stärksten osteolytischen Knochenveränderungen auf. Bei der Nervenlepra werden zuerst die peripheren Knochen ergriffen, wobei die Finger meist etwas später als die Zehen befallen sind.

Röntgenologisch scheinen Aufhellungen im Knochen schon relativ frühzeitig vorhanden zu sein. In späteren Fällen tritt der Knochenschwund sehr stark in den Vordergrund, dabei schwindet der Knochen von der Oberfläche her. Befallen sind vor allem die Phalangen, die fast völlig fehlen können. Die distalen Epi- und Diaphysen der Metatarsalia und Metacarpalia verdünnen sich und können ebenfalls restlos der Osteolyse anheimfallen, während die proximalen Epiphysen vielfach noch als atrophische und stark deformierte Reste vorhanden sind. Es besteht aber auch die Möglichkeit, daß die Endphalanx allein schwindet oder daß die 1. und 2. Phalanx schwinden, wobei sich dann die 3. Phalanx an das Metacarpale oder Metatarsale anlagert und synostosieren kann. Schwindet die mittlere Phalanx, so lagern sich durch Narbenzug die 1. und 3. Phalanx aneinander. Dadurch entstehen weitgehende Verstümmelungen der Hände und Füße. Die Veränderungen verlaufen ganz unregelmäßig. Charakteristisch ist das völlige Fehlen jedweder entzündlicher Reaktionen oder Sklerosierung des Knochengewebes. Die meisten Veränderungen treten beiderseits symmetrisch auf. Manchmal ist trotz weitgehender Osteolyse die ursprüngliche Form des Knochens erhalten. Man tastet an ihrer Stelle derbe Resistenzen, die wohl fibrösem Gewebe entsprechen. Einen ähnlichen Befund hat Simpson bei einem Fall von traumatischer Osteolyse mitgeteilt. Werden neben der Osteolyse ossifizierende periostitische Veränderungen gefunden, so hat dies seine Ursache in einer begleitenden Weichteilinfektion. DEYCKE betont jedenfalls, daß bei der Lepra nervosa nicht alle Knochenveränderungen auf die Lepra zu beziehen sind und daß häufig Mischinfektionen vorliegen.

BARNETSON berichtet über die röntgenologische Überwachung der Hände und Füße bei 107 Patienten mit neuraler Lepra. Er kommt zu dem Ergebnis, daß die Auflösung der Knochen stets an der Spitze der Phalangen beginnt und proximal fortschreitet. Die Veränderungen sind rein atrophisch, es sei denn, eine Sekundärinfektion tritt hinzu. Auch KLINGMÜLLER hebt hervor, daß Mutilationen einerseits durch Knochenresorption ohne Geschwürsbildung zustandekommt, andererseits schließen sie sich an ein Mal perforant an. Letzteres beginnt gewöhnlich mit einer umschriebenen Schwiele an der Fußsohle, die sich allmählich blasig vorwölbt und platzt. Es entsteht ein Ulcus, das weit in die Tiefe bis auf den Knochen reichen kann, der dann teilweise oder ganz abgestoßen wird. Osteolysen kommen bei der Lepra nur an Händen und Füßen vor. Die langen Röhrenknochen, die Schädelknochen und das Stammskelet bleiben immer verschont.

Auch ESGUERRA-GÓMEZ u. ACOSTA, die bei 532 Personen, die in Columbien isoliert sind, Röntgenuntersuchungen durchgeführt haben, kommen zu dem Ergebnis, daß die Knochenläsionen nur an Händen und Füßen vorkommen. Sie betonen weiterhin, daß Frakturen häufig auftreten. PATERSON hat angiographische Untersuchungen durchgeführt. Er fand dabei Engstellung der Fingerarterien bei Weichteilschwund und Weitstellung bei umschriebenen unspezifischen Entzündungen. Das Fehlen der terminalen Gefäßschleifen in Gebieten resorptiver Knochenveränderungen spricht für Verschluß der Arteriolen infolge unspezifischer Weichteilentzündung. Diese Verschlüsse bewirken eine ungenügende Blutversorgung der Corticalis. Auch ESGUERRA-GÓMEZ u. ACOSTA halten die verminderte Durchblutung für eine Mitursache bei der Entstehung der Knochenveränderung.

Neben den genannten osteolytischen Erscheinungen kommen bei der Lepra entzündliche und hypertrophische Knochen- und Gelenkveränderungen vor. Nach LEIPOLD sind diese Erscheinungen jedoch Zeichen einer Knotenlepra.

d) Osteolysen bei Psoriasis

Die Psoriasis ist relativ häufig mit Gelenkerscheinungen kompliziert. Hierbei muß jedoch unterschieden werden zwischen Gelenkveränderungen, die in Beziehung zur Psoriasis stehen und solchen, bei denen die Gelenkerscheinungen neben der Psoriasis verlaufen. PLENK unterscheidet 3 Gruppen: 1. Psoriasis mit banalen Gelenkschmerzen, 2. Psoriasis und rheumatische Arthritis, 3. Patienten mit Psoriasis und Arthritis. MEANEY u. HAYS fassen 2 Gruppen zusammen. Die 1. Gruppe umfaßt Psoriatiker, deren Gelenkveränderungen denen der rheumatischen Arthritis entsprechen. Diese Kranken sind als Psoriatiker mit einer von der Psoriasis unabhängigen Arthritis aufzufassen. In der 2. Gruppe werden diejenigen zusammengefaßt, bei denen die Gelenkveränderungen mit der Psoriasis in ursächlichen Zusammenhang gebracht werden. Die mit den Gelenkleiden einhergehenden Psoriasisformen bieten nach NOBL in bezug auf Lokalisation, Ausbreitung und Art gewisse Abweichungen von der Norm. Häufig findet man Atypien des Standorts. Auffällig ist auch das vielfache Ergriffensein der Nägel. Die kleinen Gelenke werden bevorzugt ergriffen. Die Gelenkbeteiligung beginnt, wie TIEDEMANN ausführlich beschreibt, in den meisten Fällen an der oberen Extremität und geht erst später auf die untere über, wobei ein Fortschreiten des Prozesses von distal nach proximal in der Reihenfolge Finger, Mittelhand, Hand, Zehen, Mittelfuß, Sprunggelenk beobachtet wird. Die großen Gelenke werden erst später befallen. Im Endstadium ist auch die Wirbelsäule ergriffen. Charakteristisch sind polyartikulärer Befall und die Tendenz zur Symmetrie (GRÜNEBERG).

Was die Gelenkveränderungen betrifft, so können atrophische und hypertrophische Erscheinungen unterschieden werden. Mitunter bestehen beide nebeneinander. Bei den atrophischen Gelenkprozessen, die hier interessieren, herrschen die destruktiven Veränderungen vor. Am stärksten ergriffen sind die Metacarpo-Phalangeal- und die Fingerendgelenke. Röntgenologisch zeigt sich das Bild der Knochenatrophie. An den Köpfchen der Metacarpalia finden sich multiple Defektbildungen, die bis zum völligen Schwund gehen können. Die Basen der Phalangen sind atrophisch. Subluxationen können auftreten. Die Gelenkspalte sind verschmälert. Daneben kommt es an den Acren zu einem reaktionslosen Knochenschwund. Die Endphalangen sind verkürzt, verschoben und sitzen oft als kleine Reste den Mittelphalangen auf. Da neben den atrophischen Veränderungen hypertrophische auftreten können, ja sogar beide zusammen vorhanden sein können, entstehen vielgestaltige Bilder. TIEDEMANN hebt sogar hervor, daß trotz der Vielzahl der röntgenologischen Erscheinungen keine Einzelbefunde bekannt seien, die bei der Arthropathia psoriatica immer, bei anderen Arthropathien nicht immer vorkämen, so daß sie differentialdiagnostisch verwertbar wären.

Einschlägige Berichte über die Arthropathia psoriatica liegen u.a. vor von NOBL; TIEDEMANN; GRÜNEBERG; WEISS; BÖSCH; HENCH; FAWCITT; STERNE u. SCHNEIDER; CLARKE; FALK; SHLIONSKY u. BLAKE; WIELAND; RICHTER; PLENK; CARRIER; GRABER-DUVERNAY; RABER; SIMLER u. EBER; MEANEY u. HAYS; HURIEZ; VANDENDORP; VERHAEGHE u. LEBEURRE; ZELLNER.

WEISS z.B. berichtet über einen 63jährigen Patienten, der seit 40 Jahren an einer schweren Psoriasis leidet. Im Verlauf von 20 Jahren trat eine langsam zunehmende Verkürzung der Finger auf, deren Weichteile sich teleskopartig über dem zu kurz gewordenen Knochengerüst falten und ineinander schieben. Es lag ein weitgehender Schwund der End- und Mittelphalangen sowie der Köpfchen der Metacarpalia vor. NOBL sah eine Verkürzung der Endphalangen. Neben schmerzlosen Gelenkveränderungen waren in einem Falle auch schmerzhafte arthritische Erscheinungen vorhanden. RICHTER beschreibt geringe Osteolysen, während PLENK neben Ankylosen an den Fingerendgelenken geringe Osteolysen an den Processus unguiculares fand. WIELAND berichtet über einen Fall mit Akroosteolyse ohne jedoch einen Zusammenhang mit der bestehenden Psoriasis in Betracht zu ziehen.

e) Osteolysen bei progressiver Sklerodermie

Die progressive Sklerodermie ist eine verhältnismäßig seltene Erkrankung. Im Vordergrund steht die Bindegewebsneubildung. Neben der Haut können fast alle inneren Organe befallen sein. Man hat daher die Auffassung, es handele sich bei der progressiven Sklerodermie um eine Hauterkrankung, längst fallen lassen. Die Erkrankung ist als eine Systemerkrankung des Gefäßbindegewebsapparates aufzufassen.

Die ersten Symptome bestehen in lokalen, sensiblen und vasomotorischen Störungen, die mit Steifheit und Kältegefühl an den Extremitäten sowie mit livider Hautverfärbung einhergehen. Die Haut ist zunächst ödematös geschwollen, glatt und gespannt. Dieser Zustand besteht einige Zeit um schließlich in ein induratives Stadium überzugehen. Die Haut erscheint dann glänzend, straff und kann nicht mehr von der Unterlage abgehoben werden. Die Fingerbewegungen sind eingeschränkt, die Hände sind vielfach in mehr oder weniger ausgeprägter Beugestellung fixiert. Die Nägel können stärker verändert sein.

Auf dem Röntgenbild zeigen sich Veränderungen am Knochensystem. Im Vordergrund steht eine Osteoporose der Hand- und Fußknochen, die an den Endphalangen am ausgeprägtesten ist. Schließlich kann es zu mehr oder weniger umfangreichen osteolytischen Erscheinungen, besonders am Nagelfortsatz, kommen. Im Anschluß an die Osteolyse kann eine Mutilation der Nagelglieder auftreten. Die Erscheinungen sind beiderseits etwa symmetrisch. Das Handskelet wird bevorzugt.

Abb. 11 stammt von einer 54jährigen Patientin, die seit 10 Jahren an progressiver Sklerodermie leidet. Die Bewegungseinschränkung an den Finger- und Handgelenken wird zunehmend stärker. Im letzten Jahr traten kleine Ulcera an den Fingerkuppen der 3. und 4. Finger beiderseits auf, die sehr schlechte Heilungsstendenz zeigten.

Was die Osteolyse bei der Sklerodermie von allen anderen Akroosteolysen unterscheidet, sind mehr oder weniger ausgedehnte und oft ziemlich dichte Kalkeinlagerungen in den

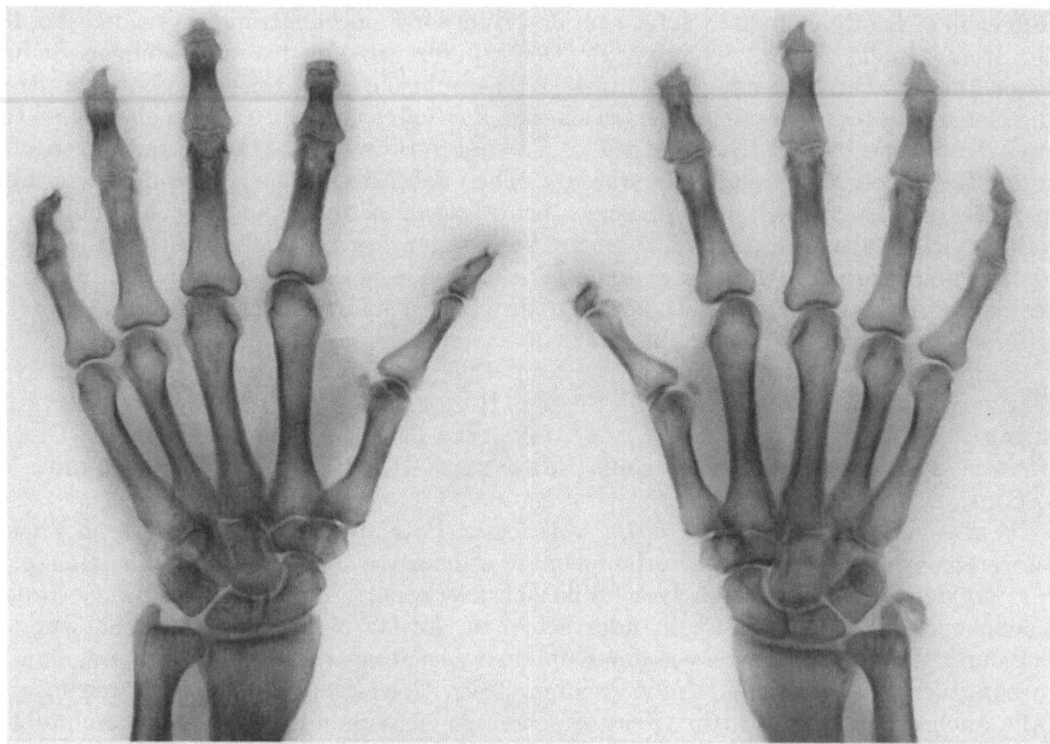

Abb. 11. Akroosteolyse bei einer 54jährigen Patientin, seit 10 Jahren progressive Sklerodermie

angrenzenden Weichteilen. Diese Erscheinungen sind unter der Bezeichnung Thibièrge-Weissenbach-Syndrom in die Literatur eingegangen. Die Verkalkungen können nach außen durchbrechen, wobei sich dann ein milchartiges Sekret entleert. Diese Calcinose zeigt sich aber nicht nur an den Fingerbeeren, sondern auch in der Umgebung der großen Gelenke.

VOGLER und GOLLMANN sowie SEYSS haben arteriographische Untersuchungen vorgenommen. Sie berichten übereinstimmend, daß die Arterien abnorm eng gestellt sind und auffallend langsam durchflossen werden. Oft ist noch nach 30—40 sec Kontrastmittel in den Gefäßen nachweisbar. Die Fingerarterien kommen nur etwa bis zur Mitte der Grundphalanx zur Darstellung, während peripherwärts lediglich einzelne unterbrochen kontrastgefüllte, verengte arterielle Gefäßabschnitte festzustellen sind. Ein capillares Netz an den Fingerbeeren ist nie zu erkennen. Auffallend ist ein rasches Abfließen des Kontrastmittels in den Venen des Unterarmes.

Die Flexionskontraktur der Finger, die progressive Osteolyse der Endphalangen sowie die Kalkablagerungen in den Fingerbeeren bilden zusammen eine für die Sklerodermie charakteristische Trias.

f) Osteolysen bei Gefäßerkrankungen

Bei den klassischen Gefäßerkrankungen kommen kaum Osteolysen zur Beobachtung. Dies mag wohl daran liegen, daß sich ziemlich rasch eine Gangrän entwickelt, wobei die Knochen mit den entsprechenden Extremitätenpartien sequestriert werden.

Wir hatten Gelegenheit, eine 19jährige Patientin mit osteolytischen Erscheinungen an der kleinen Zehe des linken Fußes zu untersuchen.

Die ersten Erscheinungen zeigten sich im Alter von 9 Jahren. Damals bestand eine „Entzündung“ an der Großzehe, die die Amputation des Endgliedes erforderlich machte. Die Wunde heilte nicht zu, so daß schließlich auch das Grundglied amputiert werden mußte. 9 Jahre später trat eine Entzündung an der Kleinzehe auf, die bald abheilte. Nach einem weiteren Jahr trat an der Fußsohle am Zehenballen zwischen 3. und 4. Zehe ein etwa bohnengroßes Ulcus auf. Die Zehen standen in Hammerzehenstellung. Die Kleinzehe war verkürzt und abnorm beweglich. Die Röntgenaufnahme zeigte starke osteolytische Erscheinungen, besonders an der Grund- und Mittelphalanx. Von der Grundphalanx war nur noch die Basis erhalten, die nach vorn spitz auslief. Von der Mittelphalanx waren nur noch Reste zu erkennen. Die Endphalanx war größtenteils erhalten, lediglich die Basis war verschmälert. Die Arteriographie ergab einen Verschluß der A. tibialis anterior im oberen Drittel. Die A. dorsalis pedis füllte sich auch nicht retrograd durch die A. perforans auf. Die A. plantaris tibialis war ebenfalls verschlossen. Die Ursache für den Gefäßverschluß konnte nicht geklärt werden.

SWOBODA berichtet über Osteolysen an den Endphalangen bei einem $2^1/_4$ Jahr alten Kind mit Progerie. Bei der Progerie handelt es sich um eine Vergreisung im Kindesalter. Greisenhaftes Aussehen, Haarausfall, Arteriosklerose und oft sklerodermieähnliche Hautveränderungen kennzeichnen das Krankheitsbild. KÖLBL, ZIERHUT und ZWEYMÜLLER berichten über 2 Kinder. Beim 1. bestanden schwere osteolytische symmetrisch ausgebildete Veränderungen der Endphalangen mit Ausnahme des 4. Finger beiderseits, so daß nur noch die basalen Teile übriggeblieben waren. Beim 2. Kind bestanden Osteolysen an den Processus unguiculares aller Endphalangen in wechselndem Ausmaß. Ähnliche Erscheinungen fanden sich an den Endphalangen der Zehen, besonders der Großzehe.

Bei der *Raynaudschen Krankheit*, die durch schmerzhafte Gefäßspasmen, welche sich auf die Arteriolen beschränken, gekennzeichnet ist, können an den Endphalangen Osteolysen auftreten. CASSIRER und HIRSCHFELD weisen auf Knochenatrophien diffuser Art hin, die sich in fortgeschrittenen Fällen nicht auf die distalen, stärker gestörten Extremitätenabschnitte beschränken, sondern nach proximal fortschreiten, so daß schließlich die ganze Hand oder der Fuß stark atrophieren. Hierbei finden sich dann auch Osteolysen. Bekanntlich bestehen zwischen dem Morbus Raynaud und der Sklerodaktylie, die zur progressiven Sklerodermie zu rechnen ist, gewisse Beziehungen, die aber noch nicht völlig geklärt sind. So können als Folge einer länger bestehenden Raynaudschen Krankheit Sklerodaktylien auftreten und umgekehrt bei Sklerodaktylie ein Raynaud-Symptomenkomplex. Bei der Sklerodaktylie sind Akroosteolysen bekannt. So ist es verständlich, daß bei diesen engen Beziehungen auch beim Morbus Raynaud Osteolysen vorkommen können.

g) Osteolysen bei Arthritis mutilans

Als Begleiterscheinung einer chronischen Polyarthritis wurde im Jahre 1913 von MARIE u. LÉRI eine Veränderung an der Hand beschrieben unter der Bezeichnung „Main en lorgnette". Sie bestand darin, daß infolge massiver osteolytischer Erscheinungen an den Phalangen die Finger zu kurz wurden und dadurch die viel zu lang gewordene Haut sich wie die Züge eines Fernglases in sich hineinstülpte. Der echten Arthritis mutilans geht in jedem Falle eine chronische Polyarthritis voraus. In typischen Fällen sind daher im Röntgenbild neben den Osteolysen charakteristische polyarthritische Gelenkveränderungen mit Verschmälerung des Gelenkspaltes und Ankylosen nachzuweisen. Bevorzugt befallen sind die Metacarpo- bzw. Metatarso-Phalangealgelenke. Die Köpfchen der Mittelhand- und Mittelfußknochen können teilweise oder völlig schwinden. Auch die Grundphalangen zeigen mehr oder weniger ausgeprägte Formatrophie bis zum völligen Schwund. Röntgenologisch unterscheiden sich die Osteolysen bei der Arthritis mutilans nicht von denen anderer Genese. Im Gegensatz zu den essentiellen und familiären Osteolysen sind die höheren Altersklassen bevorzugt. Ein weiteres wichtiges Unterscheidungsmerkmal ist das Fehlen neurologischer Störungen. Einen ziemlich verläßlichen Hinweis auf eine Arthritis mutilans stellen langdauernde Gelenkschmerzen dar, die bei anderen Osteolyseformen praktisch immer fehlen. Sind nur kurzdauernde Schmerzen vorhanden, wie im Falle BOHATIRCHUK, so ist hierin noch kein Kriterium für eine Einordnung in diese Krankheitsgruppe gegeben. WERTHEMANN vertritt die Ansicht, daß es sich bei der Arthritis mutilans nicht um eine Krankheit sui generis, sondern um einen besonders hohen Grad einer Polyarthritis handelt. LUDWIGS und TEMMING betrachten die Arthritis mutilans als Sonderform der primär oder sekundär chronischen Arthritis.

h) Osteolysen bei Diabetes mellitus

Seit man erkannte, daß das Skelet an vielen Stoffwechselvorgängen aktiv Anteil nimmt, wurde in den letzten Jahren auch vermehrt das Augenmerk auf den Diabetes mellitus gerichtet. BOULET und MIROUZE schätzen, daß bei etwa einem Sechstel der Diabetiker rarefizierende und hyperplastische Skeletveränderungen auftreten. BAILLEY und ROOT dagegen fanden unter 20000 Diabetesfällen nur 17 mit Skeletveränderungen und darunter wiederum nur 2 oder 3 mit osteolytischen Erscheinungen. Trotz der weiten Verbreitung des Diabetes mellitus ist die Seltenheit der Skeletveränderungen demnach offensichtlich.

Allgemein wird betont, daß zu Beginn der Skeletveränderungen der Diabetes schon jahrelang besteht. Vorwiegend handelt es sich um einen in der Jugend oder in jüngeren Jahren manifesten Diabetes, der vielfach schlecht einregulierbar ist und wenig kontrolliert wurde. FERRERI und PUTIGNANO heben dagegen hervor, daß die Skeletveränderungen nicht absolut von der Schwere und der Dauer der Erkrankung abhängen.

BOULET und MIROUZE unterscheiden bei den diabetischen Skeletveränderungen 2 Erscheinungsformen: die *rarefizierenden Osteosen* und die *hyperplastischen Osteosen*. An dieser Stelle soll lediglich über die 1. Form berichtet werden.

Die ersten Krankheitszeichen sind im allgemeinen Hyperkeratosen und trophische Ulcera an der Fußsohle. Die Nägel sind meistens schwer verändert. Parallel hierzu treten Knochenveränderungen auf, die sich gewöhnlich am Vorfuß abspielen. Sie können alle Stadien zeigen, von der einfachen Entkalkung bis zur Osteolyse. Prädilektionsstellen sind die Zehengrundgelenke, wobei die osteolytischen Erscheinungen vorwiegend an den gelenknahen Abschnitten der Köpfchen einzelner oder mehrerer Metatarsalia bzw. an den Basen der Grundphalangen anzutreffen sind. Über Gelenkusuren löst sich der befallene Knochenabschnitt langsam auf, wobei der Knochen in einzelne Fragmente zerfallen kann und schließlich wie weggeschmolzen erscheint (OCHSENSCHLÄGER). Der befallene Knochen läuft im Endstadium spitz zu und gleicht einer abgelutschten Zuckerstange. Periostreaktionen und Knochenneubildungen fehlen.

Regelmäßige Begleiterscheinungen der rarefizierenden Osteose sind extraossäre Kalkmetastasen. GOECKE beschreibt ausgedehnte Gefäßverkalkungen der Extremitätenarterien, die bis in die Finger und Zehen zu verfolgen sind. BENARD u. Mitarb. berichten über Verkalkungen der Achillessehnen-Schleimbeutel. BOULET u. Mitarb. weisen auf eine ungemein starke Verkalkung der Rippenknorpel hin sowie auf Kalkniederschläge in der Linse und vereinzelt in der Haut.

Spontanfrakturen und Luxationen sind häufig. Sekundäre Osteomyelitiden werden dagegen kaum angetroffen, obwohl sekundäre Weichteilinfektionen vielfach zu finden sind. Man kann daher nicht ohne weiteres von einer sekundären Osteomyelitis sprechen, wenn über Fistelkanäle Knochentrümmer abgestoßen werden.

Bei fortgeschrittenen Osteolysen stellt sich das typische Bild des neuropathischen Fußes ein. Trotz der Deformierung des Fußes behalten die Patienten noch eine relativ gute und beschwerdefreie Gehfähigkeit. Die Gelenke ankylosieren nicht, weder fibrös noch knöchern. Vielfach sind auch am scheinbar gesunden Fuß ähnliche, wenn auch häufig weniger ausgeprägte Veränderungen vorhanden. Es empfiehlt sich daher, stets Vergleichsaufnahmen anzufertigen.

Der charakteristische klinische Zug ist das Fehlen von Schmerzen während der Zeit der Entwicklung der Gelenkveränderungen. Der Verlauf ist langsam, schleichend, aber stets progredient. Akute Schübe fehlen.

Im Gegensatz zu den diabetischen Osteolysen bevorzugen die hyperplastischen Osteosen die Fußwurzel. Osteophytenbildung und hyperplastisch deformierende Umbildung der Gelenke stehen im Vordergrund. Diese Arthropathie erinnert an Gelenkveränderungen bei Tabes und Syringomyelie (Charcot-Gelenke). Im amerikanischen Schrifttum wird daher die diabetische Arthropathie vielfach in die gleiche Gruppe eingereiht. Man spricht von Charcot joints in diabetes mellitus.

Als weitere Hauptlokalisation der diabetischen Skeletveränderungen sind Wirbelsäule und Schädel zu nennen. Charakteristisch ist der lokalisierte Wirbelsäulenschmerz bei Tag, der sich bei Bewegungen verstärkt, durch Ruhe aber nicht aufgehoben wird. Es kommt zu einer generalisierten Entkalkung der Wirbelkörper. Das Spongiosagerüst wird bis auf den Rahmen progressiv abgebaut. Selten kommt es jedoch zur Kompression (Boulet u. Mirouze; Ferreri; Goecke; Putignano). Am Schädeldach kommt es zur Verschmälerung der Tabula externa sowie zur Verbreiterung und Vergröberung der Diploe. Graduell sind die Vorgänge am Schädeldach völlig unabhängig vom übrigen Skelet. Mitunter zeigt sich neben einer Osteoporose der Wirbelsäule eine Hyperostosis frontalis interna am Schädel (Boulet u. Mitarb.). Daneben sieht man auch Hyperostosen neben osteoporotischen Herden (Ferreri).

An neurologischen Symptomen werden bei der diabetischen Arthropathie gefunden: Hypalgesie, Hypästhesie, Parästhesie und Hypothermie. Die Reflexe sind abgeschwächt oder fehlen. Die sensiblen Ausfälle haben sockenartigen Verteilungstyp (Antes; Knutsson; Benard u. Mitarb.; Hindemith; Ochsenschläger).

Über die *Ätiologie der diabetischen Arthropathie* gehen die Meinungen auseinander. Einige Autoren messen dem vasculären Faktor, andere dem nervösen Faktor und der Stoffwechselstörung eine entscheidende Bedeutung bei. Azerad u. Günther sind der Auffassung, daß Zirkulationsstörungen auf dem Boden einer Arteriosklerose die Osteolyse begünstigen. Beidleman und Duncan messen ebenfalls dem degenerativen Gefäßleiden eine Rolle bei. Boulet u. Mitarb. nehmen neben anderen Faktoren eine Ischämie durch Arteriitis an. Benard u. Mitarb. sind der Auffassung, daß der vasculäre Faktor keine wesentliche Rolle zu spielen scheint. Ochsenschläger hat Arteriographien durchgeführt und berichtet, daß die großen Fußarterien keine Veränderungen aufwiesen. Sie waren weitgestellt. Ein Gefäßschaden lag in den kleinen plantaren Mittelfußarterien des 2.—5. Strahles im Bereich der distal stenosierten A. plantaris fibularis vor. Auffällig war, daß die Gefäßerkrankung im Versorgungsgebiet der Strahlen am deutlichsten wurde, an denen die Knochenveränderung am weitesten fortgeschritten war. Bailley und Root verneinen ebenfalls eine Zusammenhangsfrage, da die Seltenheit der Gelenkveränderungen beim Vergleich mit der großen Frequenz arteriosklerotischer Gefäßveränderungen dagegen spricht. Martin fand in einem Falle einer diabetischen Arthropathie eine Gefäßverschlußkrankheit.

Benard u. Mitarb. sind der Auffassung, daß bei den Gelenkveränderungen der nervöse Faktor eine größere Rolle zu spielen scheint, als der vasculäre. Nach Hindemith spricht die Seltenheit der Gelenkerkrankungen bei der Häufigkeit des Vorkommens von Nervenveränderungen beim Diabetes primär gegen eine ursächliche Verknüpfung. Boulet u. Mitarb. beobachteten eine Kombination des hinteren Wurzelsyndroms mit Pyramidenbahnzeichen und erklären so die Beziehung zu den Arthropathien bei Tabes und Syringomyelie. Knutsson sieht als anatomische Basis für die Erkrankung eine neuritische Degeneration der peripheren Nerven an und gewisse Veränderungen in den dorsalen Fasern des Rückenmarks. Auch Hindemith zieht diese Möglichkeit in Erwägung. Bei den letzteren Fällen handelt es sich aber um hyperplastische Osteosen.

Bürger führt die osteolytischen Vorgänge bei der diabetischen Gangrän auf eine Hypoxämie und Capillarfragilität zurück infolge einer insulinbedingten Verarmung der Gefäßwand an lebenswichtigen Kohlenhydraten. Auch Goecke kommt zum Schluß, daß eine relative Überinsulinierung Ursache einer gestörten Blutversorgung gewesen sei, die zu den aseptisch-nekrotischen Umbauvorgängen Anlaß gab.

Hernberg sowie Boulet und Mirouze sind der Auffassung, daß es sich bei der osteoporotisch-osteolytischen Osteose in der Regel um einen kurzfristigen, zumindest partiell insulinresistenten Diabetes handelt, verursacht durch eine Nebennierenrindenüberfunktion. Dafür würden auch die Kombination mit Hypertonie, Hypertrichose, Gesicht- und Stammfettsucht sowie vermehrter Ausscheidung von 11 Oxysteroiden sprechen. Die reichliche Ausscheidung von Glucocorticoiden steigert die Glucosebildung aus Eiweiß, wodurch der Tela ossea die Eiweißmatrix entzogen wird. Der Knochenanbau ist dadurch vermindert. Da die Osteoclastentätikeit aber unverändert ist, kommt es zur Osteoporose. BOULET und MIROUZE sind darüber hinaus der Auffassung, daß beiden Osteosetypen dem rarefizierenden und hyperplastischen offensichtlich verschiedene Formen des Diabetes mellitus zugrunde liegen.

Beim Abwägen der verschiedenen Auffassungen der einzelnen Autoren über die Entstehung der Arthropathia diabetica muß man zur der Ansicht kommen, daß es sich nicht um ein einheitliches Geschehen handeln kann und daß die Knochenveränderungen die Folgen des Zusammenwirkens mehrerer Faktoren sind.

i) Osteolysen bei Erfrierungen und Starkstromverletzungen

ŠTĚPÁNEK hat über Skeletveränderungen bei Erfrierungen berichtet. Nach seinen Befunden kommt es nach Erfrierungen 1. Grades zu vorübergehender Osteoporose. Bei Erfrierungen 2.—4. Grades tritt bereits nach einigen Wochen neben Osteoporosen Osteolyse mit häufiger Verformung des Gelenkspaltes und Deformierung des Gelenkendes auf. Später gesellt sich eine konzentrische Atrophie der erfrorenen Extremität, teils mit Weichteilverkalkung, hinzu. Wir selbst konnten eine schwere Erfrierung beobachten, wobei osteolytische Erscheinungen am Köpfchen des Metatarsale V vorlagen. Das Köpfchen war an der medialen Seite etwa zur Hälfte geschwunden.

KOLÁŘ u. VRABEC fanden Akroosteolysen bei 2 Kranken nach Hochstromverletzungen. Die osteolytischen Veränderungen schritten nur langsam fort und stabilisierten sich während des 1. Jahres nach der Verletzung, wobei von den Endgliedern nur Reste geblieben waren. Die Autoren sind der Auffassung, daß es sich hierbei mehr um die Folge einer gestörten trophischen Nervenfunktion als um eine direkte Einwirkung des elektrischen Stromes auf den Knochen handelt.

k) Osteolysen bei Morbus Ainhum

Von der Ainhumschen Krankheit wird vorwiegend die Negerbevölkerung befallen. Sie wird aber auch in Indien beobachtet. An häufigsten erkranken Männer, vereinzelt auch Frauen. Klinisch ist das Krankheitsbild charakterisiert durch einen unter entzündlichen Erscheinungen langsam verlaufenden Abschnürungsprozeß der Endglieder einer oder mehrerer Zehen. Gewöhnlich beginnt die Erkrankung an der 5. Zehe mit einer querverlaufenden, immer tiefer werdenden Rhagade, die schließlich auf die dorsale Seite übergreift, so daß eine die ganze Circumferenz der Zehe einnehmende Schnürfurche entsteht. Die Folge davon ist eine Störung der Blutzirkulation. Es kommt zu osteolytischen Erscheinungen an den Phalangen und letztlich zur Abstoßung des Zehenteiles. Der Prozeß ist nicht weiter progredient, sondern kommt mit der Abstoßung der Zehe zum Stillstand. Manchmal treten die Veränderungen symmetrisch auf. Schmerzen oder sonstige Beschwerden bestehen nicht. Auch finden sich keine neurologischen Ausfallserscheinungen. Die Gebrauchsfähigkeit der Füße ist nicht behindert. Trotz der Verstümmelung können noch weite Spaziergänge gemacht werden. Die Ätiologie ist unklar.

Über einen einschlägigen Fall hat z.B. FUCHS berichtet. Es handelte sich um einen 30jährigen Basutoneger, bei welchem beiderseits im Bereich des Grundgliedes der 4. Zehe tiefe Schnürfurchen vorhanden waren. Die Kleinzehen fehlten. Das Leiden bestand seit mehreren Jahren. Weitere Berichte stammen u.a. von STACK; SPINZIG; TYE; VAUGHN; HOWSER u. SHROPSHEAR. PRIESEL berichtet von einem 6jährigen Knaben, bei dem im Alter von 4 Jahren Erscheinungen an der 4. Zehe auftraten, die denen beim Morbus Ainhum völlig entsprachen. Der Autor bezeichnet das Krankheitsbild mit Dactylolysis spontanea ainhumoides. Der Prozeß ist im Laufe von 2 Jahren langsam fortgeschritten und hat sämtliche Zehen des rechten Fußes ergriffen. Im Röntgenbild zeigten sich Osteolysen. An der 2. Zehe waren Mittel- und Endphalanx völlig aufgelöst. Von der 3. Zehe war nur noch die Epiphyse der Grundphalanx erhalten.

7. Das Gorham-Syndrom

Von anderen Osteolysen zu trennen ist das Gorham-Syndrom. Unter dieser Bezeichnung wird das Zusammentreffen einer massiven Osteolyse mit einer generalisierten histologisch gutartigen Hämangiomatose verstanden.

Gorham und Stout berichteten 1955 über einen jungen Mann, bei welchem es im Anschluß an eine Fraktur der rechten Clavicula in einem Zeitraum von 2 Jahren zu ausgedehnten osteolytischen Erscheinungen am rechten Schultergürtel kam. Clavicula, 1. und 2. Rippe waren völlig, die 3. Rippe teilweise geschwunden. Weiterhin waren die Scapula, der Humeruskopf und die unteren Cervical- und die oberen Thorakalwirbel in den Prozeß einbezogen. Durch einen hämorrhagischen Pleuraerguß, der später chylös wurde, trat der Tod ein. Auffallende Übereinstimmung mit diesem Falle zeigt der Bericht von Hambach et al. Hier kam es während leichter Arbeit zu plötzlich auftretenden Schmerzen in der rechten Schultergegend. Im Verlaufe von Monaten trat ein völliger Schwund des ganzen rechten Schulterblattes und Schlüsselbeines ein sowie initiale osteolytische Veränderungen am Humeruskopf. Schließlich war der ganze Humeruskopf und der angrenzende Schaftabschnitt befallen und der Prozeß griff auf den 3. und 4. Halswirbelkörper über. 14 Monate nach Beginn der Erkrankung trat als Folge eines Lungenkollapses bei hämorrhagischer Exsudation in die Brusthöhle der Tod ein.

In beiden Fällen konnte eine Autopsie durchgeführt und Gewebe zur histologischen Untersuchung entnommen werden. Übereinstimmend wird die Anwesenheit einer großen Zahl dünnwandiger Gefäße in beiden Fällen hervorgehoben. Zwischen den Knochenbälkchen befanden sich reichlich, teilweise kavernöse Gefäßräume, die durchwegs Mengen von roten Blutkörperchen enthielten und mit flachen nicht proliferierenden Endothelien ausgekleidet waren. Osteoclastische Elemente fehlten.

Die Autoren stellten fest, daß die massive progressive Osteolyse mit einer histologisch gutartigen Hämangiomatose vergesellschaftet war und daß die Hämangiomatose im osteolytischen Geschehen eine entscheidende Rolle spielte. Durch die Sektion konnte jedoch nicht geklärt werden, ob die Osteolyse aufgrund aktiver Hyperämie, mechanischer Ursachen, fermentativer Einflüsse oder anderer Momente eingetreten ist.

Eine maligne Variante des Gorham-Syndroms konnte Haferkamp beobachten. Er hatte Gelegenheit 2 Fälle autoptisch zu untersuchen, bei welchen eine generalisierte sarkomatöse Geschwulst vorlag, welche die Markräume der Wirbelsäule, der Rippen und des Femur, aber auch der inneren Organe, wie Leber, Nieren, Nebennieren, Milz, Lunge, Pleura und Lymphknoten durchsetzte. Histologisch handelte es sich um eine maligne angiomatöse Geschwulst. Dabei glich allerdings nur im Knochen die Geschwulst in Bezirken stärkerer Ausreifung weitgehend den gutartigen Gefäßneubildungen, wie sie eben als generalisierte Hämangiomatose von Gorham, Stout und Hambach et al. benannt worden sind. Die innerhalb der Tumorinfiltrationen gelegenen Knochenbälkchen und Compactaanteile zeigten das Bild der Osteolyse. Die Osteolyse war jedoch nur diskret vorhanden und konnte nur histologisch erfaßt werden. Klinisch stand sie nicht im Vordergrund. Röntgenologisch war lediglich eine Osteoporose zu diagnostizieren. Aber gerade diese Hauptmerkmale, die Angiomatose und die Osteolyse gaben Veranlassung, die Fälle dem Gorham-Syndrom zuzuordnen und von einer malignen Variante zu sprechen.

8. Klinik, Röntgenbild, Histologie, Ätiologie

a) Klinik

In den einzelnen Abschnitten wurde auf die klinischen Erscheinungen der verschiedenen Osteolyseformen hingewiesen. An dieser Stelle sollen die wichtigsten Symptome nochmals hervorgehoben und gegeneinander abgegrenzt werden. Spontanes Auftreten ohne jeden äußeren Anlaß und ohne jeden Zusammenhang mit einer Erkrankung ist charakteristisch für die essentiellen Osteolysen. Das gleiche Verhalten zeigen die Akroosteolysen. Sie unterscheiden sich nur durch Lokalisation und Ausdehnung des osteolytischen Prozesses. Neurologische oder trophische Störungen fehlen oder sind nur gering ausgeprägt. Im Gegensatz hierzu beherrschen sie bei den familiären Osteolysen vielfach das Bild. Von den genannten Osteolyseformen sind diejenigen Osteolysen abzugrenzen, die ihre Ursache in einer Grundkrankheit haben. Große Schwierigkeiten kann eine Unterscheidung bei Dysraphie, lumbosacraler Form der Syringomyelie und bei den familiären Osteolysen bereiten. Der Verlauf der Osteolysen ist wechselhaft und nicht vorauszusehen. Vielfach erstreckt sich der Prozeß über Jahre, schreitet langsam fort, um schließlich spontan zum Stillstand zu kommen. Der Prozeß kann aber auch einmal fortschreiten und in kürzester Zeit große Skeletabschnitte in Mitleidenschaft ziehen. Was das Manifestationsalter der Osteolysen betrifft, so treten die essentiellen und familiären Formen sowie diejenigen bei Dysraphie in der späteren Kindheit bzw. dem jüngeren bis mittleren Lebensalter auf. Bei den posttraumatischen Osteolysen muß ein stumpfes Trauma oder eine Fraktur als auslösende Ursache verantwortlich gemacht werden. Die sonstigen Osteolyseformen stehen in Abhängigkeit von der Grundkrankheit. Sie treten meist im mittleren oder höheren Alter auf. Typisch ist, daß der mitunter umfangreiche osteolytische Prozeß keine oder kaum Schmerzen bereitet und nur geringe funktionelle Ausfallserscheinungen verursacht. Die Gebrauchsfähigkeit der befallenen Extremität ist oft erstaunlich gut. Lediglich bei der Arthritis mutilans ist infolge gleichzeitig vorliegender chronischer Polyarthritis mit Ankylosen die Bewegung und Gebrauchsfähigkeit der Glieder oft erheblich herabgesetzt. Ausgedehnte Osteolysen, vor allem an der Wirbelsäule, wenn es zur Rückenmarkskompression kommt, können direkte Todesursache sein. Diese Fälle sind jedoch selten. Führt das Leiden überhaupt zum Tode, dann nur infolge sekundärer Infektionen der trophischen Weichteilveränderungen. In der Gruppe der familiären Osteolysen ist dies relativ häufig.

b) Röntgenbefunde

Die Osteolyse ist gekennzeichnet durch den *konzentrischen Knochenschwund*. Das betroffene Skelet-Element verschmälert sich, läuft spitz aus und gleicht treffend einer abgelutschten Zuckerstange. Der Schwund des Knochens kann alle Grade durchlaufen, von der Verschmälerung bis zur völligen Osteolyse. Für dieses Bild wurde die Bezeichnung Formatrophie geprägt. Sie wird nur in den seltensten Fällen vermißt und kommt praktisch bei keiner anderen Form des Knochenschwundes vor. Die Osteolyse kann einen Teil des Knochens oder den gesamten Knochen betreffen. Nachbarknochen können ebenfalls in den Prozeß mit einbezogen werden. So war im Falle WEISS vom Becken nichts mehr zu sehen. Bevorzugte Lokalisation der Osteolyse stellen die Hände und Füße dar. Es können aber auch alle anderen Knochen betroffen sein. Bei den ausgesprochenen Akroosteolysen sind die Endphalangen befallen, die verkürzt sind und nach vorn spitz auslaufen. Die Basen sind gewöhnlich erhalten. Mitunter sind aber nur noch Reste der Phalanx vorhanden. Eine Kalkverarmung der anschließenden Knochenpartien kann vorliegen, kann aber auch völlig fehlen. Vereinzelt sind ossifizierende Periostitiden an benachbarten Knochen beobachtet worden. Sie stellen für die Osteolyse jedoch ungewöhnliche Befunde dar. Verkalkungen, gewöhnlich paraartikulär, fehlen praktisch immer. Beobachtet werden sie lediglich bei einzelnen Erkrankungen wie Tabes, Syringomyelie, Sklerodermie. Spontanfrakturen sind nicht allzu selten. Die posttraumatischen Osteolysen am lateralen Claviculaende sowie nach Schädelfrakturen nehmen eine gewisse Sonderstellung ein. Die Osteolyse begrenzt sich auf das laterale Claviculaende. Ein Fortschreiten oder Übergreifen auf Nachbarknochen wird vermißt. Vielfach ist das laterale Ende nicht spitz ausgezogen, wie das sonst bei der Osteolyse typisch ist, sondern abgeschrägt oder gerade. Subluxationen oder Luxationen im Akromioclaviculargelenk werden oft beobachtet. Die posttraumatischen Knochendefekte nach Schädelfrakturen haben für das Zustandekommen eine Duraverletzung zur Voraussetzung.

Arteriographien, die verschiedentlich durchgeführt wurden, zeigen alle ähnliche Bilder. SEYSS berichtet über Arteriogramme bei Sklerodermie, Psoriasis und Syringomyelie.

Die Befunde waren bei allen 3 Krankheitsbildern ziemlich gleichartig. Die Gefäße waren eng, die Strömung verlangsamt und die Fingerarterien schlecht dargestellt. Die capillären Endnetze der Fingerbeeren gelangten nie zur Abbildung. Bei den Syringomyeliefällen war die venöse Stase stärker als bei den anderen Krankheiten. Der Abfluß des Kontrastmittels von den Arterien in die Venen erfolgte dagegen ziemlich rasch. Entweder gelangte das Kontrastmittel über die proximalen Capillargebiete des Unterarmes in die Venen oder über periphere arteriovenöse Anastomosen. Auf jeden Fall resultierte eine schlechte Blutversorgung.

VOGLER u. GOLLMANN beschrieben bei Sklerodermien Gefäßveränderungen im Sinne einer Endangiitis obliterans. Typische Füllungsdefekte wurden nicht gefunden, sondern nur Strömungsverlangsamung, Engstellung der Gefäße und Füllungsausfälle. Ähnliche Gefäßveränderungen sind auch bei fortgeschrittenen Fällen von Morbus Raynaud zu beobachten. ALLEN u. Mitarb. sind beim Morbus Raynaud der Frage nachgegangen, ob organische Gefäßverschlüsse gefunden werden. Es konnte aber lediglich ein Kleinerwerden des Gefäßkalibers festgestellt werden. KLOSTERMEYER fand in einem Falle von Morbus Raynaud regelrechte Verhältnisse mit gut dargestellten Fingerästen. Verschlüsse oder Konturveränderungen an den zuführenden Arterien des Unterarmes oder der Hand waren keine zu sehen. In einem anderen Fall war die Art. radialis gut gefüllt, während die A. ulnaris beiderseits einen Verschluß im Bereich der Hand aufwies. Auch der Arcus volaris fiel an der ulnaren Seite ein Stück aus. Die Aa. digit. propr. waren ein Stück von ihrem Abgang vom Arcus superior und profundus zu sehen. An den Fingern waren die Äste kaum noch zu erkennen. Statt dessen zeigten sich netzartig zu den Fingern hinziehende kleine Gefäße. Der Autor betont, daß es beim Morbus Raynaud erst nach sehr langem Bestehen zu Gefäßveränderungen kommt, die in seinem Falle von arteriosklerotischen Veränderungen pathologisch-anatomisch nicht zu unterscheiden waren.

OCHSENSCHLÄGER hat bei osteolytischen Erscheinungen bei Diabetes mellitus angiographiert und fand einen Gefäßschaden in den kleinen plantaren Mittelfußarterien des 2.—5. Strahles im Bereich der distal stenosierten A. plantaris fibularis. Am deutlichsten war die Gefäßerkrankung im Versorgungsgebiet der Strahlen, an denen die Knochenveränderungen am ausgeprägtesten waren.

PATERSON, der Untersuchungen bei der Lepra durchführte, fand eine Engstellung der Fingerarterien bei Weichteilschwund und ein Fehlen der terminalen Gefäßschleifen in Gebieten resorptiver Knochenveränderungen. In einem Falle von SCHÜLLER, bei dem sich die Osteolyse als Folge dysraphischer Störungen entwickelte, waren Gefäßspasmen und eine Strömungsverlangsamung nachzuweisen. Organische Gefäßveränderungen bestanden nicht.

Insgesamt gesehen kann gesagt werden, daß das Röntgenbild der einzelnen Osteolyseformen ziemlich übereinstimmend ist und sich keine Symptome finden, die geeignet wären, die einzelnen Osteolyseformen im Röntgenbild gegeneinander abzugrenzen.

c) Histologie

Histologische Untersuchungen wurden bei verschiedensten Osteolyseformen durchgeführt. Es sollen hier nur einige herausgegriffen werden.

SCHLAGENHAUFER, der 5 Fälle mit Wirbelkörper-Osteolyse anatomisch-histologisch untersuchen konnte, fand an Stelle des Wirbelkörpers wenig Granulationsgewebe untermischt mit splitterartigen Knochenstückchen. Er ist der Auffassung, daß der Ablauf des Prozesses so vor sich geht: Zuerst setzt eine Entkalkung der Knochenlamellen ein, dann kommt es zur Auflösung derselben bis zum völligen Schwund, ohne Beteiligung von Osteoclasten.

M. B. SCHMIDT, der ebenfalls einen Fall von Wirbelkörper-Osteolyse untersuchen konnte, fand Trümmer kernloser Knochenbälkchen, z. T. mit Howshipschen Lacunen und Osteoclasten darin.

DUPAS, BADELON u. DAYDÉ, die ein Knochenstück einer in Osteolyse begriffenen Diaphyse eines Metacarpale untersuchten, stellten gefäßreiches Bindegewebe mit einzelnen dünnen Knochenbälkchen fest. ZSEBÖK fand an einem in Osteolyse begriffenem Knochen eine ausgesprochene Osteoclasie.

MÉSZÁROS teilt folgenden Befund mit: Knochengewebe kalkarm, das Lamellensystem desselben aber deutlich zu erkennen. Die kalkdichten Schlußlinien sind verhältnismäßig von größerer Anzahl und kommen parallel geschichtet vor. Die Knochenbälkchen sind im allgemeinen scharf konturiert, stellenweise sind die Osteoblasten in eine einzige Linie gereiht. Resorptionäre Lacunenbildungen sind nicht zu beobachten. Zahl der Osteoclasten gering. Zwischen den Knochenbälkchen findet sich blutdurchtränktes Knochenmark, welches überwiegend fettigen Charakter hat.

NICOD konnte an der Stelle der Osteolyse einen dünnen, fibrösen Narbenstrang feststellen, der an seinem Ende in lockeres Gewebe eingebettet, ein Konglomerat von Knochenlamellen enthielt. Am noch nicht osteolysierten Radius war das Periost durch sanguinolentes Exsudat abgelöst. Die Corticalis war fest und das Mark degeneriert. Der Gelenkknorpel war in Granulationsgewebe umgewandelt. Die noch vorhandene Epiphyse war weich und von porotischer Oberfläche.

HASSELMANN, der bei einer Osteolyse des lateralen Claviculaendes das Gelenk freilegte, stellte mucoid aufgefasertes Knorpelgewebe fest. Darunter war typisch gebautes spongiöses Knochengewebe mit leichter fibröser Markumwandlung und lebhafter lacunärer Resorption.

GORHAM u. Mitarb. wiesen vor allem auf eine vermehrte Capillarisation hin. Die Schnitte zeigten eine vollständige Auflösung des Knochens, der durch ein lockeres Fasermark mit zahlreichen ineinander übergehenden weiten, meist blutgefüllten Capillaren ersetzt war. Diese lokale Hyperämie soll nach Meinung der Autoren das Gleichgewicht zwischen Osteoblasten und Osteoclasten zuungunsten der Osteoblasten stören. Insgesamt ließen sich Befunde erheben, die große Ähnlichkeit mit Hämangioendetheliomen hatten. Einen ähnlichen Befund stellten HAMBACH, PUJMAN u. MALY fest. JOHNSON u. MCCLURE kamen aufgrund ihrer Untersuchungen ebenfalls zur Ansicht, daß die Osteolyse wahrscheinlich Folge einer mit Angiomatose verbundenen arteriellen Hyperämie und intraossären Druckvermehrung sei. Sie betonen vor allem das Fehlen von Osteoclasten.

HEIDENBLUT, der Gelegenheit hatte, bei einem Osteolysebefall nach Nervenschußverletzung die Grundphalanx der 4. Zehe histologisch zu untersuchen, ist der Auffassung, daß der Knochenabbau vorwiegend durch Osteoclasten erfolgte.

MARIE u. LÉRI fanden bei der Arthritis mutilans eine fettige Degeneration des Knochens. NAUMANN hat einen Finger bei einer Arthritis mutilans untersucht. Die Synovialhaut war zottig vergrößert, bot Zeichen einer chronischen Entzündung und großen Gefäßreichtum. Der Gelenkknorpel war stellenweise durch gefäßführendes, lockeres, zellreiches Bindegewebe, das nur wenig kollagene Fasern enthielt, ersetzt. Spezifische Knötchen waren nicht zu sehen. Die Markräume waren sehr weit und von einem nicht entzündetem Fasermark erfüllt. Lockere Infiltrate einer chronischen Entzündung fanden sich im Kapselgewebe und anschließend daran in den Zonen des abgebauten Knochens bis in das sich unmittelbar anschließende Fettgewebe hinein. Entzündliche Infiltrate waren auch paraartikulär meist um kleine Gefäße im Fettgewebe angeordnet. Das distale Ende der Mittelphalanx war durch Osteoclastenwirkung abgebaut.

SCHÜLLER, dessen Untersuchungsmaterial von einer Patientin stammt, die in der Kindheit an einer Meningocele operiert wurde, fand die Arterien in der Umgebung der Osteolyse stellenweise endarteriitisch verändert. Das Lumen war fast verschlossen. Die Nerven waren hie und da von schwieligem, zellarmem Gewebe umgeben, die Nervenfasern selbst aber unverändert.

Aus den kurz skizzierten feingeweblichen Untersuchungen, die bei den verschiedensten Osteolyseformen durchgeführt wurden, ist zu ersehen, daß die Ergebnisse nicht einheitlich sind, sie befriedigen nicht. Vor allem bringen sie keine Klärung der Frage, ob bei allen

Osteolyseformen der Knochenabbau ausschließlich durch celluläre Elemente (Osteoclasten) erfolgt, oder ob noch andere Mechanismen wirksam sein können, die zu dem gleichen Bild führen.

d) Ätiologie

Trotz zahlreicher klinischer und anatomisch-histologischer Untersuchungen konnte die Frage nach der Ätiologie der Osteolysen noch nicht restlos geklärt werden. Die meisten Autoren messen neurologischen Störungen eine ursächliche Bedeutung bei. Tatsächlich finden sich solche mehr oder weniger umfangreich bei den meisten Osteolyseformen. Besonders ausgeprägt sind sie bei den dysraphischen Formen, der Tabes dorsalis, der Syringomyelie, der Nervenlepra, dem Diabetes mellitus, im Gefolge von Nervenverletzungen und bei den familiären Formen. Selbst bei den essentiellen Osteolysen kommen gelegentlich geringe Störungen vor. Andererseits muß man aber bedenken, daß bei der Vielzahl von Nervenkrankheiten keinerlei Knochenschwund gesehen wird. ELOESSER sah nach Durchschneidung der hinteren Wurzeln im Tierversuch keine Osteolysen oder Arthropathien. Damit scheiden Störungen am animalischen Nervensystem in ätiologischer Hinsicht aus. Die Tatsache, daß nur nach infizierten Nervenverletzungen Osteolysen auftreten, spricht dafür, daß die ursächlichen neurologischen Störungen vom vegetativen Nervensystem ausgehen. Aufschlußreich sind auch die Versuche von MCMASTER an Hunden. Er hat an der Fibula beiderseits subperiostale Knochenresektionen durchgeführt und fand in 41% keine knöcherne Heilung, und zwar beiderseits, obwohl nur einseitig Venen und Arterien unterbunden waren oder der N. ischiadicus durchschnitten war. Die Durchblutung oder der Innervationsausfall scheinen demnach keinen entscheidenden Einfluß auf die Entstehung der Osteolyse zu haben. Zwar ist die fehlende Callusbildung nicht ohne weiteres mit der Osteolyse gleichzusetzen, in den Fällen aber, die nicht zur Heilung kamen, waren die Fragmentenden atrophisch und liefen spitz zu. Außerdem erstreckte sich die Atrophie auf die angrenzenden Schaftpartien. Die bei den Versuchen durchgeführten histologischen Untersuchungen scheinen ebenfalls von Bedeutung zu sein. In einem Teil der Fälle fand sich Resorption durch Osteoclasten, in anderen Fällen waren trotz Resorption keine Osteoclasten nachzuweisen.

Welcher Art die Nervenstörungen sind, ist nicht geklärt. Die Untersuchungsergebnisse von JUGHENN, KRÜCKE u. WADULLA erbrachten Unterlagen für die Annahme, daß nicht das Nervengewebe erkrankt, sondern daß Störungen in der Blutversorgung das Nervengewebe sekundär in Mitleidenschaft ziehen. VAN BOGAERT spricht dagegen von einer primären Degeneration der Gefäßinnervation. Inwieweit direkte neurotrophische Einflüsse auf das Knochengewebe vorliegen, ist auch noch nicht restlos zu beantworten. Nicht geklärt ist auch die Frage der Entstehung der Osteolyse bei den essentiellen und Akroosteolysen, bei denen keinerlei neurologische Ausfallserscheinungen festzustellen sind. Darüberhinaus wäre die Frage zu diskutieren, warum Knochenspäne, die zur Überbrückung von Defekten transplantiert wurden, rasch der Osteolyse anheimfallen. Normalerweise wird transplantierter Knochen schrittweise in lebensfähigen Knochen umgebaut oder er bleibt als toter Knochen an Ort und Stelle liegen. Es muß daher angenommen werden, daß nicht nur eine Erkrankung der Knochengrundsubstanz vorliegt, sondern daß auch die umgebenden Weichteile in der Entstehung der Osteolyse eine Rolle spielen.

Schwierig ist auch die Beantwortung der Frage nach Ätiologie und Pathogenese des Knochenschwundes bei der *Arthritis mutilans*. Welche Bedingungen es sind, die im einzelnen zu diesen Auswirkungen führen, wissen wir nicht. Auffällig ist immerhin, daß das Auftreten einer Osteolyse bei chronischer Polyarthritis ein seltenes Ereignis darstellt. POHL u. THIELE halten es jedoch für bemerkenswert, daß die osteolytischen Veränderungen im Rahmen einer Polyarthritis auch an Gelenken auftreten, die von der Entzündung offenbar nie betroffen werden. Sie sind der Ansicht, daß es sich am ehesten um eine durch die entzündliche Noxe ausgelöste trophische Störung handelt, die dann als eigengesetzliches Geschehen im Gefolge einer Polyarthritis anzusehen ist. Dem Nervensystem billigen sie eine entscheidende Rolle zu.

Leriche ist der Auffassung, daß der Knochenabbau im Gegensatz zum Abbau durch Osteoclasten durch Hyperämie erfolgt. Er konnte nachweisen, daß in den meisten Fällen von Knochenabbau vermehrte Durchblutung bestand. In der gleichen Richtung liegen die Untersuchungsergebnisse von Gorham. Er ist der Ansicht, daß die Osteolyse immer mit einer Angiomatose vergesellschaftet ist. Es fragt sich aber, ob diese Hyperämie und Capillarvermehrung nicht Begleiterscheinung oder Folge des Knochenabbaues ist und weniger als Ursache in Betracht kommt. Leriche jedenfalls erkennt durchaus eine, den Gefäßstörungen übergeordnete Ursache an, die er in einer Perversion der Gefäßinnervation erblickt.

Eine Reihe Autoren sieht die Ursache der Osteolysen in zentralnervösen Störungen bzw. in einer Fehlleistung der innersekretorischen Organe. Wieland denkt an eine pluriglanduläre Insuffizienz mit vorwiegender Beteiligung der Hypophyse und Thyreoidea. Harnasch führt die Genese auf eine Minderfunktion der eosinophilen Zellen des Hypophysenvorderlappens zurück. Bohatirchuk nimmt als Ursache eine glanduläre Unterfunktion an, da in seinem Falle die Krankheitserscheinungen während des Klimakteriums begonnen hatten. Kleinsorge brachte die Akroosteolyse in Zusammenhang mit einer Osteomalacie, desgleichen Liess. Fiedler erblickt die primäre Causa in einer Funktionsstörung im Zwischenhirn. Ellegast, Jesserer, Liess, Souders u. Manuell erblicken die Ursache in einem primären bzw. sekundären Hyperparathyreoidismus. Laroche u. Hochfeld berichten über einen Fall mit Hyperparathyreoidismus, Hyperthyreoidismus und Menstruationsstörungen. In einem 2. Fall lagen ein Hypogenitalismus und eine Gynäkomastie vor. Wassner glaubt dem bei seinem Patienten bestehenden Hungerzustand infolge einer Magenresektion eine große ätiologische Bedeutung beimessen zu dürfen.

Inwieweit die in diesen Fällen von Kleinsorge u. Thiele sowie Kretzschmar festgestellte Dysproteinämie ursächlich mit der Osteolyse verknüpft ist oder ob sie nur als Komplikation aufzufassen ist, bleibt ebenfalls ungeklärt.

Literatur

Allen, E. V., Barker, N. W., Hines, E. A.: Peripheral vascular diseases. Philadelphia-London: Saunders 1956.

Alnor, P.: Die posttraumatische Osteolyse des lateralen Claviculaendes. Fortschr. Röntgenstr. **75**, 364—365 (1951).

Andersch, H.: Röntgenologischer Beitrag zur Arthropathia tabica. Z. Orthop. **87**, 688—691 (1956).

André, M.: Sur la lèpre syringomyélique (contrebution à l'étude de ses troubles sensitifs, de ses lésions osseuses et trophiques). J. belge Neurol. **40**, 466—482 (1940).

André, M. J., Goethals, J., Borin, A.: Maux perforants plantaires unilateraux, succédant à un syndrome vasculaire chronique par le froid. (Action bienfaisante d'une intervention sur le sympathique lombaire). Acta neurol. belg. **53**, 25—36 (1953).

Annovazzi, G., Fiorani-Gallotta, G.: L'atrofia ossea negli arti paralitici per lesioni traumatiche della colonna vertebrale. Arch. Putti Chir. Organi Mov. **3**, 180—219 (1953).

Antes, H.: Charcot joint in diabetes mellitus. J. Amer. med. Ass. **156**, 602—603 (1954).

D'Antona, L.: Acroasfissia cronica e poliglobulia. Atti Accad. Fisiocr. Siena **3**, 500—501 (1929).

Azérad, E.: Les ostéoses diabétiques. Bull. Soc. méd. Hôp. Paris **69**, 302—307 (1953).

Baccaglini, M.: Lisi criptogenetica della parte distale della diafisi radial e di alcune osse del carpo. Ann. Radiol. diagn. (Bologna) **15**, 11—18 (1941).

Bailey, C. C., Root, H. F.: Neuropathic joint lesions in diabetes mellitus. J. clin. Invest. **21**, 649 (1942).

Ballmann, E.: Über Akromikrie. Z. menschl. Vererb.- u. Konstit.-Lehre **13**, 241—251 (1928).

Barcat, J., Gatelmand, R.: Un cas d'ostéolyse posttraumatique de l'extrémité supérieure du fémur. Mém. Acad. Chir. **84**, 49—56 (1958).

Barnetson, J.: Osseous changes in neural leprosy. Radiological findings. Acta radiol. (Stockh.) **34**, 47—56 (1950a).

Barnetson, J.: Osseous changes in neural leprosy. Correlation between histopathological and radiological findings. Acta radiol. (Stockh.) **34**, 57—64 (1950b).

Barraquer, L., Gispert, J. de: Die Syringomyelie, eine familiäre und hereditäre Krankheit. Dtsch. Z. Nervenheilk. **141**, 146—157 (1936).

Barraquer-Ferré, L., Barraquer-Bordas, L.: De la séméologie ganglio-radiculaire postéreure dans l'amyotrophie de Charcot-Marie-Tooth: troubles trophiques, douleurs fulgurantes, troubles sensitifs. Acta neurol. belg. **53**, 55—70 (1953).

Barraquer-Ferré, L., Barraquer-Bordas, L.: Altérations trophiques des pieds dans les affections acquises de la queue de cheval. Acta neurol. belg. **53**, 71—81 (1953).

Barsony, Th., Frisch, E.: Beiträge zur Röntgenologie der „Akrosklerose". Fortschr. Röntgenstr. **47**, 287—293 (1933).

Beck, O.: Spina bifida occulta und ihre ätiologische Beziehung zu Deformitäten der unteren Extremität. Ergebn. Chir. **15**, 491—568 (1922).

Beidleman, B., Duncan, G.: Charcot joints and infectious vascular lesions of bones in diabetes mellitus. Amer. J. Med. **12**, 43—52 (1952).

Beitzke, H.: Erkrankungen der Knochen und Gelenke. Handbuch der speziellen pathologischen Anatomie und Histologie, Bd. IX/2. Berlin: Springer 1934.

Bénard, H., Rambert, P., Péquignot, H., Ecalles, J.: Le pied diabétique. Sem. Hôp. Paris **29**, 3487—3490 (1953).

Bibergeil, E.: Die Beziehungen der Spina bifida occulta zum Klauenhohlfuß. Z. orthop. Chir. **33**, 225—249 (1913).

Biolcati Rinaldi, A.: L'osteolisi progressiva criptogenetica. Rassegna della letteratura e presentazione di un nuovo caso. Ann. Radiol. diagn. (Bologna) **40**, 263—296 (1967).

Blenke, A., Blenke, B.: Die neuropathischen Knochen- und Gelenksaffektionen. Stuttgart: Enke 1931.

Blum, M.: Über eine besondere Form der Knochen- und Gelenkerkrankung (Osteoarthropathia microatrophicans). Dtsch. Arch. klin. Med. **174**, 474—481 (1933).

Bodechtel, G., Schrader, A.: Die Erkrankungen des Rückenmarks. Handbuch innere Medizin, Bd. V/2. Berlin-Göttingen-Heidelberg: Springer 1953.

Bösch, J.: Beitrag zum Bilde der sogenannten Akroosteolyse. Arch. orthop. Unfall-Chir. **49**, 264—267 (1957).

Bogaert, L. van: Essai de classement et d'interprétation de quelques acro-ostéolyses mutilantes et non mutilantes actuellement connues. Acta neurol. belg. **58**, 90—115 (1953a).

Bogaert, L. van: Étude histopathologique d'une observation d'arthropathie mutilante symétrique familiale. Sa non appartenance à la syringomyélie. Ses raports avec la neuropathie radiculaire sensorielle héréditaire (Hicks et Denny-Brown). Acta neurol. belg. **58**, 37—54 (1953b).

Bohatirchuk, T.: Multiple destructive processes of the phalanges of the hand with simultaneous calcifications of the soft tissues of indefinite etiology. Amer. J. Roentgenol. **64**, 649—653 (1950).

Boulet, P., Mirouze, J.: Les ostéoses diabétiques. Ann. Méd. **55**, 674—721 (1954).

Boulet, P., Mirouze, J., Pélissier, M., Leenhardt, P.: Le pied diabétique. J. Radiol. Électrol. **35**, 288—290 (1954).

Brugsch, Th.: Akromikrie oder Dystrophia osteogenitalis. Med. Klin. **23**, 81—82 (1927).

Bürger, M.: Angiopathia diabetica. Stuttgart: Georg Thieme 1954.

Bulitta, A., Scheiffarth, F.: Zur Nosologie der Myositis ossificans progressiva und der Calcinosis interstitialis. Medizinische **1954**, 938—943.

Burchard, V. D., Schmitt, H. G.: Tabische Arthropathie des Hüftgelenkes. Fortschr. Röntgenstr. **75**, 228—230 (1951).

Bureau, Y., Barrière, H.: Acropathies pseudosyringomyéliques des membres inférieurs. Essai d'interprétation nosographique. Sem. Hôp. Paris **31**, 1419—1429 (1955).

Bureau, Y., Barrière, H., Kerneis, J. P., Férron, A. de: Acropathies ulcéro-mutilantes pseudosyringomyéliques non familiales des membres inférieurs. Presse méd. **65**, 2127—2132 (1957).

Bureau, Y., Delaunay, D. Jarry, Barrière, H.: Acropathie mutilante des pieds pseudosyringomyélique. Bull. Soc. franç. Derm. Syph. **61**, 176—178 (1954).

Camera, R.: Lesioni trofoneurotiche in stato disrafico. Minerva ortop. **6**, 400—406 (1955).

Carrier, J. W.: Psoriatic arthritis. Amer. J. Roentgenol. **79**, 612—617 (1958).

Cassirer, R.: Die vasomotorisch-trophischen Neurosen. Berlin: Karger 1912.

Cassirer, R., Hirschfeld, R.: Vasomotorisch-trophische Erkrankungen. Handbuch Neurologie, Bd. 17. Berlin: Springer 1935.

Catterall, R.: Charcot's disease of the hip-joint. Proc. roy. Med. **42**, 92—93 (1949).

Chamberlain, W. E., Wayson, N. E., Garland, L. H.: The bone and joint changes of leprosy. Radiology **17**, 930—939 (1931).

Chardome, J., Lechat, M.: Lésions radiologiques des mains chez le lépreux congolais. Ann. Soc. belge Méd. trop. **35**, 267—278 (1955).

Chatelain, A., Motillon, P.: Un syndrome d'acroostéolyse d'origine professionnelle et de constatation nouvelle en France. J. Radiol. Électrol. **48**, 277—280 (1967).

Cheney, W. D.: Akro-osteolysis. Amer. J. Roentgenol. **93**, 595—607 (1965).

Cherlinzoni, G., Pirastu, E.: Aspetti radiografici delle osteoartropatie leprose. Chir. Organi Mov. **37**, 116—133 (1952).

Chevrier, M.: A propos d'un cas d'ostéolyse. Mém. Acad. Chir. **62**, 199—200 (1936).

Chiappa, S., Pagano, G.: Sur l'affection dite ostéolyse de nature essentielle. J. Radiol. Électrol. **36**, 870—873 (1955).

Clarke, O.: Arthritis mutilans associated with psoriasis. Lancet **1950 I**, 249—251.

Cooney, J. P., Crosby, E. H.: Absorptive bone changes in leprosy. Radiology **42**, 14—19 (1944).

Corrion, R.: Arthropathies syringomyéliques. J. Radiol. Électrol. **37**, 402—404 (1956).

Cottet, P.: Altérations osseuses systématisées dans un cas d'acrosclérose. Radiol. clin. (Basel) **17**, 293—297 (1948).

Cozen, L.: Charcot joints secondary to diabetes mellitus. Amer. J. Roentgenol. **64**, 277—279 (1950).

Crocellà: Manifestazioni radiologiche nella sclerodermia. Radiologia (Roma) **10**, 191—215 (1954).

Czerny, L. J., Heinismann, J. I.: Beiträge zur Pathologie und Röntgentherapie der Syringomyelie. Z. ges. Neurol. Psychiat. **125**, 573—614 (1930).

Dereux, J.: L'acropathie ulcéro-mutilante. Bull. Acad. nat. Méd. (Paris) **136**, 528—530 (1952).

Deycke, P.: Knochenveränderungen bei Lepra nervorum im Röntgenbild. Fortschr. Röntgenstr. **9**, 9—15 (1905).

Didiée, J.: Fonte de la tête du cinquième metatarsien suite de lésions du nerf sciatique. J. belge Radiol. **21**, 399—404 (1932).

Dneprovolžski, S. A.: Zum Problem der neurotrophischen Knochenveränderungen bei Verletzungen des Rückenmarks und der Nervenknoten. Chirurgija **1952**, 42—44. Ref. Zbl. ges. Radiol. **39**, 355 (1952/53).

Dupas, J., Badelon, P., Daydé, G.: Ostéolyse essentielle progressive de la main gauche d'origine indéterminée. Mém. Acad. Chir. **62**, 148—158 (1936).

Duval, P.: Présentation de radiographies. Un cas d'ostéolyse spontanée. Mém. Acad. Chir. **65**, 1110—1111 (1939).

Edeiken, L.: Scleroderma with sclerodactylia. Report of 3 cases with roentgen findings. Amer. J. Roentgenol. **22**, 42—44 (1929).

Ehricht, H. G.: Die Osteolyse im lateralen Claviculaende nach Preßluftschaden. Arch. orthop. Unfall-Chir. **50**, 576—582 (1959).

Eisenstadt, H. B., Eggers, G. W. N.: Arthritis mutilans (doigt, main, pied en lorgnette). J. Bone Jt Surg. A **37**, 337—346 (1955).

Ellegast, H., Jesserer, H.: Der röntgenologische Aspekt der renalen Osteopathie. Fortschr. Röntgenstr. **89**, 450—459 (1958).

Eloesser, L.: On the nature of neuropathic affections of the joints. Ann. Surg. **66**, 201—207 (1917).

Elson, L., Burnstein, N.: Idiopathic atrophy of bones of feet with typical "neurotrophic" changes. Amer. J. Med. **16**, 909—914 (1954).

Engelkamp, H.: Beitrag zu den Arthropathien bei Syringomyelie. Fortschr. Röntgenstr. **85**, 518—519 (1956).

Esguerra-Gómez, G., Acosta, E.: Bone and joint lesions in leprosy. Radiology **50**, 619—631 (1948).

Euzière, J., Lafon, R., Ribstein, M.: Acropathie ulcéro-mutilante. A propos de deux observations. Rev. neurol. **87**, 360 (1952).

Faget, G. H., Mayoral, A.: Bone changes in leprosy. A clinical and roentgenological study of 505 cases. Radiology **42**, 1—13 (1944).

Falk, A.: Psoriasis arthropathica (einschließlich der sog. „hyperkeratotischen Exantheme" bei gonorrhoischen Gelenkerkrankungen). Arch. Derm. Syph. (Berl.) **129**, 299—331 (1920).

Fawcitt, J.: Bone and joint changes associated with psoriasis. Brit. J. Radiol. **23**, 440—453 (1950).

Ferreri, L.: Il quadro radiologico dello scheletro nel diabete giovanile e dell'età adulta. Radiol. prat. **6**, 151—167 (1956).

Fettermann, L. E., Hardy, R., Lehrer, H.: The clinic-roentgenologic features of ainhum. Amer. J. Roentgenol. **100**, 512—522 (1967).

Fiedler, J.: Beitrag zur Frage des Krankheitsbildes der Akroosteolysis. Fortschr. Röntgenstr. **74**, 239—241 (1951).

Fischer, E.: Posttraumatische Defekte am Prozessus styloideus ulnae nach isolierter Fraktur am distalen Radius. Fortschr. Röntgenstr. **111**, 687—692 (1969).

Fischer, E.: Posttraumatische karpale Osteolysen nach isolierter Fraktur am distalen Radius. Fortschr. Röntgenstr. **112**, 541—542 (1970).

Fiumicelli, A.: Acroosteoporosi e acroosteolisi. Radiologia (Roma) **14**, 1—37 (1958).

Foster, D. B., Basset, R. C.: Neurogenie arthropathy (Charcot joint) associated with diabetic neuropathy. Arch. Neurol. Psychiat. (Chic.) **57**, 173—185 (1947).

Fournier, A., Raymond, J., Denepoux, R., Jacquemain, M.: Quadriplégie cérébello-spastique. Secondaire à une dislocation axo-atloidienne avec odontolyse méconnue pendant dix-huit ans. Presse méd. **72**, 887—890 (1964).

Fruchaud, H., Baugas, J.: Arthropathie syringomyélique de l'épaule gauche (Ostéolyse de la tête humérale). Rev. Orthop. **26**, 573—577 (1939).

Fuchs, G.: Beobachtungen über einen Fall von Ainhum. Klin. Med. **6**, 168 (1947).

Futer, D.: Familiäre Form von trophischer Störung. (Zur Lehre vom Status dysraphicus.) Ref. Zbl. ges. Neurol. Psychiat. **82**, 266—267 (1936).

Gaertner, W., Schwier, V.: Die posttraumatische Osteolyse des Schlüsselbeins. Zbl. Chir. **80**, 953—955 (1955).

Gaston, P.: Zit. nach Dereux, J.

Gebauer, A., Halter, K.: Röntgenologische und endoskopische Studien bei progressiver Sklerodermie. Arch. Dermat. Syph. (Berl.) **186**, 283—304 (1948).

Geiges, F.: Der Klauenhohlfuß. Bruns' Beitr. klin. Chir. 78, 125—138 (1912).

Giaccai, L.: Familial and sporadic neurogenic acroosteolysis. Acta radiol. (Stockh.) **38**, 17—29 (1952).

Girard, P. F., Mazare, Y., Devic, M.: A propos d'une observation anatomo-clinique d'acropathie ulcéro-mutilante. Acta neurol. belg. **53**, 82—89 (1953).

Göbell, R., Runge, W.: Eine familiäre Trophoneurose der unteren Extremitäten. Arch. Psychiat. Nervenkr. **57**, 297—364 (1917).

Goecke, H.: Beitrag zur diabetischen Arthropathie. Fortschr. Röntgenstr. **83**, 243—247 (1955).

Götsch, E.: Über röntgenologisch nachweisbare Veränderungen bei diffuser Sklerodermie. Fortschr. Röntgenstr. **82**, 247—250 (1955).

Goodman, R.: Multiple Charcot joints. Amer. J. Roentgenol. **62**, 531—533 (1949).

Gorham, L. W., Stout, A. P.: Hemangiomatosis and its relation to massive osteolysis. Trans. Ass. Amer. Phycns **67**, 302—307 (1954).

Gorham, L. W., Stout, A. P.: Massive osteolysis (acute spontaneous absorption of bone, phantom bone, disappearing bone). Its relation to hemangiomatosis. J. Bone Jt Surg. A **37**, 985—1004 (1955).

Gorham, L. W., Wright, A. W., Schultz, H. J., Maxon, F. C.: Disappearing bones: rare form of massive osteolysis. Amer. J. Med. **17**, 674—682 (1954).

Gottlob, R.: Über „Arthritis mutilans" bei der diabetischen Neuropathie. Wien. med. Wschr. **107**, 938—941 (1957).

Graber-Duvernay, J.: A propos de la spondylarthrite psoriasique. Rev. Rhumat. **24**, 288—298 (1957).

Grossoni, A.: A proposito di un singolare caso di trofoneurosi. Boll. special med. chir. **1**, 281—287 (1927).

Grüneberg, Th.: Erythemato-squamöse Dermatosen. Dermatologie und Venerologie, Bd. II/1. Stuttgart: Georg Thieme 1958.

Gstrein, H., Singer, R.: Polyglobulie mit dem Symptomenkomplex einer Erythromelalgie nebst Bemerkungen über die Benzoltherapie. Zbl. inn. Med. **39**, 423—435 (1918).

Günther, O.: Beitrag zum Thibièrge-Weissenbach-Syndrom. Fortschr. Röntgenstr. **92**, 414—420 (1960).

Günther, O.: Osteopathie als Diabetesspätkomplikation. Halle: Marhold 1956.

Guillain, G., Mathieu, P., Lereboullet, F.: Sur une affection mutilante des extremités inférieurs syringomyélie de la region lombosacrée. Ann. Méd. **20**, 548—559 (1926).

Guillain, G., Thévenard, A.: Mal perforant plantaire familial syringomyélie lombosacrée probable chez deux frères. Ann. Méd. **25**, 267—274 (1929).

Gurevitsch, E. B., Fomin, G. B., Shklovskaia, P. B.: Roentgendiagnosis and therapy of syringomyelia. Amer. J. Roentgenol. **38**, 415—426 (1937).

Hackenbroch, M.: Beitrag zur Kenntnis der Geschwulstbildungen im Lumbosakralkanal bei Spina bifida occulta. Med. klin. **1936**, 1179—1181.

Hackenbroch, M.: Über das Vorkommen angeborener Veränderungen des zentralen und peripheren Nervensystems bei kongenitalen Fußdeformitäten, unter Berücksichtigung eigener pathol.-anat. Untersuchungen. Arch. Orthop. **22**, 331—348 (1924).

Halaby, F. A., Salvo, E. J. di: Osteolysis: a complication of trauma. Report of 2 cases. Amer. J. Roentgenol. **94**, 591—594 (1965).

Halliday, D. R., Dahlin, D. C., Pugh, D. G., Young, H. H.: Massive osteolysis and angiomatosis. Radiology **82**, 637—644 (1964).

Hambach, R., Pujman, J., Maly, V.: Massive osteolysis due to hemangiomatosis. Report of a case of Gorham's disease with autopsy. Radiology **71**, 43—47 (1958).

Harnasch, H.: Die Akroosteolysis, ein neues Krankheitsbild. Fortschr. Röntgenstr. **72**, 352—359 (1949/50).

Harris, D. K., Adams, W. G.: Acro-osteolysis occurring in men engaged in the polymerization of vinyl chloride. Brit. med. J. **3**, 712—714 (1967).

Hartmann, G.: Doppelseitige Hüftgelenkzerstörung bei alter Tabes dorsalis. Zbl. Chir. **79**, 626—629 (1954).

Hasselmann, W.: Die Osteolyse des lateralen Claviculaendes. Zbl. Chir. **80**, 978 (1955a).

Hasselmann, W.: Die sogenannte „posttraumatische" Osteolyse des lateralen Claviculaendes. Mschr. Unfallheilk. **58**, 242—247 (1955b).

Heidenblut, A.: Osteolyse nach peripherer Nervenschußverletzung. Z. ges. inn. Med. **13**, 896—899 (1958).

Hench, P. S.: Present status of rheumatisme and arthritis: review of Americain and English literature for 1936. Ann. intern. Med. **11**, 1089—1247 (1938).

Hernberg, C. A.: Skeletveränderungen bei Diabetes mellitus der Erwachsenen. Acta med. scand. **143**, 1—4 (1952).

Hindemith, H.: Gelenkerkrankungen bei Diabetes mellitus. Dtsch. Arch. klin. Med. **196**, 65—69 (1949/50).

Hintze, A.: Die „Fontanella lumbo-sacralis" und ihr Verhältnis zur Spina bifida occulta. Langenbecks Arch. klin. Chir. **119**, 409—454 (1922).

Hodgson, J. R., Pugh, D. G., Young, H. H.: Roentgenologic aspect of certain lesions of bone-neurotrophy or infections. Radiology **50**, 65—70 (1948).

Hoff, F.: Klinische Beiträge zum Problem der Sklerodermie. Klin. Wschr. **1941**, 465—468.

Holroyd, G. T.: Two cases of arthritis mutilans. Brit. J. Radiol. **24**, 466—467 (1951).

Hufschmid, K.: Über Knochenveränderungen bei Syringomyelie. Bruns' Beitr. klin. Chir. **150**, 265—268 (1930).

Huriez, C., Vandendorp, F., Verhaeghe, A., Lebeurre, R.: Le rhumatisme psoriasique. J. Radiol. Électrol. **39**, 450—452 (1958).

Ingram, M.: Calcinosis in scleroderma. Amer. J. Roentgenol. **68**, 918—921 (1952).

Jackman, W. A.: A case of spontaneous absorption of bone. Brit. J. Surg. **26**, 944—947 (1939).

Jaeger, H.: Sclerodermie généralisée avec sclérodactylie. Dermatologia (Basel) **98**, 52—53 (1949).

Jakob, M.: Malformation, peut-être congénitale, du bassin s'étant manifestée, pour la première fois, au moment de la puberté, sous les apparences d'une coxalgie. Bull. Mém. Soc. Chir. **1913**, 1769—1777.

Jakobs, J. E.: Observations of neuropathic (Charcot) joints occurring in diabetes mellitus. J. Bone Jt Surg. A **40**, 1043—1057 (1958).

Jesserer, H.: Zum Erscheinungsbild der Akroosteolyse. Fortschr. Röntgenstr. **77**, 545—552 (1952).

Johnson, P. M., McClure, G.: Observations on massive osteolysis. A review of the literature and report of a case. Radiology **71**, 28—42 (1958).

Jordan, A., Kroll, M.: Ein Beitrag zur Differentialdiagnose zwischen Nervenlepra und Syringomyelie. Z. ges. Neurol. Psychiat. **73**, 437—454 (1921).

Jughenn, H., Krücke, W., Wadulla, H.: Zur Frage der familiären Syringomyelie (klinisch anatomische Untersuchungen über „familiäre neurovasculäre Dystrophie der Extremitäten"). Arch. Psychiat. Nervenkr. **182**, 153—176 (1949).

Karaseff, J.: Aspect radiographique des manifestations ostéoarticulaires dans la lèpre. J. Radiol. Électrol. **20**, 373—382 (1936).

Kartagener, M.: Le pied en lorgnette bei chronischer Polyarthritis. Schweiz. med. Wschr. **17**, 479—481 (1936a).

Kartagener, M.: Le pied en lorgnette bei chronischer Polyarthritis. Schweiz. med. Wschr. **17**, 479—481 (1936b).

Katzenstein, M.: Beitrag zur Pathologie und Therapie der Spina bifida occulta. Langenbecks Arch. klin. Chir. **64**, 607—629 (1901).

Kienböck, R.: Über Fußerkrankung bei versteckter Rückenmarksmißbildung. Fortschr. Röntgenstr. **42**, 567—582 (1930).

Kind, H.: Studien zur Frage der Osteolyse. Beitr. path. Anat. **111**, 283—312 (1951).

KLEINSORGE, H.: Akroosteolytische Erscheinungen der Osteomalazie. Fortschr. Röntgenstr. 73, 471—475 (1950).

KLEINSORGE, H., THIELE, G.: Acroosteolyse. Dtsch. med. Wschr. 81, 1785—1790 (1956).

KLINGMÜLLER, V.: Die Lepra. Handbuch der Haut- und Geschlechtskrankheiten, Bd. 10/II. Berlin: Springer 1930.

KLOSTERMEYER, W.: Die arteriographische Diagnostik der peripheren arteriellen Durchblutungsstörungen. Fortschr. Röntgenstr. 66, 103—132 (1942).

KLÜKEN, N.: Periphere Durchblutungsstörungen. Dermatologie und Venerologie, Bd. III/1. Stuttgart: Georg Thieme 1959.

KLÜMPER, A., STREY, M., WELLER, S., ROTH, U., BILDSTEIN, P.: Neurogene Osteolysen. Defekte am Fußknochen nach traumatischer Schädigung peripherer Nerven. Fortschr. Röntgenstr. 108, 62—71 (1968).

KLÜMPER, A., STREY, M., WELLER, S., ROTH, U., MÜLLER-BERGH, H.: Neurogene Osteolysen bei Diabetes mellitus. Fortschr. Röntgenstr. 108, 221—233 (1968).

KNOCH, H. H.: Die Gorhamsche Krankheit aus klinischer Sicht. Zbl. Chir. 88, 674—683 (1963).

KNOLLE, G., MEYER, D.: Massive Osteolyse im Bereich des Unterkiefers infolge Hämangiomatosis des Knochens. Dtsch. Zahn-, Mund- u. Kieferheilk. 45, 433—463 (1966).

KNUTSSON, F.: Diabetic arthropathy. Acta radiol. (Stockh.) 36, 114—120 (1951).

KÖLBL, H., ZIERHUT, H., ZWEYMÜLLER, E.: Beitrag zur Pathogenese der Progerie an Hand von zwei neuen Fällen. Öst. Z. Kinderheilk. 8, 163—178 (1953).

KOLÁŘ, J., VRABEC, R.: Röntgenologische Knochenbefunde nach der Hochstromverletzung. Fortschr. Röntgenstr. 92, 385—394 (1960).

KORTING, G. W.: Sklerodermie und sklerodermieähnliche Erkrankungen. Dermatologie und Venerologie, Bd. II/2. Stuttgart: Georg Thieme 1958.

KRETZSCHMAR, E.: Arthrosis mutilans. Zbl. Chir. 83, 574—576 (1958).

KÜHNE, H.: Wachstumsstörung bei Sklerodermie. Bruns' Beitr. klin. Chir. 189, 447—454 (1954).

LACROIX, BOTELLA, A.: A propos d'un cas d'épiphysiolyse essentielle. J. Radiol. Électrol. 35, 626—628 (1954).

LAROCHE, G., HOCHFELD, M.: Un cas d'acro-ostéolyse associée à un syndrome ostéo-neuro-endocrinien complexe. Sem. Hôp. Paris 24, 984—991 (1948).

LAROCHE, G., HOCHFELD, M.: Un nouveau cas d'acro-ostéolyse avec un syndrome endocrinien complexe. Sem. Hôp. Paris 26, 1500—1502 (1950).

LAURENT, Y., BROMBART, M., WEILL, P.: Un cas d'arthrite mutilante "Main et doigts en lorgnette". J. belge Radiol. 35, 40—54 (1952).

LEB, A.: Die primär chronische Polyarthritis als peripherer Kreislaufschaden. Radiologia austriaca 1, 43—52 (1948).

LEGER, L., DUCROQUET, R., LEGER, H.: Maladies du squelette. Paris: Masson 1949.

LEIPOLD, W.: Lepra. Die Haut- und Geschlechtskrankheiten Arzt, L., u. K. Zieler, Bd. III. Berlin-Wien: Urban & Schwarzenberg 1934.

LERICHE, R.: Sur quelques maladies osseuses et articulaires d'origine vasomotrice et sur leur traitement. Mém. Acad. Chir. 53, 1022—1030 (1927).

LERICHE, R.: A propos des ostéolyses d'origine indéterminée. Mém. Acad. Chir. 63, 418—421 (1937).

LERICHE, R.: Physiologie et Pathologie du tissu osseux. Paris: Masson 1939.

LESZLER, A.: Röntgenologische Beobachtungen bei der akrosklerotischen Form der generalisierten Sklerodermie. Fortschr. Röntgenstr. 83, 353—365 (1955).

LIESS, G.: Multiple symmetrische Umbauzonen (Milkman-Syndrom) ungewöhnlicher Ätiologie und Lokalisation. Fortschr. Röntgenstr. 82, 15—27 (1955).

LIÈVRE, J. A.: Lacune de la paroi thoracique. Rev. Rhum. 16, 286—288 (1949).

LIÈVRE, J. A.: Ostéolyse de la paroi thoracique. Bull. Soc. méd. Hôp. Paris 69, 258—263 (1953).

LITTLER, T. R., CANTER, S.: Acrosclerosis. Lancet 1951 I, 139—143.

LUDWIGS, N., TEMMING, R.: Arthritis mutilans mit besonderer Beteiligung von Kiefer- und Zwischenwirbelgelenken. Fortschr. Röntgenstr. 87, 784—785 (1957).

MANN, L.: Beobachtungen an Verletzungen peripherer Nerven. Münch. med. Wschr. 62, 1027—1029 (1915).

MARIE, J., SALET, J., LÉVÊQUE, B.: Polydystrophies squelettiques avec ostéolyse progressive. Arch. franç. Pédiat. 8, 752—753 (1951).

MARIE, J., SALET, J., LÉVÊQUE, B., SAUVEGRAIN, J.: Syndrome ostéodystrophique de nature congénitale probable réalisant l'association d'une ostéolyse essentielle progressive des os des extrémités des membres et d'anomalies mal formatives vertébrales et costales. Presse méd. 1956, 2173—2176.

MARIE, P., LÉRI, A.: Une variété rare de rhumatisme chronique: la main en lorgnette. Bull. Soc. méd. Hôp. Paris 36, 104—107 (1913).

MARTIN, M.: Charcot joints in diabetes mellitus. Proc. roy. Soc. Med. 45, 503—506 (1952).

MAURER, H. J.: Zur Röntgendiagnose der atrophischen Form der Arthropathia tabica. Ärztl. Wschr. 7, 321—323 (1952).

MCMASTER, P. E.: Bone atrophy and absorption; experimental observations. J. Bone Jt Surg. 19, 74—83 (1937).

MEANEY, TH. F., HAYS, R. A.: Roentgen manifestations of psoriatic arthritis. Radiology 68, 403—407 (1957).

MEIER, E.: Ein Fall von hochgradiger knöcherner Obturation des Foramen occipitale magnum durch einen dislozierten und deformierten Epistropheuszahn mit syringomyelieähnlichem klinischem Bild. Schweiz. Arch. Neurol. Psychiat. 24, 303—332 (1929).

MÉSZÁROS, G.: Osteophthisis (Ostéolysis) pelvis et femorum. Zbl. Chir. 82, 161—165 (1957).

MESZAROS, W. T.: The regional manifestations of scleroderma. Radiology 70, 313—325 (1958).

MEUNIER, R.: Un cas d'acro-ostéolyse essentielle. Bull. Soc. clin. Hôp. Charleroi 1, 151—161 (1950).

MIALARET, J.: Resorption spontanée de la paroi thoracique. Mém. Acad. Chir. **79**, 212—213 (1953).

MILIAN, G., PÉRIN, L., HOROWITZ, A.: Sclérodermie calcaire. Bull. Soc. franç. Derm. Syph. **37**, 475—551 (1930).

MOCZKOWA, W., MOCZKO, ST.: Die radiologischen Bilder von Systemveränderungen bei progressiver Sklerodermie. Radiol. diagn. (Berl.) **5**, 345—359 (1964).

MORDEJA, J.: Posttraumatische Osteolyse des Schädeldaches. Arch. orthop. Unfall-Chir. **48**, 345—351 (1956).

MORDEJA, J.: Die posttraumatische Osteolyse des lateralen Schlüsselbeinendes. Arch. orthop. Unfall-Chir. **49**, 289—303 (1957).

MORDEJA, J.: Posttraumatische Osteolyse am distalen Ende des Oberarmknochens. Z. Orthop. **91**, 141—145 (1959).

MOUCHET, A.: A propos des ostéolyses d'origine indéterminée. Mém. Acad. Chir. **63**, 510—511 (1937).

MOUCHET, A., ROUVILLOIS, A.: Ostéolyse du bassin d'origine indéterminée. Mém. Acad. Chir. **63**, 277—286 (1937).

MURDOCK, J. R., HUTTER, H. J.: Leprosy. A roentgenological survey. Amer. J. Roentgenol. **28**, 598—621 (1932).

NÄGELE, E.: Röntgenbefunde bei progressiver Sklerodermie. Radiol. clin. (Basel) **26**, 1—12 (1957).

NÄGELE, E., PFISTER, R.: Die progressive Sklerodermie und die dabei zu erhebenden Röntgenbefunde. Klin. Wschr. **1954**, 452—455.

NATHANSON, L., SLOBODKIN, M.: Acromioclavicular changes in primary and secundary Hyperparathyreoidism. Radiology **55**, 30—35 (1950).

NAUMANN, W.: Das Krankheitsbild der Arthritis mutilans. Fortschr. Röntgenstr. **71**, 467—471 (1949).

NÈGRE, A., FONTAN, R.: Aspects radiologiques des lésions osseuses de la lèpre. J. Radiol. Électrol. **36**, 141—154 (1955).

NELL, W.: Die posttraumatische Osteolyse des Schlüsselbeins und ihr Verlauf. Hefte Unfallheilk. **44**, 151—154 (1953).

NELSON, L. S.: Opera-glasshand in chronic arthritis; "La main en lorgnette" of Marie and Léri. J. Bone Jt Surg. **20**, 1045—1049 (1938).

NEWTON, T. H., CARPENTER, M. E.: Ehlers-Danlos-Syndrome with acroosteolysis. Brit. J. Radiol. **32**, 739—743 (1959).

NICOD, L.: Osteolyse. Helv. chir. Acta **12**, 331—340 (1945).

NICOD, P.: Un cas de névrose posttraumatique des deux os de l'avantbras gauche. Schweiz. med. Wschr. **75**, 496—497 (1945).

NIELSEN, B., SNORRASON, E.: Arthritis mutilans. Acta radiol. (Stockh.) **27**, 607—616 (1946).

NOBL, G.: Zur Kenntnis der Psoriasis arthropathica. Arch. Derm. Syph. (Berl.) **123**, 632—657 (1916).

NOBL, G.: Psoriasis. Handbuch der Haut- und Geschlechtskrankheiten, Bd. VII/1. Berlin: Springer 1928.

NOVÁK, D., VACHTENHEIM, J.: Massive acral osteolysis in diffuse sclerodermia. Čsl. Radiol. **15**, 269—271 (1966); (engl. Zus.fass.).

NYULTÓTH, P., SÁRMAI, E.: Kryptogene progressive Osteolyse. Magy. Radiol. **9**, 160—164 (1957).

OCHSENSCHLÄGER, A.: Zum Krankheitsbild der diabetischen Arthropathie unter besonderer Berücksichtigung des Röntgenbildes und der röntgenologischen Differentialdiagnose. Z. Orthop. **89**, 227—237 (1958).

ORMEA, F.: Zur Pathogenese der diffusen Sklerodermie. Hautarzt **3**, 301—304 (1952).

OZONOFF, M. B., CLEMETT, A. R.: Progressive osteolysis in Progeria. Amer. J. Roentgenol. **100**, 75—79 (1967).

PAGÈS, F.: Acropathie ulcéro-mutilante. Presse méd. **60**, 1384 (1952).

PAPAVASILION, C. G., GARGANO, F. P., WALLS, W. L.: Idiopathic nonfamilial acro-osteolysis associated with other bone abnormalities. Amer. J. Roentgenol. **83**, 687—691 (1960).

PARKS, H., STAPLES, O. S.: Two cases of Morvanssyndrome of uncertain cause. Arch. intern. Med. **75**, 75—81 (1945).

PARSONS, H., NORTON, W. S.: Management of diabetic neuropathic joints. New Engl. J. Med. **244**, 935—938 (1951).

PATERSON, D. E.: Radiological bone changes and angiographic findings in leprosy. With special reference to the pathogenesis of "atrophie" conditions of the digits. J. Fac. Radiol. (Lond.) **7**, 35—56 (1955).

PATERSON, D. E.: Bone changes in leprosy. Indian J. Radiol. **10**, 90—97 (1956).

PÉRON, N., DROGUET, P., COULON, M.: Acropathie ulcéro-mutilante familiale. Consanguinité des parents. Rev. neurol. **81**, 607—610 (1949).

PERROY, A., BESSON, R.: Forme ostéolytique de polyarthrite chronique évolutive. J. Radiol. Électrol. **31**, 711—713 (1950).

PFEIFFER, W.: Fragekasten. Fortschr. Röntgenstr. **82**, 695 (1953).

PFISTER, R., NÄGELE, E.: Die progressive Sklerodermie. Ergebn. inn. Med. Kinderheilk., N.F. **7**, 244—277 (1956).

PIÑOL AGUADÉ, J., BARCELÓ, P., ROTÉS QUEROL, J.: Poliartritis crónica y psoriasis. Esp. Reumatismo **2**, 373—404 (1948).

PLENK, H.: Psoriatic arthritis. Amer. J. Roentgenol. **64**, 635—639 (1950).

POHL, W., THIELE, G.: Seltenere rheumatische und rheumaähnliche Krankheitsbilder. Münch. med. Wschr. **98**, 266—269 (1956).

POMMÉ, B., BUFFÉ, M., DURAN, P.: Au sujet des séquelles éloignées d'un traumatisme vertébral. Rev. neurol. **2**, 108—112 (1931).

POMMER, G.: Über Osteoporose, ihren Ursprung und ihre differentialdiagnostische Bedeutung. Langenbecks Arch. klin. Chir. **136**, 1—68 (1925).

PRIESEL, R.: Daktylosis spontanea Ainhumoides. Öst. Z. Kinderheilk. **3**, 107—116 (1949).

PUTIGNANO, T., VITERBO, F.: Le alterazioni radiologiche scheletriche nel diabete giovanile. Nunt. radiol. (Roma) **20**, 763—779 (1954).

RABER, R., SIMLER, P., EBER, R.: A propos des aspects radiologique du rhumatisme psoriasique. J. Radiol. Électrol. **38**, 776—779 (1957).

Radke, H.: Arteriographischer Nachweis von örtlichen Gefäßveränderungen am Fuß. Fortschr. Röntgenstr. **86**, 177—181 (1957).

Radulesco, A. D.: Un cas curieux d'ostéolyse complète de l'extrémité inférieure d'une diaphyse radiale. J. Radiol. Électrol. **21**, 304—307 (1937a).

Radulesco, A. D.: Maux perforants plantaires et lésions osseuses dans le diabète. Thèse, Paris 1937b.

Ratschow, M.: Die peripheren Durchblutungsstörungen. Dresden: Steinkopff 1946.

Rautenberg, W.: Über osteolytische Handgelenksveränderungen bei primär chronischer Polyarthritis. Beitrag zum Krankheitsbild der Arthritis mutilans. Knappschaftsarzt **36**, 51—55 (1966).

Reinhardt, K.: Über Osteolyse am Fuß nach Nervenschußverletzung. Fortschr. Röntgenstr. **78**, 90—91 (1953).

Richard, A.: Ostéolyse étendue du fémur gauche. Mém. Acad. Chir. **63**, 352—354 (1937).

Richter, W.: Über Arthropathia psoriatica. Dtsch. Z. Chir. **237**, 13—30 (1932).

Rodolico, R., Nicolato, A., Del Vavero, C.: Osteolisi criptogenetica segmentaria progressiva. Contributo casuistico. Radiol. med. (Torino) **54**, 1121—1129 (1968).

Römer, O.: Die Pathologie der Zähne. Handbuch der speziellen pathologischen Anatomie und Histologie, Bd. IV/2. Berlin: Springer 1928.

Roeren, L.: Über progrediente Fußdeformation bei Spina bifida occulta. Arch. Orthop. **19**, 1—49 (1921).

Rovsing, Th.: Spina bifida mit starkem Haarwuchs und Atrophie der Zehen. Ref. Zbl. Chir. **40**, 1821 (1913).

Rütt, A.: Die Osteolyse und Pseudarthrose der Ulna. (Ein Frühsymptom der Syringomyelie ?) Z. Orthop. **97**, 83—88 (1963).

Rundles, R. W.: Diabetic neuropathy. Bull. N.Y. Acad. Med. **26**, 598—616 (1950).

Sabaino, D.: Osteoartropatia del piede e spina bifida. Minerva ortop. **3**, 70—76 (1952).

Sauvé, M.: Ostéolyse du pied. Mém. Acad. Chir. **62**, 501—502 (1936).

Schaaf, J.: Multilokuläre Verkalkungen bei Sklerodermie. Fortschr. Röntgenstr. **78**, 620—622 (1953).

Schalch, E.: Arthritis mutilans luica. Schweiz. med. Wschr. **86**, 364—366 (1956).

Schamaun, M.: Zur posttraumatischen Osteolyse des lateralen Claviculaendes und des Acromions. Helv. chir. Acta **30**, 346—357 (1963).

Scheer, W. M. v. d.: Die diencephale Genese der Sklerodermie. Psych. Bl. Nr 2, 559—571 (1941).

Schinz, H. R., Baensch, W. E., Friedl, E., Uehlinger, E.: Lehrbuch der Röntgendiagnostik. Stuttgart: Georg Thieme 1952.

Schlagenhaufer, F.: Über Wirbelkörperschwund (Osteolyse). Beitr. path. Anat. **66**, 483—494 (1920).

Schlesinger, E.: Beiträge zur Klinik der Rückenmarks- und Wirbeltumoren. Jena: Gustav Fischer 1898.

Schmidt, M. B.: Über progressiven Wirbelkörperschwund. Virchows Arch. path. Anat. **275**, 373—382 (1929).

Schmitt-Rohde, J. M., Weichhardt, E.: Das Thibièrge-Weissenbach-Syndrom (Sklerodermie mit Calcinosis). Dtsch. med. J. **6**, 577—580 (1955).

Schneider, V., Schimke, K.: Progressive Osteolyse bei hämangiomatösen Knochen- und Weichteilprozessen. Fortschr. Röntgenstr. **106**, 584—589 (1967).

Schröder, A.: Schwere Beckenfrakturen bei Tabes dorsalis. Zbl. Chir. **83**, 977—982 (1958).

Schroth, R.: Beitrag zum Problem der sogenannten lokalisierten, posttraumatischen Osteolysen. Zbl. Chir. 81, 601—606 (1956).

Schüler, K. H., Laschner, W.: Zur Differentialdiagnose osteolytischer Prozesse. Arch. orthop. Unfall-Chir. **65**, 146—167 (1969).

Schüller, A.: Kurze Darstellung der Röntgendiagnostik craneocerebraler Affektionen. Röntgenpraxis **2**, 625—636 (1930).

Schüller, J.: Über die sogenannte Arthritis mutilans. Münch. med. Wschr. **84**, 1381—1386 (1937).

Schultze, F.: Familiär auftretendes Malum perforans der Füße (familiäre lumbale Syringomyelie ?). Dtsch. med. Wschr. **43**, 545—547 (1917).

Schulze, R., Gulbin, O.: Beitrag zum Problem der Akroosteolyse (gleichzeitig ein Beitrag zur Kenntnis der Patella profunda). Fortschr. Röntgenstr. **109**, 209—216 (1968).

Schwarz, E.: Roentgenfindings in progeria. Radiology **79**, 411—414 (1962).

Sellei, J.: Beiträge zur Sklerodermie und Akrosklerose (Sklerodactylie). Fermenttherapie. Münch. med. Wschr. **79**, 1625—1629 (1932).

Seyss, R.: Beziehungen von Knochenprozessen zu Gefäßveränderungen. Radiol. clin. (Basel) **23**, 129—136 (1954).

Shlionsky, H., Blake, F. G.: Arthritis psoriatica. Report of case. Ann. intern. Med. **10**, 537—546 (1936).

Simpson, B. S.: Unusual case of posttraumatic decalcification of bones of foot. J. Bone Jt Surg. **19**, 223—227 (1937).

Skall-Jensen, J.: Osteoarthropathy in syringomyelia. Acta radiol. (Stockh.) **38**, 382—388 (1952).

Solomon, W. M., Stecher, R. M.: Chronic absorptive arthritis or operaglasshand. Ann. Rhum. **9**, 209—220 (1950).

Sommer, F., Reinhardt, K.: Das Krankheitsbild der Osteolyse. Radiol. Austriaca **5**, 47—60 (1952).

Sommer, F., Reinhardt, K.: Das Osteolysesyndrom. Arch. orthop. Unfall-Chir. **51**, 69—107 (1959).

Souders, C. R., Manuell, J. L.: Skeletal deformities in hyperparathyreoidism. New Engl. J. Med. **250**, 594—597 (1954).

Spinzig, E. W.: Ainhum: its occurrence in United States. Amer. J. Roentgenol. **42**, 246—263 (1939).

Stack, J. K.: Ainhum. J. Bone Jt Surg. A **32**, 444—445 (1950).

Stecken, A.: Acroosteolysis bei einem Geiger. Fortschr. Röntgenstr. **80**, 405—407 (1954).

Steenhuis, D. J., Nauta, J. H.: Osteolyse der ganzen Mandibula durch chronische Entzündung. Röntgenpraxis 8, 607—609 (1936).

Steiner, G.: Klinik der Neurosyphilis. Handbuch der Haut- und Geschlechtskrankheiten, Bd. 17/1. Berlin: Springer 1929.

Štěpánek, V.: Skeletal changes in frostbite. Čs. Rentgenol. **12**, 21—23 (1958).
Sterne, E. H., Schneider, B.: Psoriatic arthritis. Ann. intern. Med. **38**, 512—522 (1953).
Stursberg, H.: Über verstümmelnde Gelenkentzündung. Dtsch. med. Wschr. **61**, 5—7 (1935).
Swoboda, W.: Osteolyse der Endphalangen im Kindesalter. Fortschr. Röntgenstr. **77**, 234—235 (1952).
Takáts, L., Henye, N.: Marmorknochenerkrankung mit Brachydaktylie. Fortschr. Röntgenstr. **82**, 43—47 (1955).
Tepe, H. J.: Kurzfristig auftretende Knochenveränderungen bei der Sklerodermie. Fortschr. Röntgenstr. **84**, 494—495 (1956).
Thoma, K. H.: Case of progressive atrophy of facial bones with complete atrophy of mandibl. J. Bone Jt Surg. **15**, 494—501 (1933).
Tiedemann, G.: Symptomatologie und Ätiologie der Psoriasis arthropathica im Blickpunkt der Vererbung und Umweltsbeeinflussung. Z. menschl. Vererb.- u. Konstit.-Lehre **30**, 248—292 (1950/52).
Tocantius, L. M., Reimann, H. A.: Perforating ulcers of feet with osseous atrophy in family with other evidences of dysgenesis instance of probable myelodysplasia. J. Amer. med. Ass. **112**, 2251—2255 (1939).
Trial, F.: Les ostéolyses mutilantes du pied par lésions nerveuses périphériques. J. Radiol. Électrol. **30**, 300—301 (1949).
Truelove, S. C., Whyte, H. M.: Acrosclerosis. Brit. med. J. **1951 II**, 873—876.
Tye, M.: Ainhum. New Engl. J. Med. **234**, 152—154 (1946).
Usinger, F.: Zur Frage der posttraumatischen Spaltbildungen am Schädel. Fortschr. Röntgenstr. **75**, 712—717 (1951).
Vaubel, E.: Morbus Bechterew und Sklerodermie. Sklerodystrophische Systemerkrankungen. Dtsch. med. Wschr. **1949**, 321—325.
Vaughn, A. M., Howser, J. W., Shropshear, G.: Ainhum (dactylosis spontanea). Report of two cases from Illinois. Ann. Surg. **122**, 868—877 (1945).
Vogler, E., Gollmann, G.: Über angiographisch nachweisbare Gefäßveränderungen bei Sklerodermia diffusa. Fortschr. Röntgenstr. **78**, 329—335 (1953).
Wagner, J.: Beitrag zur familiären lumbosacralen Syringomyelie. Mschr. Kinderheilk. **53**, 137—152 (1932).
Wassner, V. J.: Ein weiterer Fall einer Akroosteolyse, zugleich ein Beitrag zu ihrer Differentialdiagnose. Fortschr. Röntgenstr. **80**, 186—191 (1954).
Weigeldt, W.: La main en lorgnette. Münch. med. Wschr. **76**, 1270 (1929).
Weill, P.: Über akute Knochenatrophie nach Schußverletzungen der Extremitäten, ihre klinischen Erscheinungen, ihre Ursachen und funktionelle Bedeutung. Münch. med. Wschr. **64**, 859—861 (1917).
Weiss, K.: Über die sogenannte „akute Knochenatrophie". Radiol. Austriaca **5**, 1—11 (1952).
Weiss, K.: Über das Röntgenbild der Knochenatrophie. Radiol. Austriaca **9**, 227—245 (1957).
Weiss, K.: Osteophthise — Osteolyse. Radiol. Austriaca **11**, 1—12 (1960).
Weitz, W.: Kasuistisches zur familiären Trophoneurose an den Füßen und Händen. Dtsch. Z. Nervenheilk. **82**, 57—64 (1924).
Werder, H.: Posttraumatische Osteolyse des Schlüsselbeinendes. Schweiz. med. Wschr. **80**, 912—913 (1950).
Werthemann, A.: Pied en lorgnette. Arthritis mutilans. Schweiz. med. Wschr. **75**, 749—751 (1945).
Wieland, H.: Ein Beitrag zur Kenntnis der Akroosteolyse. Fortschr. Röntgenstr. **77**, 193—198 (1952).
Zellner, E.: Arthropathia psoriatica und Arthritis bei Psoriatikern. Wien. Arch. inn. Med. **15**, 435—452 (1928).
Zettel, H.: Zur Klinik und Behandlung der Sklerodermie. Bruns' Beitr. klin. Chir. **184**, 46—62 (1952).
Zsebök, Z.: Die neurotrophischen Knochenveränderungen. Magy. Radiol. **4**, 23—31 (1952a).
Zsebök, Z.: Neurotrophische Knochenveränderungen. Psychiat. Neurol. med. Psychol. (Lpz.) **4**, 331—336 (1952b).

B. Entzündliche Knochenerkrankungen

Von

E. Bürgel und G. Bierling

Mit 95 Abbildungen

I. Die unspezifischen Entzündungen der Knochen

Begriffsbestimmung

Die entzündlichen Vorgänge des Knochens spielen sich am Gefäß-Bindegewebsapparat des Markes, des Inhaltes der Haversschen Kanäle und des Periostes, also am gefäßhaltigen Füll- und Hüllgewebe des Knochens ab, während die eigentliche Knochensubstanz nur sekundär beteiligt ist (Lauche, Kaufmann, Hamperl u. a.). Von einer Entzündung des Knochens kann daher nur gesprochen werden, wenn der Knochen im klinischen Sinne als einheitliches Ganzes gemeint ist. Die Terminologie ist unscharf und uneinheitlich. Am zweckmäßigsten bezeichnet man nach dem Vorschlag von Lexer und Rehn entsprechend dem jeweils *bevorzugt* ergriffenen Gewebe die Entzündung des Schaft- und Spongiosamarkes als Osteomyelitis, der Corticalis als Ostitis und der Knochenhaut als Periostitis. Für den am häufigsten vorkommenden Fall der annähernd gleich starken Beteiligung aller drei Gewebe fehlt ein geeignetes Sammelwort. Die naheliegende Bezeichnung „Panostitis" hat sich nicht eingeführt; statt dessen werden unterschiedlich entweder „Osteomyelitis" oder „Ostitis" bzw. „Osteitis" als Pars-pro-toto-Termini verwendet. Im folgenden wird von uns hierfür die in Deutschland, anderen europäischen Ländern und den USA von der Klinik bevorzugte Bezeichnung „Osteomyelitis" gebraucht.

1. Die endogene Osteomyelitis

a) Ätiologie und Pathogenese

Eine ätiologische Einteilung der verschiedenen Osteomyelitisformen ist deshalb nicht möglich, weil verschiedene Erreger die gleiche und gleiche Erreger verschiedene Erscheinungen hervorrufen können, denn die Reaktionsmöglichkeiten des Knochens (wie auch anderer Organe) auf infektiöse Reize sind gering (Lauche).

α) Erreger der Osteomyelitis

Der bei weitem häufigste Erreger der Osteomyelitis ist der Staphylococcus pyogenes aureus (Mikrococcus pyogenes aureus). Dieser Erreger ist nach Askanazy der eigentliche Knochenparasit, „der das Markterrain elektiv bevorzugt". Angaben über seine Häufigkeit:

78,9% Naegeli (1921)
80,6% Hanzawa und Suda, Japan (1930)
89% Nakata, Japan (1936)
84% Läwen (1939)
85% Breitner und Baumgartner (1939)
89% Puckett (1946)
90% Hellner, Kremling (1947)
90% Glutskaya (1948)
95% Dennison und MacPherson (1952)
96% Shandling (1960).

Die angegebenen Zahlen, die sich jeweils auf ein großes Untersuchungsmaterial stützen, lassen ein Ansteigen der relativen Häufigkeit des Staphylococcus aureus erkennen. Möglicherweise kommt auch hierin die zunehmende ätiologische Bedeutung penicillinresistenter Stämme (Hospitalismus) zum Ausdruck.

In der Naegelischen Übersicht folgen dem Staphylococcus aureus mit großem Abstand
Staphylococcus albus (Mikrococcus pyogenes albus) 5,2%,
Streptococcus pyogenes 5,2%,
Mischflora von Staphylokokken und Streptokokken 3,5%.

LEXER und REHN setzten die Mischinfektion (Staphylokokken und Streptokokken) bereits an die 2. Stelle der Häufigkeitsskala. Das Vorkommen des Streptococcus pyogenes wird von A. W. FISCHER mit 6%, von BLANKE sogar mit 15% angegeben. ALTEMEIER und LARGEN fanden in 8,4% nichthämolysierende, in 3,6% hämolysierende Streptokokken. Bei kleinen Kindern erhöht sich der Anteil der Streptokokken erheblich (LEXER, TRENDEL, GREEN und SHANNON u.a.). Möglicherweise hat sich aber unter dem Einfluß der Chemotherapeutica und der zunehmenden Penicillinresistenz der Staphylokokken dieses Verhältnis heute geändert.

Seltene Erreger der hämatogenen Osteomyelitis sind nach NAEGELI:
Bacterium coli commune (Escherichia coli) 1,7% (s.a. CAMERA, MEZZANA),
Pneumococcus (Diplococcus pneumoniae) 1,7% (s.a. LEXER, ALTEMEIER und LARGEN),
Salmonella typhosa (Eberthella typhosa) 1,7% (s.a. MADELUNG, HASELHORST, HORSCH, GREEN und SHANNON, BAECKER u.a.).

Es folgt eine Aufzählung von Erregern, die in wenigen oder sogar nur vereinzelten Fällen bei der Osteomyelitis nachgewiesen werden konnten:

a) Kokken:

Gonococcus (Neisseria gonorrhoea) (BARDENWERPER, BERTEIN, COWEN, HAUDEK, PALEW, SMORODINCEV, STARK, WISCHER, SELF),
Meningococcus (Neisseria meningitidis) (CHIARI),
Streptococcus viridans (Streptococcus mitis) (COMPÈRE, PEASE, SHANDLING).

b) Sporenlose Stäbchen, gramnegativ:

Pyocyaneus (Pseudomonas aeruginosa) (HELLNER, MELINA, KUSUNOCKI),
Friedländer-Bacillus (Klebsiella pneumoniae) (FINDLAY und SKAPINKER, SOUPAULT, COMINS, SKAPINKER und KAY, TALBOT und PARLANGE),
Proteus vulgaris (HELLNER, HANZAWA und SUDA),
Paratyphusbacillus (Salmonella paratyphi) (BRUDNICKY, JUST, CALVET u.a.),
Salmonella enteritidis (ZIEHEN, 1953),
Bacillus suipestifer (Salmonella cholerae suis) (WEAVER und SHERWOOD, GAJZAGO und GÖTTCHE),
Brucellaarten, caprine, bovine und porcine (Brucella melitensis, B. abortus und B. suis) (LÖFFLER und MORONI, SEGRE),
Pasteurellabacterium (bei Katzenbißphlegmone) (COSTE, REILLY, BOUREL und DEUIL),
Bacillus funduliformis (Bacteroides funduliformis) (CHANDLER und BREAKS),
Spirochaeta recurrentis, Erreger des Rückfallfiebers (Borrelia recurrentis) (LIEBERMANN).

c) Viren (Virales):

Pockenvirus (variola, small-pox, petite vérole) (BROWN und BROWN, BRINKMANN, EIKENBARY und LE COCQ),
Windpockenvirus (Varicellen) (WIRSEMS),
Influenzavirus (V. REDWITZ, SIMON),
Lymphogranuloma-inguinaler-Erreger (CARTY),
Erreger der Katzenkratzkrankheit (Catscratch-virus) (ADAMS und HINDMAN, fraglicher Fall; COLLIP und KOCH).

An dieser Stelle muß erwähnt werden, daß JURA an die Virusnatur des Osteomyelitiserregers glaubte. Er behauptete, mit keimfreien Filtraten von Staphylokokkenkulturen eine Osteomyelitis experimentell erzeugt zu haben, was jedoch von ANDREI und auch von JEMMA klar widerlegt wurde; heute ist diese Theorie vergessen.

Die Erreger der als Sonderformen der Osteomyelitis getrennt behandelten Krankheitsbilder sind in den entsprechenden Kapiteln genannt. Bei den chronischen Formen der Osteomyelitis scheint der Staphylococcus albus etwas häufiger vorzukommen. Bei exogener Infektion finden sich gewöhnlich Staphylococcus aureus und albus sowie Streptokokken, unter Umständen zusammen mit Fäulnisbakterien (LEXER, REHN).

β) Pathogenese

Die Erreger können auf dreierlei Wegen in den allseits von Weichteilgewebe umschlossenen Knochen gelangen:

a) auf dem Blutwege (hämatogene Osteomyelitis),

b) auf dem Wege der Lymphgefäße und Saftspalten bei Weichteilentzündungen der Nachbarschaft (lymphogene Osteomyelitis),

c) unmittelbar nach Verletzung der Integumente (exogene Osteomyelitis).

Während bei den beiden zuletzt genannten Formen die pathogenetischen Zusammenhänge einfach zu überblicken sind, ergeben sich bei der am häufigsten vorkommenden erstgenannten Form, der „eigentlichen" Osteomyelitis, Schwierigkeiten. Diese ist eine septische Infektionskrankheit, bei der die Keime zeitweise im Blut kreisen und mit dem Blutstrom in den Knochen gelangen (LEXER, REHN, HELLNER, DERIZANOW, GRUNDMANN, STAEMMLER und EYLAU, SIEGMUND, DE SÈZE und RYCKEWAERT, MATZNER u.v.a.).

Ihre Eintrittspforten ins Blut sind außerordentlich zahlreich und verschiedenartig. An örtlichen Entzündungen können als septic focus wirksam werden: Angina tonsillaris und Tonsillenabsceß (nach SPATH in 15% der Osteomyelitisfälle), Furunkel und andere Pyodermien, Nabeleiterung, Nebenhöhleneiterung, Mesotitis, Bronchiektasen, Pneumonien, pyelonephritische Herde, Prostataabsceß, Pfortaderthrombosen u.a.m. Nur bei einem Teil der Kranken ist eine vorangegangene Ersterkrankung wie die aufgeführten oder auch eine Allgemeininfektion klinisch oder anamnestisch feststellbar (HELLNER in etwa 50%, GREEN, NYHAN und FONSEK in 48%, WHITE und DENNISON in 35%, SHANDLING in 15,3% der Fälle). Demnach kann ein sehr erheblicher Anteil der Erkrankungen nicht auf eine vorausgegangene örtliche oder allgemeine Infektion bezogen werden. Die Osteomyelitis erscheint dann als Primärerkrankung, was nach REISCHAUER im Gegensatz zu den vorgenannten Autoren sogar als Regelfall angesehen werden muß. Ob die Erreger in diesen Fällen durch die gesunde Haut oder durch die Schleimhaut des Darmes ins Blut einzudringen vermögen, ist noch nicht geklärt. Bekannt ist der Selbstversuch von GARRÉ, der sich Eitererreger in die Haut einrieb und die gleichen Keime später im Blut nachweisen konnte. Von ISELIN ist die Invasion auf dem Wege über Schweiß- und Talgdrüsen der unverletzten Haut erwogen worden.

Die mit dem Blutstrom in den Knochen gelangten Keime werden mit Vorliebe im Mark abgefangen (WASSERMANN, E. FRAENKEL, HARTWICH), vor allem in seinem zur Phagocytose befähigten retikulären Gewebsanteil (Reticulo-Endothelial-System). In der weitaus überwiegenden Mehrzahl bleibt dieses Ereignis ohne Folgen, denn meist werden die Keime hier vernichtet, was daraus hervorgeht, daß bei der großen Häufigkeit von Infektionskrankheiten und lokalen Infektionen nur relativ selten eine Osteomyelitis entsteht. Die bactericide Kraft des Knochenmarkes („Schutzkraft des Serums" nach WASSERMANN) ist groß (SIEGMUND) und wird durch äußere Schäden, wie stumpfes Trauma, Blutverluste und Hunger, sogar noch gesteigert (BORDASCH). Oft bleiben die Erreger auch für Monate bis Jahre stumm liegen, wie z.B. nach Typhus. Nur in wenigen Fällen entwickelt sich durch die im Mark angesiedelten Keime eine Osteomyelitis. Die Ursachen für das Angehen eines solchen Prozesses sind trotz einer sich über fast ein Jahrhundert erstreckenden Forschungsarbeit noch immer nicht restlos geklärt. Im Anschluß an die ersten experimentellen Arbeiten auf diesem Gebiet von RODET (1874), COLZI, COURMONT und JABULAY, LANNELONGUE und ACHARD (1891) sowie ULLMANN (1891) und in Fortführung der anatomischen Studien von GUSSENBAUER (1875) und LANGER (1876) unternahm LEXER um die Jahrhundertwende seine umfassenden Untersuchungen. Seine Versuche, an Kaninchen durch Blutinfektion mit Keimen normaler und abgeschwächter Virulenz ohne oder mit Hinzufügung eines Sekundärschadens einen dem menschlichen vergleichbaren osteomyelitischen Prozeß zu erzeugen und seine Studien über die intraossalen Gefäßverzweigungen sowohl der langen Röhrenknochen wie auch der kurzen und platten Knochen mit Hilfe stereoskopischer Röntgenaufnahmen nach Gefäßinjektion einer Quecksilber-Terpentin-Verreibung ergaben eindeutig, daß der Sitz des erzeugten Erstherdes bestimmte Beziehungen zum Gefäßsystem und zum Alter der Tiere aufwies. Unter den anatomischen und physiologischen Besonderheiten des wachsenden Knochens wurden von LEXER herausgestellt:

Gefäßreichtum auf der metaphysären Seite der Wachstumszone,

Anordnung der aus Endarterien (GUSSENBAUER, LANGER) stammenden Capillarschlingen und der Gefäßsprossen in den ersten Markräumen (LANGER), trichterförmige Erweiterung am Übergang vom arteriellen (5—9 μ Durchmesser) zum venösen (12—25 μ Durchmesser) Schenkel und dadurch bedingter Blutstromverlangsamung (NEUMANN, LANGER),

physiologische Hyperämie durch das lebhafte Wachstum.

LEXER entwickelte eine später auch von anderen Untersuchern wie KÖNIG, W. MÜLLER, AXHAUSEN, NUSSBAUM u.a. übernommene, vorwiegend mechanische Auffassung von der Entstehung der Osteomyelitis:

Es kommt an den Metaphysen jugendlicher Knochen zu siebartigem Abfangen infizierter Emboli oder von Bakterienhaufen — Staphylokokken sind bevorzugt, weil sie zusammenhängende Haufen bilden — entweder mit sofortiger Gefäßverstopfung oder mit späterem Verschluß als Folge einer Endarteriitis an der Stelle der Haftung. Die Schwere der nachfolgenden Erkrankung richtet sich nach der Virulenz der Keime. Daß hiermit nur ein Teil der ursächlichen Faktoren geklärt war, zeigten LEXERs Tierversuche. Einbringen der Keime in die Blutbahn führte entweder zu komplikationsloser Überwindung der Infektion oder zum Tode des Tieres durch eine in die inneren Organe und *auch* in das Skelet metastasierende Allgemeininfektion. Isolierte Keimhaftung im Knochenmark und Erzeugung einer fortschreitenden Osteomyelitis erzielte er nur durch ein zusätzliches schweres oder leichteres Trauma: Fraktur, Beklopfen des Knochens mit einem hölzernen Gegenstand oder temporäres Abschnüren der Extremität mit einem Gummischlauch.

Obwohl die erzeugten Knocheneiterungen sich mit der typischen hämatogenen Osteomyelitis des Menschen nicht deckten und sich unter Umständen ebenso wie bei RODETs Studien im Knochen Eiterherde ohne Trauma bildeten, wurde in der Folgezeit aufgrund dieser Versuche dem Trauma bei der Entstehung der Osteomyelitis eine ausschlaggebende Rolle zuerkannt, zumal die Vorgeschichte vieler Fälle einen Unfall enthält (A. SCHMIDT 31,8%, BESMEN nur 6%, NAKATA 31,2%, HOLLE 57%, GREEN, NYHAN und FONSEK 70%, SHANDLING 37,6%). Demgegenüber blieb jedoch bei der sicher anzunehmenden Häufung der stumpfen Traumen während der beiden Weltkriege eine Zunahme der Osteomyelitisfälle aus. Auch die versicherungs- und sportärztlichen Erfahrungen ergaben, daß den sehr häufigen stumpfen Verletzungen nur sehr selten eine Osteomyelitis folgt. LINIGER teilte 1927 mit, daß von 25000 einer großen Versicherungsgesellschaft gemeldeten Unfällen, von denen 10000 Jugendliche (Schulversicherung) betrafen, sich nur 15mal nach dem Trauma eine Osteomyelitis einstellte. Darunter war nach LINIGER nur in 3 Fällen die traumatische Entstehung der Osteomyelitis als wahrscheinlich anzusehen. Eine ähnliche Statistik hat später REISCHAUER veröffentlicht: Bei etwa 100000 Mitgliedern des Deutschen Skiverbandes ist in 2 Wintern nicht ein einziger Fall von Osteomyelitis gemeldet worden, obwohl gerade beim Skilaufen viele stumpfe Verletzungen vorkommen. Die Versicherungsärzte haben daraufhin bis zum heutigen Tage in der Anerkennung des Traumas als entscheidende Mitursache große Zurückhaltung geübt (MOLINEUS, REISCHAUER, WAKELEY, STICH, MAGNUS, ISELIN, JOST, LÄWEN, ROSENBACH, HANKE, GRUNDMANN, BLANKE).

Die Theorie RITTERs, daß durch plötzliche embolische Unterbrechung der Blutzufuhr sogleich in ganzer Ausdehnung eine Knochennekrose entstehe, ist anatomisch nicht vorstellbar. NUSSBAUM hält ihr entgegen, daß wegen der periostalen Kollateralen eine primäre Entstehung großer Sequester durch Embolie nicht möglich sei und daß eine Verstopfung oder auch Zerreißung der A. nutritia ohne Schaden vertragen werden könne. Schon BILLROTH, OLLIER, BUSCH bewiesen im Experiment, daß durch Unterbindung der A. nutritia keine Nekrosen entstehen.

In jüngerer Zeit wandte sich die Aufmerksamkeit von den mechanischen Faktoren ab und richtete sich auf die funktionellen Faktoren, die in ihrer Gesamtheit die Reaktionsbereitschaft des infizierten Organismus ausmachen. Die Resistenz des Körpers durch allgemeine humorale und örtliche celluläre Abwehreinrichtungen, deren unterschiedliche Ausbildung die verschiedenen Verlaufsformen von der hochakuten, mit Bildung zahlreicher Knochenherde und Organmetastasen, bis zu der als rein örtliche Erkrankung ablaufenden milden Form erklären könnte, wurde zum bevorzugten Forschungsobjekt.

Bei der Infektabwehr kommt der Phagocytose der Erreger vornehmlich im Reticulo-Endothelial-System eine erhebliche Bedeutung zu. Eine Schwächung dieser cellulären Abwehr konnte BLANKE zur Zeit des Krankheitsbeginns, wenn die „kompensierte Infektion" in eine Infektionskrankheit übergeht, wahrscheinlich machen, indem er am Weltmannschen Coagulationsband eine verminderte Gammaglobulinbildung feststellte. Auch die Untersuchungen HEGEMANNs, der bei der akuten hämatogenen Osteomyelitis eine Herabsetzung der Erythembereitschaft der Haut gegenüber ultraviolettem Licht beobachtet, sprechen für eine Störung der mesenchymalen Schutz- und Reinigungsfunktion.

Für die Lokalisation der Entzündung im Knochen kommt nach REHN und SCHLEINZER auch dem Wachstumshormon des Hypophysenvorderlappens eine Bedeutung zu, da die Osteomyelitis in den am stärksten den Wachstumsimpulsen ausgesetzten Knochenabschnitten lokalisiert ist. „Die Wachstumszentren des Knochens sind zugleich Infektionszentren" (KLEMM). REHN und TONUTTI weisen darauf hin, daß die allgemein-pathologische Bedeutung des Hypophysenvorderlappen-Nebennierenrinden-Systems (SELYE) für die Entstehung örtlicher Gewebsschäden gerade auch am Beispiel der Osteomyelitis deutlich wird.

Schädigung der allgemeinen Widerstandskraft durch Röntgenganzbestrahlung oder durch Parathormongaben führte in den Tierversuchen STAEMMLERs nicht zur Auslösung einer Osteomyelitis, während örtliche Schäden — ähnlich denen in LEXERs Experimenten — erfolgreich waren.

TAKAHASHI machte darauf aufmerksam, daß auch Vitaminmangel, der allgemein die Resistenz gegen Infektionen vermindert (STEPP, KÜHNAU und SCHROEDER, KUWAHATA), bei der Entstehung der akuten Osteomyelitis eine Rolle spielen kann, da auffälligerweise Erkrankungsalter und Lokalisation dieselben sind wie beim Skorbut. TAKAHASHI konnte durch Umbrathorinjektionen in die Markhöhle von Ratten- und Kaninchenknochen die vorher von W. MÜLLER mit Talkum, Farbstoffen und Uroselectan durchgeführten Versuche ergänzen und zeigen, daß Fremdstoffe unabhängig vom Blutgefäßsystem vom Lymphstrom in die Metaphysen befördert werden und sich dort ansiedeln. Bei Vitamin C-Mangel war die Umbrathorverteilung deutlich gestört. KUWAHATA gelang es, bei jungen Meerschweinchen durch eine Vitamin C-Mangeldiät die Empfänglichkeit des Knochenmarkes gegen intrakardial injizierte Eitererreger stark zu erhöhen. Im Vitamin C-Mangel ist demnach *ein* dispositioneller Faktor für die Entstehung der akuten Osteomyelitis zu erblicken (LAUBER, PIGNATELLI).

Wie bei jeder Infektionskrankheit spielen auch bei der Osteomyelitis immunbiologische Vorgänge eine ausschlaggebende Rolle. Es ist mehrfach darauf hingewiesen und durch Tierversuche mit intraossaler Keimeinbringung unterbaut worden (DERIZANOW, sowie CSIPAK, NÉMETH und SCULTÉTHY), daß die im Blut kreisenden Erreger nur dann im Mark haften und einen Eiterungsprozeß in Gang setzen, wenn der Organismus vorher durch mehr oder weniger spezifische *Sensibilisierung* gegen die Bakterien oder ihre Toxine in einen Zustand der Übererregbarkeit (Hyperergie) versetzt worden ist. Die Klärung dieser Verhältnisse wurde von GRUNDMANN entscheidend vorangetrieben. Das Stadium der Hyperergie ist nicht nur durch eine besondere Reaktionsbereitschaft humoraler Abwehrstoffe (Antikörper) gekennzeichnet, sondern auch durch bestimmte Veränderungen der Endstrombahn, d.h. des Systems der Arteriolen und Capillaren, namentlich in den Gebieten erhöhter Durchblutung, wie in den Wachstumszonen des Knochens. Sie befinden sich nach der Rickerschen Stufenregel während des hyperergischen Stadiums im Zustand der Stase bzw. Peristase. Dieser Zustand führt zur Verlangsamung der Strömung und damit zur Ansammlung und längerem Verweilen von Erregern in der Endstrombahn sowie zu gleichzeitig erleichtertem Durchtritt durch die erhöht permeable Gefäßwand, wodurch ihre Ansiedlung im perivasculären Gewebe gewährleistet ist (SIEGMUND). Voraussetzung hierfür ist eine vorangegangene Erregung des Strombahn-Nervensystems. GRUNDMANN gelang es, in seinen Tierversuchen bei beginnender — nicht voll ausgebildeter — Hyperergie, wenn also der Serumpräcipitintiter gerade noch nicht oder soeben positiv geworden war, bei gleichzeitiger lokaler Anwendung eines Ultraschallreizes eine Knochenmarkeiterung hervorzurufen, während die Beschallung beim normergischen Tier wirkungslos blieb. GRUNDMANN hat damit bewiesen, daß Ansiedlung und Erstreaktion der Keime im Knochenmark ein allergisch-hyperergisches Phänomen darstellen. Nach seinen Vorstellungen (s. auch HOLLE) läßt sich der Faktorenkomplex für die Entstehung einer Osteomyelitis folgendermaßen kurz zusammenfassen:

a) Grad der seit Beginn der Primärinfektion in bestimmter Zeit entwickelten cellulären Immunität;
b) Zeitpunkt der Erregerstreuung;
c) Art und Menge der Keime, Häufigkeit der Streuung;
d) anatomische Eigenschaften des Knochens und seiner Gefäße;
e) Änderungen der immunbiologischen Lage
   α) infolge der Streuung selbst,
   β) infolge endogener Faktoren (Alter, Geschlecht, Hormone),
   γ) infolge exogener Faktoren (Ernährung, Klima, Trauma).

GRUNDMANN betont, daß das Trauma nur *eine* Form des exogenen Reizes auf die Endstrombahn darstelle. Das früher als Nährboden der Erreger für wichtig erachtete Markhämatom ist *nicht* entscheidend für die Pathogenese der Osteomyelitis, zumal auch auf dem Boden von Hämatomen nach Frakturen und nach Marknagelungen kaum je Eiterungen beobachtet werden. Schon ein leichtes Trauma kann den eben noch fehlenden Teilfaktor der zur Effektauslösung erforderlichen Reizsumme darstellen. So besteht heute eine Neigung zu der Ansicht, daß bei Vorliegen bestimmter versicherungsrechtlicher Voraussetzungen (örtliche Übereinstimmung und enger zeitlicher Zusammenhang) auch ein leichtes Trauma für die Auslösung einer Osteomyelitis verantwortlich zu machen sei (STAEMMLER und EYLAU, SIEGMUND, A. W. FISCHER).

b) Ablauf der akuten hämatogenen Osteomyelitis

α) Vor Einführung der Antibiotica

Nach der Keiminvasion und -ansiedlung in bestimmten Capillargebieten des Knochens bildet sich ein uni- oder multizentrisch entstandener entzündlicher Erstherd (Abb. 1). Er sitzt nach allgemeiner Auffassung zumeist juxta-epiphysär in der Metaphyse. DE SÈZE und auch CAFFEY wiesen auf die selteneren Fälle hin, in denen die Keime in den epiphysären oder periostalen Gefäßen liegen bleiben, wodurch an diesen ungewöhnlichen Stellen der Erstherd gesetzt wird. Im angelsächsischen Schrifttum sind je nach Ausgangsort der Entzündung im Knochen die Bezeichnungen Metaphysitis, Epiphysitis und Diaphysitis gebräuchlich. Nach LEVEUF dringen die Keime am häufigsten durch die A. nutritia in den Knochen ein und verursachen an der inneren Ausmündungsstelle des Canalis nutritius, also in der Corticalis des Schaftes, die ersten sichtbaren Veränderungen. Von SCHUCHARDT wurde das Vorkommen einer hämatogenen Periostitis acuta erwähnt, bei der die Erreger sich im Periost ansiedeln und zu entzündlicher Schwellung führen. Später greift die Entzündung auf dem Wege der Haversschen Kanäle auf das Mark über. WASCHULEWSKI fand in mehreren Fällen von Osteomyelitis eine gewisse Regelmäßigkeit in der Anordnung der Herde und vermutete einen Zusammenhang mit der etagenförmigen Anordnung der von außen an das Periost herantretenden Gefäße, die SÜSSE bei angiographischen Untersuchungen darstellen konnte. Je nach dem Grad der Aktivität des Prozesses bleibt der Herd entweder lokal begrenzt und kapselt sich als Knochenabsceß ab, oder er breitet sich im lockeren Markgewebe diffus aus und führt in mäßig akut verlaufenden Fällen zu phlegmonös-sulziger Durchtränkung des Markes, in stürmisch verlaufenden Fällen zu rascher eitriger Einschmelzung des Knochenmarkes (LAUCHE). Außerdem dringt, durch die Druckerhöhung im geschlossenen Raum der Markhöhle begünstigt, der entzündliche Prozeß in die Haversschen Kanäle ein und gelangt durch die relativ dünne Corticalis der Metaphyse nach außen unter die Knochenhaut. So ent-

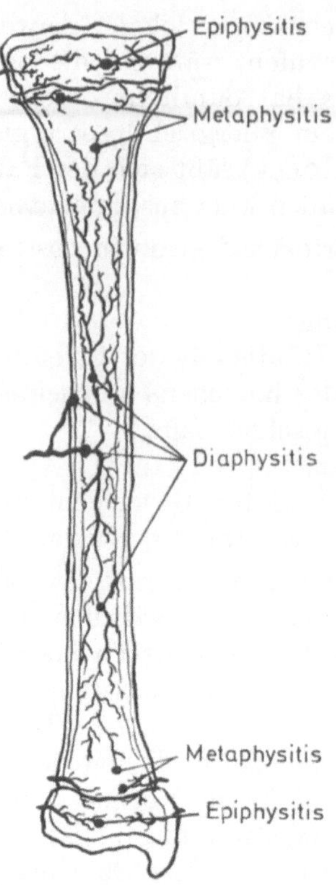

Abb. 1. Gefäßschema und primäre Keimabsiedlungsgebiete am Röhrenknochen. (Nach CAFFEY)

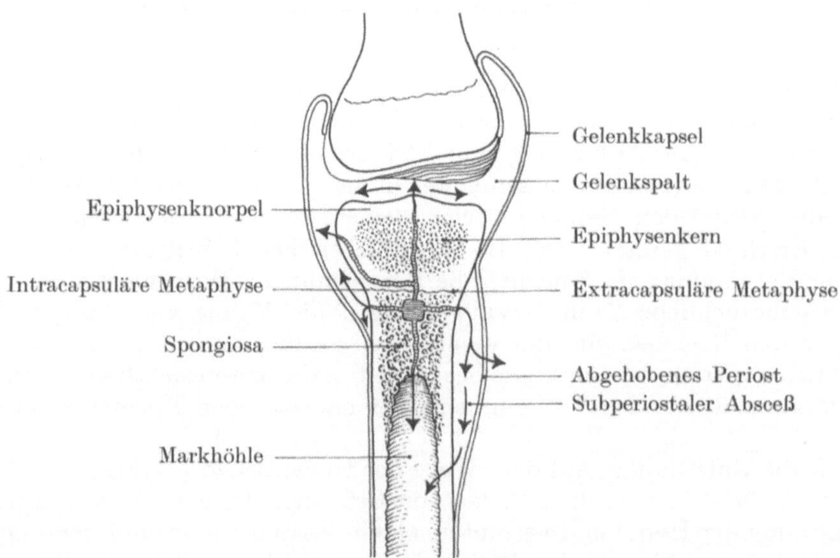

Abb. 2. Schema der Ausbreitungswege der Knocheninfektion. (Nach CAFFEY)

stehen Markphlegmone und subperiostaler Absceß. Nach Perforation des Periostes kann der Eiter sich schließlich in den Muskelinterstitien ausbreiten, durch die Haut durchbrechen und zur Fistelbildung führen. Weitere Ausbreitungswege verlaufen nach dem benachbarten Gelenk hin, das entweder vom subperiostalen Raum oder von der allein- oder miterkrankten Epiphyse erfaßt werden kann (vgl. Abb. 2). Die entzündliche

Infiltration des Markes und des Gefäßbindegewebes der Haversschen Kanäle führt im Gebiet der hyperämischen Zone durch Vermehrung der Osteoclasten zur lacunären Resorption, der entzündlichen Osteoporose (LAUCHE, HAMPERL, HELLNER, GROB u.a.). Sobald nach Eiterabfluß die Hyperämie nachläßt, hört die Porosierung auf. Sie ist um so ausgeprägter, je reichlicher die Granulationsbildung und je geringer die Eiterung ist. Das Knochengewebe wird einerseits durch die Giftwirkung der Erreger, andererseits durch die entzündliche Thrombose der Markgefäße und schließlich durch die Unterbrechung der periostalen Gefäße bei der Abhebung der Knochenhaut stark geschädigt. Es kommt zum örtlichen Knochentod von spongiösem und von Compactagewebe. Die Ablösung der abgestorbenen Knochenteile, deren Lage und Ausdehnung sehr verschieden sein können, d.h. der Abbau der den lebenden und den toten Knochen noch verbindenden Bälkchen, geschieht durch Osteoclasten, die dem Mesenchym eines in die eitergefüllten Räume eingewachsenen Granulationsgewebes entstammen. Nach völliger Demarkierung, die je nach Größe der Knochennekrosen Wochen bis Monate dauern kann, ist der Sequester entstanden, das völlig vom Eiter umspülte tote Knochenstück, das sich dann nicht mehr verändert, während die lebende knöcherne Umgebung durch Osteoclastentätigkeit weiterhin rarefiziert wird. Der Ausdruck „Sequester" stammt von dem französischen Chirurgen DAVID, der 1770 als erster mit Nachdruck für die „Nekrotomie" eintrat (SCHUCHARDT). Die Spongiosasequester sind meist klein, weil hier eine bessere Blutversorgung herrscht als in der Compacta, wo unter Umständen der ganze Schaft zu einem Totalsequester werden kann.

Für den weiteren Ablauf der Osteomyelitis sind die Sequester deshalb so bedeutungsvoll, weil sie als kaum resorbierbare Fremdkörper die Eiterung fortlaufend unterhalten und so die Chronizität des Prozesses bedingen. Auch nach ihrer Entfernung zeigen in verschieden langen Zeiträumen (manchmal noch nach Jahrzehnten) auftretende Rezidive an, daß eine völlige Heilung nicht eingetreten ist.

Sobald die Hyperämie durch Eiterabfluß nachgelassen hat, hört der Abbau auf und es setzen regeneratorische produktive Prozesse ein, die einige Zeit später zu endostalen und periostalen Anbauten führen. Durch Anlagerung von neuem Knochen an die alten Bälkchen werden die Spongiosamaschen immer kleiner. Es kommt zur restitutiven Sklerose, d.h. zum Ausgleich verlorengegangener Knochensubstanz und später sogar zu Kondensation bzw. Eburnisation. Vom Periost her entsteht durch eine proliferative Periostitis ein mantelförmiger Osteophyt, der den abgestorbenen Knochenteil allseits umgibt und eine Brücke zwischen den gesund gebliebenen Knochenenden bildet. Diese neugebildete Schale, die den Halt des kranken Knochens gewährleistet und den durch Sequestration entstandenen Defekt überspannt, wird als „Totenlade" bezeichnet. Sie enthält gewöhnlich Fistelöffnungen, „Kloaken" (WEIDEMANN), durch die der Eiter in die Weichteile gelangen kann (Abb. 3).

Oberflächliche kleinere oder unvollständig eingeschlossene Sequester können sich selbst abstoßen, wobei die Möglichkeit einer Spontanausstoßung abhängig von Richtung und Weite der Kloaken ist (SCHUCHARDT). Größere eingeschlossene Sequester müssen operativ entfernt werden. Es bildet sich dann innerhalb der Totenlade ein ossifizierendes Granulationsgewebe, das den Defekt ausfüllt. Auch die Fistelöffnungen in der Totenlade werden verschlossen.

Mitunter werden sehr schwere septisch-pyämische Verläufe mit multiplen Abscessen in den inneren Organen und in der Haut und mit multiplen sekundär-ossären Herden beobachtet (GROB, MATZNER u.a.). Eine abweichende Verlaufsform sahen LOEWE und VON PANNEWITZ: die diffuse akute Osteomyelitis ohne Sequesterbildung und ohne reaktive Periosttätigkeit bei schwer reduziertem Allgemeinbefinden. Sie beschrieben erstmals 1934 diese von ihnen als „Osteomyelitis acuta diffusa" bezeichnete Erkrankungsform anhand von 6 Fällen mit Herden an den langen Röhrenknochen, am Darmbein und am Kiefer. Von französischen Autoren wurde dieses Krankheitsbild als „zentrale Osteomyelitis" bezeichnet.

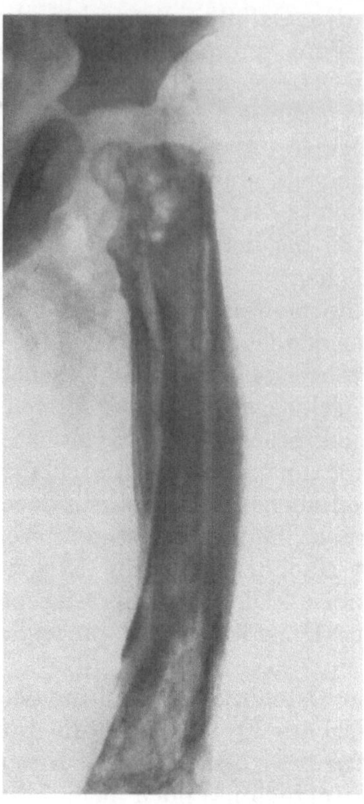

Abb. 3. ♂, 2 Jahre. Osteomyelitis des linken Femur. Subtotaler Schaftsequester mit kräftig ausgebildeter Totenlade. (Aufnahme Prof. R. BAUER, Tübingen, Universitätsklinik)

β) Nach Einführung der Antibiotica

Der Ablauf einer mit Penicillin oder anderen antibiotischen Mitteln behandelten Osteomyelitis ist in beträchtlichem Maße mitigiert. Über die häufig frappierende Besserung des klinischen Gesamtbildes s. Kapitel „Klinisches Bild"; im folgenden ist von den Abänderungen des pathologisch-anatomischen Bildes des örtlichen osteomyelitischen Prozesses unter der Antibioticatherapie die Rede.

Setzt die Penicillinbehandlung früh genug ein, so kann der Übergang vom initialen Marködem zur Markphlegmone verhindert werden. Liegt der Zeitpunkt der ersten Antibioticaverabreichung etwas später, und ist bereits eine Thrombenbildung in den größeren ernährenden Schaftgefäßen eingetreten, so kann das Penicillin im Mark seine Wirkung nicht mehr entfalten und deshalb kann sich der Prozeß auch auf den Schaft ausdehnen. Bleibt die Entzündung jedoch auf die Metaphyse und höchstens die angrenzenden Schaftteile beschränkt, so kommt der entzündliche Prozeß im Stadium des subperiostalen Abscesses zur Ruhe und heilt aus. Der Wandel des Krankheitsbildes der Osteomyelitis unter antibiotischer Behandlung wird besonders deutlich, wenn das Auftreten und der Verlauf der destruktiven und der reparativen Veränderungen getrennt betrachtet werden.

Destruktive Veränderungen. In der vorantibiotischen Ära sind etwa 20% der Osteomyelitisfälle *ohne* und 80% *mit* Nekrose verlaufen. Heute ist das Verhältnis umgekehrt (STOECKEL, KRAFFT). Das Auftreten von Destruktionen ist abhängig vom Zeitpunkt und von der Dosierung der Penicillinbehandlung. Nach RÖHLING hängt das Ausmaß der Destruktionen von der Ausdehnung des subperiostalen Abscesses ab. Die Periostentblößung auf weite Strecken muß zu einer Nekrose der Corticalis führen, weil damit nach der bereits erfolgten Thrombose der A. nutritia die letzten Gefäßverbindungen der Cortex unterbrochen sind. Nach den Feststellungen RÖHLINGs kann das Auftreten des subperiostalen Abscesses unterbunden werden, wenn das Penicillin vom 3. Tage an gegeben wird. ROTHE und FLEMMING halten einen noch früheren Therapiebeginn für notwendig, wenn die Markphlegmone verhindert werden soll. Die beiden letztgenannten Autoren fanden bereits 36 Std nach der experimentell gesetzten Markinfektion Blutumlaufstörungen, die den Kontakt des parenteral verabreichten Penicillins mit den im Mark wachsenden Keimen verhindern.

Die Sequester, die unter der Penicillinbehandlung auftreten, sind im allgemeinen kleiner und nicht so unregelmäßig geformt wie früher (HELLNER). Totalsequester ganzer Schäfte wurden nur vereinzelt beobachtet und auf einen verspäteten Therapiebeginn oder mangelhafte Ruhigstellung, nicht auf ein Versagen des antibiotischen Mittels, zurückgeführt (GRAFF, AXHAUSEN). Selbst größere Nekrosen können durch einen resorptiven Abbau, wie ihn AXHAUSEN ausführlich beschrieben hat, zum Verschwinden gebracht werden, ohne daß es zur spontanen Ausstoßung nach Fistelbildung gekommen ist. Das Granulationsgewebe hat nach Sterilisierung des Eiters die Möglichkeit, jeden Sequester von seiner Oberfläche her schichtweise abzubauen. Dieser Vorgang ist unabhängig von der Größe des Sequesters, so daß also die resorbierende Kraft des Granulationsgewebes das Bestehenbleiben von Nekrosen und damit die Überleitung der akuten in die chronische Osteomyelitis verhindern kann. Ein Wiedereinbau von Sequestern (vgl. Abb. 4) wurde von AXHAUSEN nicht beobachtet, jedoch von zahlreichen anderen Autoren beschrieben (BLANKE, V. OEYNHAUSEN, FOWLER, WACHSMUTH, SHERMAN). Vereinzelt konnten derartige Feststellungen schon früher gemacht werden (LANGER, bereits 1935). FOWLER hat die Einheilung auf Revascularisation des Sequesters durch einsprossendes Granulationsgewebe zurückgeführt, nachdem durch Penicillin der septische Prozeß in einen aseptischen umgewandelt ist. Somit ist dieser Vorgang vergleichbar der Einheilung frakturbedingter Knochensplitter oder eingepflanzter Knochenspäne (schleichende Substitution). Seit Anwendung der Antibiotica gibt es zumindest bei älteren Kindern kaum noch Sequester, die durch Operation entfernt werden müssen (FANCONI, 1961).

Reparative Veränderungen. Ebenso wie die destruktiven Vorgänge unter Gebrauch antibiotischer Mittel vermindert und verlangsamt worden sind, ist auch das Ausmaß der reparativen Veränderungen herabgesetzt und ihr Eintritt verzögert. Nach MATZNER treten die ersten Reparationen in der 6. Woche nach Krankheitsbeginn auf, und der Umbau dauert Monate bis zu einem Jahr, ohne daß deshalb von einer chronischen Osteomyelitis gesprochen werden darf; nach BLANKE kann er sich sogar bis $1^1/_2$ Jahre nach Krankheitsbeginn ausdehnen. Mit Ausnahme von KRAFFT, der eine verzögerte Regeneration unter Penicillin ausdrücklich verneint, und HÖRHOLD, der bei Fällen von Panaritium ossale unter lokaler Penicillintherapie einen schnelleren Stillstand der Destruktionen und eine raschere Regeneration als bei seinen Kontrollfällen beobachtete, stellten alle anderen Autoren eine eindeutige Verzögerung fest und diskutierten die Frage, ob sie dem Einfluß des Antibioticum selbst oder dem kleineren Ausmaß der destruktiven Veränderungen zuzuschreiben sei. Die Ergebnisse der Untersuchungen über die Beeinflussung regeneratorischer Prozesse durch Penicillin sind nicht einheitlich: während ABRAHAM und BUCHER eine Wachstumshemmung des Penicillins auf Fibrocytenkulturen durch eine Hemmung des Mitoseablaufes nachwiesen und RAUCH eine granulationshemmende Wirkung des Penicillins in Operationswunden sah, konnte LENTZ bei experimentell gesetzten Frakturen weder einen zeitlichen noch einen mengenmäßigen Unterschied der Callusbildung mit und ohne Penicillinanwendung beobachten. Im Falle der Osteomyelitis muß wohl als wahrscheinlicher gelten, daß die Nekrosen selbst den wichtigsten osteogenetischen Reiz darstellen, und daß ihre Verringerung unter antibiotischer Therapie für die eingeschränkte und verzögerte Regenerationskraft verantwortlich ist.

Als Folge der penicillinbedingten Reduzierung der klinischen Allgemein- und Lokalsymptome, der herabgesetzten Stabilität des befallenen Knochens und eventuell mangelnder Ruhigstellung kam es zu Beginn der antibiotischen Ära zu einer Häufung der pathologischen Frakturen (OBERDALHOFF, GRAFF).

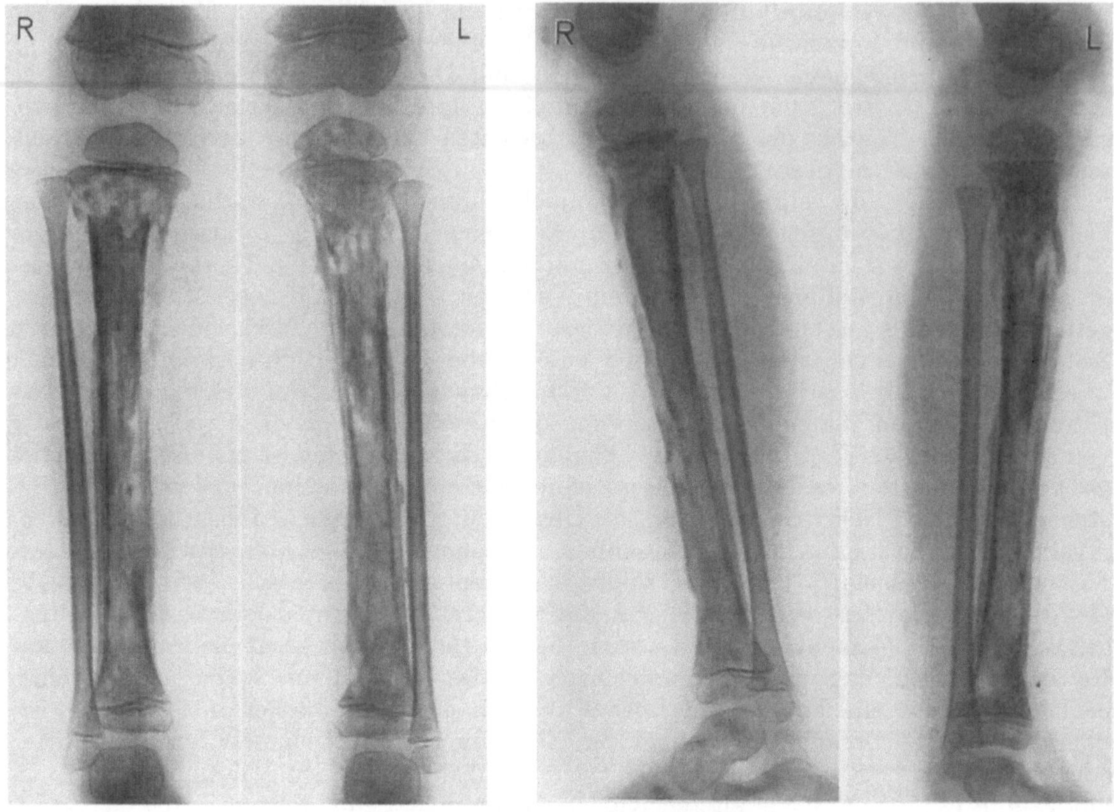

Abb. 4a (Legende s. S. 49 unten)

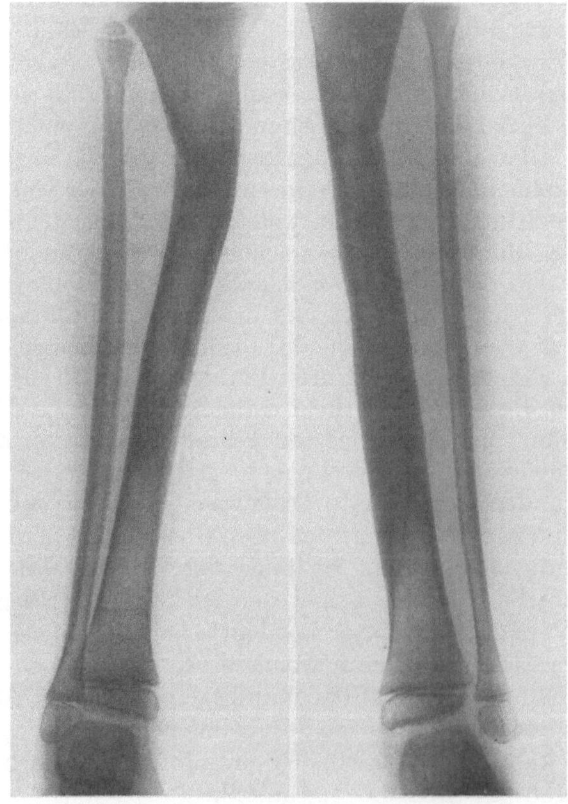

Abb. 4b (Legende s. S. 49 unten)

Sowohl die endostalen als auch die periostalen Appositionen sind wesentlich schwächer entwickelt als früher. Ihr Ausmaß hängt von der Größe der Nekrosen und außerdem vom Alter des Patienten ab (AXHAUSEN). Meist erstreckt sich die produktive Periostitis nur auf den befallenen Knochenabschnitt. Eine voll ausgeprägte Totenlade, die früher zum typischen Bild der Osteomyelitis gehörte, wird heute nur noch sehr selten angetroffen. Dieser Umstand bringt für den Röntgenologen den Vorteil mit sich, daß feinere Veränderungen, die früher von der Totenlade verdeckt waren, heute genauer zum Vorschein kommen.

Das Bild der heute seltener gewordenen chronischen Osteomyelitis hat sich unter der Penicillinbehandlung *nicht* in typischer Weise verändert, weil bei den meist mit einer Absceßmembran ausgekleideten und von sklerotischem Knochen umgebenen Höhlen der Wirksamkeit der Antibiotica aus zirkulatorischen Gründen eine Grenze gesetzt ist.

c) Häufigkeit

Allgemein ist nach dem letzten Weltkrieg ein ständiger Rückgang der Osteomyelitis eingetreten. Aber schon in den dreißiger Jahren wurde von einigen Autoren eine Reduzierung der Verbreitung und auch der Schwere des Krankheitsbildes bemerkt. LAUCHE zitiert WAKELEY, der bereits 1932 die Osteomyelitis als eine verschwindende Krankheit bezeichnete und diese Tatsache auf die allgemein verbesserte Hygiene oder auch auf die vielen Tonsillektomien zurückführte, durch die eine wichtige Eintrittspforte der Erreger beseitigt wird. Bei LÄWEN ging die Zahl der Osteomyelitisfälle von 118 aus den Jahren 1922—1928 auf 88 in den Jahren 1932—1938 zurück; INTHORN (1938) sah in der Marburger Klinik in 10 Jahren nur 83 Fälle von Osteomyelitis und schloß daraus ebenfalls auf eine Rückläufigkeit der akuten Fälle. In Innsbruck machten vor dem Weltkrieg 1939—1945 die Osteomyelitisfälle nur 0,66% aller Klinikpatienten aus (BREITNER und BAUMGARTNER). E. SCHNEIDER (1952) beobachtete in $1^1/_2$ Jahren nur 11 Fälle von akuter Osteomyelitis in Südwestdeutschland. Demgegenüber verzeichnen einige Berichte aus den letzten Dezennien recht hohe Anteile. KOVAČEVIĆ und KRETIĆ (1953) bezifferten die jährliche Frequenz der Osteomyelitis in der chirurgischen Universitätsklinik Sarajewo auf über 200 Fälle, meist bei Kindern im Alter von 1—12 Jahren. SHANDLING beobachtete in Kapstadt von 1952—1959 300 Fälle, HÜNER gab eine Übersicht über 111 Fälle der Würzburger Universitätsklinik aus den Jahren 1947—1961.

Diese statistischen Angaben sind kaum miteinander vergleichbar, weil schon seit eh und je die Morbidität an akuter hämatogener Osteomyelitis erhebliche geographische Unterschiede aufwies (GARRÉ, PHILIPOWICZ). In der zusammenfassenden Arbeit TRENDELs (1904) findet sich die Feststellung, daß die Osteomyelitis in Pommern, Böhmen, Halle und in der Schweiz sehr häufig (FUNKE), in München dagegen sehr selten sei (FEUCHTWANGER). Auch TICHY (1921) studierte die geographische Verteilung der Osteomyelitis und fand eine größere Häufigkeit in den süddeutschen Ländern (mit Ausnahme der Stadt München) als im Norden. Er stellte ferner eine Häufung der Erkrankung auf wasserarmen Höhen fest, wo bis zu 1% der Bevölkerung erkrankten, während die Morbidität sonst nur 2—3‰ betrug. Nach SCHINZ erkranken in der Schweiz die Städter seltener als die Landbevölkerung. Amtliche Morbiditätsziffern sind weder von dem statistischen Bundesamt der Bundesrepublik Deutschland noch von der World Health Organisation in Genf zu erhalten, da die Osteomyelitis nicht zu den meldepflichtigen Erkrankungen gehört. In den genannten Instituten werden nur Mortalitätsziffern gesammelt.

Außer den örtlichen gibt es auch jahreszeitliche Häufigkeitsunterschiede. TRENDEL stellte ein leichtes Ansteigen der Erkrankungsfrequenz im August fest, während die

Abb. 4a u. b. ♂, 4 Jahre. Ausgedehnte Osteomyelitis beider Schienbeine. Sequestereinheilung unter antibiotischer Therapie nach Eröffnung subperiostaler Abscesse. a Erkrankung auf dem Höhepunkt. Abgrenzung großer Schaftsequester. Mittelstarke Periostanbauten. b Spätstadium, 22 Monate danach. Der Prozeß ist ohne Sequestrotomie mit leichter Achsenknickung und mäßiger Schaftsklerose ausgeheilt. Keine nennenswerte Verdickung der Knochen. (Aufnahmen Prof. R. BAUER, Tübingen, Universitätsklinik)

Wintermonate nicht bevorzugt waren. Inthorn (1938) erhielt eine doppelgipflige Jahreskurve mit einem Maximum im März und einem zweiten in den Monaten August/September. Bei Nakata (Japan) liegen Häufigkeitsgipfel im April und November, bei Shandling (Südafrika) im Januar/März und September. Nach Cserey-Pechány geht diese Periodizität mit einer gleichläufigen des Wachstums einher, was die pathogenetische Bedeutung des Wachstumsfaktors unterstreicht.

d) Alters- und Geschlechtsdisposition

Die akute Osteomyelitis ist eine Erkrankung des Wachstumsalters (Garré), namentlich der mittleren Entwicklungsphase zwischen dem 5. und 15. Lebensjahr (Schuchardt, Lexer, Rehn, Hellner, de Sèze u.v.a.). Gossmann u. Drachter bezeichneten sie als typische Kinderkrankheit. Nur 3% der Kranken sind älter als 25 Jahre (Garré, Lexer, Lauche), nach Matzner sogar nur 2%. In Trendels Übersicht über mehr als 1000 Fälle steigt die Häufigkeit in Abhängigkeit vom Lebensalter stetig bis zu einem Maximum im 17. Lebensjahr und fällt dann bis zum 20. Lebensjahr steil ab. In der von Schinz wieder-

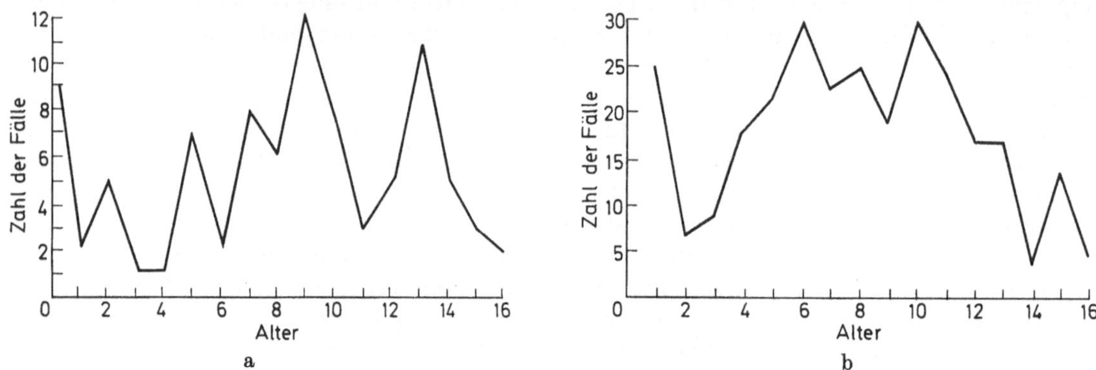

Abb. 5a u. b. Altersverteilung der akuten hämatogenen Osteomyelitis. a Nach Hüner, Würzburg (1964); b nach Shandling, Südafrika (1960)

gegebenen Kurve liegt der Gipfel der Häufigkeit in der Altersklasse 10—15 Jahre, die gut 25% aller Fälle enthält. Der steile Anstieg erfolgt nach dem 5. Lebensjahr, der erst rasche, dann langsamere Abfall erstreckt sich bis zum 30. Lebensjahr. Die Alterskurve der Hünerschen Fälle zeigt eine Häufung im Säuglingsalter, eine zweite im 9., eine dritte im 13. Lebensjahr. 52% aller Fälle lagen zwischen dem 7. und dem 14. Lebensjahr, 80% der 111 Kranken waren jünger als 16 Jahre. Bei Shandling liegt der Kurvengipfel früher, der Hauptanteil der Kranken nimmt die Jahre 4—13 ein (Abb. 5). Da sich das Krankengut Shandlings zu über 80% aus Farbigen zusammensetzt, dürften rassische Bedingtheiten für den Verlauf dieser Häufigkeitskurve wesentlich verantwortlich sein. Die krankheitsdisponierenden Wachstumsphasen liegen sehr wahrscheinlich bei Farbigen früher als bei der weißen Bevölkerung.

Den Sonderfall einer intrauterin erworbenen Osteomyelitis beschrieben Ladewig sowie Abesser.

Die Erkrankung älterer Menschen an Osteomyelitis wird als selten angesehen. Trendel (1904) fand unter seinen 1058 Fällen nur 6 Kranke (0,57%) jenseits des 50. Lebensjahres und nach dem 59. Lebensjahr *keinen* Fall mehr. Prass (1938) sammelte in der Königsberger Klinik in 10 Jahren 480 Fälle von akuter hämatogener Osteomyelitis, von denen 15 älter als 50 Jahre waren (3,1%).

Die Ursache für die geringe Morbiditätsrate im Alter liegt sehr wahrscheinlich in erster Linie in der Abnahme lokaldisponierender Faktoren, namentlich in der Änderung des Gefäßreichtums und der Gefäßstruktur in den Metaphysen sowie in der zunehmenden Umwandlung des roten Knochenmarks in Fettmark.

Bei der primären „Altersosteomyelitis" finden sich gehäuft atypische Formen und ungewöhnliche Lokalisationen. PRASS stellte eine Mehrbeteiligung der kurzen und platten Knochen fest und auch in der Schinzschen Übersicht mit etwa 20% der Kranken jenseits des 30. Lebensjahres ist der Anteil der atypischen Formen mit 46% recht hoch.

Der schon von KOCHER festgestellte und als typisch geltende Geschlechtsunterschied, nämlich das Überwiegen der männlichen Kranken, verändert sich mit zunehmendem Lebensalter. Bei Säuglingen bestehen noch keine Unterschiede (GREEN und SHANNON), in den Entwicklungsjahren überwiegt das männliche Geschlecht etwa im Verhältnis von 2:1 (DE SÈZE) bis 3:1 (SCHINZ, LAUCHE), im Erwachsenenalter bis zu 6,5:1 (LAUCHE). Die Ursache dieser Differenz wird darin gesehen, daß das aktivere männliche Geschlecht häufiger Traumen ausgesetzt ist. Abgesehen von den stumpfen Verletzungen, deren Rolle in der Pathogenese der Osteomyelitis noch umstritten ist, entstehen öfter offene Gelegenheitswunden, die den Krankheitserregern als Eintrittspforte dienen können (LAUCHE).

e) Lokalisation

Bevorzugter Sitz der hämatogenen Osteomyelitis sind die langen Röhrenknochen, wobei an vorderster Stelle die kniegelenknahen Metaphysen von Femur und Tibia, also

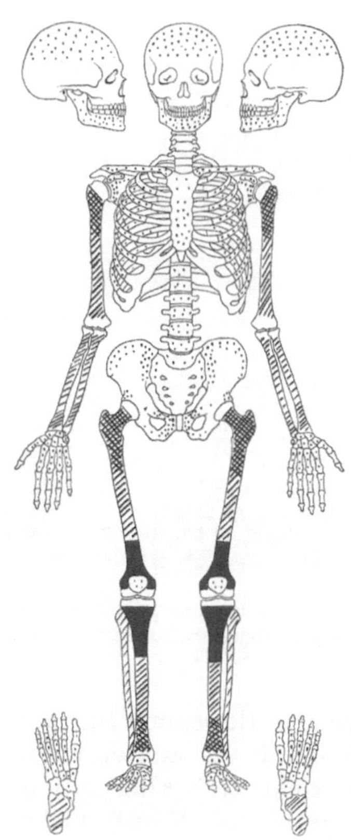

Abb. 6. Verteilungsschema der akuten hämatogenen Osteomyelitis. ■ Häufigste Lokalisation, ▒ häufige Lokalisation, ▓ seltene Lokalisation, ░ vereinzelte Lokalisation

die Zonen des intensivsten Skeletwachstums stehen (50% aller Fälle nach LEVEUF, OBERDALHOFF). Es folgen die distale Tibia-, die proximale Femur- und die proximale Humerusmetaphyse. Die weitere Verteilung variiert bei den verschiedenen Autoren (TRENDEL, SCHINZ, REISCHAUER, NAEGELI, HELLNER sowie GREEN, NYHAN und FONSEK). In der Überschau der Ergebnisse der genannten Autoren ergibt sich etwa folgende absteigende Reihe: Radius, Ulna, Fibula, Os ilium, Calcaneus, Mandibula, Clavicula, Metatarsalia,

Rippen und Sternum, Scapula, Os pubis, Os ischii, Phalangen der Füße und Hände (Abb. 6).

Primärerkrankung zweier oder mehrerer Knochen kommt nicht selten vor; die multiplen Skeletherde können sowohl synchron wie metachron ablaufen und brauchen nicht immer die gleiche Aktivität zu haben. GARRÉ, TRENDEL, sowie HELLNER beobachteten polyostotischen Skeletbefall in 15—20%, GREEN, NYHAN und FONSEK in 24%, SCHINZ dagegen nur in 4—5% und HÜNER in 4% der Fälle.

f) Klinisches und röntgenologisches Bild vor Einführung der antibiotischen Behandlung

α) *Klinisches Bild*

Die akute Osteomyelitis beginnt unvermittelt als schwere Allgemeininfektion mit hohem Fieber, gelegentlich mit initialem Schüttelfrost, mit Unruhe, Benommenheit, frequentem Puls, Meteorismus, Dyspnoe. Bei diesen typhusähnlichen Allgemeinerscheinungen („Knochentyphus") können die örtlichen Anzeichen leicht übersehen werden. Sie bestehen in anfangs diffusen, später auf das erkrankte Glied begrenzten Schmerzen. Die

Abb. 7. ♂, 1 Jahr. Polyostische Staphylokokken-Osteomyelitis bei chronisch-rezidivierender Pyodermie

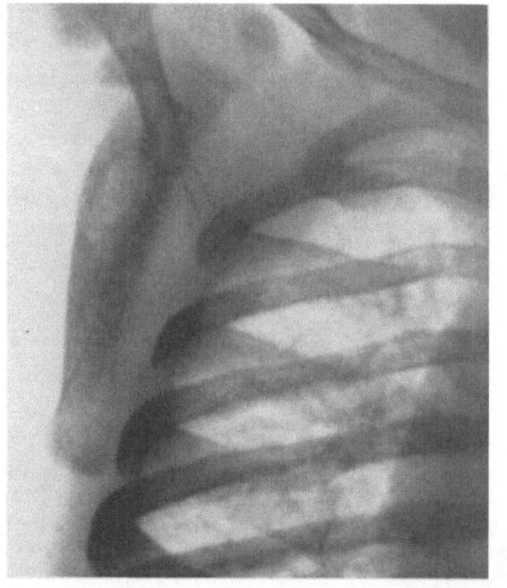

a

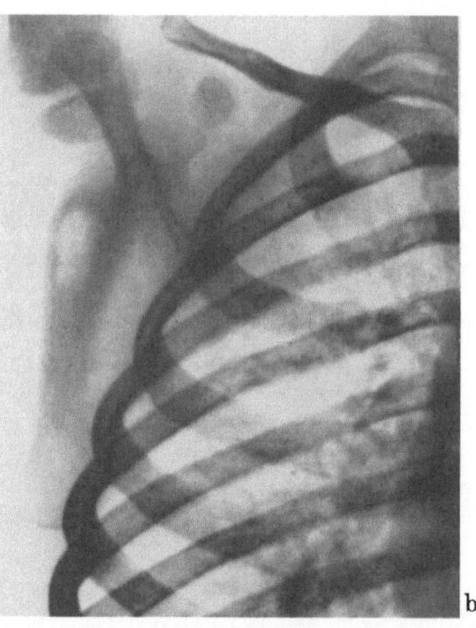

b

1. Über bohnengroßer Herd in der rechten Scapula nahe dem Außenrand. a Frühstadium, b 16 Monate später. Der Herd hat sich scharf abgesetzt und ist von einer Sklerose umgeben

leiseste Berührung oder die geringste Bewegung tun weh. Über dem erkrankten Knochen bildet sich eine teigige Schwellung mit gespannter, glänzender und geröteter Haut. Unter Umständen läßt sich etwas später eine tiefe Fluktuation nachweisen. Das Nachbargelenk, in dem sich mitunter ein sympathischer Erguß ausbildet, wird in Kontrakturstellung fixiert (Schmerzzwangshaltung). Bei schwer erkrankten Kindern ergibt also die Unbeweglichkeit einer Extremität einen diagnostischen Hinweis. Die Blutsenkungsgeschwindigkeit ist stark beschleunigt, es besteht Leukocytose mit Linksverschiebung. HÜNER weist auf die immer vorhandene sekundäre hypochrome Infektänamie hin, die auf den Eiweißverlust zurückgeht.

Die Diagnose ist gewöhnlich aus diesen Symptomen möglich, insbesondere, wenn bei einer unklaren Infektionskrankheit auch nach einer Knochenerkrankung gefahndet wird, indem eine vorsichtige Palpation unter Beachtung des ängstlichen Gesichtsausdruckes des Kranken und außerdem auch eine Prüfung des Stauch- und Klopfschmerzes vorgenommen wird (HELLNER). Sie muß klinisch gestellt werden, da — wie unten noch

Abb. 7

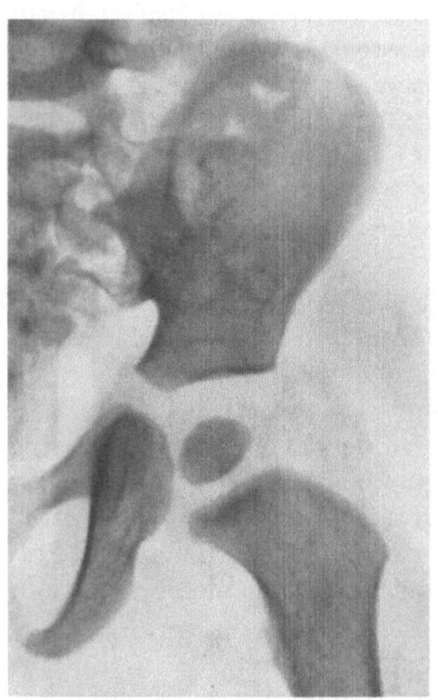
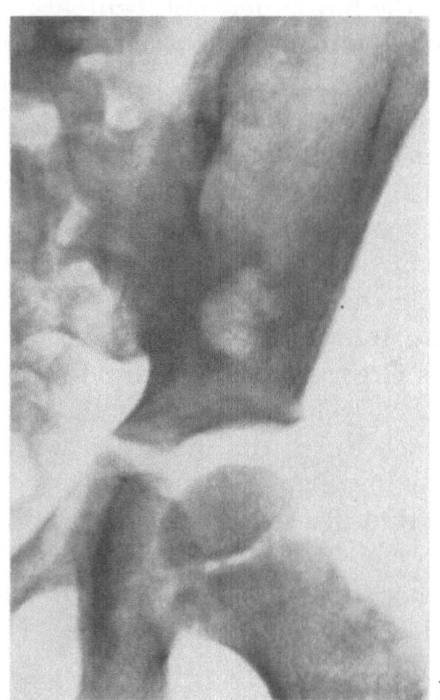

2. Osteomyelitischer Herd im linken Darmbein. a Frühstadium, b im Stadium der Herdabgrenzung, $2^1/_2$ Jahre später

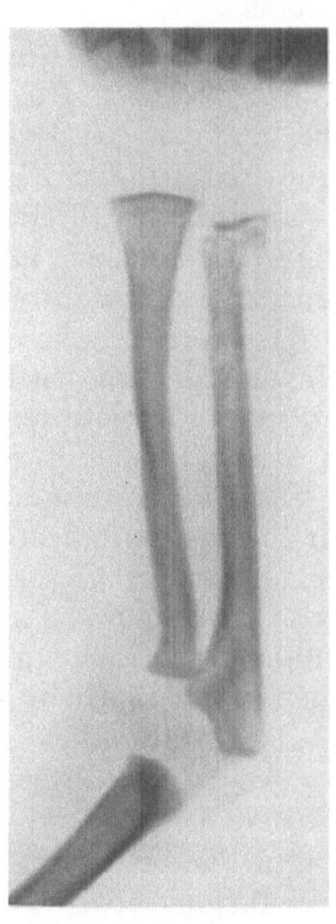
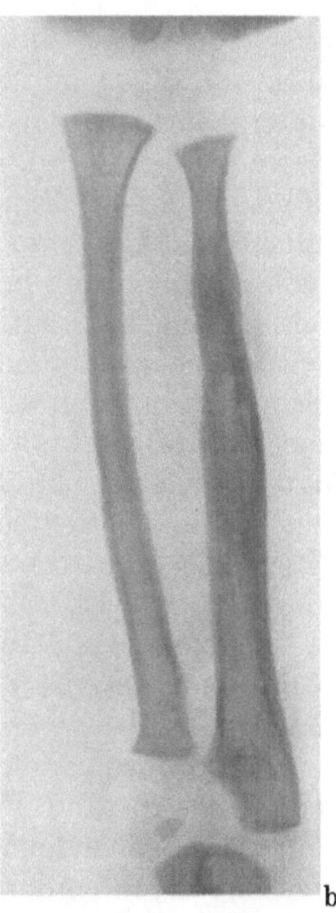

3. Osteomyelitis der linken Ulna. a Frühstadium mit subepiphysärer Fraktur, b 1 Jahr später. Ausheilung mit geringer Schaftverdickung und -sklerosierung. (Aufnahmen Dr. OTTO, Berlin-Lichterfelde, Rittberg-Krankenhaus)

näher ausgeführt wird — die ersten röntgenologischen Zeichen verspätet auftreten. Außer diesem schweren septischen Erscheinungsbild gibt es alle Übergänge zur Abortivform, die lediglich zu örtlichen Erscheinungen führt. Zwischen den Extremen liegen die Fälle mittlerer Schwere, die die Mehrzahl ausmachen. Vor Einführung der antibiotischen Therapie zog sich die Krankheit mit Temperaturerhöhung meist septischer Form über Wochen und Monate hin und ging fast regelmäßig in die chronische Form über. Wahrscheinlich dank der besseren Hygiene ist die Osteomyelitis — wie erwähnt — schon vor der Penicillinära etwas milder geworden (LÄWEN, LEHMANN, LAUCHE).

Die vielgestaltigen Erscheinungsformen der Osteomyelitis lassen sich klinisch ordnen in

1. primär septische Osteomyelitis,
2. typische lokalisierte Osteomyelitis,
3. sog. primär chronische Osteomyelitis,
4. sekundär chronische Osteomyelitis (MATZNER, IDELBERGER, OBERNIEDERMAYR).

Die Verlaufsunterschiede ergeben sich aus Art und Virulenz der Erreger, Alter und Resistenz des Organismus, Sitz des Prozesses im Skelet. An jungen sowie schmalen und kleinen Knochen (Säuglingsknochen, Phalangen, Fibula etc.), bei denen es frühzeitig zum Eiterdurchbruch durch die Corticalis kommt, ist der Verlauf meist günstiger als an den großen Röhrenknochen mit ihrer massiven Knochenrinde (GROB). Bei Erwachsenen ist das klinische Bild der Osteomyelitis gewöhnlich milder als bei Kindern und Jugendlichen. In der Vorgeschichte wird zumeist weder eine Infektion noch ein Trauma erwähnt (ZADEK). Fieber, Schmerzen und Bewegungseinschränkung bleiben trotz eines ausgebreiteten Befundes vielfach im Hintergrund (LECLERC).

Die Osteomyelitis kann Primärherd einer Sepsis werden, die für kürzere oder längere Zeit, sogar Jahre zur Ruhe kommen und dann nach dieser Scheinheilung wieder aufflackern kann (BINGOLD).

β) Röntgenbild

Bemerkungen zur Technik der Röntgenuntersuchung. Für die Röntgenuntersuchung der entzündlichen Knochenerkrankungen gelten die allgemeinen Regeln der Röntgenologie des Skelets. In der großen Mehrzahl der Fälle genügen bei Extremitätenknochen die Standardaufnahmen in zwei senkrecht aufeinander stehenden Ebenen, die mit kleinem Röhrenbrennfleck und feinzeichnender Folie — an dünnen Objekten auch ohne Folie — angefertigt sind. In manchen Fällen jedoch kann namentlich im Reparationsstadium, bei chronischen Osteomyelitisformen und bei marginalem Sitz infolge vielfacher Strukturüberschneidungen die Bildanalyse beträchtlich erschwert sein, so daß eine gezielte Fahndung mit zusätzlichen technischen Hilfsmitteln erforderlich wird. Dazu gehören: Aufnahmen in atypischer Strahlenrichtung, ausgeblendete oder unter Durchleuchtungskontrolle gezielte Aufnahmen, Kontaktaufnahmen, Aufnahmen mit verschiedener Strahlenhärte, bei paarig angelegten Skeletabschnitten Vergleichsaufnahmen der gesunden Seite, Vergrößerungsaufnahmen sowie die Schichtdarstellung und Stereographie. Die direkte Röntgenvergrößerung (ZIMMER; FLETCHER und ROWLEY; VAN DER PLAATS; GILBERT; BÜCHNER; ADERHOLD und SEIFERT; MUNTEAN; FERRANT und SAN NICOLO), über deren Prinzip, Methodik und medizinische Anwendung eine Reihe grundlegender Arbeiten erschienen sind, bietet neben mehreren anderen zwei wesentliche Vorteile, die von allen Autoren übereinstimmend angeführt werden: 1. Infraliminäre Details können supraliminär werden, 2. das Vergrößerungsbild ist wegen der Streustrahlenverminderung durch den großen Objekt-Film-Abstand kontrastreicher als die Normalaufnahme. Die Sichtbarkeitsverbesserung von Einzelheiten und Erleichterung der Bildbetrachtung führen zur früherer Erfassung beginnender Destruktionsherde, wofür MUNTEAN bei beginnenden entzündlichen und malignen Knochenherden Beispiele vorwies. Weitere Vorteile bietet eine Kombination der Vergrößerungstechnik mit dem Schichtverfahren: Die Vergrößerungsschichtmethode (BADER und VON DER DECKEN, WERNER und BADER). An Extremitätenknochen wurde von diesen Autoren experimentell gezeigt, daß zentrale Zerstörungsherde mit diesem Verfahren besser oder überhaupt erst zur Darstellung kommen.

Eine ausführliche Schilderung der Vergrößerungsschichtmethode enthält der Beitrag von STIEVE über die bevorzugte Darstellung einzelner Körperschichten in Band III dieses Handbuches.

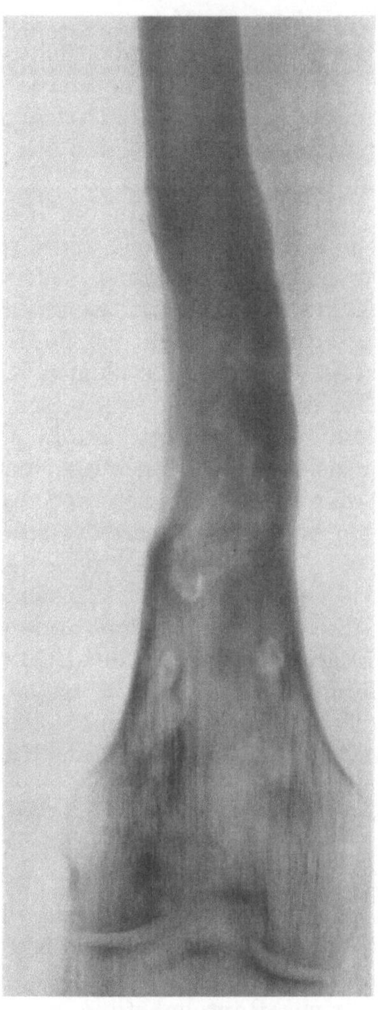

Abb. 8. ♂, 27 Jahre. Chronisch gewordene Osteomyelitis des rechten Femur. Das Schichtbild zeigt sehr deutlich multiple, auch kleine Sequester in osteomyelitischen Höhlen. (Aufnahme Prof. R. BAUER, Tübingen, Universitätsklinik)

In diesem Zusammenhang sind auch die Bemühungen um eine noch stärkere direkte Röntgenvergrößerung durch Focusverkleinerung erwähnenswert. Bei Benutzung einer Feinstfocusröhre, deren Brennfleck mittels steuerbarer Focussierung des Elektronenstrahls auf eine beliebige Größe zwischen 1 mm und 0,03 mm eingestellt werden kann, sind Vergrößerungen bis zum 11fachen erreichbar (ADERHOLD u. SEIFERT; ADERHOLD, 1955; TAKAHASHI u. Mitarb.).

Von den röntgenologischen Verfahren zur Ausschaltung von Überlagerungen und zur Entwirrung sich summierender Strukturen ist die *Stereographie* (VAN EBBENHORST-TENGBERGEN und VAN ALBADA; COHN und BARTH; TESCHENDORF und KÖHNLE; DRÜNER; CHANTRAINE; HASSELWANDER, u. v. a.) zur Verfeinerung der Osteomyelitisdiagnostik bisher noch nicht herangezogen worden, während die Schichtuntersuchung (Tomographie, Planigraphie, Stratigraphie) (BOCAGE, VALLEBONA, ZIEDSES DES PLANTES, GROSSMANN, ANDREWS, JANKER, ANDREWS und STAVA) in der Knochendiagnostik, namentlich des Schädels, der Wirbelsäule und des Brustbeins einen festen Platz einnimmt. Über das Extremitätenschichtbild gibt es jedoch nur verhältnismäßig wenige Veröffentlichungen (JANKER; ERDÉLY; BRAIBANTI und PREVEDI; STUTZ und ERNST; BREMM; PERASSI und SCIASCIA; SEYSS; KAHR; WALKER und HANAFEE). Das Verfahren erweitert und verfeinert die Befunderhebung durch folgende Vorteile: 1. Aufdeckung unbekannter Befunde: Auf dem Summationsbild nicht oder nur undeutlich sichtbare Knochenherde können klar abgebildet werden, z.B. kleine osteolytische Herde der Spongiosa, kleine Sequester, Herdeinbrüche in Epiphysen oder Gelenke, Fistelgänge oder dergleichen. BOKSTRÖM sowie KNUTSSON konnten experimentell zeigen, daß das Schichtverfahren die Darstellung von Spongiosadefekten begünstigt. WALKER und HANAFEE fanden bei 22 Kranken in 9 Fällen Sequester, die auf den Summationsaufnahmen nicht zu sehen waren. 2. Verdeutlichung bereits bekannter Befunde: Lage, Größe und Grenzen von osteolytischen Herden bzw. Sequestern lassen sich genauer bestimmen. Weitere Beiträge hierzu: THEILKÄS, KASTERT, WELLENS und AERTS, RAMADIER, EROFEEV.

Die Schichtuntersuchung erbringt namentlich an Knochen von größerer Tiefenausdehnung zusätzliche Aufschlüsse, während die kleinen Knochen der Hand und des Fußes weniger geeignet sind. Zur Technik sei erneut verwiesen auf die ausführliche Darstellung STIEVEs in Band III dieses Handbuches. Dort sind die Vorzüge der Schichtuntersuchung des Knochens mit mehrdimensionaler Verwischung, insbesondere auch die Aufdeckung kleinerer Spongiosadefekte mit Hilfe elliptisch und hypocycloidal verwischter Tomogramme beschrieben. Auf den besonderen Wert der spiralförmigen Verwischung bei der Knochendiagnostik hat ZIEDSES DES PLANTES hingewiesen.

Röntgenbefunde. Im Röntgenbild spiegelt sich das im Knochen ablaufende pathologische Geschehen wider, die destruktiven und produktiven Vorgänge verleihen ihm seine charakteristischen Merkmale. Zu Beginn der Erkrankung ist das Röntgenbild noch stumm. Die ersten Veränderungen am Knochen treten im Mittel erst am 15. Tag mit einer Streubreite von ± 7 Tagen in Erscheinung. Als große Ausnahme beobachteten VELASCO BLANCO und ECHEGARAY Initialzeichen am Knochen bereits am 5. Krankheitstag. Die Latenzzeit ergibt sich aus der Zeitdauer, die vom Organismus zur Entwicklung örtlicher Veränderungen des Kalkgehaltes von kontrastbildendem Ausmaß benötigt wird, die durch lacunäre Resorption von Knochensubstanz einerseits oder durch Neubildung von Knochensubstanz andererseits verursacht wird. In beiden Fällen dauert es einige Zeit, bis die anfangs im mikroskopischen Bereich ablaufenden Vorgänge makroskopisch sichtbar werden. Für die Frühdiagnose der entzündlichen Knochenerkrankungen ist das Röntgenbild daher nicht verwendbar. Es kommt ihm höchstens dadurch eine gewisse Bedeutung zu, daß ein negativer Röntgenbefund manche andere Knochenerkrankung ausschließt. Nuclearmedizinische Untersuchungsverfahren können in dieser röntgennegativen Phase eventuell die diagnostische Lücke einengen (hierzu siehe „Differentialdiagnose der Osteomyelitis“ S. 81).

Bereits im Jahre 1927 lenkte LAURELL die Aufmerksamkeit auf die Weichteilzeichnung. Er beobachtete im kranken Gebiet vornehmlich bei Kindern mit gut entwickeltem Panniculus adiposus eine stark hervortretende subcutane Gefäßanfüllung, eine Anschwellung der Muskulatur und ein Fehlen oder zumindest eine undeutliche Darstellung der fetthaltigen Intermuskularsepten bereits wenige Stunden nach Krankheitsbeginn. Er erklärt diese von ihm auch bei Frakturen mit Hämatomen beobachteten Bilder mit einer verstärkten Beanspruchung der subcutanen Venen infolge einer durch Druck der entzündlich geschwollenen Weichteile bewirkten Abflußerschwerung im Bereich der tiefen Venen, ferner mit einer serösen Durchtränkung der den Knochen umgebenden Weichteile und des Zwischenmuskelgewebes. Auf diese Weichteilzeichnung kamen später JORUP und KJELLBERG, GIEDION, KÖTELES sowie CAPITANIO und KIRKPATRICK zurück. Während die skandinavischen Autoren zu ihrer Sichtbarmachung weich belichtete Aufnahmen fordern, hält GIEDION die Normalaufnahme, die er unter Umständen vor einer hellen Lichtquelle betrachtet, für ausreichend. Er ergänzt die früheren Feststellungen durch den Hinweis, daß die Ausbreitungsrichtung der Zeichnungsverwischung im Röntgenbild entsprechend dem zentrifugalen Fortschreiten der Entzündungsvorgänge von innen nach außen erfolgt. Der Vergleich mit dem gesunden Glied ist bei der Beurteilung der Frühzeichen unerläßlich. Im Zusammenhang mit dem klinischen Bild kann die Beach-

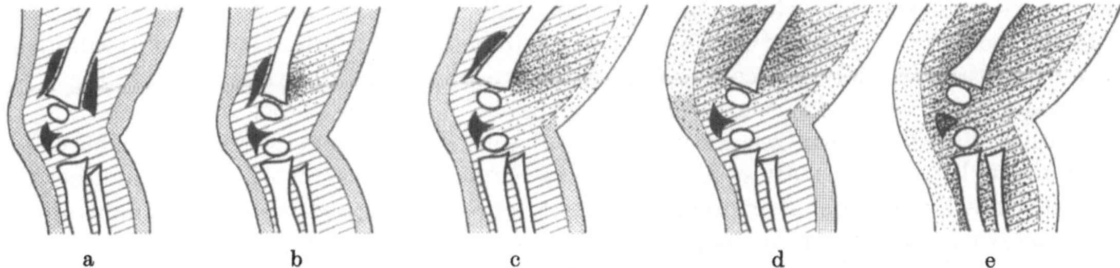

Abb. 9a—e. Schematische Darstellung der Weichteilveränderungen am Beispiel der distalen Femurmetaphyse. a Normal; b erste Röntgenveränderungen; c wie b, aber weiter fortgeschritten; d typischer Befund; e uncharakteristischer Befund. (Nach GIEDION)

tung der Weichteilveränderungen die Zahl der Fehldiagnosen senken, wie GIEDION an 23 Frühfällen von Osteomyelitis mit anfänglich fehlenden Knochenläsionen zeigen konnte (vgl. Abb. 9).

Am Knochen selbst erscheinen entsprechend dem Überwiegen der destruktiv-nekrotisierenden Vorgänge in der Initialphase zuerst multiple, fleckige, anfangs nur schwach in Erscheinung tretende Strukturaufhellungen, deren Begrenzungen verwaschen und unregelmäßig sind, am frühesten und deutlichsten im spongiösen metaphysären Bereich des Knochens. Lediglich LEVEUF stellte die ersten röntgenologisch sichtbaren Knochenveränderungen in der Umgebung des Canalis nutritius in Form einer umschriebenen Porosierung der Corticalis fest. Die anfangs feinfleckigen aufgehellten Spongiosaherde, die meist rundlich oder längsoval sind und durch Ausläufer miteinander in Verbindung stehen, treten allmählich stärker hervor, werden gröber und verschmelzen teilweise untereinander zu größeren Flecken. Sie erfassen weitere Knochenabschnitte und greifen auf die Rinde über, wo sich ihr Fortschreiten etwas verlangsamt. Die kompakte Rindenschicht wird entsprechend der Verlaufsrichtung der Haversschen Kanäle in der Längsrichtung von lanzettförmigen oder streifenförmigen Aufhellungen durchzogen. Rundliche oder ovale Formen sind hier seltener. Zu diesem Zeitpunkt des Krankheitsablaufes tritt gewöhnlich zu der Strukturauflockerung bereits ein feiner periostaler Randsaum hinzu, der zunächst auf die Höhe des osteomyelitischen Herdsitzes beschränkt ist; er hebt sich durch einen schmalen, hellen Streifen von der Rindenoberfläche ab (unverkalkte innere Periostschicht). Beim weiteren Fortschreiten der ossären Destruktionen breiten sich die Strukturaufhellungen in völlig unregelmäßiger Anordnung grobfleckig-konfluierend über den Knochen aus.

Wenn sich Sequester bilden, dann werden in solchen größeren oder kleineren Aufhellungsherden zuerst weniger deutlich, später scharf abgesetzte Knochenteile sichtbar, deren Dichte sich erheblich von der porotischen Umgebung abhebt und deren unmittelbare Nachbarschaft als stark aufgehellter Hof erscheint. Der Sequester, der als vollständig aus der lebenden Umgebung gelöstes totes Knochenstück nicht an den entzündlichen Porosierungsvorgängen teilnehmen kann, behält seinen primären Kalkgehalt und außerdem seine Struktur bei. Weil er somit gegenüber seiner Umgebung einen stärkeren Kalkgehalt besitzt, fällt er im allgemeinen bei der akuten Osteomyelitis — im Gegensatz zur chronischen —, besonders wenn er hochkant im Strahlengang liegt, leicht ins Auge, so daß seine Feststellung meist nicht schwierig ist. Zu welchem Zeitpunkt seine vollständige Demarkation erfolgt ist, die gewöhnlich 4—6 Wochen, mitunter aber auch mehrere Monate bis zu $^1/_2$ Jahr in Anspruch nimmt, läßt sich allerdings röntgenologisch zumeist nur schwer feststellen. Die Größe der einzeln oder multipel entstehenden Sequester wechselt erheblich. Es gibt alle Übergänge zwischen kleinen Krümeln in der Spongiosa bis zum Totalsequester des ganzen Schaftes. Die Form der Sequester ist sehr unterschiedlich. Kleinere Sequester sind rundlich-länglich bis spieß- oder nadelförmig, hantelartig, und mitunter völlig unregelmäßig bizarr gestaltet. Ihre Ränder sind oft ausgezackt.

Bei größeren Sequestern richtet sich die Form zunächst nach der Gestalt des Knochenstückes, von dem er stammt und von dem er einen Teil darstellt. Ist bei Röhrenknochen nur ein Abschnitt der Corticalis der Nekrose verfallen, dann hat er in der Regel eine größere Längs- als Querausdehnung. Ist der ganze Querschnitt betroffen, dann hat der Sequester ein röhrenförmiges Aussehen. In diesem Fall ist fast immer ein größerer Teil oder sogar der ganze Schaft sequestriert. Die Rinde kann in ganzer Dicke, oder es kann lediglich die Innen- oder Außenschicht erfaßt sein, wie an tangential getroffenen Stellen sichtbar wird. Mit der einscheidenden Totenlade entsteht bei totaler Schaftsequestrierung in beiden Aufnahmeebenen ein Bild, als ob der Knochen eine doppelte Corticalis hätte. Die Lage der Sequester ist unterschiedlich: entweder sie sind gänzlich von der Totenlade eingehüllt oder sie stecken im Verlauf der spontanen Ausstoßung teilweise in einer Kloake und überragen die Außenbegrenzung des Knochens, oder sie liegen bereits ganz in den Weichteilen.

Wenn die toxische Phase der Erkrankung abgeklungen ist und nach Eiterabfluß der Abbau aufgehört hat, dann rücken die osteoplastischen Vorgänge der zweiten Erkrankungsphase mehr und mehr in den Vordergrund. Der periostale Saum, dessen Oberfläche anfangs im Röntgenbild glatt ist und die von der Compacta durch einen hellen Spalt getrennt ist, nimmt an Längs- und Dickenausdehnung zu und bildet mitunter mehrere durch Aufhellungsstreifen getrennte Lagen. Er kann eine Dicke bis zu 1 cm und mehr annehmen, wobei die inneren Schichten des Osteophyten röntgenologisch dichter erscheinen, weil die durchstrahlte Dicke größer ist als nahe der Oberfläche. Er umschließt — nicht immer vollständig zirkulär — als Totenlade den Schaftsequester und fällt nach den Enden flacher oder steiler ab. Seine Oberfläche nimmt später ein unregelmäßig zerklüftetes oder kammartiges Aussehen an. Durch teilweise eitrige Einschmelzung der periostalen Neubildung wird sein Schattenband von unterschiedlich großen und unregelmäßig geformten Aufhellungen unterbrochen. Hin und wieder werden durchziehende Fistelgänge als helle Streifen sichtbar. Bei einsetzender Heilung glättet sich der periostale Osteophyt und wird schmaler. Dort, wo er über lebender Corticalis liegt, verschmilzt er unter Aufhebung der trennenden Aufhellungsschicht mit der Unterlage zu einer ungleichmäßig verdickten, stellenweise verbogen erscheinenden Corticalis. Die Querschnittsvergrößerung läßt den Knochen im ganzen plumper erscheinen (Hyperostose).

Die endostale Knochenneubildung führt zu einer besseren Abgrenzung der zentralen Aufhellungen, die von einem mehr oder weniger breiten Verdichtungssaum eingefaßt werden. Die zurückbleibenden Höhlen in der Spongiosa, also die Stellen, an denen das Knochengewebe völlig eitrig eingeschmolzen war, können noch längere Zeit sichtbar bleiben. Sie werden von unregelmäßigen streifen- oder bandförmigen, in den verschiedensten Richtungen ziehenden oder auch mehr flächenhaften Verdichtungen umrahmt. Durch Knochenanlagerung an der Innenschicht der Rinde wird der Markraum der Röhrenknochen eingeengt.

Im Endstadium endlich finden wir je nach Art und Schwere der Erkrankungsform Verplumpungen durch verbleibenden periostalen Zuwachs, bogig-wellig verlaufende Außenkonturen, stellenweise exostosenartige Anbauten, Sklerosierungen im spongiösen Gewebe, Verdickungen der Rinde nach innen mit Einengung des Markraumes, oder grobsträhnig-streifige Verdichtungen, die mitunter dem Bild der Ostitis deformans Paget ähnlich sehen.

g) Klinisches und röntgenologisches Bild nach Einführung der antibiotischen Behandlung

α) *Klinisches Bild*

Die ersten Veröffentlichungen über Therapieerfolge mit Penicillin bei der Osteomyelitis kamen aus England und den USA (Hudson, Trueta, Agerholm und Trueta, Shulman, Grace und Bryson, Higgins u. Mitarb., Mathews und Hutter). Im Jahre 1947 berichtete W. Brunner (Schweiz) über die Penicillintherapie der Osteomyelitis, und von 1948 ab erschienen dann Veröffentlichungen über Heilerfolge auch in Deutschland (Ass-

MANN und MOORMANN; v. OEYNHAUSEN, GRUNERT und SIEBERG; GRAFF; DAMMERMANN; BLANKE; AXHAUSEN).

Sehr eindrucksvoll und von allen Autoren in gleicher Deutlichkeit beobachtet, ist die Besserung des klinischen Gesamtverlaufes. Vor allem wird das toxische Initialstadium abgekürzt und wesentlich abgemildert. Während früher diese septische Phase wochenlang anhalten konnte, bessert sich unter Penicillin der Allgemeinzustand schon nach wenigen Tagen bis zur völligen Entfieberung. Auch die Säuglingsosteomyelitis hat ihren sehr gefürchteten septischen Charakter verloren. WASKÖNIG gibt für die Zeit *vor* der antibiotischen Therapie die Letalität der akuten hämatogenen Osteomyelitis mit 10 bis 22,5%, MATZNER mit 10—20% an. Heute werden Todesfälle nur noch selten beobachtet, eigentlich nur bei Säuglingen oder kleinen Kindern mit völliger Widerstandslosigkeit, oder bei zu spät erkannter Penicillinresistenz des betreffenden Erregers. WASKÖNIG verlor von 100 Fällen akuter hämatogener Osteomyelitis keinen einzigen Kranken. BLANKE zitiert HIGGINS, BROWNE und BODIAN, MATHEWS und HUTTER, SNOPEK, TRYB, die sämtlich in ihrem Krankengut keinen Todesfall erlebten, während er selbst auch bei Anwendung der Antibiotica die Sterblichkeit noch mit 2,3% ansetzt, wobei sich allerdings die Mortalität von den akuten auf die chronischen Verlaufsformen verlagert habe. Damit ist schon gesagt, daß auch unter antibiotischer Therapie das Entstehen einer chronischen Osteomyelitis nicht immer verhindert werden kann.

Von ebenso großer Bedeutung wie die Milderung des klinischen Gesamtbildes ist die Vermeidung von Frühkomplikationen. Auf die Verhinderung eitriger Metastasen während des akuten Verlaufs machten TRUETA und BRUNNER, auf die Seltenheit des Gelenkeinbruchs HELLNER aufmerksam. Eine Ausnahme bildet lediglich die pathologische Fraktur, deren Häufigkeit aus später erörterten Gründen zugenommen hat.

Im Anfang der Penicillinära bestand die Hoffnung, auch den Übergang der akuten Osteomyelitis in das chronische Stadium mit allen seinen Folgekrankheiten verhindern zu können. Erste Mißerfolge wurden lediglich ungenügender Dosierung zugeschrieben (v. OEYNHAUSEN). Die Ursachen der ungenügenden Penicillineinwirkung auf den lokalen Prozeß sind vielfältig. Dosierungsfehler, Virulenzwandel der Erreger, zunehmende Resistenz der Staphylokokken gegen Penicillin oder andere Antibiotica oder deren Fähigkeit zur Penicillasebildung hält HÜNER nicht für eine ausreichende Erklärung der Mißerfolge, er glaubt vielmehr an pathogenetische Zusammenhänge. Die Einwirkung des Antibioticums auf den Knochenherd kann nur so lange stattfinden, als sich die Erkrankung noch im Stadium des Marködems befindet und noch keine thrombotischen oder granulierenden Vorgänge dem Antibioticum den Weg zum Entzündungsherd verlegen. Wenn jedoch — wie in den meisten Fällen — die antibiotische Therapie erst im Stadium der Markphlegmone oder des subperiostalen Abscesses zum Einsatz kommt, kann eine hämatogene Penicillineinwirkung auf den schon von der Zirkulation abgeschnittenen Herd nicht mehr stattfinden (HÜNER). In diesem Stadium muß die antibiotische Therapie mit chirurgischen Maßnahmen kombiniert werden, auf die hier nicht eingegangen werden soll (s. hierzu HELLNER, MATZNER, KINDLER, HÜNER, MAYER).

β) Röntgenbild

Durch die Geringfügigkeit der klinischen Zeichen einer antibiotisch behandelten Osteomyelitis wird die Bedeutung des Röntgenbildes noch gehoben (GARSCHE). Das geschilderte native Röntgenbild der Osteomyelitis wird naturgemäß durch therapeutische Maßnahmen abgewandelt. In früheren Jahren verursachten insbesondere chirurgische Eingriffe (Bohrung, Osteotomie) durch die in der Mehrzahl der Fälle kanal- oder muldenförmig gesetzten Defekte verschiedenster Form und Größe schwere Deformierungen der Knochen. In jüngerer Zeit wurde das Bild durch die Behandlung mit antibiotischen Mitteln abgeändert, allerdings nicht prinzipiell sondern nur graduell. Der ursprüngliche Bildcharakter blieb dadurch besser erhalten als nach den chirurgischen Maßnahmen. Sowohl die de-

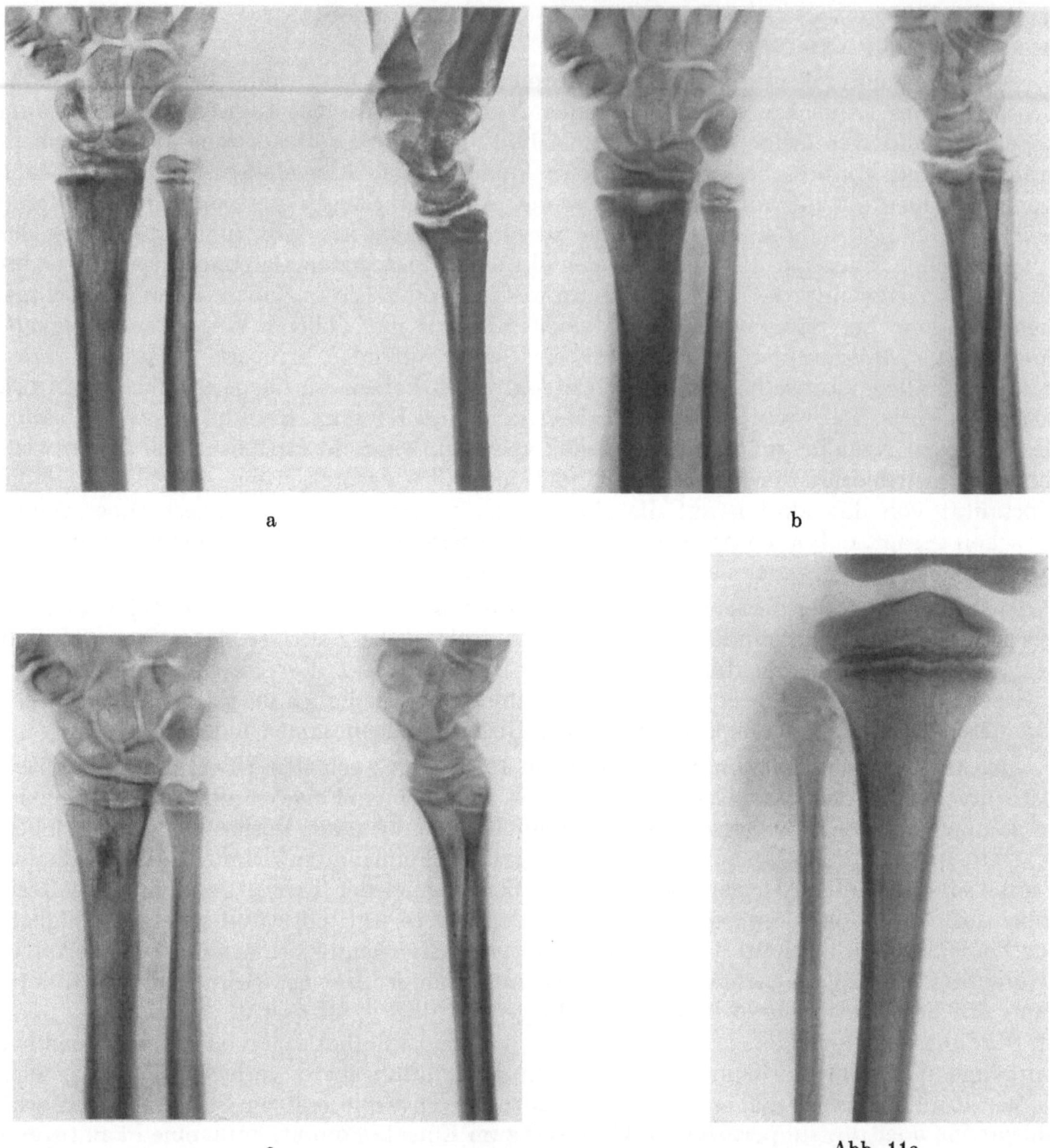

Abb. 11a

Abb. 10a—c. ♂, 13 Jahre. Staphylokokkenosteomyelitis der distalen Radiusmetaphyse unter antibiotischer Therapie. a Frühstadium mit metaphysärer fleckiger Destruktion und geringer Periostreaktion; b 5 Monate später. Es hat sich ein fugennaher flacher Herd scharf abgesetzt. Die Epiphysenfuge erscheint dadurch verbreitert. Periostsaum verschwunden. c Weitere 8 Monate später. Kleinfingernagelgroße sklerotische Herdnarbe etwa 1 cm proximal der normal breiten Epiphysenfuge. Keine Wachstumsstörung. (Aufnahmen Dr. STOPE, Berlin-Spandau, Waldkrankenhaus)

struktiven als auch die reparativen Veränderungen sind abgeschwächt. Welche röntgenologischen Befunde in Erscheinung treten, hängt davon ab, in welchem Stadium des Krankheitsablaufes der Prozeß zum Stehen gebracht wird. Geschieht das sehr frühzeitig, dann bleibt das Röntgenbild negativ; es erscheinen niemals röntgenologische Knochenveränderungen, so daß in diesen Fällen die Bestätigung der klinischen Diagnose durch das Röntgenbild fehlt. Bereits im Jahre 1946 berichteten LEVEUF und LAURENCE, 1948 BODART und HUTIN, in mehr als $^1/_4$ ihrer Fälle keinerlei Röntgensymptome gefunden zu haben. In späteren Jahren wurde dieses Überspringen der röntgenpositiven Phase

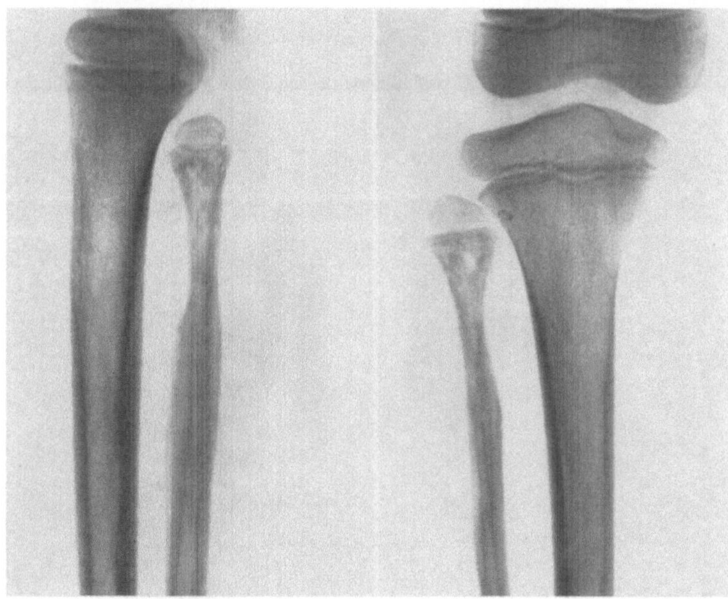

b

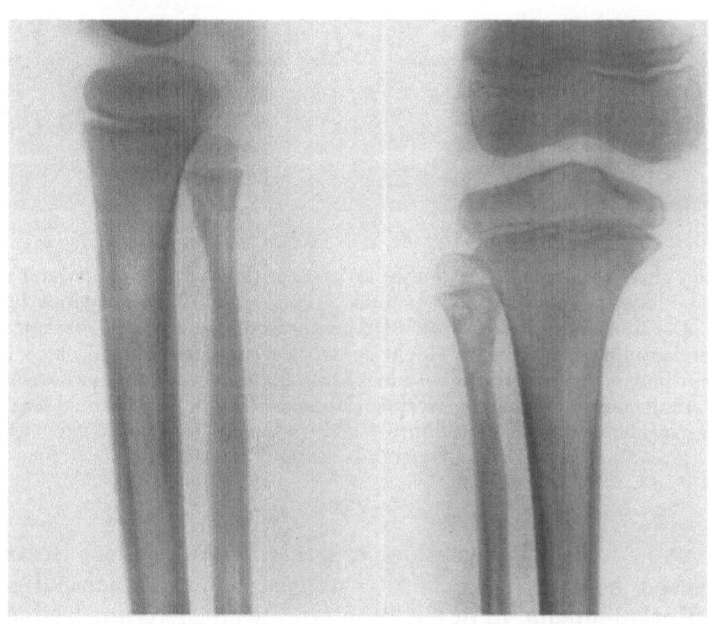

c

Abb. 11a—c. ♂, 8 Jahre. Osteomyelitis der rechten Fibula, unter antibiotischer Behandlung auf die proximale Hälfte beschränkt. a Metaphysärer Beginn. b 2 Monate später. Destruktion hat kaum zugenommen. Schmaler periostaler Osteophyt der proximalen Schafthälfte. c Spätstadium, weitere 2 Monate danach. Wabenartige Strukturauflockerung in der Metaphyse. Periostanbauten weitgehend reduziert. (Aufnahmen Dr. Keller, Berlin-Lichtenrade, Kinderkrankenhaus)

der Osteomyelitis auch von anderen Autoren beobachtet. Reischauer prägte dafür den Begriff der „Osteomyelitis ohne Osteomyelitis". Das therapeutische Idealziel, nämlich eine Restitutio ad integrum, ist somit auch bei der Osteomyelitis erreichbar geworden, bleibt allerdings mit einem diagnostischen Unsicherheitsfaktor belastet.

Kommt der Prozeß nach Entleerung des Abscesses zum Stehen, so bildet sich bei mildestem Verlauf eine leichte diffuse Osteoporose im Metaphysengebiet aus („entzündliche

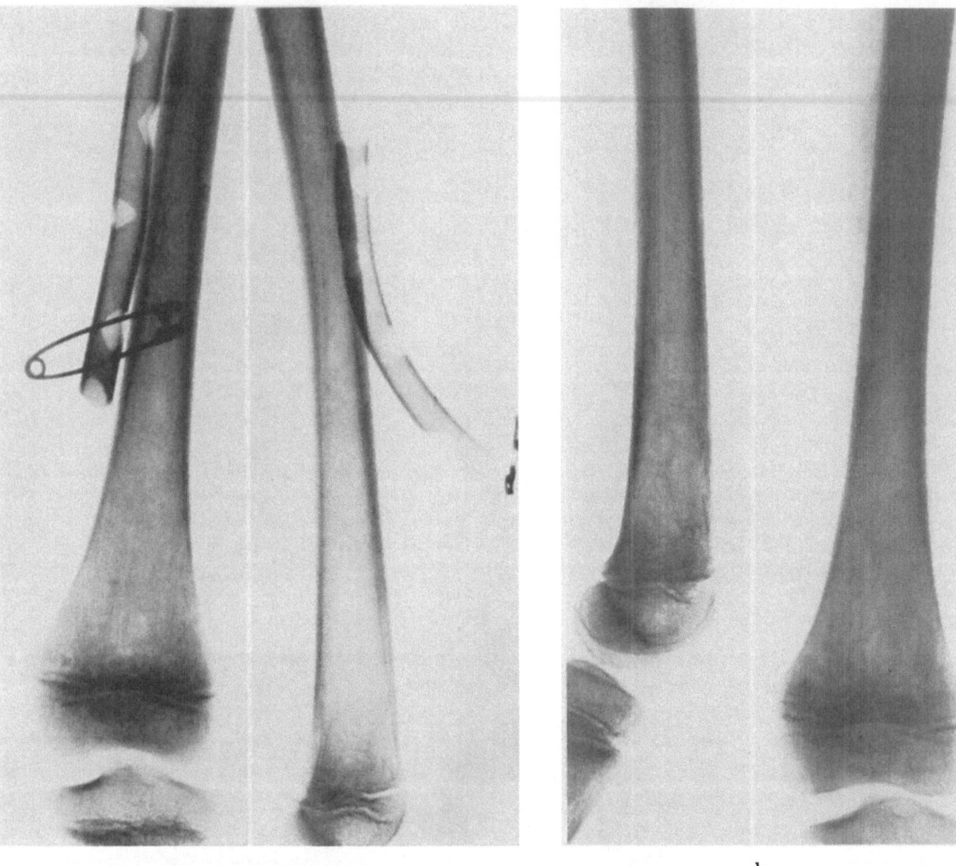

Abb. 12a—d. ♂, 10 Jahre. Verlauf einer Osteomyelitis unter antibiotischer Behandlung. a Feinfleckige Strukturaufhellungen in der distalen Femurmetaphyse links. Incision und Drainage eines subperiostalen Abscesses. b 1 Monat später. Drain entfernt. Metaphysäre Herde nehmen wenig zu. Es erscheinen stellenweise schmale nicht zirkuläre Periostsäume. c 1 weiteren Monat später. Periostsäume bis auf einen Rest an der Vorderseite des Schaftes verschwunden. Zarte perifocale Randsklerose in der Metaphyse bewirkt ein wabiges Strukturbild. d $^{3}/_{4}$ Jahr nach Krankheitsbeginn. Keine periostalen Anbauten, keine Verdickung der Corticalis. Die endostale Sklerose hat etwas zugenommen und ist jetzt unregelmäßig streifen- oder bandförmig. (Aufnahmen Dr. KELLER, Berlin-Lichtenrade, Kinderkrankenhaus)

Porose" AXHAUSEN). Sie ist reversibel und kann ohne jeden Restzustand oder auch unter Hinterlassung einer leichten Verdichtung abheilen. Manchmal entstehen außerdem kleine fleckige Entkalkungen, in deren Innerem mitunter Krümelsequester zu beobachten sind. Hierzu tritt gewöhnlich eine ebenfalls auf die Herdnähe beschränkte feine Periostitis ossificans. Diese Veränderungen benötigen zur Erreichung ihres röntgenoptischen Schwellenwertes eine längere Zeit als vor Einführung der Penicillinbehandlung, nämlich 3 bis 5 Wochen (GRAFF; BLANKE), und erreichen niemals das frühere Ausmaß. Klinisch kann die Osteomyelitis dann bereits abgeheilt erscheinen. Noch mehr als früher hinkt also das Röntgenbild nach. Bei weiter fortgeschrittenen Fällen erscheinen in der porotischen Metaphyse nach etwa 3 Wochen multiple rundliche Aufhellungen kleineren oder mittleren Ausmaßes durch Herde einer „granulierenden Entzündung" (AXHAUSEN). Sie können sich in der Heilungsphase mit neuem Knochengewebe anfüllen und restlos verschwinden.

Geht der Prozeß trotz Penicillinanwendung in das Stadium der Phlegmone mit subperiostalem Absceß über, dann unterscheidet sich das Röntgenbild nicht wesentlich von dem aus früherer Zeit her gewohnten. Nach frühzeitiger Absceßentleerung oder Knochentrepanation unterbleibt in manchen, jedoch bei weitem nicht in allen Fällen die Bildung

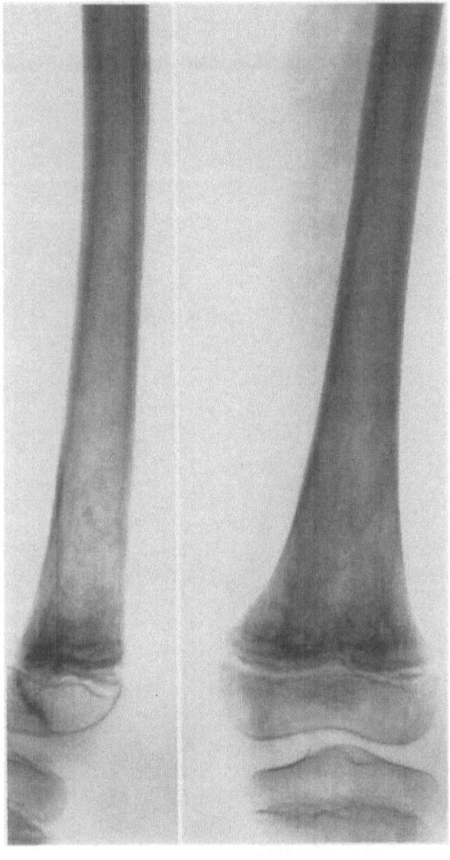

Abb. 12c

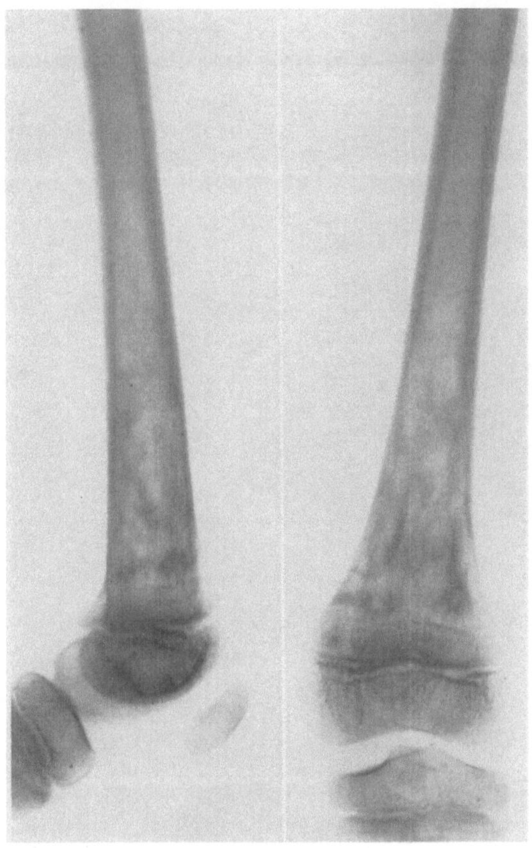

Abb. 12d

von Sequestern und einer voll ausgeprägten Totenlade. Die operativ gesetzten Defekte können später durch neu gebildeten Knochen ausgefüllt werden, was mehrere Monate bis zu $1^1/_2$ Jahren in Anspruch nimmt (BLANKE).

Eine charakteristische Sonderform der Osteomyelitis unter Penicillin beschrieb WACHSMUTH unter der Bezeichnung „kalte Osteomyelitis". Während die klinischen Symptome durch das Antibioticum gemildert bzw. unterdrückt werden, läuft der lokale Prozeß nicht nur unvermindert weiter, sondern ändert auch noch seinen Charakter. Die Entgiftung unterbindet den die Bildung reparativer Neubauten anregenden Reiz der Toxine auf das Periost, während die osteoclastischen Vorgänge reaktionslos fortschreiten. So entsteht das Röntgenbild einer rarefizierenden Ostitis mit ausgedehnten Destruktionen und großen Sequestern.

Eine weitere Besonderheit der penicillinbehandelten Osteomyelitis ist die Nachahmung des röntgenologischen Erscheinungsbildes anderer Verlaufsformen und sogar andersartiger Knochenerkrankungen, so daß ohne Kenntnis der Klinik für den Röntgenologen differentialdiagnostische Schwierigkeiten entstehen können. So berichteten BLANKE, KRALL, v. OEYNHAUSEN von der Bildung scharf umschriebener Aufhellungen im Verlaufe und nach der Penicillintherapie, die den Höhlen bei gutartig-chronischem Verlauf sehr ähnlich sehen. Diese mitunter wie Brodie-Abscesse imponierenden Herde können, selbst wenn sie kleine Sequester enthalten, ohne chirurgischen Eingriff und ohne Fistelbildung abheilen (v. OEYNHAUSEN). Auch WACHS beobachtete eine Häufung von gutartigen Sonderformen der Osteomyelitis und bezeichnet sie als typische „Antibiotica-Osteomyelitiden". BOSE sah in Indien bei Penicillinunterdosierung röntgenologische Erscheinungsformen

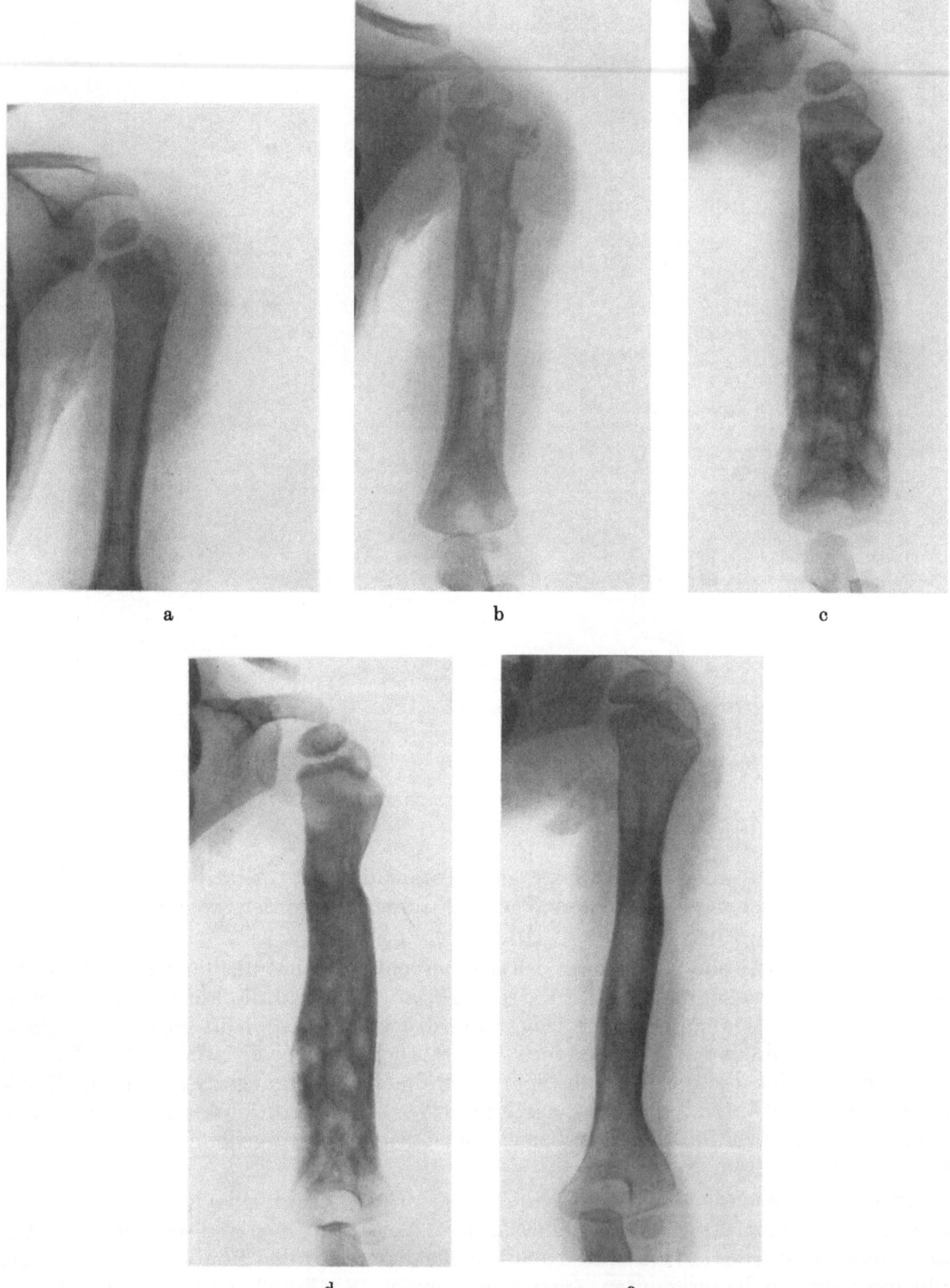

Abb. 13a—e. ♀, $1^1/_2$ Jahre. Staphylokokken-Osteomyelitis des linken Humerus nach eitriger Angina unter antibiotischer Behandlung. Sequestereinheilung. a Frühstadium. Kleine verwaschene Destruktionsbezirke an der proximalen Metaphyse. Aufrauhung der Außenkontur des Schaftes. Ganz feiner Periostsaum an der Innenseite. b 1 Monat später. Osteomyelitischer Prozeß auf dem Höhepunkt. Ausbreitung über den ganzen Schaft. Größere Corticalissequester. Breiter Periostmantel. Pathologische Fraktur der proximalen Metaphyse. c $^1/_2$ Jahr später. Mächtige Verdickung des Schaftes. Osteomyelitische Höhlen auch in dem neugebildeten Periostmantel. Sequester eingebaut. Keine Osteotomie. Pathologische Fraktur verheilt. Taillenbildung an der Außenseite. Proximal davon normaler neugebildeter Metaphysenknochen. d 4 Monate später. Rückbildung der periostalen

der Osteomyelitis, die große Ähnlichkeit mit Morbus Paget, Ewing-Sarkom, osteogenem Sarkom, Osteoidosteom, Morbus Caffey, Morbus Camurati-Engelmann, Morbus Gaucher oder fibröser Dysplasie aufwiesen.

h) Die Osteomyelitis der platten Knochen (mit Ausnahme des Schädels)

Die Osteomyelitis der platten Knochen (Becken, Schulterblatt, Brustbein, Rippen) spielt eine geringere Rolle als die der langen Röhrenknochen, weil die platten Knochen nur im Verhältnis 1:7 befallen werden. Die Ursachen dafür liegen in anatomischen Besonderheiten, nämlich im geringeren Gehalt der platten Knochen an Markgewebe und der Verschiedenheit des Gefäßbildes. Häufiger als an den Röhrenknochen kommt die Osteomyelitis durch Übergreifen einer Weichteileiterung zustande. Die bemerkenswerten pathologischen und klinischen Daten werden nachstehend getrennt besprochen, die röntgenologischen Erscheinungsmerkmale dagegen, um unnötige Wiederholungen zu vermeiden, gemeinsam (s. S. 69).

α) *Becken-Osteomyelitis*

Häufigkeit. KULOWSKI stellte die Beckenosteomyelitis in der Häufigkeitsreihe sämtlicher Skeletlokalisationen mit 6% von 1496 Fällen an die 3. Stelle.

Weitere Angaben:

WILENSKY:	3,5%
THOMSEN:	8,1%
VIKING:	2—4%
ZENKER:	2%
SHANDLING:	3,3%.

Die Verteilung der Herde innerhalb des Beckengürtels ist ungleich. Am häufigsten erkrankt das Darmbein, am seltensten das Sitzbein.

Alters- und Geschlechtsdisposition. Prädilektionsalter ist das 2. Lebensjahrzehnt, KULOWSKI errechnete ein Durchschnittsalter von 16, THOMSEN von etwa 19 Jahren. Bei Erwachsenen kann die Beckenosteomyelitis nach septischem Abort, Puerperalsepsis, Frakturen, Schußverletzungen usw. auftreten (ZENKER). Männer erkranken etwa doppelt so oft wie Frauen.

αα) Darmbein

Häufigkeit. Das Darmbein als größter platter und größter Beckenknochen enthält die meiste Spongiosa; es erkrankt deshalb von allen platten und von allen Beckenknochen am häufigsten. Unter 90 Fällen von Beckenosteomyelitis KULOWSKIs saßen die Herde 39mal im Darmbein (davon 10 in der Sacroiliacalgegend). YOUNG beziffert die Häufigkeit der Darmbeinosteomyelitis auf 5% aller Osteomyelitiden, 20% der Osteomyelitiden der platten Knochen und über 80% der Beckenosteomyelitiden. Innerhalb des Darmbeines liegen die Schwerpunktgebiete der Osteomyelitis in Höhe der Kreuzdarmbeinfuge, im Dach der Hüftpfanne und im Beckenkamm, mehr an der Außen- als an der Innenseite (LAUCHE, THOMSEN, KULOWSKI).

Klinisches Bild. Von größter Bedeutung für die klinische Diagnostik, insbesondere bei chronischem Verlauf, ist die Ausbildung von Weichteilabscessen, die sich auf anatomisch vorgeschriebenen Bahnen ausbreiten. Nach ZENKER und BORDASCH ergeben sich

Anbauten. Oberflächen geglättet. Immer noch deutliche Rückstände der osteomyelitischen Destruktionen sichtbar. Von der alten Fraktur herstammende Einschnürung des proximalen Schaftdrittels durch das Längenwachstum distalwärts gerückt. e $1/2$ Jahr später. Osteomyelitis völlig abgeheilt. Schaft schlank geworden, nur noch leicht verbogen. Taillierung fast vollständig ausgeglichen. Eine schmale Corticalis läßt sich gegen einen stellenweise flächig in geringem Grade sklerosierten Markraum abgrenzen. (Aufnahmen Dr. STOPE, Berlin-Spandau, Waldkrankenhaus)

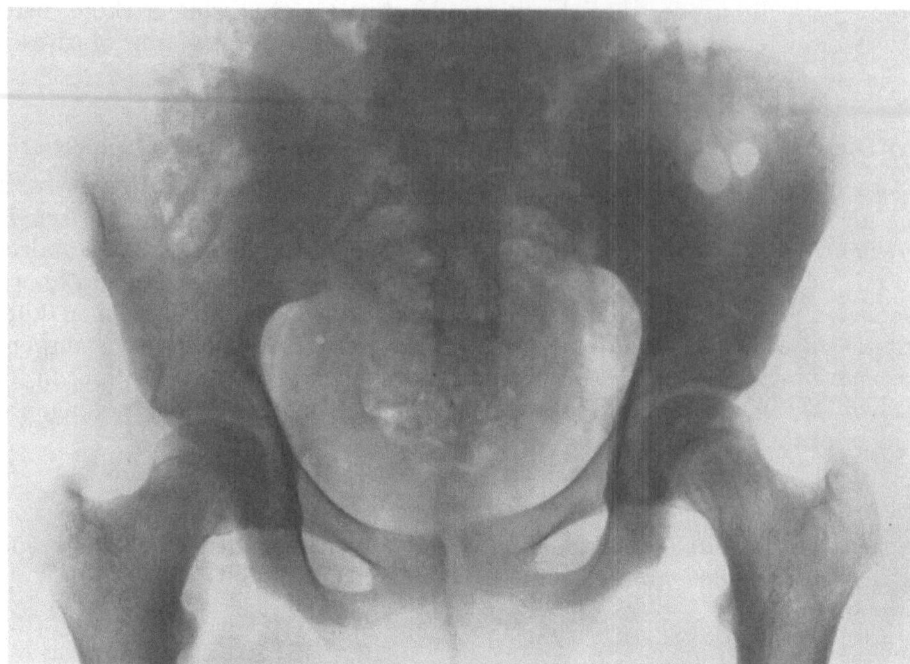

Abb. 14. ♀, 16 Jahre. Sklerosierende Osteomyelitis des linken Darmbeines mit Bildung zweier Lochdefekte. (Aufnahme Prof. Fritz, Dresden-Johannstadt, Stadtkrankenhaus)

dabei folgende Regelmäßigkeiten: Eiterungen im vorderen-seitlichen Abschnitt des Darmbeines führen zu Fistelöffnungen an der seitlichen Gesäßfläche. Abscesse, die vom medialen Abschnitt, also von der Nähe der Iliosacralfuge ausgehen, können entweder durch das Foramen ischiadicum zur Außenseite und dann meist zur Dorsalseite des Oberschenkels gelangen oder aber intrapelvin verlaufen. Sie bahnen sich dann unter dem M. iliacus einen Weg zum Leistenband, treten hier nach außen oder verlaufen unter dem Leistenband zur Innenseite des Oberschenkels, wo sie im Bereich der Adductoren die Haut durchbrechen. Auch Fistelbildung entlang der Vorderseite des Kreuzbeins mit Öffnung am Damm oder Perforation in das Rectum sind bekanntgeworden. In seltenen Fällen kommt Aszension der Eiterung mit Fistelöffnung in der Lendengegend vor.

Bis zur Ausbildung solcher Lokalsymptome vergeht meist geraume Zeit. Die klinische Diagnostik ist deshalb, besonders bei den primär chronischen Formen, recht schwierig. Auch andere Lokalsymptome, wie umschriebener Druckschmerz oder Fluktuation, sind wegen der dicken Weichteile entweder schwer festzustellen oder z. B. wegen der mehr oder weniger ausgeprägten Beteiligung des Hüftgelenkes vieldeutig. Bekannt sind auch die differentialdiagnostischen Schwierigkeiten zur Appendicitis, worüber Bordasch, Brückner sowie Weld berichteten. Brückner unterscheidet bei dem perityphlitischen Symptomenkomplex, der durch eine rechtsseitige Beckenschaufelosteomyelitis verursacht wird, eine sog. „Pseudoappendicitis", wobei der Wurmfortsatz nicht entzündet ist, von einer echten Begleitappendicitis, wobei sich lymphogen über eine Kontaktperitonitis eine Beteiligung der Appendix ergeben hat. Die anatomische Möglichkeit des Fortschreitens der Knocheneiterung zum Wurmfortsatz hin wurde von Brückner in ausführlichen Studien der Lymphbahnen des Darmbeines nachgewiesen. Eine nichteitrige Form der Iliumosteomyelitis beobachtete Volta in 2 Fällen. Sowohl klinisch wie röntgenologisch bestand das Bild eines Tumors; erst bakteriologisch wurde die entzündliche Natur der über Jahre andauernden Erkrankung nachgewiesen.

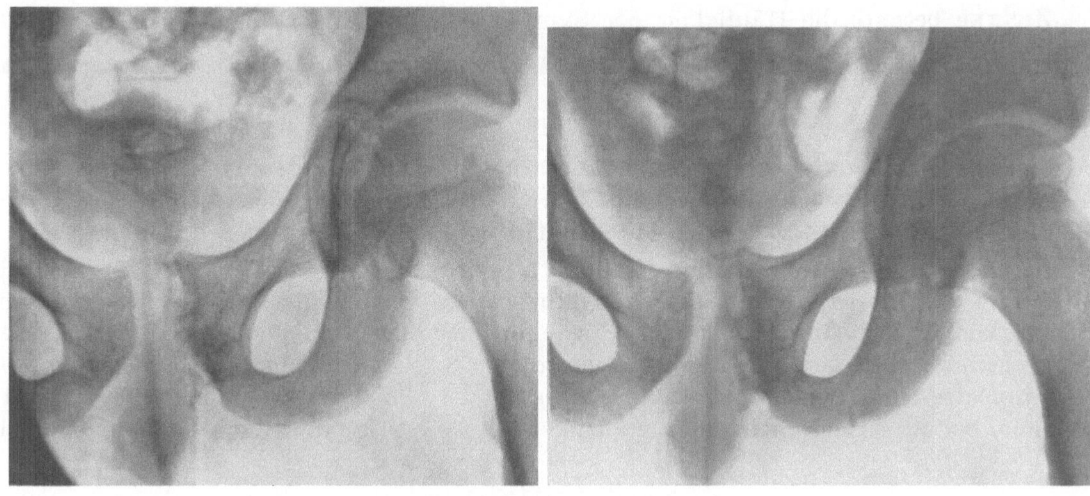

Abb. 15a u. b. ♂, 15 Jahre. Schambein-Osteomyelitis links. a Frühstadium. Unregelmäßige Zerstörung der Knochenstruktur nahe dem Symphysenspalt mit Bildung von Pseudosequestern. b Spätstadium nach antibiotischer Behandlung. Knochengrenzen geglättet. Breite abriegelnde Sklerose. Pseudosequester eingebaut. Im absteigenden Schambeinast 2 erbsgroße Resthöhlen. (Aufnahmen Dr. STOPE, Berlin-Spandau, Waldkrankenhaus)

ββ) Schambein

Häufigkeit. Im Verhältnis zur Gesamtzahl der Osteomyelitisfälle

ZAFFAGNINI: von 360 Osteomyelitisfällen 10mal = 2,8%,
KULOWSKI: von 1496 Osteomyelitisfällen 22mal = 1,4%,
KLEMM: von 1469 Osteomyelitisfällen 2mal = 0,13%.

Im Verhältnis zur Zahl der osteomyelitischen Beckenerkrankungen:

WILENSKY: von 12 Fällen 1mal,
THOMSEN: von 23 Fällen 4mal,
SHANDLING: von 10 Fällen 3mal.

Klinisches Bild. Eine ausführliche Schilderung der klinischen Symptomatik, die sich weitgehend mit anderen Berichten des Schrifttums deckt, findet sich bei ZAFFAGNINI.

Die Diagnose ist mangels eindeutiger Symptome schwierig. Die Aufmerksamkeit des Klinikers wird meist zunächst auf die umgebenden Weichteile, besonders oft auf die Harnblase gelenkt (Tenesmen, Brennen beim Wasserlassen). Meist ist die Blasenerkrankung leichter Natur, es wurden aber auch zahlreiche Fälle bekannt, in denen die vom Schambein ausgehende Eiterung in die Blase eingebrochen ist und erst später der eigentliche Ausgangspunkt dieser Fistelbildung entdeckt wurde (SÖDERLUND, GUILLEMINET und CREISSEL). ZAFFAGNINI sah einen Fall, in dem ein in die Harnblase eingebrochener Schambeinsequester den Kern eines Blasensteines bildete. Die Annahme einer primären Hüfterkrankung ist nicht selten, weil die Osteomyelitis aller das Hüftgelenk bildenden Knochen zu einer sympathischen oder auch eitrigen Coxitis führen kann (INGELRANS). ESAU beobachtete einen Fall von Schambeinosteomyelitis mit Zerstörung des Hüftgelenkes und zentraler Luxation des Hüftkopfes.

Die Absceßdurchbrüche (Fisteln) sind je nach dem Sitz des Herdes im Schambein verschieden: Bei Befall des Corpus öffnen sich die Fistelgänge entweder über der Peniswurzel oder nach Aszension in der Bauchwand im Bereich des Nabels. Bei Herdsitz im horizontalen Ast liegt die Fistelöffnung fast immer in der Schenkelbeuge, im Orificium externum des Leistenkanals. Ist der absteigende Ast erkrankt, wandern die Abscesse zum Damm [u.U. ins Rectum (PLAUT)] oder sogar bis zur Innenseite des Oberschenkels.

ZENKER betonte die Häufigkeit der Symphysenbeteiligung. Einen Fall von doppelseitiger Schambeinosteomyelitis schilderte TORO.

γγ) Sitzbein

Häufigkeit. Über diese seltenste Lokalisation der Beckenosteomyelitis wurde meist nur in Einzelfällen berichtet. Die größte Zahl mit 26 Fällen findet sich in einer Zusammenstellung KULOWSKIs. SHANDLINGs Anteil mit 5 von 300 Fällen liegt sehr hoch.

Klinisches Bild. Die Sitzbeinosteomyelitis verursacht bei akutem Verlauf Schwellungen im Bereich der Glutaealfalte, bei chronischem Verlauf Sitz- und Gehbeschwerden. Fisteln können sich direkt über dem Sitzbeinhöcker öffnen oder an der Innenseite des Oberschenkels absteigen. WACHS beobachtete eine Sitzbeinosteomyelitis mit eitriger Destruktion des Hüftgelenkes und tödlich verlaufender Weichteilphlegmone nach Prostatektomie, bei der es sich nicht um eine fortgeleitete „Ostitis pubis" gehandelt haben soll.

β) *Schulterblatt-Osteomyelitis*

Häufigkeit.

HEINONEN: von 942 Osteomyelitisfällen 4mal = 0,42%,
IMPERATI: von 1379 Osteomyelitisfällen 14mal = 1%,
TRENDEL: von 1058 Osteomyelitisfällen 11mal = 0,96%.

Die Osteomyelitis der Scapula ist demnach eine Rarität. HEINONEN stellte bis 1925 einschließlich seiner eigenen 4 insgesamt nur 46 Fälle zusammen.

Klinisches Bild. Die Seltenheit der Scapulaosteomyelitis ist durch die Armut dieses Knochens an Spongiosa erklärt. Primär erkranken nur die markhaltigen Teile in den Randpartien, im Collum, in der Spina und in den Fortsätzen. Die marklosen dünnen Knochenteile, also die Fossa supra- und infraspinata werden erst sekundär durch subperiostale Ausbreitung des Eiters ergriffen. Bei Herdsitz im Collum scapulae besteht die Gefahr des Einbruchs in das Schultergelenk, was nach CANEPA allerdings nur selten vorkommen soll. Das klinische Bild wird vom Auftreten und der Ausbreitung der Weichteilabscesse bestimmt, die auch gewöhnlich den ersten Anhalt für die klinische Diagnose geben (KÄSTNER). Sie breiten sich meist auf der ventralen Seite des Knochens, also entlang der Thoraxwand, seltener an seiner Rückseite aus. Am häufigsten erfolgt der percutane Fistelaufbruch infraclaviculär oder axillär. Es gibt sowohl hochakute als auch primär chronische Verlaufsformen.

Weitere Einzelfälle wurden veröffentlicht von ALTIERI, BARBILIAN, GULLOTTA, NEUFFER, WILLIAMS, CINQUEMANI, FAIRCHILD.

γ) *Brustbein-Osteomyelitis*

Häufigkeit. Die osteomyelitische Erkrankung des Sternums ist wegen seiner spärlichen Gefäßversorgung sehr selten.

TRENDEL: von 1058 Osteomyelitisfällen *kein*mal = 0%,
MICHELSON: von 1008 Osteomyelitisfällen 3mal = 0,3%,
SHANDLING: von 300 Osteomyelitisfällen 2mal = 0,7%.

WILENSKY und SAMUELS stellten bis zum Jahre 1926 aus dem Schrifttum 27 Fälle zusammen und fügten 4 eigene hinzu.

Klinisches Bild. Die Herde sitzen meist im Corpus, vereinzelt im Manubrium. Wenn sich Sequester bilden, sind sie meist ziemlich umfangreich. Auch pathologische Frakturen kommen vor (SCHAECHTL). Wegen der Topographie des Brustbeins ist die Sternumosteomyelitis gefährlich. Es kann leicht zum Eiterdurchbruch in das Mediastinum, in die Pleura und in das Perikard mit konsekutiver Mediastinitis, Pleuritis oder Perikarditis kommen (ARMITAGE; KUPERMAN). MASLOW gab 1927 eine Letalität von 50% an.

δ) Rippen-Osteomyelitis

Häufigkeit (bezogen auf die Gesamtheit aller Osteomyelitisfälle).

LAUCHE: 1,5—2%,
GEISSENDÖRFER: 1%,
POULSSON: 0,8—2%,
CANEPA: 0,55%,
SHANDLING: 1%.

Alters- und Geschlechtsdisposition. Wie bei den meisten seltenen Lokalisationen der Osteomyelitis liegt auch bei der Rippen-Osteomyelitis das Durchschnittsalter der Kranken höher als bei typischem Sitz.

GEISSENDÖRFER: relativ häufig jenseits des 25. Lebensjahres,
POULSSON: 3 Fälle, sämtlich über 25 Jahre alt,
WINTERSTEIN: meist Wachstumsalter, aber auch häufig jenseits des 20. Lebensjahres.

In der Zusammenstellung von ZAMPETTI waren allerdings von 102 Kranken 61 unter 20 Jahre und davon die meisten weniger als 5 Jahre alt. Es sind mehr Männer als Frauen befallen, etwa im Verhältnis 2:1 (WINTERSTEIN).

Lokalisation. Mit Vorliebe soll nach FANTOZZI, ZAMPETTI die 7. Rippe befallen werden, was von GEISSENDÖRFER bestritten wird. Die Häufigkeitsreihe mehrerer Autoren beginnt jedoch übereinstimmend mit der 7. Rippe (PARCELLIER und CHAUVENET; MICHELSON) und umfaßt meist die Rippen 5—9 (WINTERSTEIN). In den Fällen OLSHAUSENs und VAN DER LINDENs war die 1. Rippe, in einem Fall REBAUDIs die 12. Rippe, im Fall HAIMs eine Halsrippe befallen. Auch im Fall von SANCHEZ LOPEZ-TELLO und KIPPER war die 7. Rippe betroffen, diese Autoren unterscheiden in bezug auf die Lokalisation im Wachstumsalter aufgrund des unterschiedlichen Auftretens der Ossifikationszentren eine anteriore und eine posteriore Form der Rippen-Osteomyelitis. Die letztere ist beim Erwachsenen häufiger.

Klinisches Bild. In der Vorgeschichte werden häufig eitrige Erkrankungen, gelegentlich auch Traumen angegeben (WINTERSTEIN). Über klinische Beschwerden wird nur wenig berichtet, sie halten nach GEISSENDÖRFER auch meist nur kurze Zeit an: die Schmerzen sind gering, es bilden sich frühzeitig Abscesse und Fisteln aus, die weit vom Herd entfernt sein können. Arrosion einer Intercostalarterie (BERTHOMIER) und Fisteldurchbrüche in die Pleurahöhle (MARFAN) sind ebenso selten wie das Übergreifen eines eitrigen Lungenprozesses auf die Rippen. Bei einem der Kranken MESSERKLINGERs war es nach einer Tracheotomie (per continuitatem) zu einer Osteomyelitis der 1. Rippe gekommen. DOLL erwähnte als extrem seltene Komplikation eine Lungenhernie, die durch osteomyelitische Rippenzerstörung bei einem Säugling auftrat und nach Regeneration der Rippe wieder verheilte. THIEMANN sah bei Kindern mit abscedierender Pneumonie mehrfach eine Rippenbeteiligung, nämlich unter 270 Fällen 11mal, davon

1mal septisch-metastatisch mit mehreren ostitischen Herden,
5mal als periostale Begleitreaktion,
1mal als umschriebene destruierende Osteomyelitis mit Brustwandhernie, die bei Pleuraempyem per continuitatem entstanden war,
4mal waren Rippenveränderungen Folge der Saugdrainage.

Röntgenbild der Osteomyelitis der platten Knochen

Der röntgenologische Nachweis entzündlicher Destruktionen stößt bei platten Knochen wegen der geringen Dicke schattengebender Strukturen in der Aufsicht auf besondere Schwierigkeiten. Auf Tangentialaufnahmen ist die Summation wiederum zu groß, um kleinere Herde darzustellen. Als erschwerendes Moment für eine übersichtliche Darstellung tritt bei allen platten Knochen die Unmöglichkeit der Herstellung überlagerungsfreier Summationsaufnahmen hinzu. Am Becken, besonders am Darmbein verursachen gasförmiger und fester Darminhalt, Fettgewebe, evtl. Blasenfüllung, Verkalkungen ver-

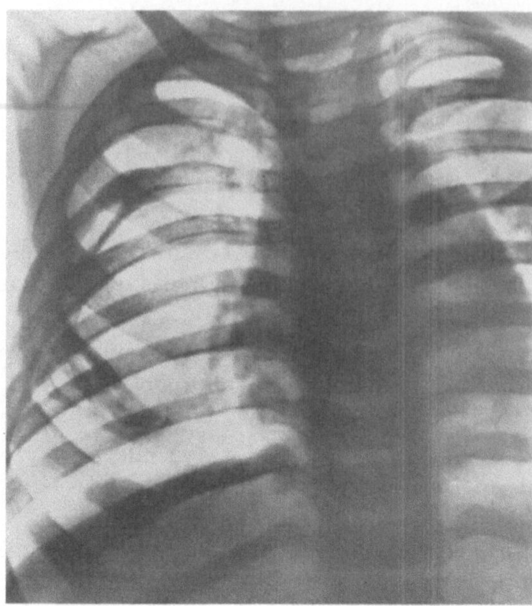

Abb. 16. ♀, 2 Jahre. Ältere Rippen-Osteomyelitis. Auftreibung mit längsgerichteten schlitzförmigen Defekten fast der ganzen knöchernen Rippe

schiedenster Gebilde, Medikamentdepots etc. störende Strukturen. Die meisten Rippen werden von Lungenzeichnung, die Scapula in der Aufsicht zum großen Teil von Rippen- und Lungenzeichnung überdeckt und auch das Sternum, dessen Röntgenabbildung in sagittaler Richtung wegen der intensiven Schattengebung der Wirbelsäule und der verschiedenen Gebilde des Mediastinums nicht möglich ist, läßt sich in schräger Richtung nicht von Lungen- und Rippenüberlagerung freiprojizieren. Zur Erzielung deutbarer Aufnahmen ist daher eine subtile Aufnahmetechnik unter Heranziehung der Zusatzverfahren (gezielte, ausgeblendete, vergleichende und Kontaktaufnahmen sowie Stereographie, Schichtuntersuchung und Fistelfüllung) gegebenenfalls nach geeigneter Vorbereitung der Kranken geboten.

Das Röntgenbild zeigt in bezug auf Beginn und Ablauf des Prozesses keine prinzipiellen Unterschiede zur Osteomyelitis der langen Röhrenknochen, es ergeben sich nur Besonderheiten durch die anatomische Struktur der Knochen. Wie immer bei der Osteomyelitis sind die klinischen Anfangsstadien röntgenologisch unergiebig. Erst nach einigen Wochen werden feinfleckige verwaschene Aufhellungsherde sichtbar. Im weiteren Verlauf nehmen sie an Umfang und Ausdehnung zu, verschmelzen miteinander und bieten ein grobscheckiges Bild. Randständig sitzende Destruktionen unterbrechen die Außenbegrenzung der betreffenden Knochenpartie. Gewöhnlich sind Sequester sichtbar, an Sternum und Scapula mitunter von beträchtlicher Größe (LAUCHE). An den Rippen kommen sogar Totalsequester mit ausgedehnten Totenladen vor (WINTERSTEIN). Am Becken sind dagegen die Sequester eher klein. Übereinstimmend wird von allen Autoren vermerkt, daß die an anderen Skeletteilen früh einsetzende reaktive Periostitis ossificans an den platten Knochen, mit Ausnahme der Rippen, gering bleibt. Ihre röntgenologische Darstellung wird außerdem noch durch die ungünstigen Abbildungsbedingungen erschwert, so daß Periostsäume höchstens an Knochenprominenzen, wie z.B. den Fortsätzen der Scapula, sichtbar werden. In den Spätstadien überwiegen endostale Sklerosen, die bei den chronischen Verlaufsformen überhaupt die einzigen Anzeichen des entzündlichen Vorganges sein können. Bei 2 Fällen von tumorförmiger Osteomyelitis im Beckenbereich (VOLTA) bestanden ausgedehnte endostale Sklerosen mit erheblicher Auftreibung und umschriebenen

Destruktionen ohne jede Eiterung oder Fistelbildung. LILLY POKORNY fand bei ihrem Fall von Sitzbeinosteomyelitis eine Auftreibung des schmalen bandförmigen Knochens durch einen großen entzündlichen Herd. Auch bei den chronischen Rippen-Osteomyelitiden wurden Auftreibungen, endostale und periostale Sklerosen über große Strecken hin beobachtet. Die röntgenologische Abgrenzung der putriden Osteomyelitis gegen andere entzündliche oder neoplastische Leiden der platten Knochen ist außerordentlich diffizil. Zu den röntgentechnischen Schwierigkeiten tritt noch die oft weitgehende Übereinstimmung der röntgenologischen Erscheinungsbilder in bestimmten Phasen hinzu, so daß in der Mehrzahl der Fälle die Klärung bioptisch herbeigeführt werden muß. Die *Differentialdiagnose* hat vornehmlich folgende Erkrankungen zu berücksichtigen: Tuberkulose, Aktinomykose, Lues, Lymphogranulomatose, Ewing-Sarkom.

i) Die Osteomyelitis der kurzen und kleinen Knochen (mit Ausnahme der Wirbelsäule)

Abweichend von der Einteilung der Anatomen werden aus klinischen Gründen im folgenden die kurzen Röhrenknochen Clavicula, Metacarpalia, Metatarsalia, Phalangen von Hand und Fuß sowie die Hand- und Fußwurzelknochen und die Patella als kurze und kleine Knochen bezeichnet. Sie erkranken noch seltener als die platten Knochen an der purulenten Osteomyelitis. Im Krankheitsablauf ergeben sich keine prinzipiellen Unterschiede zur Osteomyelitis der großen Röhrenknochen oder der platten Knochen, Abweichungen erklären sich nur aus den Formbesonderheiten dieser Skeletelemente.

α) Osteomyelitis der Clavicula

Häufigkeit. LAUCHE: 1,7—2%, SHANDLING: 2% aller Osteomyelitisfälle.

Klinisches Bild. Die oberflächliche Lage des Knochens führt zu rascher klinischer Erkennung und auch schneller Eiterentleerung durch die Haut nach außen. In mehreren Mitteilungen wurde von Totalnekrosen mit überraschend guter und schneller Knochenregeneration nach subperiostaler Sequesterentfernung berichtet.

Röntgenbild. Das Röntgenbild der Schlüsselbeinosteomyelitis bietet keine Besonderheiten, es entspricht dem der langen Röhrenknochen, da die Clavicula ja eine Mittelstellung zwischen langen und kurzen Röhrenknochen einnimmt (SCHMELTER). Für die Herdlokalisation innerhalb des Knochens besteht keine Gesetzmäßigkeit, das sternale wie das acromiale Ende werden in etwa gleicher Häufigkeit befallen.

Einzelfälle beschrieben: BERCOVITZ und CHU, D'ABREN, FONTAINE und MAITRE, HECQUET, PAOLUCCI, TEODORESCU und FLORESCU, SCHMELTER, VIOLA.

β) Osteomyelitis des Mittelfußes, der Mittelhand und der Phalangen

Häufigkeit.

KNOLL:	von 2061 Osteomyelitisfällen	34mal Mittelfuß	= 1,6%,
MICHELSON:	von 1008 Osteomyelitisfällen	8mal Mittelfuß	= 0,8%,
		2mal Mittelhand	= 0,2%,
TRENDEL:	von 1058 Osteomyelitisfällen	16mal Mittelfuß	= 1,5%.
		7mal Mittelhand	= 0,7%.

Klinisches Bild. Diese Herde kommen selten solitär vor, gewöhnlich sind sie Teilerscheinungen einer mehrherdigen Osteomyelitis. Es berichteten HINDERFELD über eine Osteomyelitis des 2. Metacarpus mit Totalnekrose und Epiphysenlösung, PARTSCH über eine Osteomyelitis des 2.—5. Metacarpus mit mehreren Totalsequestern und CAPPI über eine chronische Osteomyelitis des Mittelfußes mit über 8 Jahre bestehender Fistel, die durch Holzsplitter unterhalten worden war. Weitere Einzelfälle: MEYER-WILDISEN sowie DIAZ. Über Mitbeteiligung der Mittelhand- bzw. Mittelfußknochen bei Panaritien s. dort.

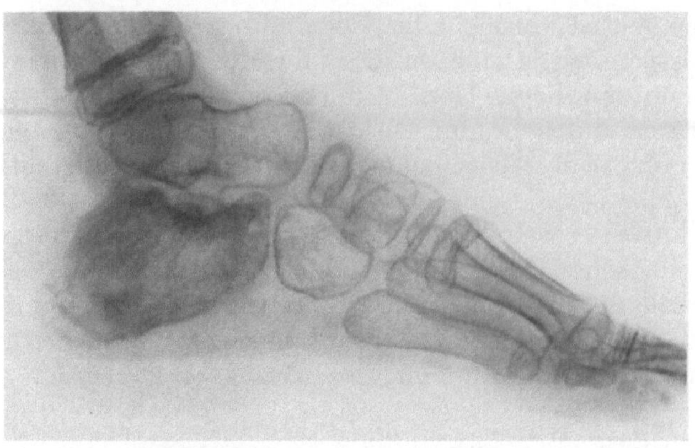

a

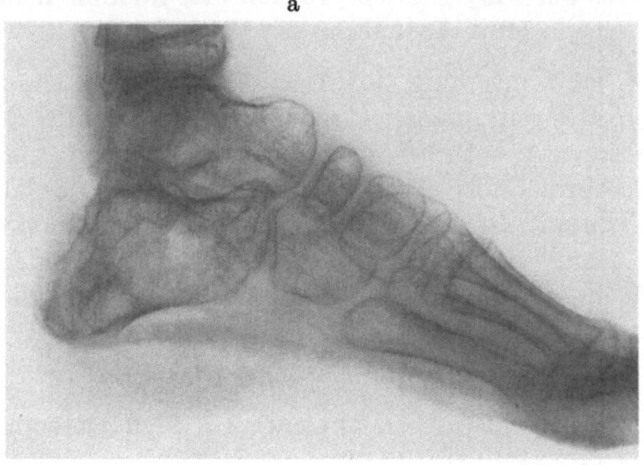

b

Abb. 17a u. b. ♂, 7 Jahre. Hämatogene Staphylokokkenosteomyelitis des rechten Calcaneus. Zerstörung des hinteren Corpusabschnittes mit Teilen des Tuber calcanei. Infolge einer hochgradigen Atrophie des Fußskelets nach Weichteilphlegmone des Fußrückens ähnelt das Bild einer Tuberkulose. a Früh-, b Spätstadium. (Aufnahmen Dr. STOPE, Berlin-Spandau, Waldkrankenhaus)

Auch Fälle von Osteomyelitis der Sesambeine des 1. Metatarsalknochens wurden vereinzelt beobachtet (JANĂS; BENNET). Im Fall JANĂS' war es dabei zu einer starken periostalen Reaktion am Metatarsus gekommen.

Die Osteomyelitis der Phalangen ist so gut wie nie hämatogenen Ursprungs und wird daher im Abschnitt „Panaritium ossale" unter der exogenen Osteomyelitis behandelt.

γ) *Osteomyelitis der Fuß- und Handwurzelknochen*

Häufigkeit.

VÖLKNER: von 617 Osteomyelitisfällen 12mal Fußwurzelknochen
(11mal Calcaneus, 1mal Talus)
1mal Os naviculare manus,

SHANDLING: von 300 Osteomyelitisfällen 14mal Fußwurzelknochen.

Auch in anderen Aufzählungen (TRENDEL, KNOLL, MICHELSON) ist das Fersenbein unter allen kurzen Knochen, besonders unter den Fußwurzelknochen, am häufigsten befallen. Der absoluten Seltenheit steht also eine relative Häufigkeit gegenüber. Das klinische Bild der Fersenbeinosteomyelitis hängt von der Ausdehnung des Herdes und vor allem davon ab, ob Fußwurzelgelenke mit ergriffen werden. Eiterdurchbruch in das untere Sprunggelenk erfolgt nach MUSSGNUG häufig. Die Herde liegen im Calcaneus meist nahe der Apophyse des Tuber calcanei oder vor der Ansatzstelle der Achillessehne (VÖLKNER). Typische Bilder einer apophysennahen Osteomyelitis calcanei finden sich bei SCHINZ und OBERDALHOFF. Auch von BAJ wurde ein solcher Fall beschrieben. Die exponierte Lage des Fersenbeins bringt es mit sich, daß neben der hämatogenen nicht selten auch eine akute exogene Osteomyelitis nach offener Verletzung oder nach Drahtextension (s. Kapitel „Bohrlochosteomyelitis", S. 134) vorkommt. Unter den 11 Fällen VÖLKNERs rührten 2 von einer Weichteilphlegmone her. Sequester- und Fistelbildung sind die Regel.

Die übrigen Fuß- und die Handwurzelknochen werden von der Osteomyelitis nur sehr selten ergriffen. Einzelfälle finden sich bei VÖLKNER, TRENDEL, MICHELSON, BLAIR sowie SHANDLING. Stets sind die benachbarten Gelenke und schließlich auch die übrigen Hand- und Fußwurzelknochen einbezogen, so daß dann von einer „Carpal"- bzw. „Tarsalostitis" gesprochen werden muß. Nach LAUCHE kommt es relativ oft zu Totalnekrosen der Handwurzel.

Differentialdiagnostisch sind bei den Erkrankungen der Fuß- und Handwurzelknochen vor allem Verknöcherungsanomalien und aseptische Nekrosen (Morbus Kienböck, Morbus Köhler) abzugrenzen.

δ) *Osteomyelitis der Patella*

Häufigkeit. Der isolierte Kniescheibenbefall wird als die seltenste Lokalisation der Osteomyelitis bezeichnet (WALTHER, BLUMENSAAT, PLATZGUMMER). VON ROSEN (1939) stellte in seiner sorgfältigen Literatursammlung über 60 Fälle zusammen und berichtete über 7 eigene. Nach 1939 wurden nur noch die Fälle von SJÖVALL, PLATZGUMMER, SCHÄFER, CANEPA sowie von EVANS (5 Fälle) bekannt, so daß die Gesamtzahl aller Osteomyelitisfälle der Patella im Schrifttum nicht über 80 liegen dürfte.

Altersdisposition. Die Patella-Osteomyelitis betrifft fast ausschließlich Jugendliche, vor allem deshalb, weil die Patella nur in der Ossifikationsperiode über eine die hämatogene Infektion ermöglichende Gefäßversorgung verfügt. Das vereinzelte Auftreten der Erkrankung bei Erwachsenen erklärt VON ROSEN als Manifestation eines u.U. jahrzehntelang latent gebliebenen Herdes, der vor dem 16. Lebensjahr — dem Ende der Ossifikationsperiode der Patella — gesetzt worden sein müsse.

Infektionsweg. Der Erregerimport erfolgt in der Regel auf dem Blutwege. Nur zwei nicht hämatogene, sondern von einer chronischen Bursitis praepatellaris aus zustande gekommene Fälle wurden bisher bekannt (BLUMENSAAT; SJÖVALL). Eine weitere Möglichkeit des exogenen Kniescheibenbefalls, nämlich die sekundäre Infektion von einem eitrigen Gelenkprozeß her, soll zwar nach LAUCHE nicht selten sein, wird aber tatsächlich im Schrifttum kaum genannt. Offenbar üben Schleimbeutel, Periost, Sehnen und Knorpel der Patella eine Schutzfunktion gegen exogene Infektionen aus. Von Traumen ist in den Fallberichten häufig die Rede (SAGEL; VON ROSEN).

Klinisches Bild. Die klinischen Symptome erklären sich aus der exponierten Lage und der Funktion der Kniescheibe. Schon frühzeitig führen Schmerzen zu einer Gebrauchseinschränkung des Kniegelenks. Die Kranken halten das Bein zur Entspannung der Quadricepssehne in Streckstellung; das gestreckte Bein kann nicht gehoben werden und Beugeversuche sind sehr schmerzhaft. Aus der umschriebenen Schwellung der vorderen Kniegegend kann sich ein präpatellarer Absceß, eventuell mit Fistel, entwickeln, so daß Verwechslung mit einer Bursitis praepatellaris leicht möglich und auch häufig vorgekommen ist. Nach SCHÄFER liegt die größte klinische Bedeutung der Kniescheiben-Osteomyelitis in der Infektionsmöglichkeit des Kniegelenkes, die sich vom sympathischen Erguß bis zum Vollbild des Gelenkempyems erstrecken kann. In dem 44 Fälle umfassenden Krankengut VON ROSENs hatte die Entzündung 17mal auf das Kniegelenk übergegriffen.

Röntgenbild. Die initialen Strukturauflockerungen in der Patella können fleckig oder auch diffus sein. Die fleckförmigen Herde, die innerhalb der Patella eine Lieblingslokalisation vermissen lassen, konfluieren und führen im weiteren Verlauf am Vorder- und Hinterrand des Knochens zu Konturunterbrechungen. Es gibt aber auch bei der putriden Osteomyelitis Fälle, die von vornherein mit einer diffusen Entkalkung der Patella einhergehen, an der auch die gelenknahen Teile von Femur und Tibia teilnehmen, wenn ein Durchbruch in das Kniegelenk erfolgt war. Im Röntgenbild lassen sich diese Formen in keiner Weise von der Tuberkulose abgrenzen. Sequester wurden mehrfach gefunden (Walther, Röpke, Brofeldt, Mumford, Blumensaat, von Rosen). Die von einigen Autoren betonte Kugelform dieser Sequester ist nicht für die banale Osteomyelitis typisch, sondern kommt auch bei Tuberkulose vor (von Rosen). Blumensaat und auch Rebaudi berichteten über komplette Einschmelzungen der Patella, der etwa 2 Monate später eine vollständige Regeneration folgte. Endostale Sklerosen treten nur in geringem Ausmaß auf, meist nur als reaktive Randzone bei Herdbildungen mehr chronischen Verlaufs. Bleiben derartige Defekte lange Zeit bestehen und hat sich die Umgebungsreaktion zu einem schmalen Saum zurückgebildet, so entsteht das Bild von Pseudocysten. Periostale Osteophyten treten selten und dann nur schwach in Erscheinung.

Differentialdiagnose. Von Rosen untersuchte die Unterscheidungsmöglichkeiten zwischen der pyogenen und der tuberkulösen Osteomyelitis der Patella und kam dabei zu dem Ergebnis, daß die rein röntgenologische Trennung dieser beiden Krankheitsbilder nicht möglich sei. Auch die klinischen Unterscheidungsmerkmale zwischen Osteomyelitis und Tuberkulose sind spärlich. Die Osteomyelitis kommt praktisch nur im Entwicklungsalter vor, die Tuberkulose in allen Lebensaltern. Bei der Osteomyelitis ist der Durchbruch ins Kniegelenk *möglich*, bei der Tuberkulose dagegen *die Regel*.

Weitere gelegentliche differentialdiagnostisch in Betracht kommende Krankheiten:

Lues: Sehr selten (Frumkin), verursacht meist Periostauflagerungen, auch an anderen Knochen.

Gonorrhoe: Gelenksymptome im Vordergrund.

Mykosen: Keine röntgenologischen Charakteristika (Murard).

Verknöcherungsanomalien, Osteochondritis patellae, Bursitis praepatellaris.

Weitere Einzelfälle. Christopher, Flack, Martin und Horwitz, Sprengell.

k) Komplikationen

α) Chronisch rezidivierende Osteomyelitis

Die früher häufigste, jetzt seltener gewordene Komplikation der akuten hämatogenen Osteomyelitis ist der Übergang der akuten in eine chronisch rezidivierende Verlaufsform. Trotz klinischer Heilung bleibt die Infektion in solchen Fällen in dem durch den Umbau stark veränderten Knochen latent erhalten und flackert zu irgendeinem Zeitpunkt ohne erkennbare Ursachen oder nach einem Trauma wieder auf. Die erscheinungsfreien Intervalle zwischen den Schüben können Monate, Jahre und auch Jahrzehnte dauern. Klinisch sind dumpfe, bohrende Schmerzen in dem früher erkrankten Skeletabschnitt und wieder einsetzende Absonderungen aus längst versiegten Fisteln typische Anzeichen. Meist verbirgt sich hinter einem solchen Rezidiv ein Sequester, der nicht neu entstanden zu sein braucht, sondern bei dem es sich um eine zentrale Nekrose handeln kann, die lange Zeit ruhig zwischen neugebildeten peri- und endostalen Knochenschalen gelegen hat (sog. „quiet necrosis“ nach Paget). Die röntgenologische Aufgabe des Nachweises von Granulationshöhlen und Sequestern kann häufig nur unter Zuhilfenahme von Spezialverfahren, insbesondere der Schichtuntersuchung, erfüllt werden. Auch hierbei ist die Darstellung dieser Veränderungen in dem unregelmäßig sklerosierten und deformierten Knochen wegen der Störschattenüberlagerung oft nicht befriedigend und die Deutung der Aufnahmen nicht einfach. Vergleichsaufnahmen aus früheren Krankheitsstadien können das Auffinden frischer Veränderungen im Gebiet alter Umbauten sehr erleichtern. Mitunter führt eine Fistelfüllung mit Kontrastmittel zu wichtigen Aufschlüssen. Liegt dem Rezidiv eine sehr heftige und ausgedehnte Eiterung zugrunde, so kann der vorher überwiegend sklerosierte Knochen ein unregelmäßig fleckiges, fast wurmstichiges Aussehen erhalten.

Die Prognose des oft lebenbegleitenden Leidens der chronisch rezidivierenden Osteomyelitis ist auch nach Einführung der Antibiotica quoad sanationem unverändert ernst und quoad vitam unsicher. Chronische Eiterabsonderungen können zur Amyloidose und zur Bildung eines Fistelcarcinoms führen (vgl. S. 78).

β) Pathologische Frakturen

Von Frakturen der erkrankten Knochen ist im Schrifttum häufig die Rede. Sie entstehen entweder bei einer rasch fortschreitenden Totalnekrose oder nach Abschluß der Demarkation durch einen Bruch der Totenlade bei ungenügender Regeneration. Meist wird eine nicht ausreichende Ruhigstellung ursächlich angeschuldigt. In dem großen Krankengut TRENDELs ist diese Komplikation in 15 Jahren 23mal eingetreten, CAPENER und PIERCE sahen 18 pathologische Frakturen bei über 1000 Osteomyelitisfällen (1,7%), NORDHOLT gibt eine Häufigkeit von 6,8% an. Die meisten Brüche ereignen sich am Femur, während die Tibia, obgleich sie ebenso wie das Femur zum Prädilektionsort der Osteomyelitis gehört, erheblich seltener betroffen wird. An zweiknochigen Gliedabschnitten sollen sich wegen der Schienung durch den Partner seltener Spontanfrakturen einstellen (CAPENER und PIERCE).

Die Frakturgefährdung hat sich unter der antibiotischen Therapie nicht verringert sondern eher erhöht (BÉTOULIÈRES, PICARD und BONNET; HÜNER), da unter Penicillin die reparatorischen Vorgänge verzögert sind und außerdem durch die Milderung des klinischen Verlaufes die Neigung besteht, das erkrankte Glied nicht ausreichend lange ruhigzustellen. Durch deforme Bruchheilung oder Entwicklung einer Defektpseudarthrose blieben früher schwere Dauerschäden zurück, sie können heute durch entsprechende operative Korrekturen vermieden werden.

Im Röntgenbild treten wie bei allen unregelmäßig destruierenden Prozessen Frakturlinien nicht in gewohnter Deutlichkeit in Erscheinung. Es ist daher vornehmlich auf Knick- und Stufenbildungen sowie Achsenabweichungen zu achten. Irregulärer Bruchverlauf ist selten, meist handelt es sich um gezackte Quer- oder Schrägfrakturen.

γ) Gelenkbeteiligung

Sie erfolgt entweder in Form einer einfachen serösen Exsudation als „sympathischer Erguß", der nicht schwerwiegend ist, oder als Gelenkempyem. Im frühen Kindesalter ist die eitrige Gelenkentzündung eine sehr häufige Komplikation, sie kommt aber auch in späteren Lebensabschnitten nicht selten vor. Ausgangspunkt sind primär epiphysäre Herde, die unmittelbar ins Nachbargelenk einbrechen oder metaphysäre Herde, die entweder unter völliger oder teilweiser Zerstörung der Epiphysenfugen zu sekundär epiphysären Herden geworden sind (sekundäre Epiphysitis). Im Röntgenbild ist in diesen seltenen Fällen dann eine Unschärfe der metaphysären Abschlußplatte erkennbar. Das Gelenkempyem kann schließlich auch durch Fortschreiten des Eiters über den subperiostalen Raum zustande kommen, namentlich bei Säuglingen und Kleinkindern, weil sich in diesen frühen Wachstumsphasen die Kapsel einiger Gelenke noch bis zur Metaphyse hin erstreckt.

Nach älteren statistischen Angaben trat diese Komplikation früher verblüffend häufig in Erscheinung. In TRENDELs Übersicht über 1058 Patienten wird zusammenfassend angeführt, daß in 40% der Herde an der unteren Extremität und in nahezu 50% an der oberen Extremität bleibende Gelenkerkrankungen hinzukamen. Besonders gefährdet ist das Hüftgelenk. Bei 157 Fällen von Osteomyelitis des oberen Femurendes sah TRENDEL 124mal eine Coxitis. Davon heilten nur insgesamt 91 aus (mit Ankylose 21, mit Spontanluxation 29, mit Epiphysenlösung 21). HÜBLER nimmt eine Häufigkeit von 20% primärer Gelenkbeteiligung an. PASCHLAU sah das Gelenkempyen bei Kindern aller Altersgruppen zusammen in etwa $^1/_3$ der Fälle. Als Endausgang dieser Komplikation kam es früher in der Mehrzahl zu erheblichen Dauerschäden. Dieses betrübliche Bild hat sich durch die Behandlung mit antibiotischen Mitteln gewandelt. Bei frühzeitiger und ausreichender Anwendung der Antibiotica kann die Gelenkeiterung fast mit Sicherheit verhindert werden. Für ein schon entstandenes Empyem gestaltet sich die Prognose günstiger. BACHMANN und

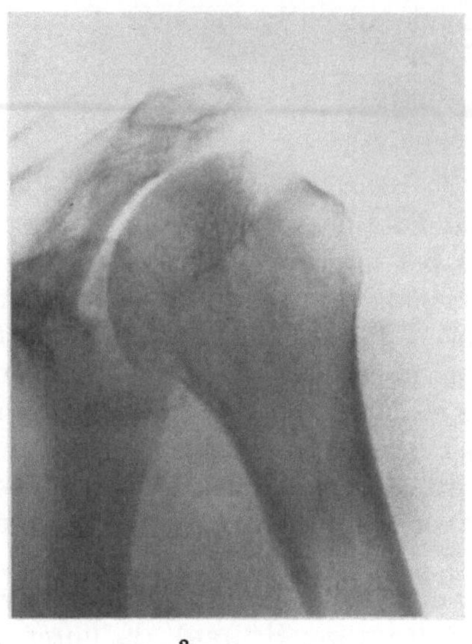

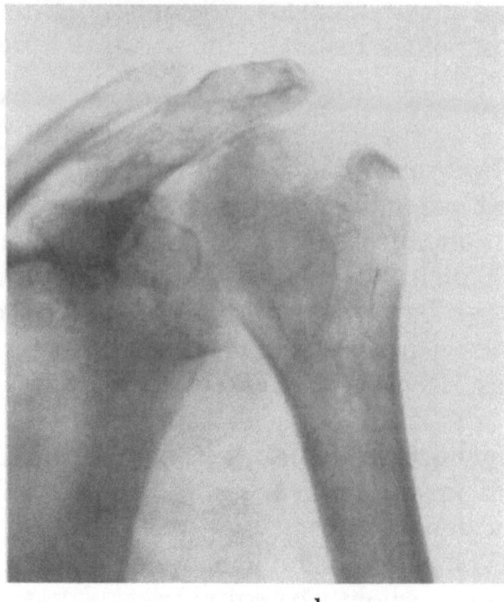

Abb. 18a u. b. ♂, 52 Jahre. Epiphysärer Sitz einer Osteomyelitis bei Staphylokokkensepsis. a Frühstadium. Keilförmiger reaktionsloser Herd im lateralen Anteil des Humeruskopfes. b $3^1/_2$ Monate später. Fortschreiten des Prozesses über das proximale Humerusende. Übergreifen auf das Schultergelenk. Später akuter Herztod. (Aufnahme Dr. MEESSEN, Berlin, Krankenhaus Tegel-Süd)

BOSSUYT führten Nachuntersuchungen von Säuglingen durch, die schwere Gelenkeiterungen, z.T. mit völliger Nekrose der Epiphysen, durchgemacht hatten. Trotzdem waren in mehreren Fällen noch gute funktionelle Ergebnisse erzielt worden; erstaunlich war auch das Ausmaß der Regeneration vorher total zerstörter Ossifikationszentren. Die Regeneration lädierter Kerne kann durch enchondrale Ossifikation vom erhaltenen Gelenkknorpel her erfolgen (DAUBENSPECK, BANKS, KRIGSTEN und COMPÈRE).

Über das Röntgenbild s. „Osteomyelitis im Säuglings- und Kleinkindesalter“, S. 85.

δ) *Epiphysenlösung ohne oder mit konsekutiver Wachstumsstörung*

Die seit langem bekannten Wachstumsstörungen jugendlicher Knochen als Folge akuter oder chronischer Knochenentzündungen äußern sich als Wachstumshemmungen und Wachstumsförderungen. Zur Hemmung kommt es bei schwerer Beeinträchtigung, insbesondere bei Destruktion des Fugenknorpels, nach eitriger Epiphysenlösung oder nach brückenförmiger Callusbildung zwischen Meta- und Epiphyse. Die Häufigkeit der Epiphysenlösung wurde für alle Lebensalter zusammen von LEXER und GARRÉ mit 12--15% angegeben, PASCHLAU konstatierte bei der frühkindlichen Osteomyelitis eine Häufigkeit von 20,5%.

Wachstumsförderung entsteht dann, wenn nur die marginalen Entzündungserscheinungen, insbesondere die Hyperämie, aber wahrscheinlich auch die Änderung des Gewebschemismus die Wachstumsfuge treffen. Hierbei ist es gleichgültig, ob diese Abweichung der chemischen Bedingungen durch Acidose infolge Kreislaufänderung, Einfluß von Bakterientoxinen, durch hormonelle oder andere unbekannte Faktoren bedingt ist. *Die fugennahen Reize hemmen* gewöhnlich, weil sie rasch die zum Wachstum nötigen Gewebe lähmen oder sogar zerstören. *Die entfernteren fördern das Wachstum*, was meist dann der Fall ist, wenn sich an eine akute Osteomyelitis eine chronische mit Sequesterbildung anschließt, ohne daß der Knorpel durch die fortdauernde Eiterung Schaden erleidet (RESCHKE). Auch die Nachbarknochen können an der Wachstumsbeschleunigung teilnehmen, z.B. das Femur bei Osteomyelitis der Tibia oder der gesunde Partner eines erkrankten Röhrenknochens in einem zweiknochigen Gliedabschnitt, z.B. die Ulna bei

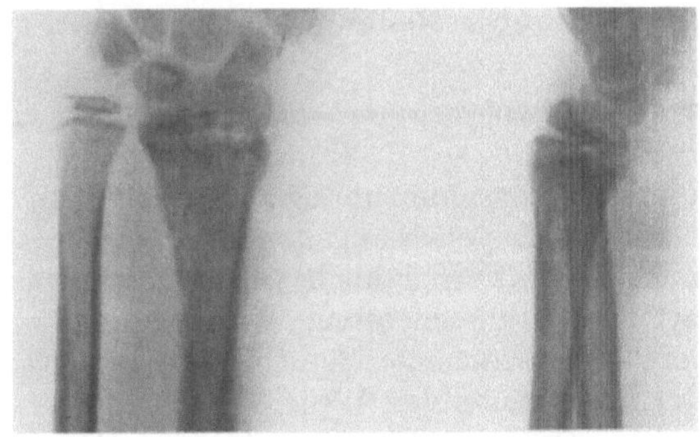

a

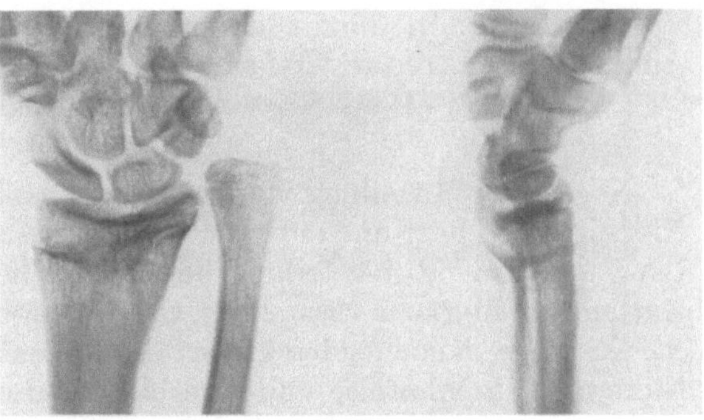

b

c

Abb. 19a—c. ♂, 12 Jahre. Staphylokokkenosteomyelitis des linken Radius. a Fugennahe Destruktion der Metaphyse besonders deutlich. b $2^1/_2$ Jahre später. Osteomyelitis mit Verkürzung des Radius ausgeheilt. Wachstumsfuge teilweise knöchern überbrückt. c Ein weiteres $^1/_4$ Jahr später. Zustand nach Längenausgleich durch Osteotomie der Ulna. (Aufnahmen Dr. KELLER, Berlin-Lichtenrade, Kinderkrankenhaus)

Osteomyelitis des Radius, wenn beide nebeneinanderliegenden Wachstumszonen den fördernden Faktoren unterliegen. Das verstärkte Wachstum wird mit der Zeit gewöhnlich wieder ausgeglichen (HEYDEMANN). Wenn die Schädigung die Epiphysenfuge nicht in ganzer Breite trifft, dann entstehen Knochenverbiegungen im Sinne einer Varus- oder Valgusstellung.

Folgende Häufigkeitsangaben zu den beiden Formen der Wachstumsstörungen liegen vor: WILSON und MCKEEVER stellten je in etwa $^1/_5$ ihrer Fälle Abweichungen des Längenwachstums und in allen Fällen des Dickenwachstums fest. DENNISON sah bei 84 Osteomyelitiserkrankungen von Röhrenknochen 20mal eine Längenzunahme, die sich 8 bis 12 Monate nach Erkrankungsbeginn bemerkbar machte und unterstrich die Bedeutung dieser Verlängerung für das spätere Auftreten einer Skoliose. HEINICKE fand unter 48 erkrankten Knochen 18 Wachstumsstörungen, 3mal Verlängerung, 15mal Verkürzung. CONTZEN und GASTEYER bemerkten bei 12 Fällen von epiphysennaher Osteomyelitis mit Epiphysenbeteiligung später 5mal Verkürzung, 3mal Verlängerung, 4mal normale Verhältnisse. Unter 18 Fällen mit metaphysären Herden ohne Epiphysenbeteiligung sahen sie 15mal normales Wachstum und 3mal eine Verlängerung. BACHMANN und BOSSUYT fanden bei ihren Nachuntersuchungen nur Verkürzungen, keine Verlängerungen.

ε) Amyloidose

Die amyloide Degeneration innerer Organe wird im Schrifttum als Folge chronischer Knocheneiterungen nicht selten genannt. Über ihre Häufigkeit liegt nur die Angabe

TRENDELs vor. Er konnte unter seinen 1058 Fällen (aus über 50 Jahren) nur 3mal ein Amyloid der Nieren feststellen.

ζ) Nierensteine

Nach einer Mitteilung von STAEHLER muß ein kausaler Zusammenhang zwischen einer Nierensteinbildung und einer gleichzeitig bestehenden Osteomyelitis angenommen werden. Lang dauernde Ruhigstellung bei entzündlichen Prozessen vornehmlich an der unteren Extremität führt zu vermehrter Calciummobilisation und -ausscheidung. Ferner kommt es, wenn der Knochendefekt im Sinne eines Focus wirkt, zu einer Sensibilisierung der Niere mit Phosphaturie und einer Entzündung der harnableitenden Wege. Es sind dann alle Voraussetzungen für eine Steinbildung gegeben. (Weitere Literatur hierzu: BOSHAMER; VON TOTH; VOLKMANN.)

η) Fistelcarcinom

Das Anwachsen bösartiger Geschwülste auf dem Boden fistelnder chronischer Knochenprozesse ist selten und kommt nicht nur bei fistelnden Osteomyelitiden, sondern vereinzelt auch nach anderen Grundkrankheiten wie tuberkulösen und luischen Fisteleiterungen, ferner bei Analfisteln und chronischen Empyemresthöhlen vor (MCANALLY und DOCKERTY). MARZIANI und TRIVELLI fanden bis 1942 im Schrifttum 100 Fälle von Fistelcarcinom bei chronischer Osteomyelitis bzw. Tuberkulose, während LOVELL, KING und ALLDREDGE aus den Jahren 1828—1957 insgesamt 83 Fälle zusammenstellten, die sämtlich auf dem Boden einer chronischen Osteomyelitis entstanden waren. SEDLIN und FLEMING sammelten aus dem Schrifttum der Jahre 1940—1961 90 Fälle, die in osteomyelitischen Höhlen entstanden waren, und berichteten über 12 eigene Beobachtungen.

Über die relative *Häufigkeit* liegen folgende Angaben vor:

LOVELL:	von 500 chronischen Osteomyelitisfällen	8mal = 1,6 %
MCANALLY und DOCKERTY:	von 4000 Osteomyelitisfällen	9mal = 0,23 %
BENEDICT:	von 2400 Osteomyelitisfällen	12mal = 0,5 %
HENDERSON und SWART:	von 2396 Osteomyelitisfällen	5mal = 0,21 %
SEDLIN und FLEMING	sprechen von einer Häufigkeit von 1—2 %	

Die meisten bisher mitgeteilten Fälle betrafen die untere Extremität, am häufigsten die Tibia. Die insgesamt 29 Fisteltumoren von LOVELL, BENEDICT sowie MCANALLY und DOCKERTY waren folgendermaßen lokalisiert: Tibia 18mal, Fuß 5mal, Femur 4mal, Schulter 1mal, Hand 1mal.

Meist handelt es sich um ältere Kranke. Als Latenzzeit zwischen dem Beginn der Fisteleiterung und dem Auftreten des Fistelcarcinoms werden im Mittel 20 Jahre angegeben. MCANALLY und DOCKERTY kommen in ihrer Zusammenfassung zu einem Mittelwert von 26,7 Jahren, JOHNSON und KEMPSON errechneten bei 10 Fällen ein mittleres Intervall von 31 Jahren. Die bisher kürzeste Latenzzeit von 7 Jahren beobachtete HELLNER, der im übrigen auch Intervalle bis zu 60 Jahren feststellte.

Je nach dem Ort der Geschwulstkeimbildung können *innere und äußere Fistelcarcinome* unterschieden werden, worauf DEVARS bereits 1894 aufmerksam machte. Die äußeren beginnen an der Fistelöffnung in der Haut und dringen von dort allmählich durch den Fistelkanal in den Knochen vor. Die inneren entstehen an der inneren Öffnung der Weichteilfistel, also unmittelbar in der Nachbarschaft des Knochens oder sogar in alten Knochenhöhlen, die sekundär mit Plattenepithel ausgekleidet sind. BRUNSCHWIG beschrieb solche osteomyelitischen Höhlen, die zum Teil über 50 Jahre drainiert waren und bei deren operativer Ausräumung sich eine stellenweise carcinomatöse Entartung des auskleidenden Plattenepithels zeigte, ohne daß bis dahin eine Arrosion des Knochens stattgefunden hatte. Er faßt daher die sekundäre Epithelauskleidung chronischer osteomyelitischer

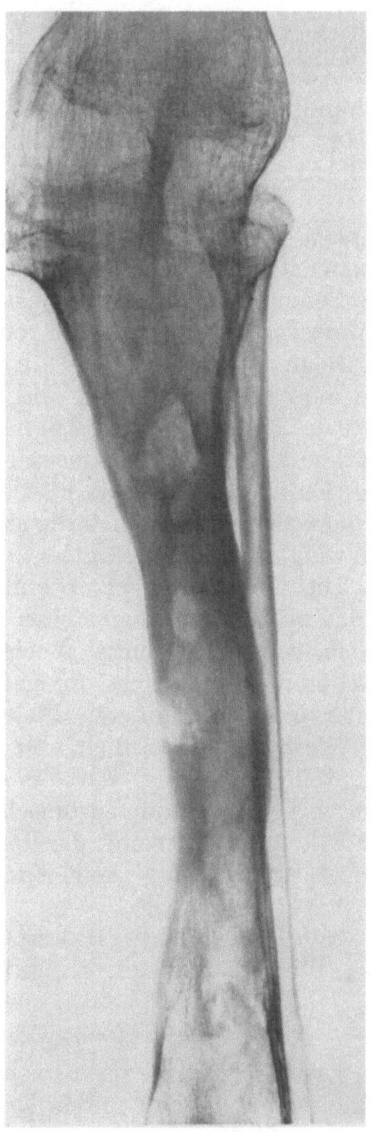

Abb. 20. ♂, 47 Jahre. Fistel-Carcinom. Typisches Bild einer chronischen Osteomyelitis mit knöcherner Ankylose des Kniegelenkes. Mehrere ziemlich scharf abgesetzte osteomyelitische Höhlen in verdichteter Umgebung des mäßig verunstalteten Tibiaschaftes. Von dem operativ vorgefundenen, den Knochen sehr ausgedehnt durchsetzenden Plattenepithelcarcinom sind im Röntgenbild keine Zeichen erkennbar

Knochenhöhlen als präcanceröses Stadium auf. GUTH wies auf die Möglichkeit einer cancerogenen Wirkung des chronischen Salbengebrauches hin.

Die *histologischen Untersuchungen* ergeben dementsprechend meist das Vorliegen eines Plattenepithelcarcinoms (LAUCHE; HELLNER; BOWERS). Nur GENTA berichtete über das Vorkommen langsam wachsender hornbildender Spindelzellcarcinome. Auch die Entstehung von Fistel*sarkomen* wurde beobachtet. So schilderte HAAKSHORST ein Sarkom im Anschluß an eine Osteomyelitis der Scapula und FEENDERS berichtete von einem Spindelzellsarkom 4 Monate nach Granatsplitterverletzung der Handwurzelknochen. Bei Sarkomen sind also die Latenzzeiten erheblich kürzer als bei Carcinomen. Weitere Fälle von Fistelsarkom wurden von SCHEID, SIMON, EVE, VOLKMANN, ROSSI, DIETRICH, KIRSCHBAUM und MUNK-ANDERSEN veröffentlicht.

Unbehandelt führt das Fistelcarcinom zu mehr oder weniger rascher Zerstörung des Knochens. So sind bei 42 Fistelcarcinomen des deutschen Schrifttums 7 Spontanfrakturen beschrieben (HELLNER). Die Metastasierung setzt erst spät ein und führt nur zu Absiedlungen in die regionalen Lymphknoten. Hämatogene Aussaat gehört zu den Ausnahmen. HELLNER sowie BERESTON und NEY fanden in je einem Fall Lungenmetastasen, VOLKMANN und KREY Knochenmetastasen, STEWART, OBERMAYER und WOOLHANDLER in einem Fall Hautmetastasen.

Das führende *klinische Symptom* ist der relativ plötzlich einsetzende Schmerz, der um so stärker ist, je tiefer der Tumor sitzt. Da die jahrzehntelang bestehenden chronischen Knocheneiterungen meist keine Schmerzen verursachen, ist das plötzliche Einsetzen von Beschwerden um so bemerkenswerter. Zu dieser Zeit sind röntgenologische Veränderungen meist noch nicht zu erkennen. Beginnt das Carcinom an der äußeren Fistelöffnung, so deutet ihre Erweiterung sowie eine Unterminierung und Verhärtung des Fistelrandes darauf hin. Wächst es in der Tiefe der Fistel an, so führt der rasche Zerfall des aufschießenden Tumorgewebes zu einer starken und bezeichnenderweise sehr übel riechenden Sekretion, sowie zu Blutungsneigung. Entwickelt sich das Fistelcarcinom schließlich im Knocheninnern, dann bildet neben dem Schmerz lediglich die stark fötide Absonderung einen Hinweis. Entzündliche Zeichen, die auf ein Wiederaufflackern der Osteomyelitis bezogen werden könnten, fehlen völlig. Die nicht selten symptomlos fortschreitenden Tumoren verraten sich meist erst durch das plötzliche Ereignis einer pathologischen Fraktur.

Die *röntgenologischen Symptome* setzen erst einige Wochen nach dem Beginn der subjektiven Beschwerden ein. In typischen Fällen ist im Anfangsstadium ein kleiner verwaschener Knochenbezirk in der Nähe der inneren Fistelöffnung festzustellen. Diese kleine osteolytische Zone vergrößert sich allmählich und wird unregelmäßiger, bis sie schließlich ausgedehnte Knochenteile durchsetzt. Für das Fistelcarcinom typisch ist die reaktionslose Osteolyse in einem vorher durch den chronisch-entzündlichen Prozeß erheblich sklerosierten Knochen. Zur Erkennung ist somit die Verlaufskontrolle von ausschlaggebender Bedeutung. Eine eigene Beobachtung ohne jeden röntgenologischen Hinweis gibt die Abb. 20 wieder.

Weitere Veröffentlichung von Einzelfällen: HERRMANN, NORINDER, PEYCELON, MARKS und TURNER, PLACINTEANU und DOBRESCU, WIESNER.

ϑ) Sudeck-Syndrom

Die Sudecksche Dystrophie wird als Komplikation unspezifischer Knocheneiterungen im Osteomyelitis-Schrifttum kaum erwähnt. Nur in den Monographien über das Sudeck-Syndrom sind hierüber Angaben zu finden, die sich allerdings widersprechen. WAGNER hält die Dystrophie für eine obligatorische Begleiterscheinung akuter und chronischer unspezifischer Entzündungen der Knochen und Gelenke, sobald der entzündliche Prozeß „größere Ausmaße“ angenommen hat. HACKETHAL zählt zu den nichttraumatischen Noxen, die zu einem Sudeck-Syndrom führen können, ohne weitere Erläuterungen auch die unspezifischen und spezifischen Entzündungen der Knochen und Gelenke.

Im Gegensatz dazu hält BLUMENSAAT die Entstehung einer Sudeckschen Dystrophie bei akuten oder chronischen bakteriellen Knochenentzündungen für bisher nicht hinreichend gesichert, während er die Beobachtungen von SUDECK, RIEDER und von MAURER bestätigt, daß eine Knochendystrophie zwar bei *chronischen Weichteileiterungen* (verschleppten Panaritien, Abscessen und Phlegmonen) vorkommen könne, bei den akuten oder chronischen bakteriellen Entzündungen der Knochen dagegen (noch) nicht eindeutig nachgewiesen sei.

l) Differentialdiagnose

Nach den Erhebungen des Pathologen HUEBSCHMANN sollen von 100 Osteomyelitis-Fällen über 80 klinisch nicht diagnostiziert werden. Als Ursachen der häufigen Fehldiagnosen werden aufgeführt:

a) Die Herdlokalisation ist nur in 60% typisch.

b) Die Osteomyelitis bevorzugt das Jugendlichenalter, kommt aber in jeder Altersklasse, auch bei Greisen vor.

c) Die Röntgenaufnahmen sind in der ersten Zeit negativ.

d) Die außerhalb des Knochens auftretenden Veränderungen werden falsch interpretiert.

Seit Einführung antibiotischer Heilmittel und der Nebennierenrindenpräparate ist die Abgrenzung der Osteomyelitis noch schwieriger geworden, weil (bei frühzeitigem Therapiebeginn) abgemilderte und gehäuft atypische Osteomyelitisverläufe beobachtet werden.

Klinische Differentialdiagnose. Da das Röntgenbild in den ersten Krankheitstagen auch bei der unbehandelten Osteomyelitis als differenzierendes Hilfsmittel wegfällt, muß eine beginnende Osteomyelitis klinisch diagnostiziert werden. Zur Unterscheidung gegen andere Krankheitsbilder müssen zunächst folgende Erhebungen herangezogen werden: Anamnese, Lebensalter, klinische Allgemeinerscheinungen und die routinemäßigen Laborbefunde [Blutbild, Blutsenkungsreaktion, elektrophoretische Untersuchung der Serumproteine (Ruckensteiner), Serumeisen und Serumkupfer, wobei ein niedriger Eisenspiegel bei erhöhtem Kupferwert für eine Tumorkonstellation spricht (Strnad und Gebert), Seroreaktionen]. Sodann hat eine genaue Analyse des klinischen *Lokalbefundes* zu erfolgen, wobei die Beachtung der Prädilektionsstelle der in Betracht kommenden Erkrankungen geboten ist.

Für die Serumdiagnostik der Osteomyelitis empfahl Coenen im Jahre 1908 den Antihämolysintest, der auf dem Nachweis des bei Infektionen mit hämolysierenden Staphylokokken vermehrt vom Organismus gebildeten Antilysins beruht. Im Jahre 1935 berichteten Blair und Hallman über ihre Erfahrungen mit diesem Test, dessen Treffsicherheit nicht sehr hoch liegt. Der Antileukocidinnachweis wird von Valentine und Butler für sicherer gehalten. Beide Verfahren haben sich klinisch kaum durchgesetzt. Nakata (1928) wies auf die Möglichkeit des Fetttröpfchennachweises im Blut als Frühzeichen hin, Baylin und Glenn erwähnten die Lipurie.

Im klinischen Initialstadium der Osteomyelitis müssen bestimmte *Allgemeinerkrankungen* abgegrenzt werden, wie z.B. akute Polyarthritis rheumatica, Grippe, Sepsis, Typhus, Miliartuberkulose, Meningitis, Poliomyelitis. Bei der klinischen Differenzierung des lokalen Prozesses sind folgende entzündliche *örtliche Erkrankungen* abzutrennen: Phlegmone, Erysipel, Lymphangitis, tiefer Weichteilabsceß, Thrombophlebitis.

Röntgenologische Differentialdiagnose. Das Röntgenbild kann im Initialstadium aus den erwähnten Gründen keine Hilfe leisten, jedoch ist bei Auftreten örtlicher Symptome auch unter bereits begonnener antibiotischer Therapie eine röntgenologische Verlaufskontrolle in etwa 8tägigen Intervallen, selbst wenn die Diagnose bereits gestellt ist, dringend notwendig.

Die typische Osteomyelitis ist leicht zu erkennen. Jedoch wird heute in der Ära der Antibiotica das klassische Symptomenbild nur noch selten angetroffen (de Witte). So bleibt bei der Vielgestaltigkeit des wechselvollen Krankheitsbildes eine keineswegs kleine Fallzahl übrig, bei der auch im weiteren Verlauf röntgenologisch eine Entscheidung unmöglich ist und allein die Biopsie zur Diagnose führt.

Die pyogene Osteomyelitis muß röntgenologisch gegen Erkrankungen aus folgenden 3 Kategorien abgegrenzt werden (Bromer):

a) andere infektiöse, und besonders spezifische Knochenentzündungen,

b) Dystrophien,

c) gutartige und bösartige Tumoren.

Zu a). Die Röntgensymptome der Tuberkulose, der Lues connata bzw. acquisita und der Lepra sind in den entsprechenden Kapiteln beschrieben. Dort wird auch auf die differentialdiagnostischen Merkmale im Vergleich zur pyogenen Osteomyelitis eingegangen.

Zu b). Die differentialdiagnostisch bedeutungsvollsten Dystrophien, nämlich Skorbut und Rachitis, sind in den Kapiteln „Säuglings-Osteomyelitis“ und „Lues connata“ berücksichtigt.

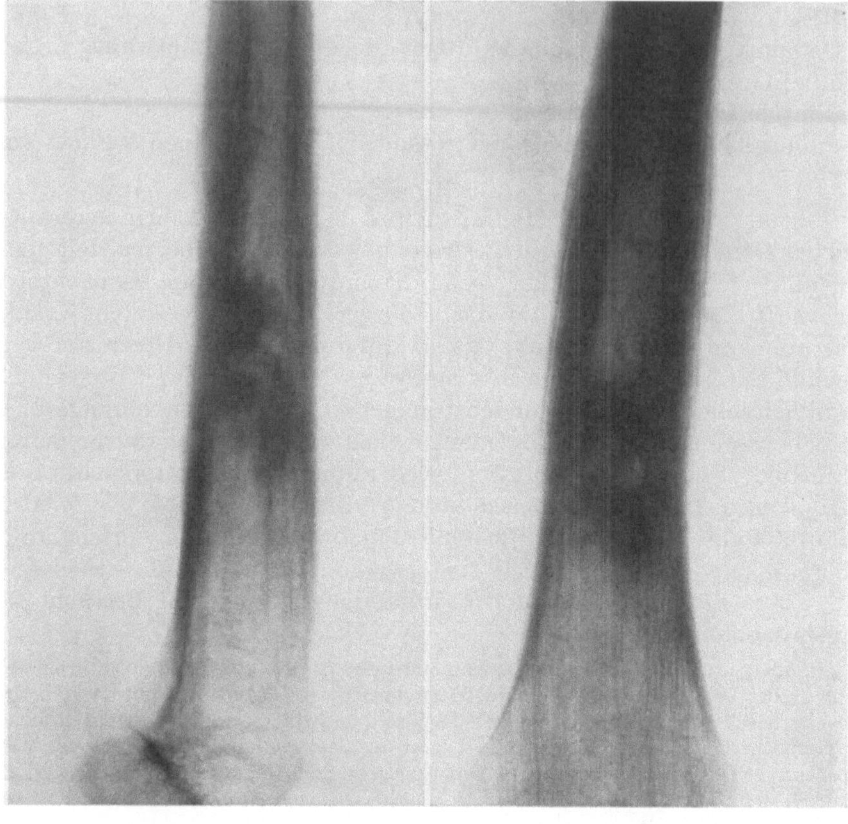

a b

Abb. 21. ♂, 16 Jahre. Osteomyelitisartige Form des osteogenen Sarkoms am linken Femur. Umschriebene unregelmäßige Verdichtungen des Markraumes, dazwischen rundliche Aufhellungen. Zirkuläre, geschichtete Periostlagen. An der Lateralseite äußerste Periostschichten streckenweise unter fahnenartiger Abhebung der Enden unterbrochen

Zu c). *Gutartige Tumoren*, z.B. Osteoklastome, Osteofibrome, Chondrome, juvenile Cysten etc. Ihre Abgrenzung ist im Abschnitt „Brodie-Absceß" behandelt.

Bösartige Tumoren. Diese für den Kranken bedeutungsvollste Differentialdiagnose ist gerade besonders schwierig, und es sind im Schrifttum viele verhängnisvolle Irrtümer erwähnt.

Im Röntgenbild sind folgende Merkmale zu beachten, die bei typischer Ausprägung eine Trennung erlauben:

1. Die Zerstörung der Corticalis erfolgt bei Tumoren mehr en bloc, bei der Osteomyelitis mehr in Form verstreuter Herde, so daß dabei zwischen destruierten Stellen noch normale Knochenpartien zu finden sind.
2. Sequester sprechen für Osteomyelitis.
3. Die periostalen Neubildungen sind bei der Osteomyelitis gewöhnlich parallel zum Schaft ausgerichtet, bei malignen Tumoren senkrecht dazu (JENKINSON und LEWIN). Dieses Zeichen darf jedoch nicht überbewertet werden, denn mitunter bilden sich strahlenförmige Appositionen auch bei der Osteomyelitis und schaftparallele bei Tumoren, z.B. die zwiebelschalenartigen Periostanbauten beim Ewing-Sarkom (s. auch NANCE, ROBERTS und MILLER). STRNAD und GEBERT haben darauf hingewiesen, daß die unterschiedliche Formation der periostalen Knochenneubildung nur Ausdruck der Intensität ist, mit der eine Noxe am Periost wirksam wird. Bei langsamer Einwirkung (bei benignen Tumoren oder milder Entzündung) bilden sich geordnete lamelläre Appositionen, bei schnell

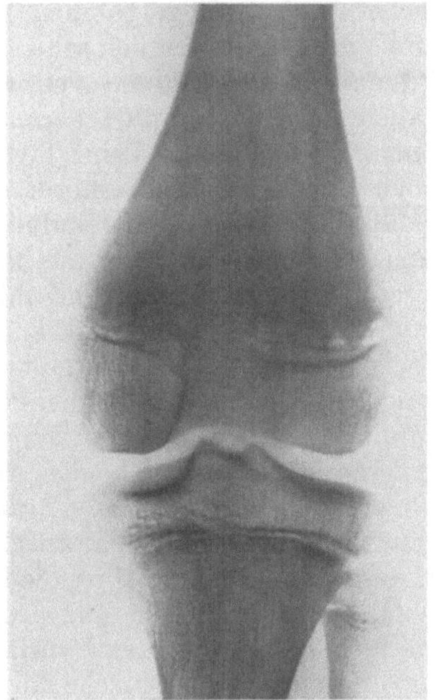

a

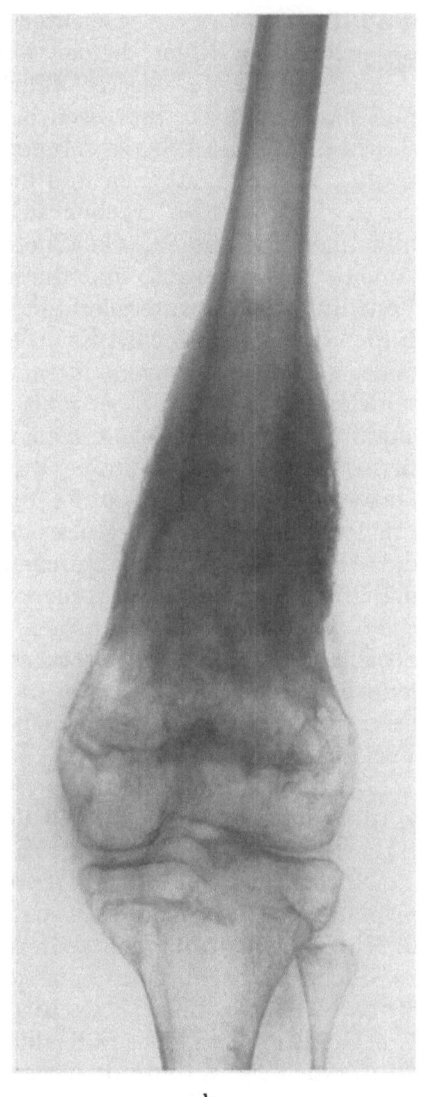

b

Abb. 22a u. b. ♂, 13 Jahre. Sarkomähnliche Osteomyelitis. a Frühstadium. Metaphysäre Herde entlang der ganzen Wachstumsfuge. b Spätstadium, 2 Jahre danach. Umschriebene spindelförmige periostale Verdickung am distalen Femurschaftdrittel links. Starke allgemeine Knochenentkalkung in Nachbarschaft des Kniegelenkes und erniedrigter Gelenkspalt (lange Ruhigstellung). Histologisch: unspezifische Entzündung. Tuberkulose und Tumor ausgeschlossen. (Aufnahmen Dr. Stope, Berlin-Spandau, Waldkrankenhaus)

wachsenden (malignen) Tumoren oder einer heftigen Entzündung ändern die knochenbildenden Elemente sehr oft ihre Richtung, und es kommt daher zu den senkrecht zur Knochenachse liegenden Spiculae. Bei noch foudroyanter einwirkender Noxe (Tumor oder Entzündung) kommt es zur reaktionslosen Osteolyse. Das Ewing-Sarkom ist besonders schwer von der Osteomyelitis zu unterscheiden, da Alter der Kranken, Prädilektionsstellen und auch klinische Zeichen weitgehend übereinstimmen. Auch röntgenologisch ergeben sich beträchtliche Schwierigkeiten, vor allem zwischen den umschriebenen corticalen Formen (z.B. dem Osteoidosteom) der Osteomyelitis und dem beginnenden Ewing-Sarkom. Klärung der Diagnose erbringt in diesen schwierigen Fällen zumeist nur eine Biopsie, und zwar an der richtigen Stelle, möglichst unter Freilegung des befallenen Knochens (Hellner). Das Röntgenbild ist aber wegen der Mitbeurteilbarkeit der Umgebung manchmal dem mikroskopischen Bild überlegen (Strnad und Gebert).

Beginnende periostale Sarkome sehen vielfach einer Osteomyelitis ähnlich, und sklerosierende (osteogene) Sarkome erinnern sehr an die Garrésche Osteomyelitis sclerosans.

Sekundäre bösartige Geschwülste des Knochens, also Metastasen jeglicher Provenienz, sind durch das Lebensalter der Kranken, die klinischen Erscheinungen und die Kenntnis des Primärtumors meist leichter von entzündlichen Vorgängen zu trennen. Dennoch gibt es auch hierbei Bilder, die der Osteomyelitis zum Verwechseln ähnlich sehen (BROMER).

Seit der Mitte unseres Jahrhunderts wird zur Unterscheidung von entzündlichen und blastomatösen Prozessen des Knochens auch die Angiographie herangezogen (DOS SANTOS, PAPE und SEYSS; MUCCHI und COLUMELLA; VOGLER und DEU; TIWISINA; GOLLMANN). Bei semimalignen und malignen osteoblastischen Knochentumoren einschließlich des Ewing-Sarkoms ergeben sich typische Gefäßbilder die vor allem durch Gefäßneubildungen und anomale Gefäßnetze mit Lacunen (blood pools), in denen das Kontrastmittel längere Zeit verweilt, und durch arteriovenöse Fisteln am Tumorrand mit vorzeitiger Venenfüllung charakterisiert sind (DOS SANTOS, PAPE und SEYSS). Soweit angiographische Bilder von entzündlichen Knochenprozessen vorliegen, bieten sie keinerlei typische Merkmale, weil das umgebende Mesenchym viel weniger mitbeteiligt ist als bei bösartigen Geschwülsten, vor allem aber fehlt jede Gefäßneubildung. In der direkten Umgebung akutentzündlicher Herde sieht man neben der Hyperämie manchmal bogige Abdrängungen periostaler Gefäße und eine Verlängerung der arteriellen Phase (BREIT und SCHEDEL, GREMMEL u. Mitarb.; MAURER, ROHR u. STENGER). Ein allein für die chronische Osteomyelitis typisches Gefäßbild gibt es ebenfalls nicht, wesentliches Merkmal ist die Rarefizierung der Arterien in den atrophischen Weichteilen (MAURER und SCHEIBE). Gegenüber den malignen Tumoren herrscht jedenfalls bei entzündlichen Vorgängen eine auffällige „Gefäßruhe“ (VOGLER und DEU). Nach POPPE gilt der differentialdiagnostische Aussagewert der Serienangiographie bei Osteosarkomen, Fibro- und Reticulumzellsarkomen als erwiesen, jedoch ist eine sichere präoperative Unterscheidung zwischen einer Osteomyelitis und bestimmten Typen der Rundzellsarkome, vor allem der Ewing-Sarkome, auch mit diesem Verfahren nicht möglich.

Die direkte Einbringung von Kontrastmittel in den Knochenmarkkanal (Osteomedullographie nach DE GIULI und DUCCI), die bei malignen Tumoren ähnliche Bilder ergibt (RATTI) wie die Angiographie, hat keine weitere Verbreitung gefunden.

Nuclearmedizinische Untersuchungsverfahren des Skeletes, vor allem zum Nachweis primärer und sekundärer Knochentumoren, wurden 1942 inauguriert (DE TREADWELL u. Mitarb.; PECHER). Die späteren Versuche, mit Radiogallium blastomatöse und entzündliche Knochenerkrankungen zu differenzieren (DUDLEY; DUDLEY und MADDOX; MULRAY und DUDLEY; VAN DER WERFF), führten nicht zu befriedigenden Ergebnissen. Erst die Einführung des radioaktiven Strontiums erbrachte klinisch verwertbare Befunde. DYMLING und WENDEBERG verwendeten 85-Strontium und 47-Calcium und führten Impulsmessungen bei 25 Patienten mit entzündlichen Knochen- und Gelenkerkrankungen durch. Sie fanden ausnahmslos eine Aktivitätsanreicherung im Bereich akuter Knocheninfektionen, wenn die klinischen Symptome mindestens seit 14 Tagen bestanden. Während also eine nuclearmedizinische Überbrückung der röntgenologisch noch negativen Phase nicht gelang, ergab sich eine Überlegenheit dieser Methode im sicheren Unterscheidungsvermögen zwischen aktiven und ruhenden Prozessen (s. auch SPENCER u. Mitarb.). FREY hat später mit dem kurzlebigen 87-m-Strontium bei Profilmessungen schon Aktivitätsgipfel zeitlich vor dem positiven Röntgenbild gesehen, auch BESSLER hält eine szintigraphische Frühdiagnose bei entzündlichen Skeleterkrankungen für möglich. UMEK und STYCH ist bei einer hochakuten septischen Osteomyelitis (16jähriger Patient) der Nachweis gelungen, daß am selben Untersuchungstag, an dem das Röntgenbild noch keinerlei Knochenveränderungen zeigte, die Skeletszintigraphie mit 87-m-Strontium eine sichere Aktivitätserhöhung über dem seit Tagen schmerzhaften rechten Femur ergab. Ausführliche Vergleiche zwischen der Knochenszintigraphie und der Röntgendiagnostik bei hämatogener und exogener (posttraumatischer oder postoperativer) Osteomyelitis unternahmen HÖR, FREY, KEYL und HERTEL. Die Szintigraphie war bei der Aufdeckung herdförmiger Prozesse besonders bei den exogenen Formen überlegen, wogegen bei diffusem Knochenbefall oder multiplen kleinen Spongiosanekrosen das Röntgenbild mehr Information erbrachte. Auch die Auffindung von Sequestern und die Beurteilung von operativen

Defekten und Pseudarthrosen bleibt der Röntgendiagnostik vorbehalten. Neuerdings haben HABIGHORST u. Mitarb. auch über Knochenszintigraphien mit einem 99m-Technetium-Eisen-(II)-Komplex, also mit einer nicht am Knochenstoffwechsel beteiligten Substanz berichtet. Hiermit und auch mit Silberisotopen ist die Darstellung herdförmiger entzündlicher Prozesse möglich, wobei es sich aber nur um eine unspezifische Anreicherung aufgrund der Hyperämie und der gesteigerten Gefäßpermeabilität handelt. Eine echte Abgrenzung zur tumorbedingten Hyperämie etwa durch eine spezifische Leukocytenmarkierung mit 105-Ag ist JAHNS und BRASE entgegen einer früher von STEWART und PARKER geäußerten Hypothese nicht gelungen.

Zusammenfassend sei die übereinstimmende Meinung aller Autoren wiedergegeben, daß bisher weder durch irgendein nuclearmedizinisches Verfahren noch durch eines der bisher verwendeten Radionuklide eine qualitative Aussage im Sinne einer echten Differentialdiagnose zwischen entzündlichen und neoplastischen Knochenerkrankungen möglich ist.

m) Sonderformen

α) Osteomyelitis im Säuglings- und Kleinkindesalter

Die hämatogene Osteomyelitis des Kleinstkindes nimmt wegen einiger von der Osteomyelitis des älteren Kindes abweichender Merkmale eine Sonderstellung ein. Die Altersgrenze zwischen den beiden Typen liegt etwa am Ende des 2. Lebensjahres (OBER).

Zur Bakteriologie. Bei der Osteomyelitis des Kleinstkindes werden zwar dieselben Erregerarten wie bei der Osteomyelitis des späteren Kindesalters gefunden, jedoch in anderer Häufigkeitsverteilung. Auch beim Kleinstkind überwiegt weitaus der Staphylococcus pyogenes aureus, jedoch ist der Anteil der Strepto- und Pneumokokken größer (KREMLING; PASCHLAU; GREVILLIUS; GREEN und SHANNON; GRUNERT und SIEBERG u.a.).

Die Infektionsquelle läßt sich im frühen Kindesalter häufiger nachweisen als später (GRUNERT und SIEBERG). Im Vordergrund stehen — vorangehend oder gleichzeitig — Hauteiterungen wie Impetigo, Furunkel, infizierte Schürf- oder Brandwunden, Nabelinfektionen, Ohreiterungen, ferner infektiöse Erkrankungen des Nasen-Rachenraumes und der übrigen Atemwege, möglicherweise auch des Magen-Darmkanals, da der saure Magensaft beim Kleinstkind noch fehlt (GRUNERT und SIEBERG). JAMES erwähnt eine Übertragung von der Mutterbrust her. Unter 42 Fällen fand PASCHLAU als Vorkrankheiten 7mal eine Pneumonie, 7mal eine Grippe, 5mal eine Furunkulose, 3mal eine Nabeleiterung, je 2mal eine Mesotitis und einen Keuchhusten, 1mal ein Pleuraempyem.

Zur Pathologie. Der Ablauf des pathologischen Geschehens unterscheidet sich wegen anatomischer Besonderheiten des jungen Knochens von dem bei älteren Kindern. Zwar beginnt der Prozeß beim Kleinstkind ebenfalls am häufigsten in der Metaphyse, aber seine Ausbreitungsrichtung ist zumeist eine andere: Sie erfolgt in der Mehrzahl der Fälle gegen die Epiphyse hin, so daß insbesondere beim Säugling die metaepiphysäre Form weitaus am häufigsten vorkommt. Die Ursache dafür ist in besonderen Gefäßverläufen zu erblicken. Nach NUSSBAUM sind die Arterien der Epiphyse im Knorpelstadium reine Endarterien im Sinne COHNHEIMs, während sie später ein arterielles Netz bilden. SHIODA konnte zeigen, daß injizierte Tusche beim jungen Tier bis in die subchondralen Partien der Epiphysen eindringt, beim älteren dagegen nicht, weil die Knorpelfuge, die nur von wenigen perforierenden Gefäßen durchzogen wird, eine schützende Grenze bildet. Eine rein primäre Epiphysen-Osteomyelitis ist weniger oft anzutreffen. PASCHLAU sah sie unter 42 Fällen nur 3mal. Auch primär-diaphysärer Sitz tritt zahlenmäßig zurück. Epi- und Diaphysitis kommen um so eher vor, je jünger das Kind ist (SANTI).

Ein kleiner Teil der Fälle verläuft als metadiaphysäre Form mit ausgedehnter Schaftnekrose. Er unterscheidet sich nicht von der Osteomyelitis der älteren Kinder (DE SÈZE und RYCKEWAERT). Infolge der noch dünnen Corticalis, der lockeren Struktur mit größeren Maschen und der weniger festen Anheftung des Periostes auf seiner Unterlage kommt es im frühen Kindesalter schneller zur Ausbildung eines subperiostalen Abscesses, also auch eher zum Nachlassen des intraossären Überdruckes. Dadurch, daß der Eiter auch früher durch Punktion entleert werden kann, gestaltet sich der Verlauf vielfach günstiger (JAMES, SCHÄFER). Sequester und Fisteln sind seltener.

Meist primärer, seltener sekundärer Mehrknochenbefall ist häufiger als bei älteren Kindern. Die Häufigkeit polyostotischer Herde wird bei allen Altersstufen zusammengenommen in $^{1}/_{5}$ (GOSSMANN und DRACHTER), bei Säuglingen in etwa $^{1}/_{3}$ der Fälle (PASCHLAU) angegeben. Es besteht ferner eine Neigung zur Bildung von Metastasen in den inneren Organen und serösen Häuten.

Häufigkeit. Unter den gesamten Erkrankungen der frühkindlichen Lebensperiode ist die Osteomyelitis ein seltenes Ereignis (FINKELSTEIN, KREMLING, KARPLUS u.a.). FINKELSTEIN sah unter 15000 erkrankten Säuglingen nur 20 Fälle von Osteomyelitis. JAMES beobachtete von 1930—1951 40 Fälle von Osteomyelitis des frühen Kindesalters, darunter 12 bei Neugeborenen; GREEN und SHANNON sammelten in 21 Jahren 95 akute und chronische Fälle; HIGGINS, BROWN und BODIAN berichteten über 31 Fälle akuter

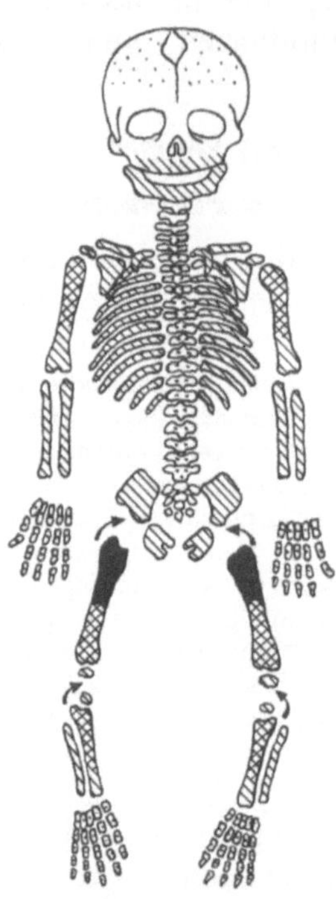

Abb. 23. Verteilungsschema der Osteomyelitis im Säuglings- und Kleinkindesalter. ■ Häufigste Lokalisation, ▩ häufige Lokalisation, ▨ seltene Lokalisation, ▤ vereinzelte Lokalisation

Osteomyelitis, von denen die Hälfte Säuglinge betraf; PROPERS sowie STACK und NEWMAN (1953) bezeichneten unter Hinweis auf die Infektionsanfälligkeit in den ersten beiden Lebensjahren die Säuglings-Osteomyelitis trotz verbesserter Hygiene als eine noch relativ häufige Erkrankung.

Über eine im Alter von 17 Tagen entstandene, auf dem ersten Röntgenbild vom 27. Lebenstag bereits kräftig ausgebildete Osteomyelitis berichtete ABESSER in einer Kurzmitteilung. Er äußerte die Vermutung, daß die Osteomyelitis bereits intrauterin entstanden sei.

Geschlechtsdisposition. Während im späteren Kindesalter Knaben 6mal so häufig erkranken wie Mädchen, beträgt das Verhältnis in den ersten beiden Lebensjahren etwa 1:1.

Lokalisation. Das Verteilungsmuster der hämatogenen Osteomyelitis auf das Skelet weicht im frühen Kindesalter von dem der späteren Lebensjahre ein wenig ab. Häufigster Sitz ist das *proximale* Femurende, wobei es meist zum Durchbruch in das Hüftgelenk kommt; die Osteomyelitis des proximalen Femurendes wird deshalb im deutschen Schrifttum auch als „Säuglingsarthritis" bezeichnet (GREVILLIUS). Unter den 40 Fällen von

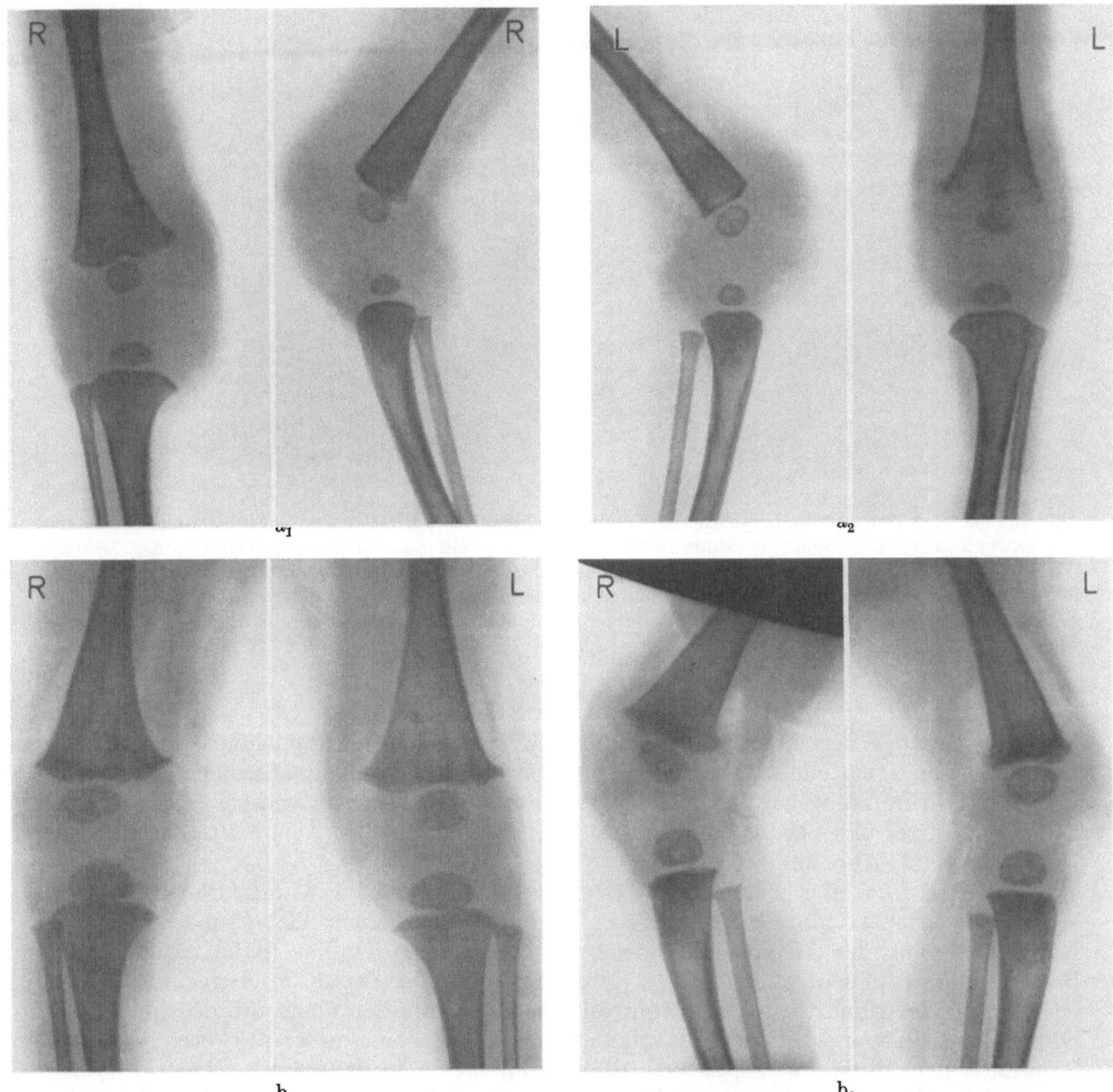

Abb. 24a u. b. ♀, 6 Wochen alter Säugling. Doppelseitige Osteomyelitis der distalen Femur-Metaphysen. a Frühstadium. 3 Wochen nach Einweisung wegen Otitis media und später aufgetretenen Gelenkschwellungen. Kleine metaphysäre Herde beiderseits, links deutlicher als rechts. Im Gelenkpunktat Staphylokokken nachgewiesen. b Spätstadium, $2^1/_2$ Monate danach. Völlige Abheilung der metaphysären Herde nach antibiotischer Behandlung; nur noch zarter Periostsaum an der Außenseite rechts. Gelenkschwellung zurückgegangen. (Aufnahmen Dr. Otto, Berlin-Lichterfelde, Rittberg-Krankenhaus)

James betrafen 20 den Oberschenkelknochen, während sich die übrigen auf Humerus, Maxilla, Radius, Sternum und die kleinen Fußknochen verteilten. Bei den Fällen von Propers saß die Osteomyelitis 10mal im Femur, 6mal im Humerus, 5mal in der Wirbelsäule, je 1mal in Rippe, Beckenschaufel, Mittelhandknochen und Fingerphalanx. Mitunter entsteht die Osteomyelitis des Neugeborenen im Oberkiefer, wo sie von Zahnkeimentzündungen ausgeht (Zarfl). Paschlau fand folgende Herdverteilung in absteigender Reihe: Femur, Humerus, Tibia (alle proximal häufiger), Rippen, Radius, Ulna, Fibula, kurze und platte Knochen, insbesondere Schädel, Wirbelsäule, Kiefer und Becken.

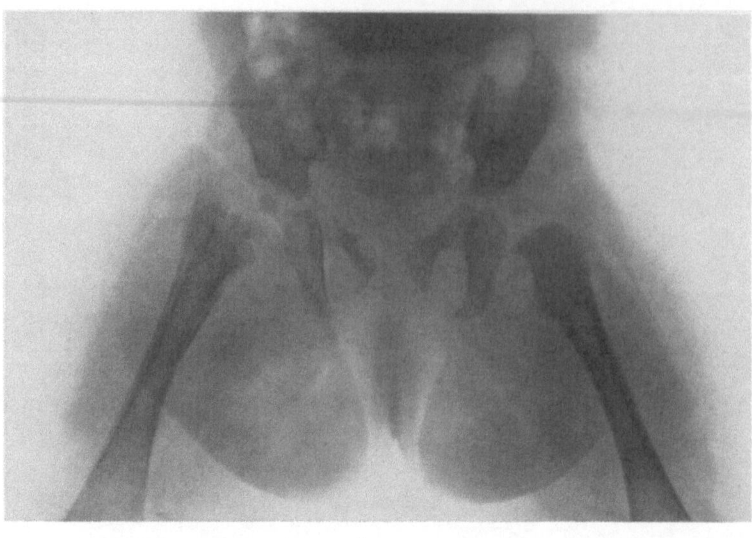

a

Abb. 25a—c. ♀, 3 Monate. Osteomyelitis der proximalen Femurmetaphyse rechts. a Frühstadium. Schenkelhals großenteils zerstört. Breite periostale Anbauten am Schenkelschaft. Kopfkern größer als links. Geringe Weichteilschwellung, Intermuskularsepten weniger deutlich als links. b 10 Monate später. Entzündlicher Prozeß mit Deformierung des proximalen Femurendes und Subluxation des Kopfkernes abgeheilt. c Weitere 9 Monate später. Nekrotischer Zerfall des Kopfkernes. (Aufnahmen Dr. STOPE, Berlin-Spandau, Waldkrankenhaus)

Kurze und platte Knochen erkranken im Säuglingsalter mehr als doppelt so oft wie später. THIEMANN sah 11mal eine Rippenbeteiligung bei 270 Kindern mit abscedierender Pneumonie. Die Erkrankungshäufigkeit langer Röhrenknochen verhält sich zur Erkrankungshäufigkeit kurzer und platter Knochen beim Kleinkind wie 2,8:1, beim älteren Kind wie 7:1 (PASCHLAU) (Abb. 23).

Klinisches Bild. Der Verlauf der Osteomyelitis des frühen Kindesalters ist außerordentlich variabel. Zum Teil verläuft sie hochakut mit hohem Fieber und erheblicher Beeinträchtigung des Allgemeinbefindens, ähnlich wie bei Typhus (daher CASSAIGNACs Bezeichnung „typhus des membres“), Grippe, Pneumonie, Sepsis, Poliomyelitis, Meningitis, Poly- oder Monarthritis. Schüttelfröste treten gewöhnlich nicht auf, dagegen häufig Erbrechen (KREMLING; OBERNIEDERMAYR u.v.a.). Zwischen dieser schweren Verlaufsform unter dem Bilde einer septischen Allgemeininfektion bis zur milden Herderkrankung gibt es alle Übergänge. Bei der schleichenden Form können Fieber und Leukocytose völlig fehlen. Als Lokalsymptom wird lediglich im Anfang eine krampfhafte Fixation des betroffenen Gliedes beobachtet. Später entsteht ein Weichteilödem (STACK und NEWMAN). So berichtete KARPLUS von 2 Fällen mit ausgesprochen mildem Verlauf, bei denen trotz multipler Herde in einigen Extremitätenknochen und im Oberkiefer lediglich eine mangelnde Gewichtszunahme aufgefallen war. Relativ oft beobachtete JAMES schleichendes Einsetzen der Erkrankung unter uncharakteristischen Symptomen: von 40 Kindern hatten nur 13 Temperaturerhöhung und nur 23 eine Leukocytose. Nach PASCHLAU sind diese milden Verlaufsformen insbesondere bei ganz jungen Säuglingen recht häufig. Gewöhnlich liegt jedoch beim Kleinstkind die mittelschwere Verlaufsform vor mit hohem Fieber, Anschwellung und Inaktivität eines Gliedes, sowie frühzeitiger Absceßbildung. Mitunter steht die Gelenkschwellung im Vordergrund des klinischen Bildes, so daß eine primäre Gelenkentzündung angenommen wird.

Auch die durch Austauschtransfusion im Lebensalter unter 1 Monat hervorgerufenen hämatogenen Osteomyelitiden treten häufig primär unter den Zeichen einer Arthritis auf, der klinische Verlauf ist unter antibiotischer Therapie mild (VANDENDORP u. Mitarb.).

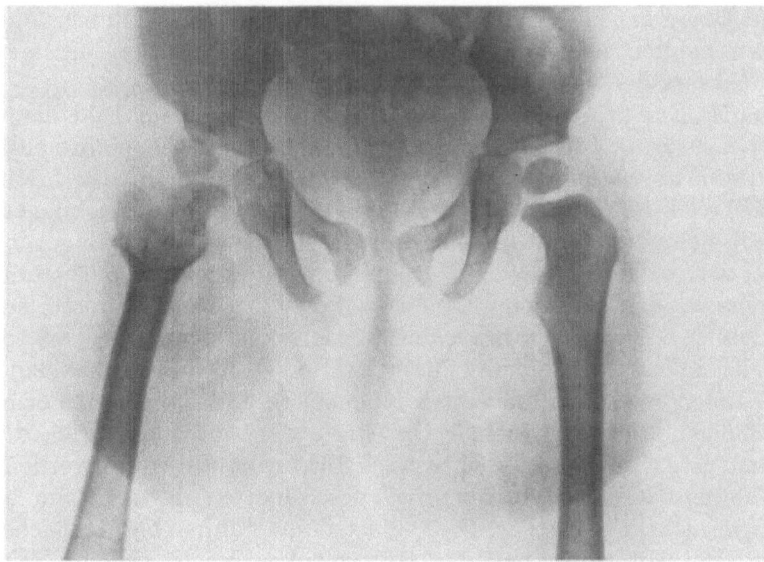

Abb. 25b

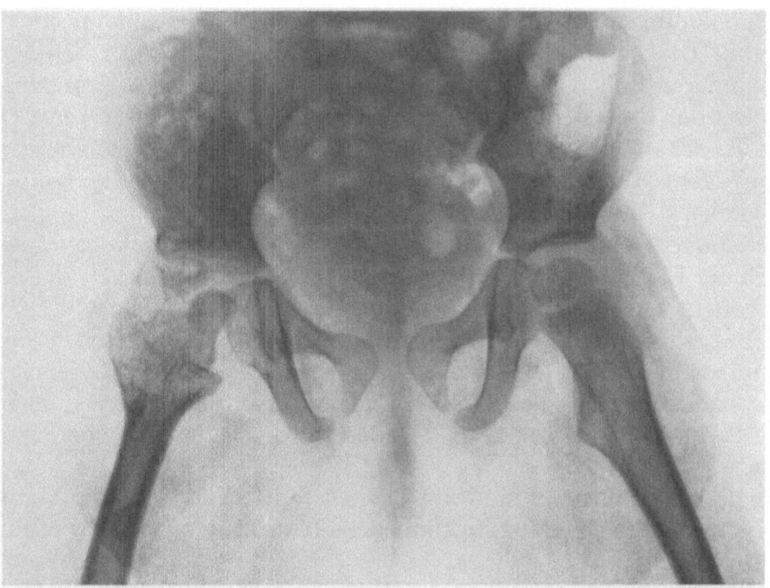

Abb. 25c

Vor der Penicillinära war die Prognose der Osteomyelitis des frühen Kindesalters sehr ernst. Die Letalität betrug bis zu $^2/_3$ der Fälle nach FINKELSTEIN, 65% bei Säuglingen nach GEHRT und HERMINGHAUS, 45% bei Kindern unter 6 Monaten nach GREEN und SHANNON und 35% nach GOSSMANN und DRACHTER; in PASCHLAUS Beobachtungsgut von 42 Kindern gingen 16 Fälle tödlich aus. Demgegenüber wurde die Letalität bei Kindern aller Altersstufen zusammen mit 25% von GOSSMANN und mit 22% von KRASNOBAJEW angegeben. Scheinbar ausgeheilte Fälle gingen später noch durch Amyloidose oder eine aufflackernde Allgemeininfektion letal aus. Schon unter der Sulfonamidtherapie beobachtete OBER 1938 ein erstaunliches Absinken der Sterblichkeit. Seit Einführung der Antibiotica haben sich die Behandlungserfolge durch Herabsetzung der Letalität, Abkürzung der Krankheitsdauer, weitgehende Verhütung von Gelenkbeteiligung, Metastasenbildung und Übergang in das chronische Stadium und durch Besserung des funktionellen Ergebnisses erheblich gesteigert. Gute Behandlungsergebnisse sind aber nur bei frühest möglichem Einsatz der Antibiotica zu erzielen (Griffin).

Röntgenbild. Ein prinzipieller Unterschied zwischen dem Bild der Osteomyelitis des frühen Kindesalters und der Osteomyelitis der späteren Lebensjahre besteht nicht. Gehrt und Herminghaus rieten von der Röntgenuntersuchung in den ersten Tagen der Erkrankung ab, weil der Transport ins Röntgenzimmer und das Umlagern auf den Untersuchungstisch Schmerzen und Entzündung verstärkten. Später dagegen sei das Röntgenbild als wichtigstes Hilfsmittel zur Verlaufskontrolle nicht zu entbehren. Es muß jedoch daran erinnert werden, daß beim Kleinstkind die Weichteildiagnostik zur Früherkennung mit besonderem Gewinn herangezogen werden kann, weil die anatomischen Voraussetzungen hierfür meist besonders günstig sind (s. S. 56). Erst nach einer Latenzzeit von etwa 8—10 Tagen erscheinen die ersten Knochenveränderungen in Form einer angedeuteten gleichmäßigen Porose und einer Unschärfe der Außenkonturen, die durch die Periostitis bedingt ist. Etwa 2—3 Wochen nach Erkrankungsbeginn werden dann die im Abschnitt „Röntgenbild der Osteomyelitis" geschilderten destruktiven und regenerativen Veränderungen deutlich sichtbar. Die Periostsäume können beträchtliche Dicke annehmen (Kremling). Bei Miterkrankung des Hüftgelenkes macht sich oft frühzeitig eine Verbreiterung des Gelenkspaltes infolge Abdrängung des Kopfes durch das Exsudat bemerkbar, woraus sich später eine Luxation entwickeln kann (Stack und Newman).

Unter Penicillin treten die röntgenologischen Zeichen später auf und sind weniger eindrucksvoll. Bei besonders früh behandelten Kindern kann das Röntgenbild stumm bleiben, in anderen Fällen erscheinen lediglich periostale Auflagerungen, in wieder anderen durchschreitet der Prozeß alle Stadien bis zur Bildung von Sequestern. Die im Röntgenbild sichtbaren Knochendefekte können mit Knorpel ausgefüllt sein und später unter Umständen auf dem Wege der enchondralen Ossifikation weitgehend beseitigt werden (Daubenspeck).

Komplikationen. Häufigste Komplikationen der frühkindlichen Osteomyelitis ist der Durchbruch der Eiterung ins Nachbargelenk, insbesondere sind Hüft-, Knie- und Schultergelenk betroffen. Gelenkempyeme entstehen nach Finkelstein bei Säuglingen in 75% der Fälle; Paschlau sah sie bei Kleinstkindern wesentlich seltener, nämlich in 41% der Fälle gegenüber etwa 28% bei den älteren Kindern. Die zweitwichtigste Komplikation, die Epiphysenlösung, ist bei Kleinstkindern ebenfalls öfter anzutreffen (Paschlau; Heinicke; Grunert und Sieberg; V. Torklus), gelegentlich mit Pseudoparesen wie bei Lues connata.

Pathologische Frakturen sind im frühen Kindesalter nicht häufig, weil die hohe osteoplastische Potenz des Säuglingsknochens frühzeitig zu starker produktiver Periostitis führt.

Wachstumsstörungen entstehen besonders leicht bei Befall der proximalen Femurepiphyse, weil der Kern des Hüftkopfes infolge seiner Gefäßversorgung besonders stark gefährdet ist. Durch das Ligamentum teres ziehen beim Kleinstkind nur zarte Gefäße und die Collumarterien können bei epiphysennaher Osteomyelitis obliterieren, so daß der Kopfkern nicht allein toxisch, sondern auch trophisch — unter Umständen bis zur Totalnekrose — geschädigt wird (Gehrt und Herminghaus).

Nach Gelenkeiterung besteht keine Neigung zur Ankylosierung, jedoch kommt es oft zur Hüftluxation. Propers machte darauf aufmerksam, daß manche später entdeckte Hüftgelenksluxation eine Folge nicht erkannter und daher auch nicht gezielt behandelter Femurosteomyelitis im Säuglingsalter mit Weiterschleichen des Prozesses und konsekutiver Deformierung des Hüftgelenkes sei.

Zusammengefaßt ergeben sich gegenüber der Osteomyelitis des älteren Kindes folgende Besonderheiten:

1. Die Infektionsquelle ist öfter nachweisbar, es gehen häufiger Erkrankungen der Haut und der Atemwege voraus.

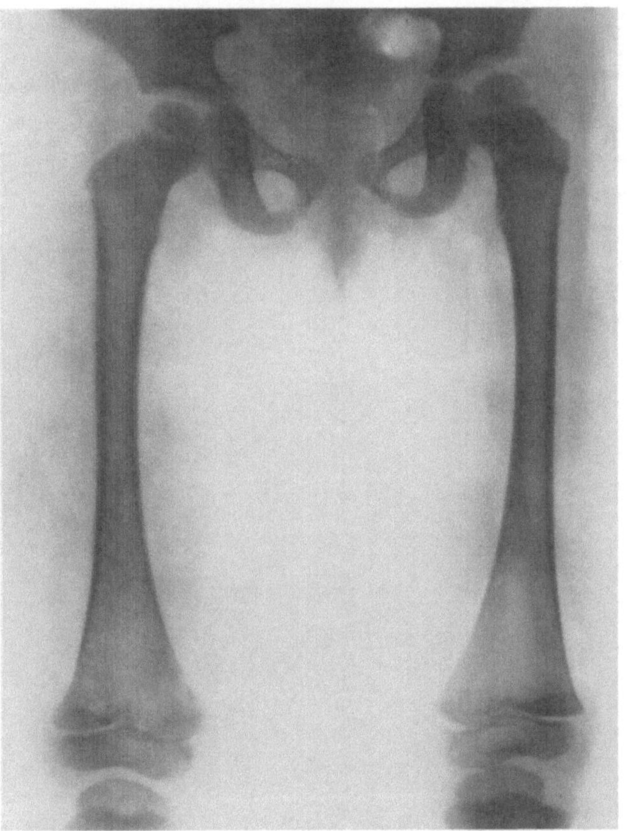

a

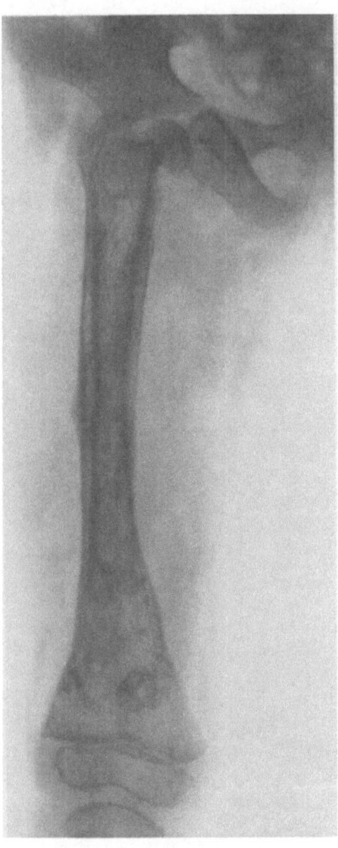

b_1

Abb. 26a—d. ♀, 3 Jahre. Osteomyelitis des rechten Femur. Unter antibiotischer Behandlung gute Beeinflussung des Allgemeinbefindens, weniger gute des Lokalbefundes. a Frühstadium. Erstherde in der distalen Metaphyse. Ganz zarte Periostsäume am Femurschaft. b 5 Monate später. Der osteomyelitische und periostitische Prozeß hat sich über das ganze Femur ausgedehnt. Sequesterbildung an der Rückseite des distalen Schaftdrittels. Lösung der Kopfepiphyse. Diffuse Porose im Kniebereich. c Weitere 9 Monate später. Sequester entfernt. Schaft durch Periostanbauten nur wenig verdickt, Markraum durch Sklerose unregelmäßig eingeengt. Kopfepiphyse weit nach distal disloziert. Die deformierte proximale Metaphyse stützt sich gegen das Pfannendach ab. Distale Femurmetaphyse glockenförmig verbreitert. Multiple Wachstumslinien. Porose strähnig umgewandelt. d Weitere $1^1/_2$ Jahre später. Abheilungsstadium. Nur noch leichte Schaftverplumpung und Markraumsklerose. Kopfkern exstirpiert. Übriger Hüftbefund wie vorher. Distale Metaphyse kaum noch verformt. Distaler Epiphysenkern etwas größer als links (Wachstumsbeschleunigung). Knochenstruktur wie vorher. (Aufnahmen Dr. STOPE, Berlin-Spandau, Waldkrankenhaus)

2. Bezogen auf die Zahl sämtlicher Erkrankungen ist der Anteil der Osteomyelitis im frühen Kindesalter geringer.
3. Als Erreger sind häufiger Streptokokken und Pneumokokken beteiligt.
4. Im Säuglingsalter erkranken Knaben und Mädchen gleich oft.
5. Die Herdverteilung unterscheidet sich dadurch, daß das proximale Ende der großen Röhrenknochen, besonders des Femur, in der Lokalisationsskala weit vorn steht und öfter kurze und platte Knochen betroffen werden.
6. Polyostotische Knochenerkrankung ist häufiger.
7. Die pathologische Anatomie der frühkindlichen Osteomyelitis ist gekennzeichnet durch
   a) häufigeren Epiphysenbefall,
   b) raschere Entstehung des subperiostalen Abscesses,
   c) häufigere Gelenkbeteiligung mit geringer Neigung zur Ankylosierung,
   d) häufigere Hüftluxation,

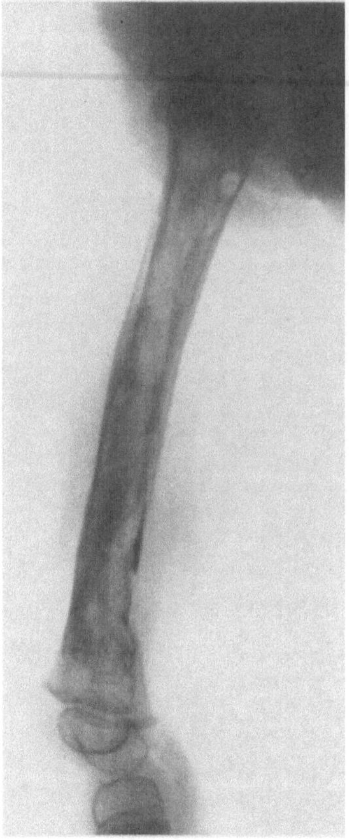

Abb. $26\,b_2$

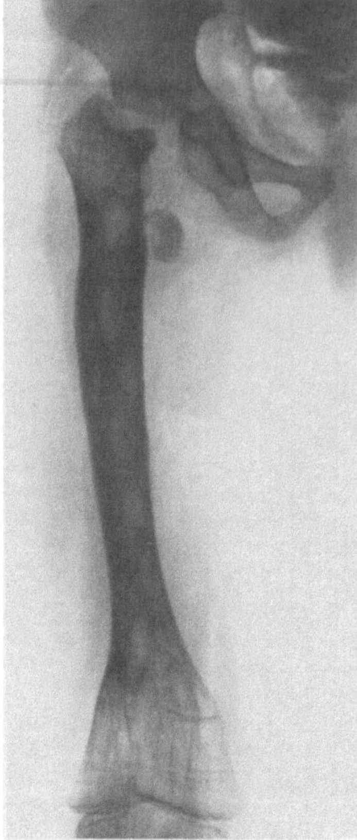

Abb. $26\,c_1$

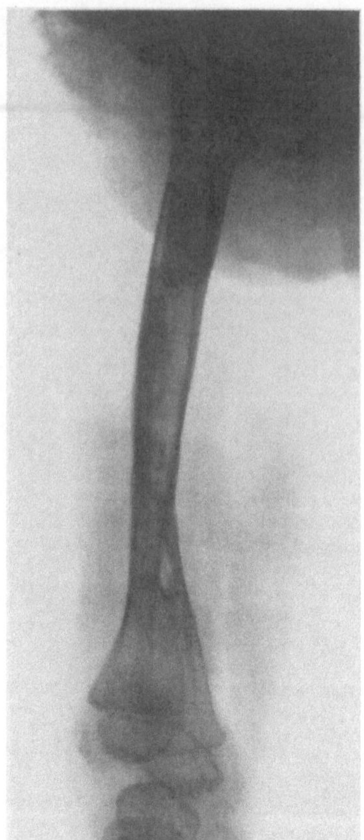

Abb. $26\,c_2$

e) häufigere Epiphysenlösung,
f) seltenere Sequester- und Fistelbildung,
g) seltenere pathologische Frakturen.
8. Milder Verlauf kommt öfter vor.

β) Caffey-Silverman-Syndrom

Historisches. Bevor Caffey und Silverman im Jahre 1945 das nach ihnen benannte Syndrom als „infantile cortical hyperostosis" beschrieben, waren hierüber bereits zwei europäische, diesen Autoren nicht bekannte Veröffentlichungen erschienen. Die erste stammt von dem deutschen Pädiater Roske aus dem Jahre 1930, der unter dem Titel „Eine eigenartige Knochenerkrankung im Säuglingsalter" die klinischen und röntgenologischen Veränderungen sehr eingehend schilderte, ohne der Osteopathie, die in keines der bekannten Krankheitsbilder einzuordnen war, einen Namen zu verleihen. 13 Jahre später berichtete der Italiener de Toni ohne Kenntnis der Roskeschen Arbeit über eine ähnliche Beobachtung und bezeichnete die neue Krankheit als „deformierende, angeborene, regressive Polyosteopathie". Später nannte er sie „feto-infantile regressive periosto-enchondrale Hyperosteogenese". Nach Bekanntwerden der von 4 Fällen handelnden Publikation der amerikanischen Autoren Caffey und Silverman erschien in rascher Folge eine größere Anzahl von Mitteilungen im amerikanischen und eine geringere auch im europäischen Schrifttum. Insgesamt sind bisher etwa 100 Fälle beschrieben (Käser).

Zur Pathologie. Das Caffey-Silverman-Syndrom ist ein klar definiertes Krankheitsbild, über dessen Diagnose, klinische Erscheinungsform, Verlauf und Röntgenologie einheitliche Auffassungen der Autoren bestehen, während die Ätiologie bisher im Dunkel geblieben und die Pathogenese noch umstritten ist. Von den vielen in Betracht gezogenen Kausalfaktoren konnten in ausgedehnten Untersuchungen sicher ausgeschlossen werden: Trauma, Lues, Tuberkulose, Neoplasma, Leukämie, chemische Noxen, Stoffwechsel- und Ernährungsschäden (Störungen im Vitamin- und Hormonhaushalt). Die Bakteriensuche

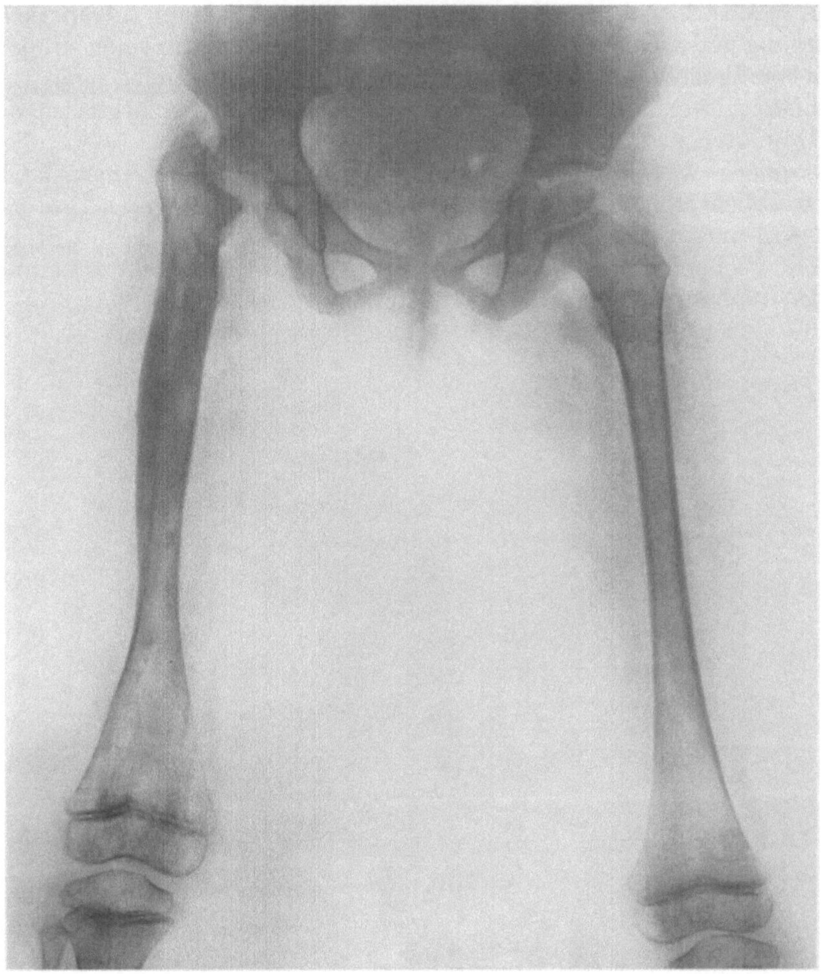

Abb. 26d

verlief stets negativ. Virusinfektion wurde zwar erwogen (FANCONI; DELANO und BUTLER), jedoch von mehreren Autoren nicht für wahrscheinlich gehalten (BARBA und FRERIKS; BRADLOW und STEINBERG; MACGREGOR und DAVIES; VELLER und LAUR). Erbliche Disposition stellten VELLER und LAUR in den Vordergrund.

Die histologischen Untersuchungen von MATHESON und MARKHAM, SHERMAN und HELLYER, CAFFEY, VELLER und LAUR ergaben sämtlich das Fehlen örtlicher Entzündungszeichen (das Mark ist fibrös und stark vascularisiert, die Intima der Gefäße gewuchert, es finden sich unorganisierte Trabekelzüge mit Osteoblastensäumen in ihren äußeren Schichten, das Periost ist kollagen verdickt; in der Muskulatur der Nachbarschaft sind dieselben Gefäßveränderungen zu beobachten, ferner Degeneration und Fibrose der Muskeln). EVERSOLE, HOLMAN und ROBINSON hatten bei 7 Fällen Gelegenheit, wiederholte bioptische Kontrollen vorzunehmen, die zu der Feststellung führten, daß sich im *Frühstadium* der Caffeyschen Erkrankung ein *Entzündungsvorgang* mit Bildung kleiner Eiterherde im Periost und in den peripheren Knochenschichten abspielt. In dieser Phase entstehen in dem stark aktiven Periost osteoide Trabekel. Auch die umgebenden Weichteile werden in den entzündlichen Prozeß einbezogen. Nach Aufhören des Entzündungsreizes verkalkt das in der akuten Phase gebildete Osteoid und wird schließlich in trabeculären Knochen umgebaut; das Periost erhält seine alte Struktur zurück. Im Rückbildungsstadium verschwindet der peripher neugebildete Knochen. Es handelt sich somit nach

Eversole u. Mitarb. bei der Caffeyschen Krankheit um einen intraperiostalen entzündlichen Vorgang und nicht, wie die Voruntersucher meinten, um einen subperiostalen nichtentzündlichen Prozeß. Der Unterschied der Auffassungen findet seine Erklärung darin, daß die histologischen Befunde der früheren Autoren aus Spätphasen des Krankheitsablaufes stammten.

Alters- und Geschlechtsdisposition. Die Erkrankung betrifft Kleinstkinder, vorzugsweise vor dem 6. Lebensmonat. Intrauterines Vorkommen beobachteten Barba und Freriks, sowie Bennet und Nelson. Geschlechtsbevorzugung oder rassische Unterschiede wurden bisher nicht beobachtet (Sherman und Hellyer). Familiäres Vorkommen beschrieben van Zeben, Boyes und Demy, Kitchin, Veller und Laur.

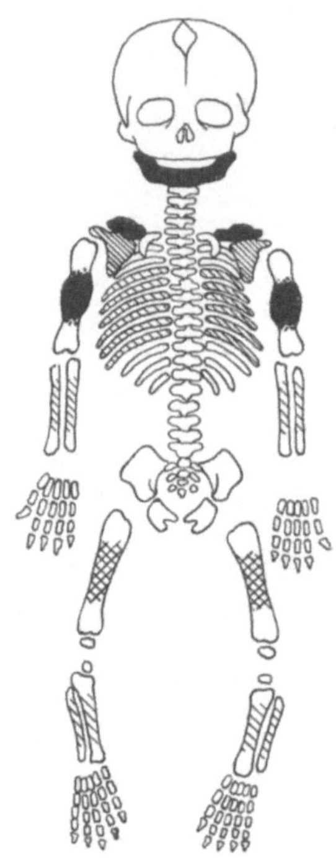

Abb. 27. Verteilungsschema des Caffey-Silverman-Syndroms. (Nach Schinz)
Häufigste Lokalisation, häufige Lokalisation, seltene Lokalisation, vereinzelte Lokalisation

Lokalisation. Sitz der Veränderung sind alle Knochen mit Ausnahme der Wirbelsäule und des Beckens. Am häufigsten erkranken Unterkiefer, Schlüsselbein und lange Röhrenknochen, insbesondere Humerus, Tibia, Radius; seltener platte und kurze Knochen wie Rippen, Scapula und sehr selten Phalangen, von deren Befall lediglich Meadows und Weens berichten, und der Oberkieferknochen (Boyes und Demy). Monostotisches Vorkommen ist selten, meist sind mehrere Skeletabschnitte uni- oder bilateral, synchron oder metachron erkrankt (Abb. 27).

Klinisches Bild. Die Erkrankung beginnt mit akut auftretenden derb-teigigen Schwellungen der tiefen Weichteile an den Gliedmaßen, über Schlüsselbein und Schulterblatt, im Gesicht und gelegentlich an den Händen, *ohne* Rötung, *ohne* Überwärme und *ohne* Lymphknotenschwellungen. Bisweilen treten subfebrile oder sogar hohe Temperaturen auf. Die Blutsenkungsgeschwindigkeit ist erhöht, im Blutbild findet sich eine Anämie, eine Leukocytose mit relativer Lymphocytose und Erhöhung der alkalischen Phosphatase. Zum Krankheitsbild gehört ferner eine allgemeine Überempfindlichkeit, Unruhe und Reizbarkeit des Säuglings. Von diesem „amerikanischen Typ“ der Erkrankung unterscheiden Alberti u. Mitarb. eine „europäische Form“, bei der neben den periostalen Veränderungen an den langen Röhrenknochen klinisch die Anämie im Vordergrund steht, eventuell vergesellschaftet mit Haut- oder Pleuraveränderungen. Fehlhaltungen der Gelenke und Pseudoparesen kommen vor. Häufig verläuft die Erkrankung in Schüben mit Remissionen und Exacerbationen. Im Laufe einiger Monate bilden sich die Erscheinungen von selbst zurück („self-limited disease"). Lediglich in einem Falle des Schrifttums wird angenommen, daß die Erkrankung zum Tode geführt habe. Jeder Versuch einer therapeutischen Beeinflussung durch Sulfonamide, Antibiotica, Vitamine, Hormone, Röntgenbestrahlungen in kleinen Dosen u.a.m. erwies sich bisher als erfolglos.

Röntgenbild. Die röntgenologischen Anzeichen werden von sämtlichen Autoren einheitlich geschildert. 2—5 Wochen nach Krankheitsbeginn erscheinen im Röntgenbild periostale Auflagerungen, die anfangs auf eine Stelle begrenzt sind, und an Röhrenknochen dem Schaft partiell, nicht zirkulär aufsitzen. Diese asymmetrischen Anbauten nehmen im weiteren Verlauf zu und können ein beträchtliches Ausmaß erreichen. Sie zeigen mitunter lamellenförmige Schichtung und haben manchmal eine glatte, manchmal eine höckrige Oberfläche. Hinzu kommt eine endostale Neubildung, die die Corticalis nach innen verdickt und spongiöse Partien verdichtet. Diese endostalen Strukturveränderungen treten jedoch gegenüber den periostalen weit in den Hintergrund. Knochenverbiegungen, besonders an der Tibia nach Art der Säbelscheidentibia, mit vorn-konvexer Krümmung kommen eigenartigerweise in Europa häufiger als in Amerika vor (DE TONI). Im Verlaufe von 2—9 Monaten bilden sich die röntgenologischen Erscheinungen gewöhnlich zurück. Restbefunde, wie leichte Verdickung und Verbiegung des Schaftes, können noch länger bestehen bleiben (VELLER und LAUR). SHERMAN und HELLYER sahen völlige Rückbildung der ossären Veränderungen erst nach 15 Monaten, VAN ZEBEN erst nach 6 Jahren. CAFFEY spricht in einer jüngeren Arbeit von einer chronischen Verlaufsform und berichtet erstmalig von dem Auftreten einer Komplikation, nämlich der Ausbildung von Knochenbrücken zwischen Radius und Ulna.

Differentialdiagnose. Hypervitaminosen lassen sich anamnestisch leicht ausschließen. Hypovitaminosen, wie Rachitis und Möller-Barlow, werden erst in einer späteren Lebenszeit, zwischen 6. Monat und 2. Jahr manifest. Die für sie charakteristischen Befunde an den Knochenenden fehlen beim Caffey-Silverman-Syndrom. Die Camurati-Engelmannsche Erkrankung tritt nicht vor dem 4. Lebensjahr auf. Gegen Lues connata ist die Abgrenzung ebenfalls nicht schwierig: es fehlen beim Caffey-Syndrom jegliche Veränderungen an den Wachstumsfugen und jegliche der frühluischen Osteomyelitis ähnlichen Zeichen, die periostalen Auflagerungen sind nicht generalisiert, die Seroreaktionen sind negativ. Tuberkulose und eine milde verlaufende Säuglings-Osteomyelitis lassen sich leicht abgrenzen, wenn die für Caffey-Silberman charakteristischen Lokalisationen (Unterkiefer!), die gewöhnlich vorhandene Multiplizität des Skeletbefalls, das Fehlen von Entzündungszeichen an den Weichteilschwellungen und das Fehlen von Knochenatrophie beachtet werden.

γ) *Osteomyelitis albuminosa*

Historisches. Das Krankheitsbild dieser Sonderform der Osteomyelitis und die Mehrzahl der Fälle wurden in der vorröntgenologischen Ära (OLLIER, 1864; PONCET, 1874; DUPUIS, 1889) und in den ersten Jahren dieses Jahrhunderts beschrieben; das Schrifttum der letzten Jahrzehnte enthält lediglich Einzelberichte. PONCET hielt diese Krankheit für eine Sonderform der Periostitis und gab ihr wegen der dabei subperiostal anzutreffenden fadenziehenden, eiweißreichen Flüssigkeit den Namen „Periostitis albuminosa". Während ursprünglich eine nicht infektiöse, zu damaliger Zeit als „rheumatisch" bezeichnete Genese angenommen wurde (PERRIER; DUPLAY; ROSER), faßte SCHLANGE die Veränderung als erregerbedingte nicht-eitrige Erkrankung auf. GARRÉ schloß sich dieser Meinung an und führte in seiner Mitteilung über Sonderformen der akuten Osteomyelitis auch die Osteomyelitis albuminosa auf. Obwohl später noch immer von einigen Autoren abgelehnt (PICKRELL und SCHMIDT; MAZZINI), kann heute wegen des mehrfach geglückten Nachweises von Staphylococcus aureus und albus, vereinzelt auch von Streptococcus (SCHLANGE; GARRÉ; KUTH u.a.) die infektiöse Natur des Leidens als allgemein anerkannt gelten. MOULONGUET und ROUSSET betrachten die Osteomyelitis albuminosa als eine „forme fruste" der hämatogenen Osteomyelitis. Die Verwandtschaft mit der vulgären Osteomyelitis wird noch unterstrichen durch mehrere Beobachtungen von gleichzeitigem Vorkommen typisch albuminöser und typisch purulenter osteomyelitischer Veränderungen bei demselben Kranken (GARRÉ; LIPSCHITZ; MUHL). Außerdem sind mehrere Fälle von Osteomyelitis albuminosa bekannt geworden, in deren

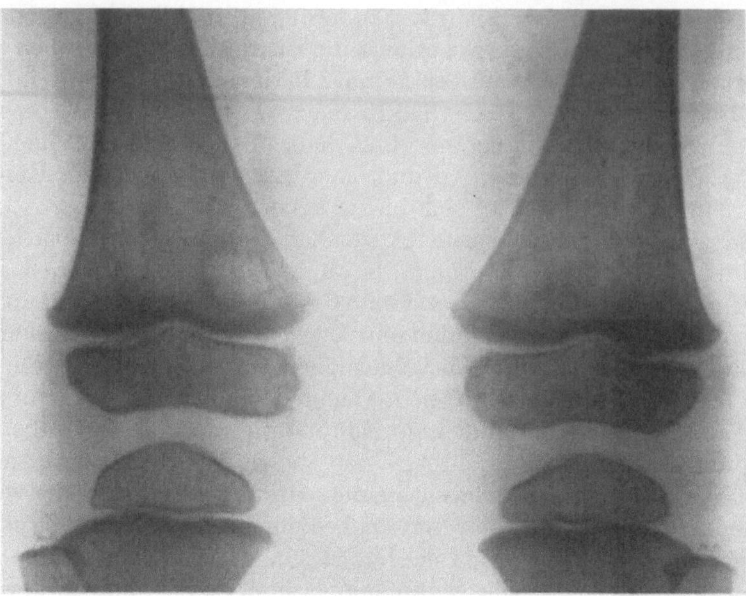

Abb. 28. ♂, 4 Jahre. Osteomyelitis albuminosa beider distaler Femurmetaphysen. Rundliche, symmetrisch angeordnete osteolytische Herde mit zartem Randsaum. Keine Periostreaktion. (Beobachtung Prof. UEHLINGER, Zürich)

Anamnese eine akute Osteomyelitis (HARTWELL; STROPENI; MOULONGUET und ROUSSET) bzw. ein Typhus (RIEDINGER; SCHRANK; RONDOT; HARTWELL) vorkamen.

Häufigkeit. GARRÉ waren im Jahre 1893 insgesamt 37 Fälle aus dem Schrifttum und der eigenen Beobachtung bekannt. KUTH gab bis zum Jahre 1934 die Gesamtzahl mit 66 an (einschließlich 4 eigener Fälle). Später erschienen nur noch folgende Einzelveröffentlichungen: SCHINZ, HELLNER (in Kirschner-Nordmann), OBERDALHOFF, CAMPANA (3 Fälle), NUNZIATA und MASLO, FERRAND u. Mitarb. Damit ergibt sich eine Gesamtzahl von 74 Fällen.

Alters- und Geschlechtsdisposition. Die Osteomyelitis albuminosa tritt nach der Kuthschen Fallsammlung am häufigsten im 2. Lebensjahrzehnt auf, das männliche Geschlecht überwiegt deutlich: von seinen 66 Kranken waren 51 männlichen, 10 weiblichen Geschlechts (bei 5 fehlt die Geschlechtsangabe).

Lokalisation. Sitz der Erkrankung sind vorwiegend die metaphysären Abschnitte der langen Röhrenknochen, insbesondere die den Kniegelenken benachbarten Metaphysen des Femur und der Tibia (RAVELLI). Die Diaphysen sind selten betroffen. KUTH gibt in seiner Übersicht über 66 Fälle folgende Lokalisationshäufigkeiten an: Femur 33mal, Tibia 21mal, Humerus 5mal, Ulna 4mal, Radius 1mal, Fingerendphalangen 2mal, Ilium 4mal, Rippe 1mal, Schädel 1mal. 4mal waren 2 Knochen befallen (Femur und Rippe, Femur und Humerus, Tibia und Ulna, Tibia und Humerus). GARRÉ fand 3mal das Femur, 1mal den Humerus und in einem Fall multiple Knochen erkrankt.

Zur Pathologie. Das Charakteristicum der Erkrankung ist die Bildung eines typischen nicht eitrigen Exsudates, das eine serös-schleimige, eiweißreiche, klebrig-fadenziehende, synovia-ähnliche Beschaffenheit hat. Die Frage, ob dieses Exsudat von vornherein schleimig-serös sei, oder ob es sich aus einer ursprünglich eitrigen Flüssigkeit entwickeln könne, wurde mehrfach erörtert. VOLLERT und GARRÉ glaubten an die Umwandlung des Exsudates, während OLLIER der Auffassung war, daß es von Anfang an serös sei. In jüngerer Zeit schloß sich RAVELLI dieser Ansicht an. Die Exsudatmengen können beträchtlich sein, sogar bis zu 1 Liter (KUTH). *In vitro* setzt sich die Flüssigkeit in 3 Schichten ab: zuunterst liegt eine grau-rötliche Masse aus Fibrinflocken und Erythrocyten, darüber

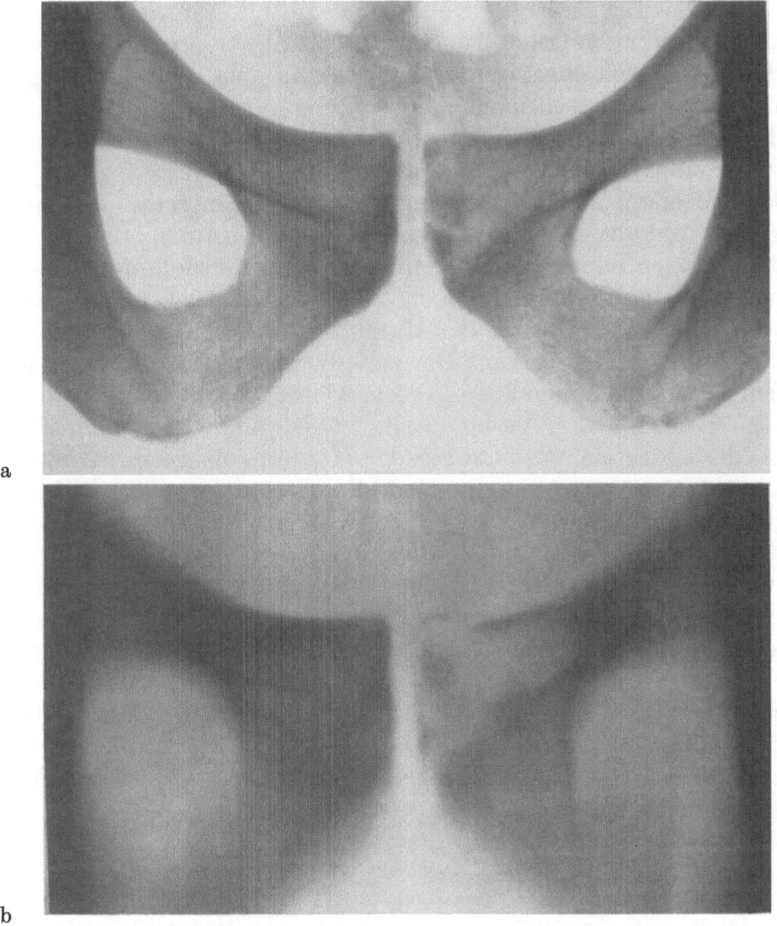

Abb. 29a u. b. ♂, 29 Jahre. Osteomyelitis albuminosa des linken Schambeines. a Auf der Summationsaufnahme lediglich flache Usur der symphysennahen Schambeinkante. b Das Schichtbild zeigt kurz danach einen großen osteolytischen Herd. (Beobachtung Prof. UEHLINGER, Zürich)

eine viscöse aus Albumin bestehende Masse, die oberste Schicht enthält ausschließlich Fetttröpfchen. Das Fett rührt nicht vom Knochenmark her, sondern von der fettigen Degeneration cellulärer Bestandteile (meist Plasmazellen) des Exsudates.

In der Regel beginnt der Prozeß im Periost; die Exsudatansammlungen liegen entweder subperiostal, intraperiostal oder mit der Hauptmasse extraperiostal und dann nur durch einen dünnen Stiel mit dem Knochen verbunden (KUTH). GARRÉ hielt auch das Vorkommen albuminöser Abscesse in den Weichteilen ohne Zusammenhang mit dem Knochen für möglich. In seltenen Fällen beginnt der Prozeß nicht im Periost, sondern geht von den äußeren Schichten der Corticalis aus (corticale Osteitis, LERICHE). Es zeigen sich dann umschriebene Defekte in der Rindenschicht und mitunter sogar noch in der angrenzenden Spongiosa (KUTH). Größere osteolytische Herde sind selten (Fall SCHINZ), sie enthalten schwammige Granulationen. Markeiterung tritt nicht auf, die Umgebungssklerose ist nur mäßig. Die erste sorgfältige histologische Untersuchung wurde von BURCKHARDT veröffentlicht. Er fand ein spärlich vascularisiertes Granulationsgewebe, das vorwiegend aus Plasmazellen bestand, vereinzelte Leukocytenherde, aber keine Abscesse, viele fettige Degenerationen, Fettkörnchenkugeln und vereinzelte Riesenzellen. Die Wände der kleineren ossären Destruktionsherde waren entweder mit dicken Bindegewebslagen oder mit Granulationsgewebe ausgekleidet.

Klinisches Bild. Das Leiden beginnt meist schleichend, nur vereinzelt akut bis subakut mit Fieberschüben bzw. subfebrilen Temperaturen. Wie bei der Osteomyelitis sclerosans wird der Verlauf aber rasch chronisch und unter dumpfen, bohrenden intermittierenden Schmerzen entsteht eine umschriebene Schwellung mit mehr oder weniger deutlicher Fluktuation. Die Diagnose kann gewöhnlich erst durch Nachweis des typischen Exsudates gestellt werden. „Sympathische“ Gelenkergüsse kommen vor.

Röntgenbild. Die ersten Röntgenaufnahmen der Osteomyelitis albuminosa stammen von Rondot (1903) und von Battle (1904). Bei rein periostalem Befall können schwache periostale Auflagerungen oder Abhebungen in mäßiger Ausdehnung das einzige Zeichen der Erkrankung sein. Meist bestehen jedoch Zerstörungen der Corticalis, die sich gewöhnlich auf einen umschriebenen Bezirk der Rinde beschränken, mitunter aber auch in die angrenzende Spongiosa hineinreichen. Die osteolytischen Herde haben meist unscharfe Grenzen und enthalten nur äußerst selten (sehr kleine) Sequester.

Die reaktiven Knochenveränderungen sind meist nicht erheblich: die Periostsäume bleiben schmal, die endostale Verdichtung der Herdumgebung in geringen Grenzen. Als Ausnahme beobachtetete Oberdalhoff einen Fall mit cystenartigen Herden und ausgedehnten spindeligen Periostauflagerungen am Humerus, und Kuth beschrieb das Vorkommen ausgedehnter Sklerosen und Verdickungen.

Übereinstimmend wird im Schrifttum das Fehlen charakteristischer Röntgensymptome der Osteomyelitis albuminosa festgestellt (Ravelli, Oberdalhoff u.a.). Auch angiographisch ergeben sich keine Unterschiede zu anderen Osteomyelitis-Formen (Ferrand u. Mitarb.).

Differentialdiagnose. Sie hat in erster Linie das Ewing-Sarkom, dann das Osteoid-Osteom und die vulgäre Osteomyelitis zu berücksichtigen. Zu entscheidenden Ergebnissen führen Punktion und Probeexcision mit histologischer und bakteriologischer Untersuchung des gewonnenen Materials.

δ) *Osteomyelitis sclerosans non suppurativa Garré*

Historisches. Die ersten Berichte über diese Sonderform der subakuten oder chronischen Osteomyelitis stammen aus den Jahren 1868 (Gosselin), 1879 (Klüpfel), 1889 (Haaga) und 1890 (Cheyne). Seit der klassischen Beschreibung von Garré 1891 und 1893 ist dieses Krankheitsbild mit seinem Namen verknüpft. Die Zusammenfassung einzelner von den genannten Autoren gemachter Beobachtungen über besondere Verlaufsabweichungen der Osteomyelitis zu einem klinisch einheitlichen und weitgehend umrissenen Krankheitsbild erfolgte also *vor* Beginn der Röntgenära. Als Definition soll hier die Garrésche Formulierung wörtlich zitiert werden: „Als sklerosierende Form möchte ich diejenigen Osteomyelitiden bezeichnen, welche eine Auftreibung und eine Verdickung des Knochens hinterlassen, ohne daß es zu einer Eiterung und Fistelbildung gekommen ist. Sie setzen in typischer Weise in der Mehrzahl der Fälle akut ein und verlaufen unter Fieber, Anschwellung der Extremität, Schmerzhaftigkeit und Auftreibung des Knochens, ja selbst mit erheblicher Infiltration der Weichteile, die eine baldige Absceßbildung erwarten läßt. Statt dessen aber bildet sich die Infiltration ganz langsam zurück, während das Fieber schon vorher abgefallen ist und indem der Patient langsam der Heilung entgegengeht, hinterbleibt nichts als eine mehr oder weniger beträchtliche Auftreibung des Knochens.“ Garré gibt weiter an, daß sich mitunter kleinere Mengen von Eiter und auch kleinere Sequester bildeten, vom Körper jedoch wieder resorbiert würden, so daß es nicht zu einer Ausstoßung komme. Andere Fälle wieder verliefen jahrelang nicht-eitrig, bis schließlich Eiterung und Sequestrierung einsetzten. Die heutige Auffassung stimmt nach zeitweiser Abweichung wieder mit der enger umgrenzten Definition Garrés überein (Schinz, Oberdalhoff).

Zur Bakteriologie. Der Nachweis von Staphylococcus aureus gelang mehrfach (Wishner), Zorn konnte einmal Staphylococcus albus züchten. Er beobachtete ferner mehrere Fälle nach überstandener Streptokokkensepsis. Andere Infektionskrankheiten in der Vorgeschichte wurden gelegentlich erwähnt (Henderson, Geschickter).

Zur Pathologie. Wishner unterscheidet pathologisch-anatomisch 2 Typen:

1. Markinfektion wie bei der typischen akuten Osteomyelitis mit cellulärer Infiltration und Fasermarkbildung, die u.U. zur Obliteration der Markhöhle führt.

2. Primärer Corticalisbefall mit Infiltration des Inhaltes der Haversschen Kanäle. Durch verstärkte Osteoblastentätigkeit kommt es hierbei zur Verdickung der Lamellen und Reduzierung der intracorticalen Markräume. Der Knochen erscheint eburnisiert. Dieser Typ führt zu verstärktem Längenwachstum des Knochens.

Auch andere Autoren erbrachten den Nachweis eines schwachen entzündlichen Prozesses, der sich vornehmlich im Haversschen System abspielt und zu starker ossärer Proliferation führt. Im Gegensatz zur Auffassung von GARRÉ reicht nach SCHLANGE die Intensität der Entzündung nicht zur Bildung von Abscessen aus. Es finden sich mikroskopisch nur seröse Entzündungsprodukte und kaum celluläre Elemente. Die Corticalis verdickt sich meist nicht nur zur Markhöhle hin, sondern auch nach außen durch periostale Anlagerungen, wodurch es zu Verplumpung und Verdickung des ganzen Knochens kommt.

Nach allgemeiner Auffassung ist die Ursache dieser besonderen Verlaufsform eine verringerte Virulenz der Bakterien oder eine gesteigerte Resistenz des Organismus oder eine Kombination dieser beiden Faktoren, deren Einfluß auf die Prägung der verschiedenen Osteomyelitisformen ELJASCHEW sowie FANCONI in einem instruktiven Schema dargestellt haben (s. Abb. 30).

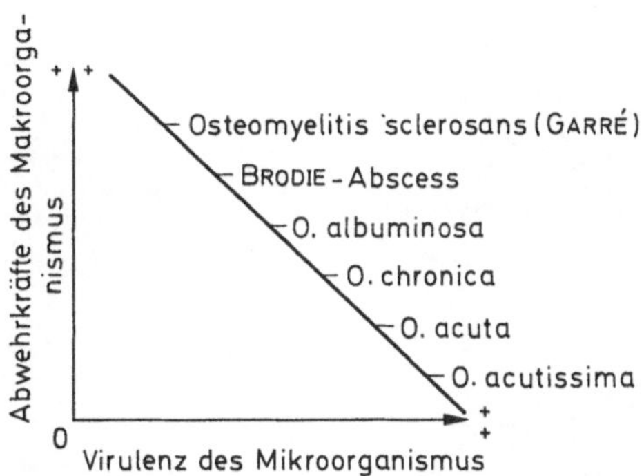

Abb. 30. Abhängigkeit der verschiedenen Osteomyelitisformen von der Virulenz der Erreger. (Nach FANCONI)

Häufigkeit:

TRENDEL (1904):	von 1299 Osteomyelitisfällen	54mal = 4,2 %,
HENDERSON (1924):	von 1968 Osteomyelitisfällen	30mal = 1,5 %.

Nach GESCHICKTER ist die Garrésche Osteomyelitis viel seltener als das Ewing-Sarkom.

Alters- und Geschlechtsdisposition. Wie bei der typischen Osteomyelitis erkranken die jugendlichen Altersgruppen am häufigsten (GESCHICKTER, HENDERSON). Die Anzahl der männlichen Kranken verhält sich zur Anzahl der weiblichen etwa wie 2:1.

Lokalisation. Am häufigsten befallen sind die Knochen der unteren Extremitäten, besonders Tibia und Femur. In HENDERSONs Übersicht ist folgende Lokalisationsreihe aufgeführt: Tibia 10mal, Femur 10mal, Fibula 2mal, Ulna 1mal, Metacarpus II 1mal. Als seltenste Lokalisationen seien die Fälle von ZORN (Ulna) und HARBIN (Calcaneus) erwähnt.

Klinisches Bild. Es ist durch einen chronisch-schleichenden Verlauf mit allmählichem Einsetzen der entzündlichen Zeichen und dumpfer bohrender Schmerzen gekennzeichnet. Zwar kann der Krankheitsbeginn gelegentlich akut sein und mit hohem Fieber und Leukocytose einhergehen, jedoch lassen in diesen Fällen die stürmischen Zeichen sehr rasch spontan nach. Bei oberflächlicher Lage der befallenen Knochen sind die Verdickungen palpabel. WISHNER wies auf Formen mit gelenknahem Sitz der sklerosierenden Osteomyelitis hin, wodurch hauptsächlich chronische Gelenkbeschwerden verursacht wurden.

Die Dauer des ausgesprochen chronischen Prozesses beträgt bis zu 25 Jahren, im Mittel etwa 6 Jahre (HENDERSON). Nach übereinstimmenden Berichten hören die Beschwerden schlagartig auf, wenn der befallene Knochen trepaniert wird, obwohl bei der Operation kein Eiter abfließt. GODOY MOREIRA berichtete von Spontanheilungen und auch von Rezidiven nach der Operation.

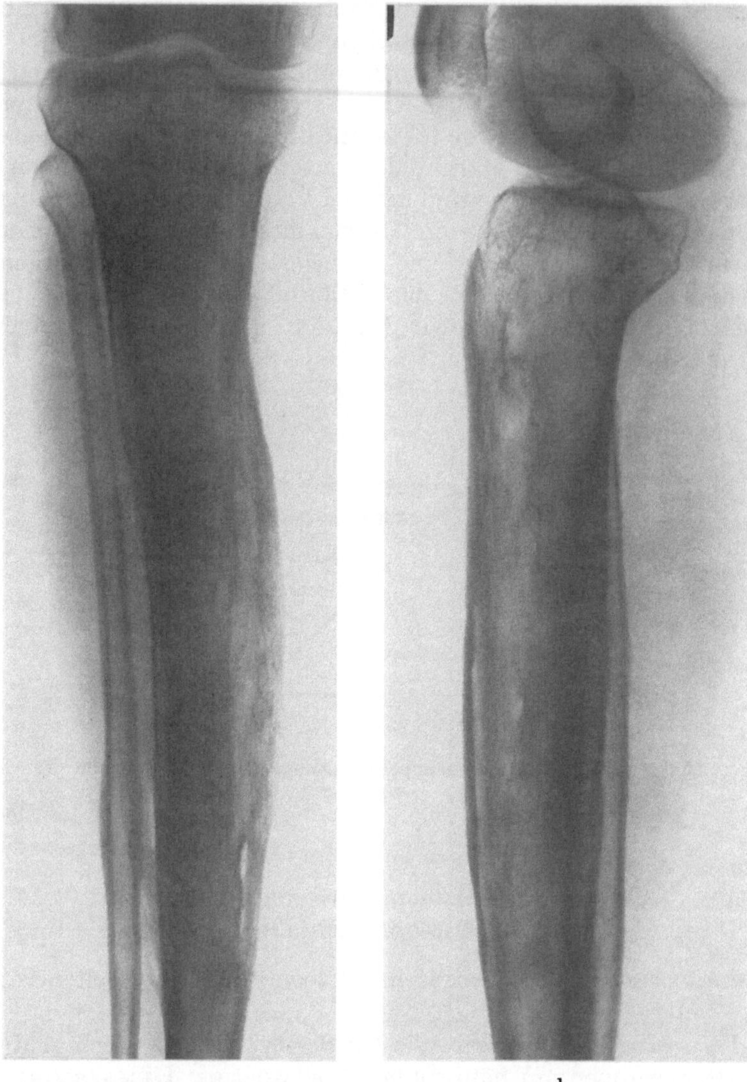

Abb. 31. ♂, 53 Jahre. Osteomyelitis Garré der rechten Tibia, seit 12 Jahren bestehend. Schaft in beinahe ganzer Länge ungleichmäßig verdickt. Plumpe Außenform, Markraum eingeengt. Keine Eiterung, keine Fistelbildung, keine Osteotomie

Röntgenbild. Entsprechend den bei der Osteomyelitis Garré im Vordergrund stehenden osteoplastischen Vorgängen, die gewöhnlich größere Knochenabschnitte, an Röhrenknochen sogar den ganzen Schaft einnehmen, ist das Röntgenbild gekennzeichnet durch eine unregelmäßig-spindelförmige Verdickung und eine Verdichtung der Compacta, die wie eine totale Eburnisierung des befallenen Knochens aussieht. Die Sklerose erfaßt u. U. auch die spongiösen Anteile von Meta- und Epiphyse und führt im Schaftteil zu einer beträchtlichen Einengung des Markraumes. Die periostalen Appositionen sind nicht zwiebelschalenförmig gestaltet, wie gelegentlich beim Ewing-Sarkom, sondern werden sukzessiv in die Corticalis eingebaut. Die mächtigen Hyperosteosen führen zu Verdickungen der Schäfte und Verplumpung der Gesamtform. Osteolytische Herde und Sequester sind selten, sie können im Röntgenbild wegen der erheblichen Schattendichte des eburnisierten Knochens kaum jemals erkannt werden.

Bleiben die Epiphysen frei, so äußert sich bei Kindern der verstärkte Reiz des chronischentzündlichen Prozesses auf die Wachstumszonen in einer Längenzunahme der erkrankten

Extremität (ZORN). Die Deformierungen der Schaftteile können am wachsenden Skelet auch zu Fehlstellungen der Gelenke führen.

Differentialdiagnose. Es sind zu berücksichtigen:

1. *Lues III*, bei der die periostalen Appositionen ähnlich aussehen, jedoch gewöhnlich unregelmäßiger gestaltet sind. Es fehlt außerdem die erhebliche endostale Sklerose, die für die Garrésche Osteomyelitis charakteristisch ist. Seroreaktionen!

2. *Osteogenes Sarkom.* Hierfür ist typisch die strahlenförmige Knochenneubildung, die aber nach GESCHICKTER und COPELAND nur in $^1/_5$ der Fälle von osteogenem Sarkom vorkommt. Angiographie!

3. *Ewing-Sarkom.* Garrésche Osteomyelitis und Ewing-Sarkom sind rein röntgenologisch nicht zu unterscheiden (ELLIOT, GESCHICKTER u.v.a.). Die starken Knochenproliferationen mit Verengung oder sogar Obliteration des Markraumes können bei beiden Krankheitsbildern vorliegen. Klinisch ergeben sich gewisse Verlaufsunterschiede: Das Ewing-Sarkom beginnt meist schleichend und verursacht im weiteren Verlauf rasch akute Symptome, während die Garrésche Osteomyelitis entweder akut beginnt und in jedem Fall rasch chronisch wird, oder überhaupt schleichend verläuft. Diese Verlaufsunterschiede werden beim Auftreten von Exacerbationen allerdings verwischt.

4. *Osteoid-Osteom.* Dieses Krankheitsbild ist nur dann sicher abzugrenzen, wenn es auf einen kleinen Abschnitt der Corticalis beschränkt bleibt und den typischen Nidus aufweist. Tangentialaufnahmen! Schichtaufnahmen!

Eine sichere Abgrenzung wird in den allermeisten Fällen der Biopsie überlassen bleiben müssen.

ε) *Tumorähnliche Form der Osteomyelitis*

Zur Pathologie. Diese Sonderform der chronischen Osteomyelitis, die mit einer starken Zerstörung des Knochens durch den entzündlichen Prozeß einhergeht und die eine Art Gegenstück zur Garréschen Osteomyelitis darstellt, befällt vor allem die großen Röhrenknochen der unteren Extremität: Femur und Tibia. VOLTA beschrieb bei 2 Kranken geschwulstähnliche Osteomyelitisformen am Os coxae, die aufgrund des klinischen und röntgenologischen Bildes einem echten Tumor zum Verwechseln ähnlich sahen und deren entzündliche Genese durch Punktion und bakteriologische Untersuchung geklärt wurde.

Klinisches Bild. Die Angaben der Autoren über die Dauer der Beschwerden vor der klinischen Klärung schwanken beträchtlich. Bei VON SEEMENs Erhebungen ergab sich eine 5 Wochen bis 3 Monate zurückreichende Vorgeschichte. Im Fall CREYSSELs hielten entzündliche Symptome besonders lange, nämlich über 16 Jahre an, bis schließlich eine Spontanfraktur eintrat, die zur klinischen Behandlung führte. Bei dem von DE LANGRE und CRÉTIN beschriebenen Fall hatten die Beschwerden erst kurze Zeit bestanden, eine pathologische Fraktur führte zur Einweisungsdiagnose „Sarkom“, weshalb eine Exartikulation durchgeführt wurde. Die histologische Untersuchung deckte jedoch die chronisch-entzündliche Natur des Leidens auf. Dieser Fallbericht kann insofern als typisch gelten, als im Schrifttum öfter die Fehldiagnose „Sarkom“ aufgrund des klinischen und röntgenologischen Bildes gestellt wurde. Erst die histologische Untersuchung der amputierten Extremität deckte dann den Irrtum auf. Vor der Ausführung eines schweren verstümmelnden Eingriffs sollte deshalb stets eine Probeexcision zur Sicherung der Diagnose vorgenommen werden. Auch die histologische Untersuchung kann noch verschiedene Deutungsmöglichkeiten offen lassen, wie der Fall ELLIOTs gelehrt hat, bei dessen Krankem sehr erfahrene Kenner der Knochenhistologie (EWING, BLOODGOOD u.a.) in der Beurteilung des Amputationspräparates nicht übereinstimmten. Das histologische Bild dieses Falles wich nämlich von dem der chronischen Osteomyelitis insofern ab, als neben chronisch-entzündlichen Zeichen eine tumorartige Anhäufung von Plasmazellen vorlag.

Röntgenbild. Im Schrifttum finden sich nur wenige deutliche Bildbeispiele für die tumorförmige Osteomyelitis. Das röntgenologische Erscheinungsbild wird charakterisiert durch eine fleckig-wolkige Strukturauslöschung mit verwaschenen Grenzen und ohne oder

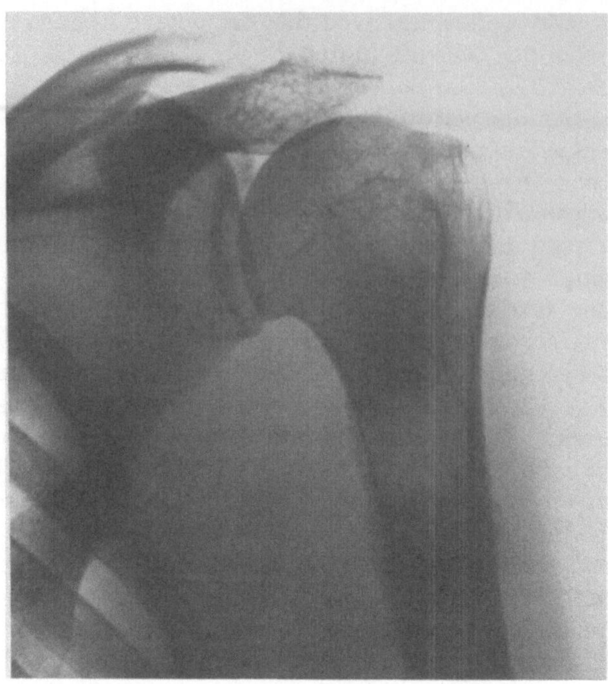

Abb. 32. ♂, 36 Jahre. Tumorähnliche Form der Osteomyelitis des linken Humerus. Großer osteolytischer Herd mit verwaschenen Grenzen ohne Randsklerose. Mäßige Periostreaktion. Fieber mit Leukocytose. Protrahierter Verlauf. Aufnahme 6 Monate nach Krankheitsbeginn. (Aufnahme Prof. Fritz, Dresden-Johannstadt, Stadtkrankenhaus)

fast ohne reaktive Veränderung der Umgebung, ähnlich den Zerstörungen durch maligne Tumoren (z.B. osteolytisches Sarkom oder osteolytische Metastasen). Während über das Vorkommen endostaler Knochenneubildung überhaupt nichts bekannt ist, wurden periostale Auflagerungen im weiteren Verlauf der Osteomyelitis mehrfach beobachtet. Da die Zerstörungsherde im Knochen durch chronisch entzündliches Bindegewebe überbrückt werden, das gelegentlich schollige Kalkeinlagerungen enthält, erscheinen auf dem Röntgenbild in den Aufhellungen unregelmäßige Kalkschatten, die einen Hinweis auf die entzündliche Natur des Leidens abgeben. Es ist dabei diagnostisch wenig bedeutungsvoll, daß sie mit außerdem bei der tumorförmigen Osteomyelitis vorkommenden, meist cortical sitzenden kleinen Sequestern, die aber nie ausgestoßen werden und daher auch nicht zur Fistelbildung führen, verwechselt werden können.

Differentialdiagnose. Für die Differentialdiagnose, die praktisch nur das außerordentlich ähnliche Knochensarkom oder Metastasen zu berücksichtigen hat, ist der Nachweis kleiner corticaler Sequester bzw. kleiner Gewebsverkalkungen entscheidend (Lagunova). Es empfiehlt sich daher, mehrere Tangentialaufnahmen zu machen. Eventuell kann die Angiographie Aufschlüsse erbringen. Im übrigen muß die Sicherstellung der Diagnose bakteriologisch und histologisch erreicht werden.

Weitere Einzelfälle: von Albertini, Meyerding, Taylor, Melchior.

ζ) *Brodie-Absceß*

Das klinische und anatomische Bild dieser Sonderform der chronisch-eitrigen Osteomyelitis wurde erstmals im Jahre 1830 von dem englischen Chirurgen Brodie beschrieben. Seine Abgrenzung als selbständige nosologische Einheit erscheint jedoch nicht gerechtfertigt, da ätiologische und genetische Unterschiede fehlen: die Erkrankung gehört vielmehr ebenfalls unter das abwechslungsreiche Bild der circumscripten chronischen Osteomyelitis und stellt einen abgeschwächten lokalen entzündlichen Prozeß dar („abortive Markphlegmone“ nach MELCHIOR; „silent focus“ nach PHEMISTER). Am häufigsten ist der *primär* chronische Knochenabsceß ohne Vorkrankheit, seltener der *sekundär* chronische, z. B. nach einer Osteomyelitis an anderem Ort (WILLENSKY, GALLIE) oder nach einer septischen Allgemeinerkrankung (PINTILIE).

Zur Bakteriologie. Der Haupterreger ist der Staphylococcus aureus, gelegentlich auch Staphylococcus albus und sehr selten der Streptococcus (SCHIEBER). Mitunter wird Eberthella typhosa gefunden. Die Entstehung von Brodie-Abscessen ist ferner nach allgemeinen Infektionskrankheiten wie Scharlach und Ruhr (PINTILIE) und nach Grippe (SIMON) beobachtet worden. Nicht selten ist der Eiter steril.

Zur Pathologie. Pathologisch-anatomisch findet sich eine umschriebene chronische Osteomyelitis mit lokalisierter Knochendestruktion. Die gewöhnlich solitäre, scharf begrenzte Knochenhöhle, die keine Verbindung mit der Oberfläche hat, ist kugel- oder eiförmig, gelegentlich unregelmäßig gekammert, erbsen- bis eigroß. Mitunter wird sie von einer dicken pyogenen Membran ausgekleidet. Je nach dem Alter des Abscesses ist der Inhalt serös, glasig-schleimig oder eitrig und steht oft unter Druck. In der Umgebung des Hohlraumes bildet sich eine kräftige perifocale Osteosklerose. In sehr seltenen Fällen kann ein randständig sitzender größerer Absceß durch die Compacta perforieren, wonach eine brettharte entzündliche Weichteilschwellung meist ohne Absceß entsteht, die sich spontan wieder zurückbildet. Es kommt nicht zur Entstehung von Fisteln. Durchbruch in das benachbarte Gelenk wird ebenfalls nur ausnahmsweise beobachtet, meist ist das Gelenk nur durch eine toxisch bedingte seröse Synovitis („sympathischer Erguß“) beteiligt. Sequesterbildung kommt fast niemals vor; tritt sie dennoch ein, dann sind die Sequester klein oder haben die Form von Knochensand und werden schließlich resorbiert. Die periostale Reaktion in Höhe des Herdsitzes ist, wenn überhaupt vorhanden, nur gering. Nach GARDEMIN entwickelt sich aus einer trockenen rarefizierenden Herdosteomyelitis, bei der nach chirurgischer Intervention lediglich porotischer Knochen und Granulationsgewebe ohne Höhlen- oder Eiterbildung angetroffen wird, bei zentraler Lage allmählich ein Brodie-Absceß. Sitz dieses Abscesses ist der epimetaphysäre Bereich des Knochens, vereinzelt auch die Diaphyse (ELJASCHEW, MEYER-BORSTEL, GANDINI, KMENT).

Häufigkeit. Aus dem Schrifttum wurden zusammengestellt:

im Jahre 1924 von HENDERSON	200 Fälle
im Jahre 1927 von REINBERG	216 Fälle
im Jahre 1931 von GOLDSTEIN und KURBANGALEJEW	220 Fälle
im Jahre 1948 von SCOTT und PRESTON	342 Fälle

Nach dieser Zeit sind kaum noch Veröffentlichungen erfolgt, was vermutlich nicht auf eine Abnahme der Zahl der Erkrankungen zurückzuführen ist, sondern auf die Tatsache, daß das inzwischen klar umrissene Krankheitsbild keine Probleme mehr aufwirft.

Alters- und Geschlechtsdisposition. Am Brodie-Absceß erkranken meist junge Menschen nach Abschluß des Wachstums, nach LÄWEN gewöhnlich zwischen dem 18. und 25., nach TOSI zwischen dem 12. und 30. Lebensjahr. GESCHICKTER sah keinen Fall vor dem 10. Jahr, während CALISSANO über einen Brodie-Absceß bei einem 5jährigen Kind berichtete. Als Unikum ist der Fall von GALLIE anzusehen. Es handelte sich um eine 90jährige Frau, die mit 10 Jahren eine akute Osteomyelitis durchgemacht hatte und bei der nach einem Intervall von 80 Jahren ein sekundärer Brodie-Absceß aufgedeckt wurde.

Das männliche Geschlecht ist häufiger befallen als das weibliche (H. MÜLLER), etwa im Verhältnis 2:1 (SCOTT und PRESTON). REINBERG fand allerdings keinen Unterschied.

Lokalisation. 90% der chronischen Knochenabscesse sitzen in den langen Röhrenknochen, während die Herde in platten, kurzen und kleinen Knochen die übrigen 10% ausmachen (GESCHICKTER) (Abb. 33). Die Röhrenknochen der unteren Extremität sind mit 70—80% stark bevorzugt (ELJASCHEW). Hier steht wiederum die Tibia an erster Stelle, dann folgen in absteigender Häufigkeitsreihe: Femur, Radius, Humerus, Ulna, Fibula. Über den Sitz in platten, kurzen und kleinen Knochen wurden folgende Einzelbeobachtungen beschrieben: Calcaneus (Bernardini, Meyer-Borstel, O'Connor), Patella (Mariupolskij, Läwen), Acromion (Phemister), Darmbein (Phemister), Metatarsalia (Wehner, Arnold).

Klinisches Bild. Der Brodiesche Knochenabsceß hat niemals ein akutes Stadium, er beginnt vielmehr allmählich und verläuft so schleichend, daß der Absceß schon Jahrzehnte vor seiner Auffindung entstanden sein kann. Von Kasakow und Pokrowski wird die Krankheitsdauer bis zur Diagnose auf 3 Monate bis 11 Jahre geschätzt. Die Kranken

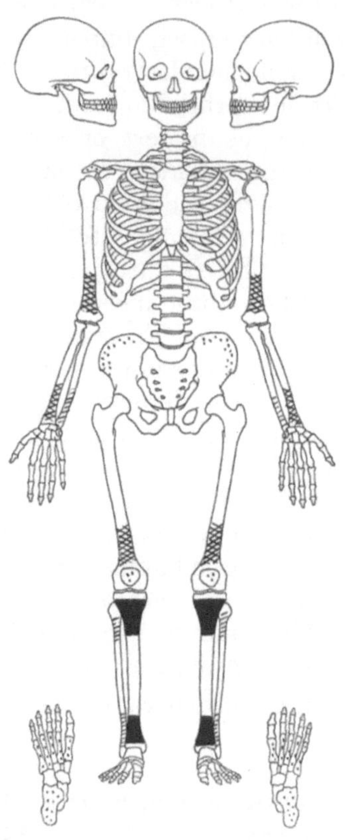

Abb. 33. Verteilungsschema des Brodieschen Knochenabscesses (modifiziert nach Geschickter). ■ Häufigste Lokalisation, ▩ häufige Lokalisation, ▨ seltene Lokalisation, ▤ vereinzelte Lokalisation

empfinden dumpfe Knochenschmerzen von wechselnder Stärke mit nächtlichen Exacerbationen (dolores osteocopi), die auch witterungsabhängig sind. Mitunter entwickelt sich ein intermittierender Hydrops des benachbarten Gelenkes, so daß zunächst an eine primär-chronische Gelenkerkrankung gedacht wird. Der betroffene Knochen ist an umschriebener Stelle mäßig druckempfindlich, gelegentlich findet sich eine leichte Weichteilschwellung. Die Körpertemperatur ist kaum je auf subfebrile Werte erhöht, Leukocytenzahl und Blutsenkungsgeschwindigkeit weichen nicht von der Norm ab. Da der Brodie-Absceß zeitweise völlig symptomlos ist, zeitweise mit den geschilderten uncharakteristischen Erscheinungen einhergeht, also einen intermittierenden Verlauf nimmt, sind jahrelange Fehldiagnosen wie Rheuma, Tuberkulose, Gicht, Neuralgie usw. keine Seltenheit. Für seine Erkennung ist das Röntgenbild von überragender Bedeutung.

Röntgenbild. Das Röntgenbild zeigt eine umschriebene, scharf begrenzte, rundliche oder längs-ovale Aufhellung mit glatten Innenkonturen. In seltenen Fällen ist die Aufhellungsfigur gekammert, bietet jedoch kein ausgesprochen wabiges Bild (Meyer-Borstel). Im Frühstadium hebt sich die Aufhellung der Spongiosastruktur noch wenig deut-

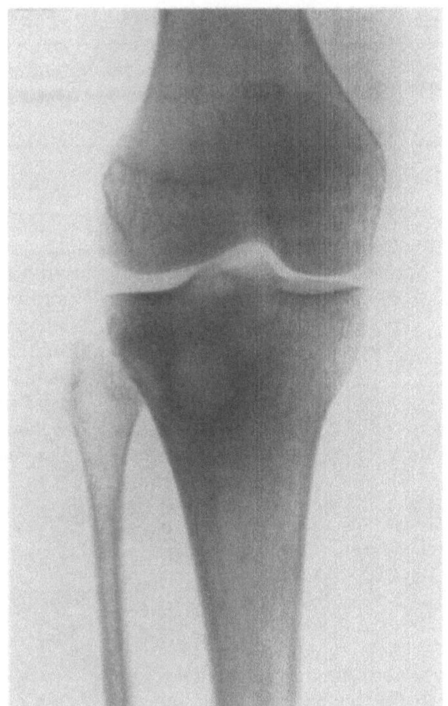

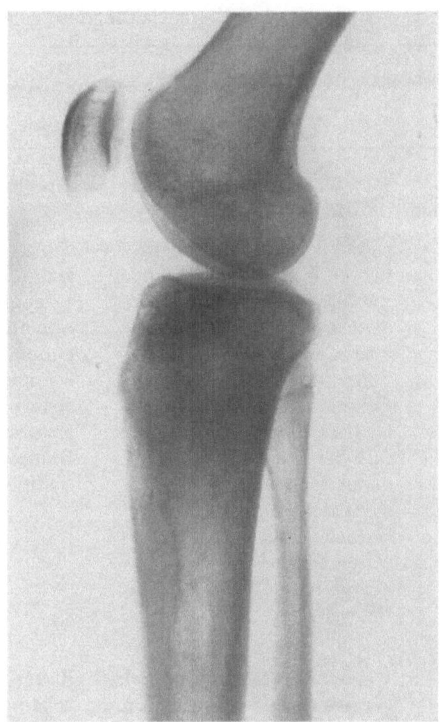

Abb. 34. ♀, 16 Jahre. Brodie-Absceß der proximalen Tibiametaphyse

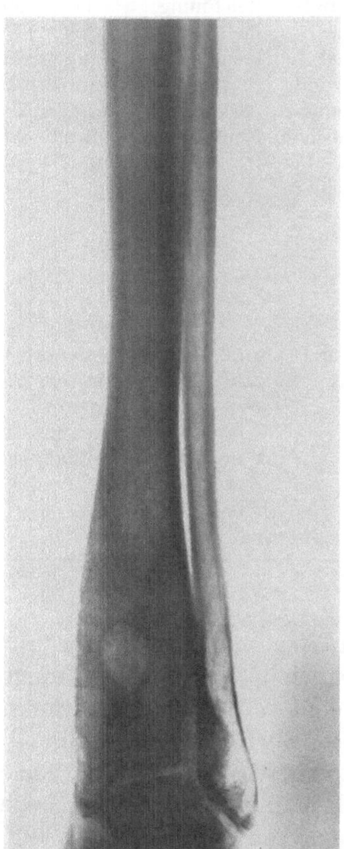

Abb. 35. ♀, 32 Jahre. Brodie-Absceß der distalen Tibiametaphyse bei Pylescher metaphysärer Dysplasie. (Aufnahme Dr. STOPE, Berlin-Spandau, Waldkrankenhaus)

Tabelle 1. Differentialdiagnose gelenknaher Knochenherde. (Nach BÖRSCH)

	Brodie-Absceß	Zentrale tuberkulöse Ostitis	Riesenzellengeschwulst, gutartige	Solitäre Knochencyste	Syphilitischer Knochenherd	Echinococcuscyste
Lieblingslokalisation	Metaphyse	Meta- und Epiphyse	Epiphyse	Metaphyse	Epi- und Diaphyse	Beckenknochen
Klinik	selten Jugendliche, meist jenseits des Wachstumsalters. Dumpfbohrende Schmerzen besonders nachts und bei Bewegungen; häufig sympathischer Gelenkerguß, selten Muskelatrophie, Schwellung	1. Lebensjahrzehnt. Schmerzen besonders bei Belastung	2.—3. Jahrzehnt. Symptomenarm, allmählich zunehmende schmerzlose Schwellung. Später Druck; dumpfbohrende Schmerzen	2. Jahrfünft; selten über 20 Jahre. Oft Trauma in Vorgeschichte	Tertiärstadium. Serologische Blutreaktion meist positiv; Gelenk frühzeitig zerstört; unklare, nicht spezifische Erscheinungen; druckschmerzhafte, weiche fluktuierende, selten harte Schwellung	Vergrößerung und Verhärtung von Leber und Milz. Komplement reaktiv, meist im Becken lokalisiert
Röntgenbild	Keine oder geringe periostale Auflagerung; erbsen- bis hühnereigroß, kugel- bis eiförmig, oft unregelmäßig gekammert; nicht wabig unterteilt; glatte Umgrenzung, manchmal sklerotische Umgebung	geringe Periostwucherung. Konturen oft unregelmäßig; keine Wandsklerose; manchmal kleiner, rundlicher Sequester; Knochenatrophie, meist kleiner als Brodie-Absceß	dünne, unbeschädigte Corticalis; wabenartige Zeichnung, mehrkammerig keine endostalen und periostalen Neubildungen	verschmälerte Corticalis; Höhle wabig unterteilt; scharf umgrenzt; Spongiosagerüst normal. Höhle größer als Brodie-Absceß	starke periostale und endostale Wucherungen, stecknadelkopf- bis walnußgroß; scharf umgrenzt; lamellöse Knochenneubildung	Verdickung der Corticalis; stark ausgeprägte Periostitis. Cyste scharf umrandet. Keinerlei Knochenneubildungen
Inhalt	Eiter (Staphylococcus aureus; bac. typhi; steril) oder junges Bindegewebe	graugelber Eiter mit Tuberkelbacillen	große Riesenzellen mit zentralen Kerngruppen, bindegewebiges Stroma. Reste von Knochenbälkchen	charakteristische Wand; gelblichbraune Flüssigkeit	Schwefel- bis ockergelber Käse	spezifisches Gewebe

lich von der kaum veränderten Umgebung ab. Später tritt sie deutlicher hervor und wird von einem Sklerosewall von ungleichmäßiger Breite umgeben, der sich in die Umgebung allmählich verliert. Sequester sind so gut wie nie erkennbar; wenn vorhanden, sind sie klein und wenig auffällig. Die Größe der Höhle schwankt — wie bereits erwähnt — zwischen Erbsen- und Hühnereigröße. Kleine Abscesse können von einer starken Verdichtung überdeckt werden und daher nicht als Aufhellungsherde in Erscheinung treten. Bei rindennahem Sitz des Abscesses findet man eine schwache Periostreaktion in der näheren und weiteren Umgebung der Aufhellung, meist nur in Form eines schmalen Saumes. Bei diaphysärem Sitz ist die periostale Neubildung gewöhnlich etwas stärker und führt zu spindelförmiger

Anschwellung des Knochens. Die Erkrankung führt bei Jugendlichen öfter zu einer Knochenverlängerung. GARRÉ berichtete über einen Fall von Tibiaabsceß, bei dem eine Beinverlängerung von 9 cm auftrat, OEHLECKER sah in einem ähnlichen Fall eine Verlängerung von 3 cm. Zwischen den geringen klinischen Symptomen und den beträchtlichen morphologischen Veränderungen besteht ein deutliches Mißverhältnis.

Differentialdiagnose. Die Differentialdiagnose des Brodie-Abscesses wurde in tabellarischer Form von BÖRSCH übersichtlich zusammengestellt (Tabelle 1). Hinzuzufügen sind noch: Eosinophiles Granulom und Osteoid-Osteom. Ein sarkomartiges Bild bringt OBERDALHOFF.

Die Differentialdiagnose ist zwar teilweise schwer, aber meist nicht schwerwiegend. Operative Eröffnung ist in jedem Falle angezeigt, sie führt zu endgültiger diagnostischer Klarstellung und bei Vorliegen eines Brodie-Abscesses in der Regel zur Heilung.

η) Osteomyelitis bei Variola

Zur Bakteriologie. Die Osteomyelitis als Komplikation der Pockenerkrankung ist seit langem bekannt. Genauere Ausführungen über die früheren Beschreibungen finden sich bei BERTCHER und bei BOSE. Während noch in den ersten beiden Jahrzehnten dieses Jahrhunderts die entzündlichen Skeletveränderungen bei Variola als unspezifische bakterielle Begleit-Osteomyelitis bzw. -Arthritis aufgefaßt wurden, äußerten BROWN und BROWN (1923) erstmalig die Vermutung, daß sie durch das Pockenvirus selbst bedingt seien. Seit MCCALLUM frühzeitige Markschädigungen im Verlauf der Variola nachweisen konnte, ist diese Ansicht mindestens für einen großen Teil der Fälle allgemein anerkannt. COCKSHOTT und MACGREGOR halten den Virusbefall des Skelets, der zur Zeit der initialen Virämie stattfindet, für erwiesen, weil Elementarkörperchen in der Gelenkflüssigkeit gefunden werden konnten und weil das röntgenologische und klinische Bild der Osteomyelitis variolosa mit dem der Osteomyelitis nach Pockenimpfung genau übereinstimmt, während andererseits die akute bakterielle Osteomyelitis klinisch und röntgenologisch anders verläuft. Als weiterer Hinweis auf die Virusätiologie kann auch die allgemeine Erfahrung gelten, daß sämtliche bisher bekannten Antibiotica wirkungslos sind. Die zahlreichen bei Pocken beschriebenen purulenten Knochenentzündungen gingen wahrscheinlich von sekundär mit Eitererregern infizierten Hautpusteln aus (BROWN und BROWN).

Zur Pathologie. Der Entzündungsprozeß erfaßt zuerst die Metaphysen, führt dann einerseits zum sympathischen Gelenkerguß und breitet sich andererseits destruierend auf die benachbarten Abschnitte der Diaphyse hin aus. Diese Vorgänge, die ohne Eiterung ablaufen, wenn nicht eine Sekundärinfektion erfolgt, werden von einer kräftigen Periostitis ossificans begleitet. Diese periostalen Anbauten reichen bis zu den Kapselansätzen. Die Diaphyse wird total eingescheidet und kann wie ein Totalsequester in einer Totenlade aussehen (COCKSHOTT und MACGREGOR). Sequester und Fistelbildungen kommen nicht vor. Nach $1^1/_2$—2 Monaten beginnt die Rückbildung der Veränderungen. Die Periostanbauten werden allmählich resorbiert. Waren die Zerstörungen in der Metaphyse nur gering, so kann als Restzustand lediglich eine geringfügige Sklerose übrigbleiben. Waren sie größer, dann bleiben im Ausheilungsstadium cystenartige, glatt begrenzte chronische Knochendefekte übrig. Wegen des epiphysenfugen- und gelenknahen Sitzes der Osteomyelitis variolosa kommt es häufig zu Wachstums- und Gelenkschäden (COCKSHOTT und MACGREGOR). Die Wachstumsstörungen äußern sich selten in einem Stillstand, häufiger in einer Wachstumsverzögerung mit Knochenverkürzung und -verbiegung, deren Ausmaß davon abhängt, ob die Epiphysenfuge nur teilweise oder in ganzer Breite befallen ist. Auch Wachstumsförderung und Verlängerung des Knochens wurde beobachtet. Die Gelenkschäden reichen von degenerativen Veränderungen jeden Schweregrades über Schlottergelenke mit und ohne freie Körper bis zu fibrösen oder knöchernen Ankylosen.

Häufigkeit. Aus den letzten Jahrzehnten liegen Berichte über Pockenepidemien mit registriertem Knochenbefall aus folgenden Ländern vor:

Korea (BERTCHER, 1953),
Indien (BOSE, 1958),

Nigeria (COCKSHOTT und MACGREGOR, 1959),
Yemen (DI EGIDIO, 1959).

Die Häufigkeit der Skeletbeteiligung läßt sich nur annähernd schätzen, da genaue Erhebungen darüber nicht angestellt werden und wohl auch kaum möglich sind. CHATTERJEE beobachtete während der Epidemie 1948 in Kalkutta nur 10 Fälle, was einem Hundertsatz von 0,43 der Erkrankten entspricht. Nach COCKSHOTT und MACGREGOR ist damit zu rechnen, daß 2—5% der an Pocken erkrankten Kinder eine Osteomyelitis bekommen.

Alters- und Geschlechtsdisposition. Die Osteomyelitis variolosa bevorzugt das Spielalter, die meisten erkrankten Kinder sind jünger als 5 Jahre. Wenn die Kinder — wie in einer Veröffentlichung BOSEs — bereits älter sind (zwischen 6 und 15 Jahren), dann liegt die Pockenerkrankung meist schon längere Zeit zurück (1—6 Jahre, in einem Falle sogar 12 Jahre). COCKSHOTT und MACGREGOR berichteten allerdings von 6 Kranken, die älter als 20 Jahre waren. Über Unterschiede der Geschlechtsverteilung ist nichts bekannt.

Lokalisation. In beinahe allen Fällen liegen multiple Herdbildungen vor, wobei häufig eine symmetrische Anordnung auffällt (BERTCHER, COCKSHOTT und MACGREGOR). An erster Stelle stehen die Metaphysen in Nachbarschaft des Ellbogengelenkes, an zweiter Stelle die Metaphysen nahe dem Kniegelenk. Seltener werden in den Fallberichten andere Metaphysen der großen Röhrenknochen genannt, ferner in Einzelfällen Carpalia, Tarsalia, Mittelfuß- und Mittelhandknochen sowie die Phalangen von Hand und Fuß.

Klinisches Bild. Zwischen der Schwere der Pockenerkrankung und der Schwere der Osteomyelitis besteht keine Relation (DAČENKO, COCKSHOTT und MACGREGOR). Die Skeletkomplikation setzt in der 2.—7. Woche nach dem Beginn der Pockenerkrankung ein. Meist machen sich die Initialsymptome im suppurativen und desquamativen Stadium der Hautveränderungen bemerkbar (DI EGIDIO). Im Vordergrund des klinischen Bildes steht die langsame Bildung recht erheblicher Gelenkschwellungen ohne stärkeres Fieber und ohne nennenswerte Schmerzen, namentlich des Ellbogengelenkes, während andere Gelenke seltener erkranken (COCKSHOTT und MACGREGOR).

Röntgenbild. Im allgemeinen besteht eine deutliche Diskrepanz zwischen dem beträchtlichen Ausmaß der röntgenologisch erfaßbaren Läsionen und der Geringfügigkeit der klinischen Erscheinungen. Rein ossäre gelenkferne Herde werden röntgenologisch oft nur zufällig entdeckt, weil sie selbst keine klinischen Beschwerden hervorrufen und im übrigen wegen der Gelenksymptomatik nur Gelenkaufnahmen gemacht werden.

COCKSHOTT und MACGREGOR bemerkten als erstes Röntgensymptom umschriebene bandförmige metaphysäre Entkalkungen. Hierbei handelt es sich jedoch um eine Querstreifung, die ganz allgemein als Frühzeichen entzündlicher oder anderer Schädigungen im Wachstumsalter beobachtet werden (CAFFEY, WILLICH u.a.; vgl. Differentialdiagnose der angeborenen Syphilis). Etwa 10 Tage nach Beginn der Knochenerkrankung entstehen in der Metaphyse herdförmige Destruktionen, die sich als unscharf abgesetzte Aufhellungen abbilden. Fast gleichzeitig mit den destruktiven Veränderungen beginnen sich periostale Anbauten zu bilden, die innerhalb kurzer Zeit zu erheblicher Dicke anwachsen können. Bei Erkrankung der Phalangen, Metatarsalia und Metacarpalia entwickeln sich winddornartige Auftreibungen. Die Rückbildung der röntgenologischen Veränderungen setzt nach etwa 3 Monaten ein, sie beginnt mit der allmählichen Resorption der Periostanbauten. Auch im Bereich größerer Zerstörungen werden knöcherne Regenerationsvorgänge erkennbar. Im Bereich kleinerer Herde bleiben geringe Sklerosen als Restzustand übrig, größere, anfangs irreguläre und unscharf abgesetzte Aufhellungen wandeln sich cystenartig um, erscheinen rundlich abgegrenzt und mit kräftiger Randsklerose versehen. Diese Herde liegen fast immer gelenknahe in der Meta- bzw. Epiphyse (typische Bilder bei BOSE).

Diagnose und Differentialdiagnose. Die Erkennung der Skeletveränderungen als Komplikation der Variola ist nur möglich, wenn die Pockeninfektion aus der Anamnese bekannt ist. Differentialdiagnostisch sind in der Hauptsache wegen der starken periostalen Reaktionen die Lues und die chronische Osteomyelitis abzugrenzen.

ϑ) Osteomyelitis bei Typhus und anderen Salmonella-Erkrankungen

Zur Bakteriologie. Knochenveränderungen im Gefolge eines Typhus abdominalis sind seit mehr als 100 Jahren bekannt (HÖDLMOSER), ihr Zusammenhang mit der Grundkrankheit ist durch den Erregernachweis eindeutig geklärt (EBERMAIER). Oftmals — besonders wenn rasche Absceßbildung einsetzt — liegt ihnen eine Sekundärinfektion durch gewöhnliche Eitererreger zugrunde, wobei die Mischinfektion ebenfalls hämatogen erfolgt. Mitunter werden sie jedoch allein durch Eberthella typhosa hervorgerufen. In 40% der Fälle erweist sich der Eiter geschlossener Abscesse als steril, weil die Erreger inzwischen zugrunde gegangen sind.

Nach den Untersuchungen von QUINCKE, FRAENKEL sowie WENTWORTH erfolgt beim Typhus regelmäßig eine Keimbesiedlung des Knochenmarkes. In der großen Mehrzahl der Fälle werden die Erreger dort vernichtet, nur gelegentlich und aus bisher nicht sicher geklärter Ursache führen sie zur Entstehung von progredienten Krankheitsherden. Besonders bei den ossären *Spät*erscheinungen wird vermutet, daß sie nicht durch „alteingesessene" (RAVELLI) ruhende Erreger, sondern durch frisch aus der Gallenblase eingeschwemmte Keime verursacht seien. Als Eintrittspforte dienen die typhösen Darmgeschwüre, von denen aus der Bakterientransport in den Knochen in der akuten Phase der typhösen Erkrankung erfolgt, bis eine Gelegenheitsursache sie zur Tätigkeit erweckt.

Zur Pathologie. Die Reaktion des Knochens auf die Typhuserreger ist im allgemeinen gering. Als charakteristisch kann die Beschränkung der Veränderungen auf einen umschriebenen Ort angesehen werden.

Pathologisch-anatomisch treten die typhösen Knochenerkrankungen in 2 Formen in Erscheinung (CHRISTELLER):

1. Periostitische Form (simplex, purulenta, ossificans):

Der entzündliche Prozeß entwickelt sich im Periost. Mitunter bleibt er darauf beschränkt und führt nicht zur Eiterung. In anderen Fällen entwickelt sich ein subperiostaler Absceß, der in die Weichteile und durch die Haut perforieren und zur Bildung einer gewöhnlich sehr hartnäckigen Fistel führen kann, die für die Umgebung eine Gefahr darstellt, weil das Sekret Typhuserreger enthält. Diese Kranken müssen dann als Dauerausscheider behandelt werden. Die Eiterung kann auch auf den Knochen übergreifen und zu einer oberflächlichen oder tiefergreifenden Arrosion der Corticalis von außen her führen. Es bildet sich ein muldenförmiger Zerstörungsherd, der mitunter einen Sequester enthält. Dieser in den periostal-corticalen Schichten ablaufende Prozeß wird bei den typhösen Knochenerkrankungen weitaus am häufigsten beobachtet. Er ist spontan rückbildungsfähig. Durchbruch der Eiterung in die Markhöhle und Entstehung einer Osteomyelitis von den Außenschichten her ist äußerst selten und unterscheidet sich dann nicht von einer primären Markerkrankung (DETLEFSEN). Manchmal ist der corticale Herd nicht muldenförmig, sondern wird als mandelförmige Höhle von den äußeren Corticalisschichten bedeckt und steht durch einen oder mehrere schmale Gänge mit dem subperiostalen Absceß in Verbindung: sog. Kragenknopfabsceß (PINCHERLE, VEAL, DETLEFSEN). Das Exsudat kann sich eindicken und tuberkulösem Käse oder syphilitischem Gumma ähnlich werden (CHRISTELLER). An den langen Röhrenknochen sitzen die Veränderungen zumeist in der Diaphyse, selten in der Epi- und Metaphyse. An den distalen Gliedmaßenknochen finden sie sich vorwiegend an den Außenkanten und an der Crista interossea, während sie an den kurzen Röhrenknochen gewöhnlich die spongiösen Enden betreffen (KRAUSE).

2. Osteomyelitische Form:

Diese ist erheblich seltener und meist eitrigen Charakters. Sie verläuft wie die gewöhnliche Osteomyelitis purulenta und führt wie sie von innen her zur Periostitis. Bei älteren Leuten mit vascularisiertem Rippenknorpel kann sie als Chondromyelitis costalis typhosa in Erscheinung treten. Nach OPPOKOFF und ODOJEWSKY beginnt der typhöse Rippenprozeß im knöchernen Anteil als Osteomyelitis und greift dann auf das Knorpelmark und das Perichondrium über. Es folgen Absceßbildung und Knorpelnekrosen.

Wenn die typhöse Osteomyelitis subakut oder chronisch verläuft, dann entstehen in der Metaphyse rundliche oder ovale Herde, die einem Brodie-Absceß weitgehend ähnlich sehen können (WILENSKY, OEHLECKER, BÖRSCH, PINTILIE, MELCHIOR).

Häufigkeit. MURPHY: 0,8%, JACKSON u. Mitarb.: weniger als 1%, BELLUCI: 1%,
KRAUSE: von 9400 Typhuserkrankungen 109mal Knochenbefall = 1,2%
KEITH und KEITH: von 18840 Typhuserkrankungen 164mal Knochenbefall = 0,8%
LÓPEZ-DURÁN: von 2400 Typhuserkrankungen 39mal Knochenbefall = 1,6%

Die Häufigkeit der Knochenkomplikationen wechselt bei den einzelnen Epidemien (DETLEFSEN). So führte z.B. die Epidemie der Jahre 1945/46 in Deutschland zu einer deutlich erhöhten Rate (BAECKER, MANSECK, RAETTIG). Saisonbedingte Häufung im Hochsommer erwähnt RAETTIG.

Alters- und Geschlechtsdisposition. Alle Altersklassen können an typhösen Knochenveränderungen erkranken, jedoch ist das mittlere Lebensalter — zwischen dem 20. und 50. Lebensjahr — öfter betroffen als bei der Staphylokokkenosteomyelitis (DERVISSEUR, LÓPEZ-DURÁN). Die Verteilung auf die Geschlechter ist gleichmäßig.

Lokalisation. Alle Knochen können Sitz einer typhösen Knochenerkrankung sein. Eine Übersicht über die Häufigkeitsverteilung ergibt die Tabelle 2 von KLEIN, die sich (mit Ausnahme der Wirbelsäule) mit den Angaben der übrigen Autoren einigermaßen deckt. Sie enthält gleichzeitig Bemerkungen zum Verlauf.

Tabelle 2. (Nach KLEIN)

	Erkrankt	Eiterung	Rückbildung
Tibia	50	34	16
Rippen	29	21	8
Femur	23	12	11
Humerus	7	4	3
Ulna	6	4	2
Schädel	5	2	3
Clavicula	5	2	3
Sternum	4	1	3
Fuß	4	1	3
Fibula	3	2	1
Radius	3	2	1
Scapula	2	2	—
Becken	2	—	2
Wirbelsäule	1	—	1

Bevorzugt erkranken die Knochen, an denen große Muskelgruppen ansetzen, namentlich die langen Röhrenknochen der unteren Extremität, also Tibia und Femur. In etwa 5% sind mehrere Knochen gleichzeitig oder nacheinander betroffen (VEAL).

Klinisches Bild. Die klinischen Erscheinungen treten selten sub typho auf; gelegentlich — besonders bei kleinen Kindern (MADELUNG, RAVELLI, HÖRING) — entsteht zwar als Frühkomplikation schon im Stadium der Generalisation eine akute Periostitis, in den meisten Fällen jedoch setzen die Symptome erst in der Rekonvaleszenz, frühestens in der 7.—8. Woche nach der Entfieberung ein. Mitunter kommt es noch nach Monaten oder Jahren zu Späterscheinungen. Im Schrifttum werden folgende Latenzzeiten zwischen Typhus abdominalis und Auftreten einer Spätostitis bzw. -chondritis genannt: ORLOW: 8 Monate, HAMEL: 1 Jahr, BUSCHKE: 7 Jahre, HERBRODT: 23 Jahre, MARBURY und PECKHAM: 5 Jahre, KEITH und KEITH: 8 und 10 Jahre, MURPHY: 10, 13 und 27 Jahre (längstes Intervall), TUBBY und BRAXTON HICKS: 13 Jahre, WINSLOW: 11, 13 und 23 Jahre.

Im allgemeinen entspricht das klinische Bild dem einer weniger stürmisch verlaufenden Osteomyelitis. Die klinischen Zeichen sind inkonstant und nicht charakteristisch. Die Kranken klagen über wechselnd starke diffuse, „rheumatische“ Schmerzen, die oft nur beim Stehen oder Gehen auftreten, allerdings während der nächtlichen Bettruhe manchmal stärker werden (dolores osteocopi wie bei Brodie-Absceß oder Knochensyphilis). Die Körpertemperatur ist meist nur abends auf subfebrile Werte erhöht; später steigt sie über 38° C an und remittiert am Morgen. Pulsverlangsamung soll dabei vorkommen (WINSLOW). Gleichzeitig mit dem Fieberanstieg entsteht eine Anschwellung des erkrankten Körperteiles. Die klinische Diagnose der posttyphösen Osteomyelitis ist dadurch erschwert, daß die Symptome weder vom Kranken noch vom Arzt mit dem vorausgegangenen Typhus abdominalis in Zusammenhang gebracht werden. Besonders dann, wenn bereits Monate

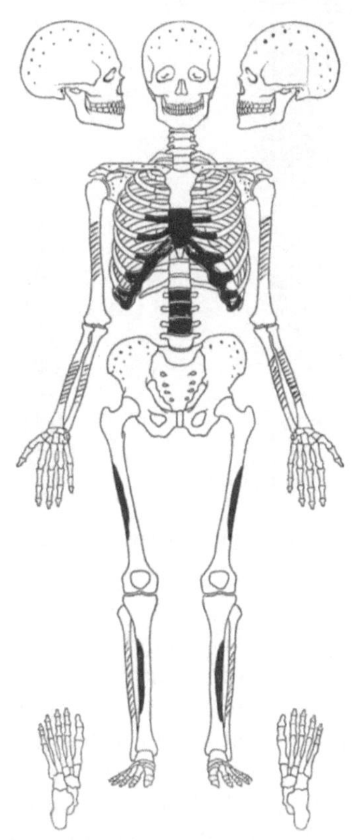

Abb. 36. Verteilungsschema des Knochentyphus (modifiziert nach DETLEFSEN). ■ Häufigste Lokalisation, ▩ häufige Lokalisation, ▨ seltene Lokalisation, ▦ vereinzelte Lokalisation

oder Jahre dazwischen liegen, wird die Neuerkrankung für ein selbständiges Leiden gehalten. Der Verlauf kann sich über mehrere Jahre hinziehen. Spontanheilungen nach Resorption des entzündlichen Exsudates kommen nicht selten vor.

In wenigen Fällen verläuft die typhöse Osteomyelitis akut (SCHUCHARDT, MANSECK, RYBAK). Sie ruft dann dieselben Erscheinungen wie eine gewöhnliche Staphylokokken-Osteomyelitis hervor. Die Prognose ist quoad vitam gut, quoad sanationem unsicher. Nach operativer Freilegung heilt der Prozeß gewöhnlich aus.

Antibiotische Therapie ist wie bei der chronischen Osteomyelitis wahrscheinlich kaum sehr wirksam. Berichte darüber gibt es bisher nicht.

Röntgenbild. Nach der röntgenologischen Latenzzeit erscheint als erstes Zeichen eine umschriebene Periostitis ossificans. Die Knochenneubildung ist durch einen schmalen Aufhellungsstreifen von der Corticalis getrennt, der bei weiterem Fortschreiten deutlicher und infolge oberflächlicher Arrosion der Corticalis ein wenig verwaschen wird. Die periostale Verdickung nimmt zu, die darunter gelegene Aufhellung wird spindelförmig und verbreitert sich unter der Deckschicht in die Corticalis hinein. Es ergibt sich somit das Bild

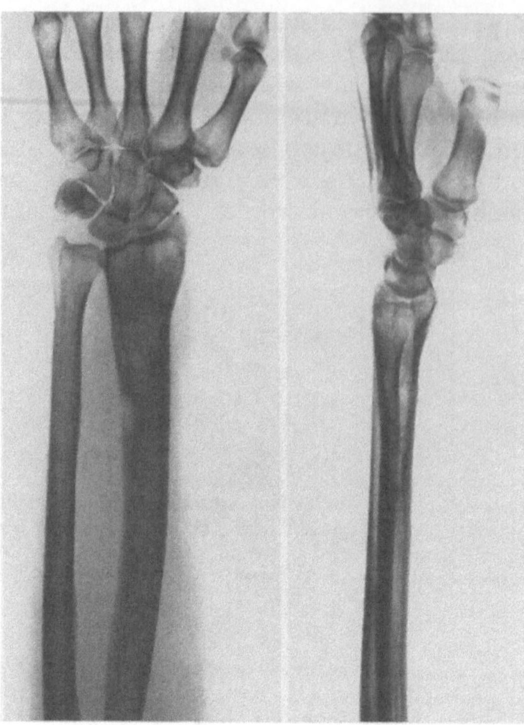

Abb. 37. ♀, 56 Jahre. Typhöse Osteomyelitis (chronische Form)

einer Knochenkuppe mit gleichmäßigen Hügelabhängen und einer darunter liegenden mandelförmigen Höhle. Wenn später die Außenbegrenzung unscharf und unterbrochen wird, entsteht eine Knochenmulde, in der zuweilen kleinere Corticalissequester zu finden sind. Die periostale Neubildung bleibt oft nur an der Basis der Anschwellung erhalten, so daß die Knochenmulde an ihren Rändern ein wenig überdeckt wird. Das Röntgenbild ähnelt dann einem Querschnitt durch ein Ulcus mit unterminierten Rändern. Wenn sich ein Kragenknopfabsceß entwickelt hat, dann ist nur sein corticaler Anteil als mandelförmige Aufhellung in der äußeren Corticalisschicht, nicht dagegen der subperiostale Anteil mit dem Verbindungsgang auf dem Röntgenbild zu erkennen und somit auch nicht zu diagnostizieren.

Der Röntgenologe muß hierbei ebenso wie bei anderen peripheren Knochenprozessen berücksichtigen, daß Aufnahmen in den üblichen Strahlenrichtungen irreführend sein können, weil oberflächlich in der Corticalis gelegene oder periostale Herde sich in den Knochen hineinprojizieren und eine zentrale Lage vortäuschen können und daß es daher erforderlich ist, in diesen Fällen zusätzlich eine oder mehrere Aufnahmen tangential zur Schwellung zu machen, damit sich der Herdsitz an der Knochenoberfläche eindeutig darstellt.

Das Röntgenbild der erheblich selteneren typhösen Osteomyelitis gleicht bei akutem Verlauf dem der akuten Osteomyelitis purulenta. Bei subakutem oder chronischem Verlauf ähnelt es mitunter dem Bilde des Brodie-Abscesses (s. o.).

Differentialdiagnose. Von wesentlicher Bedeutung ist die anamnestische Feststellung eines vorausgegangenen Typhus. Die endgültige Sicherstellung der Diagnose kann jedoch lediglich aus dem bakteriologischen Erregernachweis geführt werden. Differentialdiagnostisch sind bei akutem Verlauf die banale Osteomyelitis, bei subakutem und chronischem Verlauf vor allem die Syphilis und die Tuberkulose durch Seroreaktionen, eventuell probatorische antiluische Behandlung, Lungenkontrolle, Suche nach einer röntgenologisch feststellbaren Knochenatrophie und allenfalls durch Tierversuch auszuschließen. Außer den spezifischen Entzündungen müssen noch in Betracht gezogen werden: Osteoid-Osteom, periostales Sarkom, Ewing-Sarkom, Knochenmetastasen. Alle zweifelhaften Fälle machen die Biopsie erforderlich.

αα) Paratyphus

Zur Bakteriologie. Beim Paratyphus liegt keine einheitliche Infektionsform vor. Nach SCHOTTMÜLLER unterscheidet man den Paratyphus abdominalis, die Gastroenteritis paratyphosa und die primär paratyphösen Organerkrankungen. Es gibt mehr als 150 Arten von Paratyphusorganismen, jedoch werden im Knochen meist nur Erreger der Gruppe B gefunden. Nur in 3 Fällen des Schrifttums gehörten die Erreger der Gruppe A an (CALVET, LUDWIG). Die im Blut kreisenden Keime werden im Knochenmark oder im Periost abgefangen und führen zu ausgesprochen metaparatyphösen Veränderungen. Wie beim Typhus sind auch hier Späterscheinungen durch Aufflackern einer „ruhenden Infektion" bekannt. PICK erwähnt einen Fall von JENSEN und KOCK, bei dem 20 Jahre nach einem Paratyphus ein Knochenherd am Oberschenkel entstanden war und einen weiteren Fall von REENSTJERNA, bei dem sich 24 Jahre danach ein Costochondralabsceß gebildet hatte.

Zur Pathologie. Die pathologisch-anatomischen Befunde ähneln denjenigen beim Typhus. Auch beim Paratyphus kommt es vorwiegend zur Periostitis und seltener auch zur Osteomyelitis, jedoch neigt der Prozeß weniger zu örtlicher Umgrenzung. In der Mehrzahl der Fälle breitet er sich vielmehr über die ganze Knochenlänge aus und führt zu diffuser Eiterung (PICK; VEAL und MCKETRIDGE; DUNNAGAN). Er unterscheidet sich dann nicht von einer durch Staphylokokken oder Streptokokken hervorgerufenen Osteomyelitis. Die Veränderungen beginnen an den Röhrenknochen vorwiegend im mittleren Teil des Schaftes, seltener in der Metaphyse (DUNNAGAN).

Häufigkeit. Knochenerkrankungen treten beim Paratyphus weniger häufig als beim Typhus auf. WINSLOW fand 1924 im Schrifttum lediglich 13 Fälle. VEAL und MCKETRIDGE sammelten 1934 16 Fälle aus der Literatur und fügten 2 eigene hinzu. Nach DUNNAGAN beträgt die Häufigkeit 0,2%. DE TORREGROSA u. Mitarb. erwähnen beiläufig, daß von 2000 dem Salmonella Center New York zugewiesenen Kulturen nur 3 von Knochenerkrankungen stammten. Bei der Paratyphusepidemie 1932 in Innsbruck kam es bei 152 Erkrankungen nur 1mal zu einer Knochenkomplikation (JUST).

Alters- und Geschlechtsdisposition. Soweit bei der geringen Zahl der bisher veröffentlichten Fälle eine Aussage erlaubt ist, kann von einer Bevorzugung bestimmter Altersstufen nicht gesprochen werden. Unter den 18 von VEAL und MCKETRIDGE veröffentlichten Fällen überwogen die Männer.

Lokalisation. Die paratyphösen Knochenerkrankungen sind in ähnlicher Weise auf das Skelet verteilt wie die typhösen. Multiple Skeletherde werden nicht selten gefunden (PICK; CARRINGTON und DAVISON u.a.). Abweichungen von dem Verteilungsschema kamen bei Paratyphus „Erzindjan" Neukirch vor, wobei sich als Nachkrankheiten namentlich an den flachen Knochen, wie z.B. an der Crista ossis ilei (PICK), chronische Periostitiden ausbildeten. Auch bei der Salmonellenosteomyelitis der Träger einer Sichelzellanämie ist — wie weiter unten näher ausgeführt wird — die Lokalisation abweichend.

Klinisches Bild. Bei den paratyphösen Knochenerkrankungen, die ausgesprochener als beim Typhus als Späterscheinungen zutage treten, ist akuter Verlauf mit Fieber und Leukocytose häufiger. Die klinischen Symptome unterscheiden sich nicht wesentlich von denen der Staphylokokkenosteomyelitis. Die lokalisierte Erkrankungsform verursacht dieselben Erscheinungen wie der umschriebene Knochentyphus.

ββ) Salmonellenosteomyelitis bei Sichelzellanämie

In den letzten Jahrzehnten wurden hauptsächlich an amerikanischen Negern mit Sichelzellanämie, einer familiären chronischen hämolytischen Anämie, die durch abnormes Hämoglobin und sichelförmige Gestalt der Erythrocyten gekennzeichnet ist, gehäuft paratyphöse Knochenerkrankungen beobachtet. Insgesamt wurden bisher etwa ein Dutzend Fälle publiziert. ROBERTS und HILBURG berichteten von 865 Osteomyelitisfällen, unter denen sich 3 salmonellenbedingte befanden; bei allen 3 Kindern lag eine

Sichelzellanämie vor. Unter 130 Osteomyelitisfällen von Hughes und Carrol wurden 4mal Salmonellen als Erreger nachgewiesen. Auch diese 4 Kranken litten an einer Sichelzellanämie. Aus dieser Häufung des Zusammentreffens kann geschlossen werden, daß durch die Sichelzellanämie eine Disposition zu paratyphösen Knochenerkrankungen geschaffen wird.

Soweit bisher zu übersehen ist, weichen die paratyphösen Knochenerscheinungen bei Kranken mit Sichelzellanämie von denen ohne Sichelzellanämie ein wenig ab. *Übereinstimmend* fanden sich multiple unregelmäßige medulläre Zerstörungsherde und mehr oder weniger ausgedehnte periostale Anbauten, *abweichend* ein von Wigh und Thompson erstmals als „cortical fissuring" beschriebenes, bisher noch nicht näher geklärtes Merkmal, das ausschließlich bei den Kombinationsfällen zu beobachten war. Dabei handelt es sich um eine lineare Längsaufspaltung der Corticalis durch einen Aufhellungsstreifen in der Mitte ihrer Dicke, von gleicher Längsausdehnung wie die Markherde. Dieser eigentümliche intracorticale 1—3 mm breite Aufhellungsspalt kann seiner tiefen Lage wegen nicht mit der subperiostalen Aufhellungslinie bei frischerer Periostitis ossificans verwechselt werden. An seinen Enden kommuniziert er mit den Markherden, mit denen er auch gleichzeitig abheilt. Es bildet sich weder ein Sequester noch eine Sequesterlade. Hin und wieder kommt es zu pathologischen Frakturen. Schertel beobachtete in Togo bei einer Sichelzellanämie eine Tibiaosteomyelitis mit großen Corticalissequestern, wobei allerdings nicht geklärt werden konnte, ob es sich um eine Salmonellenosteomyelitis gehandelt hat.

Befallen sind vorwiegend die Knochen des Armes (Humerus, Radius, Ulna), seltener die langen Röhrenknochen des Beines (Tibia, Femur).

γγ) Tier-Paratyphus

Auch Tier-Paratyphus-Erreger können bei Übertragung auf den Menschen — wie erstmalig im Weltkrieg 1914—1918 beobachtet — eine Osteomyelitis hervorrufen. Gajzago und Göttche berichteten über 28 Fälle von Suipestifer-Infektion bei Kindern (B. suipestifer = Erreger des Schweineparatyphus) aus dem Schrifttum und 6 eigene Beobachtungen. Dabei sind ossäre Komplikationen bei Kindern bis zu 2 Jahren häufig. Der klinische Verlauf ist im allgemeinen mild. Im Röntgenbild werden meist kleine Höhlenbildungen nach Art eines Brodie-Abscesses in den Metaphysen und keine oder nur geringe periostale Knochenneubildungen gefunden. Bevorzugte Lokalisationen sind die proximale Humerusmetaphyse und die distale Femurmetaphyse. Einbrüche in die Nachbargelenke kommen vor (Weaver und Sherwood, Hörhold).

Diagnose und Differentialdiagnose der Salmonella-Osteomyelitis (mit Ausnahme der typhösen). Zur Diagnose sind erforderlich: Agglutination, Identifikation der Erreger aus Eiter oder Blut. Differentialdiagnostisch müssen je nach Verlaufsform wie bei Typhus berücksichtigt werden: vulgäre Osteomyelitis, Tuberkulose, Syphilis, Ewing-Sarkom, Osteoid-Osteom.

ι) *Osteomyelitis als Komplikation bei Gonorrhoe*

Die häufigste Form der Skeletbeteiligung bei der Gonorrhoe ist die blenorrhoische Osteoarthritis. Daneben gibt es aber auch — allerdings sehr selten — rein ossäre Entzündungsherde, die metastatisch-hämatogen und nicht durch Fortleitung von benachbarten Gelenkaffektionen her zustande kommen (Stark). In Hinsicht auf die Lokalisation, den Ablauf und die Röntgensymptome ergeben sich keine charakteristischen Unterschiede zu den anderen akuten Osteomyelitisformen. Häufiger sind rein periostale Reaktionen und umschriebene Kombinationsformen, die mit den Bildern der posttyphösen Osteoperiostitis Ähnlichkeit haben (Haudek). Die Theorie von der gonorrhoisch-periostitischen Herkunft der Fersenbeinexostosen ist während mehrerer Jahrzehnte im Schrifttum immer wieder einmal aufgetaucht. Sie wurde begründet von Jacquet (1892) und von Nobl (1903). In Deutschland bejahte Kloeppel (1921) erneut diesen Zusammenhang. Seit Mapes im Jahre 1924 die Ansicht von der gonorrhoischen Herkunft des Calcaneusspornes eine „ehrwürdige mythische Vorstellung" nannte und auch Herzler jegliche Beziehungen für unbewiesen erachtete, ist diese Theorie aus dem Schrifttum verschwunden.

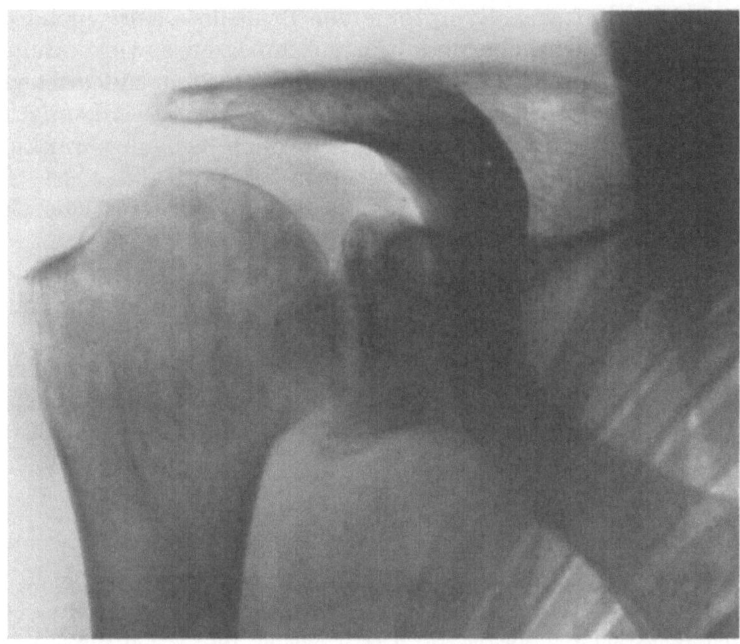

Abb. 38. ♂, 25 Jahre. Bang-Osteomyelitis des rechten Humerus. Völlig unregelmäßige Strukturaufhellungen im Humeruskopf und -hals, vor allem auch in den subchondralen Partien bei serologisch gesichertem Morbus Bang. Histologisch weitgehender Spongiosaersatz durch epitheloidzelliges Granulationsgewebe mit Bildung von Pseudotuberkeln. (Beobachtung Prof. UEHLINGER, Zürich)

κ) Osteomyelitis bei Brucella-Infektionen

Zur Bakteriologie. Die Brucellose ist eine Allgemeininfektion durch tierpathogene gramnegative Keime: 1. Brucella melitensis (hochvirulent), 2. Brucella abortus Bang (weniger virulent), 3. Brucella suis (mäßig virulent).

Sie gehört zu den Anthropo-Zoonosen (LÖFFLER und MORONI; SCHMIDT und WINTER). Beim Menschen wurde sie zuerst von CRAIG im Jahre 1905 beschrieben. Da für den Menschen die Haustiere Rind, Ziege, Schaf, Schwein, gelegentlich auch Hund, Katze und Geflügel Infektionsquellen sind, zählen zu dem bedrohten Personenkreis in erster Linie Landarbeiter, Melker, Tierärzte, Metzger und Arbeiter in Fleischkonservenfabriken. Die Infektion erfolgt durch direkten Kontakt über kleine Wunden der Haut oder der Schleimhaut der Augen und des Nasen-Rachenraumes. Häufig geschieht die Ansteckung durch Trinken roher Milch von euterkranken Tieren.

Zur Pathologie. Die Brucellose ruft eine unspezifische Gewebsreaktion hervor, die je nach dem akuten, subakuten oder chronischen Krankheitsstadium verschieden ist: exsudativ, proliferativ oder reparativ. Mit Ausnahme vereinzelt beobachteter Periostitiden im Generalisationsstadium (KOLIAKOVA) werden die Knochen erst in der chronischen Phase in Form einer Periostitis oder Osteomyelitis erfaßt, bei der die chronisch-proliferativen Vorgänge überwiegen. Der Prozeß hat eine starke Heilungstendenz.

Häufigkeit. Exakte Häufigkeitsangaben über Knochenbefall bei Brucellosen fehlen im Schrifttum, es wird lediglich betont, daß Knochenerkrankungen selten seien (KULOWSKI u.a.).

Alters- und Geschlechtsdisposition. Die meisten Brucelloseerkrankungen fallen in die Zeit zwischen dem 35. und dem 60. Lebensjahr (KELLY u. Mitarb.). Das männliche Geschlecht überwiegt erheblich (SCHIRGER u. Mitarb.; KELLY u. Mitarb.).

Lokalisation. Weit vorn in der Häufigkeitsskala steht die Wirbelsäule. Andere Knochen wie Schädel (BRÜCKNER u. Mitarb.), Rippen, lange Röhrenknochen, Darmbein erkranken nur selten. KELLY berichtet von einer Erkrankung der Grundphalanx des Zeigefingers. BRAUN und AMMON haben eine Arthritis brucellosa des Schultergelenkes und beidseitigen Befall der Handwurzelknochen beobachtet.

Klinisches Bild. Die klinischen Symptome der Brucellose sind uncharakteristisch. Es bestehen anfangs Schweißausbrüche und Rückenschmerzen sowie undulierendes Fieber, das monatelang anhalten kann. Die Leukocytenzahl ist normal, mitunter vermindert, sehr selten vermehrt, die Blutsenkungsgeschwindigkeit mäßig beschleunigt. Etwa in der Hälfte der Fälle sind Milz und Lymphknoten geschwollen. Gelenkerkrankungen treten bei einem Drittel der Kranken auf (Hardy, Simpson).

Bei Knochenbeteiligung verspürt der Kranke lediglich eine örtliche Empfindlichkeit, in manchen Fällen auch leichte Schmerzen.

Röntgenbild. Das Röntgenbild ist ebenfalls völlig uncharakteristisch und bietet keinerlei Besonderheiten. Es unterscheidet sich nicht von dem einer gewöhnlichen chronischen Osteo-Periostitis bzw. Osteomyelitis.

Diagnose und Differentialdiagnose. Die Diagnose kann nur entweder direkt durch Erregernachweis im Kulturversuch oder indirekt durch Agglutinationsprobe, Komplementbindungsreaktion oder Cutantest gestellt werden. Sie wird verfehlt, wenn nicht an diese Möglichkeit gedacht wird (Berufsanamnese!).

λ) *Osteomyelitis bei Rotz*

Zur Bakteriologie. Rotz (malleus, morve, glanders) ist eine durch das Bacterium mallei hervorgerufene Anthropozoonose, deren Übertragung vom Pferd oder anderen Equiden auf den Menschen durch direkten Kontakt erfolgt. Weiterinfektion von Mensch zu Mensch kommt vor. Die geographische Verbreitung der Tierseuche ist herdförmig auf bestimmte Gebiete in Ost- und Südosteuropa, Nordafrika, Nord- und Ostasien, besonders Japan, die Sundainseln und die Philippinen begrenzt. Menschenrotz gehört auch in Zeiten erheblicher Zunahme des Pferderotzes, beispielsweise in Kriegszeiten, zu den großen Seltenheiten. Zum gefährdeten Personenkreis sind in erster Linie Tierärzte und das Wartepersonal von Pferden zu rechnen.

Zur Pathologie. Eintrittspforten der Erreger sind Läsionen der Haut und Schleimhaut, insbesondere des Respirationstraktes. Die Inkubationszeit beträgt 3—5 Tage. In seltenen Fällen manifestiert sich der Menschenrotz als lokale Erkrankung mit Primärherd und Lymphangitis bzw. Lymphadenitis (Primärkomplex). Gewöhnlich verläuft er als akute oder chronische Allgemeininfektion, in deren Ablauf Metastasen in vielen Organen auftreten können. Die akute Rotzpyämie endet in wenigen Tagen bis Wochen tödlich (Bierbaum und Gottron; Mohr u.v.a.). Der chronische, in Schüben ablaufende Rotz erstreckt sich mit langen Latenzperioden über Monate und Jahre und geht entweder in Heilung über oder führt durch die chronischen Eiterungen zu Kachexie und Amyloidose und dadurch zum Tode des Erkrankten. Umschlag in die akute Form ist in jeder Phase möglich.

Das Skelet kann durch direktes Übergreifen von Rotzknoten und -geschwüren der umgebenden Weichteile erfaßt werden, entweder von der Haut her an Stellen, wo Knochen direkt bedeckt wird (Schädel, Fußknöchel, Fußrücken), oder bei tieferliegenden Knochen von Muskelherden aus. Durch Einwuchern von rotzigem Granulationsgewebe entsteht zuerst eine Periostitis, später kommt es zur Arrosion der Rinde (Beitzke). Die reaktiven periostalen und endostalen Veränderungen sind nur mäßig ausgeprägt. *Hämatogene* Knochenerkrankungen, gewöhnlich in Form multipler periostaler Abscesse oder in seltenen Fällen in Form einer Rotzosteomyelitis, sind lediglich bei akutem oder subakutem Verlauf pathologisch-anatomisch beschrieben worden (Babès, Stein, Linck). Beim chronischen Rotz werden vorwiegend Schädel, Schienbein, Fibula, Trochanter major und Knochen des Fußes befallen.

Klinisches Bild. Die akute Form verläuft als hochfieberhafte Allgemeininfektion mit Muskel- und Gelenkschmerzen sowie Aufschießen von Knoten in Subcutis und Muskulatur, die rasch zerfallen. Kurz danach tritt ein Hautausschlag hinzu. Das Erscheinungsbild des sich über Jahre erstreckenden chronischen Rotzes ist vielgestaltig und ohne besondere Merkmale. Außer gelegentlichen Glieder- und Gelenkschmerzen bestehen kaum Beschwerden. Allmählich entstehen subcutan und intramuskulär Rotzbeulen, die eitrig einschmelzen und so Abscesse und Geschwüre bilden. Die Temperatur ist normal; nur bei Nachschüben kommt es zeitweise zu unregelmäßigen Steigerungen.

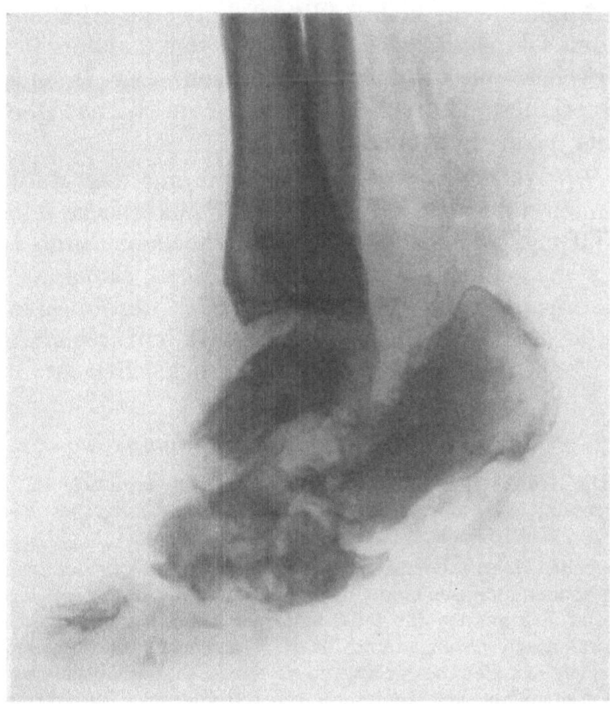

Abb. 39. ♂, 46 Jahre. Ausgedehnte reaktionslose Zerstörung des Fußskelets durch Knochen- und Gelenkrotz, der seit 12 Jahren besteht. Zeitweise Fistelbildung. Später Amputation. (Aufnahme Prof. RANNIGER, Chicago, University, Department of Radiology)

Röntgenbild. Eine umfassende Beschreibung des Röntgenbildes bei Rotzerkrankungen der Knochen ist nicht möglich, weil davon nur ganz vereinzelte Aufnahmen existieren. Von STEIN stammt eine nach einem seitlichen Röntgenbild der distalen Hälfte eines Unterschenkels angefertigte Skizze aus dem Jahre 1913. Darauf ist ein 5 cm langer, 5 mm hoher periostaler Anbau am fibularen Malleolus zu erkennen. REVERDIN und GRUMBACH veröffentlichten 1924 Röntgenaufnahmen der Füße zweier rotzkranker Brüder, deren Wiedergabe leider undeutlich ist. Die Aufnahmen, die von SCHINZ in sein Lehrbuch übernommen wurden, zeigen schwere verstümmelnde Veränderungen an den Knochen und Gelenken der Füße: Destruktionen gelenknaher subchondraler Knochenabschnitte des Calcaneus und Os naviculare, teilweise oder gänzliche Zerstörung der Ossa cuneiformia und des Os cuboideum, einiger Metatarsalia, namentlich ihrer vorderen Abschnitte einschließlich der Köpfchen, sowie Auflösung der Zehenend- und -mittelphalangen.

RANNIGER (Chicago) überließ uns freundlicherweise eine seitliche Fußaufnahme (Abbildung 39) eines 46jährigen Mannes, bei dem die gesicherte, zeitweilig fistelnde Rotzerkrankung 12 Jahre bestand und schließlich zur Amputation führte. Die auf dem Röntgenbild sichtbaren Zerstörungen ähneln denen bei REVERDIN und GRUMBACH, sind jedoch erheblich stärker ausgeprägt. Deutlich ist auch in diesem Falle die durch Knochenzerstörung in der Nachbarschaft des unteren Sprunggelenkes bedingte wannenartige Verformung des Calcaneus mit geringer reaktiver Nachbarschaftssklerosierung. Zusammen mit gelenknahen Destruktionen des Talus hat sich so ein sehr breit klaffender „Gelenkspalt“ gebildet. Vom Os naviculare und Os cuboideum blieben nur noch die plantaren Teile erhalten, die Ossa cuneiformia sind größtenteils zerstört und bilden miteinander und mit den Resten des Os naviculare und cuboideum einen im einzelnen kaum zu differenzierenden Knochenklumpen. Die Ränder der destruierten Partien sind völlig unregelmäßig zerfasert und zerfetzt. Die Metatarsalia fehlen gänzlich, von den Phalangen sind lediglich 2 annähernd vollständig, 2 teilweise erhalten. An der vorderen Begrenzung des distalen Tibiaendes, das ebenso wie der distale Fibulaabschnitt leicht verdickt ist, sitzen frischere periostale Auflagerungen. Der Innenknöchel ist weitgehend zerstört. Das Bild erinnert an das Mycetom. Vom hämatogenen Knochenrotz sind Röntgenbilder bisher noch nicht veröffentlicht.

Diagnose und Differentialdiagnose. Die Erkennung des Malleus ist sehr schwierig, Fehldiagnosen kommen daher häufig vor. Weder das klinische noch das röntgenologische Bild führen zur Klärung. Die Sicherstellung kann allein durch bakteriologische Untersuchung des Eiters aus einem geschlossenen Absceß erfolgen. Komplementbindungsreaktion, Agglutinationsprobe und Intracutan- oder Conjunctivaltest mit Mallein sind wertvolle Hilfsmittel. Die Differentialdiagnose hat vor allem Aktinomykose, Maduromykose, Syphilis und allenfalls Tuberkulose zu berücksichtigen.

μ) Osteomyelitis bei Aktinomykose

Zur Bakteriologie. Die Krankheit ist über die ganze Erde ohne regionale Häufung verbreitet. Erreger der heute unter der Bezeichnung „Aktinomykose" bekannten Erkrankung des Menschen sind nach Lentze: 1. Actinomyces israeli (A. „Wolff-Israeli"), 2. Nocardia asteroides.

In der weit überwiegenden Mehrzahl der humanen Aktinomykosen tritt der anaerob wachsende Actinomyces israeli auf, der in der gesunden Mundschleimhaut vegetiert und fakultativ pathogene Eigenschaften annimmt (Naeslund; Lentze). Zur Erkrankung führt die endogene Infektion mit diesem Keim und seinen Begleitbakterien, die ebenfalls fakultativ pathogen und für die Vermehrung der Aktinomyceten notwendig sind. Die Erreger müssen in die Tiefe des Gewebes gelangen, wo anaerobe Verhältnisse vorherrschen. Hierzu sind besondere Anlässe, wie Verletzungen oder Entzündungen, erforderlich. Die Aktinomyceten gehören nach der heutigen Auffassung nicht zu den echten Pilzen, sondern bilden eine selbständige, zwischen den Bakterien und den Hyphomyceten stehende Gruppe. Die Aktinomykose ist nicht kontagiös, Übertragung vom Tier auf den Menschen, z.B. durch Biß, sowie von Mensch zu Mensch, kommt nicht vor. Der aerobe Actinomyces lebt saprophytär in der freien Natur und verursacht in äußerst seltenen Fällen durch exogene Infektion Krankheitserscheinungen (Nokardiose).

Die im Schrifttum als Streptotrichose bezeichnete Erkrankung ist keine gesonderte Krankheit, sondern gehört zur Aktinomykose. Es ist bisher nicht gelungen, ihren — hypothetischen — Erreger von den Aktinomyceten zu trennen (Lentze).

Zur Pathologie. Eintrittspforten der Anaerobier sind vorwiegend die Mundhöhle und ihre nähere und weitere Umgebung, seltener Pharynx, Lunge, Coecum, Rectum, weibliche Genitalien. Primäre Aktinomykose der Haut gehört zu den größten Seltenheiten. Die exogene Infektion mit der aeroben Nocardia erfolgt gewöhnlich durch Inhalation. Die Aktinomykose ist in der Hauptsache eine Erkrankung der Weichteile, die zumeist am Knochen vorüber- bzw. entlanggeht, ohne ihn zu beteiligen (Beitzke). Es bildet sich ein zu schwieliger Vernarbung neigendes Granulationsgewebe mit lange dauernden Fisteleiterungen. In dem von Gängen durchzogenen Gewebe befinden sich die Erreger in Form von sandkorn- bis stecknadelkopfgroßen Drusen. Im Verlaufe von Jahren breitet es sich ohne Rücksicht auf Gewebs- und Organgrenzen sehr langsam perivasculär und perineural aus. Der Knochen kann auf verschiedenen Wegen ergriffen werden: 1. von außen durch direktes Übergreifen des aktinomykotischen Granulationsgewebes über das Periost auf den Knochen, 2. vom Mark aus a) durch direkte Infektion von der Alveole her (dieser Weg ist nur am Kiefer möglich), b) durch hämatogene Infektion von einem anderweitigen Herd aus.

Wenn die Aktinomykose, wie gewöhnlich, den Knochen von außen angreift, entsteht eine Periostitis, meist mit starker Osteophytenbildung (M. B. Schmidt), und später eine Ostitis, wobei das Granulationsgewebe in den Knochen eindringt, die Compacta und auch die Spongiosa zerstört und im Knochen Fistelgänge bildet, der hierdurch morsch und wurmstichig wird, so daß pathologische Frakturen entstehen können. Größere Sequester kommen bei dieser Ausbreitungsform kaum vor, da das langsame Fortschreiten des Prozesses einen weitgehenden Knochenabbau ermöglicht.

Bei der seltenen hämatogen-metastasierenden Aktinomykose, die meist von einem Lungenherd ausgeht, entstehen in etwa $^1/_4$ der Fälle Knochenherde. Derra beobachtete unter 71 Aktinomykoseerkrankungen 3 Fälle, ILLICH unter 421 Fällen 9,5% metastasierende Aktinomykosen. Die Knochenmetastasen sind entweder solitär und erwecken, wenn die Eintrittspforte nicht aufzufinden ist, den Eindruck einer primären Knochenerkrankung, oder sie sind multipel, insbesondere bei allgemeiner Aussaat des Strahlenpilzes. Mitunter verläuft die hämatogene Aktinomykose wie eine chronische Osteomyelitis mit entzündlicher Osteoporose, geringer bis mäßiger reaktiver Sklerose und Periostitis ossificans. Gelegentlich kommt es zu Sequester- und Totenladenbildung.

Häufigkeit. GRÄSSNER: bei einer Gesamtzahl von 486 Aktinomykoseerkrankungen in 15% Knochenbeteiligung.

Alters- und Geschlechtsdisposition. Das frühe Kindesalter bleibt verschont, im übrigen ist die Altersverteilung gleichmäßig. Es besteht keine Geschlechtsbevorzugung.

Lokalisation. In absteigender Reihe werden betroffen: Wirbelsäule, Unterkiefer, Rippen, Oberkiefer, lange Extremitätenknochen, Schädelbasis, Becken, Brustbein, Jochbein (GRÄSSNER u.a.). Von Schlüsselbein-, Schulterblatt- (OMBRÉDANNE), Calcaneus- und Phalanxaktinomykose gibt es nur Einzelbeobachtungen. BRÜCKNER teilte 1958 einen Fall von Aktinomykose des Humerus mit Beteiligung des Schultergelenkes mit.

Klinisches Bild. Das klinische Bild richtet sich nach Sitz und Ausdehnung des Primärherdes. Von den meisten Autoren wird die geringe Schmerzhaftigkeit des aktinomykotischen Prozesses hervorgehoben. Übergreifen der Weichteilaktinomykose auf den Knochen ruft keine signalisierenden klinischen Zeichen hervor; hämatogen-metastatische Aktinomykose verläuft klinisch latent oder unter ähnlich milden Symptomen wie der Brodie-Absceß oder die chronische Osteomyelitis.

Röntgenbild. Das Röntgenbild der Aktinomykose ist je nach ihrer Ausbreitungsform verschieden. Bei Übergreifen des Prozesses von den Weichteilen auf den Knochen entstehen zunächst zartere, später breite periostale Säume mit teils glatter, teils holpriger Oberfläche in mehr oder weniger großem Umfang. Bei weiterem Vordringen der Infektion wird der periostale Anbau z.T. wieder zerstört und der Knochen oberflächlich usuriert. Es bilden sich dann flache, muldenartige Vertiefungen, die durch einen meist schmalen Verdichtungssaum von der Nachbarschaft abgesetzt sind. In einer noch späteren Phase des Prozesses zeigt das Röntgenbild tiefergehende gang- und höhlenartige, sogar bis in die Spongiosa eindringende Aufhellungen mit relativ scharfen Grenzen und mäßiger Randverdichtung. Bei Rippenbefall, der durch direkte Fortleitung der Aktinomykose von der Lunge her über die Pleura und die Brustwand zustande kommt, entsteht meist an mehreren Rippen eine ausgeprägte Periostitis. Im weiteren Verlauf können Knochenusuren und pathologische Frakturen hinzukommen. Im Sternum, das vom Mediastinum oder von der Lunge, und in der Beckenschaufel, die von einem Iliosacralherd erfaßt wird, bilden sich uncharakteristische Lochdefekte.

Bei hämatogener Knochenaktinomykose, über die nur wenige Veröffentlichungen existieren, findet sich entweder das Bild solitärer oder multipler Abscesse in Form linsenbis kirschgroßer, rundlicher oder ovaler, gutumschriebener zentraler Aufhellungen, die von einem dünnen Ring verdichteten Knochens umgeben sind, oder es zeigen sich scharf begrenzte, siebartige Aufhellungen in normaler Umgebung. Periostale Appositionen sind bei der metastatischen Knochenaktinomykose gewöhnlich unerheblich. Gelegentlich entstehen auch Bilder wie bei der chronischen Osteomyelitis mit ausgedehnter Sequestrierung und Totenladenbildung. Einen Fall von Tibiaaktinomykose dieser Art bildet SCHINZ in seinem Lehrbuch ab.

Diagnose und Differentialdiagnose. Allein nach den klinischen Anzeichen und nach dem Röntgenbild kann die Diagnose niemals gestellt werden. Entscheidend ist der bakteriologische Erregernachweis, zumal auch Agglutinationsprobe, Komplementbindungsreaktion und Cutantest unzuverlässig sind. Differentialdiagnostisch sind zu berücksichtigen: andere Entzündungen wie Tuberkulose, Lues, unspezifische chronische Osteomyelitis sowie in manchen Fällen das osteogene Sarkom.

ν) *Osteomyelitis bei Mykosen*

αα) Coccidioidomykose

Historisches. Die Coccidioidomykose wurde erstmals im Jahre 1892 von Wernicke in Buenos Aires. sodann von Rixford und Thorne 1894 in Kalifornien beobachtet. Die erste genaue röntgenologische Analyse der Miterkrankung des Skeletsystems stammt von Carter aus dem Jahre 1931. In seiner zweiten Mitteilung von 1934 konnte Carter bereits über 20 Fälle von Knochen-Coccidioidomykose berichten.

Zur Bakteriologie. Erreger dieser Mykose ist Coccidioides immitis, der zur Gruppe der Algenpilze (Phycomyceten) gehört. Die Übertragung erfolgt durch sporenhaltigen Staub, weshalb während der Regenzeiten Neuerkrankungen kaum entstehen. In den weitaus meisten Fällen ist der Respirationstrakt, selten die lädierte Haut die Eintrittspforte des Erregers. Die Coccidioidomykose hat eine ziemlich genau erfaßte geographische Verbreitung. Relativ häufig kommt sie in den Südweststaaten der USA vor, also in Neumexiko, Arizona, Texas und vor allem in Südkalifornien, wo im San Joaquin-Valley immer wieder Endemien auftreten. In anderen Teilen der USA wurden bisher nur Einzelfälle beobachtet, in Südamerika gehört Argentinien zum Hauptverbreitungsgebiet. Europa kennt die Coccidioidomykose kaum, es wurden bisher nur 4 Fälle beschrieben (Montessorri).

Zur Pathologie. Abgesehen von den vielen abortiven Fällen tritt die Coccidioidomykose in 2 Formen auf: 1. Als isolierte akute Lungenerkrankung, die relativ gutartig ist und nur bei Bildung von Kavernen eine ernstere Prognose hat; 2. als schwere disseminierte granulomatöse Form, wenn sich der primären Lungenerkrankung eine hämatogene Streuung anschließt (Benninghoven und Miller).

Nur bei dieser 2. Form treten Knochenveränderungen auf, wobei eine zeitliche Abhängigkeit des Knochenbefalles von der Lungenaffektion nicht besteht. Beide können synchron auftreten; meist wird jedoch die Skeleterkrankung erst nach Ablauf einiger Schübe manifest. Die Ansiedlung der Erreger im Skeletsystem führt wie bei anderen Infektionen nicht unbedingt zur Knochenerkrankung. Das Vorkommen primär hämatogener Knochenherde wird von Birsner und Smart eingeräumt, von McMaster und Gilfillan jedoch bestritten. Die durch Coccidioides immitis hervorgerufenen osteomyelitischen Herde liegen meist in der Spongiosa, und zwar entweder subperiostal oder mehr zentral (McMaster). Während im akuten Stadium reine Destruktionen vorherrschen, finden sich bei den chronischen Formen stark ausgeprägte periostale Anbauten und endostale Neubildungen. Die Knochen können aber auch von außen angenagt werden, nämlich durch die nicht seltenen hämatogenen Weichteilabscesse (marginale Form der Knochen-Coccidioidomykose nach Benninghoven und Miller).

Auch Gelenkerkrankungen mit oder ohne Knochenbeteiligung kommen vor (Sotelo-Ortiz), sie können zu Ankylosen und Spontanluxationen führen. Bei Kindern ist sekundäre Gelenkerkrankung von metaphysären Herden her nicht selten, da der Epiphysenknorpel keine Barriere bildet (Carter; Fiese).

Häufigkeit. Die Osteomyelitis cocc. ist in etwa 50% der disseminierten granulomatösen Formen zu erwarten (Fiese). Mazet stellte 1955 aus dem Schrifttum 119 Fälle von Coccidioidomykose der Knochen zusammen, denen er 22 eigene Beobachtungen hinzufügte. 1956 gaben Birsner und Smart einen ausführlichen Bericht über weitere 18 Fälle.

Rassen-, Alters- und Geschlechtsdisposition. Neben der geographischen Verteilung spielen auch rassische Einflüsse für die Verbreitung der Krankheit eine bedeutende Rolle. Übereinstimmend wird berichtet, daß alle dunkelhäutigen Rassen gerade für die schwereren Formen anfällig seien. Eine Disposition bestimmter Altersgruppen gibt es nicht. Männer erkranken häufiger als Frauen an einer Coccidioidomykose.

Lokalisation. Den zusammenfassenden Darstellungen von Carter, McMaster und Gilfillan, Birsner und Smart, Fiese, Mazet, Benninghoven und Miller, Arredondo und de la Garza ist zu entnehmen, daß alle Teile des Skeletsystems erkranken können, jedoch macht sich eine gewisse Häufung der Herde an der Wirbelsäule, den Rippen, der Tibia und den distalen Teilen der Extremitäten bemerkbar. Die Schaftteile der großen Röhrenknochen werden meist ausgespart, während nach Carter bestimmte Knochenprominenzen bevorzugt ergriffen werden, z.B. Malleolen, Condylen, Olecranon, Griffel-

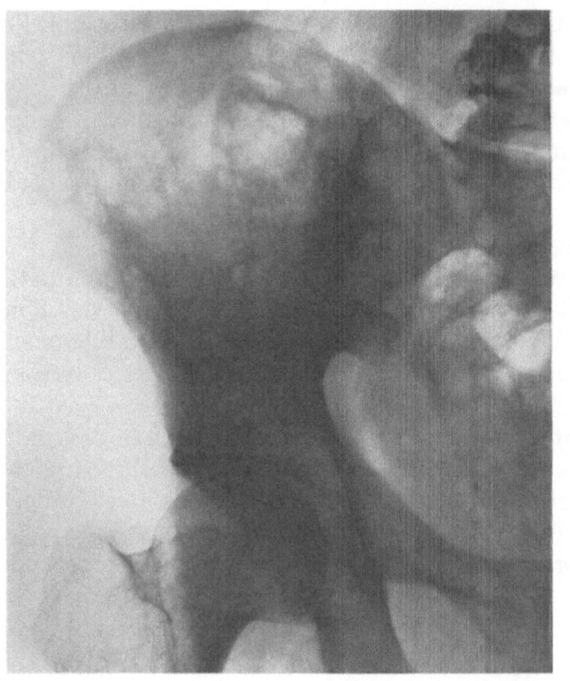

a

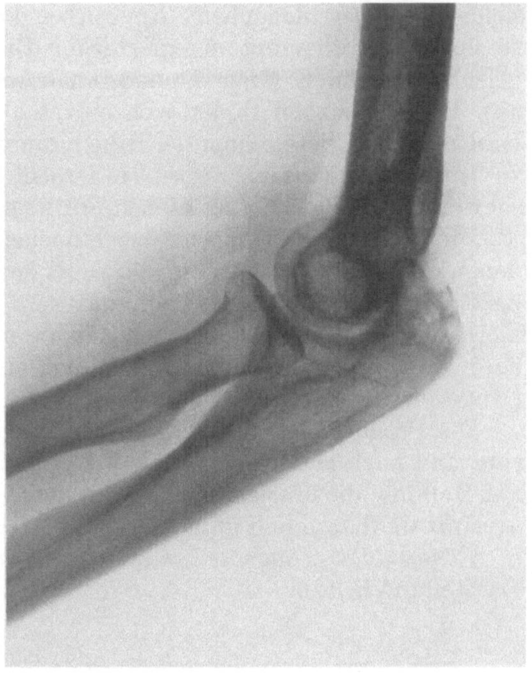

b

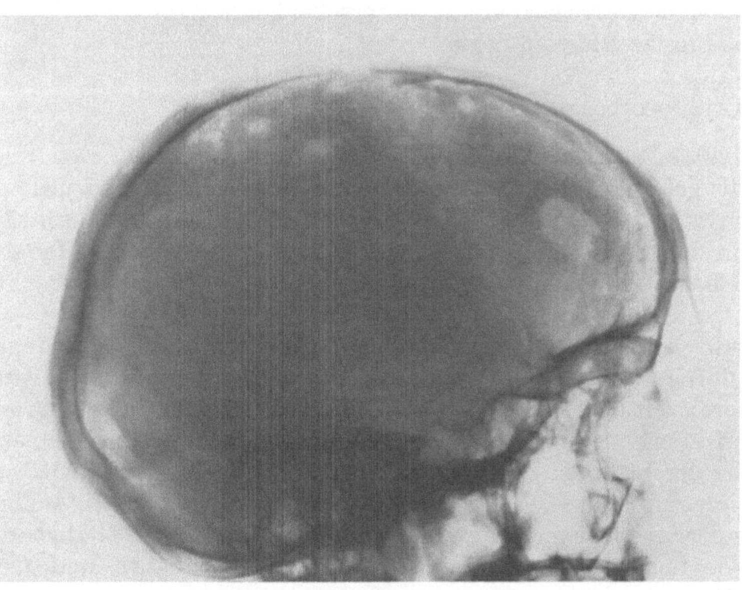

c

Abb. 40a—c. ♂, 33 Jahre. Coccidioidomykose. Metastasenartiges Bild. Destruktionsherde. a In der rechten Beckenschaufel, b im rechten Olecranon, c im Schädeldach. (Aufnahmen Prof. RANNIGER, Chicago, University, Department of Radiology)

fortsatz der Ulna etc., was nach SOTELO-ORTIZ auf ihrer exponierten Lage gegenüber Traumen beruhen soll. Herde in mehreren Knochen sind häufig. Das Verhältnis von monostotischem zu polyostotischem Befall beträgt nach McMASTER und GILFILLAN 3:5, nach BIRSNER und SMART 1:2.

Klinisches Bild. Die subjektiven und objektiven Symptome der pulmonalen Formen der Coccidioidomykose gleichen denen herdförmiger Pneumonien. Neben den allgemeinen

Zeichen (Abgeschlagenheit, Appetitlosigkeit, mäßigem Fieber etc.) besteht als hervorstechendes Frühsymptom ein starker Brustschmerz. Bei nicht farbigen Kranken tritt gelegentlich ein Erythema nodosum oder auch ein Erythema exsudativum multiforme auf. In den Lungen finden sich einzelne oder multiple, auch doppelseitige herdförmige Infiltrationen. Beteiligung der Hiluslymphknoten und Zusammenfließen der Lungenherde zu Infiltraten ganzer Lappen sind nicht selten. Die Entstehung von Cavernen ist als schwere Komplikation anzusehen (Mohr).

Die klinischen Symptome bei Knochenbefall unterscheiden sich nicht wesentlich von denen der subakuten Osteomyelitis. Es entstehen Weichteilschwellung, Rötung, Schmerzhaftigkeit und subfebrile Temperaturen. Sehr häufig bilden sich Fisteln, die bei dem meist chronischen Verlauf lange Zeit offen bleiben können. Es gibt aber auch Knochenherde, die über Jahre völlig symptomlos bestehen können und rein zufällig entdeckt werden (Birsner und Smart).

Die Prognose ist im allgemeinen schlecht; wenn nur ein oder zwei Knochen erkrankt sind und auch andere Organe keine größeren Herdbildungen aufweisen, besteht Aussicht auf Heilung, die oft noch nach Jahren eintreten kann (Birsner und Smart). Bei Kindern verläuft die Krankheit günstiger (Dykes u. Mitarb.; McMaster und Gilfillan).

Röntgenbild, Diagnose und Differentialdiagnose der Mykosen s. zusammenfassende Darstellung S. 126.

ββ) Blastomykosen

Nach Mohr gehören aufgrund der heutigen mykologischen Kenntnisse in diese Sammelgruppe folgende nach den Erregern gut zu unterscheidende Krankheiten:

a) Nordamerikanische Blastomykose,
b) Südamerikanische Blastomykose,
c) Torulose (Cryptococcose).

a) Nordamerikanische Blastomykose (Gilchristsche Krankheit). Der Erreger Blastomyces dermatitidis gehört zu den Fadenpilzen (Hyphomyceten). Er wurde erstmalig von Gilchrist und Stokes (1898) beschrieben. Die Krankheit kommt hauptsächlich in den USA, vor allem in den Südstaaten vor. Einzelfälle wurden auch aus Madagaskar, Nordafrika und dem Chaco-Gebiet von Argentinien mitgeteilt. Brody beobachtete 1 Fall in Europa.

Die Übertragung des Erregers geschieht wahrscheinlich durch Nahrungsmittel, möglicherweise auch durch direkte Infektion von Hautwunden. Primärherde wurden außer in der Mundhöhle vereinzelt auch an den Gaumenmandeln entdeckt (Maffei und Filho).

Klinisch manifestiert sich die Nordamerikanische Blastomykose entweder nur als Systemerkrankung der Haut (in Form granulomatöser Geschwüre) oder als generalisierte Erkrankung der inneren Organe. Bei dieser zweiten Form wird das Krankheitsbild meist von Lungenveränderungen beherrscht, die der Tuberkulose sehr ähnlich sehen. Andere innere Organe, wie Leber, Milz, Herzmuskel, Nieren, Hirnhäute und Gehirn werden selten betroffen (Mohr).

In der Phase der hämatogenen Dissemination kommen auch Skeletherde vor. Reeves und Pedersen, Toone und Kelly ermittelten eine Häufigkeit der Skeletbeteiligung von rund 50%. Eine gewisse Prädisposition für die Knochen der unteren Extremität wurde von Allenbach und Zimmer sowie Reeves und Pedersen erwähnt. Gewöhnlich liegen multiple Herde vor, die auch nicht selten in der Wirbelsäule und den Rippen sitzen (Rypins; Baylin und Wear). Auch bei den 45 Fällen von Blastomykose mit Skeletbefall, über die Gehweiler u. Mitarb. berichteten, überwogen die polyostotischen Knochenprozesse.

b) Südamerikanische Blastomykose. Der Erreger dieser Mykose heißt Blastomyces bzw. Paracoccidioides brasiliensis. Die ersten Fälle wurden von Lutz in São Paulo (Brasilien) beobachtet. In diesem Gebiet ist die Krankheit bis heute endemisch, während in anderen südamerikanischen Staaten lediglich Einzelfälle bekannt wurden (Mohr). Bis zum März

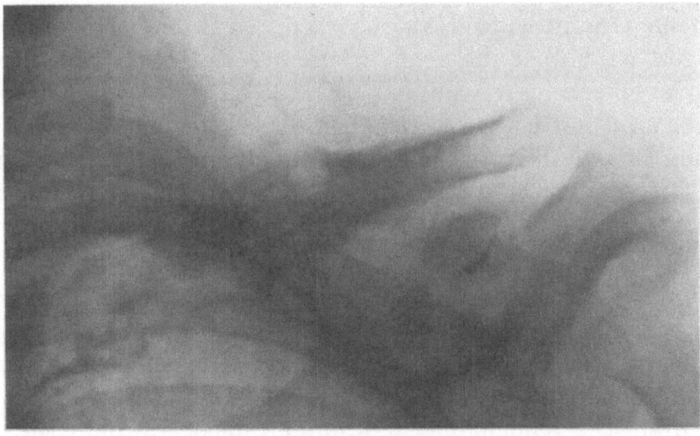

Abb. 41. ♂, 26 Jahre. Blastomykose des linken Schlüsselbeines. Zentrale und marginale Destruktionsherde in den medialen Zweidritteln mit Knochenauftreibung. (Aufnahme Prof. RANNIGER, Chicago, University, Department of Radiology)

1947 sind insgesamt 875 Fälle registriert. Man nimmt an, daß der Erreger durch das Kauen von Gräsern, Ähren usw. übertragen wird, worauf auch die Tatsache hinweist, daß sich unter den 875 Kranken ca. 600 Farmer oder Feldarbeiter befanden. Die Krankheit beginnt mit einem entzündlichen Primäraffekt im Mund oder im Rachen in der Form eines Ulcus mit hartem Grund und Schwellungen der regionalen Lymphknoten. Gewinnt die Infektion Anschluß an die Blutbahn, so tritt die von DE ALMEIDA als Sondergruppe aufgefaßte viscerale Form auf, die durch Metastasen in Lungen, Milz, Leber, Darm, seltener in Nieren, Genitalorganen und im Zentralnervensystem gekennzeichnet ist. Während dieser Generalisationsphase lassen sich Erreger im Blut nachweisen (DE ALMEIDA).

Klinisch und röntgenologisch erfaßbare Knochenherde sind bei der Südamerikanischen Blastomykose sehr selten. Es liegen darüber nur die Mitteilungen von DE AZEVEDO und von MONTERO DE BARROS vor. In beiden Fällen saßen Herde in den Schädelknochen, im Fall von MONTERO DE BARROS außerdem in Rippen, Schlüsselbein, Schienbein, Oberarm- und Oberschenkelknochen. „Unterschwellige Infektion" des Knochenmarkes wird dagegen öfter angetroffen, wie BÜNGELER aufgrund bioptischer Untersuchungen feststellen konnte.

c) Torulose (Cryptococcose). Der Erreger, Torulopsis neoformans, gehört zu den Fadenpilzen (Hyphomyceten oder Fungi imperfecti). Er kommt auf der ganzen Welt vor, gewöhnlich als harmloser Saprophyt. Die Erstbeschreibung stammt von BUSSE und BUSCHKE (1894), der erste Fallbericht über Torulose wahrscheinlich von F. A. ZENKER (1861). Trotz der Ubiquität des Erregers kommt die überwiegende Mehrzahl der Veröffentlichungen aus Amerika, Australien und Südafrika, die Minderzahl aus England und Frankreich. In Deutschland wurden bis 1952 nur 13 Fälle bekannt (MOHR). Die Gesamtzahl der bisher beobachteten Torulosefälle beträgt bis 1958 etwa 300 (WOLFE und JACOBSON).

Die Eintrittspforte des Erregers ist nicht bekannt. Städtische und ländliche Bevölkerungsgruppen werden in gleicher Häufigkeit befallen (MOHR). Eine besondere Bevorzugung bestimmter Altersgruppen fehlt, das frühe Kindesalter bleibt weitgehend verschont. Torulose im Neugeborenenalter wurde als einzelner Sonderfall von NEUHAUSER und TUCKER beschrieben.

Klinisches Bild. Die häufigste klinische Erscheinungsform der Torulose ist die Meningitis oder Meningo-Encephalitis (nach GORDON sowie COLLINS in über 50% der Fälle), die entweder hochakut verläuft und nach wenigen Wochen zum Tode führt oder sich als chronisch-progredientes Leiden in Schüben jahrelang hinzieht (WOLFE und JACOBSON). In beträchtlicher Häufigkeit sind auch die Lungen erkrankt, wobei sich klinisch und röntgenologisch Bilder ergeben, die vielen Formen der Tuberkulose sehr ähnlich sehen.

Seltener betroffene Organe sind Haut, Nieren, Pankreas, Nebennieren. In zahlreichen Veröffentlichungen wird über die recht häufige Assoziation der Torulose mit Lymphogranulomatose oder einer anderen malignen Erkrankung des reticulo-endothelialen Systems berichtet. Zimmerman und Rappaport geben diese Kombination mit 30 % aller Torulosefälle an. Gendel, Ende und Norman kamen bei einem Überblick über 165 Erkrankungen auf eine Häufigkeit von nur 8,5 %. Hinweise auf Kombinationen mit anderen Erkrankungen (Sarkoidose, Lupus erythematodes, Carcinom, osteogenes Sarkom, Tuberkulose) finden sich bei Littmann.

Die Beteiligung des Skelets ist nicht so häufig wie bei der Aktinomykose, der Nordamerikanischen Blastomykose und der Coccidioidomykose, jedoch ist mit einem Anteil von etwa 10 % zu rechnen (Littmann). Collins fand bei seiner Zusammenstellung von 200 Fällen aus dem Schrifttum 17mal Knochenherde, den historischen Fall von Busse und Buschke inbegriffen. Die Knochenherde kommen meist auf dem Blutwege und nur selten durch Fortleitung von erkrankten Weichteilen her zustande. Isolierter Knochenbefall ist extrem selten (2 Fälle von Wolfe und Jacobson), auch Gelenkmanifestationen kommen kaum vor (Littmann).

Bei der Verteilung der weit im Körper verstreuten Herde macht sich eine gewisse Häufung am Schädel und an der Wirbelsäule bemerkbar, ohne daß von einer Prädisposition dieser Skeletabschnitte gesprochen werden kann. Die bei den anderen Mykosen erwähnte Bevorzugung von Knochenvorsprüngen gilt auch für die Torulose. Klinisch äußern sich Skeletherde im Gegensatz zu denen bei der Nord- und Südamerikanischen Blastomykose und bei der Coccidioidomykose öfter durch schmerzhafte Schwellungen und leichte Überwärme über dem befallenen Knochenabschnitt.

γγ) Sporotrichose

Historisches. Die Sporotrichose wurde erstmalig im Jahre 1898 von Schenk in den USA beschrieben. Den ersten Fall von Knochenbeteiligung beschrieben 1908 Sicard, Bith und Gougerot; 1 Jahr vorher gelang de Beurmann, Gougerot und Vaucher die experimentelle Erzeugung einer Knochen-Sporotrichose.

Zur Bakteriologie. Erreger der Sporotrichose ist der Fadenpilz Sporotrichon de Beurmanni (Rhinocladium Schenki), von dem es mehrere Untergruppen gibt. Er kommt auf der ganzen Welt vor, weshalb die Erkrankung schon auf allen Kontinenten beobachtet werden konnte (Mikkelsen, Brandt und Harrell). Gehäuft tritt sie in Nordamerika, besonders im Mississippi- und Missourital auf, in jüngerer Zeit auch in Nordflorida (Crevasse und Ellner). Weitere Schwerpunkte sind Südamerika, Batavia, Java und Südafrika. An der Spitze der europäischen Länder liegt Frankreich, wo schon bis zum Jahre 1909 102 Fälle registriert wurden (Mohr). In Deutschland sind bisher erst etwa 10 Fälle bekanntgeworden (Engelhardt; Mohr). Da die Sporotrichose bei vielen Tieren (Pferden, Mauleseln, Hunden, Ratten und Mäusen) vorkommt und der Erreger außerdem saprophytisch auf Pflanzen, Gräsern, Heu, Salaten usw. lebt, sind Tierpfleger, Land- und Forstarbeiter der Infektion besonders ausgesetzt.

Zur Pathologie. Der Erreger dringt wahrscheinlich durch die verletzte Haut oder Schleimhaut in den menschlichen Organismus ein. Die Sporotrichose manifestiert sich entweder als Hauterkrankung, wobei umschriebene cutane oder disseminierte subcutane gummaähnliche Granulomknoten gefunden werden, oder als extracutane Form mit Befall von Muskeln, Skelet und anderen Organen. Die hämatogene Streuung in die inneren Organe, z.B. in die Lunge, ist aber seltener als die Herdsetzung in Knochen und Gelenken. Neben dem Knochenbefall auf dem Blutwege ist auch Übergreifen des Prozesses von subcutanen Herden aus möglich (Cawley). Auffallend häufig wird das Auftreten von hämatogenen Knochenherden in vorher traumatisierten Skeletabschnitten beobachtet. Auf die Bedeutung des Traumas wurde schon von de Beurmann, Gougerot und Vaucher hingewiesen; auch im Fall von Bürgel und Meessen ist der Zusammenhang offensichtlich.

Hämatogen entstandene Herde zerstören die Spongiosa durch das Aufschießen von Granulationsgewebe. Bei kontinuierlicher Ausbreitung von den Weichteilen her kommen umschriebene und auch ausgedehntere Periostreaktionen und corticale Arrosionen vor. Endostale reaktive Sklerosen entwickeln sich nur in geringem Ausmaß (Beitzke; Meyer und Weiss).

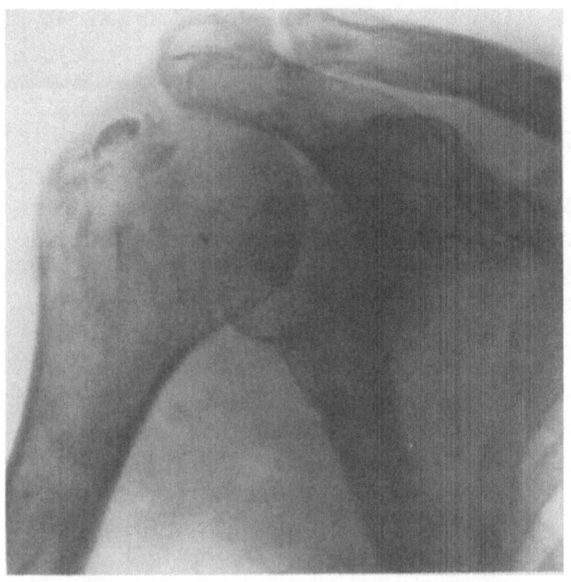
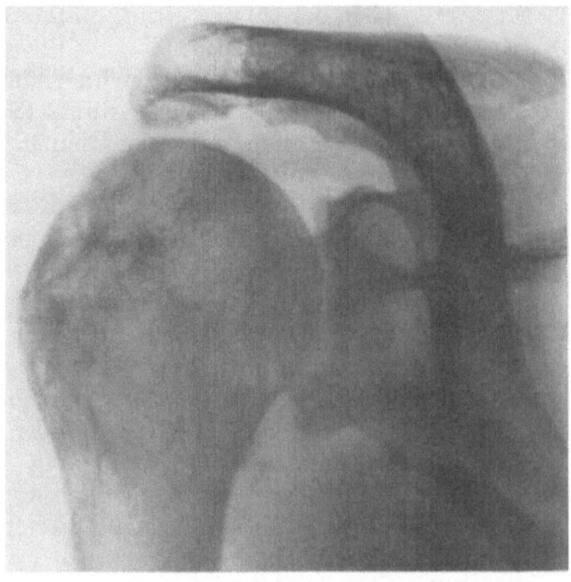

a b

Abb. 42a u. b. ♂, 52 Jahre. Knochensporotrichose. a Sequestrierende Sporotrichose des rechten Tuberculum majus und seiner näheren Umgebung; b Abheilungsstadium nach Jodgaben und Röntgenbestrahlung. (Aufnahmen BÜRGEL/MEESSEN, Berlin, Charité)

Häufigkeit. Die Häufigkeit der Skeletbeteiligung wird mit etwa 10% (BEITZKE; MOHR) bis zu annähernd 20% (DE SÉZE) angegeben.

Alters- und Geschlechtsdisposition. Eine besondere Disposition bestimmter Altersgruppen, eines Geschlechtes oder einer Rasse gibt es nicht; die häufigere Erkrankung der Männer wird mit der größeren beruflichen Exposition in Zusammenhang gebracht.

Lokalisation. Häufiger Herdsitz ist die untere Extremität, besonders die Tibia (DE SÈZE), sodann Schädel, Humerus, Radius und Ulna. Die kleinen Röhrenknochen des Hand- und Fußskelets werden etwas seltener betroffen, und zwar gelegentlich in Form der Spina ventosa mycotica (MEYER; GORSE). Sporotrichose der Rippen (ZEITLIN), der Clavicula und der Beckenknochen (ALTSCHUL) gehört zu den Seltenheiten.

δδ) Histoplasmose

Zur Bakteriologie. Die ersten Beobachtungen der Histoplasmose stammen von DARLING (1906). Erst 1912 hat ROCHA-LIMA den Erreger als Pilz identifiziert. Er wird Histoplasma capsulatum (Cryptococcus capsulatus) genannt und gehört zur Gruppe der Fungi imperfecti. Die Krankheit ist besonders in den USA verbreitet, vor allem in den zentralen Staaten (ALLEN jr.). Sporadische Fälle sind auch in Südamerika, Afrika und anderen Ländern vorgekommen. Der Übertragungsmodus ist unbekannt, insbesondere ist die Frage, ob gewisse Tiere die Rolle eines Zwischenwirtes spielen, ungeklärt.

Zur Pathologie und zum klinischen Bild. Die Histoplasmose ist in ihrer generalisierten Form eine Erkrankung des reticulo-endothelialen Systems (MOHR). Häufig sind papulös-ulceröse Haut- und Schleimhautveränderungen vorhanden. Beim Übergreifen auf innere Organe kommt es vor allem zu herdförmigen Pneumonien, zu Infiltrationen von Leber und Milz sowie zu ausgebreiteten Lymphknotenschwellungen, die der Tuberkulose oder der Hodgkinschen Erkrankung ähnlich sind. Daneben gibt es aber auch echte Kombinationen der Histoplasmose mit dem Lymphogranulom (MOHR).

Über Knochenbeteiligung ist nur wenig bekannt. Den ersten Kranken mit multiplen Herden im Skelet beobachteten FRIESS und DELVOYE im Jahre 1947. Es fanden sich Herde in Stirnbein, Oberkiefer, Halswirbelsäule, Femur, Tibia, Radius und Ulna. Weitere Mitteilungen über Skeletbefall bei generalisierter Histoplasmose machten KLINGBERG,

Klefstad (4 Fälle), Allen Jr. (2 Fälle). Selten kommen auch Gelenkerkrankungen vor (Klefstad, Key und Large).

Häufigkeit. Insgesamt verzeichnet das Schrifttum mehr als 100 Fälle von Histoplasmose, in Deutschland bisher nur 2 (Schultz; Kirsch). Die Infektion erfolgte allerdings in beiden Fällen wahrscheinlich in Südost-Asien. Skeletbeteiligung wurde bisher nur 8mal festgestellt.

Alters- und Geschlechtsdisposition. Etwa 25% der Erkrankten sind Kinder im Alter von weniger als 6 Monaten. Der häufig positiv ausfallende Histoplasmintest bei Reihenuntersuchungen in den Endemiegebieten läßt den Schluß zu, daß die Histoplasmose dort als weitverbreitete Kinderkrankheit anzusehen ist (Mohr). Die Skelethistoplasmose betrifft demgemäß ebenfalls das Kindesalter.

Lokalisation. Eine besondere Bevorzugung bestimmter Skeletabschnitte ist aus den wenigen Fallberichten nicht zu entnehmen.

Beim Menschen ruft die *Aspergillose*, deren Erreger meist Aspergillus fumigatus, seltener Aspergillus niger ist, pulmonale Krankheitsbilder hervor, die der Tuberkulose sehr ähneln (Mohr). In seltenen Fällen kommt es zur Generalisation (Cawley; Gretkin, Cawley und Theutin), jedoch stellt der Knochenbefall eine extreme Seltenheit dar. Beitzke erwähnt Oppe, Wätjen sowie Just, die eine Osteomyelitis aspergillina an Schädelknochen beobachteten. Shaw und Warthen wiesen bei einem 13jährigen Neger an Wirbeln und Rippen multiple Zerstörungsherde röntgenologisch nach, aus denen Aspergillus fumigatus gezüchtet werden konnte.

Über zahlreiche Skeletherde bei einem Fall von *Chromoblastomykose*, die mykologisch und auch klinisch nicht zu den Blastomykosen gehört (Mohr), berichteten Rajam, Kandhari und Thirumalachar.

Röntgenbild der Mykosen

Keine der besprochenen Mykosen zeichnet sich durch charakteristische Röntgensymptome aus. Die mykotischen Skeletherde sind weder gegeneinander noch von anderen Knochenerkrankungen eindeutig zu unterscheiden.

Bildbeherrschend sind die durch destruktive Veränderungen, vor allem zentral in der Spongiosa verursachten Strukturaufhellungen mit verwaschenen Rändern, die mit Tumormetastasen verwechselt werden können. Marginaler Sitz kommt bei Coccidioidomykose an den Rippen und bei Sporotrichose dann vor, wenn der entzündliche Prozeß von den Weichteilen her auf den Knochen übergegriffen hat. Sequesterbildungen wurden nur bei der Sporotrichose in seltenen Fällen beobachtet (Nicotra; Meyer und Weiss; Bürgel und Meessen). Pathologische Frakturen entstehen nicht, obgleich reaktive osteoplastische Vorgänge im Verlauf der Knochenmykosen nur eine geringe Rolle spielen. Am ehesten kommt es zu endostalen sklerotischen Randsäumen bei der Coccidioidomykose und bei der Sporotrichose (Meyer und Weiss; Beitzke), während bei der Nord- und Südamerikanischen Blastomykose sowie bei der Torulose, deren Knochenherde sich durch eine besondere Torpidität auszeichnen, kaum je reparative Umgebungsreaktionen festgestellt werden konnten. Periostsäume sind ebenfalls bei den Blastomykosen äußerst selten, bei Coccidioidomykose und Sporotrichose dagegen etwas häufiger. Nur die Histoplasmose, die vorwiegend Kinder befällt, ruft fast immer ausgedehnte periostale Anbauten hervor (Allen Jr.). Das Ausmaß osteoplastischer Veränderungen ist also nicht nur erreger- oder krankheitsbedingt, sondern ist auch wesentlich an die altersabhängige Reaktionsmöglichkeit des Knochens gebunden.

Während die Osteomykosen durch rein oder fakultativ endogene Infektion zustande kommen, stellt die Maduromykose (Mycetom) eine obligat exogene Knocheninfektion dar. Sie wird daher im Abschnitt „Exogene Osteomyelitis“ besprochen.

Differentialdiagnose der Mykosen. Weder klinische noch röntgenologische Symptome allein können zur sicheren Diagnose einer bestimmten Mykose führen. Entscheidend ist für alle Pilzerkrankungen der Erregernachweis, bei einigen spielen serologische Reaktionen eine unterstützende Rolle. Hauttests sind bei der Coccidioidomykose und bei der Sporotrichose wegen Anergie oder nicht ausreichender Spezifität wertlos (MOHR). Nur die Cutanreaktion mit Histoplasmin ist für die Erkennung der Histoplasmose nützlich.

Röntgenologisch besteht eine große Bildähnlichkeit zwischen den Knochenmykosen und

1. Tumormetastasen, multiplem Myelom (Plasmocytom), namentlich wenn es sich um die besonders reaktionslosen Zerstörungsherde bei Südamerikanischer Blastomykose und Torulose (MONTERO DE BARROS) sowie Sporotrichose am Schädeldach (ALTSCHUL) handelt;

2. Tuberkulose, zumal auch bei den Mykosen, insbesondere bei Coccidioidomykose und den Blastomykosen, regionale Porosen im Frühstadium vorkommen (MAZET; SOTELO-ORTIZ). Blastomykotischer Befall der Wirbelsäule und Spondylitis tuberculosa ähneln sich sehr, Bandscheibendestruktionen und paravertebrale Abscesse kommen bei beiden Erkrankungen vor. Für Blastomykose typisch ist nach GEHWEILER u. Mitarb. die Mitzerstörung der benachbarten Rippenabschnitte.

Gelegentlich kann die Sporotrichose wegen der etwas stärker ausgebildeten reaktiven peri- und endostalen Knochenerscheinungen an eine der unspezifischen chronischen Osteomyelitisformen erinnern.

2. Die exogene Osteomyelitis

Die exogene Osteomyelitis entsteht im Anschluß an Gewebsinfektionen der umgebenden Weichteile und Knochenverletzungen mit Wundinfektion entweder direkt oder lymphogen, wie z.B. bei Finger- und Fußeiterungen, Erkrankungen der Nase und ihrer Nebenhöhlen, der Zahnpulpa, des Mittelohres, der Nachbarschaft platter Knochen wie

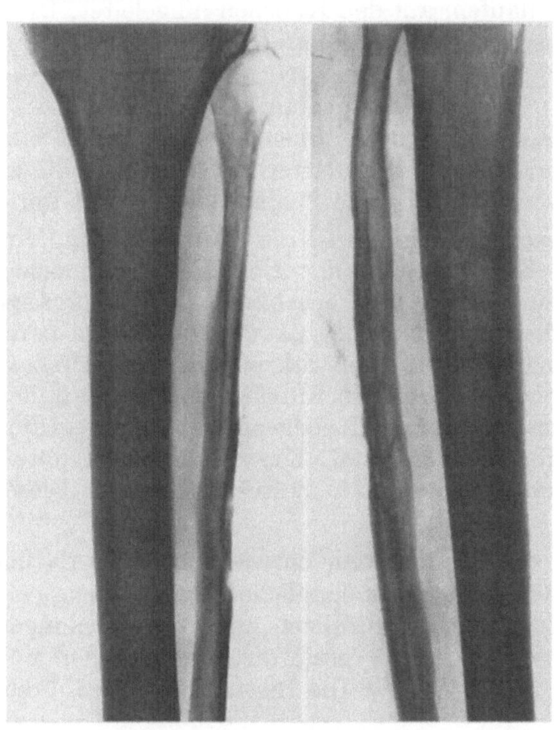

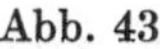

Abb. 43

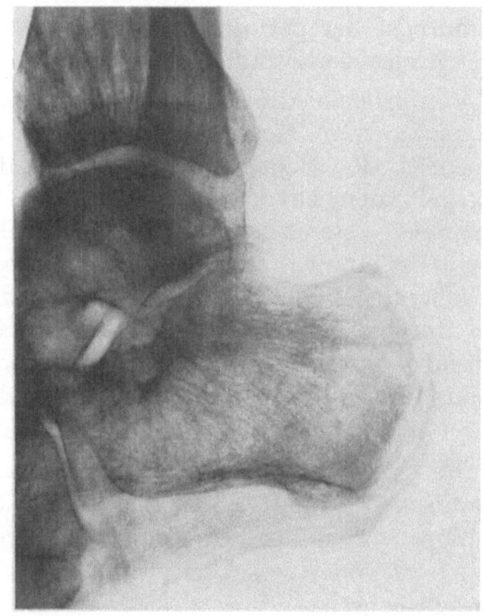

Abb. 44

Abb. 43. ♂, 59 Jahre. Corticale Ostitis der Fibula bei Unterschenkelgeschwür. Keine Periostsäume. (Salbenreste). (Aufnahme Prof. FRITZ, Dresden-Johannstadt, Stadtkrankenhaus)

Abb. 44. ♂, 39 Jahre. Exogene Osteomyelitis des rechten Fersenbeinhöckers unter einem Decubitalgeschwür. Die Knochenentzündung ist nur oberflächlich und reaktionslos

Rippen, Schädeldach, Unterkiefer, der Wirbelsäule, bei chronischem Ulcus cruris oder Decubitalgeschwür und außerdem nach infizierten Knochenverletzungen durch Unfall oder ärztlichen Eingriff. Beim Übergreifen von Entzündungen der Knochenumgebung wird zuerst und oft allein das Periost erfaßt und es kommt zum Bilde einer röntgenologisch feststellbaren ossifizierenden Periostitis. Ist die Entzündung jedoch vehementer, dann kann nach Zerstörung des Periostes die Eiterung durch die Foramina nutritia in die Compacta und sogar bis in die Markhöhle eindringen. Einige nach Sitz, Ablauf und Röntgenbild hervorgehobene Krankheitsbilder sollen im einzelnen genauer betrachtet werden.

a) Panaritium ossale

Zur Bakteriologie. Als Erreger werden in der Hauptsache Staphylokokken, seltener Streptokokken und Diplokokken angeführt. Mischinfektionen kommen vor. HUDACSEK fand eine auffallende Häufung von gasbildenden Anaerobiern, er mißt der gewebsspaltenerweiternden Wirkung des entstehenden Gases für das Fortschreiten der Eiterung in die tieferen Gewebsschichten eine entscheidende Bedeutung bei.

Zur Pathologie. Das Panaritium ossale ist so gut wie immer traumatischen Ursprungs, wobei Stichverletzungen, namentlich bei der Berufsausübung, eine große Rolle spielen. Sowohl bei Frauen wie bei Männern erkrankt daher die rechte Hand häufiger als die linke. Es sind gewöhnlich leichtere und wenig beachtete, rasch heilende Hautverletzungen, die zur Entstehung eines Panaritium führen. Die Infektion des Knochens kommt durch das Übergreifen der Entzündung von den umgebenden Weichteilen auf dem Wege der Lymph- und Saftspalten zustande; eine *unmittelbar* exogene Infektion des Periostes oder des Knochens dürfte dagegen seltener sein. Diabetische oder sonstige Durchblutungsstörungen bilden einen disponierenden Faktor (KLAPP und BECK).

Das Fortschreiten der Weichteilentzündung wird durch starre Bindegewebssepten, die senkrecht von der Subcutis auf das Periost zulaufen, auf den Knochen hingeleitet. Diese Septen sind an den Endphalangen nicht nur auf der Beugeseite (wie an den anderen Phalangen), sondern auch seitlich, in der Kuppe und unter dem Nagel zu finden. Daraus erklärt sich u.a. die überwiegende Lokalisation an der Endphalanx (KLAPP und BECK). Beim Übergreifen des entzündlichen Prozesses auf den Knochen entsteht zuerst eine Thrombose der periostalen Gefäße oder mindestens eine Endarteriitis (LAUCHE), die zu fortschreitender Zirkulationsstörung führt, wodurch die ganze Phalanx absterben kann.

Von großem klinischem und röntgenologischem Interesse ist die häufige Bildung von Sequestern. Im Gegensatz zu nekrotischen Knochenteilen der großen Röhrenknochen haben an den Sequestern der Endphalangen häufig schon erhebliche Umbauvorgänge stattgefunden, bevor sie zu Sequestern wurden (SEDGENIDSE). LAUCHE fand stark porosierte Sequester auch schon 2—3 Wochen nach Beginn der Erkrankung. Die Ursache hierfür ist eine Anregung der Osteoclastentätigkeit durch den Entzündungsprozeß in den umgebenden Weichteilen, schon bevor die Eiterung auf das Knochengewebe übergegriffen und durch Gefäßverschlüsse zu Demarkierungen geführt hat. KLAPP und BECK unterteilten in ihrer Monographie die vorkommenden Sequester in bestimmte Typen. Dieser Darstellung folgend, sind zu unterscheiden:

a) Randsequester. Hierbei handelt es sich um Corticalisteile entweder in Form flacher bis linsengroßer gewölbter Stücke oder seltener in Form länglicher Späne (meist bei chronischen Fällen). Diese Längssequester kommen in den Mittel- und Grundphalangen häufiger vor, und zwar dann, wenn hier das Panaritium ossale direkt entstanden und nicht erst von einem Panaritium articulare fortgeleitet ist. Die Breite und Länge dieser Späne wechselt.

b) Totalsequester. Er betrifft meist die Endphalanx und kommt nur dann zustande, wenn sich neben dem Panaritium ossale auch ein Panaritium articulare gebildet hat. Die abgestorbene Phalange liegt von Eiter umspült in einem Weichteilschlauch; u.U. erfolgt sogar noch eine randständige Arrosion der Nachbarphalanx. Im Fall von GLEISS waren beide Daumenphalangen vollständig sequestriert, im Fall von ISRAEL lagen Totalsequester aller 3 Phalangen eines Zeigefingers vor. MÜLLER konnte 14 Fälle mit Verlust aller 3 Phalangen, darunter 3 Fälle mit Beteiligung des dazugehörigen Metacarpus, zusammenstellen.

c) Diaphysensequester (Mittelform). Hierbei macht der Prozeß an der Meta- oder Epiphyse oder am Ansatz der Gelenkkapsel halt. Die getrennte Gefäßversorgung von Epi- und Diaphyse dürfte hierfür die Voraussetzung schaffen.

Die Regenerationsfähigkeit des Knochens ist trotz weitgehender Zerstörung des Periostes erstaunlich gut, wofür nach KLAPP und BECK das Erhaltenbleiben von Markgewebe, das zur Osteogenese befähigt ist, verantwortlich gemacht werden muß. Auch vom Bindegewebe aus kann unter bestimmten Voraussetzungen Knochen gebildet werden. HUDACSEK trat der Auffassung von der guten Regenerationsfähigkeit ganzer Phalangen mit der Erklärung entgegen, die hochgradige Entkalkung führe im Röntgenbild zu einer übertriebenen Vorstellung von den tatsächlich entstandenen Destruktionen. Die sog. „Regeneration" dürfe in der Hauptsache nur als „Recalcifikation" angesprochen werden.

Ein grundsätzlicher Unterschied zur Osteomyelitis der meisten anderen Skeletteile ist beim Panaritium ossale durch das Fehlen der Totenlade gegeben. Die Ursache liegt im Gegensatz der Ausbreitungsrichtungen. Bei der hämatogenen Osteomyelitis kommt es zunächst zur Infektion des Markes und dann von innen her zu einer Reizung und Anregung des Periostes. Beim Panaritium ossale dagegen führt die von außen kommende Entzündung zuerst zu einer Zerstörung des Periostes, wonach eine ossifizierende Periostitis ausbleibt. SEDGENIDSE führt das Fehlen der Totenlade auf die rasche Spontanabstoßung der Sequester zurück.

Häufigkeit. HUDACSEK (1935) beobachtete in 7 Jahren unter 23000 Ambulanzfällen 6020 Panaritien, darunter 271 Fälle von Panaritium ossale (4,5%). MÜLLER behandelte ebenfalls in 7 Jahren (1935—1942) insgesamt 809 Kranke mit eitrigen Handerkrankungen; unter ihnen befanden sich 94 Fälle von Panaritium ossale (11,6%). B. KLAPP stellte 1953 einen Rückgang der Fingereiterungen und auch des Panaritium ossale fest. Sterblichkeitsziffern, die heute glücklicherwiese nur noch historisches Interesse beanspruchen dürften, stammen von KLAPP (1908): 5%, KEPPLER (1912): 3,1%, VERTH (1924): 3,3%, HUDACSEK (1935): für die schweren Formen 0,7%.

Lokalisation. Weitaus am häufigsten sitzt das Panaritium ossale an den Endphalangen der Finger. Grund- und Mittelphalangen sowie Metacarpalia sind wesentlich seltener betroffen; nach SCHNEIDER nur dann, wenn fortschreitende Sehnenscheiden- und Gelenkeiterungen eingetreten sind. Verschiedentlich wurde versucht, eine Bevorzugung bestimmter Finger nachzuweisen. So stellte EUFINGER für sämtliche Formen des Panaritium eine Häufigkeitsreihe auf, die mit dem rechten Daumen und Zeigefinger beginnt und mit dem linken Kleinfinger endet. HUDACSEK bezeichnete demgegenüber den Mittelfinger als Prädilektionsort.

Röntgenbild. Das Panaritium ossale kann meist klinisch diagnostiziert werden; der Wert der Röntgenuntersuchung liegt vor allem in der Möglichkeit prognostischer Aussagen. Nach einer Latenzzeit von einigen Tagen (KLAPP und BECK) bis zu 3 Wochen (LÖHR) werden die Konturen der erkrankten Phalanx unscharf. LÖHR, der sich mit dem röntgenologischen Frühbild des Knochenpanaritium befaßte, fand bei Lupenbetrachtung der Aufnahmen die frühesten Randusuren an der Beugeseite des Phalanxschaftes und außerdem an den Kapselansatzstellen. Bei Übergreifen eines Panaritium sub- oder parunguale auf den Knochen waren die ersten Corticalisauffaserungen am Nagelfortsatz und seinen seitlichen Begrenzungen zu finden. Der fortschreitende Prozeß führt dann zur Bildung mehr oder weniger tiefer Gruben, fleckigen Aufhellungen der mittleren Schaftanteile und Unterbrechung der Corticalis. Bei weiterem diffusem Abbau kann schließlich nur ein dünner corticaler Rahmen bestehen bleiben, der den Knochenumriß wiedergibt und schließlich kann sogar eine vollständige „Resorption" eintreten, wovon die gelenknahen Partien zuletzt betroffen werden (SCHINZ).

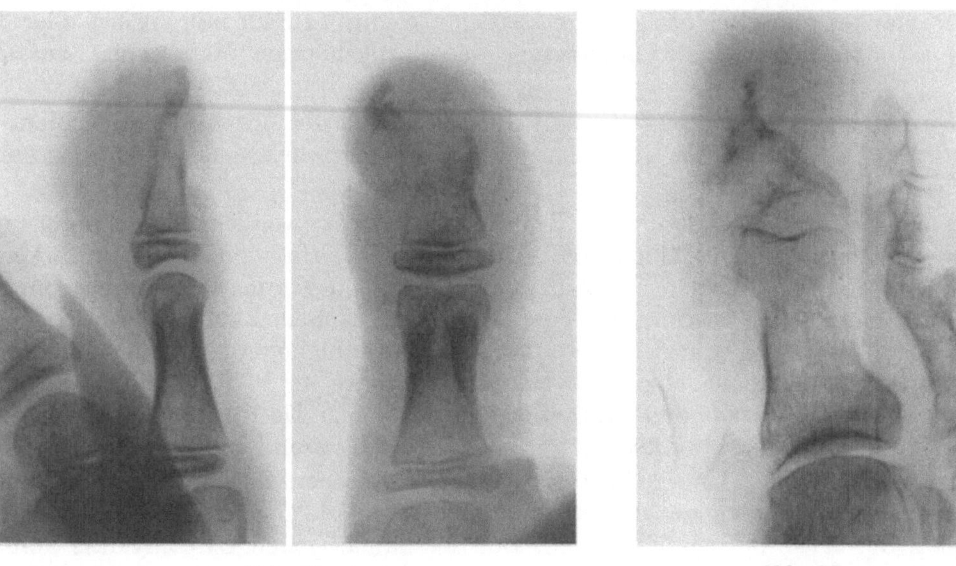

Abb. 45 Abb. 46

Abb. 45. ♂, 13 Jahre. Panaritium ossale der Daumenendphalanx rechts. Zur Fistelöffnung hin gewanderter sequestrierter Nagelfortsatz

Abb. 46. ♀, 67 Jahre. Panaritium ossale et articulare der rechten Großzehe. Diabetes mellitus

Ein Totalsequester einer ganzen Phalanx ist u.U. nur an der Zerstörung der Gelenkfläche erkennbar, weil der gesamte Sequester seine Struktur beibehalten hat und nur die knöcherne Gelenkbegrenzung durch die artikuläre Eiterung angenagt erscheint. Nach Übergreifen des Prozesses auf die 2. Phalanx können darin gebildete Sequester dem Nachweis dadurch entgehen, daß diese Phalanx durch kollaterale Entzündung vorher schon stark porosiert war (KLAPP und BECK). Meist aber erscheinen die Sequester trotz histologisch nachgewiesener Umbauvorgänge röntgenologisch immer noch kalkhaltiger als die nichtnekrotischen Knochenabschnitte. Liegen mehrere voneinander getrennte Stücke einer Phalanx von unterschiedlicher Dicke vor, so sind die kalkreicheren stets als Sequester anzusprechen. Wenn die Knocheneiterung am proximalen Phalanxende einsetzt, so kann es zur Ablösung des ganzen distalen Phalanxanteiles kommen. Häufig kommt es zu einer Sequesterwanderung mit dem Saftstrom in die Richtung zur Fistelöffnung hin. Ein solcher Befund ist mitunter der einzige Hinweis auf einen nekrotisierenden Prozeß am Knochen (KLAPP und BECK). Totalverlust einer Phalanx kann außer durch Sequestrierung auch durch eine gleichmäßige Einschmelzung eintreten. KLAPP und BECK erwähnen die Möglichkeit der Trennung einer Phalanx in zwei lebensfähige (nicht nekrotische) Abschnitte, wenn der mittlere Teil des Schaftes untergegangen ist. Außer diesen echten Verlusten gibt es noch einen rein röntgenoptischen, aber mit größter Wahrscheinlichkeit unechten Knochenschwund. Unecht deshalb, weil die angegebene Zeitspanne zwischen vollständigem Verschwinden einer Phalanx im Röntgenbild bis zu ihrer kompletten Wiederherstellung mit ca. 8 Wochen (bei Erwachsenen!) außerordentlich kurz ist und weil das Regenerat in strukturellen Einzelheiten dem früheren Knochen entspricht (KLAPP und BECK), so daß die Auffassung HUDACSEKs, die sog. Resorption sei nur eine extreme Entkalkung und der „Regenerationsvorgang" stelle in Wirklichkeit nur die Wiederanlagerung von Kalksalzen in die erhaltene Knochenmatrix dar, an Wahrscheinlichkeit gewinnt.

Die Entstehung von Teilregeneraten nach Sequestrotomie wurde oft beobachtet. Als Voraussetzung dafür wird das Erhaltenbleiben der Phalanxbasis, von der dann die Knochenbildung ausgeht, bezeichnet (KLAPP und BECK, DOMRICH). Diese Regenerate sind meist kürzer und plumper, weil während des Heilungsprozesses eine Schrumpfung der Weichteile eintritt (Klapp und Beck). Nach Abheilung eines Knochenpanaritium entstehen durch Verknöcherung von Sehnenansätzen mitunter Spornbildungen sowohl an den Beuge- wie an den Streckseiten. Bei einem chronischen Panaritium ossale können Granulationsresthöhlen die Quelle chronischer Eiterungen sein.

b) Osteomyelitis bzw. Ostitis bei offener Fraktur

Die Gefahr einer Knocheneiterung nach offener Fraktur war auch schon vor Einführung der Antibiotica nicht groß, was unter anderem daraus ersichtlich ist, daß Fischer und Reich schon vor der Penicillinära die Küntscher-Nagelung der offenen Fraktur empfahlen. Exakte statistische Angaben über ihre Häufigkeit sind nicht erhältlich. Da heutzutage jeder Verletzte mit einem komplizierten Bruch schon prophylaktisch mit einem Antibioticum behandelt wird, dürfte diese Form der exogenen Osteomyelitis völlig verschwinden.

Infektionsweg, Pathologie und Röntgenbild der Osteomyelitis bei komplizierten Brüchen haben starke Ähnlichkeit mit denen der Schußbruchosteomyelitis (s. dort). Nur die Zahl der Bruchsplitter ist bei komplizierten Brüchen unter Friedensbedingungen wesentlich geringer als bei Schußbrüchen.

c) Osteomyelitis bzw. Ostitis bei Schußbruch

Schußbrüche sind im Kriege sehr häufig, sie liegen in etwa 85% aller schweren Verletzungen vor (Strasser). Wundinfektion ist dabei sehr häufig, weil durch das Geschoß so gut wie immer Erreger eingebracht werden. Böhler fand unter 601 Schußbrüchen des 1. Weltkrieges 513 infizierte (85%). Neben der primären Infektion durch das Projektil oder andere mitgerissene Fremdkörper (Kleidungsfetzen) kann die offene Wunde auch später sekundär durch einwandernde Keime infiziert werden. Als Erreger kommen in Betracht: Staphylokokken, Streptokokken, Colibacillen, B. pyocyaneus, Diphtheriebacillen, Pneumokokken, Meningokokken, Gonokokken. Außerdem sind apyogene, vor allem Tetanusbacillen, nicht selten, während gasbildende Mikroben kaum vorkommen. Strasser fand bei 350 infizierten Schußbrüchen *keine* Gasbildner.

Im Vordergrund der geweblichen Vorgänge steht zunächst die Weichteilentzündung mit reichlichem Eiterfluß und Ausbildung eines Granulationsgewebes, das zur Entstehung einer Schußbruchkapsel führt, die z.T. nekrotische Weichteil- und Knochentrümmer enthält. Wie in den Weichteilen, riegelt auch im Knochen ein entzündliches Granulationsgewebe den lokalen Infekt gegen die gesunde Umgebung ab. Die trichterförmig in die Schußbruchhöhle hineinreichenden Ein- und Ausschußöffnungen verengen sich später zu 2 Fistelgängen, die die Drainage des infektiösen Prozesses besorgen. Weitere Fistelgänge bilden sich im Gegensatz zur hämatogenen Osteomyelitis nicht (Strasser).

Am Knochen spielen sich die entzündlichen Prozesse vornehmlich am Periost und am Mark in der Umgebung der Verletzungsstelle ab, wobei allerdings die Markveränderungen eine geringere Rolle spielen. Die Eiterung betrifft einen von vornherein „trepanierten" Knochen, in dem sich infolge Fortfalles der Druckerhöhung im Markraum die für die hämatogene Osteomyelitis typische Markphlegmone nicht ausbildet. Weil außerdem das Periost durch die Schußverletzung bereits zerrissen ist, unterbleibt auch die Entwicklung eines subperiostalen Abscesses. Die Beschränkung der entzündlichen Vorgänge auf einen eng umschriebenen Raum wird noch gefördert durch das Fehlen einer ansteigenden Hyperergie.

Knochennekrosen können entstehen, wenn entweder Knochensplitter primär durch die Verletzung von der Blutzufuhr abgeschnitten werden, oder wenn die sekundäre Eiterung die ernährende Blutzufuhr aufhebt. Nur in diesem Fall sollen Nekrosen als Sequester bezeichnet werden (Strasser; Breitner und Lang). Die Bruchsplitter werden entweder abgestoßen oder in die Callusbildung eingebaut. Geschieht beides nicht, dann können sie

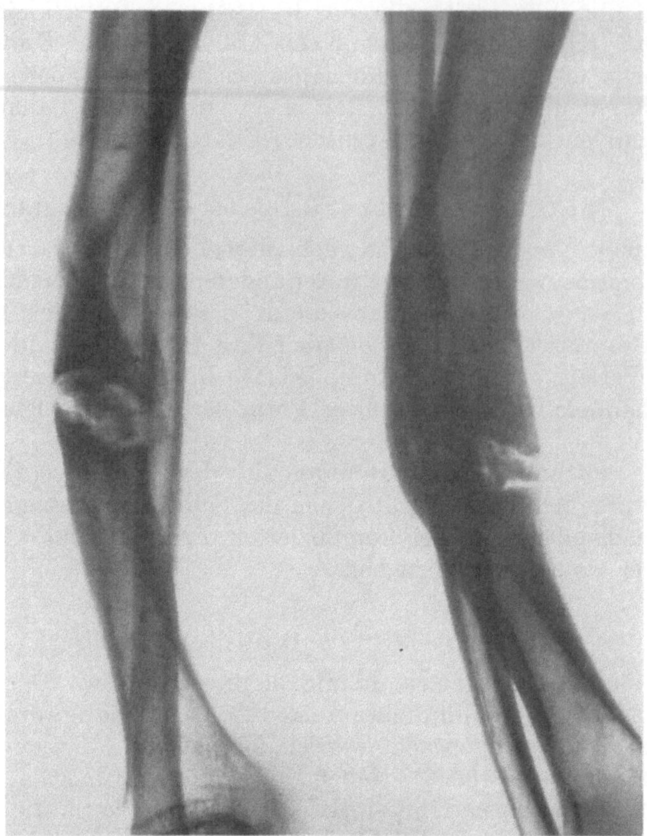

Abb. 47a

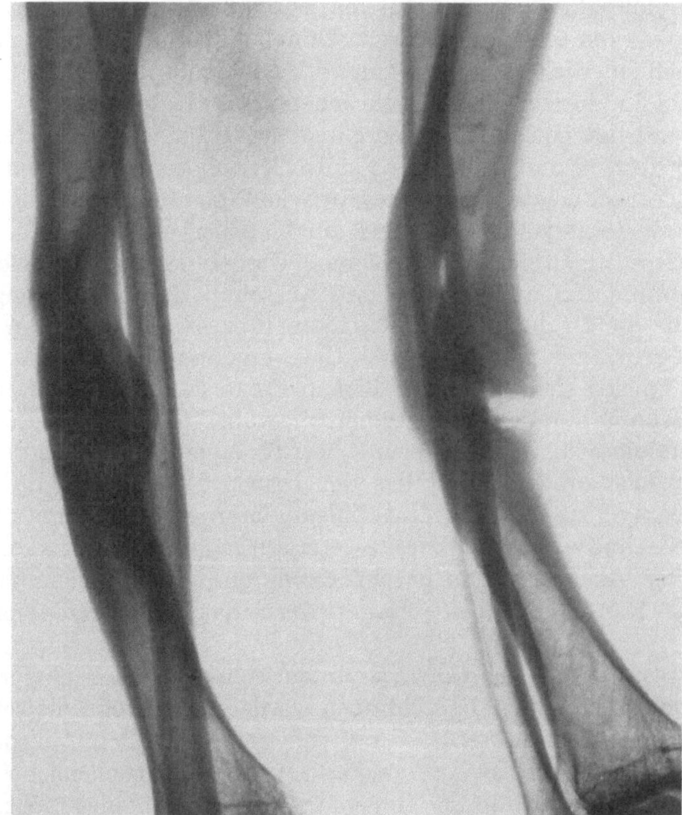

Abb. 47b

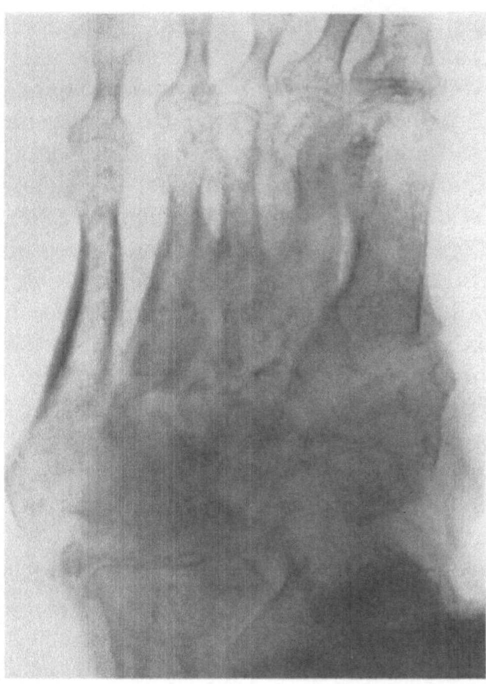

Abb. 48. ♂, 59 Jahre. Osteomyelitis der Fußwurzel- und Mittelfußknochen mit Gelenkzerstörung nach Schußverletzung. In einem größeren zentralen Destruktionsherd liegen multiple kleinere Sequester

eine Fremdkörpereiterung unterhalten, selbst wenn primär aseptische Verhältnisse vorgelegen haben (Breitner und Lang). Die meisten abgestoßenen Nekrosen sind Bruchsplitter und keine Sequester. Eine gewisse Unterscheidungsmöglichkeit liegt darin, daß an den Sequestern lacunäre Resorptionsbuchten oder -gruben zu erkennen sind, die an den Bruchsplittern kaum vorkommen. Das Freibleiben mehr oder weniger ausgedehnter Oberflächen von solchen Resorptionsgruben stellt das Vorliegen eines Splitters sicher (Strasser).

Übergang in eine fortschreitende chronische Osteomyelitis ist selten, weil dies nur bei mangelnder Abdichtung des Infektionsherdes geschehen kann. Dagegen ist die Chronizität des primären Prozesses häufig. Gelegentlich kommt es zu Gelenkeinbrüchen.

Röntgenbild. Nach dem üblichen röntgennegativen Intervall erscheint zunächst eine entzündliche Rarefizierung (nicht nur Entkalkung) des Knochens an den Bruchenden und Bruchsplittern. Die Bruchränder werden unscharf und in den Spongiosatrümmerfeldern zeigen sich fleckige Aufhellungen. Behalten Knochentrümmer ihre Dichte bei, so sind sie sicher vom ernährenden Periost entblößt. Mitunter gewinnen sie aber zu späterer Zeit noch Anschluß an lebendes Gewebe und verschwinden dann im Röntgenbild. Es empfiehlt sich deshalb, mit der Diagnose „Sequester" und der sich daraus ergebenden therapeutischen Konsequenz zurückhaltend zu sein. Die Abgrenzung von Sequestern dauert wie bei der hämatogenen Osteomyelitis Wochen bis Monate. Zunächst erscheinen um die dichteren Nekrosen feine Demarkationssäume, die sich allmählich verbreitern und stärker aufhellen.

Knochensplitter und Sequester lassen sich unter Umständen auch röntgenologisch voneinander unterscheiden. Die Splitter sind meist glattrandig und scharfkantig, während die

Abb. 47a u. b. ♂, 27 Jahre. Schußbruch-Osteomyelitis. a 14 Jahre alter Schußbruch mit starker Verbiegung des Tibiaschaftes und größerer, mit Sequestern ausgefüllter Granulationshöhle; b Zustand nach Sequestrotomie

Sequester durch die resorptive Annagung unscharfe Ränder und abgestumpfte Kanten haben. Die Anfertigung von Aufnahmen in mehreren Ebenen ist zu empfehlen.

In der 4.—6. Woche bilden sich anfangs zarte periostale Callussäume und -brücken zwischen dem Schaft und den Bruchstücken, später schlierenartige Calluswolken. Liegen zahlreiche Splitter vor, so kann sich der typische Callus luxurians entwickeln, der alle Splitter umfaßt und deshalb als „Splittersammler" bezeichnet wird. Nekrosen, die bei diesem Vorgang nicht in die Neubildung einbezogen werden, können in sogenannten „Calluscysten" isoliert liegenbleiben und die Ursache rezidivierender Abscesse bilden (Häbler). Zu ihrer Auffindung sind häufig Schichtaufnahmen notwendig. Endostal gebildeter Callus (Markcallus) ist anfangs im Röntgenbild schwer auszumachen, weil er von der dichten Corticalis und von Periostcallus überdeckt wird. Die Verknöcherung des Callus geht langsamer vor sich als bei der gewöhnlichen Bruchheilung. Sind die Defekte zu groß, um knöchern überbrückt zu werden, dann entstehen Defektpseudarthrosen.

Die wichtigsten Besonderheiten der Schußbruchosteomyelitis bzw. -ostitis gegenüber der chronischen hämatogenen Osteomyelitis sind die meist geringere Größe der Sequester und die Beschränkung der Knochenneubildungen auf den Bruchabschnitt, während der übrige Knochen seine ursprüngliche Form und Struktur behält. Das Röntgenbild der ausgeheilten Schußbruchosteomyelitis gleicht eher einer knöchern verheilten Fraktur als einer abgeheilten hämatogenen Osteomyelitis (Strasser).

d) Osteomyelitis bzw. Ostitis nach ärztlichen Eingriffen

α) *Bohrloch-(bzw. Bohrkanal-)Osteomyelitis*

Häufigkeit. Erste Fälle von Bohrlocheiterungen wurden auf dem Chirurgenkongreß 1934 in Paris und später von Watermann mitgeteilt (Frey). Folgende Häufigkeitsangaben liegen vor:

Biebl (1938)	von 329 Drahtextensionen	4mal = 1,2 %
Becker (1950)	von 342 Drahtextensionen	24mal = 7 %
Hartkopf und Bock (1950)	von 200 Drahtextensionen	4mal = 2 %

Mehrfach wurde berichtet (Frey; Matzner; Wachsmuth), daß neben den Immediateiterungen auch Tardivfälle vorkommen: bei Matzner 5 Jahre, bei Frey 4 Jahre nach der Extension. Für ihre Entstehung erörtert Frey 2 Möglichkeiten: Entweder wird eine bei der Anlage des Drahtzuges gesetzte, lange Zeit latent gebliebene Infektion durch Resistenzverminderung des Organismus manifest, oder eine später von anderem Ort aus entstandene Bakteriämie führt zu Besiedlung der Bohrstelle und anschließender Eiterung. Als Ursache für die Infektion des Knochens wird neben mangelhafter Asepsis vor allem die mechanische Schädigung des Knochens bei der Bohrung verantwortlich gemacht. Wird der Draht mit hoher Tourenzahl eingebohrt, so entstehen durch Hitzeschädigung der an den Kanal unmittelbar angrenzenden Knochenbezirke aseptische Nekrosen. Büttner und Stich erklären die Prädilektion des Calcaneus damit, daß der spongiöse Knochen ohne verstärkende Compacta dem Kirschner-Draht wegen der Resorptionsvorgänge nur kurze Zeit Halt gibt, wodurch minimale Verschiebungen eintreten und eine Keiminvasion begünstigt wird. Eine bedeutende Rolle spielt auch das verwendete Material. Die jetzt gebrauchten Drähte bzw. Nägel aus V_2A-Stahl oder aus Vitallium lösen keine chemischen Reize aus, werden aber bei längerer Liegedauer doch nicht ganz reaktionslos vertragen. Das von Schinz in seinem Lehrbuch wiedergegebene Beispiel zeigt die schädigende Wirkung der früher häufig verwendeten galvanisierten Drähte. Hier unterhielten kleine spanförmige Nickelreste die Knocheneiterung.

Flüchtige Weichteilentzündungen sind bei Drahtzügen nicht selten, gelegentlich kam es früher sogar zu Lymphangitis, Erysipel, Weichteilabscessen oder Phlegmonen. Knochenveränderungen dagegen entstehen wesentlich seltener.

Im *Röntgenbild* zeigt sich die Bohrlochosteomyelitis meist in einer unregelmäßigen Erweiterung des Bohrkanals durch randnahe, unscharf abgesetzte und nicht ganz gleich-

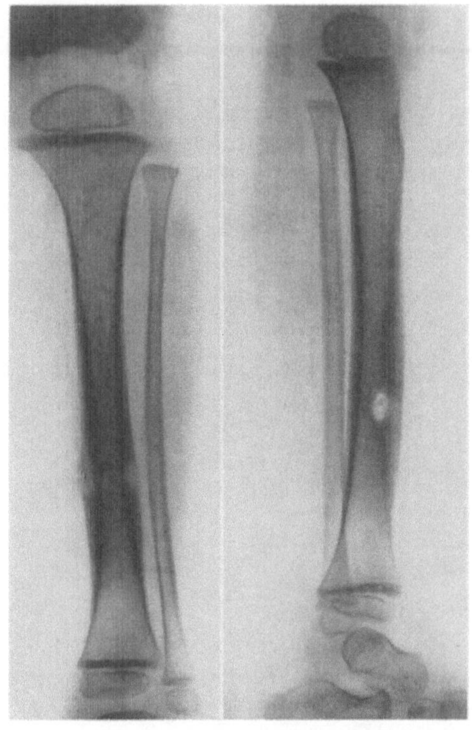

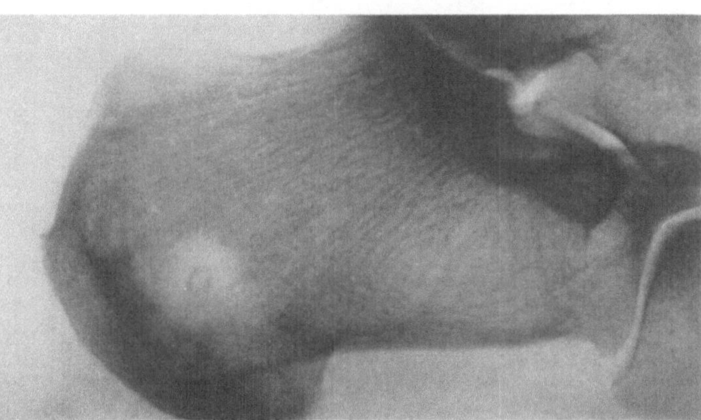

Abb. 49 Abb. 50

Abb. 49. ♂, $2^1/_2$ Jahre. Bohrloch-Osteomyelitis der Tibia mit Zylindersequester und ausgeprägter Periostitis ossificans

Abb. 50. ♂, 45 Jahre. Bohrloch-Osteomyelitis des Calcaneus mit Zylindersequester bei Unterschenkelfraktur

mäßige Strukturaufhellungen. Derartige Befunde können jedoch auch abakteriell zustande kommen. Bei einer Knocheninfektion hingegen werden alsbald dichte Sequester inmitten des aufgehellten Gebietes sichtbar, sie haben in der Regel Zylinderform und erscheinen daher im Röntgenbild als Ringschatten. Die Zylinderform der Sequester bestätigt die Auffassung, daß eine röhrenförmige Hitzeschädigung bei der Bohrung vorliegt, denn SCHMITT hat so geformte Sequester auch nach Knochenbohrungen, die aus anderen Gründen vorgenommen wurden, beobachtet. Natürlich können die Nekrosen auch bröcklig sein, sie liegen dann unregelmäßig im Bohrkanal verteilt. BECKER beobachtete als einziger einmal das Übergreifen einer Bohrlochosteomyelitis des Calcaneus auf das Sprunggelenk. BÜTTNER und STICH folgerten daraus für das distale Femurende, daß der Bohrkanal wegen der Gefährdung des Kniegelenkes nicht so sehr in dessen Nähe liegen dürfe. Derartige Komplikationen, wie überhaupt die Bohrlochosteomyelitis, sind unter der Behandlung mit antibiotischen Mitteln meist zu vermeiden.

β) Osteomyelitis nach Mark- und Schenkelhalsnagelung

Die *Marknagelung* wurde als eine Sonderform der stabilen Osteosynthese in den Jahren 1939 und 1940 von KÜNTSCHER eingeführt. Als Anwendungsgebiet sollten in erster Linie die geschlossenen Frakturen gelten. Nach den ersten großen Übersichten von FISCHER und REICH sowie MAATZ und REICH kam es dabei nur selten zu Knocheninfektionen, in der Regel lediglich zu einer milden umschriebenen Ostitis an der Einschlagstelle des Nagels. Nur gelegentlich entstanden bei Verletzten im Wachstumsalter der hämatogenen Osteomyelitis ähnliche Krankheitserscheinungen. Aufgrund dieser günstigen Erfahrungen verwendeten FISCHER und REICH die Methode auch bei offenen Frakturen. Obgleich hierbei

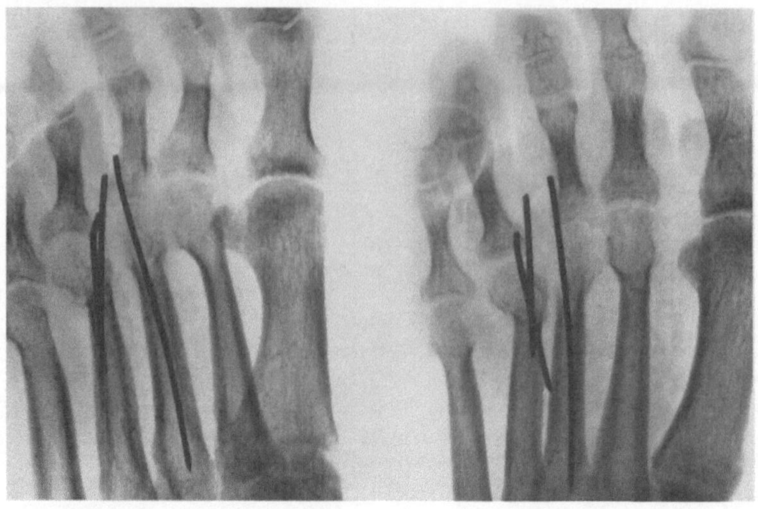

a

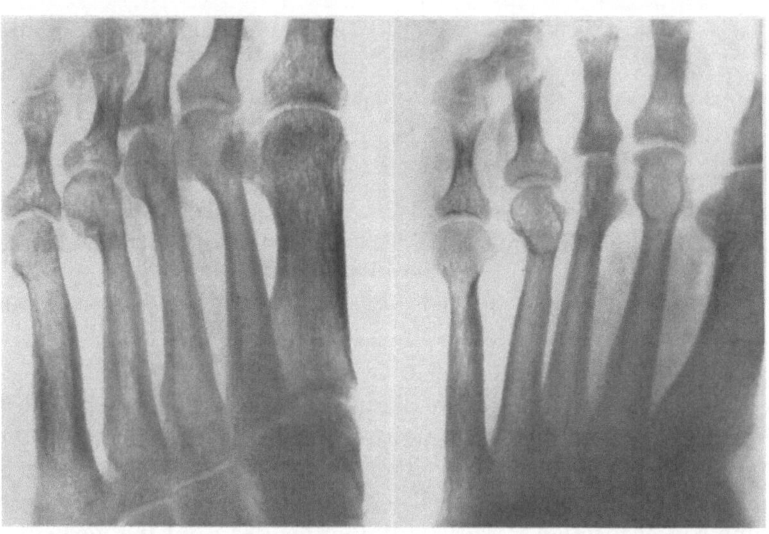

b

Abb. 51a u. b. ♂, 27 Jahre. a Ostitis des Capitulum metatarsi III und Arthritis des Grundgelenkes nach Drahtosteosynthese. Feinfleckige Sudecksche Dystrophie. b Endzustand. Knochendefekt an der fibularen Seite des Capitulum. Erniedrigung des Gelenkknorpels. Spätphase der Sudeckschen Dystrophie. (Aufnahmen Dr. THEMEL, Mülheim/Ruhr, Evangelisches Krankenhaus)

die Gefahr einer Knocheneiterung ungleich größer und die Drainage des Markraumes infolge der Nagelosteosynthese nicht gesichert ist, entwickelte sich dennoch kaum je eine typische Markphlegmone. Eine Markinfektion blieb gewöhnlich auf das Nagelbett beschränkt. FISCHER und REICH führten diesen Umstand auf die hohe immunisatorische Fähigkeit des Knochenmarkes zurück (LOOSER, LEXER, W. MÜLLER, ERB, BORDASCH). ROTTER stellte histologisch fest, daß der Marknagel schon nach kurzer Zeit von einer relativ festen bindegewebigen Kapsel umgeben ist, die ein Fortschreiten der Eiterung vom Nagelbett auf das übrige Markgewebe verhindert.

Über die Infektionshäufigkeit des Knochens nach Marknagelung liegen Übersichten von REICH und MAATZ sowie BÖHLER vor. Dabei ist zu berücksichtigen, daß der Hauptteil der Erfahrungen noch *vor* der routinemäßigen Verwendung der Antibiotica gesammelt wurde. Eine auf die Einschlagstelle beschränkte Ostitis wurde von REICH mit einer Häufig-

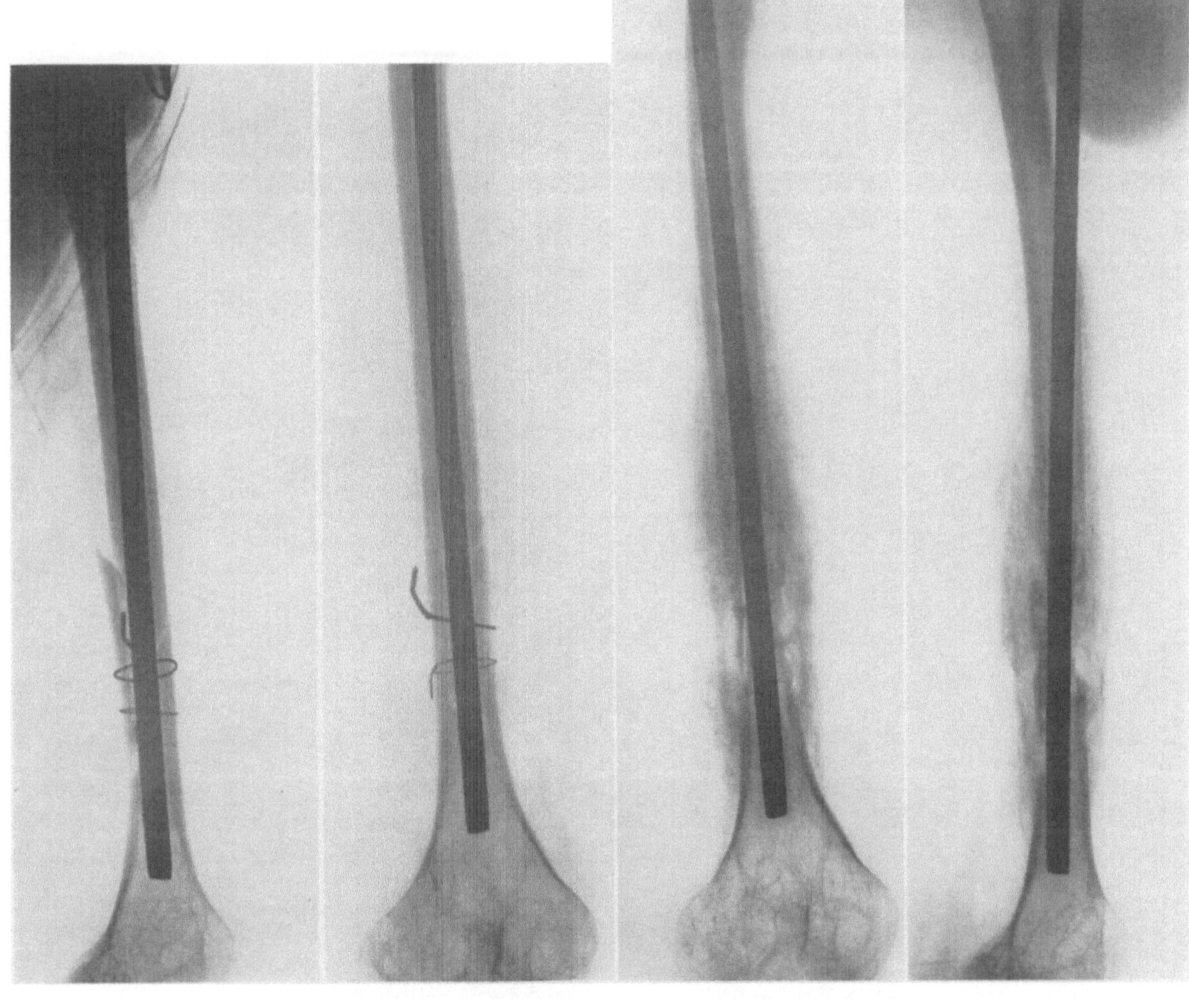

Abb. 52a u. b. ♂, 18 Jahre. Seit dem 7. Lebensjahr Querschnittslähmung nach Unfall. a Fraktur des atrophischen Oberschenkels, mit Küntschernagelung und Drahtumschlingung behandelt. Ideale Fragmentstellung. b Ostitis und Periostitis fast in ganzer Schaftlänge. Die neugebildete Periostspindel ersetzt streckenweise die destruierte Corticalis. Drahtschlingen entfernt. Eitrige Wundsekretion. Bakteriologischer Befund: Staphylococcus pyogenes aureus und Pseudomonas aeruginosa. (Aufnahmen Dr. STOPE, Berlin-Spandau, Waldkrankenhaus)

keit von 3,4%, von BÖHLER mit 2,9% der Fälle angesetzt, während MAATZ in seiner Übersicht über 835 Marknagelungen von 107 Knocheninfektionen (=12,8%) berichtete. In der chirurgischen Abteilung (A. WEISS) des Städtischen Wenckebach-Krankenhauses Berlin-Tempelhof kam es bei 185 Küntscher-Nagelungen in den Jahren 1949—60 in keinem Falle zu einer Knocheninfektion.

Auch bei der Osteomyelitis nach Marknagelung können formtypische bruchnahe Sequester entstehen. So werden Kronen- oder Ringsequester beobachtet, die den an Amputationsstümpfen vorkommenden ähnlich sehen. Ihr Zustandekommen wurde von FISCHER und REICH folgendermaßen erklärt: an der Frakturstelle wird durch den Bruch das Periost abgehoben, die Fragmentenden sind deshalb hier auf die Ernährung vom Mark her angewiesen. Durch die Nagelung kann auch diese Blutzufuhr unterbunden werden, was zur Nekrose der Bruchflächen führt. EHALT wies darauf hin, daß bei den Ringsequestern nach Nagelung die Außenfläche des Ringes kürzer sei als die innere Fläche, also

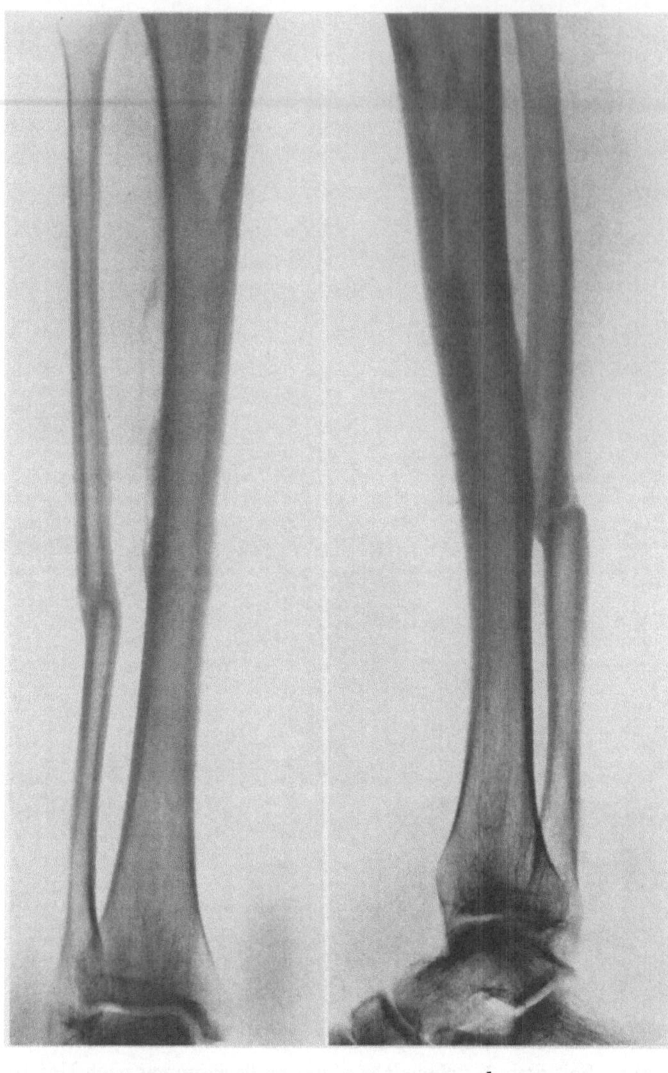

Abb. 53. ♂, 21 Jahre. Umschriebene Ostitis im Bereich der Einschlagstelle des Nagels bei Infektion des Nagelbettes. Frischer Osteophyt von 2 cm Länge, an der vorderen Kante des proximalen Tibiaanteiles (auf dem Seitenbild sichtbar). Ältere periostale Anbauten an der Frakturstelle und im proximalen Schaftdrittel. Zustand nach Entfernung des Küntscher-Nagels

eigentlich eine Art Kegelform vorliege, während bei den Ringsequestern ohne Nagelung die Kraterform mit kürzerer Innen- und längerer Außenfläche vorherrsche.

Nach *Schenkelhalsnagelungen* (Smith-Petersen, 1931) bzw. -verschraubungen (Putti, 1942) sind Knocheninfektionen noch seltener. Böhler berichtete von 4 Knocheneiterungen nach 302 Schenkelhalsnagelungen = 1,3 %, Ender von 5 Knocheneiterungen nach 469 Nagelungen = 1,1 %. In der chirurgischen Abteilung des Wenckebach-Krankenhauses kam es nach 363 Schenkelhalsnagelungen der Jahre 1950—1960 in keinem Fall zu Knocheneiterung. Bemerkenswert ist ein von Strauss mitgeteilter Fall, bei dem es 13 Jahre nach der Nagelung einer Schenkelhalsfraktur zu einem Bruch des Nagels und einer darauf folgenden schweren septischen Osteomyelitis kam, die tödlich endete. Als Infektionsquelle wurde eine zur Zeit des Nagelbruches bestehende eitrige Mandelentzündung angesehen. Derartige Spätinfektionen können nach Maatz und Böhler auch nach der Küntscher-Nagelung vorkommen.

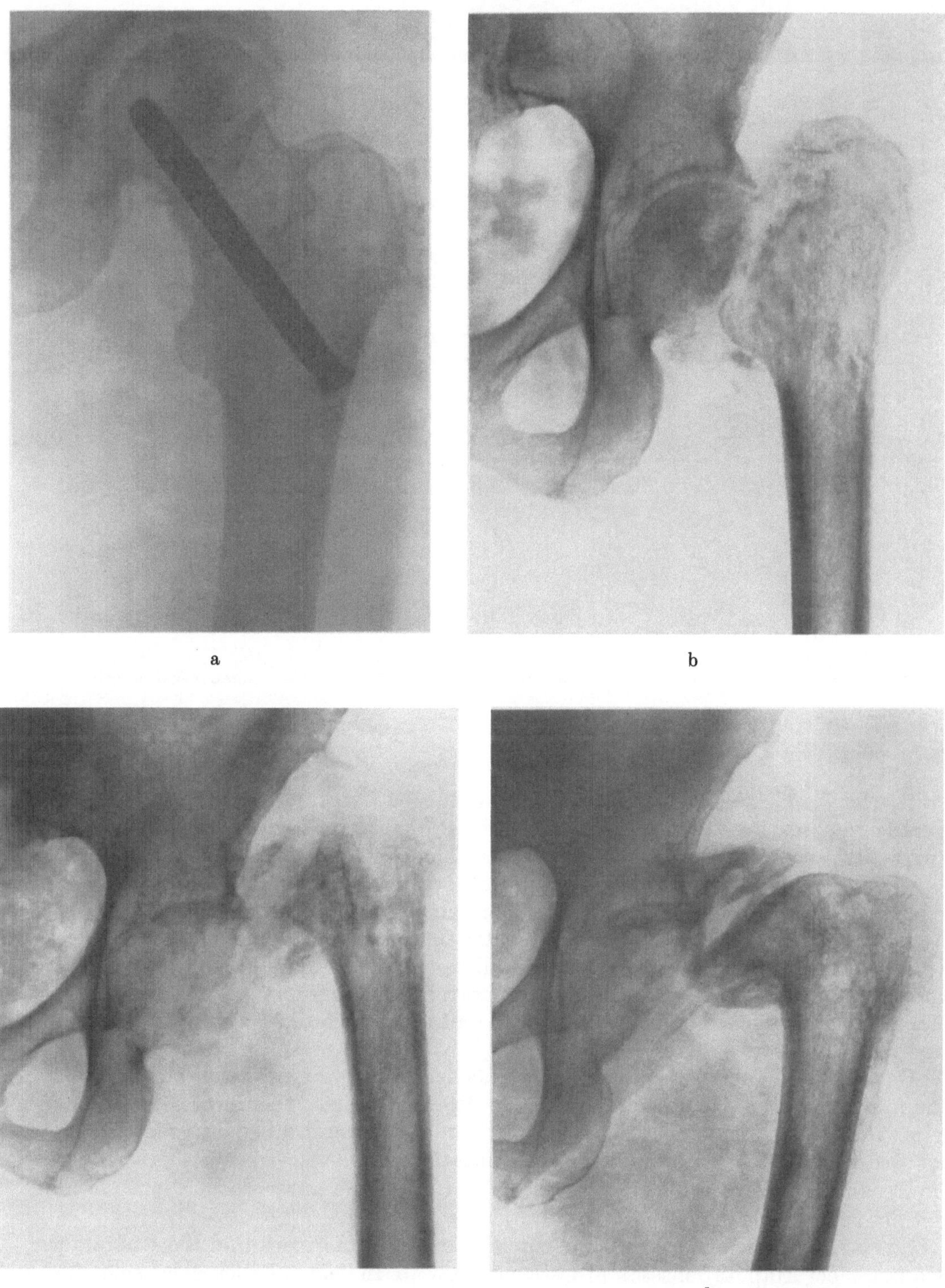

Abb. 54a—d. ♀, 60 Jahre. Ostitis nach Schenkelhalsnagelung. a Genagelte mediale Schenkelhalsfraktur. b 3 Wochen später entzündliche Infiltration des Operationsgebietes mit Ansteigen der Temperatur und eitriger Sekretion. Extraktion des aus dem Kopf herausgeglittenen Nagels. Osteomyelitis des proximalen Femurabschnittes mit totaler Destruktion des Halses. Trochanterhochstand, Außenrotation des Femur. c Zustand nach operativer Entfernung des Trochanter major und des Kopfrestes. d Endzustand. 8 Monate später. Glättung des proximalen Femurendes. Knochenneubildungen oberhalb des Pfannendaches und am Trochanter minor. Periostschale am Femurschaft. (Aufnahmen Dr. MEESSEN, Berlin, Humboldt-Krankenhaus)

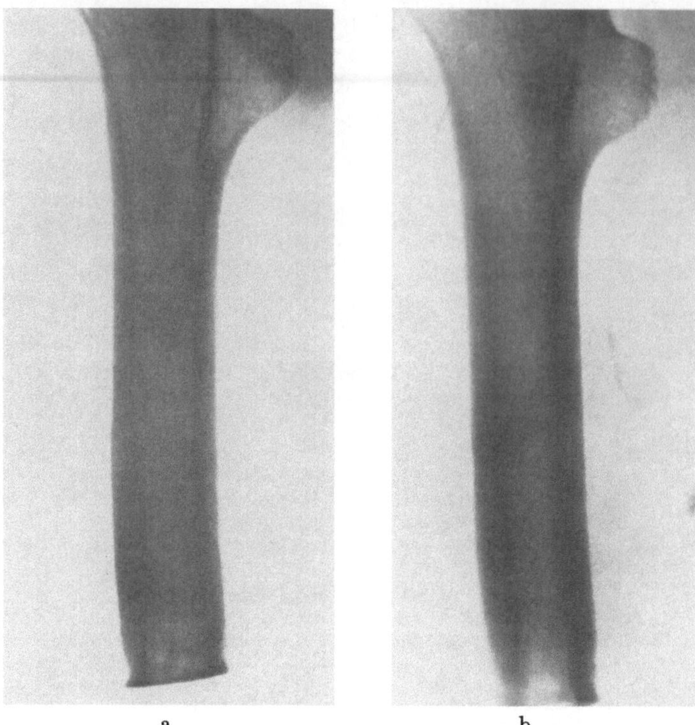

Abb. 55. ♂, 67 Jahre. Stumpf-Osteomyelitis mit Kronensequester. Gefäßverkalkungen

γ) *Amputationsstumpf-Osteomyelitis bzw. -ostitis*

Hierbei handelt es sich wie bei der Schußbruch-Osteomyelitis um einen fast immer lokal begrenzten Prozeß am Ende des Amputationsstumpfes, der durch Übergreifen entzündlicher Vorgänge der Weichteile auf das Knochenende oder durch Wiederaufflackern ruhender entzündlicher Herde des Stumpfes verursacht sein kann. Ausgedehnte oder sogar totale Erfassung des Stumpfes gehört zu den großen Seltenheiten. So berichtete Paas über einen Fall von Totalosteomyelitis eines Femurstumpfes im Anschluß an eine Reamputation. Atypisch verlief auch ein Fall von Cottalorda und Huard, bei dem wegen einer Osteomyelitis eine Oberschenkelamputation durchgeführt worden war, der Prozeß aber im Amputationsstumpf fortschritt, so daß schließlich die Exartikulation vorgenommen werden mußte.

Gewöhnlich bleibt der entzündliche Knochenprozeß auf das Stumpfende beschränkt und führt zu dessen Sequestrierung in Ring-, Röhren- oder Kronenform. Daneben kommen gelegentlich auch kleine Corticalissequester vor. Die Form der Sequester ist abhängig von der Behandlung des Periostes bei der Amputation. Wird es zu weit abgeschoben, so ist die Ernährung des Stumpfendes durch die Periostgefäße unterbrochen und die Möglichkeit des Absterbens der entblößten Randpartien gegeben.

Schinz bildet in seinem Lehrbuch Beispiele für die Kronen- und die Röhrenform der Sequester bei Amputationsstumpf-Osteomyelitis ab. In beiden Fällen zeigt sich eine kräftige ossifizierende Periostitis. Bei dem Fall mit Kronensequester reicht die Periostreaktion fast symmetrisch bis an den abgestorbenen „Markdeckel" heran, während im anderen Fall der dichte Röhrensequester wegen partiellen Periostdefektes nur an einer Seite von neugebildetem periostalem Knochen umgeben ist.

Exostosen am Stumpfende, die durch Ossifikation des bei der Amputation abgeschobenen Periostes zustande kommen, dürfen nicht mit entzündlichen Osteophyten verwechselt werden (Schinz).

δ) *Osteomyelitis nach Knochenmarkinfusion*

Die Gefahr der Erzeugung einer iatrogenen Osteomyelitis bei diagnostischen oder therapeutischen Eingriffen am Knochenmark ist nicht groß. Süsse berichtete von der Entstehung einer Osteomyelitis eines mit Pyodermie behafteten Kindes, bei dem eine transossale Venographie zur Markinfektion geführt hatte. Knochenmarkinfusionen aus therapeutischer Indikation können in seltenen Fällen ebenfalls zur Infektion führen. Texter, Irwin und Kaump erlebten bei 383 Infusionen zweimal eine Osteomyelitis und stellten 19 weitere Fälle aus dem Schrifttum zusammen. Sie kamen zu dem Ergebnis, daß die Infektionsgefahr bei Verwendung hypertonischer Lösungen größer sei als bei Gebrauch hypotonischer Flüssigkeiten. Auch Walldén warnt vor Anwendung hypertonischer Lösungen. Er fand in Versuchen an Kaninchen bei i.v. Injektion von unverdünntem Uroselectan B schon nach 6 Std morphologisch nachweisbare Markveränderungen, während isotonische Lösungen reaktionslos vertragen wurden. Pouyanne, der für die Häufigkeit der Osteomyelitis nach intraossärer Transfusion 2—3 % angibt, rät von einer intratibialen Infusion wegen der Prädisposition dieses Knochens für entzündliche Prozesse ab. Interessant ist, daß es in einem Fall von Texter zu einer Tibiaosteomyelitis kam, obwohl die Infusion in das Femur erfolgte. Haut- oder auch Blutinfektionen sind deshalb als Kontraindikationen für diagnostische oder therapeutische Eingriffe am Knochenmark anzusehen (Garsche).

Die Röntgensymptome dieser Osteomyelitisform weichen nicht von denen der akuten hämatogenen Osteomyelitis ab.

ε) *Osteomyelitis nach Austauschtransfusion bei Neugeborenen*

Nach der Mitteilung von Vandendorp u. Mitarb. soll diese Form der exogenen, aber hämatogen verbreiteten Osteomyelitis im Lebensalter unter 1 Monat häufig vorkommen. Der klinische Verlauf ist unter dem Schutz der ohnehin gegebenen Antibiotica mild. Im Vordergrund stehen oft die Zeichen einer Arthritis, weil beim Kleinstkind die Ausbreitung der Knocheninfektion vom Herd in der Metaphyse häufiger zur Epiphyse hin erfolgt als zum Schaft hin (wie beim älteren Kind). Vgl. auch Kapitel „Osteomyelitis im Säuglings- und Kleinkindesalter“ (S. 85). Röntgenologisch ergeben sich sonst keine Besonderheiten dieser Osteomyelitisform.

ζ) *Ostitis nach subperiostaler Injektion*

Nach subperiostaler Injektion von Cortison wegen schmerzhafter Periostose wurde einmal eine Infektion des Calcaneus mit oberflächlicher Ostitis beobachtet (persönliche Mitteilung von Themel).

η) *Osteomyelitis nach Impfung*

Gemessen an der Vielzahl von Impfungen, besonders der Pockenschutzimpfungen, ist das durch diesen ärztlichen Eingriff verursachte Auftreten einer Osteomyelitis extrem selten. Berichte über Einzelfälle stammen von Solito (1932), Brinkmann (1932), Kini und Kesavaswamy (1941), Delano und Butler (1947), Sewall (1949), Barbero, Gray, McNair Scott und Kempe (1955) und Elliot (1959). In Deutschland wurden 1954 von Haar und Meinertz 2 Fälle beobachtet, die auch Gegenstand gutachtlicher Auseinandersetzungen wegen des ursächlichen Zusammenhanges zwischen Vaccination und Osteomyelitis waren.

Bei einem ihrer Fälle entstand bemerkenswerterweise eine Osteomyelitis nach *Typhus*-Schutzimpfung, während sich alle anderen Fälle des Schrifttums einer *Pocken*-Schutzimpfung anschlossen. Der Nachweis des Pockenvirus in dem infizierten Knochen wurde von Sewall erbracht, und Barbero u. Mitarb. konnten histologisch Guarnierische Körperchen in einem erkrankten Metacarpus nachweisen. Die klinischen Symptome setzten bei allen Erkrankten etwa 10—14 Tage nach der Impfung ein. Nur in dem Fall Barberos

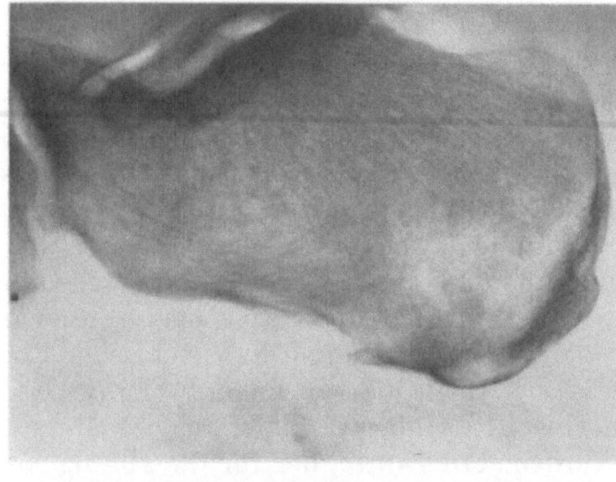

a

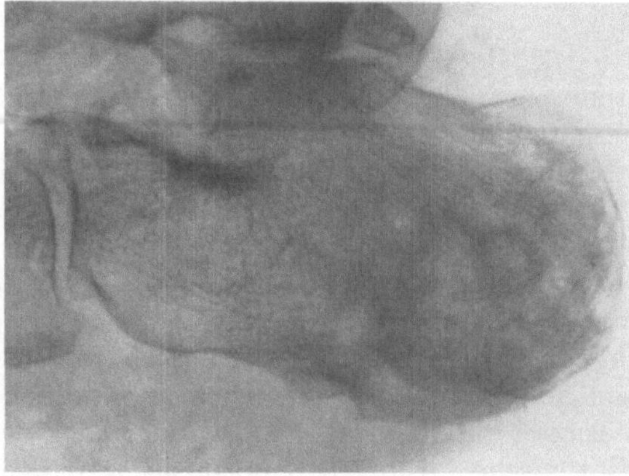

b

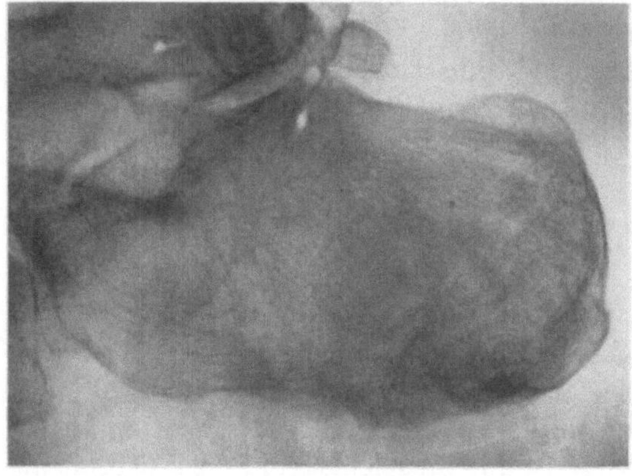

c

Abb. 56a—c. ♀, 53 Jahre. Osteomyelitis des linken Calcaneus nach subperiostaler Injektion. Abheilung unter antibiotischer Behandlung ohne Sequesterbildung im Verlaufe von 8 Monaten. a Frühstadium, 6 Wochen nach Injektion; b 5 Monate später Herdabgrenzung durch Sklerosesäume; c weitere 3 Monate später. Ausheilungsstadium. (Aufnahmen Dr. THEMEL, Mülheim/Ruhr, Evangelisches Krankenhaus)

traten die klinischen Zeichen der Osteomyelitis erst $^1/_4$ Jahr nach der Impfung auf. In einigen Fällen entstand eine Pseudoparalyse, wie sie als Parrotsche Lähmung z. B. von der Lues connata her bekannt ist (ELLIOT; BRINKMANN; SOLITO). Es werden nicht nur die Skeletabschnitte in der Nähe der Impfstelle befallen, sondern auch fernerliegende. Mitunter bilden sich multiple Herde. Im einzelnen werden in den Fallberichten folgende Lokalisationen in der Reihenfolge ihrer Häufigkeit genannt:

Humerus	6mal	Metatarsalia	2mal
Scapula	4mal	Metacarpalia	1mal
Clavicula	2mal	Schädel	1mal
Ulna	2mal	multiple Herde	2mal
Femur	2mal		

Aus der Aufstellung ist eine deutliche Bevorzugung der oberen Extremität (im Gegensatz zur endogenen hämatogenen Osteomyelitis) ersichtlich. Die häufigen Manifestationen der Osteomyelitis in der Impfregion weisen auf die anfangs sicher lymphogene Ausbreitung der Erreger hin. Besonders deutlich kommt der Gegensatz zur Skeletverteilung der vulgären hämatogenen Osteomyelitis in der Häufigkeit der Schulterblatt- und im Fehlen der Tibiaerkrankung zum Ausdruck.

Die initialen Röntgenzeichen erscheinen erst nach einer Latenzzeit von 2—3 Wochen. In allen Berichten wird auf die besonders stark ausgeprägte ossifizierende Periostitis hingewiesen. Außerdem kommen aber auch Destruktionen im Bereich der Meta- und Epiphysen vor, die im Fall von BRINKMANN zu einem verfrühten Fugenschluß und damit zu

Wachstumsstillstand führten. Sequesterbildung ist sehr selten. Sie wurde nur einmal von Sewall bei einem Stirnbeinherd beobachtet.

Elliot betont die Ähnlichkeit der Impfosteomyelitis mit der Osteomyelitis variolosa (s.d.).

e) Mycetom (Maduromykose)

Historisches. Unter dieser Bezeichnung werden durch Pilze hervorgerufene chronische Entzündungen der Haut zusammengefaßt, die auf tiefere Schichten, also auf Muskeln, Sehnen und Knochen übergreifen. Die erste ausführliche Beschreibung des Fußmycetoms stammt von Gill (1842) aus Madura (jetzt Indonesien). Colebrook gab dann der Erkrankung im Jahre 1846 den Namen „Madurafuß", der bis heute vorherrschend geblieben ist (de Sèze). Die Bezeichnung „Mycetom" wurde von Carter (1860) geprägt und zunächst nur im Sinne des Mycetoma pedis verstanden. Erst Chalmers und Archibald übertrugen die Bezeichnung „Mycetom" auf chronisch deformierende und destruierende Pilzerkrankungen jeder Körperregion. Neben der Hauptlokalisation des Mycetoms am Fuß werden im Schrifttum folgende seltener befallenen Körperteile genannt: Bein, Knie, Oberschenkel, Hüfte, Vorderarm, Hand, Gesicht (Nauck, Meyer, Zilveti Carranza, Ledoux-Lebard, Pellegrine u. Mitarb.).

Zur Bakteriologie. Einen Einzelerreger des Mycetoms gibt es nicht, vielmehr sind die verschiedensten Pilze anzutreffen (Fungi imperfecti, Ascomyceten, Phykomyceten — nach Lentze) und auch die den Pilzen nahestehenden, aber eine eigene Gruppe bildenden Aktinomyceten. Weitere Erreger lassen sich in das botanische System nicht einordnen oder sind nicht züchtbar (Nauck). Der bisher am häufigsten nachgewiesene Erreger des Mycetoms ist Monosporium apiospermum (Reifferscheid und Seeliger). Von Abbott stammt die Einteilung in gelbe, schwarze und rote Mycetome, die sich grob orientierend nach der Farbe der im Gewebe gefundenen Pilzkörner richtet, aber nicht mykologischen Gesichtspunkten entspricht.

Am häufigsten werden Mycetome in den tropischen, nicht selten auch in subtropischen Zonen beobachtet. Die jüngsten Veröffentlichungen betreffen Erkrankungen im Kongo (Courtois, de Loof, Thys, Vanbreuseghem und Burette) (1954), in Uganda (Davies, 1958) und im Yemen (Malaspina und Ghigo, 1959). Auch aus Europa liegt eine Reihe von Berichten vor, namentlich aus Italien (Bassini, da Pratto), Griechenland (Catsaras), Frankreich (Meyer und Sichel), Albanien (Braibanti). In Deutschland, Österreich und der Schweiz wurden bisher nur 5 Fälle bekannt (Marchand; Schmincke: Beitzke; Köhlmeier und Kreitner; Reifferscheid und Seeliger). Der Erreger gelangt durch kleine Verletzungen in die Haut, weshalb zumeist Barfußgänger erkranken. Direkte Übertragung von Mensch zu Mensch kommt nicht vor (Nauck).

Klinisches Bild. Klinisch besteht große Ähnlichkeit zwischen Maduromykose und Aktinomykose, die sich auch histologisch nicht trennen lassen (Courtois u. Mitarb.). Ein Unterschied besteht lediglich darin, daß der Prozeß beim Mycetom *immer streng lokal* bleibt. Als Anfangsbefund bildet sich eine kleine umschriebene, indolente Schwellung, die im Laufe von Monaten allmählich erweicht und zur Fistelbildung führt. Später wiederholt sich der Vorgang an weiteren cutanen oder subcutanen Knoten, so daß sich ein System von Fistelöffnungen und -gängen bildet. Am Fuß führen diese chronisch-entzündlichen Vorgänge im Verlauf von Jahren ohne wesentliche Schmerzen zu manchmal unförmigen Schwellungen. Als typische Verformung des Fußes kommt es zu einer plantarwärts-konvexen Schwellung der Fußsohle, so daß die Zehen den Boden nicht berühren und der Fuß walzenförmig abrollt.

Röntgenbild. Einzelheiten über Knochenbeteiligung bei Mycetom wurden nur von wenigen Autoren beschrieben. Davies wies darauf hin, daß es bei der roten und gelben Form des Mycetoms schon relativ frühzeitig zum Befall der tiefen Muskulatur und des Knochens komme, so daß die ersten Röntgenzeichen schon etwa im 2. Krankheitsjahr zu finden seien, während diese Entwicklung bei der schwarzen Form des Mycetoms mehrere Jahre in Anspruch nähme. Da die Infektion den Knochen per continuitatem erfaßt, ist es nicht verwunderlich, daß sich der Befall des Fußskelets zunächst lediglich in einer Periostreaktion dokumentieren kann. Nach Davies haben die periostalen Knochenneubildungen die Form eines Bürstensaumes bzw. eines Palisadenzaunes. Zwiebelschalenartige Periostauflagerungen sind dagegen selten. Nur Davies sah einmal statt dessen als erstes Anzeichen der Mitbeteiligung des Fußskelets in einem frühen Stadium schon eine kleine umschriebene corticale Usur an einem Fußwurzelknochen.

In den meisten länger bestehenden Fällen kommt es später zu Knochendestruktionen, vor allem der Corticalis. Beim ausgeprägten Bild liegen zahlreiche scharf umschriebene kleinherdige Zerstörungen in Corticalis und Spongiosa vor. Die älteren Herde sind im all-

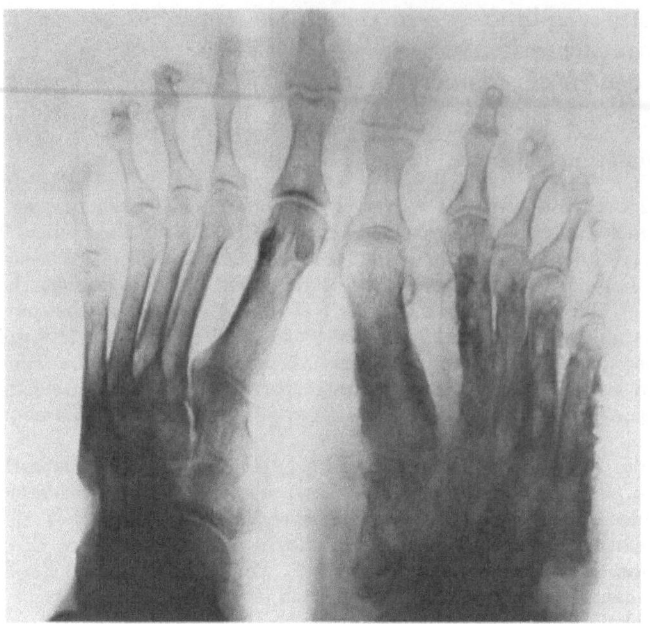

a

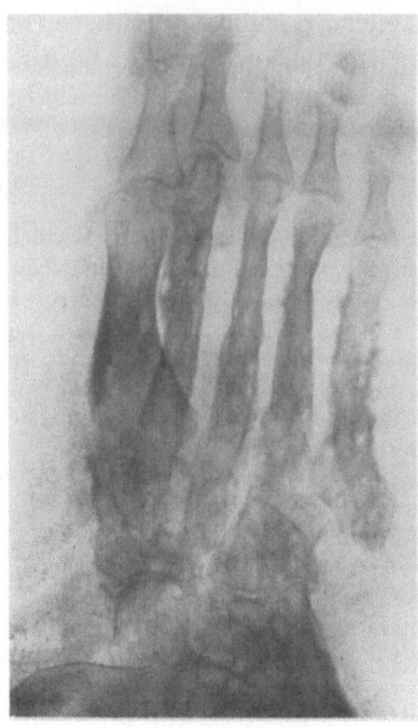

b

Abb. 57. ♀, 30 Jahre. Mycetoma pedis rechts. Zahlreiche lochartige Defekte in den Tarsal- und Metatarsalknochen. Ausgedehnte unregelmäßige Periostverdickungen. Gelenke z.T. völlig zerstört. Zehen frei von krankhaften Veränderungen. Starke Schwellung des Fußes und multiple Fisteln am Fußrücken. (Aufnahme Dr. KRONENBERGER, Bombay, Beach-Candy-Hospital)

gemeinen von einem deutlichen Sklerosesaum umgeben (GRILLI; COURTOIS u. Mitarb.; DELAHAYE u. Mitarb.). In anderen Fällen überwiegen die osteoplastischen Vorgänge (BENASSI und FIASCHI). Auch im Fall von REIFFERSCHEID und SEELIGER, einem Mycetom des rechten Oberschenkels und Gesäßes, kam es zu einer Mitbeteiligung des Sitzbeines in Form unregelmäßiger Verdichtungen in der Spongiosa. Sehr lange bestehende Prozesse können durch den wechselweisen Ablauf destruktiver und reparativer Veränderungen zu einem völligen Umbau des Fußskelets und zu Verlust der Gelenkspalten führen (COURTOIS u. Mitarb.). Sequester wurden bisher nicht beobachtet. Bleibt der Prozeß auf wenige Knochen des Fußskelets beschränkt (meist werden die Tarsalia, eventuell noch die angrenzenden Partien der Metatarsalia erfaßt), so zeigen die übrigen eine hochgradige diffuse Porose (GRILLI; JAUBERT DE BEAUJEU, DUPLENNE und BAFFPUN).

MALASPINA und GHIGO wiesen darauf hin, daß auf guten Aufnahmen auch röntgenologisch Weichteilzeichen erkennbar seien: Unförmigkeit der Umrisse des Fußes, Verschwinden der Gewebsgrenzen. In besonders günstigen Fällen lassen sich sogar Fistelgänge ausmachen.

f) Ostitis pubis

Die Ostitis pubis (Periostitis pubis, Osteochondritis pelvis, Osteoporosis dolorosa pubis) ist ein nach Klinik, Röntgenologie und Verlauf wohlcharakterisiertes, den vorderen Bekkengürtel betreffendes Krankheitsbild, dessen formale und kausale Genese zwar noch umstritten ist, das aber nach Auffassung der meisten Untersucher auf einer subakuten bis chronischen nicht eitrigen Entzündung beruht. Es soll daher unter die entzündlichen Knochenerkrankungen eingereiht werden.

Historisches. Im Jahre 1923 schilderten die französischen Urologen LEQUEU und ROCHET einen Fall von destruktiver Ostitis des Schambeins nach Blasen- und Prostataoperation, den sie als eine von infizierten Weichteilen fortgeleitete Entzündung betrachteten. Da der Kranke an einer Septicämie verstarb, bleibt es ungewiß, ob eine — nach heutigen Begriffen — „echte“ Ostitis pubis vorgelegen hat. Der erste eindeutige Fall wurde von BEER 1916 beobachtet und 1924 als postoperative Periostitis beschrieben. Drei Wochen nach einer suprapubischen Prostatektomie traten die ersten Symptome auf, so daß BEER glaubte, möglicherweise einen Fremdkörper zurückgelassen zu haben. In seiner zweiten Mitteilung (1928) berichtete er über weitere Fälle, die sich sämtlich an suprapubische Blasenoperationen (2mal Resektion wegen eines Carcinoms) angeschlossen hatten. In den dreißiger Jahren erschienen dann hauptsächlich im angloamerikanischen urologischen Schrifttum Schilderungen von Einzelfällen.

Häufigkeit. WHEELER konnte bis 1941 insgesamt 31, MUSCHAT dagegen bis 1945 nur 25 Fälle des Schrifttums sammeln. Diese Differenz weist darauf hin, daß die sicher nicht einfache Trennung der Ostitis pubis von der gewöhnlichen Osteomyelitis in den früheren Mitteilungen nicht korrekt beachtet war. Nach LEUCUTIA würde die Zahl der Ostitis pubis-Fälle von 1924—1946 weniger als 33 betragen, wenn alle Osteomyelitisfälle ausgesondert würden. Seit 1947 ist dann eine Häufung der Berichte zu verzeichnen. Nach RAVELLI sind bis 1954 insgesamt etwa 300 Fälle bekannt geworden (darunter sicher einige Osteomyelitisfälle).

Die ersten ausführlichen Veröffentlichungen des deutschen Schrifttums erschienen erst 1952 von JESSERER und SCHOLDA und 1953 von GÖTZEN und BOEMINGHAUS sowie von BECKER, wobei nur über einen bzw. 4 und 6 eigene Fälle berichtet wurde. Aufgrund einer Umfrage an verschiedenen Kliniken zur Klärung der Häufigkeit wurden von GÖTZEN und BOEMINGHAUS insgesamt nur 39 Fälle ermittelt. Weitere deutsche Literatur siehe bei BECKER.

Die weitaus größte Zahl der Erkrankungen trat im Anschluß an eine urologische (oder gynäkologische) Operation auf, vor allem nach den Eingriffen mit Eröffnung der Harnblase.

In mehreren Übersichtsreferaten finden sich tabellarische Häufigkeitsangaben über die Operationsverfahren, die der Ostitis pubis vorausgingen (LEUCUTIA; RAVELLI und andere). Die folgende Tabelle 3 stammt von RAVELLI und ist geringfügig ergänzt:

Tabelle 3

Operationsmethode oder sonstige Ursache	Zahl der Ostitis pubis-Fälle	
Suprapubische Prostatektomie	95	
Retropubische Prostatektomie nach MILLIN	140	
Transurethrale Prostatektomie	15	
Perineale Prostatektomie	3	
Cystektomie (total oder partiell)	12	
Steinentfernung aus dem unteren Ureterdrittel	2	
Rectumresektion	2	
Pyelonephritis	1	(KLEINBERG)
Ruptur der pars prostatica urethrae	1	(MORTENSEN)
Vesicopexie nach MARSHALL-MARCHETTI	1	(SEIFERT)
Urethrotomie	1	(MORTENSEN)
Schlag auf Symphyse	1	(KLINEFELTER)
Schlag auf Symphyse	1	(ADAMS und CHANDLER)
Blasenperforation sub partu	1	(PEARLMAN)
Symphysiotomie	1	(JENTZER)
Septischer Abort	1[a]	(GOLDEN)
Normale Entbindung	1	(GOLDEN)
Zangenentbindung	1	(MICHALZIK)
Suprapubische (?) Uterusamputation	1	(VILMAR)
Herniotomie (BASSINI)	1	(VILMAR)
Infizierte Bruchoperation	1	(PEIRSON)
Supravaginale Uterusamputation (infiziert)	1[a]	(DIETRICH)
Eitrige Otitis media	1[a]	(KÖNIG)
Ohne Trauma oder sonstige Ursache	2	(VEST)
Insgesamt	287	Fälle

[a] Sehr wahrscheinlich Osteomyelitis.

Zur Häufigkeit der Ostitis pubis, bezogen auf die Zahl der urologischen Operationen, finden sich folgende Angaben im Schrifttum, aus denen hervorgeht, daß die Ostitis pubis nur als eine seltene Komplikation anzusprechen ist:

GÖTZEN und BOEMINGHAUS	2635	Prostatektomien	39 Fälle = 1,5%
KIRZ		suprapubische Prostatektomien	3,0%
CIBERT	1000	retropubische Prostatektomien (v. STOCKUM-MILLIN)	15 Fälle = 1,5%
MILLIN	1100	retropubische Prostatektomien (v. STOCKUM-MILLIN)	9 Fälle = 0,8%
MOORE	195	retropubische Prostatektomien (v. STOCKUM-MILLIN)	13 Fälle = 8,2%
BLUMENSAAT	240	retropubische Prostatektomien (v. STOCKUM-MILLIN)	2 Fälle = 0,8%
FRÖHLICH und FARKAS	232	transvesicale Prostatektomien	3 Fälle = 1,3%

In letzter Zeit ist die Häufigkeit der Ostitis pubis bei Männern rückläufig, weil die Millinsche retropubische Prostatektomie mehr und mehr verlassen wird (BÜSCHER).

GAMBIER sammelte die Berichte über *Ostitis pubis bei Frauen* und kam dabei — einschließlich des eigenen Falles — auf 25 Fälle. Die Schambein-Ostitis trat 6mal während einer Gravidität, 11mal nach der Entbindung und 8mal nach Traumen, Infektionen oder chirurgischen Eingriffen im Beckenbereich auf. Der in der Tabelle 3 erwähnte Fall einer Ostitis pubis bei einer Frau im Anschluß an eine Vesicopexie (nach MARSHALL-MARCHETTI) ist nicht publiziert, wir verdanken ihn einer persönl. Mitteilung von SEIFERT.

Zur Pathogenese. Die Entstehung der Ostitis pubis ist bisher noch ungeklärt. Die ersten Beschreiber des Krankheitsbildes (LEQUEU und ROCHET, BEER) hielten sie für eine infektiöse Erkrankung. Seit WHEELERs Veröffentlichung ist diese Annahme umstritten, und das Trauma mit Auslösung eines reflektorisch-dystrophischen Vorganges im Schambein (Sudecksches Syndrom) wird in den Vordergrund gerückt.

a) Infektiös-entzündliche Theorie. Zahlreiche Untersucher konnten histologisch entzündliche Veränderungen am Knochen nachweisen (ADAMS und CHANDLER; GÖTZEN und BOEMINGHAUS; LAVALLE und HAMM; LAME und CHANG u.a.). Die Befunde reichen dabei von kleinen umschriebenen Zellinfiltraten und geringen Fibrosen bis zur ausgeprägten destruktiven Knochenentzündung. Wenigen Autoren gelang der Erregernachweis. Dabei wurde mehrmals Pseudomonas aeruginosa (B. pyocyaneus) gefunden (ADAMS und CHANDLER; LAVALLE und HAMM; von FRIEDENBERG außerdem im Punktat einer Begleitcoxitis). Auch Bacterium coli (SILVER), Staphylococcus aureus, sowie Proteus vulgaris (MUSCHAT) und andere Eitererreger (ADAMS und CHANDLER) konnten vereinzelt nachgewiesen werden.

Als Infektionsquelle muß in erster Linie der Harn angesehen werden, da die Ostitis pubis überwiegend eine Komplikation blaseneröffnender Operationen ist. In der Mehrzahl der Fälle (vor allem nach der Millinschen Operation) scheint eine Infektion des Cavum Retzii eine notwendige Zwischenstation zu bilden. Infolge ungenügender Drainage wird die Persistenz entzündlicher Herde ermöglicht (CIBERT), die im Bereich der Foramina nutritia des Schambeins liegen sollen (LAME; LEUCUTIA).

In den wenigen Krankheitsfällen ohne Eröffnung der Blase wurden entzündliche Herde an anderen Stellen, z.B. in der Prostata, angeschuldigt (WINSBURY-WHITE; ASCHNER, HENDERSON).

Der Infektionsweg ist völlig ungewiß und möglicherweise auch nicht einheitlich. In Betracht gezogen werden:

1. direkte Infektion nach Periostverletzung durch Bumerangnadeln, Coagulation, Spateldruck etc. (BEER; CIBERT; MUSCHAT u.a.),

2. lymphogene Infektion von einer schwachen retropubischen Beckenzellgewebs-Entzündung her (BEER; BELL; WILENSKY; KLEINBERG u.a.),

3. hämatogene Infektion von traumatisierten Gefäßen aus, die in der Umgebung des Schambeins sehr reichlich vorhanden sind (BEACH).

Bestimmte klinische Beobachtungen, wie Fieber, Leukocytose, erhöhte Blutkörperchensenkungsgeschwindigkeit (GÖTZEN und BOEMINGHAUS; LAME und CHANG) sowie der röntgenologische Nachweis manchmal stark ausgeprägter periostaler Appositionen stützen die Theorie von der entzündlichen Genese der Ostitis pubis. Im gleichen Sinne sind die Fälle von FRIEDENBERG, von LAME sowie von WACHS zu werten, bei denen es zu einer weiteren Ausbreitung des infektiösen Geschehens auf die Hüftgelenke und die Wirbelsäule kam. Hauptsächliche Anhänger dieser Lehre in alphabetischer Ordnung: ABRAMS, SEDLETZKI und STEARNS, ADAMS und CHANDLER, ALBERTINI, BEACH, BECKER, BEER, BELL, FRIEDENBERG, GÖTZEN und BOEMINGHAUS, GOLDSTEIN und RUBIN, HENDERSON, HENRIQUES, KIRZ, KLEINBERG, LAME, LAVALLE und HAMM, LEQUEU und ROCHET, MILLIN, MUSCHAT, PEIRSON, RAVELLI, SILVER, WACHS, WILENSKY, WINSBURY-WHITE.

b) Theorie von der aseptischen, reflektorisch-dystrophischen Entstehung (SUDECK). Diese Theorie, die WHEELER im Jahre 1941 begründete, fand in der Folgezeit viele Anhänger. Zuerst trat ihr RIABOFF bei, der an einem aus anderer Ursache verstorbenen Kranken genaue histologische Untersuchungen durchführen konnte. Er fand keine Zeichen von Entzündung, sondern nur einen gleichmäßigen Verlust von Knochensubstanz mit Abnahme von Zahl und Dicke der Knochenlamellen. Die gleichen Befunde erhoben KESSLER sowie ROSENBERG und VEST.

Das histologische Ergebnis RIABOFFs wurde dann in Deutschland von JESSERER und SCHOLDA sowie von BLUMENSAAT als ein wichtiges Argument gewertet, die Ostitis pubis dem Formenkreis des Sudeck zuzuordnen. Aus klinischen Gründen schlossen sich COHEN sowie BRUSKEWITZ der Wheelerschen Theorie an.

Klinisch sprechen die Länge des Intervalls zwischen Operation und Einsetzen der Beschwerden, ihre therapeutische Unbeeinflußbarkeit und die spontane Heilungstendenz für ein Sudecksches Syndrom. Auch die Symmetrie der die Symphyse überspringenden Knochenveränderungen ist mit der Vorstellung einer infektiösen Schambeinerkrankung schwer zu vereinbaren. Nach BLUMENSAAT gehört die Ostitis pubis (trotz der periostalen Osteophytenbildung!) pathogenetisch zum Formenkreis des Sudeck-Syndroms. Auslösende Ursache kann sowohl ein Trauma intra operationem als auch eine Entzündung der Nachbarschaft post operationem bilden. LAME und CHANG sprechen von einem komplexen Vorgang, indem eine neurovasculäre Störung gleichzeitig mit einer Infektion ablaufe, die sich aus irgendeinem Grunde nicht zu dem Vollbild einer Osteomyelitis entwickle.

Hauptsächliche Anhänger dieser Lehre in alphabetischer Ordnung: BLUMENSAAT, BRUSKEWITZ, DIETRICH, COHEN, HOCK und KURTZ, JESSERER und SCHOLDA, KESSLER, VILMAR, WAGNER, WHEELER.

Klinisches Bild. Das klinische Leitsymptom der Ostitis pubis ist der quälende Schmerz, der meist abrupt, selten allmählich etwa 3—12 Wochen nach der Operation einsetzt und sich bei jeglicher Bewegung des Rumpfes und der Beine, besonders beim Spreizen, außerdem auch bei Husten, Miktion und Defäkation steigert. Die Kranken liegen daher bewegungsunfähig im Bett, die Hüft- und Kniegelenke leicht gebeugt und meiden ängstlich die Anspannung der Bauch- und Oberschenkelmuskulatur, weil durch den Zug der Muskeln am Schambein die heftigsten Beschwerden ausgelöst werden. Die Schmerzen strahlen vom Symphysenbereich in die Hoden, in das Gesäß und in die Innenflächen der Oberschenkel aus. Häufig tritt ein Adductorenspasmus hinzu. In leichten Fällen lassen die

Schmerzen nach 4—6 Wochen nach, gewöhnlich dauern sie aber 4—12 Monate, vereinzelt bis zu 2 Jahren.

Die objektiven klinischen Zeichen sind spärlich: man findet örtlich eine mäßige teigige Schwellung über der Symphyse ohne Überwärme, einen Druckschmerz über dem Schambein und häufig über den Sitzbeinhöckern, auch wenn sie röntgenologisch frei geblieben sind. Lymphknotenschwellungen sind nicht zu tasten. Über Allgemeinsymptome werden unterschiedliche Angaben gemacht: Leichte bis mäßige Temperaturerhöhungen wurden von Ravelli sowie Lame und Chang als dem Bilde der Ostitis pubis zugehörig, von Jesserer und Scholda sowie Lewitan und Nathanson als nicht zugehörig bezeichnet. Eine Leukocytose (10000—13000) und eine Beschleunigung der BSG wurde von manchen Untersuchern beobachtet, von anderen nicht. Die alkalische Phosphatase ist nach Jesserer und Scholda erhöht und eine sekundäre Anämie gehört nach Götzen und Boeminghaus als fast regelmäßige Begleiterscheinung Ostitis pubis.

Übereinstimmung herrscht in der Feststellung, daß die Ostitis pubis nach einer bestimmten Dauer spontan abheilt („self-limited disease"). Sie ist trotz der Schwere des klinischen Bildes eine gutartige Krankheit mit einer quoad sanationem günstigen Prognose, die allerdings meist ein langes Krankenlager erzwingt. Vereinzelt hat sie zu Gelenkkomplikationen geführt. Im Schrifttum sind insgesamt 4 Fälle von sekundärer Beteiligung des Hüftgelenkes in Form einer eitrigen Arthritis verzeichnet (je 1 Fall von Kretschmer und Ockuly; Silver; Friedenberg; Lame).

Röntgenbild. Zwischen der Schwere des klinischen Befundes und der Ausprägung der Röntgensymptome, für die unbedingte Symmetrie charakteristisch ist, besteht keine Koincidenz. Die röntgenologischen Veränderungen hinken den klinischen Erscheinungen wie üblich nach; die ersten Anzeichen sind gewöhnlich frühestens 3 Wochen nach Einsetzen der Beschwerden, meist aber erst 6—7 Wochen später zu erkennen. Diese fast übereinstimmend im Schrifttum angegebenen Intervalle zwischen dem auslösenden Operationstrauma und den ersten (klinischen und) röntgenologischen Erscheinungen können für eine gutachterliche Beurteilung wichtig sein. Bose hat dies in seinem Fall eindrucksvoll beschrieben.

Nach den röntgenologischen Veränderungen läßt sich der Krankheitsablauf mit Leucutia in 3 Phasen unterteilen:

a) Prodromalstadium (oder Initialstadium). In den ersten 7 Wochen nach Beginn der klinischen Symptome ist meist kein pathologischer Befund am Knochen sichtbar. Die ersten danach einsetzenden Anzeichen finden sich an den Kanten der Schambeine in Symphysennähe, deren Corticalis leicht aufgefasert und deren obere Ecke abgerundet erscheint.

b) Destruktions-(oder Umbau-)Stadium. Im Anschluß an die Frühperiode schreiten die randständigen Entkalkungen entlang der Schambeinäste fort, so daß der Symphysenspalt verbreitert und seine Begrenzungen aufgefasert erscheinen. Erhaltene Corticalisstücke können den Eindruck von Sequestern hervorrufen. An den Muskelansätzen kommt es zu echten Abhebungen der Corticalisreste. Die Veränderungen dringen oft rasch bis zum tuber ossis ischii vor und führen auch zu Konturunregelmäßigkeiten an den Rändern des Foramen obturatum (nach Lame erst im Spätstadium). Das Knocheninnere hellt sich unregelmäßig-fleckig auf, so daß ein mottenfraßähnliches Bild entsteht. Später wird die Porose, deren auffällige Stärke von vielen Autoren besonders betont wird, gleichmäßiger und durchsetzt schließlich diffus das Schambein. Über die Bildung von Sequestern besteht keine Einigkeit. Von Leucutia, sowie Jesserer und Scholda bei Ostitis pubis negiert, wurde ihr Vorkommen in Einzelfällen von Lame und Chang, Henderson, Boden, Dietrich behauptet. Sie gehören aber sicher nicht zum typischen Bild der Ostitis pubis. Schon während der Umbauphase entsteht eine ossifizierende Periostitis, vor allem im Bereich der Periostabhebungen am unteren Schambeinrand.

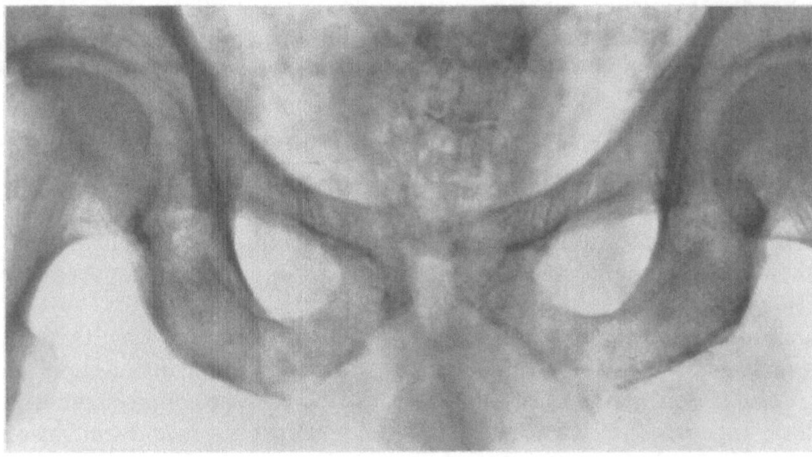

a

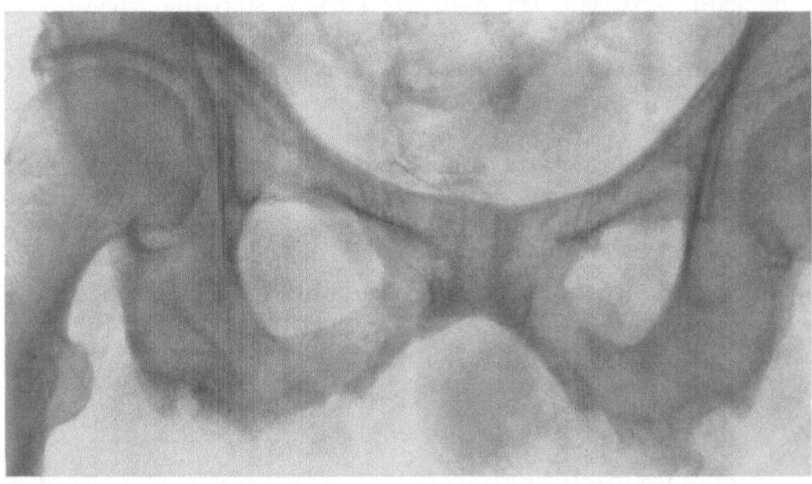

b

Abb. 58. ♂, 68 Jahre. Ostitis pubis nach Prostatektomie. a Frühstadium. Verbreiterter Symphysenspalt mit verwaschenen Grenzen, Abhebung von Corticalislamellen am Sitzbein beiderseits. Hochgradige Schmerzhaftigkeit. b Spätstadium, 2 Jahre danach. Synostose der Symphyse. Oberfläche der Sitzbeine stark zerklüftet. Spongiosastruktur regelmäßig. Seit $1^1/_2$ Jahren beschwerdefrei

c) Regenerations-(Restitutions-)Stadium. Nach einem Zeitraum von 2—8 Monaten (nach LAME 2—12) hört das Fortschreiten der Konturauflösungen und der Entkalkungen auf. Der Prozeß kommt zur Ruhe und die Recalcifizierungs- und Sklerosierungsvorgänge gewinnen die Oberhand. Die periostalen Neubildungen fließen zusammen und lagern sich der ursprünglichen Corticalis wieder an. Durch die ungleichmäßige Dicke der Anbauten entsteht eine holperige Knochenoberfläche, besonders im Bereich der Muskelansätze, wie bei einem Stachelbecken. Die Spongiosa erhält allmählich wieder ihre normale Schattendichte und die Struktur nimmt wieder regelmäßiges Aussehen an. Bleibende Restveränderungen nach überstandener Erkrankung sind meist gering. Recalcifizierung und Periostapposition können im Bereich der Symphyse zu einer unterschiedlich starken Verschmälerung der Fuge, gelegentlich sogar zur Synostose der Schambeine führen; in anderen Fällen erfolgt lediglich Konturglättung, während die Spaltverbreiterung erhalten bleibt.

Diese Stadien brauchen nicht in jedem Fall in aller Vollständigkeit durchlaufen zu werden; Stillstand und Rückgang des Prozesses können jederzeit beginnen und die Genesung einleiten. Der röntgenologische Ablauf ist durch therapeutische Maßnahmen nicht beeinflußbar.

Diagnose und Differentialdiagnose. In der Mehrzahl der Fälle kann die Diagnose aus der Kenntnis der Vorgeschichte und aus dem klinischen Befund gestellt werden. Das ziemlich unvermittelte Auftreten einer sehr schmerzhaften, meist ohne Fieber und ohne auffällige lokale Symptome verlaufenden Beckenerkrankung mehrere Wochen nach einer urologischen oder gynäkologischen Operation spricht mit großer Wahrscheinlichkeit für eine Ostitis pubis.

Röntgenologisch am schwierigsten ist die Abgrenzung der Ostitis pubis von der hämatogenen Osteomyelitis, wobei der heute unter dem Einfluß der Antibiotica häufig larvierte Verlauf der eitrigen Osteomyelitis die Unterscheidungsschwierigkeiten noch vergrößert hat. In den Anfangsstadien sind beide Prozesse nur dann auseinanderzuhalten, wenn einwandfreie klinische Zeichen (hohes Fieber, starke Leukocytose) auf das Bestehen einer septischen Erkrankung hinweisen. Die röntgenologische Frühphase der Ostitis pubis ist völlig uncharakteristisch. Im weiteren Verlauf sind die Strukturstörungen bei der Ostitis pubis im allgemeinen weniger grob als bei der Osteomyelitis, sie sitzen überwiegend oberflächennahe und sind *symmetrisch angeordnet*. Das Fehlen von Sequestern kann unter Chemotherapie jedoch nicht mehr — wie im älteren Schrifttum — als Unterscheidungsmerkmal dienen.

Weiterhin sind Tumormetastasen auszuschließen. Ein solcher Verdacht kann klinisch deshalb leicht aufkommen, weil die Kranken, noch geschwächt durch die vorangegangene Operation, häufig einen hinfälligen Eindruck machen. Röntgenologisch dürfte der randständige Sitz der obligat symmetrischen Knochenveränderungen bei Ostitis pubis die Unterscheidung ermöglichen. Es ist kaum denkbar, daß Tumormetastasen in dieser Weise den Knochen befallen. Sobald dann nach einigen Monaten die Spontanheilungstendenz der Ostitis pubis in Erscheinung tritt, wird eine Verwechslung vollends unmöglich.

II. Die spezifischen Entzündungen der Knochen

1. Tuberkulose der Knochen (ohne Gelenke)

a) Ätiologie und Pathologie

Zur Bakteriologie. Erreger der Skelettuberkulose sind sowohl der Typus humanus wie der Typus bovinus des Mycobacterium tuberculosis (Koch, 1882), wobei in Symptomatik, Verlauf und Prognose der Erkrankung keinerlei erregerbedingte Unterschiede bestehen. Die frühere Annahme, daß die Knocheninfektion durch den Typus bovinus milder verlaufe (Oehlecker), hat sich nicht bestätigt. Die Häufigkeit der bovinen Infektion ist regional sehr unterschiedlich und spielt in Europa gegenüber der humanen Infektion eine geringere Rolle. In Landbezirken, namentlich in Viehzuchtgebieten, in denen die Rindertuberkulose noch verbreitet ist, wird der Typus bovinus häufiger gefunden als in den Großstädten. Mit zunehmender Beseitigung der Rindertuberkulose steht eine weitere Abnahme der Häufigkeit des Typus bovinus als Erreger der Tuberkulose in Aussicht.

Brügger zitiert folgende Prozentzahlen für den Typus bovinus bei tuberkulöser Spondylitis:

May (Deutschland)	25%
Wiesmann (Schweiz)	10%
Dobson (England)	7,7%

Zoelch gelang bei 351 Skelettuberkulosen von Kindern in den ersten 4 Lebensjahren der sichere Nachweis einer humanen Infektionsquelle in über 62%, einer bovinen dagegen nur in 2,3%. Nach dem Bericht von Pinheiro-Campos aus Brasilien wurde dort kein einziger Fall von boviner Knochentuberkulose bekannt.

Als *Infektionsweg* sind 3 Möglichkeiten zu nennen:

a) Direktinfektion. Hierbei handelt es sich um die äußerst seltenen Fälle von Inoculationstuberkulose des Skelets (bei Ärzten, insbesondere Pathologen, bei Sektionsgehilfen, bei Fleischern usw.), die praktisch nur für die Begutachtung von Zusammenhangsfragen eine Rolle spielen (May). Bakay berichtete von 3 Fällen tuberkulöser Infektion des Schußkanals unter 30000 Verwundeten. CATEL wies auf die Möglichkeit eines ossären Erstherdes am Kiefer als Folge einer tuberkulösen Zahn- oder Zahnfleischinfektion hin.

b) Infektion des Knochens per continuitatem. Das kontinuierliche (z.B. lymphogene) Übergreifen der tuberkulösen Entzündung eines Weichteilherdes auf den benachbarten Knochen ist ebenfalls selten; so ist z.B. das Fortschreiten von der Pleura auf die Rippen, von mediastinalen Lymphknoten auf die Wirbelsäule, von der Gelenkkapsel auf den Knochen in ihrem Ansatzbereich, von Sehnenscheiden und Schleimbeuteln auf die anliegenden Extremitätenknochen, von einem vertebragenen Senkungsabsceß auf das Darmbein oder auf den Trochanter, von der Paukenhöhle auf das Felsenbein gelegentlich vorgekommen.

c) Die hämatogene Entstehung der typischen Skelettuberkulose ist die Regel; die Bakteriämie ist durch Blutkultur und Tierversuch erwiesen. Den Ausgangspunkt bilden der pulmonale Primärherd oder (häufiger) die mitinfizierten regionären Lymphknoten. Primärherde im Verdauungstrakt sind als Streuquelle wesentlich seltener.

Zur Pathogenese. Die Entwicklung tuberkulöser Knochenherde kann außer durch Bakteriämie mit Keimabsiedlung in Knochenmark oder Synovia auch durch embolische Verschleppung infizierter Gewebsbröckel mit Bildung typischer Spongiosainfarkte zustande kommen. Hieraus resultiert der tuberkulöse Keilherd. Dieser Vorgang, der unter dem Begriff der „Embolus-Theorie" (F. KÖNIG; W. MÜLLER) früher für alle Formen der Skelettuberkulose als pathogenetisch entscheidend angesehen wurde, führt jedoch nur selten zur Entstehung einer Knochentuberkulose. Nach allgemeiner Ansicht erfolgt die Einstreuung des Erregers und damit die Ausbildung miliarer Herde über sehr ausgedehnte Bezirke. Die Bacillämie kann von verschiedener Dauer sein und außerdem ein- oder mehrmalig auftreten. Während früher mehr die Multiplizität der Streuungen in den Vordergrund gestellt wurde, wird in letzter Zeit nach den Untersuchungen von GLOOR, GSELL, STEIGER und UEHLINGER eine einmalige Aussaat mit verschieden langer Latenzzeit der einzelnen Herde angenommen. Unter einmaliger Aussaat ist dabei eine Streuperiode zu verstehen, die sich über Tage, Wochen oder sogar Monate erstrecken kann (HASCHE-KLÜNDER und EGGELING). KASTERT wies darauf hin, daß bei einem schubweisen Verlauf nicht jeder Schub Zuführung neuer Bacillen bedeuten muß, sondern daß eine Überschwemmung mit Toxinen oder andere allergische Vorgänge sich in gleicher Weise bemerkbar machen.

Die hämatogenen Aussaaten stellen sog. „Generalisationsphasen" (HUEBSCHMANN) dar, und zwar:

1. Die Frühgeneralisation, die im Anschluß an den Primärkomplex einsetzt; dazu gehören die meisten Kindertuberkulosen.
2. Die Spätgeneralisation, die entweder vom exacerbierten Primärkomplex oder vom aktiv gebliebenen peripheren Streuherd ausgeht.
3. Die chronisch-protrahierte Durchseuchung (SCHÜRMANN), in deren Rahmen viele Erwachsenen-Tuberkulosen einzureihen sind.

Innerhalb der hämatogenen Durchseuchungsformen des Organismus kann die Skelettuberkulose verschiedene Stellungen einnehmen. Sie kann nach BRÜGGER auftreten als:

1. Isolierte Organtuberkulose neben nicht faßbarer Primärtuberkulose.
2. Organtuberkulose neben einer Lungentuberkulose mit oder ohne Hinweis auf eine hämatogene Streuung.
3. Systemerkrankung mit wenigen oder zahlreichen Herden im Skelet einschließlich der Gelenke.
4. Mischformen neben anderen hämatogenen Manifestationen im Rahmen der chronisch-progressiven Durchseuchung.

Zahl, Ort und Erscheinungsbild der Skeletherde hängen von Stärke und Dauer der Bacillämie und der Virulenz der Erreger ab, mehr noch aber von der spezifischen und unspezifischen Resistenz des Gesamtorganismus und der einzelnen Organsysteme. Nur manchmal schließt sich der Erregereinstreuung und nicht einmal immer dem Auftreten miliarer Herde eine typische Knochentuberkulose an. Die Frage, wie aus der Bacillämie eine Histobacillose, d.h. eine dauerhafte Ansiedlung und Vermehrung der Erreger im

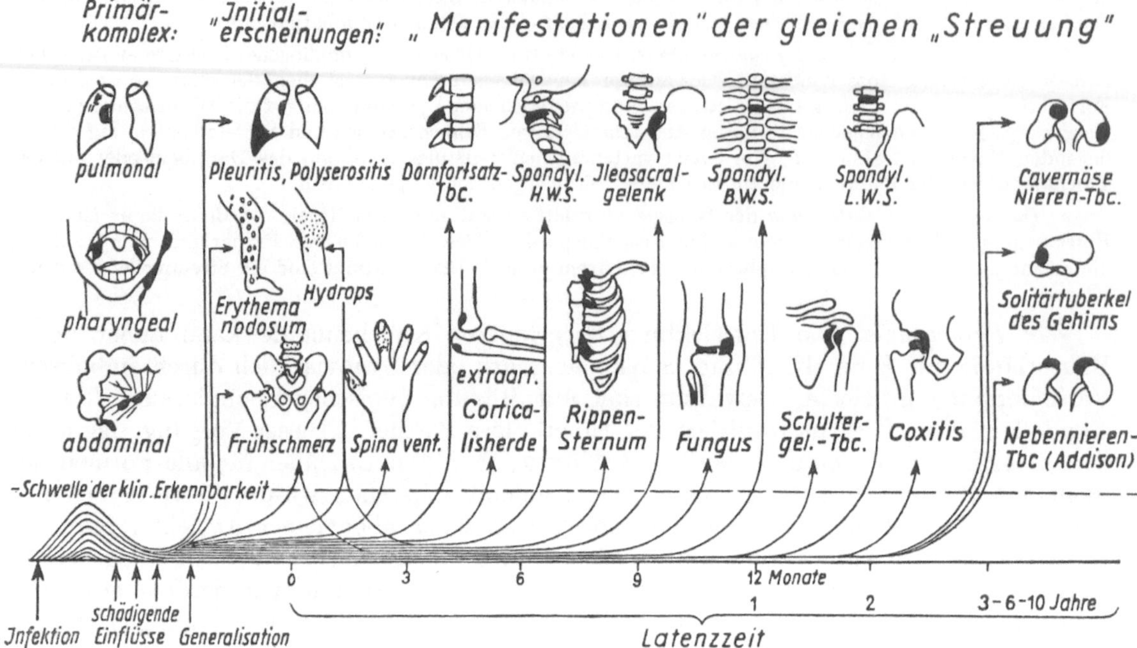

Abb. 59. Zur Pathogenese der extrapulmonalen Tuberkulose. (Nach LANG)

Gewebe wird, ist ebenso wie bei den übrigen entzündlichen Knochenerkrankungen auch bei der Tuberkulose noch unbeantwortet (KASTERT). Grundsätzlich ist die Entstehung hämatogener Streuherde als eine Abwehrinsuffizienz des Organismus aufzufassen. Dafür spricht die Rezidivneigung und der manchmal nach langem Intervall letale Ausgang infolge hämatogener Spätstreuung (Miliartuberkulose, Meningitis).

Die allgemeinen und speziellen Faktoren, die zur Manifestation eines spezifischen Organherdes führen, sind für die einzelnen Organe und Organsysteme unterschiedlich. Daraus resultieren die differierenden Latenzzeiten der Tuberkuloseherde in dem jeweils befallenen Körpergewebe. In dem beigefügten Schema von LANG (Abb. 59) sind die während der Generalisationsphasen für die Tuberkulose typischen Zusammenhänge und ihre zeitlichen Abläufe übersichtlich geordnet.

In Übereinstimmung hiermit gibt SCHINZ folgende Manifestationszeiten an:

Skelettuberkulose	$^1/_2$—1—2—4 Jahre
(nach BRÜGGER im Durchschnitt 1—3 Jahre)	
Pyelitis caseosa	1—2 Jahre
Nodös-cavernöse Nierentuberkulose	6—10 Jahre
Tuberkulöse Kitt-Niere	15 Jahre und mehr
Tuberkulöse Addisonsche Erkrankung	15 Jahre und mehr

Auch aus dieser Aufstellung ergibt sich, daß nacheinander manifest werdende Organtuberkulosen trotz großer Zeitintervalle von einem einzigen Streuschub herrühren können.

Innerhalb des Skeletsystems bestehen ebenfalls unterschiedliche Latenzzeiten. Synoviale Erkrankungen werden früher manifest als ossäre Herde. Bei den Knochenherden wieder ist die Latenzzeit für Prozesse in Gelenknähe und in kleinen Knochen kürzer als für zentrale Herde in Wirbelkörpern und Beckenknochen. MAY gab für die Latenzzeiten der Skeletherde folgende Übersicht:

0—3 Monate Phalangen der Finger und Zehen (Spina ventosa), Hydrops der großen Gelenke.

0—6 Monate	Halswirbel, Dornfortsätze, Fersenbein, Schulterblatt.
3—9 Monate	Extraartikuläre Herde an den Meta- und Epiphysen der langen Röhrenknochen; Mittelhandknochen und Handgelenk, Kniegelenk (synoviale Form), Rippen.
3—12 Monate	Obere Brustwirbel, Sternum und Sternoclaviculargelenk.
6—13 Monate	Sprunggelenk, Iliosacralgelenk, Fungus des Ellenbogengelenkes.
6—24 Monate	Untere Brustwirbel, Fungus des Kniegelenkes, Schultergelenk.
12—30 Monate	Lendenwirbel und Hüftgelenk.

Diese Gesetzmäßigkeiten geben die Möglichkeit, bei fehlenden klinischen Initialerscheinungen das Alter eines Prozesses zu bestimmen, wenn in der Vorgeschichte ein früherer hämatogener Prozeß bestanden hat, denn die Herde gehören ja dem gleichen Streuschub an. Andererseits muß die klinische Erkennung von Organherden mit relativ kurzer Latenzzeit Anlaß sein, in späterer Zeit mit dem möglichen Auftreten eines weiteren Organherdes mit längerer Latenzzeit zu rechnen und danach zu fahnden.

Nicht selten ist auch der Befall mehrerer Organsysteme; neben dem Skelet werden dabei am ehesten Herde in den Nieren gefunden. SCHINZ sah bei 64 Fällen von Spondylitis tuberculosa 16mal eine Nierentuberkulose und umgekehrt bei 64 Nierentuberkulosen 16mal einen Wirbelbefall. Bei der im ganzen nicht seltenen Kombination Skelettuberkulose und Lungentuberkulose müssen primäre und hämatogene Lungenprozesse getrennt betrachtet werden. Noch aktive Lungen- oder Lymphknotentuberkulosen neben der Skelettuberkulose werden bei Kindern um so häufiger gefunden, je jünger sie sind (HECKER). Das synchrone Ablaufen einer hämatogenen Lungentuberkulose, insbesondere der ausgesprochenen Lungenschwindsucht ist seltener. ALEXANDER beobachtete bei 157 Kindern mit Skelettuberkulose in 78% einen Lungenbefund (worunter $^1/_4$ abgeheilte Primärkomplexe waren), dagegen bei 73 schweren Pubertätslungenphthisen keine einzige gleichzeitige Skelettuberkulose. Von 1012 Erwachsenen mit fortschreitender Lungentuberkulose hatten nur 3 (0,3%) einen abgeheilten Skeletprozeß. In anderen zusammenfassenden Arbeiten wird die Häufigkeit des Zusammentreffens von Lungen- und Knochentuberkulose mit hiervon abweichenden Ziffern angegeben. So fanden BIRKELO und JARZYNKA in den USA (1926—1934) bei ihren Kranken mit Skelettuberkulose in 85% eine Kombination mit Lungenaffektionen, und PINHEIRO-CAMPOS (Brasilien) bei 500 Skelettuberkulosen in 13,6% eine aktive, in 29,2% eine inaktive Lungentuberkulose. Bei 57,2% bestand keinerlei Lungenherd. RINONAPOLI sah eine Mitbeteiligung von Lunge oder Pleura bei 2300 Skelettuberkulosen in 43,5% der Fälle. REINHARD erklärt die unterschiedliche Häufigkeit der Kombinationserkrankungen (bei eigenen Untersuchungen waren es 13%) mit der differierenden Sicht der Beobachter. Das zahlenmäßige Überwiegen der Lungentuberkulose gegenüber den extrapulmonalen Formen führt zu höheren Kombinationsziffern in den Kliniken für die Kranken mit extrapulmonaler Tuberkulose.

Die Ansichten über das Trauma als lokalem Dispositionsfaktor für die Knochentuberkulose haben sich ebenso wie über die traumatische Entstehung der unspezifischen Osteomyelitis in den letzten Jahrzehnten stark gewandelt. Während früher namentlich von Chirurgen (VON VOLKMANN; BILLROTH; KÖNIG) dem Trauma eine wichtige Bedeutung zugesprochen wurde, wird dieser Ansicht heute von den meisten Tuberkulose- und Unfallärzten widersprochen. Im älteren Schrifttum wurde zwischen einem infizierenden und einem lokalisierenden Trauma unterschieden. Eine echte Impftuberkulose kommt vor, ist aber, wie bereits erwähnt, extrem selten. Die Lehre vom lokalisierenden Trauma beruhte hauptsächlich auf Statistiken aus dem vorigen Jahrhundert und außerdem auf theoretischen Vorstellungen, die heute nicht mehr als haltbar gelten. Hierzu ist besonders die Auffassung von der örtlichen Änderung der Ansiedlungsbedingungen durch Bildung eines „locus minoris resistentiae" zu rechnen, die nach heutiger Ansicht abzulehnen ist (FISCHER und MOLINEUS; SCHÜLLER; MARX; ZOLLINGER; OEHLECKER u.a.). Nach HABERLAND ist erwiesen, daß das Blut in einem Hämatom keinen Nährboden für die sehr sauerstoffbedürftigen Tuberkelbacillen darstellt. Die Möglichkeit, daß sich Erreger in einem solchen traumatisierten Herd ansiedeln, setzt außerdem voraus, daß zur gleichen Zeit eine Bacillämie im Gange ist. Diese Voraussetzung dürfte aber nur in seltenen Fällen erfüllt sein. Das wichtigste Argument gegen einen causalen Zusammenhang zwischen Unfall und Skeletherd ist jedoch — wie bei der Osteomyelitis — das Fehlen sicher traumatisch ausgelöster Skelettuberkulosen bei der Unzahl von Verletzungen in den beiden Weltkriegen sowie den vielen Sport- und Verkehrsunfällen der letzten Jahrzehnte. Ferner haben die Tuberkuloseärzte (z.B. SCHNEIDER) immer wieder darauf hingewiesen, daß bei großen operativen Eingriffen (Thorakoplastik etc.) niemals operativ (traumatisch) gesetzte Knochentuberkulosen beobachtet wurden, obwohl hierbei doch die Gefahr einer direkten traumatischen Infektion des Knochens naheliegt und außerdem sicher häufig gleichzeitig eine Bacillämie besteht.

Andererseits ist gerade durch pathologische und röntgenologische Untersuchungen erwiesen, daß es latente tuberkulöse Knochenherde gibt, die über Jahre hinweg klinisch stumm bleiben können. Die Möglichkeit, daß ein Trauma einen solchen latenten Herd trifft und ihn zu einem klinisch manifesten Herd werden läßt, wird heute anerkannt. Damit gilt das Trauma nicht als ursächlicher, sondern als auslösender Faktor im Sinne der Verschlimmerung eines bestehenden latenten Herdes (GEISSENDÖRFER).

Ein mittelbarer Zusammenhang zwischen Trauma und Skelettuberkulose kann bestehen, wenn die allgemeine Widerstandskraft des Organismus durch einen Unfall stark herabgesetzt wird (generalisierendes Trauma).

Zur Pathologie. Die hämatogen gesetzten tuberkulösen Skeletherde entwickeln sich in typischen Erscheinungsformen. Die Frage, ob die von NÉLATON eingeführte Unterteilung der tuberkulösen Knochenentzündung in eine exsudativ-käsige und eine produktiv-granulierende Form berechtigt und durchführbar ist, kann hier nicht entschieden werden. Die prinzipielle Trennung dieser beiden Verlaufsarten (sog. *dualistische* Theorie) wurde von fast allen Autoren der Standardwerke über die Skelettuberkulose übernommen (F. KÖNIG; KREMER und WIESE; KONSCHEGG; MAY u.a.). Seit den Untersuchungen HUEBSCHMANNs und RANDERATHs gewinnt die Vorstellung, daß es sich nur um momentane Phasen oder Stadien eines einheitlichen Prozesses handelt (sog. *unitarische* Theorie) immer mehr an Raum. Übereinstimmung herrscht darüber, daß sowohl die rein exsudative wie die rein produktive Form der tuberkulösen Ostitis Extreme sind, die weniger häufig vorkommen als die Mischformen. Die Untersuchungsmöglichkeiten der Pathologen waren früher mangels genügenden Materials recht beschränkt (HUEBSCHMANN); nachdem sich heute unter dem Schutz der neuen tuberkulo-statischen Medikamente die chirurgische Behandlung der Skelettuberkulose mehr und mehr verbreitet, ist durch häufigen Anfall von Operationsmaterial eine systematische histologische Bearbeitung ermöglicht worden (KASTERT). Frühere Versuche einer röntgenologischen Differenzierung der jeweils vorherrschenden geweblichen Reaktion und einer Koordinierung des pathologischen und des röntgenologischen Erscheinungsbildes durch FLESCH-THEBESIUS, KREMER und WIESE sowie LINDEMANN führten nicht zu eindeutigen Resultaten. Später hat GARDEMIN am Beispiel der Coxitis tuberculosa wieder zu dieser Frage Stellung genommen.

a) Ostitis caseosa. Bei der exsudativen Phase der Knochentuberkulose ist die primäre und die sekundäre Verkäsung zu unterscheiden. Die seltene primäre Verkäsung ist nicht an vorher gebildetes Granulationsgewebe gebunden (BEITZKE; KONSCHEGG; RANDERATH; HUEBSCHMANN), sie findet im bis dahin nicht pathologisch veränderten Knochenmark statt. Die von dem Käse eingeschlossenen Spongiosabälkchen bleiben in ihrer Struktur meist erhalten, lacunärer Abbau findet nicht statt. RANDERATH hat jedoch eine gewisse Undeutlichkeit der Lamellenschichtung und eine Verbreiterung der Bälkchen im Vergleich zur Nachbarschaft beobachtet. Die Resorption des vom Käse eingeschlossenen nekrotischen Knochens durch fermentativen Abbau (RANDERATH; HUEBSCHMANN) wird von ERDHEIM sowie KONSCHEGG bestritten.

Die häufigere sekundäre Verkäsung findet im Bereich vorher ausgebildeten spezifischen Granulationsgewebes statt, dessen Reste im Käse häufig nachzuweisen sind (HUEBSCHMANN; TSCHISTOWITSCH und WINOGRADOW). Die Verkäsung geht dabei nicht vom Inneren der Tuberkel aus, sondern Granulationsgewebe und umliegendes intakt gebliebenes Markgewebe werden von einem exsudativen Schub überschwemmt (HUEBSCHMANN). Die Bälkchenstruktur wird bei dieser Verkäsungsform gelegentlich durch lacunäre Resorption verändert. RANDERATH betonte, daß die exsudativen Formen der Knochentuberkulose durchaus nicht immer ohne Destruktionen ablaufen, wodurch die Voraussetzungen für eine „röntgenologische Qualitätsdiagnose" wesentlich eingeschränkt werden.

Eine Sonderform der käsigen Ostitis ist der sog. Keilherd (meist in Gelenknähe), dessen infarktartige Form den Gedanken an eine durch bacillenhaltige Gewebsbröckel verursachte Embolie aufkommen ließ (F. KÖNIG; W. MÜLLER). RANDERATH läßt die Frage offen, ob mechanische oder aber funktionelle Momente die käsige Keilnekrose ausprägen. Von großer klinischer Bedeutung ist die Fortleitung des leukocytär verflüssigten Käses in das Gelenk mit den entsprechenden schwerwiegenden Folgen. An älteren Keilherden ist das Zusammensinken der nekrotischen Spongiosa mit Stufenbildung in der Gelenkfläche zu erkennen.

In tuberkulöses Granulationsgewebe eingeschlossene Knochenteile sterben ab. Die so gebildeten Sequester sind meist klein, abgerundet und angefressen. Größere Nekrosen kommen vor allem in Keilherden vor. Die Resorption käsiger Sequester wurde von einigen Autoren für möglich gehalten und vereinzelt auch beobachtet (RANDERATH, HUEBSCHMANN; HELLNER; KISCH; GARDEMIN), dagegen konnte ERDHEIM diesen Vorgang nicht bestätigen; der tuberkulöse Sequester ist allerdings nicht mit dem osteomyelitischen zu vergleichen, weshalb AXHAUSEN die Bezeichnung „abgesetzte tuberkulöse Knochennekrose" verwendet. Ein fermentativer Abbau führt nach vorheriger Entkalkung zur sekundären Auflösung des nekrotischen Knochens (RANDERATH).

b) Ostitis granulosa. In der produktiven Phase der Skelettuberkulose finden sich im Knochenmark typische Tuberkel. Das kennzeichnende Merkmal dieser Entzündungsform ist die auch im Röntgenbild zum Ausdruck kommende Zerstörung des Knochens, die nach HUEBSCHMANN auf die direkte osteoclastische Wirkung des Granulationsgewebes zurückgeht (Caries sicca). Die Destruktionen in der Corticalis heißen Randusuren. Das typische Beispiel dafür ist die Caries sicca am Humeruskopf, wobei es sich nach CATEL um eine synoviale Tuberkulose ohne Exsudation handelt, bei der das spezifische Granulationsgewebe von der Gelenkkapsel an der Umschlagfalte zerstörend auf den Humeruskopf übergreift.

Im weiteren Verlauf können die Granulationsherde durch Bindegewebsentwicklung fibrös vernarben oder aber verkäsen. Liegen die Herde zentral, so entsteht bei diesem Vorgang die typische Knochencaverne, in deren Inhalt sich reichlich kleinste Sequester (sog. Knochensand) befinden. Wird der tuberkulöse Käse verflüssigt, so entsteht der tuberkulöse Eiter, der sich ohne Rücksicht auf Organgrenzen ausbreitet. Der Übertritt des Eiters in die Weichteile führt zum „kalten Absceß". Wenn durch die Schwerkraft auf dem Wege des geringsten Widerstandes eine Fortleitung über größere Strecken erfolgt, wird von einem „Senkungsabsceß" gesprochen.

Reaktive Prozesse sind bei der Knochentuberkulose im allgemeinen insbesondere bei Erwachsenen geringer ausgeprägt als bei den putriden Knochenentzündungen. Sie treten bei Kindern in Form von Periostanbauten am Schaft der kleineren Röhrenknochen auf, vor allem bei Herdsitz in den Diaphysen der Phalangen, Metacarpalia und Metatarsalia. Bei diesen Prozessen können die Periostneubildungen sogar im Vordergrund stehen, wie z.B. bei der Spina ventosa. Solche Formen kommen auch an größeren Röhrenknochen vor, nämlich an Ulna, Tibia (SCHINZ) und Clavicula (ROSENDAHL-JENSEN). Weniger starke periostale Neubildungen sind anzutreffen, wenn eine tuberkulöse Weichteilinfektion sekundär auf den Knochen übergreift. Es soll auch ausnahmsweise Fälle von primärhämatogener Periostitis tuberculosa geben (SCHINZ). Reaktive Sklerosen in der Spongiosa treten am häufigsten als Randwall an der Grenze des tuberkulösen Herdes in Erscheinung, bei dessen Zustandekommen die perifocale *unspezifische* Entzündung eine entscheidende Rolle spielt (RANDERATH). Diese von ERDHEIM als „paratuberkulöse Osteosklerose" bezeichnete Erscheinung ist bei exsudativen Prozessen stärker ausgeprägt als bei produktiven. Der abriegelnde Randwall bleibt aber zumeist schmal. Erhebliche Spongiosasklerosen kommen nur vor, wenn der tuberkulöse Entzündungsherd mischinfiziert ist (KONSCHEGG; CLAVELIN u.a.).

Ein kennzeichnendes Merkmal der Skelettuberkulose ist die diffuse Osteoporose der herdfernen Knochenpartien; sie kann sich auf den befallenen Knochen beschränken oder auch größere Skeletabschnitte ergreifen. Es handelt sich hierbei *nicht* um eine einfache Entkalkung (Halisterese), sondern um eine tatsächliche Verminderung der Knochensubstanz mit Verschmälerung der Spongiosabälkchen und der Corticalis. Die Pathogenese dieses Vorganges ist noch ungeklärt, es handelt sich jedenfalls nicht allein um eine Inaktivitäts-, sondern vorwiegend um eine tuberkulotoxische Atrophie (GARDEMIN).

Die ossären Herde in den oben dargestellten Formen bevorzugen die gut vascularisierten spongiösen Abschnitte vornehmlich der mechanisch beanspruchten, wachsenden Knochen. Das bedeutet also, daß vor allem die Epi- und Metaphysen der langen Röhrenknochen, die Wirbel und die kurzen platten Knochen eine häufige Lokalisation der Skelettuberkulose darstellen. Die Diaphysen werden selten ergriffen, eigentlich nur im Kindesalter, wenn die Röhrenknochen noch mit Spongiosa ausgefüllt sind. Ein Beispiel hierfür ist die Spina ventosa und die Schafttuberkulose der Kinder.

Komplikationen. Die häufigste Komplikation der Knochentuberkulose ist bei dem vorwiegend gelenknahen Herdsitz der Einbruch in das benachbarte Gelenk. Zu der tuberkulösen Ostitis tritt eine tuberkulöse Arthritis hinzu. VOLKMANN hatte unter 456 Kranken mit Skelettuberkulose nur 57 rein ossäre Fälle (Verhältnis 8:1). Nicht so häufig ist der umgekehrte Verlauf. Da an ein und demselben Kranken rein ossäre und rein artikuläre Prozesse gleichzeitig ablaufen können, beide Formen oft ineinander übergehen und dann ein einheitliches Krankheitsbild bieten, ist eine strenge Aufteilung in „Knochentuberkulose" und „Gelenktuberkulose" schwer durchführbar, so daß Textüberschneidungen mit dem Kapitel „Arthritiden" nicht völlig vermeidbar sind. Die Schilderung der Folgen des Gelenkeinbruches für das Gelenk selbst bleiben jedoch dem Kapitel „Arthritiden" vorbehalten.

Eine weitere klinisch bedeutsame Komplikation der Knochentuberkulose ist die Mischinfektion. Sie tritt ein, wenn das vielfach verzweigte Fistelsystem oder der kalte Absceß nach außen aufbricht oder eröffnet wird. Der Charakter der Krankheit wird dadurch grundlegend geändert (MAY). Es ist dann häufig nicht mehr die Tuberkulose, sondern die chronisch-rezidivierende Osteomyelitis, die den weiteren Verlauf des Leidens kennzeichnet und auch die Gefahr der Amyloidose heraufbeschwört. Unter chemotherapeutischer Behandlung können solche Entzündungen zwar abheilen oder mindestens abakteriell werden; dennoch kommen solche Fälle häufig nicht endgültig zur Ruhe, so daß eine operative Behandlung notwendig wird. Meist finden sich dann mindestens mikroskopisch noch entzündliche Herde (MAY; KASTERT).

Pathologische Brüche sind im Gefolge tuberkulöser Herde selten. Lediglich an kleinen und schmalen Knochen können durchgehende Destruktionen zu einer Kontinuitätstrennung führen, so vor allem an den Phalangen (bei der Spina ventosa) und an der Clavicula.

Bekannt sind ferner Veränderungen in der Wachstumsgeschwindigkeit der Epiphysen durch in der Nähe liegende tuberkulöse Herde. Im allgemeinen kommt es zu Beschleunigung des Wachstums, was auf die chronische Hyperämie zurückgeführt wird, wobei es nach HAVRANEK gleichgültig ist, ob die Hyperämie durch einen ossären oder synovialen Herd hervorgerufen wird. Nach demselben Autor neigen die Femurcondylen besonders stark zu Wachstumsstörungen. Die Zeiträume, innerhalb derer die Wachstumsänderungen erkennbar werden, können Monate und mehrere Jahre umfassen. Bemerkenswert ist, daß Wachstumsstörungen auch an herdfernen Knochenabschnitten eintreten können, z.B. gesteigertes Wachstum der Femurcondylen bei Erkrankung des Mittelfußes oder vorzeitige Verknöcherung der Wachstumsfugen am Kniegelenk bei Coxitis tuberculosa (Riskó). Die im Verlaufe anderer entzündlicher Knochen- und Gelenkerkrankungen (Osteomyelitis, Lues usw.) bemerkbar werdenden Wachstumsstörungen erreichen meist nicht solche Grade wie bei Tuberkulose.

Über das Auftreten einer Sudeckschen Knochendystrophie als Komplikation der Tuberkulose herrschen unterschiedliche Meinungen (Glogowski; Blumensaat; Wagner; Gardemin) (s. auch unter Röntgenbild, S. 160).

b) Häufigkeit

Für die derzeitige Häufigkeit der Skelettuberkulose können genaue Zahlen nicht angegeben werden, da in der Bundesrepublik Deutschland die Erkrankungsziffern für die Skelettuberkulose statistisch nicht gesondert erfaßt werden. Für die Häufigkeit der Skelettuberkulose bei Kindern berechnete Johansson im Jahre 1926 5,65 Fälle auf 10000 Kinder der Gesamtbevölkerung. 1938 betrug in Deutschland der Anteil der Skelettuberkulose an allen gemeldeten Tuberkulosefällen 3,3% (Griesbach). Presser fand 1945 im Kanton Zürich dieselbe Häufigkeit. Der tatsächliche Anteil ist wahrscheinlich größer, da wegen diagnostischer Schwierigkeiten immer noch Fälle unerkannt bleiben (May). In den Heilstätten sind die Verhältniszahlen wegen der Ansammlung schwererer Erkrankungen entsprechend höher. Im Waldhaus Berlin-Charlottenburg befanden sich in den Jahren 1920—1944 23680 Tuberkulosekranke, darunter 1228 mit Skeletbefall = 5,2% (Malluche). Frank (1938) beobachtete unter 1003 Heilstättenpatienten 125 = 12,5% Tuberkulosekranke, die neben ihrer Lungenaffektion einen Skeletherd aufwiesen. Während des 2. Weltkrieges und in den ersten Jahren danach stieg die Häufigkeit der Tuberkulose insgesamt erheblich an. Die damit gleichlaufende Häufigkeitszunahme der Skelettuberkulose bestand nach Idelberger fast ausschließlich in einer Vermehrung der Wirbelsäulentuberkulose, während andere Lokalisationen von der Zunahme nicht nennenswert betroffen waren. Seit 1949/50 ist nach Zoelch die Häufigkeit der Skelettuberkulose wieder rückläufig, und zwar schon vor Einsetzen der Chemotherapie, also aufgrund der besseren Ernährung und Hygiene. Diese günstige Wendung konnte allerdings von Kastert nicht bestätigt werden. In den USA und in Skandinavien ist seit dem Ende des 2. Weltkrieges ein fast vollständiger Rückgang der Skelettuberkulose eingetreten (Zoelch). Indessen hat auch Reinhard 1966 berichtet, daß die Belegung seiner Klinik mit tuberkulösen Skeleterkrankungen in den letzten 10—15 Jahren um etwa 50% abgenommen hat.

c) Alters-, Geschlechts- und Familiendisposition

Das Lebensalter, in dem sich eine Skelettuberkulose manifestiert, richtet sich wesentlich nach dem Zeitpunkt, zu dem der Organismus erstmalig mit Tuberkelbacillen in Berührung kommt. Das Alter, in dem die Primärinfektion stattfindet, änderte sich in den letzten Jahrzehnten mehrfach und zeigte auch Verschiebungen der geographischen Verteilung. Ganz allgemein machte sich bis zum 2. Weltkrieg und auch danach die Tendenz zur Verschiebung der Erstinfektion vom Kindesalter in das Erwachsenenalter bemerkbar. Im 2. Weltkrieg und in den ersten Jahren danach hat — namentlich auch in Deutschland — wieder vorübergehend eine stärkere Durchseuchung jüngerer Altersklassen stattgefunden. Entsprechend hat sich die Altersverteilung der Skelettuberkulose gewandelt: im Jahre 1937 gab Fliegel eine Übersicht über 12000 Skelettuberkulosen, von denen sich 57% im 1.—20. Lebensjahr, die übrigen 43% erst nach Abschluß des Wachstumsalters entwickelten. In einer Aufstellung von Alexander (1937) befand sich der Häufigkeitsgipfel im 2. Lebensjahr. 67% der Fälle verteilten sich auf die ersten 5 Lebensjahre, 29% auf das 6.—10. Lebensjahr und nur 4% fallen in Jahrgänge jenseits des 10. Lebensjahres. Dagegen ist einer Alterstabelle über 439 Fälle der Zürcher chirurgischen Klinik aus dem Jahre 1951 zu entnehmen, daß dort das Häufigkeitsmaximum zwischen dem 16. und 25. Lebensjahr lag (Schinz). Auch von anderer Seite wurde mehrfach festgestellt, daß in den letzten 10—20 Jahren eine Schwerpunktverschiebung der Altersverteilung zum Erwachsenenalter hin eintrat (Kornew; Wiese; Meyerding;

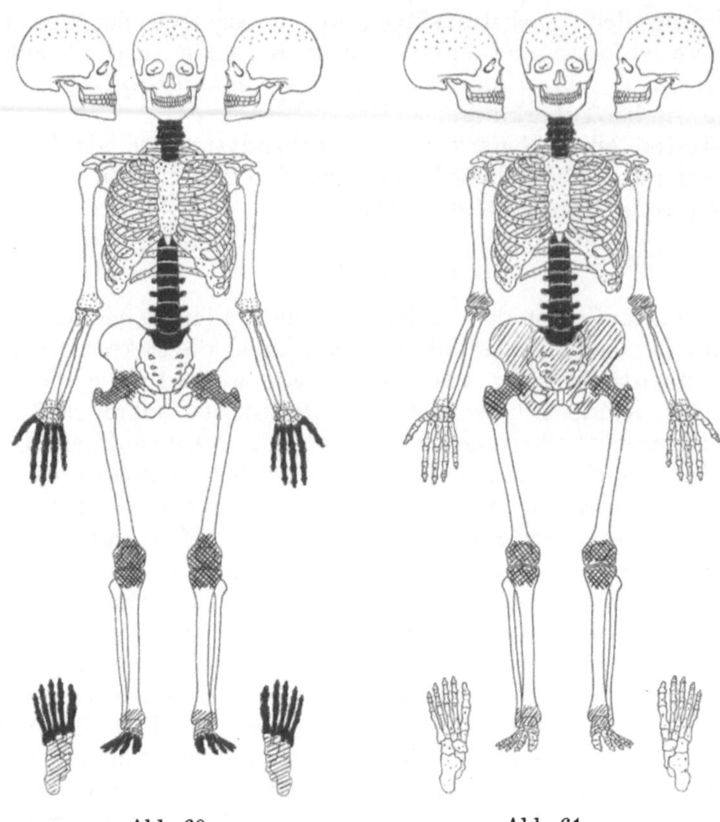

Abb. 60 Abb. 61

Abb. 60. Verteilungsschema der Skelettuberkulose des Jugendlichen. ■ Häufigste Lokalisation, ▩ häufige Lokalisation, ▨ seltene Lokalisation, ▤ vereinzelte Lokalisation

Abb. 61. Verteilungsschema der Skelettuberkulose des Erwachsenen. ■ Häufigste Lokalisation, ▩ häufige Lokalisation, ▨ seltene Lokalisation, ▤ vereinzelte Lokalisation

TREPPINGER). Bei KASTERTs 1543 Fällen von Knochen-Gelenk-Tuberkulose lag der Häufigkeitsgipfel in der Gruppe der 25—30jährigen. SCHRÖDER (1960) verglich die Altersverteilung seiner 471 Kranken mit Skelettuberkulose mit der Altersgruppierung der Gesamtbevölkerung des Einzugsgebietes der Jenaer Chirurgischen Universitätsklinik. Dabei ergab sich ein Maximum für die Altersgruppe der 20—30jährigen. Der Anteil der Kranken, die bei Bekanntwerden ihres tuberkulösen Skeletherdes das 65. Lebensjahr bereits überschritten hatten, betrug immerhin noch fast 8%. Der Beginn der Skelettuberkulose fällt also nicht mehr wie vor 30 Jahren am häufigsten in das 1. Jahrzehnt, sondern hat sich in das 3. Lebensdezennium verschoben.

Zur Frage der Geschlechtsdisposition wird übereinstimmend festgestellt, daß auf etwa 60 männliche Kranke 40 weibliche kommen (JOHANSSON; ALEXANDER; SCHINZ). In der Pubertät ist das Verhältnis umgekehrt. Hier überwiegen nach ULLMANN die Mädchen im Verhältnis 72% zu 28%.

Bekannt ist auch eine gewisse familiäre Disposition für das Auftreten bestimmter Formen tuberkulöser Erkrankungen, so z.B. auch für die Skelettuberkulose (DIEHL; LURIE).

d) Lokalisation

Im Schrifttum sind zahlreiche Schemata über die Häufigkeitsverteilung innerhalb des Skeletsystems wiedergegeben. Nach ALFER (1892) erkranken in abnehmender Häufigkeit:

Wirbelsäule, Hand, Fuß; Sternum, Becken;
Rippen, Unterarm- und Unterschenkelknochen; Schädel.

In der Übersicht von JOHANSSON (1926) über die Lokalisation bei 400 Kindern unter 14 Jahren sind folgende Häufigkeiten angeführt:

über 20 %: Phalangen, Metatarsalia, Metacarpalia und Wirbelsäule
10—20 %: Hüftgelenk, Kniegelenk
5—10 %: Sprunggelenk, Ellbogengelenk, Schultergelenk, Handgelenk, Schädel, Rippen, Sternum
noch seltener: übrige Lokalisationen

Im Skeletschema von SCHINZ, das 400 meist erwachsene Patienten umfaßt, sind betroffen:

am häufigsten: Wirbelsäule
häufig: Hüft- und Kniegelenk
nicht selten: Fuß, Sprunggelenk, Ellbogengelenk, Becken
selten: Schultergelenk, Rippen, Brustbein

Nach zwei jüngeren Aufstellungen über die Häufigkeitsverteilung tuberkulöser Skeletherde ergeben sich folgende Reihen:

1. nach MAY (1953) bei 500 Erwachsenen:
$^3/_5$ aller Fälle: Wirbelsäule
über $^1/_{10}$: Hüftgelenk
weiter in abfallender Häufigkeit: Kniegelenk, Iliosacralgelenk, Ellbogengelenk, Rippen, Sternum, Handgelenk, Sprunggelenk, Schultergelenk, Trochanter, Handwurzel, Fußwurzel, Spina ventosa u.a.

2. nach SCHRÖDER (1960) bei 471 Kranken mit relativ hohem Durchschnittsalter:
44,4 %: Wirbelsäule
16,1 %: Hüftgelenk
12,9 %: Kniegelenk und Tibia
10,4 %: Rippen und Sternum
6,8 %: Fuß und Fußgelenk
weiterhin: Becken, Finger und Hand, Ellbogengelenk, Schultergelenk

In den älteren Übersichten steht an der Spitze der Häufigkeitsskala neben dem Wirbelsäulenbefall noch die Erkrankung der kleinen Röhrenknochen an Hand und Fuß. In den letzten Jahrzehnten hat diese Lokalisation der Knochentuberkulose stark abgenommen, nach REINHARD (1966) gehört die Spina ventosa jetzt zu den Seltenheiten, wie auch der Befall der platten Knochen.

Die Häufigkeit polyostotischer Herde wird von SCHINZ mit 10%, von ALTSCHUL und SCHILLER mit 9% angegeben und beträgt im Krankengut SCHRÖDERs 7%. REINHARD fand polyostotischen Befall häufiger, nämlich in 18%, wenn der Skelettuberkulose eine Initial- oder Generalisationspleuritis vorangegangen war; bei den Nicht-Pleuritikern traten multiple Knochen- oder Gelenkherde nur in 10,5% auf.

Zum klinischen Bild. Wie bei jeder Infektionskrankheit, so ist auch bei der Skelettuberkulose der Zeitpunkt des „Angehens" der Infektion nicht identisch mit dem klinischen Ausbruch der Krankheit und der Stellung der Diagnose. Gerade bei der tuberkulösen Skeleterkrankung sind für die volle Entwicklung des Prozesses lange Zeiten notwendig, deren Phasen durch folgende Ereignisse markiert sind:

1. Herdsetzung
2. erste subjektive Symptome
3. erste objektive Symptome
4. klinische Diagnose

Die Zeit von der Herdsetzung bis zur objektiven Erkennbarkeit der Erkrankung wird als „Latenzzeit" bezeichnet, die Zeit von den ersten subjektiven Symptomen bis zur klinischen Diagnose der Erkrankung als „relatives Alter". Ist der Zeitpunkt der Herdsetzung bekannt, so ergibt sich bis zur Diagnose das „absolute Alter" des Prozesses.

Häufigste klinische Initialerscheinungen der Skelettuberkulöse sind hyperergische Reaktionen der serösen Häute, bei Kindern auch der Haut (Erythema nodosum). Zu diesen Erscheinungen gehört auch der sog. „tuberkulöse Gelenkrheumatismus“ (tuberkulöses Rheumatoid Poncet), der als ebenfalls hyperergische Reaktion der Gelenkhäute auf die Streuung anzusehen ist (Gloor; Uehlinger). Zur Zeit der Herdsetzung in tieferen Skeletabschnitten (Wirbelsäule, Iliosacralgelenk, Hüftgelenk) wird gelegentlich ein heftiger „Frühschmerz“ (Lang) beobachtet. Bei 150 Kranken mit Skelettuberkulose fand May folgende Häufigkeit der klinischen Initialerscheinungen:

Pleuritis exsudativa	141mal	Rheumatoid Poncet	2mal
Peritonitis	1mal	Erythema nodosum	5mal
Perikarditis	1mal		

Während des schleichenden Beginns sind die klinischen Allgemeinerscheinungen uncharakteristisch. Die unbestimmten rheumatoiden Schmerzen, bei Kindern bisweilen als „Wachstumsschmerzen“ fehlgedeutet, treten häufig nachts bei unkontrollierten Bewegungen auf, so daß die Kinder im Schlaf aufschreien (Fliegel). Bei fehlenden Schmerzen kann allein Appetitmangel oder ein gewisser Temperamentwandel der Kinder Anzeichen des beginnenden Prozesses sein. Körpertemperatur, Blutkörperchen-Senkungsgeschwindigkeit und Blutbild ergeben mitunter keinerlei Anhalt für einen infektiösen Prozeß. An Lokalsymptomen machen sich zunächst vieldeutige Befunde wie regionale Schwellung, Überwärme im Herdbereich, Schonhaltung der befallenen Extremität sowie Klopf-, Stauchungs- und Bewegungsschmerz bemerkbar. Später erscheinen als wegweisende Merkmale kalte Abscesse und Fisteln. Mit dem Erregernachweis in Ausstrich, Kultur- oder Tierversuch wird dann die endgültige klinische Diagnose gesichert.

e) Röntgenbild

Für die röntgenologische Untersuchungstechnik gelten grundsätzlich die Regeln der allgemeinen Skeletdiagnostik (vgl. S. 54, Röntgenbild der Osteomyelitis). Es ist lediglich darauf hinzuweisen, daß bei Tuberkuloseverdacht und -kontrolle Simultan-, Kontakt-, Schicht- und Vergleichsaufnahmen häufiger als sonst erforderlich werden.

Eine Frühdiagnose der Skelettuberkulose aus dem Röntgenbild ist noch weniger möglich als aufgrund der klinischen Zeichen. Die Latenzzeit zwischen der Herdsetzung und den ersten röntgenologischen Symptomen, die röntgennegative Phase, dauert bei der Knochentuberkulose gewöhnlich noch länger als bei den anderen entzündlichen Skeleterkrankungen.

Die *diffuse perifocale Osteoporose* (A. Köhler) ist vielfach das erste Röntgensymptom der Skelettuberkulose. Sie wird frühestens 3 Wochen nach dem klinischen Krankheitsbeginn (Catel), meist aber erst später sichtbar. Diese Atrophie begleitet sämtliche Formen der Skelettuberkulose und kann unter Umständen das einzige Röntgenzeichen eines tuberkulösen Skeletprozesses, z.B. einer synovialen Gelenkentzündung sein. Bei den exsudativen Erscheinungsformen ist sie meist stärker ausgeprägt als bei den produktiven. Neben der *Regelmäßigkeit*, mit der die Osteoporose auftritt, ist auch ihr *extremes Ausmaß* kennzeichnend für einen tuberkulösen Vorgang. Bei keiner anderen Knochenerkrankung erreicht sie einen derart hohen Grad, daß die Spongiosazeichnung völlig unscharf und verwaschen, manchmal sogar wie ausradiert erscheint. Die Corticalis ist so hochgradig verdünnt, daß die Knochenumrisse wie mit dem Bleistift nachgezeichnet aussehen. Sie kann sich perifocal im erkrankten Knochen, in der ganzen Extremität, selten auf noch weitere Skeletabschnitte ausbreiten. Diese Porose, die eventuell später auftretenden ossären Herden lange vorausgeht, entwickelt sich in der Regel erst nach Ruhigstellung der entsprechenden Extremität. Bei Bettruhe kann die Entkalkung in geringerem Ausmaß auch die gesunde Extremität erfassen (Schinz). Wenn 6 Wochen nach der Ruhigstellung eine

Porose stärkeren Ausmaßes festzustellen ist (CATEL), wird die Diagnose einer Skelettuberkulose wahrscheinlich. Obgleich die begleitende Osteoporose nach Ruhigstellung aufzutreten pflegt, handelt es sich sicher nicht oder nicht allein um eine Inaktivitätsatrophie; ihr Ausmaß spricht vielmehr für eine tuberkulo-toxische Schädigung des befallenen Skeletabschnittes.

GARDEMIN wies auf die Möglichkeit prognostischer Schlüsse hin, die aus der Beobachtung von Ausprägung und Verlauf der Porose zu ziehen seien. So ist vor allem das Auftreten von Verdickungen einzelner Knochenbälkchen (im Sinne einer hypertrophischen Atrophie) bei längerem Bestehen der homogenen Porose als Zeichen der Verzögerung oder Beendigung destruktiver Herdveränderungen und des Beginnes reparativer Vorgänge anzusehen (GARDEMIN). Außer der diffusen Form kommen aber auch in seltenen Fällen fleckige Porosen als Begleiterscheinungen der Knochentuberkulose vor. Bei der rein synovialen Tuberkulose der Kinder kann eine ungleichmäßig-fleckige Porose in den benachbarten Epiphysen das erste röntgenologische Zeichen sein (BIRKENFELD). GLOGOWSKI, der sich eingehend mit der fleckigen Atrophie als Fernreaktion des tuberkulösen Skeletherdes befaßte, beobachtete sie nicht selten und äußerte die Ansicht, daß sie durch eine tuberkulo-allergische Fernreaktion zustande komme. GLOGOWSKI fand neben der Fernreaktion auch eine Reihe von Nahreaktionen am Knochen, besonders bei benachbarten Weichteilherden. Auch hierbei zeigte der Knochen fleckige Strukturaufhellungen, die sogar auffälliger als bei den Fernreaktionen waren. Die in unmittelbarer Nachbarschaft liegende entzündliche Ursache veranlaßte GLOGOWSKI, diese Nahreaktion als ein Sudecksches Syndrom aufzufassen, zumal das Röntgenbild dem der posttraumatischen Sudeckschen Dystrophie entspräche. WAGNER hält das Auftreten eines Begleit-Sudeck bei so gut wie jeder Gliedmaßentuberkulose hauptsächlich aufgrund der klinischen Symptomatik für erwiesen. Im Gegensatz dazu ist BLUMENSAAT der Meinung, daß jedenfalls die röntgenologischen Symptome deutlich von einem typischen Sudeck-Syndrom unterscheidbar seien. GARDEMIN sah Anzeichen einer Sudeckschen Dystrophie nur im Gefolge von Mischinfektionen des Erkrankungsherdes. In zahlreichen Fällen, bei denen nach langer Dauer der Tuberkulose veränderte statische Bedingungen zu einem Umbau der Spongiosa geführt haben, nehmen die Knochen ein dem Endstadium der Sudeckschen Dystrophie ähnliches Aussehen an. Besonders bei älteren Kranken tritt nach der Atrophie des ganzen Knochens eine Verstärkung der funktionell beanspruchten Bälkchen ein, wodurch sich das Bild der „hypertrophischen Atrophie" ergibt.

Die *ossären Herderscheinungen* sind entsprechend ihrem bevorzugten Sitz vorwiegend in den Epiphysen und Metaphysen zu suchen. Von einer „Januskopfform" der Herde (PRIESEL) wird gesprochen, wenn sie sich bei Kindern beiderseits der Epiphysenfuge erstrecken, also einen meta- und einen epiphysären Anteil haben. In einigen Fällen ist es möglich, aus dem Röntgenbild das Überwiegen exsudativer oder produktiver Gewebsveränderungen abzulesen. In Analogie zu den Arbeiten von GRÄFF und KÜPFERLE über die Röntgendiagnostik der tuberkulösen Lungenherde bemühten sich FLESCH-THEBESIUS, MELCHIOR, KREMER und WIESE sowie GARDEMIN um eine solche röntgenologische Qualitätsdiagnose der Knochenveränderungen. Andere Untersucher haben diese Möglichkeit jedoch bestritten (REINHARD), zumal nach RANDERATH Mischformen weit häufiger sind als eine rein exsudative oder produktive tuberkulöse Ostitis.

Rein exsudative Herde können jahrelang unsichtbar bleiben. Bei längerem Bestehen bilden schmale circumfokale Sklerosen das einzige Erkennungszeichen für einen darin eingeschlossenen exsudativen Herd. Die Verdichtung der Bälkchen zeigt die Zone an, in der nekrotische und gesunde Spongiosa ohne Kontinuitätsunterbrechung ineinander übergehen. Ein Herd kann auch bei fehlender perifocaler Sklerose dadurch im Röntgenbild abgrenzbar sein, daß die gesunde Spongiosa der Umgebung der Atrophie anheimfällt und der nekrotische Herd allein mit unverändertem Kalkgehalt als relativ verdichteter Bezirk auffällt. Wenn — z.B. bei Kindern — die Nekrose einen ganzen Knochen befällt, macht erst der Vergleich mit anderen Knochen die Veränderung augenscheinlich.

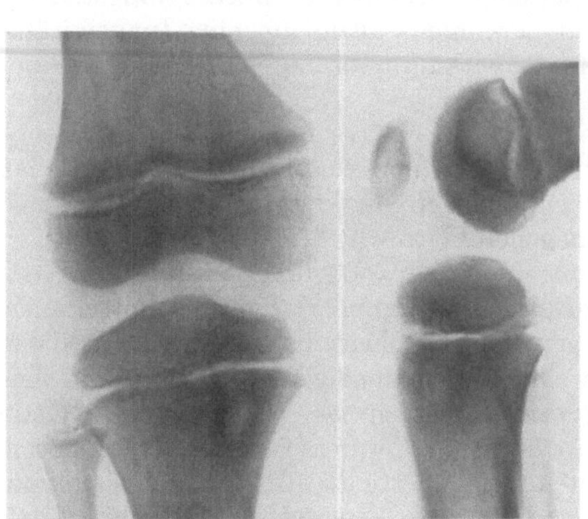

Abb. 62

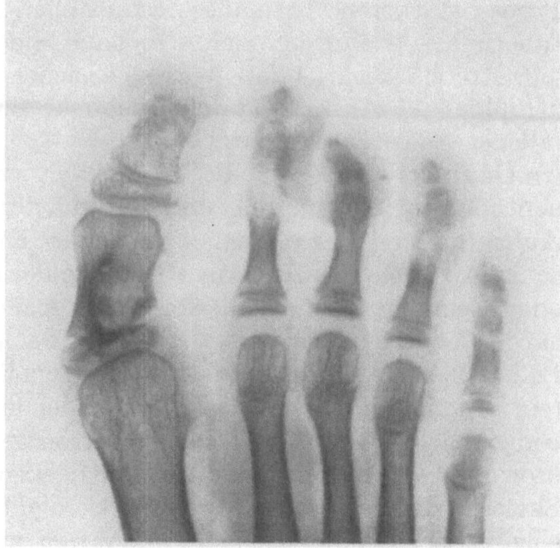

Abb. 63

Abb. 62. ♂, 6 Jahre. Tuberkulöser Keilherd der rechten Tibia. Januskopf-Form. Keine Knochenatrophie. (Aufnahme Dr. KELLER, Berlin-Lichtenrade, Kinderkrankenhaus)

Abb. 63. ♀, 6 Jahre. Scharf abgesetzter tuberkulöser Herd im Großzehengrundglied rechts. Übergreifen auf die Epiphyse (angedeutete Januskopf-Form). Geringe regionale Atrophie. (Aufnahme Dr. STOPE, Berlin-Spandau, Waldkrankenhaus)

Treten im Randbezirk eines käsigen Herdes spezifische Granulationen auf, so findet eine Demarkierung statt, die röntgenologisch als mantelförmige Aufhellung in Erscheinung tritt. Der zentral liegende Sequester ist dann meist schattendichter als die Umgebung. Die Auflösung bzw. Organisation von solchen Sequestern wurde im klinischen und röntgenologischen Schrifttum mehrfach beschrieben. Im allgemeinen sind tuberkulöse Sequester klein und im Gegensatz zur Osteomyelitis auf die Spongiosa beschränkt. Von diesen feinen Sequestern (Knochensand) lassen sich sekundär in dem tuberkulösen Käse entstandene Kalkniederschläge röntgenologisch manchmal kaum unterscheiden. Im Laufe von Jahren kann nämlich tuberkulöser Käse an jedem Ort verkalken. Gewöhnlich sind diese Kalkniederschläge in den Randbezirken der Käseherde zuerst zu sehen, im Laufe der weiteren Entwicklung bilden sich schließlich ausgedehnte wolkige Schattengebilde.

Die Erkennung produktiver Knochenherde macht meist geringere Schwierigkeiten, weil sie bei zentralem Sitz zu Höhlenbildungen, d.h. zu tuberkulösen Knochenkavernen führen. Anstelle der normalen Spongiosastruktur sieht man im Röntgenbild einen meist runden, aufgehellten, mehr oder weniger strukturlosen Bezirk. Nach KASTERT ist in gewissen Fällen sogar eine Aussage über den Aktivitätsgrad dieser Kavernen möglich. Eine unregelmäßige und unscharfe Begrenzung spricht für Aktivität, während ein glattwandiger, cystenähnlicher Hohlraum auf das Ruhen des Prozesses hindeutet. Diese chronischen tuberkulösen Höhlen unterscheiden sich von den chronischen osteomyelitischen Abscessen (BRODIE) außer durch den überwiegend epiphysären Sitz vor allem durch die geringere Randsklerose. Vorhandensein und Ausmaß dieser mantelförmigen Sklerosen lassen aber nach KASTERT keinen Schluß auf das Alter des Herdes zu. Mischinfektionen führen zu einer Verstärkung bzw. überhaupt erst zum Einsetzen perifocaler Verdichtungen.

Die periphere Caries sicca macht sich im Röntgenbild entsprechend ihrem pathologischen Substrat als Veränderung der Außenkontur in Form von peripheren dellenförmigen, unscharf abgesetzten Randusuren ohne Randsklerose bemerkbar. Sie findet sich an den Kapselansatzstellen beim Übergreifen der synovialen Prozesse auf den Knochen.

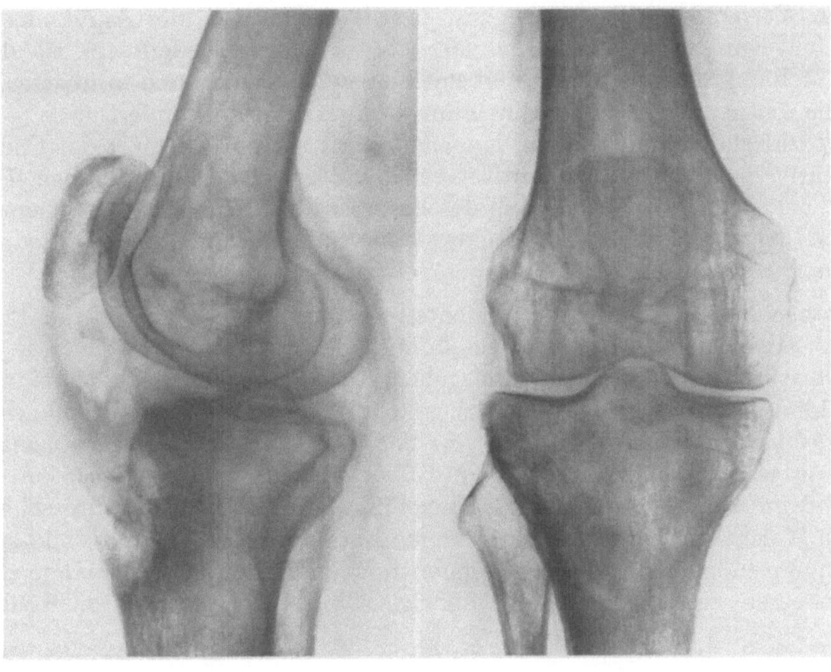

Abb. 64. ♀, 40 Jahre. Mischinfizierte Tuberkulose des Tibiakopfes. Mäßig gut abgegrenzter größerer Destruktionsherd im vorderen Abschnitt des Tibiakopfes mit kleinen Sequestern. Deutliche Umgebungssklerose. Regionale Atrophie. (Aufnahme Dr. STOPE, Berlin-Spandau, Waldkrankenhaus)

Die osteoplastische Reaktion ist bei der Knochentuberkulose im allgemeinen gering: der endostale Randwall bleibt — wenn überhaupt vorhanden — schmal, periostale Anbauten spielen nur bei der Tuberkulose des Kleinstkindes, der Spina ventosa und der seltenen Schafttuberkulose, eine Rolle.

Über die röntgenologischen Anzeichen des Heilungsablaufes wurde zusammenfassend von ROLLIER und von SCHMID berichtet. Der Rückgang der perifocalen Atrophie äußert sich in zunehmender Dichte der rarefizierten Strukturen. Die Recalcifikation führt zu normalem oder sogar erhöhtem Kalkgehalt der Spongiosa, wobei auch meist eine strukturelle Umwandlung im Sinne einer hypertrophischen Atrophie eintritt. Am Herd erfolgt zunächst die Abgrenzung durch Randsklerose, dann kompensatorischer Knochenanbau im Herdinnern, der auch zur Ausfüllung kleinerer zentraler oder randständiger Cavernen führt.

Auf die unterschiedliche Regenerationsfähigkeit der Knochen von Kindern und von Erwachsenen bei Tuberkulose wurde mehrfach hingewiesen. Während bei Erwachsenen die Heilungsbestrebungen erhebliche Zeit beanspruchen und über ein gewisses Maß nicht hinauskommen, kann bei Kindern oft die verblüffende Feststellung getroffen werden, daß sich im Röntgenbild ganz oder fast ganz verschwundene Knochenabschnitte (auch wenn es sich um Epiphysen mit ihren Wachstumszentren handelt) nach konservativer Therapie wiederherstellen. Hierbei ist jedoch zu beachten, daß es sich bei derartigen Wiederherstellungen sicher nicht um echte Regenerationen nach tatsächlicher Zerstörung handelt, sondern nur um einen röntgenoptischen Vorgang, der die Wiedereinlagerung von Kalksalzen in die erhaltene, vorher fast vollständig entkalkte Knochenmatrix anzeigt (s. a. Panaritium ossale).

Seit Einführung der Chemotherapie mit den modernen tuberkulostatischen Mitteln hat sich der Verlauf der Skelettuberkulose nur in klinischer Hinsicht verändert. Auf die verschiedenen Anwendungsmöglichkeiten und ihre Folgen (Verbesserung der Operationsbedingungen, Vermeidung der Meningitis, der Mischinfektion, der Amyloidose usw.) soll hier nicht eingegangen werden. Für den Röntgenologen bedeutsam ist die übereinstimmende Meinung beinahe aller Sachkenner in Europa und auch in überseeischen Ländern, daß die röntgenologischen Erscheinungsformen der Skelettuberkulose — ebenso wie die der unspezifischen entzündlichen Knochenerkrankungen — unter der Chemotherapie keine qualitativen, sondern nur quantitative Abänderungen erfahren haben. Der zeitliche Ablauf wird gekürzt, die Stabilisierung des Prozesses tritt früher ein (Stadienraffung). Es gibt grundsätzlich auch bei der Tuberkulose keine für ein Chemotherapeuticum charakteristischen morphologischen Veränderungen (GIESE).

Den röntgenologisch erfaßbaren Weichteilveränderungen wird für die Frühdiagnose häufig große Bedeutung beigemessen. Sie können natürlich nur dort sichtbar werden, wo sich stärkere Absorptionsunterschiede ergeben. Im allgemeinen ist aber eine Weichteilschwellung klinisch eher und deutlicher zu erkennen als auf dem Röntgenbild. Bei simultanen Vergleichsaufnahmen hat man von der Abbildung des geschwollenen kranken Skeletabschnittes den Eindruck einer gewöhnlich leichten Unterexposition. Paraossäre Abscesse sind im Röntgenbild nur zu erkennen, wenn Absorptionsunterschiede zu den umgebenden Weichteilen bestehen. Ihre genaue Ausdehnung ist im Nativbild kaum jemals zu ermitteln, weshalb Kontrastdarstellungen notwendig werden. Bei lange bestehenden Weichteilabscessen sind gegebenenfalls fleckig-wolkige Verkalkungen sichtbar.

f) Spezielle Formen und Lokalisationen

(mit Ausnahme des Schädels und der Wirbelsäule)

α) Spina ventosa tuberculosa

Die Häufigkeit der Spina ventosa (der Name stammt von dem Araber RHAZES, 850—930) ist heute gegenüber früheren Jahrzehnten erheblich zurückgegangen (KASTERT; REINHARD), SCHINZ bezeichnete sie noch als die häufigste tuberkulöse Knochenerkrankung. Sie stellte die bevorzugte Form der Skelettuberkulose des frühen Jugendalters dar. Die meisten Erkrankungen betreffen Kinder in den ersten 5 Lebensjahren ($^3/_4$ aller Fälle nach MAY).

Am häufigsten werden die Grund- und Mittelphalangen von Hand und Fuß befallen, die Endphalangen bleiben meist frei. Auch Metacarpalia und Metatarsalia sowie gelegentlich andere kleine Röhrenknochen, die in diesem Lebensalter noch Spongiosa enthalten, können erkranken. Multiplizität ist die Regel.

Röntgenbild. Durch das in der Diaphyse entwickelte Granulationsgewebe wird der Knochen von innen her aufgezehrt und gleichzeitig aufgetrieben. Durch die bald einsetzende, manchmal zwiebelschalenartige periostale Wucherung entsteht die typische Flaschenform der Phalanx. Bei schweren Formen kann es zu ausgedehnten Strukturauflösungen sowohl des alten wie auch des neugebildeten Knochens kommen, schließlich führt das weiterwachsende Granulationsgewebe zu einer Arrosion der verbliebenen dünnen Knochenschale und schließlich zur Fistelbildung. Bei vorwiegend exsudativen Vorgängen kann eine dicke Periostschale die teilweise oder total verkäste Phalanx umhüllen, was zur Sequestrierung und eventuell auch zum Zusammenbruch des Knochens mit Endausgang in Deformierung führen kann. Im allgemeinen ist aber die Rückbildungsfähigkeit auch ausgedehnter Veränderungen bei kleinen Kindern ausgezeichnet. Bei älteren Kindern (mit abnehmendem Spongiosagehalt der Diaphyse) beginnt die Erkrankung mehr meta- bzw. epiphysenwärts, sie kann auch von Anfang an ein Gelenk einbeziehen. Diese Form wird „periphere Spina ventosa" genannt (SCHINZ). Mit zunehmendem Alter treten periostitische Neubildungen immer mehr zurück, hier prägen umschriebene Destruktionen, eventuell mit kleinen Sequestern, das röntgenologische Bild.

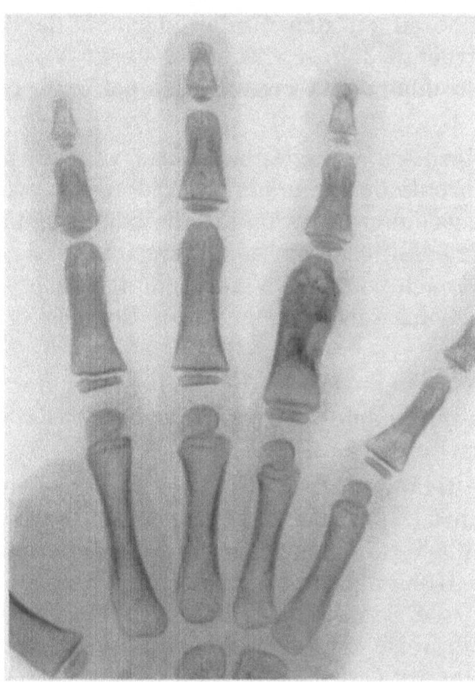

Abb. 65. Ältere monostische Spina ventosa der Grundphalanx IV. Schaft plump, Markraum ungleichmäßig verdichtet. (Aufnahme Prof. FRITZ, Dresden-Johannstadt, Stadtkrankenhaus)

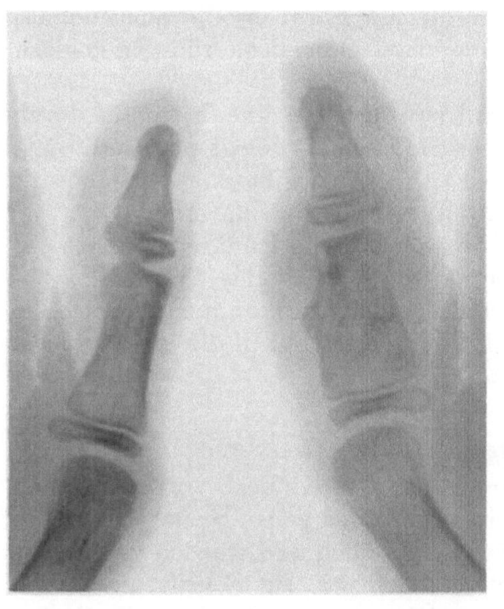

a

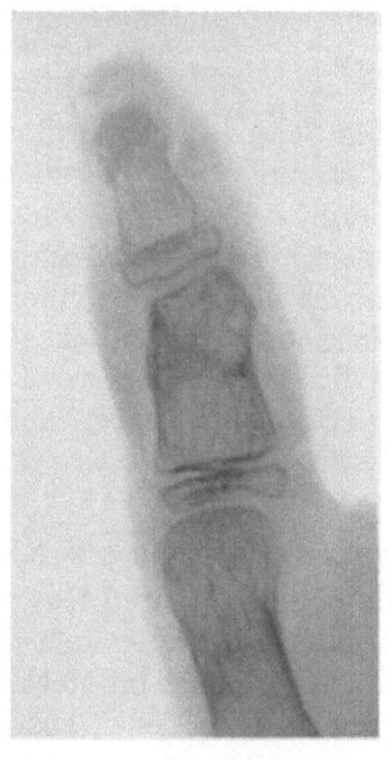

b

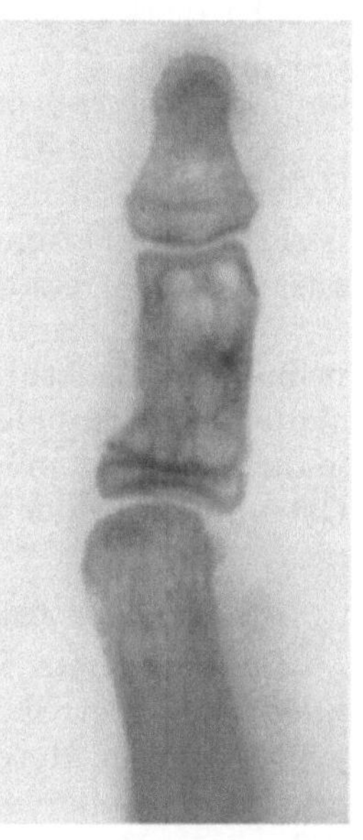

c

Abb. 66a—c. ♂, 15 Jahre. Verlauf einer Spina ventosa der Grundphalanx des rechten Daumens bei einem älteren Kind. Fortschreitende Verplumpung der Form, Aushöhlung des Inneren durch Konfluieren der Herde. Regionale Atrophie. Kaum Periostreaktion. a 24. 6. 46, b 19. 9. 46, c 21. 7. 47. (Aufnahmen Dr. STOPE, Berlin-Spandau, Waldkrankenhaus)

β) *Primäre Diaphysentuberkulose der langen Röhrenknochen*

Hierbei soll nur von den Fällen die Rede sein, bei denen die Diaphyse *primär* erkrankt. Sekundärer Schaftbefall durch Fortschreiten eines ursprünglich epi-metaphysär liegenden Herdes, Infiltration durch progressive Verkäsungen oder enossales Absinken eines Knochenabscesses (DENKS) gehören zu den Verlaufsformen der typischen Knochentuberkulose. Der primäre Schaftbefall dagegen ist ein seltenes Vorkommnis. Die Häufigkeitsangaben variieren zwischen 0,05% (KÜTTNER) und 6,4% (CIANTINI), REINHARD spricht von extremer Seltenheit.

Altersdisposition. Die primäre Schafttuberkulose wird meist im frühen Kindesalter beobachtet, wenn die Röhrenknochen noch von Spongiosa vollständig ausgefüllt sind. HEIDENBLUT führt allerdings einige Autoren an, die auch für diese Form der Tuberkulose eine Verschiebung des Erkrankungsalters in spätere Jahre (JASIENSKI: 18.—20. Lebensjahr) festgestellt haben. Danach wäre die Verschiebung des Erstinfektionsalters auch für das Auftreten dieser Tuberkuloseform von größerer Bedeutung als der anatomische Bau des Knochens.

Lokalisation. Nach BIRKENFELD lautet die Reihenfolge der am häufigsten befallenen Knochen: Tibia, Ulna, Radius; nach CIANTINI: Radius, Tibia, Femur, Humerus, Fibula. Der Befall mehrerer Diaphysen ist häufig.

Röntgenbild. Die Vielfältigkeit der tuberkulösen Diaphysenprozesse hat zu mehreren Einteilungsversuchen geführt (HSIEH, MILTNER und CHANG; JASIENSKI). Im allgemeinen werden 3 Formen unterschieden, die nach SCHINZ folgendermaßen charakterisiert sind:

a) Zentrale diaphysäre Höhlenbildungen mit spina-ventosaartiger Auftreibung.

b) Progressiv-destruierende Schafttuberkulose, wobei der ganze Knochen stark rarefiziert und eventuell streckenweise völlig vernichtet ist. Periostale und endostale Sklerosen treten bei dieser Form kaum auf.

c) Osteosklerotische Schafttuberkulose mit ausgedehnter Spongio-Sklerose. Diese Form bildet gewissermaßen den Gegensatz zu der unter b) genannten progressiv-destruierenden Schafttuberkulose. Charakteristisch für die osteosklerotische Form ist die ausgedehnte Spongiosierung der Compacta, die von der ursprünglichen Spongiosa röntgenologisch kaum zu unterscheiden ist.

Neben den ersten beiden Schinzschen Formen nennt BIRKENFELD eine dritte, die durch umschriebene käsige oder granulierende Herde, die meist multipel angelegt sind und wenig periostale Reaktionen hervorrufen, gekennzeichnet ist. Außerdem gibt es auch Fälle mit ausgedehnten reaktiven periostalen Anbauten (VANGORDER; HEIDENBLUT).

Wenn nicht andere tuberkulöse Knochenherde vorliegen, ist die Röntgendiagnose der primären Schafttuberkulose außerordentlich schwierig. Namentlich das Fehlen der begleitenden Atrophie läßt den Gedanken an Tuberkulose nicht aufkommen. Durch die manchmal ausgeprägten periostalen Appositionen wird der Verdacht auf die unspezifische Osteomyelitis oder die Syphilis gelenkt.

γ) *Pseudo-cystische disseminierte Knochentuberkulose* (KIENBÖCK)

Zur Pathologie. Bei dieser seltenen und fast ausschließlich bei Kindern vorkommenden Sonderform der Skelettuberkulose finden sich multiple, über das ganze Skelet verstreute cystenähnliche Herde. Sie liegen meist im Meta-Epiphysenbereich und wurden von KIENBÖCK als „Epiphysenfugencysten" oder „-abscesse" beschrieben. Im Schrifttum finden sich einige Veröffentlichungen, die offen lassen, ob es sich um eine Jünglingsche Ostitis multiplex (bei Boeckschem Sarkoid) oder um eine echte disseminierte Knochentuberkulose in der Form cystoider Herde handelt (fragliche Fälle: CLAUSEN; JACOBSEN; MAJOR und GARD). BIRKENFELD wies darauf hin, daß in der postprimären Streuperiode sehr häufig kleine Granulationsherde bindegewebig abheilen, aber dennoch weiterhin virulente Tuberkelbacillen beherbergen. Aus diesen ruhenden Herden können sich, wahrscheinlich bei einem Wachstumsschub, die von KIENBÖCK beschriebenen sog. Epiphysencysten entwickeln. Übereinstimmung besteht darüber, daß es sich um eine gutartige, selbstheilende Form handelt. Erstaunlich ist oft die Vielzahl der Herde (im Fall BUTTINGERs über 40).

KIENBÖCK unterschied folgende Arten: zentrale Epiphysenfugencysten, zentrale Epiphysenfugenabscesse, Rindencysten, Rindenabscesse. Weitere interessante Einzelfälle:

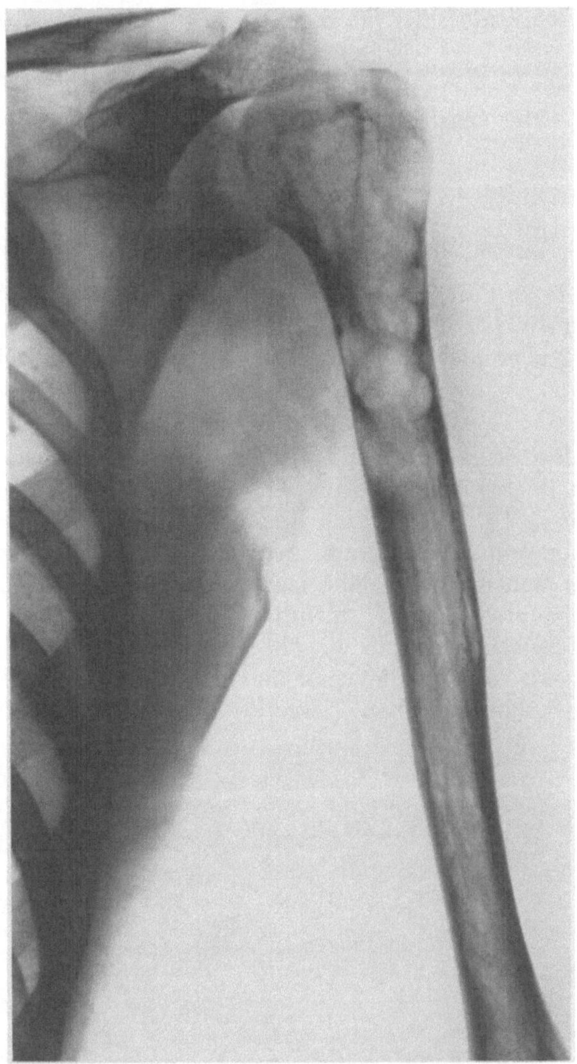

Abb. 67. ♀, 30 Jahre. Pseudocystische Tuberkulose (KIENBÖCK) des proximalen Humerusdrittels links. Seit 6 Monaten wegen Schmerzen und Funktionsstörung als Neuritis behandelt. Cystenartige bis kirschgroße ziemlich scharf abgesetzte osteolytische Herde. Stellenweise starke Verdünnung der Corticalis. Plasmocytomartiger Aspekt. Histologisch: Verkäsendes tuberkulöses Granulationsgewebe. (Beobachtung Prof. UEHLINGER, Zürich)

CAMPIGLIO; KOMINS; KUTZ, MACHT und EASTON; MARTIN und FOGEL; KARLÉN. DOWNS berichtete von einer Häufung dieser Form der Knochentuberkulose bei Farbigen in Südafrika und bei Mestizen in Canada.

Zum Röntgenbild. Im Röntgenbild erscheinen die Herde als bohnen- bis haselnußgroße, rundliche oder eiförmige Aufhellungen mit nur schmalem knöchernem Randsaum ohne jede periostale Reaktion sowie ohne Osteoporose der Nachbarschaft. Diagnostisch bedeutungsvoll ist, daß die Kienböckschen Herde im allgemeinen größer sind als die cystoiden Aufhellungen bei M. Boeck und gerade die Finger und die Zehen frei bleiben (GIOMI und FURLANETTO). Gelegentlich kann es bei den Kienböckschen Abscessen zum Einbruch in die Gelenke oder zum Durchbruch der Eiterung in die Weichteile und damit zur Fistelbildung kommen. Im Vergleich zur Jünglingschen Erkrankung ist also der Verlauf der Kienböckschen Form schwerer, im Vergleich zu anderen Tuberkuloseformen des Skelets jedoch leichter.

δ) *Tuberkulose der flachen, kurzen und kleinen Knochen*

αα) *Beckentuberkulose*

Die Tuberkulose des Beckengürtels kommt fast immer hämatogen zustande, nur gelegentlich ist sie von einer spezifischen Coxitis fortgeleitet.

Häufigkeit:

Rebaudi	unter 5384 Fällen von Skelettuberkulose	100mal	= 1,86 %
Bougajenko	unter 8500 Fällen von Skelettuberkulose	6mal	= 0,07 %
Thomsen	unter 2235 Fällen von Skelettuberkulose	37mal	= 1,7 %

Schinz beobachtete 26 Fälle, meist Schwerkranke, die noch andere tuberkulöse Herde aufwiesen. Der häufigste Sitz der Beckentuberkulose ist das Iliosacralgelenk, das in der folgenden Aufstellung aber nicht berücksichtigt wird (s. Handbuchband „Gelenkerkrankungen").

Darmbein:

Die Iliumtuberkulose ist selten, Perazzini bezeichnete sie sogar als die seltenste Form der nicht-artikulären Beckentuberkulosen. Unter den 37 Fällen von Beckentuberkulose Thomsens waren jedoch 18 im Darmbein lokalisiert, und zwar lagen die Herde 14mal in Fugennähe, 3mal über dem Acetabulum und 1mal im Darmbeinkamm. Satta fand bis 1930 im italienischen Schrifttum 6 Fälle isolierter Iliumtuberkulose und fügte 2 eigene hinzu. Grunert beobachtete 6 Fälle, darunter 2 Kinder.

Pathologisch-anatomisch kommen sowohl granulierende wie käsige Herde vor. Die häufigen kalten Abscesse können die verschiedensten Wege einschlagen, es gibt bei der Darmbeintuberkulose keine typischen Fistelverläufe.

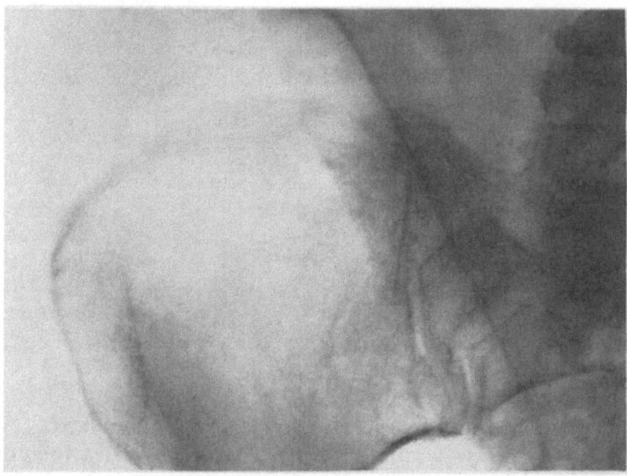

Abb. 68. ♀, 77 Jahre. Tuberkulose der rechten Darmbeinschaufel. Teils scharf ausgestanzte, teils leicht verwaschen begrenzte Defekte ohne Randsklerose nahe dem Darmbeinkamm, neben der Kreuzdarmbeinfuge

Röntgenbild. In den meisten Fällen zeigten sich kleinere umschriebene, wie ausgestanzt erscheinende, reaktionslose Destruktionen; nur bei den 2 Kranken Perazzinis lag ausnahmsweise ein diffuser Befall des ganzen Ilium mit zahlreichen z.T. konfluierenden Einschmelzungen vor. In den stehengebliebenen Knochenpartien fand sich abwechselnd nebeneinander Kondensation und Porose.

Schambein:

Häufigkeit

Valtancoli	unter 2790 Fällen von Skelettuberkulose	5mal	= 0,18 %
Peremans	unter 1685 Fällen von Skelettuberkulose	2mal	= 0,12 %
Kavka	unter 1800 Fällen von Skelettuberkulose	3mal	= 0,17 %
Schulze	unter 365 Fällen von Skelettuberkulose	4mal	= 1,1 %
Thomsen	unter 2235 Fällen von Skelettuberkulose	12mal	= 0,5 %

Unter den Beckentuberkulosen kommt die isolierte Schambeinerkrankung etwa in 10 % (VALTANCOLI, DE SANTIS) bis 16 % (SCHULZE) der Fälle vor.

Alters- und Geschlechtsdisposition. Im Kindesalter ist die Schambeintuberkulose äußerst selten, bei Säuglingen wurde sie bisher überhaupt nicht gefunden (CODECA, CLAIRMONT, WINTERSTEIN und DIMTZA). Nach DE SANTIS stehen die meisten Erkrankten im 3. Lebensjahrzehnt. Beinahe alle Autoren sind der Auffassung, daß eine Geschlechtsdisposition nicht bestehe, nur JONCKHEERE und LECLERCQ halten die Traumatisierung der Symphyse bei Frauen durch den Geburtsvorgang für pathogenetisch bedeutungsvoll. MANZONI wies darauf hin, daß eine überstandene Schambeintuberkulose die Symphyse zu einer Ruptur sub partu prädestiniere.

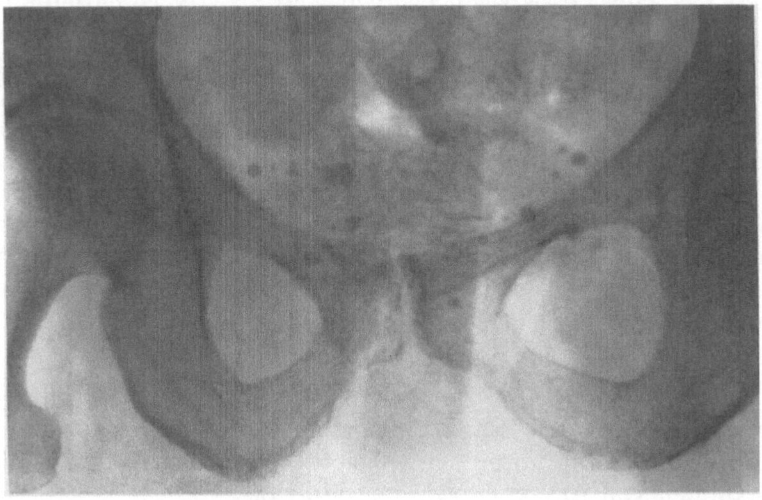

Abb. 69. ♀, 60 Jahre. Tuberkulose des rechten Schambeines. Kleinkrümlige Zerstörung des absteigenden Astes nahe der Symphyse

Lokalisation. Während SORREL gelenkferne Herde (in den Ästen) und gelenknahe (im Corpus) unterschied, wurden von den meisten Autoren fast ausschließlich Fälle im horizontalen und im absteigenden Schambeinast gefunden (MADLENER; GRUNERT). Der symphysennahe Sitz ist jedenfalls als typisch anzusehen. So ist es nicht verwunderlich, daß die Symphyse häufig in den spezifischen Prozeß einbezogen wird und auch eine Fortleitung auf die andere Seite stattfindet. Primär doppelseitiger Befall kommt nur gelegentlich vor (MADLENER).

Zum klinischen Bild. Die Frühstadien der Schambeintuberkulose verlaufen meist unbemerkt, zuerst tritt in der Regel der Absceß in Erscheinung, dessen Ausbreitung sehr unterschiedliche Wege nehmen kann. Vereinzelt wurde eine Perforation in die Blase beobachtet.

Röntgenbild. Die Röntgensymptome der Schambeintuberkulose sind die gleichen wie an anderen platten Knochen. Es finden sich zentral im Knochen gelegen mehr oder weniger scharf abgesetzte Strukturaufhellungen und periphere Randusuren, die anfangs flach sind (angeknabberte Knochenränder), später tiefer in den Knochen hineinreichen. Bei symphysennahem Sitz erscheint der Symphysenspalt ungleichmäßig verbreitert. Periostreaktionen und sklerosierende Prozesse fehlen. In der Herdumgebung fällt eine mitunter recht beträchtliche Atrophie auf. Für die Beurteilung der Röntgenbilder ist es wichtig, sich daran zu erinnern, daß die Bälkchenstruktur im Schambein normalerweise grobmaschig aufgelockert sein kann, wodurch Fehldeutungen leicht möglich werden (HEEREN). Kavernen und Usuren können zu unregelmäßigen Destruktionsherden zusammenfließen. Spongiosasequester sind nicht selten, sie haben Erbs- bis Pflaumenkerngröße und unregelmäßige Gestalt. Die Schambeintuberkulose ist röntgenologisch von der banalen Osteomyelitis kaum zu unterscheiden.

Sitzbein:

Häufigkeit. Die Tuberkulose des Os ischii ist unter den Beckentuberkulosen am seltensten.

Bougajenko	unter 8500 Fällen von	Skelettuberkulose	keinmal
Trivelli	unter 600 Fällen von	Hüfttuberkulose	12mal
Rebaudi	unter 100 Fällen von	Beckentuberkulose	16mal
Reinhard	unter 1500 Fällen von	Skelettuberkulose	5mal

Kaplan waren bis 1936 nur 10 Fälle bekannt. Grunert beobachtete 4 Fälle, bei denen der Prozeß vom Schambein her auf das Sitzbein übergegriffen hatte. In einem weiteren Fall war isoliert das Tuber ossis ischii befallen. Magnusson beschrieb 8 Fälle; bei 2 von ihnen reichten die entzündlichen Herde bis ins Hüftgelenk hinein. Unter den 37 Fällen von Beckentuberkulose Thomsens befanden sich 3 isolierte Sitzbeintuberkulosen.

Röntgenbild. Röntgenologisch werden kleinere reaktionslose, völlig uncharakteristische, fleckförmige Aufhellungen beobachtet, die randständig oder im Knocheninnern sitzen, ineinander übergehen können und so das Bild eines zerklüfteten Sitzbeins hervorrufen. Sequester kommen vor, allerdings können randständige Ablösungen der Corticalis Sequester vortäuschen. Im Fall Reiflands lag ein über 6 cm langer Sequester im Bereich des Tuber ossis ischii. Im angrenzenden Darm- und Schambein bestand keine Atrophie. Reifland wies auf die Ähnlichkeit dieser Apophysentuberkulose mit der Trochantertuberkulose hin.

ββ) Schulterblattuberkulose

Die isolierte Tuberkulose der Scapula gehört zu den Raritäten (Ponzi). Canepa beobachtete 13 Schulterblattherde unter 7500 Skelettuberkulosen (0,17%). Mitteilungen von Einzelfällen stammen von Altieri sowie von Moccia.

Nach Konschegg lokalisieren sich die tuberkulösen Herde in Abhängigkeit von der Gefäßversorgung der Scapula meist in das Acromion, vereinzelt auch in das Korpus, in die Spina und in die Schulterblattpfanne. Im Röntgenbild dokumentieren sich Schulterblattherde am ehesten in Form randständiger Defekte, May bildet einen solchen Fall ab. Ponzi berichtete von einer Scapulatuberkulose mit sägezahnartiger Umwandlung des vertebralen Randes durch multiple lacunäre Randusuren. Kleinere Sequester konnten beobachtet werden. Abscesse entwickeln sich meist an der Dorsalseite des Schulterblattes, im Fall Monods breitete sich die Eiterung ausnahmsweise zwischen Scapula und Thoraxwand zur Achselhöhle hin aus. Periscapuläre Abscesse können auch von einer Spondylitis herrühren (May).

γγ) Sternumtuberkulose

Sie kommt meist hämatogen zustande und ist selten. Schinz berichtete von 11 Fällen in Zürich, bei denen zweimal das Sternoclaviculargelenk mit einbezogen war. Reinhard nennt eine Häufigkeit von 0,49% unter 1500 Skelettuberkulosen. Nach Birkenfeld können beim Kind die einzelnen Sternumkerne selbständig erkranken. Glogowski hält das Manubrium-Corpus-Gelenk (Synchondrosis sternalis) für einen bevorzugten Sitz, am häufigsten ist jedoch wohl die Herdlokalisation im Sternoclaviculargelenk und an den Rippenansätzen. Im Verlauf der Sternumtuberkulose besteht große Ähnlichkeit mit der Rippentuberkulose. Die klinische Diagnose ist häufig leichter als die röntgenologische, zumal es sich meist um offene Tuberkulosen handelt. Die Fistelgänge sind meist kurz, können sich jedoch gelegentlich auch zur Bauchdecke hin entwickeln und zwischen Schwertfortsatz und dem Nabel ausmünden (May).

Im Röntgenbild sind wegen der ungünstigen Aufnahmebedingungen Anfangsbefunde kaum zu erheben. Rüdenholz wies schon 1938 auf die Bedeutung der Schichtuntersuchung bei der tuberkulösen Erkrankung des Sternums hin. Erst wenn die Herde fort-

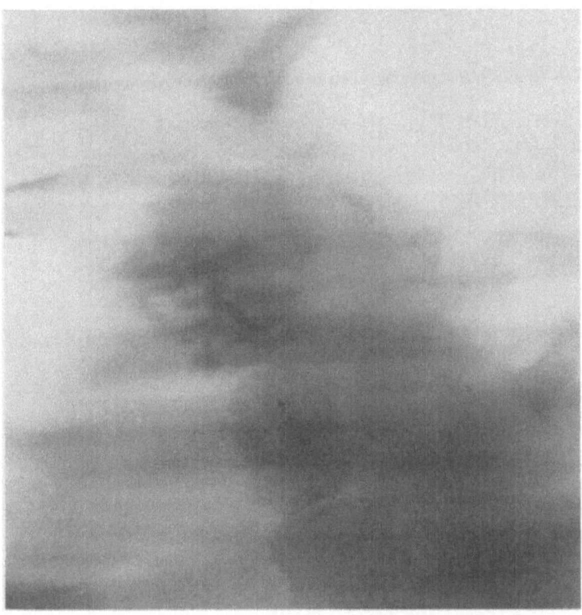

Abb. 70. Schichtbild einer Sternumtuberkulose. Im Manubrium und im cranialen Corpuskern rundliche, z.T. konfluierte, relativ glattwandige Aufhellungen und Randdefekte in wenig verdichteter Umgebung. (Aufnahme Prof. R. BAUER, Tübingen, Universitätsklinik)

geschritten sind, zeigen sich typische lochartig ausgestanzte, glattwandige Defekte mit und ohne Sequester.

δδ) Rippentuberkulose

Zur Pathologie. Während in früheren Mitteilungen für die Entstehung der Rippentuberkulose das kontinuierliche Fortschreiten des tuberkulösen Prozesses von der Pleura oder von der Wirbelsäule über einen Senkungsabsceß als Regel galt, wird heute der hämatogene Infektionsweg für häufiger gehalten. Nach der Meinung von MAY ist das Übergreifen der Tuberkulose von der Pleura auf die Rippe ebenso selten wie der umgekehrte Weg. AUERBACH sah dagegen unter 31 Rippentuberkulosen 8mal ein kontinuierliches Fortschreiten auf das Rippenfell oder die Lunge. Eine Kombination der costalen mit einer pulmonalen Tuberkulose ist jedenfalls nicht häufig (TATELMAN und DROUILLARD).

Häufigkeit. Unter den entzündlichen Rippenerkrankungen steht die Tuberkulose an 1. Stelle, sie macht 5% aller Skelettuberkulosen aus (TATELMAN und DROUILLARD). In weiteren von denselben Autoren angeführten Statistiken schwanken die Häufigkeitsangaben von 1—16%, in REINHARDs Material beträgt der Anteil 2,4%. Im gesamten Schrifttum wurden von 1916—1964 ca. 450 Fälle mitgeteilt. Unter den flachen Knochen werden die Rippen von der Tuberkulose am häufigsten befallen (SCHINZ). In der Häufigkeitsskala von JOHANSSON steht die Rippentuberkulose an 6. Stelle.

Alters- und Geschlechtsdisposition. Die Kranken stehen meist im 2. und 3. Lebensjahrzehnt; bei Kindern dagegen ist die hämatogene Rippentuberkulose ausgesprochen selten (GLOGOWSKI, REINHARD). MARTENS beobachtete bei 950 Kindern mit einer Tuberkulose (darunter $^2/_3$ mit extrapulmonalen Herden) nur 3mal eine Rippentuberkulose. Im Krankengut von TATELMAN und DROUILLARD ist ein deutliches Überwiegen der männlichen Patienten festzustellen.

Röntgenbild. Die röntgenologischen Symptome sind abhängig von der Lokalisation des entzündlichen Prozesses im Verlauf der Rippen. Unter diesem Gesichtspunkt unterscheiden TATELMAN und DROUILLARD folgende Formen:

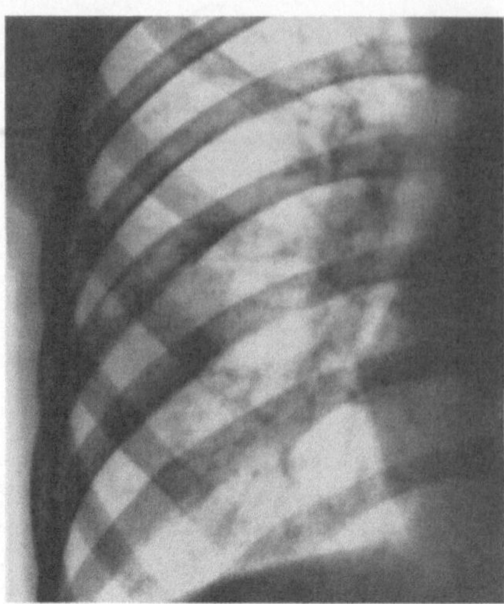

Abb. 71. ♀, 8 Jahre. Rippentuberkulose. Länglicher Herd, geringe spindlige Auftreibung. (Aufnahme Dr. MATIL, Berlin, Städt. Krankenhaus am Urban)

Costovertebraler Sitz (etwa $^1/_3$ der Fälle). Diese Form kommt so gut wie immer durch Fortleitung von einem Wirbelsäulenherd oder einem spondylitischen Absceß zustande. Die Rippenherde liegen immer in gleicher Höhe mit dem Absceß und sind gelegentlich bilateral ausgeprägt. Meist sind an mehreren Rippen im Bereich der Costovertebralgelenke und der Rippenköpfchen ausgedehnte Abschnitte der Corticalis durch den umliegenden tuberkulösen Eiter von außen randständig angenagt, so daß die Rippenkonturen cariös aufgelöst erscheinen. Bei weiterem Fortschreiten in die Spongiosa mit tieferen Destruktionen kommt es zu pathologischen Frakturen.

Costochondraler Sitz (gut $^1/_{10}$ der Fälle). Gewöhnlich ist nur eine Rippe befallen. Die Destruktionen im Innern des knöchernen Rippenvorderendes sind scharf begrenzt, zeigen keine Randsklerose und greifen auf den Knorpel über. Der Vorgang ähnelt der Osteomyelitis typhosa, die sich im gleichen Bezirk abspielt, ebenfalls im knöchernen Rippenanteil beginnt und dann auf den Knorpel übergeht. Nach TATELMAN und DROUILLARD gibt es bei der Tuberkulose keine sichere Beobachtung über ausschließlichen Knorpelbefall. MAY hält ihn jedoch für möglich und weist darauf hin, daß derartige Knorpelherde röntgenologisch — bis auf die Darstellung der Weichteilschwellung — unsichtbar bleiben.

Schaftsitz. Er stellt mit knapp der Hälfte der Fälle die häufigste Lokalisation des tuberkulösen Rippenprozesses dar. Auch hierbei ist meist nur eine Rippe befallen. Frühstadien sind selten zu erfassen, sie sind durch kleine mottenfraßähnliche, unregelmäßige Destruktionsherde mit umschriebenen Abhebungen der Corticalis gekennzeichnet. Meist liegt zum Zeitpunkt der röntgenologischen Entdeckung bereits eine ausgedehnte Zerstörung eines ganzen Rippensegmentes, mitunter mit pathologischer Fraktur vor. Periostale Anbauten sind selten und unbedeutend, nur gelegentlich wurden spina-ventosa-artige Auftreibungen beobachtet.

Dem röntgenologischen Nachweis einer tuberkulösen Rippenerkrankung ist unter Umständen die Kontrastdarstellung von Fistelgängen dienlich. Sie kann nicht nur die manchmal ausgedehnten Gangsysteme sichtbar machen, sondern auch zur Feststellung des knöchernen Ursprungsherdes der Eiterung führen.

εε) Schlüsselbeintuberkulose

Die Tuberkulose der Clavicula ist selten. SANCHIS-OLMOS stellte 40 Fälle aus dem Schrifttum zusammen. SERKIN fand bis 1936 im amerikanischen Schrifttum 30 Fälle, von denen 5 mit einer Lungentuberkulose und 2 mit einer Nierentuberkulose kombiniert waren. Tessarolo und Sardi berichteten 1953 über 12 Fälle, unter denen sich vor allem junge männliche Kranke befanden. Eine Publikation von Rosendahl-Jensen aus dem Jahre 1959 betrifft 5 weitere Fälle.

Die entzündlichen Herde liegen meist in den Meta- oder Epiphysen und greifen gelegentlich auf die angrenzenden Gelenke über. Bei Kindern kommen manchmal diaphysäre Prozesse vor, die das Bild einer Spina ventosa bieten (Rosendahl-Jensen, Fall eines 9jährigen Jungen). Gewöhnlich bestehen jedoch ausgedehnte Destruktionen. Krause fand zweimal eine totale Verkäsung der Clavicula. Die Erkennung der Schlüsselbeintuberkulose ist wegen der oberflächlichen Lage des Knochens auch in frühen Stadien bereits möglich. Schon geringfügige Weichteilschwellungen weisen klinisch frühzeitig auf die Erkrankung dieses Skeletteiles hin.

ζζ) *Fußtuberkulose*

Hierunter wird die Tuberkulose der Fußwurzelknochen und des oberen Sprunggelenkes verstanden.

Häufigkeit. Nach Schinz stellt die Fußtuberkulose die fünfthäufigste Lokalisation der Skelettuberkulose dar, auch bei Kindern steht sie an dieser Stelle der Häufigkeitsskala (Birkenfeld). Schiller und Altschul fanden sie in ihrem Material als dritthäufigste Lokalisation (10—11 % aller Knochentuberkulosen). Colombani fand unter 1 224 Skelettuberkulosen 92 Fälle (7,5 %). Dabei handelte es sich in 90,3 % um artikulären, in 9,7 % um rein ossären Befall des Fußskelets. Die relative Kleinheit der Fußwurzelknochen begünstigt den raschen Durchbruch der Herde in die zahlreichen Nachbargelenke. Die Häufigkeitsverteilung solitärer Herde in den einzelnen Fußwurzelknochen wird verschieden angegeben. Im Krankengut von Schinz waren die Ossa cuneiformia, bei Schiller und Altschul die Ossa cuneiformia und das Os cuboideum, bei Pouzet das Os naviculare pedis am häufigsten befallen. In anderen Mitteilungen (Blumensaat; Birkenfeld; Catel) ist dagegen von einem leichten Überwiegen der Calcaneustuberkulose die Rede. Blumensaat macht die besonders exponierte Lage und die mechanische Beanspruchung des Fersenbeines dafür verantwortlich. Häufig sollen Kinder im Alter von 9—11 Jahren, der Phase der stärksten Entwicklung des Calcaneus, betroffen sein (Pouzet, 1930). In einer nicht kleinen Anzahl von Fällen ist aber der ursprüngliche Ausgangspunkt der Fußtuberkulose nicht mehr bestimmbar.

Röntgenbild. Nach der üblichen röntgennegativen Phase von etwa 3 Monaten entwickelt sich eine diffuse Knochenatrophie des ganzen Fußskelets. Vom 6. Monat an nimmt sie so hohe Grade an, daß die Gelenkkonturen zu verschwimmen beginnen. Erst zu diesem Zeitpunkt kommen örtlich begrenzte Auflösungen der Spongiosa zustande, womit sich die ossäre Herdbildung im Röntgenbild zu erkennen gibt. Mechanisch besonders stark beanspruchte Knochen, wie z. B. der Calcaneus oder der Talus, können deformiert werden. Sequester kommen vor, sie sollen am Calcaneus typischerweise Kugelform haben (May). Periostale Anbauten entstehen nur bei Mischinfektion, eine rein tuberkulöse Periostitis wurde an den Fußwurzelknochen nicht beobachtet.

Sehr selten ist die corticale Form der Calcaneustuberkulose. Blumensaat sammelte (bis 1932) 21 solcher Fälle aus dem Schrifttum und fügte eine eigene Beobachtung hinzu. Die Genese dieser ausnahmsweise nicht in der Spongiosa, sondern in der Corticalis sitzenden granulierenden Herde ist nicht geklärt. Blumensaat nahm Embolien bacillenhaltigen Materials in abnorm verlaufenden Gefäßen an.

ηη) *Patellartuberkulose*

Häufigkeit. Die isolierte tuberkulöse Erkrankung der Patella ist eine Rarität, dagegen kommen bei Kniegelenktuberkulosen begleitende Herde in der Kniescheibe etwas häufiger vor. Angaben und kritische Wertung des gesamten Schrifttums bis 1939 sind bei VON ROSEN zu finden.

Alters- und Geschlechtsdisposition. Entsprechend der Entwicklung des Knochenkernes tritt die Patellartuberkulose erst in der 2. Hälfte des ersten und der 1. Hälfte des 2. Lebensjahrzehnts auf (RÖPKE). Männliches und weibliches Geschlecht sind gleich häufig befallen (VON ROSEN).

Lokalisation. Die meist herdförmigen käsigen Prozesse können sich in allen Teilen der Kniescheibe entwickeln. Ihr Sitz ist für die Gefährdung des Gelenks insofern maßgeblich, als die an der Rückseite der Patella befindlichen Herde zur Perforation ins Gelenk neigen, während die weiter vorn liegenden in die Bursa praepatellaris oder durch die Haut nach außen durchbrechen.

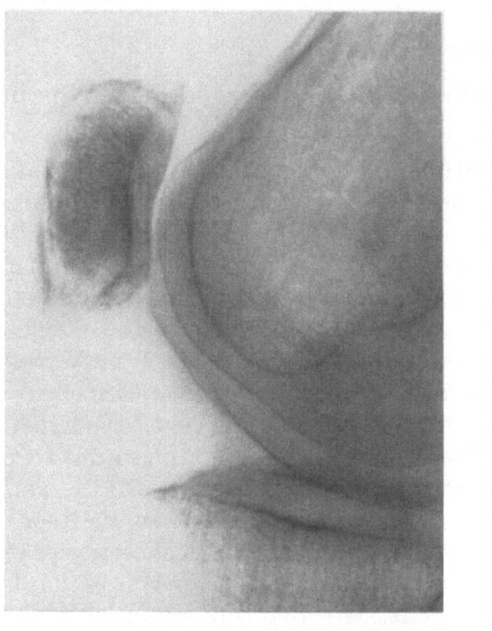

a

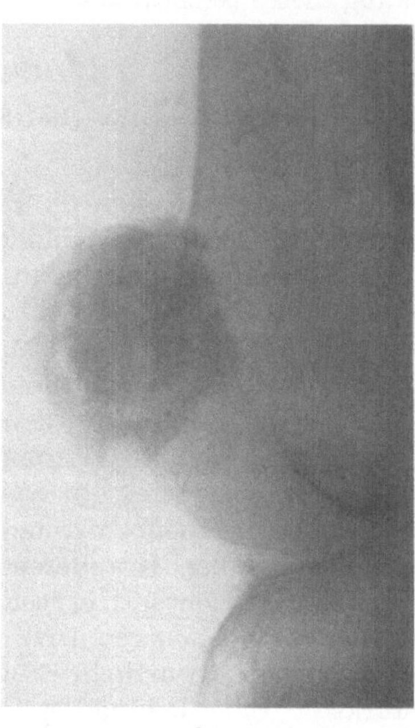

b

Abb. 72a u. b. ♀, 61 Jahre. Tuberkulose der Patella. Fast die ganze Kniescheibe einnehmender Herd mit großem Spongiosasequester. Regionale Atrophie. a Seitliche, b Schrägprojektion. (Aufnahme Dr. STOPE, Berlin-Spandau, Waldkrankenhaus)

Röntgenbild. Nach der röntgennegativen Phase machen sich die tuberkulösen Herde in der Patella durch unregelmäßige fleckförmige bis haselnußgroße Aufhellungen ohne endostale oder periostale Reaktion und gelegentlich auch durch Konturunterbrechungen bemerkbar. Eine stärkere diffuse Atrophie der Umgebung kommt nur bei Gelenkeinbrüchen vor (VON ROSEN). Sequesterbildungen treten wie bei der eitrigen Osteomyelitis auf, sie können ebenfalls Kugelform haben. In Spätstadien und nach Ausheilung kann eine gleichmäßige Vergrößerung der Patella resultieren.

ϑϑ) Trochantertuberkulose

Hiermit ist fast ausschließlich die Tuberkulose des Trochanter major gemeint, es sind nur ganz vereinzelte Fälle isolierter Erkrankung des Trochanter minor bekannt geworden (MANFREDI, MELTON, ROSSI).

Die Trochantertuberkulose kann sowohl hämatogen wie auch per continuitatem von einer Bursitis oder einem Senkungsabsceß her entstehen. In fortgeschrittenen Fällen ist die Frage, welcher Infektionsweg vorgelegen hat, meist nicht mehr zu klären.

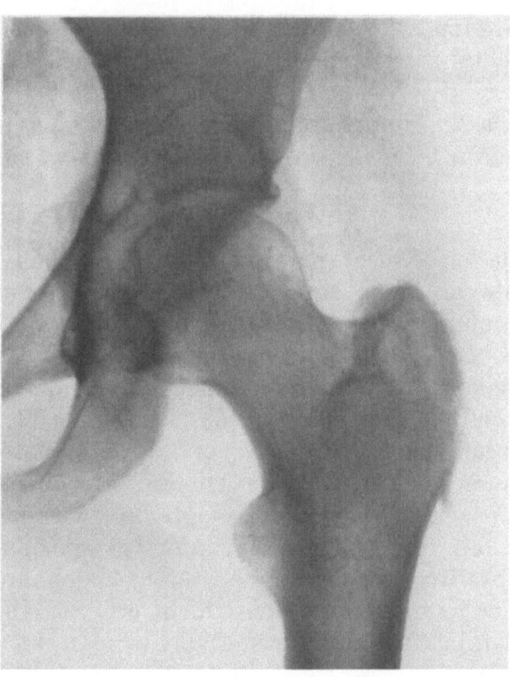

Abb. 73. ♀, 25 Jahre. Trochanter-Tuberkulose links. Pflaumengroßer Herd im Trochanter major mit zentralem Sequester. Außenbegrenzung aufgeriffelt und holprig. Nach distal gerichtete Sehnenansatzverknöcherung am Übergang zum Schaft. Nur geringe regionale Atrophie. (Aufnahme Dr. STOPE, Berlin-Spandau, Waldkrankenhaus)

Häufigkeit. Der Anteil an der Gesamtzahl der Fälle von Skelettuberkulosen beträgt nach

PACINI und ZANGHERI:	1,07%
MELTON:	1,5%
JOHANSSON:	2,3%
BERGK (bei Kindern):	0,1%
PYRKOV:	3,5%
FICAI:	0,7%

Die Kranken stehen meist im 20.—30. Lebensjahr.

Röntgenbild. Das Röntgenbild der Trochantertuberkulose ist uncharakteristisch. V. SASSEN unterschied für die Anfangsstadien 2 Formen:

a) Einen „cystischen“ Typ, der zentral im Trochantermassiv vorkommt. Es soll sich dabei um eine der Kienböckschen cystoiden Tuberkulose entsprechende Form handeln.

b) Einen corticalen Typ, der besonders bei Übergreifen des Prozesses von der Bursa her auftritt.

Später konfluieren die Herde, so daß sich an die randständigen Defekte zum Knocheninneren hin rundliche oder ovaläre Aufhellungen anschließen, in denen mitunter Sequester liegen. Bei Kindern bilden sich in dem uneinheitlich strukturierten Apophysenkern bis kirschgroße Aufhellungen mit peripherer Sklerose und kleinen exzentrisch liegenden Sequestern (GARDEMIN). Derartige Defekte können auch nach klinischer Heilung noch lange Zeit nachweisbar bleiben. Bei primär oder sekundär käsigen Prozessen können kleinkrümlige Zerstörungen großer Teile der Apophyse eintreten (GARDEMIN). Durch den starken Zug der am großen Rollhügel ansetzenden Muskulatur können ferner kleine, durch den entzündlichen Prozeß unterminierte corticale Lamellen abgelöst, in die Weichteile disloziert werden und so Sequester vortäuschen. Eine ins Auge fallende Osteoporose der Umgebung fehlt zumeist, wodurch die röntgenologische Abgrenzung gegen die unspezifische Osteomyelitis sehr erschwert ist und häufig der Biopsie vorbehalten bleiben muß. May fand, daß relativ frische exsudative Prozesse das ganze ausgedehnte spongiöse Trochantermassiv erfassen können, ohne sich zu demarkieren, weshalb bei zu frühzeitigen Operationen die Herde u.U. nicht vollständig entfernt werden.

g) Differentialdiagnose

Die Schwierigkeit der klinischen und röntgenologischen Erkennung der Skelettuberkulose liegt einerseits an dem äußerst langsamen Entstehen und Fortschreiten des Prozesses, der u.U. ohne Hinweis auf den entzündlichen Charakter der Erkrankung abläuft, andererseits läßt die Vielgestaltigkeit tuberkulöser Knochenherde manche Verwechslungsmöglichkeit mit anderen Skeleterkrankungen zu. Sorgfältige Anamnese, Geringfügigkeit der subjektiven Symptome, klinischer Befund und Lokalisation der krankhaften Veränderung im Skelet und vor allem im betroffenen Knochen führen zu einer Verdachtsdiagnose, die mit Hilfe der Tuberkulinproben, durch den Erregernachweis (Ausstrich, Kultur, Tierversuch) sowie histologische Untersuchung gewonnenen Materials (Punktat, Probeexcision) gesichert werden muß. Die spezifische Diagnostik ist aber nur beweisend, wenn sie positiv ausfällt; bei negativem Ergebnis ist der Ausschluß des tuberkulösen Charakters der Krankheit zunächst nicht erlaubt. Die genannten Proben müssen daher in solchen Fällen in Abständen wiederholt werden.

Die Knochentuberkulose muß gegen folgende Krankheitsgruppen abgegrenzt werden:

1. Andere entzündliche Krankheiten
   a) unspezifische
   b) spezifische
2. Aseptische Nekrosen
3. Tumoren
   a) gutartige
   b) bösartige
4. Lymphogranulomatose

Zu 1. Andere entzündliche Knochenkrankheiten

a) Unspezifische Entzündungen

Die chronisch gewordene *hämatogene Staphylokokken-Osteomyelitis* hat meist einen akuten Beginn (Anamnese!) sowie prägnantere lokale Zeichen als die Tuberkulose. Im Röntgenbild der Osteomyelitis ist charakteristisch der Befall der Metaphysen und die Ausdehnung des Prozesses zur Diaphyse hin; eine tuberkulöse Erkrankung der Diaphyse ist dagegen sehr selten. Ferner fehlt bei der Osteomyelitis die für die Tuberkulose charakteristische regionale Atrophie, wogegen reaktive knochenbildende Prozesse bei der Tuberkulose erheblich geringer sind oder ganz vermißt werden. Erst bei einer mischinfizierten Knochentuberkulose treten sie stärker in Erscheinung.

Bestimmte primär chronisch verlaufende Sonderformen der Osteomyelitis können schwer abzugrenzen sein. So kann der *Brodie-Absceß* einem cystoiden tuberkulösen Herd sehr ähneln, jedoch sitzt er mehr metaphysär und sein Sklerosesaum ist meist breiter als der einer tuberkulösen Kaverne. Bei der *Osteomyelitis albuminosa*, die wie die Knochentuberkulose wenig reaktive Veränderungen hervorruft, ist die Unterscheidung am schwierigsten; letztlich muß hier eine Probeentnahme die Entscheidung bringen. Durch unübliche Erreger bedingte Sonderformen der hämatogenen Osteomyelitis können im Röntgenbild ebenfalls erhebliche differentialdiagnostische Schwierigkeiten bereiten.

Die *typhöse Osteomyelitis* läßt sich röntgenologisch an den langen Röhrenknochen durch den vorwiegend diaphysären Sitz und die stärkere Periostreaktion meist leicht, an den Rippen kaum von der tuberkulösen trennen, zumal die relativ einförmige Reaktionsweise der Rippenknochen auf verschiedene pathische Reize eine klare Unterscheidung verhindert. Erregernachweis und serologische Reaktionen geben den Ausschlag.

Aktinomykotische Knochenherde sind röntgenologisch an den gewöhnlich exogen infizierten Rippen, wo sie zu kräftiger ossifizierender Osteomyelitis führen, ohne Schwierigkeit, dagegen an den endogen infizierten Röhrenknochen, wo sie mit nur geringer reaktiver Knochenneubildung einhergehen, kaum von der Tuberkulose abgrenzbar. Für die Diagnose bestimmend ist der Erregernachweis.

Die *Osteomyelitis bei Mykosen* (Coccidioidomykose, Blastomykosen, Sporotrichose, Histoplasmose) kann ebenfalls ein der Tuberkulose gleichendes Bild hervorrufen. Das Auftreten dieser Krankheiten in bestimmten geographischen Arealen gibt eine gewisse Unterscheidungsmöglichkeit, die Diagnose bleibt jedoch dem kulturellen Erregernachweis bzw. der Biopsie vorbehalten.

b) Spezifische Entzündungen

Die Unterscheidung von der selten gewordenen Knochensyphilis ist meist nicht schwierig. Bei der Lues connata praecox sind immer Zeichen von Osteochondritis und Periostitis syphilitica zu finden, die bei der Tuberkulose fehlen. Bei der Lues connata tarda und der Tertiärlues der Erwachsenen überwiegen die produktiven und hypertrophischen, bei der Tuberkulose die destruktiven und atrophischen Vorgänge am Knochen. Eine Ausnahme macht lediglich die seltene osteolytische Knochensyphilis (s.d.). Weitere diagnostische Hinweise sind andere Luessymptome, positiver Ausfall der Seroreaktionen und gegebenenfalls der Erfolg einer probatorischen Behandlung.

Auch die der Syphilis ähnliche *Frambösie* mit ihrer streng umgrenzten geographischen Verbreitung kann von der Tuberkulose leicht unterschieden werden.

Die seltenen echten Leprome der Knochen bei der *Lepra* liegen fast immer in den Phalangen von Hand und Fuß. Durch das ausgeprägte klinische Bild der Lepra sind Verwechselungen ausgeschlossen.

Zu 2. Aseptische Nekrosen

Nicht entzündliche Ossifikationsstörungen sind durch ihre Gebundenheit an bestimmte Skeletteile und ihren Sitz in der Epi- oder Apophyse gekennzeichnet. Ein wichtiges Unterscheidungsmerkmal gegen die Tuberkulose besteht darin, daß sie niemals zu regionaler Knochenatrophie und trotz Gelenknähe niemals zu Verschmälerung des Gelenkspaltes, sondern eher zu seiner Verbreiterung führen. Gelegentlich können auch normale Ossifikationsstadien (z.B. an der Patella) ähnlich aussehen, so daß Vergleichsaufnahmen der anderen Extremität notwendig werden.

Zu 3. Tumoren

a) Gutartige Geschwulstbildungen können gelegentlich Unterscheidungsschwierigkeiten bereiten.

α) Echte Cysten. Dazu gehören in erster Linie die juvenilen Knochencysten. Wegweisende Befunde dafür sind: Monostisch-monotope Aufhellung mit schmalem, dichtem Randsaum im normalen Skelet ohne Periostreaktion. Echte Cysten kommen ferner als fakultative Begleiterscheinungen bei Ostitis deformans Paget und bei Osteodystrophia fibrosa generalisata Recklinghausen vor. Hier schützen die zumeist in Vielzahl vorhandenen cystischen Aufhellungen in einer auf charakteristische Weise strukturgestörten Umgebung vor einer Verwechselung mit der Tuberkulose. Der cystische Echinococcus schließlich ist in der Regel solitär, bietet ein wabig-blasiges Bild mit Knochenauftreibung und ist geographisch auf bestimmte Verbreitungsgebiete begrenzt.

β) Falsche Cysten. Solitäres Fibrom, Chondrom, Myxom, nicht ossifizierendes Fibrom, Riesenzellgeschwulst.

Wegleitende Röntgenbefunde dafür sind scharf begrenzte, von einem schmalen Sklerosesaum umgebene, nicht gekammerte oder traubenförmige Aufhellungsfiguren in exzentrischer Lage, oft mit kugeliger Auftreibung und hochgradiger Verdünnung des Knochens,

Fehlen periostaler Anbauten und jeglicher Strukturveränderung der Umgebung. In den Frühstadien kann oft nur die Biopsie entscheiden.

b) Die Abgrenzung der Skelettuberkulose gegen *bösartige Tumoren* (Sarkom, Carcinommetastasen, multiples Plasmocytom) ist unter Umständen schwierig. Ein wichtiges röntgenologisches Unterscheidungsmerkmal bietet die scharfe Begrenzung der tuberkulösen Caverne, während die durch primären oder sekundären Tumorbefall bedingten Knochenzerstörungen nicht so glatt abgesetzt sind. Außerdem wird dabei die umgebende Atrophie vermißt. Osteogene Sarkome führen gewöhnlich frühzeitig zu periostalen Anbauten. Die Beachtung des Lebensalters des Kranken, des klinischen Befundes, der Elektrophorese und gegebenenfalls die Kenntnis eines Primärtumors ermöglichen zumeist die Differentialdiagnose.

Zu 4. Lymphogranulomatose

Die bei der Lymphogranulomatose im Röntgenbild sichtbaren osteolytischen Prozesse in Form herdförmiger, wenig scharf begrenzter Spongiosadefekte und in Form von Randusuren ohne stärkere Periostreaktion lassen sich allein röntgenologisch vielfach nicht von der Tuberkulose trennen, zumal bei Befall der Wirbelsäule, die Lieblingssitz beider Erkrankungen ist. Da jedoch die Knochenherde bei der Lymphogranulomatose in der Regel Spätbefunde sind, können die klinischen Symptome: Lymphknotenschwellungen, Milztumor, Pruritus, chronisches Rückfallfieber, histologisches Bild der Gewebsprobe aus einem Lymphknoten die Unterscheidung herbeiführen.

2. Ostitis multiplex cystoides (JÜNGLING)

Historisches. Die mit diesem Namen bezeichneten Knochenveränderungen an Händen und Füßen wurden bereits vor der Jünglingschen Veröffentlichung mehrfach beschrieben, vor allem von Dermatologen, denen seit langem bekannt war, daß die sogenannten Tuberkulide der Haut (der Lupus pernio bzw. das Boecksche Sarkoid) mit ossären Herden an Fingern und Zehen zusammentreffen können. JÜNGLING fand bis zum Jahre 1919 insgesamt 19 derartige Fälle im Schrifttum und bearbeitete sie aus der Sicht des Chirurgen. In seiner zweiten Veröffentlichung (1928) konnte er bereits 46 Fälle zusammenstellen und 9 eigene hinzufügen. Seine ursprüngliche Bezeichnung „Ostitis tuberculosa multiplex cystica“ wurde von FLEISCHNER in „Ostitis tuberculosa multiplex *cystoides*“ geändert, nachdem histologische Untersuchungen ergeben hatten, daß es sich bei den Knochenveränderungen nicht um echte Cysten, sondern um örtliche Rarefikationen des Knochens handelt, die das Bild von Cysten nur nachahmen. Seitdem die tuberkulöse Ätiologie des Boeckschen Sarkoids Zweifeln begegnet, wird das Attribut „tuberculosa“ vielfach weggelassen.

Über die *Ätiologie* des Morbus Besnier-Boeck-Schaumann (benigne epitheloidzellige Granulomatose, Sarkoidose) existiert ein umfangreiches Schrifttum. Eine eindeutige Klärung konnte bisher nicht herbeigeführt werden, insbesondere wird seit Jahrzehnten die Zugehörigkeit zum Formenkreis der Tuberkulose diskutiert. Trotz vieler Indizien für den inneren Zusammenhang zwischen Sarkoidose und Tuberkulose steht der Beweis für die tuberkulöse Ätiologie der Sarkoidose aus. KALKOFF sprach früher von einer Umwandlung des Tuberkelbacteriums zum Sarkoidoseerreger bei genetisch dazu prädisponierten Personen. Er präzisierte diese Definition unter dem Eindruck bestimmter mikrobiologischer Befunde (Mangel an Mykobakteriophagen-Antikörpern bei Sarkoidosekranken — MANKIEWICZ) dahingehend, daß die Entwicklung der Sarkoidose nach dem Ausrotten einer vorangegangenen Tuberkulose ausgelöst wird durch lysogene Mykobakterien, die *in vivo* durch Umwandlung aus Tuberkelbakterien entstanden sind. Jedenfalls besteht zwischen der Tuberkulose und der Sarkoidose eine pathogenetische Verwandtschaft, wofür nicht nur das Vorkommen von Übergangs- und Zwischenformen spricht, sondern auch gerade der antagonistische Einfluß beider Erkrankungen aufeinander (H. BEHREND).

Zur Pathologie. Die Zugehörigkeit der Ostitis multiplex cystoides zur Boeckschen Sarkoidose wurde durch histologische Untersuchungen zuerst von KONJETZNY (an einem amputierten Finger) bewiesen. Auch spätere Obduktionsbefunde ergaben eine völlige Analogie der Knochenherde mit anderen Lokalisationen des Sarkoid (SCHAUMANN; JÜNGLING; MYLIUS und SCHÜRMANN u.a.). Übereinstimmend kehren in allen Beschreibungen die folgenden morphologischen Befunde wieder: die Herde stellen ein eiförmiges Granulationsgewebe dar, das aus Epitheloidzellen, Fibroblasten, mehr oder weniger Lymphocyten und gelegentlich einigen Riesenzellen besteht. Verkäsung wurde nur vereinzelt beobachtet (KATZENSTEIN; VASTINE und BACON). Dieses Granulationsgewebe infiltriert das Markgewebe frühzeitig und ausgedehnt, wie aus den positiven Sternalpunktaten von ESSER, DRESSLER sowie FAGERBERG u. a. zu schließen ist. Auch bei völliger Verdrängung bzw. granulomatöser Umwandlung des Markes brauchen röntgenologische Veränderungen noch nicht in Erscheinung zu treten. Erst wenn die Granulationen in die Haversschen Kanäle eindringen, setzen diffuse rarefizierende Knochenveränderungen ein, die bis zu ausgedehnten Destruktionen der Corticalis fortschreiten können. Später entstehen umschriebene Resorptionen der Spongiosa an den Enden der kleinen Röhrenknochen (SCHAUMANN). Sequester- und Fistelbildungen kommen nicht vor. Die Entwicklungsgeschwindigkeit der einzelnen Herde ist unterschiedlich. Rück- und Neubildung von Herden können gleichzeitig ablaufen. Periostale Reaktionen fehlen ebenso wie eine Begleitatrophie der Nachbarknochen, circumfocale Sklerosen sind gering. Die Ostitis multiplex cystoides ist besonders häufig mit den Hautveränderungen vom Typ des Lupus pernio, seltener mit einem Lungenboeck vergesellschaftet.

Häufigkeit. Da sich die Boecksche Sarkoidose an den verschiedensten Körperregionen manifestieren kann, ergeben sich im Schrifttum Differenzen in den relativen Häufigkeitsangaben der Jünglingschen Krankheit. Die Bedeutung dieser Erhebungen wird ferner dadurch eingeschränkt, daß vielfach nur Hände und Füße röntgenologisch untersucht und damit atypische Lokalisationen außer acht gelassen wurden (MARTENSTEIN; BERLIN).

In größeren Beobachtungsreihen ergaben sich folgende Häufigkeiten:

MARTENSTEIN:	unter 74 Fällen von Lupus pernio	38mal Ostitis cystoides	= 51,3 %
	unter 150 Fällen von Sarkoidose	11mal Ostitis cystoides	= 7,3 %
VOSBEIN u. BONNEVIE:			20,0 %
PAUTRIER:	unter 139 Fällen von Sarkoidose		29,0 %
GRAVESEN:	unter 77 Fällen von Sarkoidose	29mal Ostitis cystoides	= 37,7 %
LEITNER:	unter 36 Fällen von Sarkoidose	4mal Ostitis cystoides	= 11,1 %
LÖFGREN:	unter 212 Fällen von Sarkoidose	26mal Ostitis cystoides	= 12,0 %
FAGERBERG:	unter 54 Fällen von Sarkoidose	11mal Ostitis cystoides	= 20,4 %
STEIN, ISRAEL u. SONES:	unter 81 Fällen von Sarkoidose		17,0 %
SHARMA u. a.:	unter 537 Fällen von Sarkoidose		3,5 %
	(bei 180 Patienten Röntgenaufnahmen	19mal Ostitis cystoides	= 11 %)
BLAHA u. APELT:	unter 271 Fällen von Sarkoidose	6mal Ostitis cystoides	= 2,2 %
HORÁČEK u. a.:	unter 130 Fällen von Sarkoidose	6mal Ostitis cystoides	= 4,6 %
BALTZER, BEHREND u. a.:	unter 338 Fällen von Sarkoidose	17mal Ostitis cystoides	= 5 %

Auffällig sind die niedrigeren Häufigkeitsziffern in den letzten Jahren. BALTZER u. Mitarb. berichten ferner über Röntgenuntersuchungen der Hände bei einem vergleichbaren Patientenkollektiv ohne Sarkoidose. Sie fanden unter 342 Patienten *ohne Sarkoidose* 27mal „cystische" Knochenveränderungen im Handskelet, d. h. in 7,8 %! Sie sprechen deshalb dem Nachweis derartiger „Knochencysten" die diagnostische Bedeutung ab.

Über eine Jünglingsche Ostitis als ausschließliche Manifestation der Sarkoidose berichteten ALAJOUANINE, MILLIEZ und MARTIN sowie WEYERS. Auf geographische Häufigkeitsunterschiede wurde mehrfach hingewiesen und eine Bevorzugung der kalten Länder (nordische Länder, auch Deutschland) behauptet, was aber von LEITNER nicht bestätigt werden konnte.

Es gibt im Schrifttum ferner Einzelbeobachtungen über Ostitis cystoides multiplex bei bestimmten Tuberkuloseformen bzw. der Tuberkulose nahestehenden Erkrankungen: LEITNER zitiert in seiner Monographie folgende Beispiele: bei Erythema induratum (DOUTRELEPOU; GROUVEN), bei Lupus erythematodes und vulgaris (WEIL; JÜNGLING; MCCARTY; HEYDEN; KOCH; CHEVALLIER) und bei Tuberculosis cutis verrucosa (ELLIS).

LEITNER betont, daß seine ursprüngliche Skepsis diesen Berichten gegenüber erst nachließ, als er selbst einen Fall von Ostitis cystoides bei einer verkäsenden Lymphknotentuberkulose (mit pulmonalen Streuherden) beobachtete.

Alters- und Geschlechtsdisposition. Nach übereinstimmender Feststellung treten die meisten Erkrankungen in den ersten 3 Lebensdezennien in Erscheinung. Der jüngste Patient ist unseres Wissens ein 11 Monate alter Säugling, über den FLEISCHHACKER berichtete. Jenseits des 50. Lebensjahres kommen nur Einzelfälle vor, was übrigens als Beweis dafür angesehen wird, daß die Ostitis multiplex spontan abheilen kann. Da die Entwicklung der Skeletherde bis zur klinischen und röntgenologischen Manifestation meist mehrere Jahre beansprucht, liegt der Beginn der Erkrankung viel früher als in den Berichten angegeben, wahrscheinlich vielfach im Kindesalter (MEVES), jedoch sind Erscheinungen im frühen Kindesalter selten (WEYERS u.a.).

Eine Geschlechtsdisposition der Skeletveränderungen scheint nicht vorzuliegen. Die Auswertung von 38 Einzelfällen mit Geschlechtsangaben aus dem Schrifttum zeigt nur ein leichtes, nicht signifikantes Überwiegen der Frauen (23:15). Auch bei BALTZER u. Mitarb. überwogen die Patientinnen mit 12:5.

Lokalisation. Typischer Sitz der Ostitis multiplex cystoides sind die Phalangen der Hände und Füße in der Reihenfolge: Mittel-, End- und Grundphalangen; meist sind beiderseits mehrere in annähernd symmetrischer Anordnung betroffen. Metacarpalia und Metatarsalia erkranken weniger häufig. Noch seltener ist der Sitz in den Hand- und Fußwurzelknochen (LEITNER; BLOCH; HEYDEN; JÜNGLING; LUTZ; PAUTRIER; STEIN, ISRAEL und SONES; TUREK). Es wurde gelegentlich betont, daß die Jünglingsche Ostitis sich nicht auf diese Prädilektionsstellen zu beschränken brauche; die Herdnachweise in den folgenden Skeletabschnitten sind dennoch Einzelfälle geblieben: Radius (FORCHHAMMER, MERTENS, MEVES, PAUTRIER, STEIN u. Mitarb.), Ulna (BLOCH; MERTENS; STEIN u. Mitarb.), Humerus (BOELEN; ZWEIFEL; v. ALSTYNE und GOWEN), aller im Ellenbogengelenk zusammentreffenden Knochenabschnitte (v. ALSTYNE und GOWEN; BEUTEL; MERTENS), Nasenbein (KLINGMÜLLER; FLEISCHNER; JÜNGLING; ALAJOUANINE etc.; LEITNER; LEHMANN), Sprunggelenk (FUGAZZOLA; TUREK), Tibia und Fibula (FLEISCHHACKER; STEIN u. Mitarb.), Femur (SAUER; JORDON und OSBORNE; HERSKOVITS), Acetabulum des Hüftgelenkes (HEKELE und SEYSS), Os ilium in Nähe der Iliosacralfuge (HEKELE und SEYSS), Schambein (HERSKOVITS), Lendenwirbelkörper (HEKELE und SEYSS), Mandibula (HERSKOVITS; VASTINE und BACON), Schädeldach (FLEISCHHACKER).

Klinik. Der Verlauf der Jünglingschen Erkrankung ist stets extrem chronisch. Subjektive Beschwerden fehlen oft über lange Zeit, weil das Periost unbeteiligt ist, so daß die Ostitis multiplex cystoides häufig nur zufällig entdeckt wird. Objektiv ist das Leiden erkennbar an vielfach schubweise auftretenden Schwellungen der Finger und Zehen, wobei die Lokalisation der von cutanen oder subcutanen Sarkoidinfiltraten herrührenden Weichteilverdickungen nicht mit dem Ort der Skeletherde übereinzustimmen braucht. Bei gröberer Durchsetzung der Phalangen ist die Knochenverformung natürlich auch äußerlich sichtbar. Die Haut ist in typischen Fällen dunkelrot-cyanotisch verfärbt und die Venenzeichnung verstärkt (LEITNER). Gelenkeinbrüche mit Bewegungseinschränkung kommen höchst selten und Perforationen nach außen überhaupt nicht vor. In Spätstadien sind trophische Störungen und sogar Mutilationen möglich (FLEISCHNER). Bei größeren Herden entstehen u.U. Spontanfrakturen (CASATI, PAUTRIER). Die Heilung kann in jeder Phase der Erkrankung einsetzen und zu vollständiger Restitution führen.

Röntgenbild. JÜNGLING konnte bereits an seinem ersten Fall, den er mehr als 16 Jahre verfolgte, verschiedene röntgenologische Typen der Skeletveränderungen unterscheiden. Sie sind in die späteren Beschreibungen wenig modifiziert übernommen worden. Das Röntgenbild der Ostitis multiplex ist charakterisiert durch eine vom Mark ausgehende Rarefizierung, die entweder diffus im Knochen verteilt oder mehr fleckig an Prädilektionsstellen gebunden ist. Die *diffuse Form* (Typ B I nach JÜNGLING), das Anfangsstadium, hat häufig bereits zu einer Veränderung der äußeren Gestalt der Phalanx geführt: die

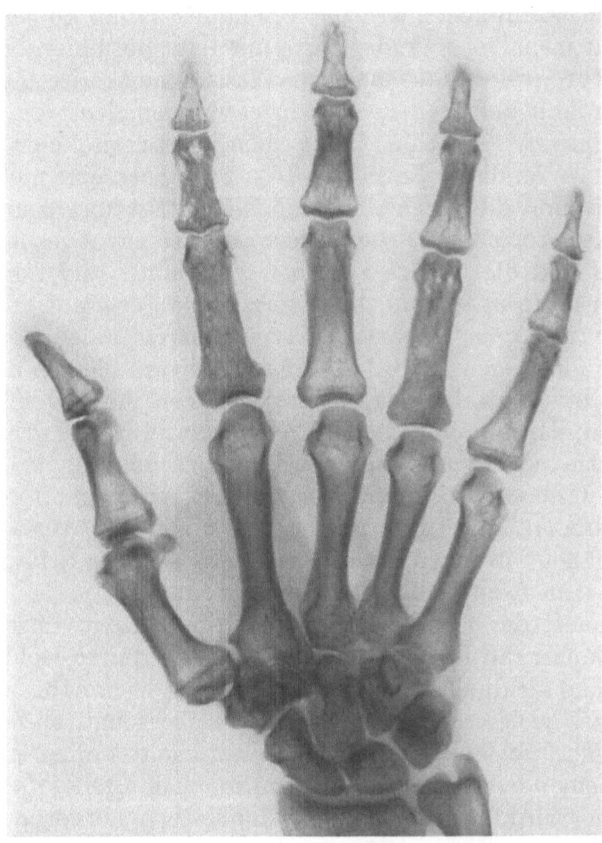

Abb. 74. ♂, 45 Jahre. Ostitis multiplex cystoides (Jüngling) der rechten Hand. Diffus-feinwabige Form (Typ B I nach Jüngling) an den Grundphalangen II und IV, Übergang zur umschriebenen cystoiden Form (Typ B II nach Jüngling) an der Mittelphalanx II und der Grundphalanx V. (Aufnahme Dr. Meessen, Berlin, Krankenhaus Tegel-Süd)

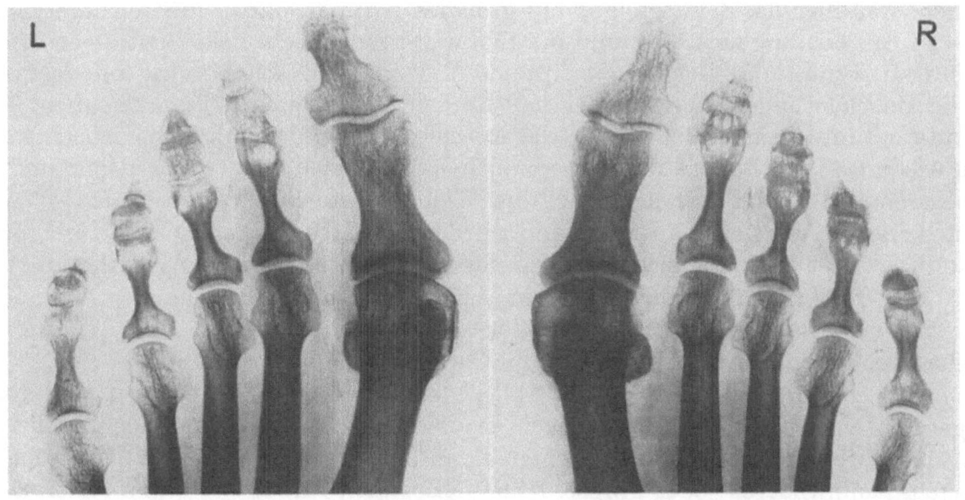

a b

Abb. 75. ♂, 46 Jahre. Ostitis multiplex cystoides (Jüngling). Cystoide Form (Ausheilungsstadium) an den Phalangen beider Füße. (Aufnahme Prof. Heuck, früher Medizinische Universitätsklinik Kiel)

typische Hantelform ist infolge einer Diaphysenauftreibung aufgehoben. Markraum und Compacta sind nicht mehr voneinander zu trennen, ihr normaler Aufbau ist ersetzt durch eine wabige Struktur, wobei die einzelnen Waben hanfkorn- bis linsengroß sind. Die Corticalis ist papierdünn und stellenweise durchbrochen. Normale Spongiosa findet sich nur noch in der Epiphyse. Typisch ist das Fehlen jeder perifokalen Sklerose und jeglicher periostaler Anbauten. Von dieser Form hat JÜNGLING noch eine mehr kleinfleckige diffuse Form (Typ C) abgetrennt, die durch eine feine Gitterstruktur gekennzeichnet und klinisch durch einen besonders torpiden Verlauf ausgezeichnet ist. Auch hierbei ist die Phalanx plumper als normal und die Grenze zwischen Markhöhle und Compacta verwischt. Als Ausheilungsstadium faßte JÜNGLING die *umschriebene Form* auf mit runden oder kartenherzförmigen, „wie mit dem Locheisen ausgestanzten" kleinen Aufhellungen in den distalen Partien der Phalangen (Typ B II). Die Diaphysen bleiben meist frei, nur erscheint die Compacta eher etwas stärker als normal. Nehmen diese Defekte in seltenen Fällen größeren Umfang an, dann können sie zur Mutilation führen. LEITNER schlug die Hinzufügung einer 4. Form als Typ A vor (da diese Bezeichnung bei JÜNGLING fehlt), die lediglich als diffuse Osteoporose in Erscheinung tritt, und schon von KISSMAYER (1934), SNAPPER und POMPEN (1938), SCHÜPBACH und WERNLY (1943) als Vorstadium des typischen Bildes bezeichnet wurde. In dieser Phase läßt sich die Erkrankung selbstverständlich noch nicht aus dem Röntgenbild diagnostizieren.

Nach MEVES dauert der Übergang von der diffusen zur umschriebenen Form etwa 1—$1^1/_2$ Jahre. Die Mehrzahl der veröffentlichten Fälle dürfte wohl aus Mischformen bestehen, da die Herdentwicklung nicht an allen Stellen gleichmäßig voranschreitet. Bereits JÜNGLING war — wie viele Autoren nach ihm — überzeugt, daß die von ihm beschriebenen „Typen" in Wirklichkeit verschiedene Krankheitsstadien sind, die nebeneinander vorkommen und ineinander übergehen können (s. auch LEHMANN).

Übereinstimmend wird das Fehlen von Sequestern hervorgehoben. Im Fall 6 von JÜNGLING, der Sequester aufwies und vom Autor als Übergangsform zur Spina ventosa aufgefaßt wurde, ist die Sarkoidnatur der Skeletveränderung fraglich. Auch das Freibleiben der Gelenke ist fast unbestritten. HEKELE und SEYSS beziehen bei einem ihrer Patienten den Befall eines Fingermittelgelenkes auf eine die Sarkoidose begleitende Tuberkulose. LEITNER erwähnt einen ähnlichen Fall. Obwohl perifocale Reaktionen nicht vorkommen, sind doch die Beobachtungen von VASTINE und BACON sowie von WEYERS über Acceleration der Knochenkernentwicklung bzw. des Knochenwachstums bemerkenswert.

Schwierigkeiten bereitet die Aufdeckung der Sarkoidose bei Erkrankung der platten Knochen, weil hier die Zerstörungen ein größeres Ausmaß haben müssen, um röntgenologisch in Erscheinung zu treten und ihr Bild außerordentlich viele Deutungen offenläßt.

Die Ostitis multiplex neigt zu spontaner Ausheilung. Nach MEVES, der darüber eingehende Beobachtungen anstellte, ist vollständige oder Defektheilung möglich. Bei der Restitutio ad integrum verschwinden die Aufhellungen und reguläre Knochenstrukturen treten wieder auf, die äußere Form des Knochens stellt sich wieder her, Rinde und Markhöhle lassen sich wieder trennen. Auch die Weichteilinfiltrate verschwinden.

Solche Ausheilungen ohne Restbefund wurden von MÜLLER aus dem diffusen und von FLEISCHHACKER aus dem umschriebenen Stadium (unter Streptomycintherapie) beobachtet. Die Defektheilung führt außer zu Abrundung und Glättung der Aufhellungen, wobei sich ein schmaler Grenzsaum bildet, zur Wiederherstellung der Außenform des Knochens und normaler Differenzierung in Compacta und Markraum.

Diagnose und Differentialdiagnose. Außer den klinischen Symptomen sind folgende Röntgenzeichen als Wegweiser zu beachten: Multiplizität des Phalangenbefalls, diffus aufgelockerte Struktur oder multiple, niemals in der Epiphyse sitzende „cystische" Aufhellungen, kaum Sklerose oder Porose, keine periostalen Anbauten, kaum Auftreibungen, keine Sequester, eminent chronischer Verlauf. Die Diagnose macht bei den kaum je von der Regel abweichenden Befunden meist keine Schwierigkeiten. Differentialdiagnostisch können allenfalls einmal Dactylitis tuberculosa (polyostische Spina ventosa), Dactylitis syphilitica oder leprosa und u. U. auch das Panaritium ossale in Betracht kommen. Im Röntgenbild feststellbare stärkere Schaftauftreibung, Periostitis, größere Einschmelzungen oder Sequester schließen eine Jünglingsche Erkrankung sicher aus. Ferner führt die Berücksichtigung des Alters des Kranken, des klinischen Befundes (Fisteln!), des serologischen Befundes und der geographischen Lage zu einer klaren Abgrenzung. Daß kleine cystoide Spongiosalücken im Hand- und Fußskelet ohne jede Grundkrankheit gelegentlich vorkommen, wurde oben schon erwähnt.

3. Syphilis der Knochen

Die durch das Treponema pallidum bzw. die Spirochaeta pallida (SCHAUDINN, 1905) verursachte Syphilis (Lues venerea) ist eine chronische Infektionskrankheit ohne altersbedingte, geographische oder rassische Grenzen. GRUMBACH und KIKUTH (1958) schätzen den allgemeinen Durchseuchungsgrad auf 0,5—1 % der Erdbevölkerung. Je nachdem, ob die Infektion prä- oder postnatal erfolgt, wird von angeborener oder erworbener Syphilis gesprochen. Die pathologischen, klinischen und röntgenologischen Erscheinungen sind voneinander verschieden, so daß sie eine getrennte Besprechung erfordern.

a) Angeborene Syphilis (Lues connata)

α) Pathologie

Die Übertragung geschieht auf diaplacentarem Wege; spermatogene Infektion kommt nicht vor, weshalb Feten vor dem 5. Monat immer frei von luischen Veränderungen sind.

Nach dem Lebensalter, in dem die Lues connata in Erscheinung tritt, werden unterschieden

1. die fetale Syphilis,
2. die Säuglingssyphilis,
3. die Rezidivsyphilis des Kleinkindes bis etwa zum 4. Lebensjahr,
4. die Syphilis tarda, jenseits des 4. Lebensjahres.

Wegen ihrer Neigung zu Ernährungsstörungen und Superinfektion ist die Säuglingslues als eine gefährliche Erkrankung mit hoher Frühsterblichkeit anzusehen. Nach KLAFTEN und PRIESEL sterben 75%, nach OEHME etwa 70% der syphilitischen Säuglinge im 1. Lebensvierteljahr. Die Prognose ist um so ernster, je früher die klinischen Erscheinungen auftreten (VON BERLIN-HEIMENDAHL). Unter den Symptomen sind von besonderer Bedeutung: Gedeihstörungen, Hautveränderungen, Anämie, Leber- und Milztumor, chronischer serös-eitriger Schnupfen und die Knochenveränderungen, die sich durch Anschwellungen der Weichteile an den Enden der Röhrenknochen, durch Schmerzen und gegebenenfalls durch Lähmungserscheinungen (Parrotsche Pseudoparalyse) bemerkbar machen.

Die pathologisch-anatomischen Forschungen über die angeborene Knochensyphilis reichen zurück bis in das Jahr 1870, in dem von WEGNER die Osteochondritis entdeckt wurde. Kurz danach erfolgten Bestätigung und Ergänzung seiner Befunde durch PARROT, der auch die später nach ihm benannte Paralyse auffand. Im Anschluß daran erschienen dann Bearbeitungen von M. B. SCHMIDT, TAYLOR, HERX-HEIMER, HEUBNER, HOCHSINGER, THOMSEN, PICK, FRAENKEL, P. SCHNEIDER u.a.

Ante- und postnatale Skeletveränderungen der Lues connata weisen überwiegend gemeinsame Merkmale auf, so daß sie in eine Gruppe zusammengefaßt werden können. Die Erkrankung der knorplig vorgebildeten Knochen beginnt bereits intrauterin, die Erkrankung der bindegewebig angelegten Knochen fast immer erst nach der Geburt. Die Knochenveränderungen haben ihr Maximum im 2. und 3. Lebensmonat. Nach dem 6. Monat sind sie sehr selten; Späterscheinungen (Lues connata tarda) treten gewöhnlich erst zwischen dem 7. und 12. Jahr auf. Die Früherscheinungen sind systematisiert und symmetrisch zur Körperachse angeordnet und manifestieren sich als Osteochondritis, Periostitis, rarefizierende fibröse Osteomyelitis (PICK; REVIGLIO), und ausnahmsweise als gummöse Periostitis bzw. Osteomyelitis.

Die *Osteochondritis syphilitica* befällt alle Stellen enchondralen Wachstums, vornehmlich an den langen Röhrenknochen, ferner an den kleinen Röhrenknochen, den platten und kurzen Knochen (Metacarpen, Metatarsen, Phalangen, Scapula, Beckenschaufeln, den Kernen des Brustbeins, der Wirbel, des Fuß- und Handskelets), wo die Erreger in reichlichem Maße angetroffen werden (FRAENKEL; PICK; PÉHU u. Mitarb.).

Die pathologischen Veränderungen sind grundsätzlich überall die gleichen. WEGNER hat sie in 3 Stadien eingeteilt, von denen sich die beiden ersten jedoch nur graduell unterscheiden. Das Stadium I ist gekennzeichnet durch eine Verbreiterung der provisorischen Verkalkungszone, deren Umwandlung in Knochengewebe gestört ist: „Verzögerung der Anbildung von Knochensubstanz, gleichzeitig Fortschreiten der Eröffnung des Säulenknorpels und Auftreten des sog. Kalkgitters" (WOLF und PSENNER). Die präparatorische Verkalkungszone nimmt gegen den Epiphysenknorpel hin eine gezackte Begrenzung an. Die Knorpelwucherungszone ist entweder normal oder breiter als gewöhnlich. Im Stadium II nimmt die Verdickung der provisorischen Verkalkungszone zu, ihre Begrenzungen werden im stärkeren Maße unregelmäßig. Die Knorpelwucherungszone quillt mitunter mehr auf. Im Stadium III schiebt sich entweder in die provisorische Verkalkungszone oder häufiger in die Kalkgitterzone (M. B. SCHMIDT) oder schließlich zwischen provisorische Verkalkungszone und Kalkgitter diaphragmaartig eine gelbe „Granulationsschicht" von ungleicher Dicke ein, die reichlich Treponemen enthält. Sie stammt nach PICK aus dem Knochenmarkkanal durch Umwandlung des jüngsten Markes und besteht in der Hauptsache aus jungem, reich vascularisiertem Bindegewebe mit zahlreichen Fibroblasten, lymphoiden Zellen, Leukocyten, Nekrosen und vereinzelten „miliaren Syphilomen". Da infolge Mangels an Osteoblastenbelägen nur ungenügende Bildung primärer Spongiosa stattfindet, kann es in diesem Stadium schon bei leichtem Muskelzug zu einer Lockerung oder Gefügetrennung in dieser subepiphysären Schicht, der „Epiphysenlösung" kommen. Eine stärkere Dislokation wird meist verhindert, weil das Periost erhalten bleibt. Während für die Mehrzahl der Fälle die Bezeichnung „Epiphysenlösung" demnach nicht zutrifft, kann jedoch gelegentlich eine echte Epiphysenlösung durch Nekrose der Knorpelsubstanz der Wachstumsfuge entstehen.

Ihre Häufigkeit wird von

HOCHSINGER	bei 98 Fällen	mit 12%
RAJZ	bei 270 Fällen	mit 6%
OEHME	bei 238 Fällen	mit 14%

angegeben. Sie ist eine der Ursachen der Parrotschen Lähmung.

Die Osteochondritis syphilitica, die am stärksten die Knochen befällt, deren Wachstum im Verhältnis zu ihrer Länge am größten ist (WEGNER), heilt erstaunlich schnell, meist in einigen Wochen residuenlos mit und ohne Behandlung aus. Über die Pathogenese der osteochondritischen Vorgänge herrscht keine Einigkeit. Eine Anzahl vornehmlich älterer Autoren sah ihr Wesen in der Bildung eines spezifischen Granulationsgewebes: WEGNER, HOCHSINGER, FRAENKEL, PICK, PÉHU, WIMBERGER, DENNIE und PAKULA, PENDERGRASS und BROMER. Eine andere Gruppe verneint das Vorhandensein von spezifischem Granulationsgewebe und hält die Veränderungen für eine durch das syphilitische Toxin hervorgerufene qualitative und quantitative Wachstumsstörung: PARROT, M. B. SCHMIDT, MCLEAN, HARRIS, SCHINZ, CAFFEY, OEHME, WILLICH u.a. Auch CREMIN und FISHER bezeichnen die metaphysären (und periostalen) Knochenveränderungen als dystrophisch.

Die *Periostitis syphilitica* kommt nur selten allein vor. In der Regel ist sie vergesellschaftet mit anderen Erscheinungen der angeborenen Syphilis und läßt sich ebenfalls bereits im Fetalleben nachweisen (JOSEPH und LEESER). FRAENKEL unterscheidet zwei Formen: die Frühperiostitis, die eine allgemeine Reaktion auf die syphilitische Infektion darstellt und die Spätperiostitis, die erst dann auftritt, wenn sich die Osteochondritis im Abklingen befindet und wahrscheinlich Ausdruck von Heilungsvorgängen ist. Die Frühperiostitis, bei der die Erreger vorwiegend in der Cambiumschicht des Periostes gefunden werden, wird ebenso wie die Osteochondritis in generalisierter Form allerdings mit unterschiedlichem Schweregrad an den einzelnen Knochen angetroffen. Sie betrifft vorwiegend den Schaft der langen Röhrenknochen, an denen sich schalen- oder mantelartig eine ein- oder mehrschichtige Knochenumfüllung nach Art eines Muffs (PÉHU) ausbildet, deren größte Dicke in der Mitte des Schaftes liegt und die seine Circumferenz partiell oder total umgibt. Die ossifizierende Periostitis befällt auch die platten und kleinen Knochen. Sie bleibt länger bestehen als die Osteochondritis, bildet sich jedoch gegen Ende des 1. oder im Verlaufe des 2. Lebensjahres residuenlos oder mit ganz leichter Verdickung der Corticalis zurück.

Die *Osteomyelitis syphilitica fibrosa rareficans* (PICK), die an den Meta- und Diaphysen entsteht (syphilitische Meta- und Diaphysitis PENDERGRASS und BROMER; CAFFEY), und entweder mehr abgegrenzt bleibt oder sich auch diffus ausbreitet, tritt in den meisten Fällen zusammen mit anderen Formen der angeborenen Lues auf. Sie ist eine Osteomyelitis besonderer Eigenart, die stellenweise mit reichlich osteoclastischem Knochenabbau und mit dessen Ersatz durch Bindegewebe einhergeht. Das fibrös-zellige Neugewebe, das auch miliare Gummen enthält (PICK), ist von großen Erregermengen besiedelt. Es kommt niemals zur Eiterung, Sequester- oder Fistelbildung; es sei denn, durch Sekundärinfektion mit Eitererregern. Es gibt eine zentrale und eine marginale Form. Bei randständigem Sitz der Resorptionsherde entstehen Defekte, die den Knochen wie angenagt erscheinen lassen. Eine charakteristische Stelle befindet sich an der Innenseite des proximalen Tibiaviertels (WIMBERGER). Der Defekt kann nur seicht sein, mitunter jedoch bis zur Schaftmitte reichen. Manchmal ist er von einer Periostlamelle bedeckt. Eine weitere bemerkenswerte Besonderheit ist die sog. Sargbildung (PARROT; RECKLINGHAUSEN). Sie betrifft gewöhnlich die distale Hälfte des Tibiaschaftes. Die Schaftcorticalis ist im erkrankten Bereich aufgelöst, darüber hat sich ein mehrschichtiger mantelartiger periostaler Osteophyt mit Markgewebe in den Zwischenlagen neu gebildet. Er ersetzt die fehlende Corticalis.

Die Osteomyelitis syphilitica kommt nicht nur an den langen Röhrenknochen, sondern auch an kurzen Knochen vor. Nach FRAENKEL werden auch die platten Knochen wie Darmbein und Schulterblatt befallen. An den kurzen Röhrenknochen der Hand und des Fußes finden sich multiple, allerdings meist nicht symmetrische Frühmanifestationen (Daktylitis, Phalangitis). Sie beginnen stets an den Grundphalangen, wobei die proximalen Knochenenden stärker als die distalen betroffen sind und die Endglieder freibleiben. Die Daktylitis verläuft auch hier als zentrale oder marginale oder auch kombinierte Osteomyelitis. Zu diesen destruktiven Vorgängen gesellen sich im Abheilungsstadium produktive Prozesse in Form endostaler Sklerosen und kräftiger periostaler Schalenbildungen, wodurch es nach Art der spina ventosa zu einer Auftreibung des Knochens von Oliven- oder Kegelstumpfform kommen kann (HOCHSINGER). Die Daktylitis syphilitica ist in seltenen Fällen die einzige Manifestation der Lues connata. Eiterung und Fistelbildung sowie Beteiligung der benachbarten Gelenke fehlen stets. Die syphilitische Osteomyelitis tritt im allgemeinen erst nach der Geburt bis zum 6. Lebensmonat auf. OEHME beobachtete ihr Erscheinen einmal bereits im Alter von 5 Tagen. Die Prognose ist gut. Die Veränderungen können vollständig verschwinden.

AXHAUSEN und später PENDERGRASS und BROMER berichteten außerdem noch über eine sklerosierende Form der „Diaphysitis“ mit Dichtezunahme einzelner oder aller Knochen. Diese Erscheinung wird meist bei der Lues acquisita beobachtet und dort näher besprochen.

Gummöse Periostitis und gummöse Osteomyelitis werden bei der Säuglingslues nur ausnahmsweise beobachtet (HERXHEIMER; SCHNEIDER; KAUFMANN; FRAENKEL; WIMBERGER; PÉHU; AMBRUS; REVIGLIO u.a.).

Péhu grenzt noch eine *osteoclastische Form* der angeborenen Syphilis ab, bei der sich eine besondere Knochenbiegsamkeit sowie multiple spontane oder traumatische Frakturen bei verschmälerter Corticalis einstellen. Sie wurde von den übrigen Autoren als Sonderform nicht anerkannt.

Über die Kombination von Tuberkulose mit Syphilis berichtete Rajz. Von 450 Kindern mit Lues connata waren 26 außerdem tuberkulös infiziert. Unter diesen kranken Kindern befanden sich 6 mit Knochenerscheinungen, die als rein luisch und 3, die als kombiniert luisch-tuberkulös angesprochen wurden. Beide Erkrankungen sind offensichtlich völlig unabhängig voneinander, ihr Zusammentreffen mag auf sozialen Gegebenheiten beruhen. Das gleiche gilt von dem Zusammentreffen der Lues connata mit Chondrodystrophie (Klein und Goldmann) und mit Rachitis, das oft beobachtet wurde (Péhu; Pick u.a.). Die Annahme älterer Autoren (Parrot; Hochsinger), die Syphilis bereite der Rachitis den Boden, wurde von Fraenkel an einem sehr großen Sektionsmaterial widerlegt.

Das *Knochenwachstum bei angeborener Syphilis* ist gewöhnlich gestört (Harry; Finckh; Reich). Seyss und Wiesener beobachteten an 27 Kindern mit Lues connata eine Verzögerung des Wachstums bei nicht oder ungenügend behandelten, normales Wachstum bei behandelten Kindern. Signorelli, Hosen und Miles fanden unter 71 Fällen von Lues connata das Auftreten der Epiphysenkerne häufig verfrüht. Im Gegensatz dazu sah Rumphorst bei 10 Kindern die Kernentwicklung verzögert und auch Landa und Panov fanden bei 60% der connatal-luischen Kinder ein verzögertes Auftreten der Kerne der Handwurzelknochen im Röntgenbild. Nach Springer ist das Knochenwachstum gewöhnlich verzögert, gelegentlich aber auch beschleunigt. Er berichtet von 2 Brüdern mit angeborener Syphilis, von denen der eine ein verkrüppelter Zwerg, der andere ein infantiler Riese war.

Häufigkeit der angeborenen Syphilis. Die Häufigkeit der Lues connata wird von Land zu Land sehr verschieden angegeben. In Deutschland ist sie sehr gering. Die Krankheit war etwa vom Ende der zwanziger Jahre bis zum Beginn des 2. Weltkrieges praktisch aus den Krankenhäusern verschwunden. Nach Lefort (1950) ist in Frankreich wegen ihrer großen Seltenheit seit 20 Jahren keine Veröffentlichung darüber mehr erschienen. In den letzten Kriegsjahren und in der Nachkriegszeit kam es zu einem Häufigkeitsanstieg der Schwangerensyphilis und damit auch der Lues connata. Infolge eingehender Schwangerenfürsorge und -behandlung haben sich die Zahlen wieder erheblich verringert und sogar dem Nullpunkt genähert (Oehme; Wechselberg). Von dem Wiederanstieg der Luesmorbidität in allen Teilen der westlichen Welt seit der Mitte der fünfziger Jahre ist die Lues connata nicht betroffen. Sie nahm weiter ab. In Nordrhein-Westfalen wurden 1951 noch 789 Fälle von Lues connata gemeldet, 1964 nur noch 126 (Wechselberg, 1970).

Die *Häufigkeit von Knochenveränderungen* bei der angeborenen Lues *war* sehr groß, sie hat in den letzten Jahrzehnten abgenommen:

Gumpesberger	70—90%	Lefort	80%	Engel u. Schmidt	100%
Péhu, Chassard, Enselme	78%	Vogt	91%	Kaufmann	100%
Landa u. Panov	78%	H. Schmidt	93%	McLean	100%
Rajz	80%	Thomsen	97%		

Im einzelnen:

Autor	Gesamtzahl der Lues connata-Fälle	Prozentuale Häufigkeit		
		Osteochondritis	Periostitis	Osteomyelitis
Rajz (1927)	270	42	47	—
Schmidt, H. (1928)	53	93	86	34
Epstein u. Podvinec (1929)	86	—	—	17
McLean (1931)	nicht angegeben	90	5 (allein)	46
Oehme (1956)	238	53	55	19
Wechselberg (1970)	127	33	39	14

Die Angaben schwanken in weiten Grenzen, was durch Umfang und Sorgfalt der Untersuchungen bedingt sein dürfte (Dezimalstellen abgerundet).

Lokalisation. Die Skeletveränderungen der angeborenen Syphilis erweisen sich bei exakter anatomischer und röntgenologischer Untersuchung als generalisiert, kein Knochen bleibt verschont. Jedoch sind sie nicht überall in gleicher Deutlichkeit ausgeprägt und gehören mitunter verschiedenen Stadien an (PENDERGRASS und BROMER).

Die *Osteochondritis* wird am ehesten an den langen Röhrenknochen, insbesondere an Radius und Ulna, Femur, Tibia, Humerus und an den Knochenkernen des Calcaneus und des Talus, weniger deutlich an den kurzen Röhrenknochen der Hand und des Fußes gefunden. Die von den Anatomen aufgestellte ,,Intensitätsskala" (WEGNER) unterscheidet sich von den Angaben der Kliniker wegen der Verschiedenheit des Untersuchungsmaterials und des Untersuchungsverfahrens allerdings nicht erheblich (THOENES).

Die *Periostitis* tritt gewöhnlich am deutlichsten an Femur, Humerus und Tibia, schwächer an den Vorderarmknochen und an der Fibula zutage.

Die *Osteomyelitis* ist am ehesten an den Vorderarmknochen und an der Tibia aufzufinden.

β) Röntgenbild

Der Röntgenuntersuchung des Skelets kommt für die Frühdiagnose der Lues connata eine große Bedeutung zu, weil — wie erwähnt — ihre häufigste Manifestation sich am Knochen abspielt und nach Schwinden der Hautefflorescenzen zum einzigen Symptom der Lues connata werden kann. Zur Technik ist für den Röntgenologen wenig zu sagen. Ganzkörperaufnahmen sind wegen mangelhafter Zentrierung auf die einzelnen Skeletabschnitte zu vermeiden. Es genügt im allgemeinen für praktische Zwecke einen Arm und das gegenseitige Bein aufzunehmen, weil die Veränderungen symmetrisch auftreten und am deutlichsten an den Extremitätenknochen nachweisbar sind (OEHME). Hierbei ist darauf zu achten, daß der Zentralstrahl senkrecht zu den Epiphysenlinien gerichtet sein muß, damit sie sich als scharfe Linie darstellen, weil jede Schrägprojektion zur Schattenverbreiterung führt. Fehllagerung des Kindes und kurze Röhrenabstände sind daher zu vermeiden. Selbstverständlich ist völlige Ruhigstellung des Objektes notwendig, da sich sonst Unschärfe und Doppelkonturen einstellen.

Die Röntgensymptome werden frühestens 5 Wochen nach der Infektion manifest (INGRAHAM), ihr Nachweis gelingt in etwa 70% der Fälle von Lues connata (V. BERLIN-HEIMENDAHL).

1. Osteochondritis syphilitica. Die ersten Röntgenbilder stammen von HOLZKNECHT und KIENBÖCK, HOCHSINGER, A. KÖHLER. Später stellten FRAENKEL sowie PICK und ALEXANDER das Röntgenverfahren in den Dienst der pathologisch-anatomischen Forschung und betonten die große Wichtigkeit der Radiographie, die der mikroskopisch-anatomischen und auch der klinischen überlegen sei. In der Folgezeit wurde die Bedeutung der Röntgenuntersuchung zur Erkennung der häufig symptomarmen Lues connata von WIMBERGER, THOENES, PÉHU, McLEAN, GOEDHART, GADRAT, INGRAHAM jr., CAFFEY, EVANS, LEFORT unterstrichen, weil der auf diese Weise sehr häufig mögliche Nachweis von Knochenveränderungen am Lebenden einen wichtigen Fingerzeig gibt auf eine im Säuglingsalter oft zum Tode führende, bei früher Einleitung der spezifischen Behandlung jedoch beherrschbare Erkrankung. Zuerst wird ein Dichter- und Breiterwerden der normalerweise zart und scharf begrenzten strichförmigen präparatorischen Verkalkungslinie sichtbar, die die Metaphyse gegen den Fugenspalt abschließt. Sie kann sich bis zu 2 mm und mehr, ja sogar auf 4 mm Breite verdicken (PENDERGRASS). Ihre Begrenzung wird nach beiden Seiten hin unregelmäßig durch feine, in der Längsrichtung des Knochens angeordnete epi- und diaphysenwärts gerichtete Zähnchen, die mitunter erst bei Lupenbetrachtung erkennbar werden (PÉHU und POLICARD).

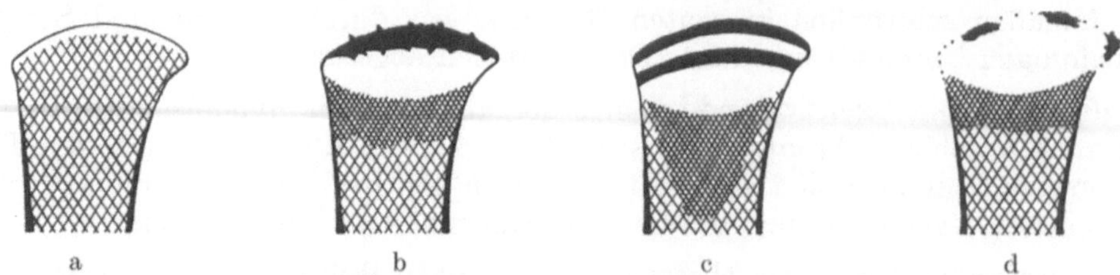

Abb. 76a—d. Schema der Metaphysenveränderungen bei Osteochondritis syphilitica. a Normal, b—d verschiedene Formen und Grade der Osteochondritis

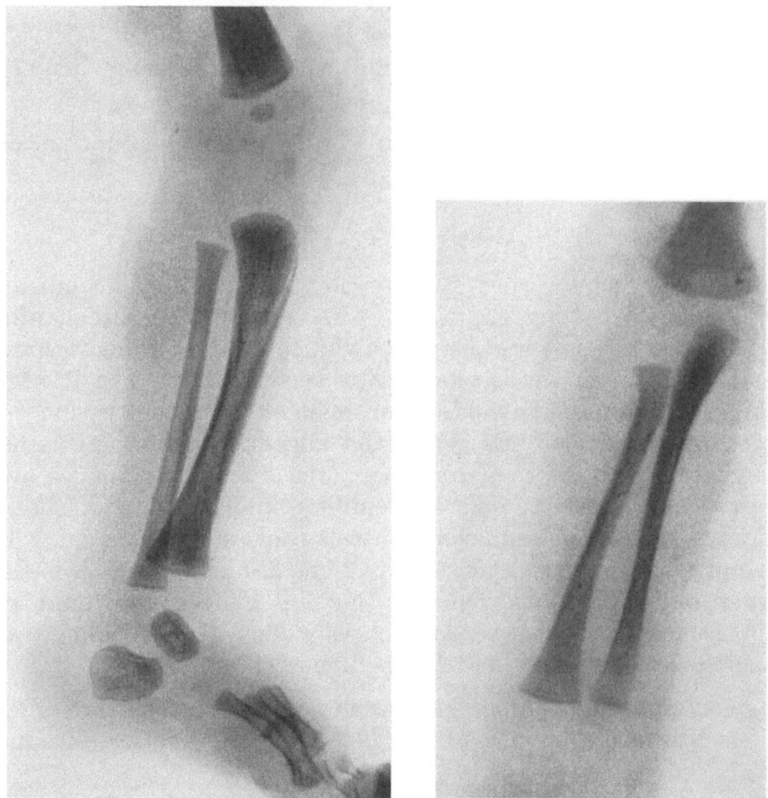

Abb. 77. ♀, 8 Tage. Lues connata. Osteochondritis, Stadium I. Querstreifung an den Metaphysen des Unterarmes und Unterschenkels, konzentrische Ringbildung an den Fußwurzelknochen

In schweren Fällen kann die Abschlußlinie der Metaphysen größere oder kleinere Defekte aufweisen (Fragmentation der Epiphysenlinie), oder sogar in ganzer Länge verschwinden, so daß dann die angenagt erscheinende Metaphyse ohne Abschlußlinie endigt (WIMBERGER). Die normalerweise unmittelbar neben der Grenzlinie sichtbare ganz schmale hellere Zone (primäre Markraumzone) wird erheblich breiter und deutlicher (Punched- out area, BAETJER und WATERS). Zur Diaphyse hin schließt sich ein dichterer Streifen an, der dann in das feine Gitterwerk der Spongiosa übergeht. Entsprechend dem schubweisen Ablauf der Knochenerkrankung können auch mehrere (2—3) Bänder verringerter Dichte entstehen, die von Streifen vermehrter Dichte eingesäumt werden. Die am weitesten schaftwärts gelegene Verdichtung ist gewöhnlich breiter als die anderen. Zuweilen nimmt sie eine kegelförmige Gestalt an, wobei die Spitze des Kegels schaftwärts gerichtet ist. Seine Basis wird durch eine schmale Aufhellung von der Knochenrinde getrennt: cone-shaped spongiosa (SHIPLEY, PEARSON, WEECH und GREENE). Im 3. Stadium der Osteochondritis findet sich eine breite Aufhellungszone mit einzelnen inselartigen Verdichtungen, die von den Resten der provisorischen Verkalkungs- und der Kalkgitterzone herstammen. Die Corticalis kann durchbrochen werden. In diesem Stadium kommt es in manchen Fällen zur „Epiphysenlösung". Sie erscheint im Röntgenbild nur dann, wenn eine Verschiebung der Knochenteile gegeneinander stattgefunden hat und dadurch eine meist geringe Konturstufe sichtbar wird. Weil jedoch das Periost einer Dislokation hindernd im Wege steht, gelingt der Nachweis röntgenologisch nur selten. Periostzerstörung mit derart starker Knochenverschiebung, daß eine Gabelhand entsteht, wie ERLACHER berichtete, dürfte ein außerordentlich seltenes Vorkommnis darstellen. Die Osteochondritis heilt mit Behandlung in etwa 1 Monat, ohne Behandlung in etwa 3 Monaten (TAYLOR; HOCHSINGER; FRAENKEL u.a.). Als Reste verbleiben im Röntgenbild noch über einige Zeit sichtbare Schattenbänder von 2—3 mm Breite.

JOSEPH und LEESER sowie KLAFTEN und PRIESEL beobachteten bei Neugeborenen luischer Mütter, die in der Schwangerschaft behandelt worden waren, derartige querverlaufende Schattenstreifen im Schaft der Röhrenknochen und äußerten den Verdacht, daß die sklerotischen Zonen von einer abgelaufenen Osteochondritis des Feten herrührten. Später schlossen sich GRÄVINGHOFF und PÉHU dieser Auffassung an. Nach Ansicht von CAFFEY sind sie durch Wismutmedikation verursacht (Bismut lines). Sie können für lange Zeit anzeigen, wann die Wismutbehandlung stattgefunden hat. Messung ihrer Abstände von der Epiphysenfuge ermöglicht eine Terminbestimmung (ENGESET, EEK und GILJE).

Gegenüber den luischen Veränderungen an den Röhrenknochen treten die Erscheinungen an den kurzen und platten Knochen im Röntgenbild stark zurück. Gewöhnlich sind sie am Lebenden nur am Darmbein und Schulterblatt und an den Kernen spongiöser Knochen, insbesondere des Calcaneus und des Talus sichtbar. Die Strukturschichtung entspricht genau derjenigen an den Metaphysen der Röhrenknochen. Sie läuft am Becken entlang dem Darmbeinkamm, am Schulterblatt entlang dem vertebralen Rande und an den Knochenkernen zirkulär. Von außen nach innen folgen einander demnach eine deutlich sichtbare äußere Abschlußlinie, eine breitere helle Zone und ein parallel zur Außenkontur verlaufender verdichteter innerer Streifen, der in die Normalstruktur der Knochenplatte bzw. des Kernzentrums übergeht. Auf diese Weise erscheinen die betreffenden Knochen doppelt konturiert (Doppelrandschatten). Als Täuschungsmöglichkeit sei erwähnt, daß durch Überprojektion von Cuboid und ausnahmsweise schon vor dem 6. Lebensmonat vorhandenem Kern des Os cuneiforme III eine Art Doppelringschatten entstehen kann.

2. *Die Periostitis luica* ist etwa ebenso häufig sichtbar wie die Osteochondritis und unterscheidet sich röntgenologisch in keiner Weise von der nichtluischen Periostitis. Fast immer ist sie mit anderen Lueszeichen vergesellschaftet. Sie erscheint anfangs als schmaler, später breiter werdender Begleitschatten der äußeren Corticalisbegrenzung an den Röhrenknochen (diaphysäre Form). Die größte Dicke des periostalen Anbaues sitzt in Schaftmitte und ist im Gegensatz zur Syphilis späterer Altersperioden immer glatt begrenzt (WIMBERGER). Periostsäume an der Dorsalseite des Oberschenkelknochens sind besonders selten und sollen nach PENDERGRASS und BROMER kaum je anders als luisch bedingt sein. Entsprechend dem schubweisen Ablauf der Erkrankung kann die neugebildete Periostschale mehrfach geschichtet sein. Die einzelnen Lagen sind dann im Röntgenbild durch schmale Aufhellungslinien voneinander getrennt. Bei der sog. Sargbildung nimmt der Periostanbau gewöhnlich erhebliche Breite an. Die metaphysäre Form der Periostitis mit Bildung eines zu den Knochenenden hin dicker werdenden Osteophyten tritt wohl nur bei der „Epiphysenlösung" im Stadium III nach WEGNER als callöser Heilungsvorgang auf. Die Periostitis platter Knochen einschließlich der Rippen ist im Röntgenbild schwer oder gar nicht feststellbar. Eine periostale Verdickung des sternalen Endes der rechten Clavicula wurde von HIGOUMENAKIS als „neues Stigma" der Lues connata beschrieben. Dieser Befund blieb jedoch bisher unbestätigt.

Die Periostitis bleibt erheblich länger sichtbar als die Osteochondritis (Fraenkel; Wimberger u.a.). Gewöhnlich verschwindet sie gegen Ende des ersten oder im Verlaufe des zweiten Lebensjahres vollständig (Caffey), insbesondere wenn eine antiluische Kur stattgefunden hat. Nur selten bleibt eine leichte Corticalisverdickung zurück. An der Tibia führen derartige periostale Reste im Verein mit endostalen Hyperplasien zum Bilde der Säbelklingentibia. In sehr seltenen Fällen kommt also die für die angeborene Tardivlues als charakteristisch angesehene Tibiaverbiegung bereits bei der angeborenen Frühlues vor.

3. Osteomyelitis luica (destruierende Schaftlues, Epstein und Podvinec; syphilitische „Meta- und Diaphysitis", Caffey).

Die luische Osteomyelitis tritt selten allein in Erscheinung, meist ist sie mit anderen Lueszeichen kombiniert. Bei der zentralen Form finden sich im Röntgenbild zunächst in normal dichter, später in etwas dichterer Umgebung rundliche oder unregelmäßige fleckförmige Aufhellungen, deren Grenzen im Gegensatz zu den durch Gummen hervorgerufenen Defekten fast immer unscharf sind. Innerhalb der hellen Stellen ist Spongiosazeichnung entweder noch schwach sichtbar oder völlig aufgehoben, so daß der Knochen wie wurmstichig aussieht (Péhu). Diese irreguläre Knochenrarefizierung kann den Knochen mehr herdförmig oder auch — wie bei der eitrigen Osteomyelitis — diffus die ganze Länge des Schaftes durchsetzen. Bei Hinzutreten periostaler Anbauten entsteht eine leichte spindelige Auftreibung des zentral zerfressenen Knochens (fusiforme contour Caffey), so daß das Bild dem der banalen Osteomyelitis äußerst ähnlich wird. Bei der marginalen Form zeigen sich im Röntgenbild oberflächliche rundliche oder auch völlig unregelmäßig gestaltete Defekte der Corticalis, so daß der Knochen wie angefressen aussieht. Die lacunären corticalen Defekte werden manchmal von periostalen Auflagerungen überbrückt (Resorptionslacunen, Péhu). Bei metaphysärem Sitz der Aufhellungen werden sie häufig an den Ecken angetroffen. Derartige Bilder haben nach Lefort einen hohen diagnostischen Wert. Die marginale Form, die meist mit einer Osteochondritis oder Periostitis einhergeht, wird doppelt so häufig wie die zentrale beobachtet. Oft sind beide Formen kombiniert. Eine charakteristische Lokalisation derartiger Defektbildungen ist die Innenseite des proximalen Tibiaviertels. Darüber kann sich eine periostale Schale bilden. Dieser von Wimberger beschriebene, nur bei Sagittalprojektion erkennbare Randdefekt kann in die Tiefe bis zur Schaftmitte reichen. Er wird häufig auch dann angetroffen, wenn andere Lueszeichen nur schwach oder undeutlich ausgebildet sind. Sein Nachweis ist daher diagnostisch hochbedeutsam. Diese symmetrischen Veränderungen der Tibien gehen oft mit ebenfalls symmetrischen Defekten an den Innenseiten der distalen Femurenden einher (Caffey). Seltener werden sie am proximalen Femur- und Humerusende gefunden (Pick). Eine ausgedehnte luische Osteomyelitis am Radius mit pathologischer Fraktur und schweren destruktiven und resorptiven Schaftveränderungen hat Drescher beobachtet.

In manchen Fällen stammen diaphysäre Aufhellungen nicht von einer luischen Osteomyelitis, sondern von einer schaftwärts gewanderten Osteochondritis (Péhu; Schönfeld). Die rarefizierende Osteomyelitis betrifft auch die kurzen Knochen. Die von Hochsinger eingehend bearbeitete Daktylitis (Phalangitis), die meist multipel aber nicht symmetrisch auftritt und die sich klinisch durch eine schmerzlose Intumescenz des betreffenden Fingers bemerkbar macht, beginnt stets an den Grundphalangen, wobei die proximalen Knochenenden stärker befallen sind als die distalen und die Endglieder sowie die Nachbargelenke stets freibleiben. Die dabei ablaufenden destruktiven und regenerativen Vorgänge führen im Röntgenbild zu zentralen fein- und grobfleckigen Aufhellungen, zum Teil mit grobnetzförmigem Strukturumbau, zu Corticalisdefekten und zu periostaler bis zu 3 mm dicker Schalenbildung. Es kommt zu einer meist nicht sehr erheblichen winddornartigen Auftreibung des Knochens, so daß die äußere Form im ganzen weniger stark verändert ist als bei Tuberkulose. Der resorptive Prozeß ist entweder ungleichmäßig auf den ganzen Schaft verteilt, durchsetzt bandförmig die ganze Schaftbreite oder sitzt hauptsächlich an einer Seite des Knochens, während die andere kaum verändert ist. Bei schwerer Lues connata

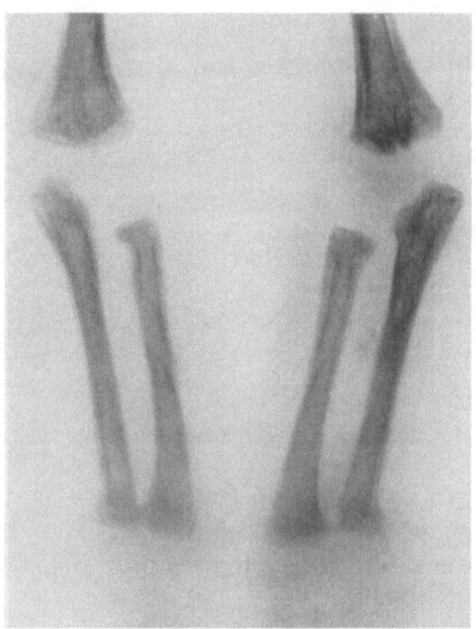

Abb. 78. ♂, $1^1/_2$ Monate. Lues connata. Osteomyelitis rareficans und Periostitis luica. Parrotsche Pseudoparalyse. Metaphysäre Querfrakturen („Epiphysenlösungen“). (Aufnahme Dr. KELLER, Berlin-Lichtenrade, Kinderkrankenhaus)

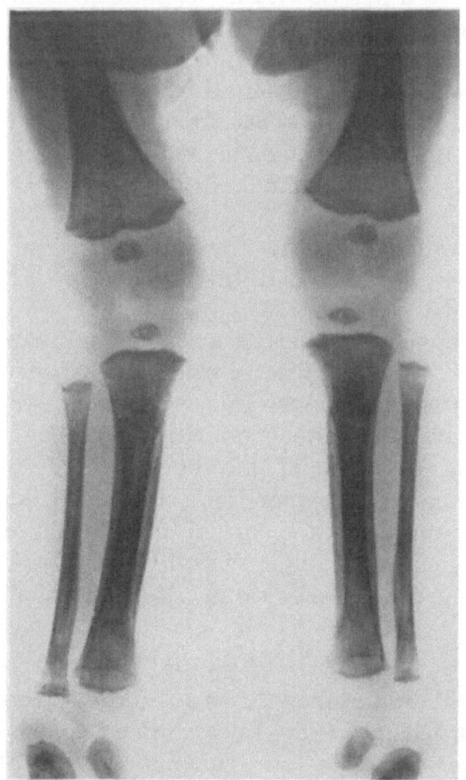

Abb. 79. ♀, 2 Monate. Lues connata. Periostitis luica; Wimberger-Zeichen. (Aufnahme Prof. FRITZ, Dresden-Johannstadt, Stadtkrankenhaus)

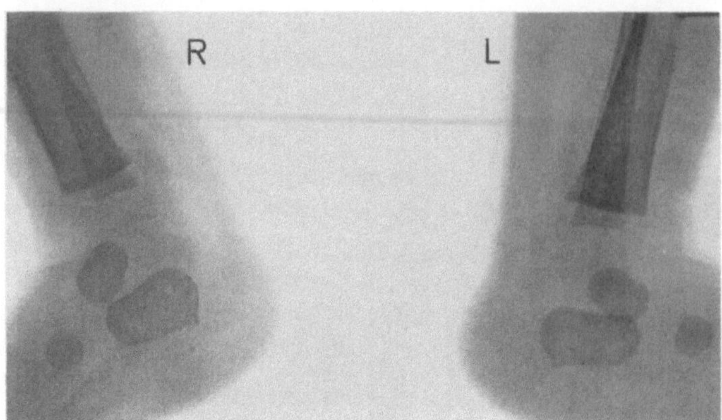

Abb. 80. ♂, 6 Monate. Lues connata. Doppelrandschatten der Fußwurzelknochen

zeigen auch die provisorischen Verkalkungszonen eine deutliche Verbreiterung (WIMBERGER). Im Verlaufe der Abheilung der syphilitischen Osteomyelitis verschwinden die Röntgenzeichen gewöhnlich vollständig.

Bei der sehr seltenen gummösen Form der Säuglingslues zeigen sich im Röntgenbild relativ scharf begrenzte Aufhellungen in einer meist etwas verdichteten Umgebung, die zuweilen ein pseudocystisches Bild hervorrufen und sich von den Erscheinungen der Spätlues nicht unterscheiden (s. dort).

Aufgrund seiner Untersuchungen an Neugeborenen sicher luischer Mütter, die aber klinisch erscheinungsfrei waren, stellte GRÄVINGHOFF im Jahre 1930 folgende Merkmale als „Schwachzeichen" der angeborenen Syphilis zusammen:

1. Zarte Begleitschatten der Corticalis der langen Röhrenknochen, die am häufigsten symmetrisch oder einseitig an der Vorderfläche des Femur, Außenseite des Humerus oder Innen- und Rückseite der Tibia sichtbar sind.

2. Feine Doppelrandschatten an den Kernen der Fußwurzelknochen, besonders des Calcaneus. Bei fortschreitendem Wachstum bleibt die Doppellinie ringförmig bestehen. Die Spongiosastruktur der zentralen Zone ist aufgelockert, die Spongiosa der peripheren Zone feinmaschiger. An den Handwurzelknochen finden sich derartige Doppelrandschatten nur selten.

3. Symmetrische Verdichtungen der Spongiosa in Form querverlaufender Streifen und Bänder in der Metaphyse der langen Röhrenknochen in wechselnder Entfernung von der Epiphysenlinie.

4. Symmetrische Doppelrandschatten am Darmbeinkamm.

Die Begleitschatten der Diaphysen werden als Ausdruck einer therapeutisch abgeschwächten Frühperiostitis, die Doppelrandschatten der Ossifikationskerne und des Darmbeinkammes als Ausdruck einer Osteochondritis angesehen. Auch die Querstreifung in den Metaphysen bezieht GRÄVINGHOFF auf eine abgeschwächte oder weit zurückliegende Osteochondritis. Weil er in einigen Fällen derartige Schwachzeichen bei Kindern ohne Zusammenhang mit einer Syphilis gefunden hatte, empfahl er schon damals eine gewisse Vorsicht in ihrer Bewertung. Nachdem sich später eine Vielzahl von Ursachen als möglich herausgestellt hatte (CAFFEY; OEHME), benannte er sie in „Warnzeichen" um.

γ) *Differentialdiagnose*

Einige Autoren glaubten unter Hinweis auf die Unsicherheit der serologischen Untersuchungsergebnisse die Diagnose der Lues connata allein aus dem Röntgenbild stellen zu können. Zwar erhoben sich bereits früher warnende Stimmen (MCLEAN u.a.), doch erbrachten erst die Arbeiten neuerer Zeit Klarheit über die Bewertung der Röntgensemiotik (SCHINZ; SEYSS und WIESNER; OEHME; ARZT; GUMPESBERGER; WILLICH u.a.). Danach kann kein Zweifel mehr darüber bestehen, daß die bei der angeborenen Syphilis im

Röntgenbild sichtbaren Zeichen nicht für diese Erkrankung pathognomonisch sind. Weil verwechselbare röntgenologische Erscheinungen auch durch andersartige Schädigungen der Mutter oder des Kindes in graviditate hervorgerufen werden können, sind sie lediglich als Hinweiszeichen zu werten. Zur Diagnose gehört die Gesamtschau des Krankheitsbildes mit genauer Anamnese (Aborte, Frühgeburten, Kenntnis von der mütterlichen Infektion), klinischem Befund einschließlich der serologischen Reaktionen bei Mutter und Kind, Verlaufsbeobachtung und gegebenenfalls dem Ergebnis einer antiluischen Behandlung. Immerhin stellt das Röntgenbild im Rahmen der gesamten, mitunter spärlichen Symptomatologie eine sehr wichtige Stütze der Diagnose dar. Entsprechend den pathologisch-anatomischen Veränderungen der Lues connata und ihrem Niederschlag im Röntgenbild soll die Differentialdiagnose der metaphysären Querstreifung (Ort des Längenwachstums), der periostalen Randsäume (Ort des Dickenwachstums) und der fleckförmigen zentralen und marginalen Strukturdefekte zunächst gesondert, sodann synoptisch erörtert werden.

Das Röntgensymptom der metaphysären Querstreifung eröffnet eine Unzahl differentialdiagnostischer Möglichkeiten, da es nach CAFFEY bei allen Erkrankungen entstehen kann, die zu „malnutrition" und damit zu einer Störung der enchondralen Knochenneubildung führen („growth lines"). Außer bei der Lues connata, bei der es an Feten vom 5. Monat ab, Neugeborenen und jungen Säuglingen bis zum 4. Lebensmonat angetroffen wird, zeigt es sich auch noch:

1. bei gesunden Neugeborenen von Müttern, die in der Schwangerschaft antiluisch behandelt wurden (JOSEPH und LEESER; CHRISTIE; KLAFTEN und PRIESEL; CAFFEY; OEHME; WILLICH). Die von WHITRIDGE, CAFFEY u.a. als „bismuth lines" bezeichneten, weil von der Wismutbehandlung der Mutter herrührenden Verdichtungsstreifen werden auch bei ausschließlich mit Penicillin oder überhaupt nicht behandelten Müttern gefunden. Im Tierversuch ruft nur das dem jungen Tier direkt einverleibte Wismut (oder Pb, Ra, P, F) Querstreifung hervor, während das dem schwangeren Muttertier verabreichte Bi beim Feten keine derartigen Veränderungen verursacht (OEHME).

2. bei intrauterinen Skeletschädigungen (enchondralen Osteopathien) durch allgemeine, nicht luische Erkrankungen der Mutter:
a) Schwangerschaftstoxikose,
b) Toxoplasmose,
c) Listeriose,
d) Diabetes mellitus,
e) Cytomegalie (OEHME; MANNKOPF; EEK, GABRIELSEN und HALVORSEN; WILLICH).

3. bei Frühgeburten, nach intra- oder extrauterinen Traumen (Geburtstrauma), Umstellung von der placentaren zur intestinalen Ernährung (FANCONI; SONTAG; WILLI, der die Streifen allgemein als „Neugeborenenlinien" bezeichnet).

4. bei Ernährungs- und Stoffwechselstörungen (HARRIS; BRIEGER), z.B. Hypophosphatasie (FLÖTE, KRAUS und THEOPOLD), Mißbildungen des Magen-Darmkanals wie Stenosen oder Atresien (HOLZKNECHT; WILLICH), endokrinen Störungen z.B. Myxödem (WILLICH), nach Cortisonbehandlung (HANSSLER).

5. bei A- bzw. Hypovitaminosen, a) Rachitis, b) Skorbut.

6. durch toxische bzw. medikamentöse Einflüsse: P, Pb, As, Sr, Bi, Vitamin D-Überdosierung (HAMPERL).

7. bei Blutkrankheiten: Leukämie, Rh-Erythroblastose (BATY und VOGT; FANCONI; CAFFEY; COCCHI; UEHLINGER; WETZEL und HEUCK).

8. bei angeborener Angio-Kardiopathie (GRUNER; WILLICH) infolge veränderter zentraler und peripherer Kreislaufsituation. In diesen Fällen ist die metaphysäre Querstreifung erst nach dem ersten Lebensmonat feststellbar.

Ebenso wie die metaphysären Streifenbildungen sind auch die periostalen Schattensäume beim wachsenden Knochen vieldeutig, da sie ebenfalls als uniforme Reaktion des Periostes auf ätiologisch verschiedenartige Erkrankungen vorkommen (V. CHIARI; CAFFEY; OEHME; LACKNER und BETZLER u. v. a.) Mit der Differentialdiagnose der periostalen Randsäume im Kindesalter befaßten sich Wimberger, Péhu, McLean, Pendergrass, Fanconi, v. Chiari, Caffey, Meier, Evans, Seyss und Wiesner, Oehme, Glaser, Snedecor und Wilson u. a. In den von Oehme sowie von Flöte, Kraus und Theopold veröffentlichten Aufstellungen sind die Möglichkeiten übersichtlich zusammengefaßt. Zum Teil sind darin Schädigungen aufgeführt, die auch bei der Differentialdiagnose der Querstreifung zu beachten sind (nach Oehme, s. Tabelle 4).

Tabelle 4. Periostale Randsäume im Kindesalter kommen vor:

1. Bei Lues connata
2. Bei Osteomyelitis
   a) nach bakterieller Absiedlung (Staphylo- und Streptokokken, Typhus- und Paratyphusbacillen, Tuberkelbacillen)
   b) nach viraler Absiedlung (Pockenvirus)
   c) nach mykotischer Absiedlung (Aktinomykose)
3. Nach Trauma, einschließlich Geburtstrauma (Beckenendlage!)
4. Bei Vitaminstoffwechselstörungen
   a) als Folge eines Vitaminmangels (Vitamin C und D)
   b) als Folge einer Vitaminvergiftung (Vitamin A und D)
5. Bei toxischen Osteopathien
   a) exogene Toxikosen (Phosphor, Fluor)
   b) endogene Toxikosen: Osteopathia hypertrophicans toxica
6. Bei endogenen Knochenerkrankungen
   a) erbliche Osteosklerosen (Marmorknochenkrankheit, Camurati-Engelmannsche Krankheit, Melorheostose-Léri)
   b) Chondrodystrophia fetalis
   c) Osteogenesis imperfecta congenita
7. Bei Knochengeschwülsten
   a) primär bösartige Knochengeschwülste
   b) metastatische Knochengeschwülste (Sympathogoniom!)
8. Bei Retikulosen
   a) Retikuloendotheliose (Abt-Letterer-Siwe)
   b) eosinophiles Granulom
   c) Retikulosarkomatose
9. Bei Blutkrankheiten
   a) Leukämie
   b) Lymphogranulomatose
10. Bei Calciumstoffwechselstörungen
    a) idiopathische Hypocalcämie
    b) Ostitis fibrosa generalisata (Recklinghausen)
11. Bei Hauterkrankungen und trophischen Störungen
    a) Ichthyosis congenita
    b) Urticaria pigmentosa
    c) Ulcera cruris
    d) Durchblutungsstörungen
12. Bei Erkrankungen unbekannter Ursache
    a) Wachstumsstörungen, besonders bei Frühgeborenen
    b) infantile corticale Hyperostose (Caffey)
    c) Ostitis deformans (Paget)
    d) Osteoid-Osteom

Cave: Projektionsfehler bei Röntgenaufnahmen!

Periostale Begleitschatten können demnach im Säuglingsalter nicht als sicheres Zeichen einer Lues connata, sondern lediglich als ein Hinweiszeichen auf eine Lues connata gewertet werden, das zu eingehender klinischer Untersuchung und serologischer Kontrolle verpflichtet.

Die Differentialdiagnose der fleckförmigen zentralen und marginalen Strukturdefekte, die als Lueszeichen wegen ihrer größeren Seltenheit geringere Bedeutung haben, ist weniger umfangreich. In Betracht kommen für beide Formen in erster Linie die hämatogene eitrige Osteomyelitis, die im frühen Kindesalter milde verlaufen und ebenfalls generalisiert sein kann (Epstein und Klein), während andererseits die luische Osteomyelitis nicht immer in generalisierter oder symmetrischer Form aufzutreten braucht, so daß dann eine Unterscheidung röntgenologisch unmöglich wird (Priesel). Lues connata und pyogene Osteomyelitis sind in den ersten Lebensmonaten die einzigen Erkrankungen mit polyostotischem Sitz (Caffey). In zweiter Linie muß an eine Leukämie gedacht werden, die ebenfalls mottenfraßartige, in den Diaphysen sitzende Aufhellungen wie bei der zentralen Form der Schaftlues ohne oder mit periostalen Anbauten verursachen kann. In beiden Fällen gibt das klinische Bild den Ausschlag: Alter, Blutbild, Seroreaktionen, Verlauf. Von den in diesem frühen Lebensabschnitt selten vorkommenden tuberkulösen Herden unterscheiden sich die luischen Knochenveränderungen durch das Fehlen der für Tuberkulose charakteristischen regionalen Atrophie. Ergeben sich trotzdem Schwierigkeiten, dann führen Tuberkulosetest und serologische Luesreaktionen meist eine Klärung herbei.

Der diagnostische Wert marginaler Defekte ist erheblich größer als die Bedeutung der zentral gelegenen fleckförmigen Aufhellungen. Vor allem kommt den symmetrischen Defekten an der proximalen, medialen Tibiametaphyse (*Wimberger-Symptom*), eine große diagnostische Bedeutung zu.

Durch Kombination der drei bei der Lues connata vorkommenden verschiedenen Arten von Röntgensymptomen wird ihr diagnostischer Aussagewert infolge Beschränkung der differentialdiagnostischen Möglichkeit gesteigert. Dieses für den Röntgenologen glücklicherweise häufig vorkommende Ereignis kann zwar die Diagnose nicht sichern, aber in der Mehrzahl der Fälle sehr wahrscheinlich machen. Als wesentliche Momente für Diagnose und Differentialdiagnose müssen in jedem Falle Alter des Kindes und Ausbreitung der Veränderungen auf das Skelet beachtet werden.

Bei der Abgrenzung der Lues connata gegen die Rachitis können besonders am Übergang vom Säuglings- zum Kleinkindesalter Schwierigkeiten auftreten. Die metaphysären Abweichungen kommen ursächlich nur selten einmal in Betracht, weil die Rachitis ihren Höhepunkt erreicht, wenn sogar die unbehandelte Osteochondritis luica in der Regel bereits abgeheilt ist, so daß das Bild der floriden Rachitis kaum einmal zu Verwechslungen Anlaß gibt. In der Abheilungsphase dagegen können gelegentlich einmal verbreitert erscheinende Querstreifen am Metaphysenende bei leichter und kurzdauernder Rachitis nach dem 3.—4. Monat auftreten, wobei der Rest der alten und die neugebildete provisorische Verkalkungszone so dicht aneinanderrücken, daß sie wie ein Streifen aussehen. Vor einer Fehlbeurteilung schützt dann die Beachtung der allgemeinen Schattendichte der Knochen, die bei der Rachitis stets herabgesetzt ist (WIMBERGER). Große Ähnlichkeiten zwischen den Veränderungen der Lues connata und der abheilenden Rachitis gibt es dagegen um die Mitte des 1. Lebensjahres, wenn die periostalen Randsäume bildbeherrschend sind, zu einer Zeit also, in der die luischen noch, die rachitischen schon vorhanden sein können, zumal dann auch die Dichte der rachitischen Knochen wieder zugenommen hat. Eine Unterscheidung ist u. U. nach dem Ort des periostalen Anbaues möglich: die luische Periostitis sitzt zirkulär am Schaft, ist am dicksten in seiner Mitte und verschmälert sich nach den Enden hin „ohne Rücksicht auf Veränderungen des Schaftes selbst" (WIMBERGER). Der rachitische Periostanbau dagegen hüllt den Schaft nicht so gleichmäßig allseits ein, sondern ist am kräftigsten an Knickungen und Biegungen und sitzt außerdem auch an den Metaphysen. Einschränkend muß allerdings gesagt werden, daß auch die reparative Form der luischen Periostitis nicht immer ein so gleichmäßiges Aussehen hat, so daß dann rein röntgenologisch eine Unterscheidung unmöglich wird.

Der Skorbut (Möller-Barlowsche Krankheit), der eine der Osteochondritis luica sehr ähnliche metaphysäre Querstreifung verursacht, läßt sich bei Beachtung des Alters des Kindes leicht ausschließen, weil in den ersten 3—4 Lebensmonaten, wenn die Osteochondritis luica abläuft, der Skorbut im Röntgenbild noch nicht in Erscheinung tritt.

Die Unterscheidung der luischen von der tuberkulösen Phalangitis im Röntgenbild macht dagegen außerordentliche Schwierigkeiten (KIENBÖCK). Größere Multiplizität des Fingerbefalles, deutliche Bevorzugung der Grundphalangen, vorwiegender Sitz der Strukturstörung im proximalen Diaphysenabschnitt und weniger auffällige Veränderung der äußeren Knochenform sprechen zwar für Lues, sind jedoch vielfach nicht so prägnante Zeichen, daß eine eindeutige Trennung ermöglicht wird. Die Beachtung des klinischen Befundes klärt jedoch die Differentialdiagnose gewöhnlich leichter, weil bei Tuberkulose die bei der Lues fehlende Eiterung und Fistelbildung selten vermißt wird.

Angeborene Spätsyphilis (Rezidivlues des Kleinkindes und Lues connata tarda).

Die angeborene Tardivsyphilis ist nicht mehr wie die der Fetal- und Säuglingsperiode eine System- bzw. schwere Allgemeinerkrankung, sondern infolge der veränderten immunbiologischen Abwehr eine Erkrankung, die zur Organlokalisation neigt. Sie ist für das Leben nicht mehr so gefährlich, führt aber noch oft zu Krüppel- oder Siechtum. Wenn das Kind überlebt, heilen die frühsyphilitischen Erscheinungen klinisch, aber nicht immer biologisch ab. Die Spätveränderungen stammen von der Reaktivierung der aus der Fetalperiode herrührenden ruhenden Infektion. Bei der Lues connata tarda handelt es sich also um örtlich oder hämatogen bedingte Rückfälle, deren Vorläufer im Säuglingsalter wegen geringer oder undeutlicher Symptome übersehen oder nicht ausreichend behandelt worden sind. (95—98 % der Fälle werden in den ersten Lebensmonaten bemerkt (ROSENBERG.) Wegen klinischer Besonderheiten, z. B. wegen der Neigung zur Entwicklung von Kondylomen an den Körperöffnungen, Mund, Naseneingang, After, Vulva, grenzen manche Kinderärzte die Rezidivlues des Kleinkindesalters von der eigentlichen Lues connata tarda ab, die etwa um das 4. Lebensjahr beginnt, nach der Pubertät selten wird und in Einzelfällen bis weit in das Erwachsenenalter hineinreicht. Beobachtungen von ultratardiver Syphilis: FRANCHINI u. Mitarb. 28jähriger Patient, ROUILLARD und JOLY 44jähriger Patient, LIUZZO 50jähriger Patient, ETIENNE und HANRIOT 60jähriger Patient. Es werden Organe betroffen, die vorher verschont geblieben sind: die inneren Organe und das ZNS, insbesondere die Sinnesorgane und die Gelenke, außerdem erkranken aber auch — allerdings erheblich seltener als im Säuglingsalter — die Knochen. Dem Hutchinsonschen Symptomenkomplex (Keratitis, Innenohrschwerhörigkeit, Zahnanomalien) als einer Spättrias stellt HOCHSINGER eine Frühtrias gegenüber, die gekennzeichnet ist durch

a) Deformität des Schädels: Caput natiforme (PARROT), Sattelnase,

b) radiäre Narben an den Mundwinkeln,

c) palpable Cubitaldrüsen.

Oftmals findet sich ein Wachstumsrückstand als Teilerscheinung einer allgemeinen Entwicklungshemmung, ein syphilogener Infantilismus (JADASSOHN).

Die Skeletveränderungen lassen sich zeitlich und pathologisch-anatomisch von denen der Frühperiode nicht scharf trennen, weil zuweilen noch Restzustände der Säuglingslues in die Rezidivperiode hineinreichen. So wurden in Einzelfällen eine multiple diaphysäre Periostitis (LANNELONGUE; HOCHSINGER; RECKLINGHAUSEN), Säuglingsphalangitis von der Hochsingerschen Form, systematisierte Osteochondritis (PICK; DUSSO; KRÜGER; REICH; TRINCI) und auch eine fibröse rarefizierende Osteomyelitis (PICK) angetroffen. Die als Osteochondritis angesprochenen symmetrischen Veränderungen sind jedoch histologisch stark modifiziert (PICK) und sitzen unmittelbar an den Epiphysenfugen (REICH) oder höchstens 1,5—2 cm entfernt. Ihr Abstand von der Wachstumsfuge ist demnach viel zu kurz für eine schaftwärts gewanderte Osteochondritis aus dem Säuglingsalter, so daß die Ansicht von PICK, es handele sich um eine sanatio retardata der Säuglingslues und nicht um eine formatio tarda, zweifelhaft wird. Andererseits wurden echte Gummen, das Zeichen der angeborenen Spätlues und der erworbenen Syphilis, auch bei der Säuglingslues gelegentlich festgestellt. Abgesehen von diesen seltenen Ausnahmen stimmen jedoch die Knochenveränderungen bei der Syphilis connata tarda mit denen der tertiären Syphilis der Erwachsenen weitgehend überein (PÉHU, PICK, HOCHSINGER und viele andere). Beherrschend sind: gummöse Ostitis und gummöse Periostitis. Die Ostitis hat sowohl destruierenden als auch hypertrophierenden Charakter. Wie beim Erwachsenen ist die enge Vergesellschaftung zerstörender und aufbauender Prozesse, wie sie von VIRCHOW als kennzeichnend für die Syphilis bezeichnet wurde, häufig. Gewöhnlich überwiegt die Sklerosierung, die zur Verdichtung aller Teile des Knochens, auch der Spongiosa und der Markhöhle führt. Sie erfaßt den Knochen diffus oder mehr lokalisiert und führt fast nie zu Eiterung und Fistelbildung. In seltenen Fällen zeigt sich ein pseudocystisches Bild (POUZET; PREISER; SORREL und SORREL-DÉJERINE), das der pseudocystischen Tuberkulose Kienböck ähnlich sieht. FRANCHINI, FODAI und FODAI beschrieben einen dem M. Paget ähnlich sehenden Fall. Zu der gummösen Ostitis gesellt sich in den meisten, jedoch nicht in allen Fällen eine ossifizierende Periostitis, die ihrerseits ebenfalls allein — ohne Ostitis — auftreten kann. Grundsätzlich kann die angeborene Spätsyphilis alle Knochen betreffen (PICK; PENDERGRASS, GILMAN und CASTLETON). Am häufigsten erkranken jedoch die dicht unter der Haut liegenden, mechanischen Einwirkungen am stärksten ausgesetzten Knochen, vor allem Tibia, Femur, Fibula. Die Bevorzugung exponierter Knochen wird damit erklärt, daß Traumen zur Freigabe eingekapselter Spirochäten und

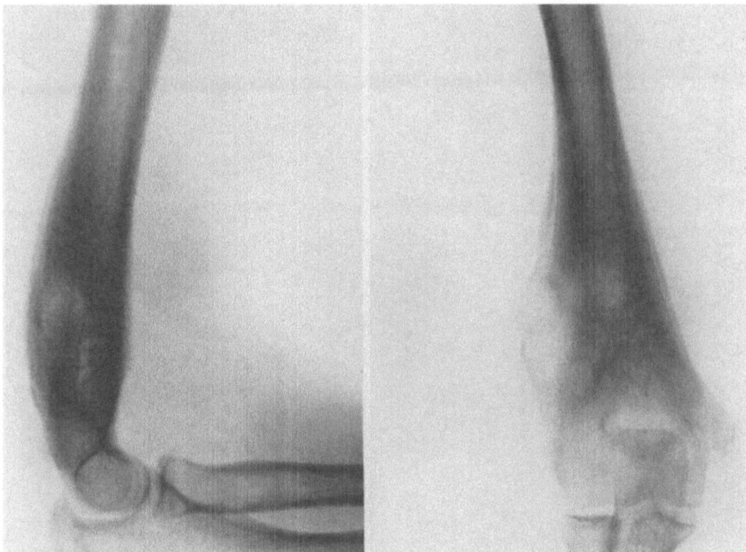

Abb. 81. ♀, 12 Jahre. Lues connata tarda. Umschriebene sarkomartige luische Osteomyelitis und Periostitis. Seroreaktionen positiv

damit zur Neuinfektion führen können. Infolge von Epiphysenreizung kann es bei der Syphilis connata tarda zu einer Wachstumssteigerung kommen. Sehr häufig ist eine Verlängerung und Verbiegung der Tibia zu beobachten, die dadurch zustande kommt, daß die Fibula an dem verstärkten Wachstum der Tibia nicht teilnimmt und so wie eine Bogensehne auf die Tibia einwirkt. Es entsteht die von FOURNIER als Wegweiser für die angeborene Spätlues par excellence angesehene und als Tibia en lâme de sabre (Säbelklingentibia: die im deutschen Schrifttum anzutreffende Bezeichnung „Säbelscheidentibia" entstammt offenbar einem Übersetzungsfehler) benannte Schienbeinverformung. Sie kommt allein öfter vor als alle anderen Knochenschäden der angeborenen Spätlues zusammengenommen. Außer der Verkrümmung, die äußerlich dadurch auffällt, daß die „Wade vorn sitzt", kommt es noch zu einer queren Tibiaabplattung, indem vorn anstelle der scharfen Gräte eine gehöckerte abgerundete Fläche entsteht.

Die Säbelklingentibia ist nicht Belastungsfolge, denn es kommen ähnliche Verformungen auch am Radius (ROSENBERG; STADLER), an der Ulna (PICK) und am Humerus (MEIROWSKY und PINKUS) vor. Neben der echten beschreibt FOURNIER noch eine Pseudoform, die durch schubweise erfolgende mächtige periostitische Auflagerungen an der Vorderkante der Tibia vorgetäuscht wird. Es ist dieselbe Art der Tibiaverkrümmung wie bei erworbener Syphilis des Erwachsenenalters. An verbogenen Knochen entstehen mitunter Loosersche Umbauzonen (MARTENSTEIN).

Die Phalangitis der Syphilis connata tarda unterscheidet sich von dem gleichförmigen Bild bei der Säuglingslues erheblich: es kommt, wie bei der Tertiärlues, zu stärkerer Knochenzerstörung, zur Miterkrankung der Weichteile, zu Eiterung und Fistelbildung.

Entsprechend der weitgehenden Übereinstimmung der pathologisch-anatomischen Veränderungen mit der Tertiärlues des Erwachsenen gehen auch die Röntgenzeichen parallel. Es kann daher auf ihre Schilderung im Abschnitt: „Erworbene Syphilis" verwiesen werden.

Die Differentialdiagnose der Syphilis connata tarda hat vornehmlich zu berücksichtigen: Rachitis in der Heilphase, chronische Osteomyelitis, Schafttuberkulose, Ostitis deformans Paget. Die cystoide Form muß gegen andere derartige Formationen, vor allem gegen die cystische Tuberkulose abgegrenzt werden (s. auch unter Differentialdiagnose der Syphilis acquisita S. 205).

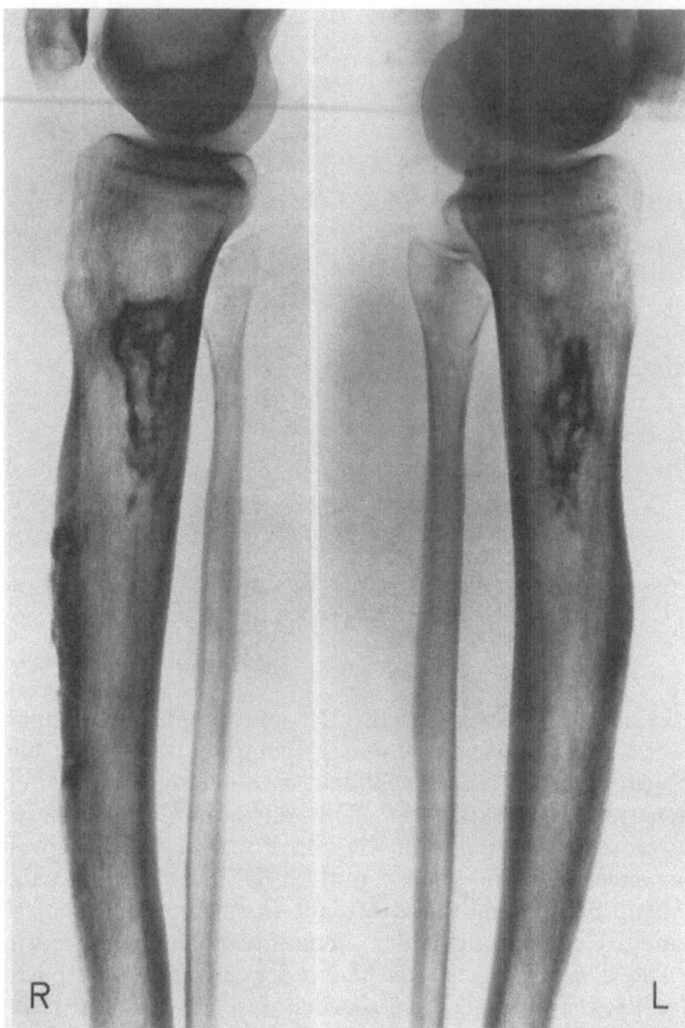

Abb. 82. ♂, 50 Jahre. Lues connata tarda. Säbelklingen-Tibia. Außerdem verkalkter Knocheninfarkt. (Aufnahme Prof. R. BAUER, Tübingen, Universitätsklinik)

b) Erworbene Syphilis (Lues acquisita)

α) Pathologie

Die postnatal erworbene Syphilis wird fast ausnahmslos durch den Geschlechtsakt übertragen und daher den sogenannten Geschlechtskrankheiten zugerechnet. Seit RICORD (1838) teilt man den Krankheitsablauf in 3 Stadien ein. Die Knochenveränderungen der erworbenen Syphilis sind gekennzeichnet durch knochenabbauende gummöse und knochenaufbauende nicht gummöse Prozesse, die vom Periost oder Endost ausgehen und gesondert oder gemeinsam als Periostitis und Osteomyelitis bzw. Ostitis syphilitica simplex oder gummosa ablaufen (VIRCHOW; VOLKMANN; FOURNIER; BEITZKE).

Die einfache irritative Entzündung der inneren Periostlagen führt bei längerem Bestehen zur Knochenneubildung in Form größerer oder kleinerer, manchmal halbkugeliger Osteophyten. Durch Anbauten an der Vorderkante der Tibia entsteht die Pseudoform der Säbelklingentibia (siehe auch Syphilis connata tarda). Eine rarefizierende Form (FREUND), bei der sich die entzündliche Infiltration in die Haversschen Kanäle fortsetzt und zu Abbau von Knochengewebe führt, wird wesentlich seltener angetroffen. Die einfache Ostitis und Osteomyelitis nimmt ihren Ausgang vom Knochenmark und führt zunächst zur Arrosion der Corticalis von innen her, später zu Knochensklerosierungen. Wenn der entzündliche Prozeß das Periost erreicht, tritt eine periostale Verdickung hinzu. Die durch Gummen hervorgerufene Periostitis geht ebenso wie die einfache von den tiefen Schichten des Periost aus, ist mehr umschrieben und bildet anfangs harte, später gummiartige gut abgesetzte Knoten. Sie greift auf den darunter gelegenen Corticalisabschnitt über und verursacht die Entstehung von dellen- und lochförmigen Defekten. Der Knochen, insbesondere das Schädeldach, wird wurmstichig. Bei Durchbruch durch die Haut können Fisteln entstehen (LOUSTE und GRIFFITHS). In der Umgebung, außerhalb des Bereiches der Gummiknoten, entwickelt sich eine Periostitis ossificans simplex. Bei der gummösen Osteomyelitis bzw. Ostitis bilden sich kleinere oder größere Gummen in Ein- oder Mehrzahl in Mark, Spongiosa oder Corticalis, die den Knochen herdförmig zerstören. Die Veränderungen sind ebenfalls eher umschrieben als ausgebreitet, weil das primäre Syphilom, das gewöhnlich am Beginn des Leidens steht, durch sklerotisches Gewebe eingeschlossen wird. Nur manchmal kommt es durch Fortschreiten des Prozesses zu Bildung des „diffusen Syphiloms" (GANGOLPHE). Der endostalen Sklerose entspricht nach außen hin der kräftige periostale Osteophyt, der die Abdeckung der Herde besorgt. Bei umschriebenem Befall eines Röhrenknochens kommt so die tumorbildende Form der Knochenlues (AXHAUSEN) zustande. Diffuse gummöse Osteomyelitis kann auch an mehreren Knochen der Extremitäten symmetrisch vorkommen. Von Gummen eingeschlossene Knochenabschnitte werden zwar nekrotisch, jedoch nicht abgestoßen, sondern bei der Heilung wie ein Transplantat ersetzt. Eiterung entsteht nur bei Mischinfektion; wenn sich überhaupt Sequester bilden, sind sie nur klein.

Das Nebeneinander von zerstörenden und aufbauenden Prozessen ist für die erworbene Knochenlues charakteristisch (VIRCHOW). Im allgemeinen überwiegt die Knochenneubildung, wobei wiederum die periostalen Veränderungen häufiger sind. McGLADDERY berichtet über 5 Fälle, bei denen die gummösen Zerstörungen die Neubildungen übertrafen. In diesen Fällen können leicht pathologische Frakturen entstehen, nach einer Zusammenstellung von FRANGENHEIM in absteigender Häufigkeit an Humerus, Femur, Clavicula, Radius, Tibia, Rippen, Ulna. Sie heilen manchmal mit reichlicher Callusbildung, mitunter bildet sich jedoch eine Pseudarthrose. Multiple pathologische Frakturen an demselben Kranken wurden öfter beobachtet (WEINER).

Von älteren französischen Autoren (VENOT u.a.) wurde eine allgemeine Festigkeitsverminderung des Skelets bei Syphilitikern als Ursache der Spontanfrakturen angenommen. Diese Annahme wurde in der Folgezeit jedoch nicht bestätigt. Intraossale Hämatome nach Traumen führen zur Cystenbildung (KAUFMANN; NISSEN; POUZET). Vorwiegend lytische Erscheinungen kommen am ehesten bei jungen Menschen vor.

Fistelbildung ist außerordentlich selten. Erst wenn Gummen durch die Haut hindurchbrechen, kommt es durch Sekundärinfektion zur Eiterung und Entstehung größerer Sequester. Eine deformierende Panostitis entsteht dann, wenn immer wieder erneute Schübe von peri- und endostalen Gummen mit gummöser und nicht gummöser ossifizierender Periostitis und Ostitis sich im Laufe der Jahre überlagern, so daß eine erhebliche Verunstaltung des Knochens die Folge sein kann: Panostitis deformans syphilitica. Ein besonderes Erscheinungsbild der erworbenen Syphilis gibt die hyperplastische Periostitis und Ostitis nicht gummöser Natur ab. Sie führt unter Vermauerung der Markhöhle zur Knocheneburnisation. Der alte und der neugebildete Knochen kann auch durch eine eigenartige Vermischung von hyperplastischen mit porotischen Prozessen (M. B. SCHMIDT) „eine fundamentale Änderung der inneren Architektur" erleiden, die zur Bildung eines engmaschigen bimssteinartigen Knochengewebes ohne Eiterung und ohne Erweichung führt. Bei dieser diffus-syphilitischen spongiösen Hyperostose (REMÉ, AXHAUSEN) können die Grenzen zwischen altem und neuem Knochen einerseits und der Markhöhle andererseits nicht mehr ausgemacht werden.

Die hauptsächlichen syphilitischen Knochenveränderungen gehören dem klinischen Tertiärstadium an und erscheinen 5—20 Jahre nach der Infektion. Jedoch sind nicht so selten bereits in der Frühperiode (Primär- und Sekundärstadium) ossäre Erscheinungen feststellbar, in einigen Fällen schon vor dem Aufschießen des Exanthems (WILE und SENEAR; STAUB; NITCHEW; KRONENBERGER; BEUTEL) und frühestens 10 Tage nach Entstehung des Schankers (FRANGENHEIM). Im Falle von GREIFELT und BONSE begannen die Knochenschmerzen schon 5 Wochen *vor* dem Erscheinen des Exanthems. Die Zahl der Beobachtungen über ossäre Veränderungen während der Sekundärperiode ist größer (M. B. SCHMIDT; WILL und WELTON; SCHWARZKOPF und WESTERBURG; McGLADDERY; BURROWS; NEWMAN und SAUNDERS; SQUIRES und WEINER; REYNOLDS und WASSERMAN; COX und MORGAN). Die Knochenveränderungen bei der Frühlues unterscheiden sich von den spätluischen dadurch, daß die destruktiven Prozesse weitgehend zurücktreten. Am häufigsten manifestieren sie sich in Form einer einfachen (nicht gummösen) hyperplastischen Periostitis.

Spätsyphilitische Knochenerscheinungen bei Neurolues kommen vor (KREMSER), sind aber Raritäten. Die Beobachtung PROKOPTSCHUKS, der unter 16 Fällen scheinbar reiner Tabes dorsalis 5mal Knochenveränderungen fand, ist einmalig.

Die früher gelegentlich beobachtete *Transfusionssyphilis* war eine seltene, aber schwere Infektion, die nach übereinstimmender Feststellung unter 4000 Transfusionen einmal vorkam (ARZT). Sie nimmt eine Sonderstellung zwischen Lues connata und Lues acquisita ein und beginnt unter Fortfall des Primäraffektes nach unterschiedlich langer Inkubation von 4—14 Wochen, minimal nach 18 Tagen (GREITHER und KLEIN), mit Sekundärerscheinungen (Syphilis d'emblée). Die Erscheinungen sind infolge der direkten Erregereinschwemmung unter Fortfall von Immunisierungsvorgängen in den normalerweise zuerst befallenen Geweben heftig und akut (Spirochätensepsis). Es kommt frühzeitig zu visceralen Lokalisationen, darunter auch zur Beteiligung des Skelets als akute Periostitis, Osteomyelitis rareficans meist in den distalen Abschnitten der langen Röhrenknochen und der knorpelnahen Rippenanteile und auch als gummöse Osteomyelitis. Insgesamt wiesen unter etwa 100 niedergelegten Fällen von Transfusionslues (MAURER) 6 Knochenveränderungen auf. PIAN und FRAZIER fanden 3 Fälle im Schrifttum und schilderten 2 eigene Beobachtungen: der eine Empfänger bekam eine Periostitis, der andere eine heftige Osteomyelitis mehrerer langer und flacher Knochen, sowie außerdem eine Periostitis der langen Röhrenknochen. MANDELBAUM und SAPERSTEIN berichteten von einer 29jährigen Frau, bei der 8 Wochen nach einer Bluttransfusion akute gummöse Erscheinungen im Brustbein und später auch am Schädel auftraten.

Alters-, Geschlechts- und Rassendisposition. Ebenso wie die erworbene Syphilis in allen Altersstufen vorkommt, sind auch Knochenveränderungen in jedem Lebensalter anzutreffen. In der Präpubertätszeit wird die akquirierte Syphilis allerdings nur ausnahmsweise beobachtet. Vereinzelte Fälle sind im Säuglingsalter durch Übertragung intra partum oder von Pflegepersonen her vorgekommen. Knochenerscheinungen sind dabei außerordentlich selten. Im frühen Kindesalter sollen sie sich nicht von denen der angeborenen Syphilis unterscheiden, später haben sie Ähnlichkeit mit der angeborenen Tardivlues bzw. der tertiären Knochenlues der Erwachsenen (FRANGENHEIM). Beide Geschlechter und alle Rassen sind gleich empfänglich.

Lokalisation. Sitz der Erkrankung ist im Frühstadium in absteigender Reihe: Schädel, Tibia, Clavicula, Malleolen, Becken, Sternum, Rippen, vorspringende Knochenteile wie Olecranon, Proc. coracoides, Epicondylen. Im Spätstadium können sämtliche Knochen erkranken, jedoch sind oberflächlich liegende bevorzugt: Tibia, Hirnschädel, Clavicula, Sternum, Rippen, Radius, Ulna, Phalangen, Wirbelsäule, Becken. Dem Trauma soll dabei als Lokalisationsfaktor eine große Bedeutung zukommen (PICK; BARTHELEMY; BUSCH; ZAMPA; PURRUCKER). Polyostotische Erkrankung ist häufig (ALLENDE; ZAMPA; RAMAZZOTTI; ARNSTEIN; BAGNOLI; RATHCKE; GADRAT und MARQUES; THOMASON und MAYORAL; GARBSCH u. a.). Gelegentlich sind die Knochenveränderungen generalisiert (JANSEN).

Klinisches Bild. Die Erkrankung der Knochen bei der Syphilis nimmt einen schleichenden, häufig mit wenig subjektiven Störungen und geringer Funktionsbehinderung einhergehenden Verlauf, so daß ihre Aufdeckung oft vom Zufall abhängt. In manchen Fällen machen sich ziehende oder bohrende Gliederschmerzen vor allem bei Nacht und in der Wärme, die sogenannten dolores osteocopi nocturni bemerkbar, die mit lokalen Schwellungen und Gelenkverdickungen einhergehen können. Nach GOODMAN sind die Schmerzen um so heftiger, je oberflächlicher der erkrankte Knochen liegt. Hin und wieder sind sie so stark, daß eine akute Erkrankung vermutet wird (KING und CATTERALL). Die syphilitischen Hyperostosen sind bei günstiger Lokalisation und entsprechender Ausprägung tastbar, kaum druckschmerzhaft.

β) Röntgenbild

Wegen des Polymorphismus der Erscheinungen bei der erworbenen Knochensyphilis sind die Röntgenzeichen nicht leicht deutbar, so daß das Leiden oft verkannt wird. Schon in der Frühzeit der Röntgenologie wurden Aufnahmen lueskranker Knochen von HAHN und DEYCKE-PASCHA, HOLZKNECHT und KIENBÖCK, ALBAN KÖHLER, HAENISCH u.a. veröffentlicht und eine auf die pathologische Anatomie aufgebaute systematische Röntgensymptomatologie aufgestellt, der später nur wenig hinzugefügt werden konnte. Am frühesten und häufigsten treten die Periostitis syphilitica simplex und die Periostitis gummosa auf. Die Periostitis simplex kann als einzige Form auch schon in der Frühperiode der erworbenen Syphilis vorkommen, während die Periostitis gummosa dem Spätstadium angehört.

Die einfache Periostitis führt zu circumscripten, an einer oder mehreren Stellen sitzenden, manchmal halbkugligen Anbauten. Sie kann umschrieben bleiben oder sich zirkulär ausdehnen, was als wichtiges Hinweiszeichen auf ihre syphilitische Natur angesehen wird. In anderen Fällen erstreckt sich die Periostitis von vornherein diffus über weite Abschnitte des Knochens. Die Oberfläche des periostalen Osteophyten ist entweder glatt und relativ scharf begrenzt oder sie ähnelt einer Spitzenborte (SANTE). Der Periostsaum ist anfangs durch helle Streifen von der Corticalis abgesetzt und bei der häufigen Mehrschichtigkeit in einzelne parallele Lagen unterteilt. Später verwächst er unter Verlust der Trennschichten mit dem Knochen und bildet bei der umschriebenen Form bleibende Einzelbuckel, bei der ausgebreiteten Form unregelmäßige holprige Verdickungen größerer Strecken des Knochens. Die Veränderungen betreffen ausschließlich die Oberfläche, der Knochen selbst bleibt intakt. In der Frühphase der erworbenen Syphilis kann die Periostitis simplex flüchtig sein und nur einige Wochen andauern. HEUSER beobachtete 1926 eine seltene Form der periostalen Knochenlues, die sich in der Bildung symmetrischer Exostosen an bestimmten Stellen des Beckens äußerte und durch antisyphilitische Behandlung weitgehend aber nicht ganz beseitigt wurde. Ob es sich hierbei tatsächlich um eine Sonderform der syphilitischen Periostitis gehandelt hat, muß offen bleiben, zumal HEUSER selbst angibt, auch bei anderen Krankheiten solche Exostosenbildung beobachtet zu haben und die Bestätigung durch andere Autoren bisher ausblieb. Erkrankt das Periost in Form der gummösen Periostitis, dann kommt es zur Bildung flacher oder halbkugliger, immer *umschriebener* periostaler Anschwellungen am Sitz der Gummen und außerdem zu fleckförmigen Aufhellungen, wodurch die einheitliche periostale Auflagerung unterbrochen wird und ein zerfressenes Aussehen erhält. Die Außenfläche kann stellenweise einen Bürsten- oder Stachelbesatz haben, der den Osteophyten des osteoplastischen Sarkoms ähnelt. Auch die Corticalis wird an ihrer Oberfläche usuriert und von hellen mitunter wabenartigen Flecken duchsetzt. Sie kann auf größere Strecken völlig schwinden. Die Begrenzungen der Defekte haben ein samtartiges Aussehen. An der Peripherie der Herde findet Knochenneubildung in Form von Sklerosierung statt. Der Markraum bleibt frei. Perforation der gummösen syphilitischen Entzündung nach außen führt zur Entstehung luischer Hautgeschwüre, zu Mischinfektion und Bildung größerer Sequester. Heilt die gummöse Periostitis, dann verschmelzen die Osteophyten und anstelle der Usuren bleiben Einkerbungen zurück, wodurch die Oberfläche des Knochens wie eine Hügellandschaft aussieht. Durch einseitige Ausbildung des periostalen Zuwachses an der Vorderkante der Tibia entsteht die Pseudoform der Säbelklingentibia. Wenn zu der ossifizierenden Periostitis noch eine knochenbildende Enostitis hinzutritt, dann verengt sich allmählich

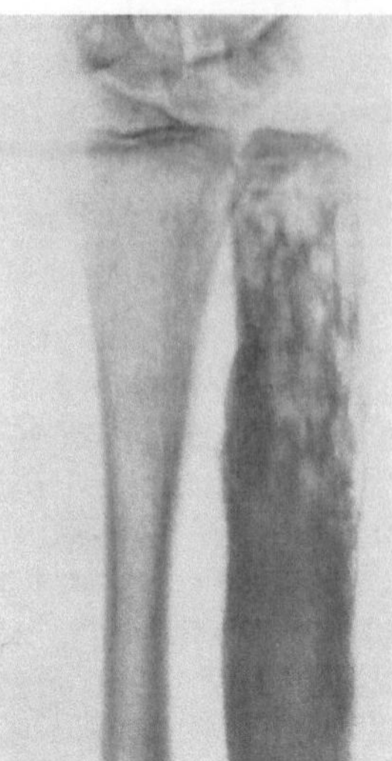

Abb. 83. Lues acquisita. Helle und dunkle Längsstreifen bei einfacher irritativer luischer Osteomyelitis. [Aufnahme HAHN und DEYCKE-PASCHA. Fortschr. Röntgenstr. Erg.-Band 14 (1907)]

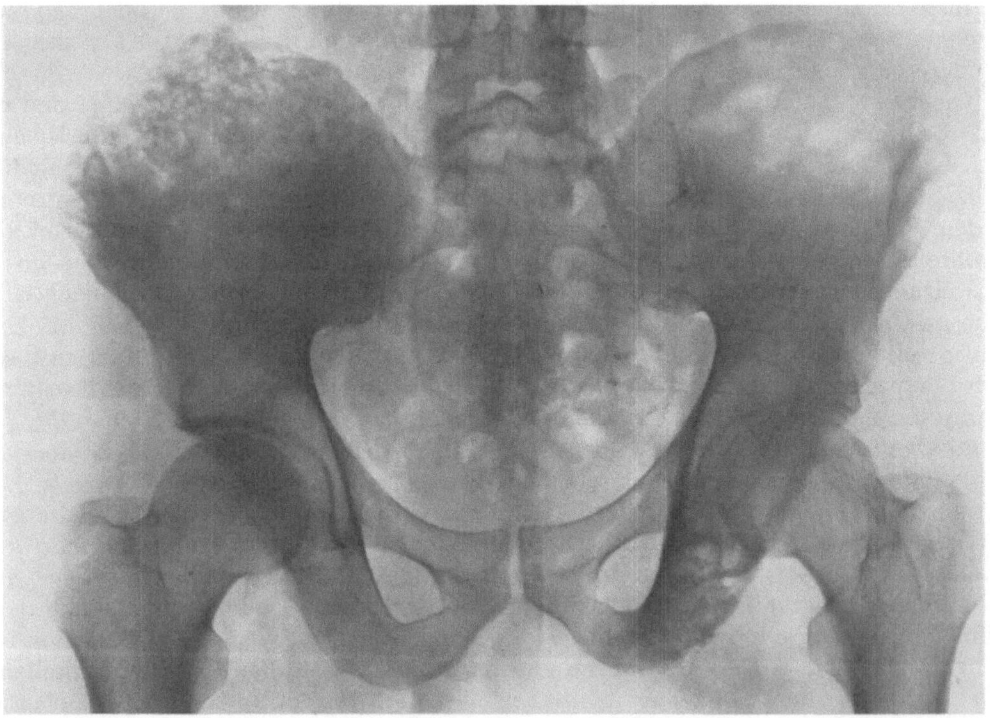

Abb. 84. ♂, 31 Jahre. Lues acquisita. Gummöse Osteomyelitis der rechten Darmbeinschaufel und des linken Sitzbeines. (Aufnahme Prof. RANNIGER, Chicago, University, Department of Radiology)

der Markraum, u.U. bis zu völliger Vermauerung. Zur syphilitischen Hyperostose gesellt sich die syphilitische Eburnisation.

Bei der einfachen irritativen syphilitischen Osteomyelitis bzw. Ostitis kommt es in langsamem Ablauf über das Zwischenstadium einer Sklerose zu einer eigenartigen Porosierung des Gefüges: Rinde und Mark lassen sich nur noch andeutungsweise unterscheiden und es bilden sich an den Röhrenknochen helle und dunkle Längsstreifen, die annähernd parallel verlaufen, so als ob die Knochenbälkchen mit einem groben Kamme gekämmt worden wären. Durch hinzutretende periostale Anlagerungen gewinnt der Knochen ein plumpes Aussehen. Nicht-gummöse Periostitis und Ostitis können zu der Sonderform der spongiösen Hyperostose führen. Der Knochen erscheint dann im ganzen gleichmäßig verdickt, Corticalis und Markraum sind nicht mehr voneinander trennbar, weil der Knochen im gesamten Querschnitt spongiotisch umgewandelt ist. Nur manchmal ist noch eine dünne Rindenschicht sichtbar.

Die Osteomyelitis bzw. Ostitis gummosa ist gekennzeichnet durch das Vorhandensein von Gummiknoten in Rinde und Mark. Am Sitz des knochenzerstörenden Gumma entsteht im Röntgenbild eine Strukturaufhellung, die Körnchen- bis Nußgröße aufweist, runde oder ovaläre Form hat und anfangs unregelmäßig verwaschen, später schärfer abgesetzt ist. Je nach ihrer Anzahl — auch Einzelgummen kommen vor — ist der Knochen mehr oder weniger durchsetzt von solchen hellen Flecken, die konfluieren können. Sie werden im weiteren Verlauf von Verdichtungszonen eingefaßt. Diese kräftige Umgebungssklerose ist in der überwiegenden Mehrzahl der Fälle gummöser Knochensyphilis vorhanden und fehlt auch dann nicht, wenn zahlreiche Gummen den Knochen durchsetzen. Das Nebeneinander von Zerstörung und Anbau vermittelt ein völlig regelloses Bild fleckiger, von Verdichtungen umgebener Aufhellungen. Von der alten Corticalis sind oft nur noch Reste übriggeblieben. Zu den ostitischen Veränderungen tritt gewöhnlich die Bildung einer kräftigen Periostschale hinzu, die den zerfressenen Knochen umgibt. Dieser Mantel ist mitunter besonders an seiner Innenseite ebenfalls von gummösen Aufhellungen durchsetzt. Wenn die Veränderungen örtlich begrenzt sind, dann können sie das Aussehen der tumorbildenden Form der Knochensyphilis annehmen. Eine allgemeine Knochenatrophie wie bei der Tuberkulose wird bei der Syphilis nicht beobachtet. In seltenen Fällen zeigt sich bei jungen Leuten eine rein oder überwiegend osteolytische Knochensyphilis ohne oder fast ohne reaktive proliferative Erscheinung, die durch umschriebene Aufhellungsherde ohne oder mit nur angedeuteter Randsklerose und durch corticale Defekte gekennzeichnet ist. Sie findet sich am Schädel häufiger als an den Röhrenknochen. Bei unilokulärem Sitz kann sie leicht mit einem Knochensarkom — luisches Pseudosarkom — (A. Köhler; Haenisch; Weissenbach, Truchot und Rouget; Casazza; Salgado Rueda und Basso; Westermark und Hellerström; McGladdery), bei multilokulärem Sitz mit Tumormetastasen verwechselt werden. Die Gefahr einer pathologischen Fraktur ist erhöht. Sämtliche Formen der syphilitischen Knochenveränderungen können allein und kombiniert vorkommen. Im allgemeinen sind sie bei leichten Luesfällen mehr umschrieben, bei schweren mehr ausgebreitet. Übergreifen des syphilitischen Prozesses auf das Gelenk, mit Zerstörung der Gelenkfläche kommt nur selten vor, weil der Knorpel dem Vordringen der Infektion eine Schranke setzt. Wenn Sekundärinfektion hinzutritt, wird das Röntgenbild noch weiter kompliziert, vor allem durch die Bildung von Sequestern. Abheilung der Knochensyphilis ist unter fachgerechter Behandlung möglich. Die Aufhellungen verkleinern sich, der Knochen wird durch teilweisen Abbau der Periostanbauten schlanker, seine Oberfläche glatter, bleibt aber unregelmäßig, und die Struktur kehrt wieder.

Besondere Lokalisationen (außer Schädel und Wirbelsäule): Die *Clavicula* wird relativ häufig und bereits im Frühstadium ergriffen. Der periostitische Randosteophyt ist ein wichtiges Hinweiszeichen auf eine Frühsyphilis (V. Danckelmann). Im Tertiärstadium entstehen zentrale und periphere Gummen. Frakturen sind nicht selten (Frangenheim).

Sternum, Rippen (und Rippenknorpel) erkranken gelegentlich schon im Frühstadium in Form einer Periostitis (bzw. Perichondritis), meist aber erst im Spätstadium als gummöse Ostitis (Beitzke; Cone; Schulman; Bagnoli). Am Sternum wird gewöhnlich das Manubrium ergriffen. Pathologische Frakturen kommen vor.

Die *Scapula* ist nur ausnahmsweise Sitz syphilitischer Erscheinungen. Bei den bekanntgewordenen Einzelfällen haben meist periostale Gummen zu Randusuren geführt.

Auch am *Becken* ist die Syphilis selten. Bagnoli berichtete in einem Falle über ein pagetähnliches Bild, Trossarelli über einen destruktiven Prozeß der Darmbeinschaufel,

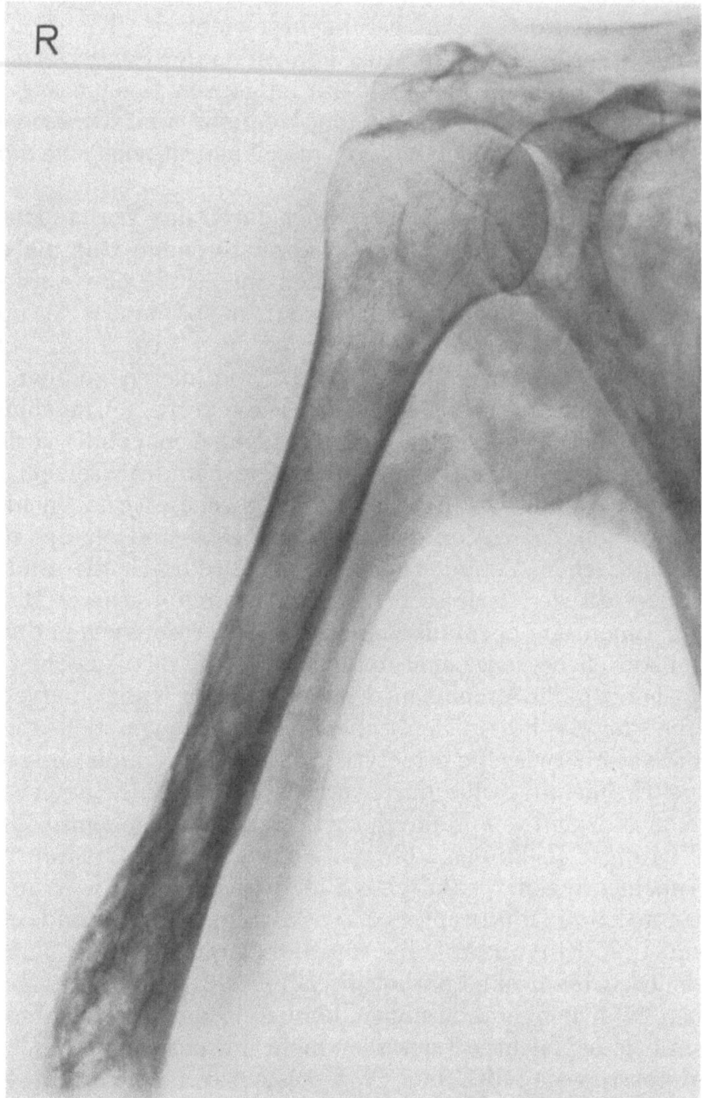

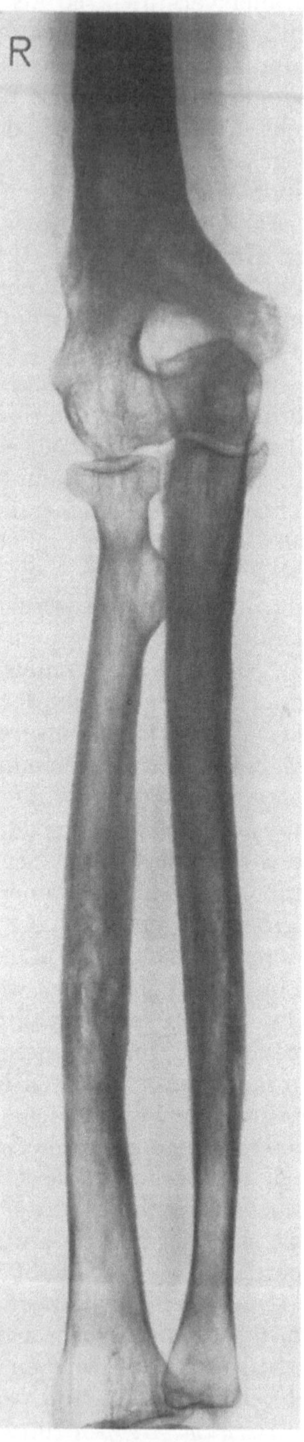

Abb. 85. ♀, 66 Jahre. Lues acquisita. Mehr diffuse Form der gummösen Osteomyelitis mit ausgedehnter Sklerose, die Ähnlichkeit mit der chronischen sklerosierenden Osteomyelitis Garré aufweist. (Aufnahme Dr. LEHMANN, Berlin, Charité)

der erst durch den positiven Ausfall der Wa.R. und den Erfolg der daraufhin eingeleiteten antiluischen Kur als syphilitisch sichergestellt werden konnte. HEUSER beschrieb symmetrische periostale Exostosen am absteigenden Sitzbeinast, am Innenrand des Foramen obturatum, an der Schambeinfuge und am Außenrand des Hüftbeins nahe dem Hüftgelenk, die durch syphilitische Behandlung zum Verschwinden gebracht werden konnten.

In einem Falle soll eine histologische Untersuchung vorgenommen worden sein. Die Bestätigung derartiger stachelbeckenartiger Befunde auf luischer Basis steht noch aus.

Über *Hand- und Fußwurzelsyphilis* gibt es kaum Mitteilungen. HEIDSIECK berichtete von je einem Fall einer Erkrankung des Sprungbeins und des Fersenbeins.

Eine *Daktylitis* bei erworbener Syphilis ist seltener als bei Lues connata praecox oder tarda. Meist sind mehrere Phalangen (nicht immer gleichzeitig) befallen. Es finden sich endostale und periostale Gummen, Sklerose und Periostanbauten, gelegentlich auch Frakturen. Wenn die Aushöhlung einer Phalange durch ein zentrales Gumma langsam vonstatten geht und das Periost darüber eine spindelige Schale anbaut, dann entsteht das Bild der spina ventosa syphilitica. Bei nicht behandelter Erkrankung kann eine Gummenperforation durch die Weichteile und die Haut mit Fistelbildung und Zweitinfektion eintreten: Panaritium syphiliticum. Es kommt dann zur Sequestrierung, u.U. sogar zur Ausstoßung einer ganzen Phalanx (BEITZKE). Am Endglied kann der Nagel eitrig abgestoßen werden. Einbruch in ein Nachbargelenk kommt vor. Die Metakarpen und Metatarsen bleiben so gut wie immer frei (1 Fall HEIDSIECK am IV. Metatarsus). Im Röntgenbild unterscheidet sich die syphilitische Daktylitis nicht von der unspezifischen und kaum von der tuberkulösen. Einzelfallberichte von SEILIN, GASTINEL und MÜLLER, ACHUNDOV, WAKELEY.

Die Syphilis der *Patella* ist äußerst selten. MUSSGNUG stellte bis 1944 nur insgesamt 12 Fälle zusammen. Sie zeigt sich als gummöse Syphilis mit Herden bis Kirschgröße und sklerosierter Umgebung sowie als Periostitis mit Auflagerungen an der Vorderfläche der Kniescheibe, die sich besonders gut auf Axialaufnahmen abbilden und ein rauhreifähnliches Aussehen haben. Bei randständigem Sitz der Gummen bilden sich flache Vertiefungen, die von spießartigen Appositionen umgeben sind. Die Rückseite der Patella bleibt meist frei. Diffuse Atrophie fehlt. Einzelfallberichte von FRUMKIN, CHASIN, PAAS, BEUTEL, MUSSGNUG.

γ) *Differentialdiagnose*

Die Diagnose „Knochensyphilis" ist im allgemeinen wegen des chronisch-schleichenden, heimtückischen Verlaufs ohne markante Erscheinungen schwierig. In einer kleinen Anzahl von Fällen wiederum täuschen heftige Schmerzen eine akute Krankheit vor. So erklärt sich eine ziemlich hohe Rate von Fehldiagnosen ($^1/_5$ nach BUSCH). Zur diagnostischen Klärung ist die zusammenfassende Berücksichtigung aller Befunde erforderlich: eingehende Vorgeschichte, klinisches Bild, serologische Reaktionen (bei Knochensyphilis nur in etwa $^1/_4$ der Fälle positiv), gegebenenfalls therapeutischer Test mit Penicillin oder Biopsie.

Die Syphilis ist auch am Skelet der große Imitator vieler anderer Erkrankungen. Dazu zählen:

1. Chronische Entzündungen anderer Genese

a) Unspezifische chronische Osteomyelitis, vor allem die primär-chronisch verlaufenden Formen wie Osteomyelitis sclerosans Garré, posttyphöse, postparatyphöse Osteomyelitis, Mykosen, Brodie-Absceß, dem ein zentrales Einzelgumma ähneln kann.

Zu beachten sind: Erkrankungsbeginn, Verlauf, serologische Luesreaktionen, Agglutinationsproben, epidemiologische Gegebenheiten, probatorische Behandlung, P.E., Erregernachweis. Röntgenologisch allein ist eine Unterscheidung vielfach nicht möglich. Nächtliche Schmerzen kommen bei einigen dieser Erkrankungen ebenso wie bei der Knochensyphilis vor.

b) Andere spezifische chronische Knochenentzündungen, Tuberkulose, insbesondere deren pseudocystische Form.

Zu beachten sind: Reaktive Knochenveränderungen, die bei Tuberkulose im allgemeinen erheblich schwächer ausgeprägt sind, regionale Atrophie.

Ferner Frambösie, Lepra.

Zu beachten sind: Geographische Verbreitung, klinisches und histologisches Bild.

c) Ostitis deformans Paget. (Wurde früher von einigen Autoren als Sonderform der Knochensyphilis angesehen.)

Zu beachten sind: Hierfür charakteristische strähnige Verdickung und Verbiegung der Knochen, Aufblätterung der Rinde, sklerotische Atrophie der Spongiosa, Knochenumbau gleichförmiger als bei Lues, gelenknahe Knochenenden mitbeteiligt. Wabig-polycystische Form des M. Paget mit Gummen kaum zu verwechseln, Anordnung der Aufhellungen nicht so regellos, Umgebung strukturreicher.

2. Tumoren

a) Osteogenes Sarkom, insbesondere das diaphysäre osteoplastische Sarkom und die medullogenen Tumoren: Ewing-Sarkom, Reticulosarkom, Plasmocytom.

Zu beachten sind: Alter des Kranken, monostischer-monotoper Sitz mit Ausnahme des polyostischen Skeletbefalles im Generalisationsstadium des Plasmocytoms (Seifenblasenbild), Sitz der Erkrankung, Aussehen der osteolytischen Partien, eventuell exzentrische Auftreibung der erkrankten Stelle, reaktive Knochenneubildungen, Periostschichtung, Spiculabildung, fehlende Knochendeformierung, äußerlich sicht- und tastbarer Tumor, eventuell Weichteilschatten des Tumors, Blutuntersuchung einschließlich Bluteiweißkurve.

b) Lymphogranulomatose, Eosinophiles Granulom, Tumormetastasen.

Diese 3 Erkrankungen können gelegentlich der vorwiegend osteolysierenden Knochensyphilis ähnlich sehen.

Zu beachten sind: Lebensalter des Kranken, Primärtumor, Lymphknotenschwellungen, Temperaturbewegung, Allgemeinbefinden, Blutbild, eventuell Probeexcision.

4. Frambösie der Knochen

Die Framboesia tropica (Yaws, Le Pian, Boubas) ist eine der wichtigsten Tropenseuchen und wird durch das Treponema pertenue (CASTELLANI, 1905) hervorgerufen. Der Erreger ist mit dem Treponema pallidum nahe verwandt, wahrscheinlich sogar identisch, woraus sich ein deutlicher Parallelismus zur Syphilis erklärt. Klinisch lassen sich die beiden Krankheitsbilder jedoch klar voneinander trennen. Eintrittspforte der Erreger sind kleine Hautläsionen wie Kratzstellen, Insektenstiche, Gelegenheitswunden. Die Übertragung erfolgt durch direkten *extragenitalen* Kontakt von Mensch zu Mensch. Im Gegensatz zur Syphilis ist die Frambösie auf bestimmte Gebiete der Erde begrenzt. Sie kommt endemisch in den Tropen und Subtropen zwischen den beiden Wendekreisen des Steinbocks und des Krebses in Gegenden mit feuchtheißem Klima vor. In Afrika sind heimgesucht: Uganda, Kenia, Tansania, Madagaskar, Guinea, Elfenbeinküste, Dahomey, Kamerun, Kongo; in Asien: Bengalen, Assam, Birma, Ceylon, Thailand, Indochina, Indonesien, Malaysia, Formosa; in Amerika: Venezuela, Bolivien, Columbien, Brasilien, Guatemala, Honduras, Costa-Rica, Panama, Westindische Inseln. In Nordamerika, Nordasien, ganz Europa und weitgehend auch in Australien ist die Erkrankung unbekannt. Die Morbidität ist besonders in Gegenden mit niedrigem Lebensstandard sehr hoch, nach HASSELMANN sowie MAYER und NAUCK bis zu 80, sogar 90% der Bevölkerung.

Zur Pathologie. Nach einer Inkubationszeit von 2—4 Wochen entsteht gewöhnlich an der unteren Extremität ein Primärherd, manchmal auch ein Primärkomplex, 4—12 Wochen später ein generalisiertes Exanthem mit Drüsenschwellungen. Daran schließt sich nach Monaten bis Jahren das Tertiärstadium an. Die Verlaufsparallele zur Syphilis ist eindeutig, allerdings wird in neueren Arbeiten (DELAHAYE, BOURSIQUOT und CREN) nur noch ein Früh- und ein Spätstadium unterschieden. Der Knochen wird im 2. und 3. Stadium in Form einer nicht eitrigen ossifizierenden Periostitis und einer rarefizierenden Ostitis bzw. Osteomyelitis ergriffen, wobei sich ein prinzipieller Unterschied des Gewebsbildes zur Syphilis acquisita der Knochen nicht ergibt (BEITZKE). Es besteht lediglich ein gewisser Unterschied im Verhältnis der Ausprägung destruierender und produktiver Vorgänge, insofern als bei Frambösie die Porosierung stärker, die periostale Hyperostosierung schwächer hervortritt als bei der Syphilis, woraus sich das häufigere Vorkommen von Spontanfrakturen erklärt (WHITE). Durch Produktion einseitiger Periostanbauten kommt es zu Verbiegungen des Knochenprofils insbesondere der Tibia in Form des Säbel- oder Bumerangbeines oder an den Außenseiten der Unterarmknochen (MATSUNAGA). Hyperostose des Proz. nasalis maxillae (Gundu) gehört wahrscheinlich zu den Sekundärerscheinungen der Frambösie. Entsprechend dem schubweisen Verlauf pfropfen sich auf die älteren Veränderungen frische auf, woraus sich die Vielfalt der Veränderungen am Knochen ergibt. Außer diesen nicht gummösen Knochenveränderungen entsteht im Spätstadium frambötisches Granulationsgewebe in Form umschriebener Gummen, die medullär, cortical oder periostal sitzen können, und in Form einer diffusen gummösen Entzündung, die meist im Schaft, aber auch an Epi- und Metaphysen als Osteomyelitis oder Periostitis abläuft. Ihre Abriegelung durch endostale Knochenproliferation ist geringer als bei der Syphilis. Wenn der erweichte Käse nach außen durchbricht, entstehen Fisteln und Geschwüre. Destruktive Vorgänge manifestieren sich besonders häufig am knöchernen Nasen- und Gaumengerüst ähnlich wie bei der Lues connata (und im Gegensatz zur Lepra, die den Knorpel zerstört) als Rhinopharyngitis mutilans (Gangosa). Alle frambötischen Veränderungen sind mit und ohne Behandlung rückbildungsfähig. Bei Abheilung kommt es zu schwieliger Umwandlung des Granulationsgewebes, die Periostablagerungen werden ganz oder bis auf eine Restverdickung abgebaut, die rarefizierten Herde knöchern ausgefüllt. Narbenkontrakturen an Händen und Füßen, Knie- und Fußgelenken können zu Verkrüppelungen führen (HASSELMANN). Im Gesicht kommt es nicht selten zu Hinterlassung von Mutilationen.

Herz und Gefäße, ZNS bleiben frei. Konnatale Frambösie ist unbekannt (MAYER und NAUCK), weshalb auch die Erscheinungen der Osteochondritis fehlen (HACKETT).

Lokalisation. Bei Frühformen: Ulna, Grundphalangen, Mittelphalangen der Hände und Füße, Mittelhandknochen, Mittelfußknochen, Tibia, Fibula, Radius. Die Daktylitis ist häufiger anzutreffen als bei der Syphilis (s. auch DELAHAYE u. Mitarb.). Mehrknochenbefall ist die Regel. Endphalangen, Hand- und Fußwurzelknochen bleiben mit Ausnahme gelegentlich auftretender Periostsäume am Calcaneus frei.

Bei Spätformen: Schädel, Rippen, Clavicula, Epiphysen der Röhrenknochen, gelegentlich Carpus und Tarsus, sehr selten kurze Röhrenknochen der Hände und Füße.

Häufigkeit. Knochenveränderungen treten bei etwa 20% der Frambösiekranken auf (SCHÜFFNER u. a.).

Alters- und Geschlechtsdisposition. Die Frambösie ist eine Erkrankung des Kindesalters (90%), sie setzt nicht vor dem 1. Lebensjahr ein. 75% der Kranken sind unter 10 Jahre alt (MAYER und NAUCK). Farbige Völker sind empfänglich, weiße erkranken dagegen nur sehr selten.

Klinisches Bild. Die klinischen Erscheinungen der 3 Frambösiestadien ähneln denen der Syphilis weitgehend. Nur ist der Sitz des Primäraffektes entsprechend dem extragenitalen Übertragungsmodus anders lokalisiert. Er findet sich am häufigsten an der unteren Extremität. Die einzelnen Phasen des Krankheitsablaufes sind weniger klar voneinander abgegrenzt. Knochenerscheinungen setzen während einer Eruption der Hautframbösie ein (HACKETT) und äußern sich in lang anhaltenden Gelenk- und Knochenschmerzen, die als bohrend und ziehend empfunden werden und sich nachts verstärken (Dolores osteocopi nocturni). Entzündliche Weichteilschwellungen fehlen. Knochenverdickungen können tastbar und Knochenverbiegungen sichtbar werden.

Röntgenbild. Im Präsekundärstadium konnten Knochenveränderungen bisher nur bei 2 Kindern im Alter von 2 und 4 Jahren beobachtet werden. Sie unterschieden sich von denen der Sekundärphase nur durch ihre geringere Ausdehnung (HACKETT).

Die Knochenerscheinungen im 2. Stadium (Frühform) sind gekennzeichnet durch corticale Strukturauflockerung und Randunschärfe der Diaphysen der langen Röhrenknochen, bedingt durch die ostitische Erweiterung der Haversschen Kanäle und durch die periostitische Osteoplasie. Schon frühzeitig kommt es als Folge der frambötischen Osteoperiostitis zur Entstehung periostaler Säume, die zunächst zart und glatt abgesetzt sind, später dicker und unregelmäßiger werden. Sie erreichen in der Regel nicht das Ausmaß der syphilitischen Anbauten. Periostale Auflagerungen an der Vorderseite der Tibia rufen eine verstärkte Krümmung des Vorderprofils hervor und bieten das Bild der unechten Säbelklingentibia. MATSUNAGA sah außerdem eine Verdickung von Radius und Ulna an den einander abgekehrten Seiten und eine Krümmung der Unterarmknochen in Form eines O. Auf die Meta-

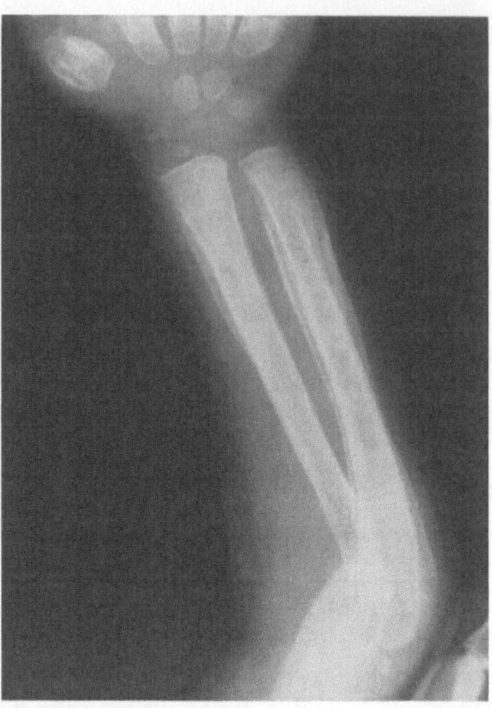

Abb. 86. ♂, 2 Jahre. Mächtige Periostschalen bei frambötischer Periostitis, Stadium II. (Aufnahme Dr. HACKETT, London)

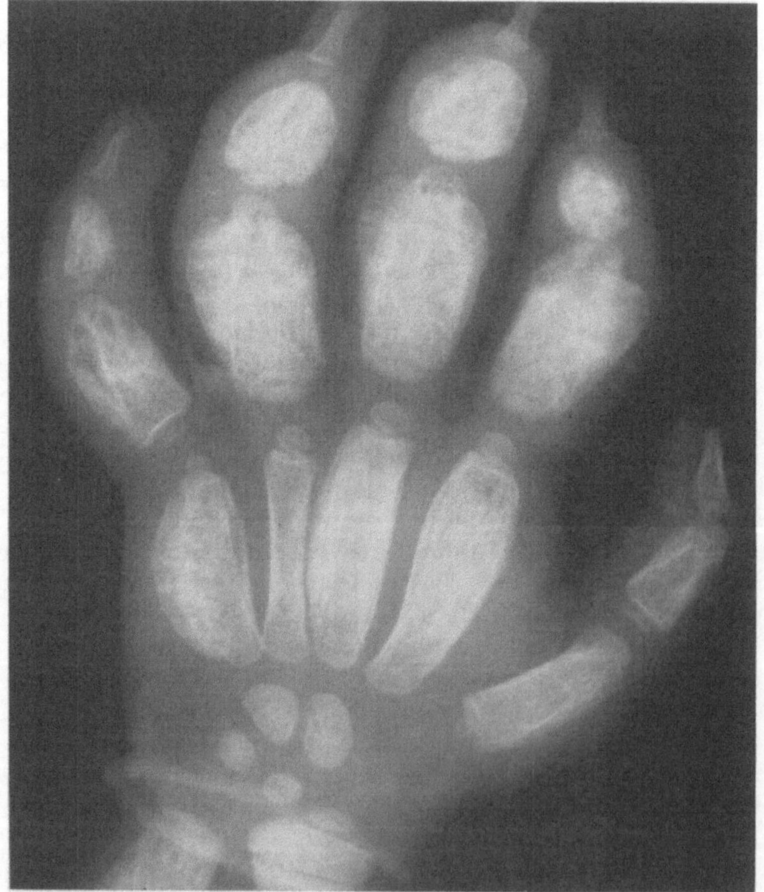

Abb. 87. ♀, 3 Jahre. Frambötische Daktylitis. Überwiegen des periostitischen Prozesses mit Bildung mächtiger Osteophyten. (Aufnahme Dr. HACKETT, London)

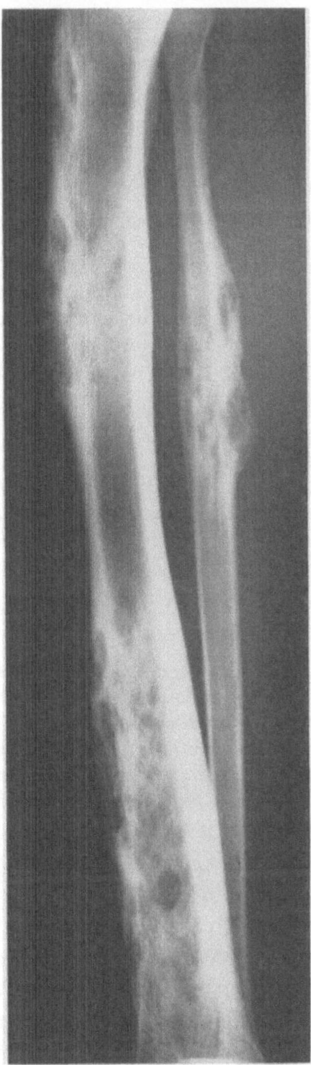

Abb. 88. ♂, 6 Jahre. Frambösie; Stadium III. Gummöse Ostitis. Nahe Umgebung der teils getrennten, teils konfluierten Herde mäßig verdichtet. Zwischen den Herdgruppen normaler Knochen. (Aufnahme Dr. HACKETT, London)

physen beschränkte fleckige Aufhellungen als Zeichen einer lokalisierten Metaphysenosteomyelitis kommen gelegentlich vor (HACKETT).

Im Tertiärstadium (Spätform) sind die Veränderungen auf einen engeren Knochenbezirk beschränkt. Als Ausdruck der gummösen Ostitis zeigt das Röntgenbild kleinere oder größere gut umschriebene rundliche Aufhellungen von 1—10 mm Durchmesser in der Schaftcorticalis oder auch in der Epi-Metaphyse. Sie liegen in Ein- oder Mehrzahl in einer mäßig verdichteten Umgebung, teils voneinander getrennt, teils konfluiert. Hinzu kommen gewöhnlich ausgedehnte periostale Anbauten (HACKETT). Außer diesen durch Einzelgummen hervorgerufenen scharf abgesetzten Herden gibt es entsprechend der diffusen gummösen Entzündung noch fleckige Aufhellungen mit verwaschenen Grenzen. Die destruktiven Veränderungen der Corticalis können sich bis in die neugebildeten periostalen Osteophyten hinein oder bis zum Knochenmark erstrecken und in solchen Fällen zu pathologischen Frakturen Anlaß geben.

Diagnose und Differentialdiagnose. Die Diagnose ist in Endemiegebieten zumeist aufgrund der klinischen Bilder und der serologischen Reaktionen leicht zu stellen. Differentialdiagnostisch müssen dieselben Erkrankungen berücksichtigt werden wie bei der

Syphilis (s.d.). Die Abgrenzung gegen die Syphilis selbst hat keine praktische Bedeutung, da die Therapie dieselbe ist.

5. Lepra der Knochen

Die Lepra (Aussatz) ist eine durch das Mycobacterium leprae (HANSEN, 1873) hervorgerufene ansteckende Infektionskrankheit, die außerordentlich chronisch in Schüben verläuft. Hauptverbreitungsgebiet sind heute tropische und subtropische Länder, vor allem Indien, Südchina, Zentralafrika. Kleinere Krankheitsgebiete bestehen in Mittel- und Südamerika sowie in Australien. Auch in Südeuropa gibt es noch kleinere Endemiebezirke, vor allem in Portugal, Spanien, Griechenland sowie in der Türkei. Die Gefahr epidemischer Verbreitung besteht jedoch in diesen Ländern nicht mehr (LIPPELT). In Mittel- und Nordeuropa sind heute nur noch Einzelfälle bekannt. In früheren Jahrhunderten war die Lepra in ganz Europa weit verbreitet, so soll nach Schätzungen im 14. Jahrhundert 5% der Bevölkerung Norddeutschlands leprös gewesen sein (MOHR). Besonders die skandinavischen Länder waren früher stark verseucht. In Deutschland gab es (bis 1945) einen Endemieherd im Memelgebiet. Nach dem 2. Weltkrieg wurden in Ost- und Westdeutschland zusammen noch 33 Leprafälle beobachtet (MOHR), sie waren sämtlich eingeschleppt. Die Zahl der Leprakranken auf der ganzen Welt ist nur schätzbar. LIPPELT rechnet mit mehr als 6 Millionen, MOHR mit 9 Millionen Leprakranken.

Der Übertragungsmodus des Erregers ist nicht geklärt, er befällt vorzugsweise die Haut und das Nervensystem. Gemäß der Immunitätslage werden die klinischen Formen der Lepra seit der Definition des Leprakongresses 1953 in Madrid wie folgt eingeteilt:

1. Lepromatöser Typ oder L-Form (anergische Reaktionslage),
2. Tuberkuloider Typ oder T-Form (hyperergische Reaktionslage),
3. Indeterminierte Gruppe (atypische Übergangsform).

Die alte Einteilung in Lepra tuberosa, Lepra nervosa und die Mischformen wurde zugunsten der oben genannten Einteilung auf dem Madrider Kongreß fallengelassen.

Für das Auftreten der Krankheit spielen weder rassische noch klimatische oder altersmäßige Faktoren eine Rolle, allerdings sind Kinder für die Infektion stärker empfänglich. Die Inkubationszeit ist extrem lang, sie beträgt im Mittel 2—4 Jahre, kann sich aber auch über größere Zeiträume erstrecken. Weitere Einzelheiten über die klinischen Formen, ihren Verlauf und den Befall innerer Organe sind nachzulesen u. a. bei MOHR (Handbuch der Inneren Medizin), NAUCK (Lehrbuch der Tropenkrankheiten), LIPPELT (Klinik der Gegenwart).

Zur Pathologie. Schon bei früheren Untersuchungen wurde zwischen spezifischen und unspezifischen Knochenläsionen bei der Lepra unterschieden. DEYCKE PASCHA (1906) trennte bereits röntgenologisch echte Leprome, die er der Lepra tuberosa, d.h. der Knotenform zuordnete, von den dystrophischen Veränderungen bei der Nerven-Lepra. Auch HIRSCHBERG und BIEHLER hielten sich an diese Einteilung. In den letzten Jahrzehnten wurde im Gegensatz zu früher das Vorkommen der spezifischen Knochenherde relativ häufig beobachtet (FAGET und MAYORAL; BARNETSON; PATERSON). Die allgemeine Ansicht geht heute dahin, daß diese Knochenprozesse nicht an eine bestimmte Form der Lepra gebunden sind (OLIVA und FARRIS). Jedoch ist ein leichtes Überwiegen der spezifisch-leprösen Osteomyelitis bei der lepromatösen Lepra (L-Form) und der unspezifischen Knochenveränderungen bei der tuberkuloiden Lepra (T-Form) festzustellen (LIPPELT; PATERSON, 1960).

Der Knochen wird hämatogen infiziert, die Bacillämie ist erwiesen. Seltener ist die direkte Fortleitung von knochennahen leprösen Knoten der Haut oder der subcutanen Weichteile. Besondere Bedeutung bei der hämatogenen Verbreitung der Krankheit kommt den sogenannten „Reaktionen“ zu, die als septicämische Schübe aufzufassen sind, und die zum Aufflammen alter torpider, oder zur Manifestation bis dahin unbekannter latenter, oder zur Ansiedlung neuer Herde führen können (MOHR).

Neben den spezifischen Lepraherden im Knochen sind unspezifische Knocheneiterungen häufig, die durch Sekundärinfektion von Weichteilwunden und trophischen Ulcerationen besonders an Händen und Füßen entstehen. Natürlich können auch spezifische Leprome des Knochens nach außen durchbrechen, mischinfiziert werden und sich dadurch in unspezifische Knocheneiterungen umwandeln.

Die trophischen Knochenschäden sind die Folge von Innervationsstörungen bei leprösem Nervenbefall. Da es sich nicht um entzündliche Veränderungen handelt, werden sie hier nicht näher erläutert. Sie stimmen mit denen bei anderen chronischen Nervenleiden überein. Wegen der Sensibilitätsstörungen und der dadurch bedingten häufigen Verletzungen sind gerade diese atrophischen Skeletabschnitte Sekundärinfektionen stark ausgesetzt.

Pathologisch-anatomisch gleichen die leprösen Herde anderen spezifisch-entzündlichen Granulationen im Knochen, die zu langsam fortschreitender Zerstörung der Bälkchen und der Rinde von innen her führen. Reaktive Knochenneubildungen sind gering, Mischinfektionen verursachen (wie bei der Tuberkulose) stärkere Randsklerosen. Auch während der Heilungsphasen wurden abgrenzende endostale Sklerosen beobachtet (PATERSON). Periostale Anbauten sind bei den hämatogenen osteomyelitischen Formen unbedeutend, etwas stärker dagegen beim Übergreifen von Weichteilherden auf den Knochen. Charakteristisch ist die Beschränkung der periostalen Appositionen auf nur einen Teil des Knochenumfanges, sie sind nicht zirkulär ausgeprägt wie bei der Lues (HIRSCHBERG und BIEHLER). PATERSON sah Periostreaktionen und corticale Defekte, wenn das Periost bei einer „Leprareaktion" von aktivierten benachbarten Weichteilherden mit erfaßt wurde.

Bei der unspezifischen osteomyelitischen Form, die durch Sekundärinfektion lepröser Haut- oder Knochenherde zustande kommt, entwickelt sich zunächst eine Periostitis ossificans, wodurch die Corticalis auf ein Mehrfaches ihrer ursprünglichen Stärke verdickt werden kann. Auch endostale Sklerosen treten auf und können zur Einengung bzw. zur Verödung der Markhöhle und u. U. zu Eburnisation des ganzen Knochens führen. Bei schlechter Reaktionslage des Organismus kann die unspezifische Osteomyelitis aber auch überwiegend destruktive Veränderungen hervorrufen.

Häufigkeit. Die Häufigkeitsangaben im Schrifttum differieren erheblich; offenbar spielen geographische Faktoren sowie die Untersuchungsmöglichkeiten in den einzelnen Leprosorien hierbei eine Rolle. Es werden angeführt:

CHAMBERLAIN, WAYSON und GARLAND	15% Knochenbefall bei 150 Leprakranken (Honolulu)
FAGET und MAYORAL	29% Knochenbefall bei 505 Leprakranken (Carcille, USA)
MURDOCK und HUTTER	80% Knochenbefall bei 140 Leprakranken (Hawaii)
PATERSON (1956)	41% spezifische und 90% unspezifische Knochenveränderungen bei 116 Leprakranken (Vellore, Südindien)
PATERSON (1960)	3—5% spezifische und 45% unspezifische Knochenveränderungen bei 894 Leprakranken (Hongkong)

Alters- und Geschlechtsdisposition. Hierzu liegt nur eine Übersicht von PATERSON (1960) anhand eines Kollektivs von 894 Leprakranken in Hongkong vor. Bei den Kranken mit Knochenveränderungen sind die Altersgruppen des 3., 4. und 5. Lebensjahrzehnts weitaus am häufigsten anzutreffen, was aber dem Anteil dieser Gruppen im gesamten Krankengut entspricht. Sowohl die spezifischen als auch die unspezifischen Knochenveränderungen zeigen nach der Zusammenstellung PATERSONS ein fast parallel verlaufendes Ansteigen mit zunehmendem Lebensalter. Im 1. Lebensjahrzehnt fanden sich unter 7 Kranken nur 2 Mädchen mit je einem spezifischen und einem unspezifischen Knochenherd. Unter den Kranken des Leprosoriums in Hongkong (PATERSON) überwiegen die Männer etwa im Verhältnis 3:1. Knochenbefunde sind jedoch bei beiden Geschlechtern annähernd gleich häufig. Die Unterschiede — 56% bei den Männern und 49% bei den Frauen — sind statistisch nicht signifikant.

Lokalisation. Sowohl die spezifischen als auch die unspezifischen Infiltrate befallen fast ausnahmslos die Hand- und Fußknochen, vor allem die Phalangen, etwas seltener die Metacarpalia und Metatarsalia. Weiter proximal liegende Veränderungen des Extremitäten- oder des Stammskelets sind äußerst selten. Sie sind meist nicht hämatogen, sondern per continuitatem entstanden. In Einzelfällen wurden folgende Herdlokalisationen gefunden:

Talus (SATTA; ERICKSON und MAYORAL),
Fibula (SPRECHER),
Tibia (PATERSON),
Patella (NÈGRE und FONTAN),
Rippen, Nasenskelet, Wirbelsäule (BEITZKE),
Schädel (MØLLER-CHRISTENSEN).

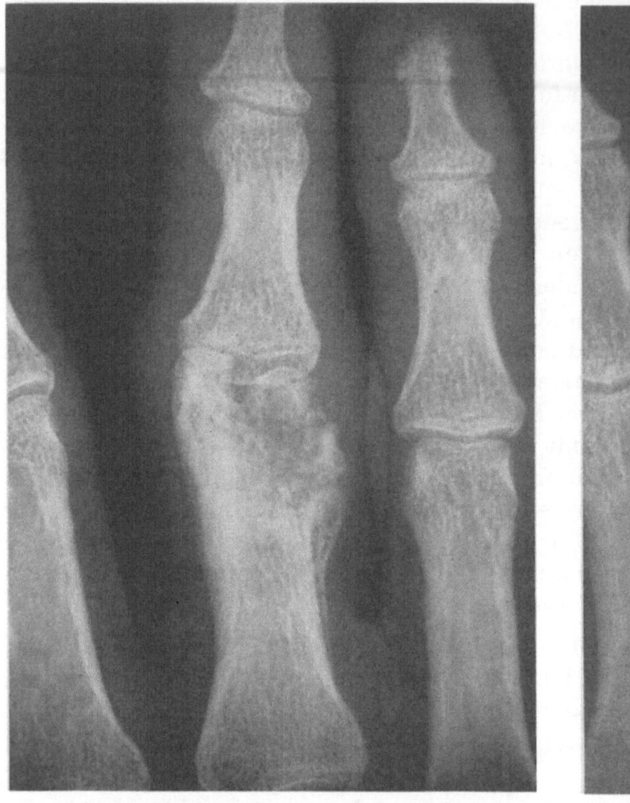

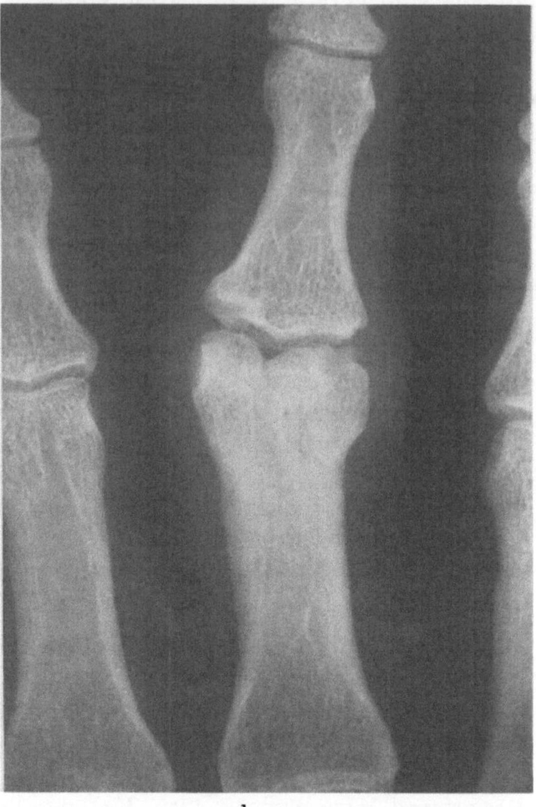

Abb. 89a—c. ♂, 32 Jahre. Lepröse Ostitis. Verlauf unter Behandlung. a Unregelmäßige Knochendestruktionen im radialen-distalen Anteil der Grundphalanx des linken Mittelfingers mit zerrissener Kontur und proximalem Periostsaum. Einbruch ins Gelenk. Radialer Teil der Trochlea leicht gestaucht. b $1^1/_4$ Jahr später. Befundbesserung. Restliche Aufhellungen von verdichtetem Knochen eingerahmt. Knochengrenzen scharf. Usuren der Gelenkfläche. Periostsaum z.T. ab-, z.T. angebaut. c Weitere 2 Jahre später. Knochenprozeß mit mäßiger Deformierung und Restsklerose abgeheilt. (Aufnahmen Dr. PATERSON, Vellore, Indien)

Klinisches Bild. Als klinische Frühzeichen machen sich in den befallenen Skeletabschnitten ziehende oder reißende Spontanschmerzen sowie Klopfempfindlichkeit bemerkbar, noch bevor röntgenologisch Knochenherde erkennbar sind. Im weiteren Verlauf gleichen die Lokalsymptome denen einer subakuten bis chronischen Knocheninfektion. Fisteln sind sehr häufig; GROSS vermutet als Ursache der meisten sogenannten „trophischen Ulcera" entzündliche Knochenherde, so daß in solchen Fällen die Röntgenuntersuchung nicht unterlassen werden soll. Bei ausgeprägten Sensibilitätsstörungen können die unspezifischen Knocheneiterungen lange Zeit unbemerkt bleiben, da die Kranken keine Schmerzen verspüren.

Röntgenbild. Bei der spezifischen Osteomyelitis leprosa finden sich in der Spongiosa der distalen Phalangenabschnitte herdförmige Aufhellungen von Linsen- bis Bohnengröße, die ein cystenähnliches Aussehen haben. Die Herde sind unscharf begrenzt, lediglich bei Mischinfektionen und während der Heilungsphasen bildet sich eine abgrenzende Randsklerose aus (PATERSON). In der weiteren Umgebung der Herde zeigt sich eine Auflösung einzelner Trabekelzüge, was PATERSON die „Honigwabenform" der spezifischen Knochenherde nennt. Er hat diese Form in 3% seiner Fälle beobachtet, Destruktionen der Corticalis sind seltener, kommen aber besonders bei übergreifenden Weichteilinfektionen vor. Im Röntgenbild werden sie bei tangentialer Strahlenrichtung als randständige lacunäre Defekte ähnlich der Caries sicca tuberculosa sichtbar. Periostale Knochenneubildungen

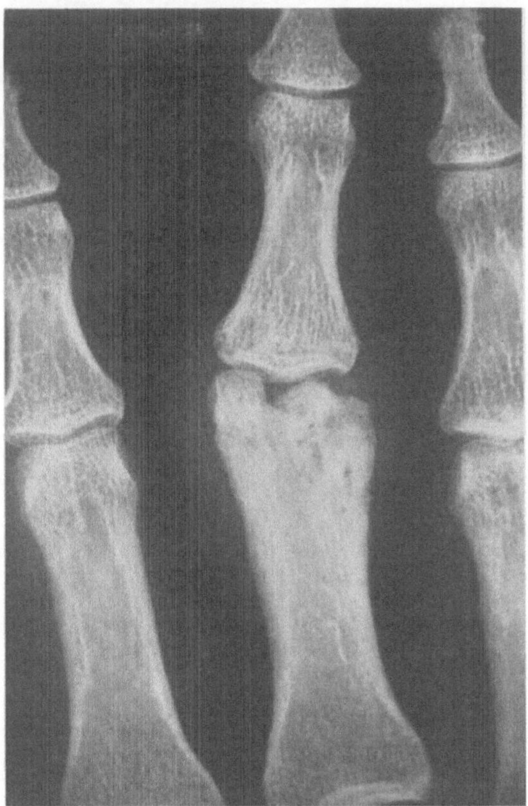

Abb. 89c

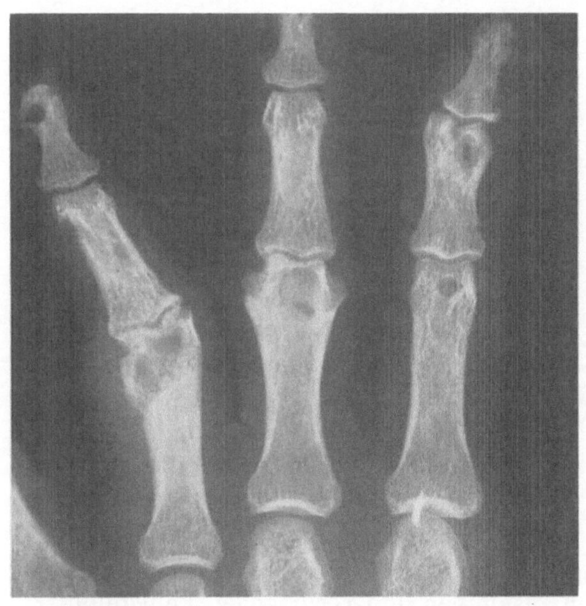

a

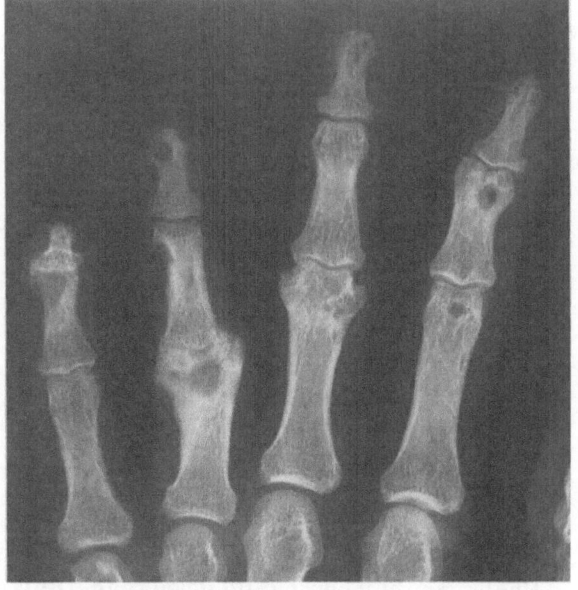

b

Abb. 90a u. b. ♂, 35 Jahre. Lepröse Ostitis der rechten Hand. Verlauf unter Behandlung. a Mehrere Leprome in der Spongiosa der distalen Abschnitte einiger Phalangen. Unregelmäßige Destruktionen mit unscharfen Rändern. Wenig Umgebungssklerose, keine Periostreaktion. Einige Gelenkeinbrüche mit Fehlstellungen. Stellenweise „Honigwabenform“ des Spongiosaumbaus. b $1^3/_4$ Jahr später. Befundbesserung. Leprome deutlich kleiner, mit glatten Rändern. Kräftige Randsklerose. (Aufnahmen Dr. PATERSON, Vellore, Indien)

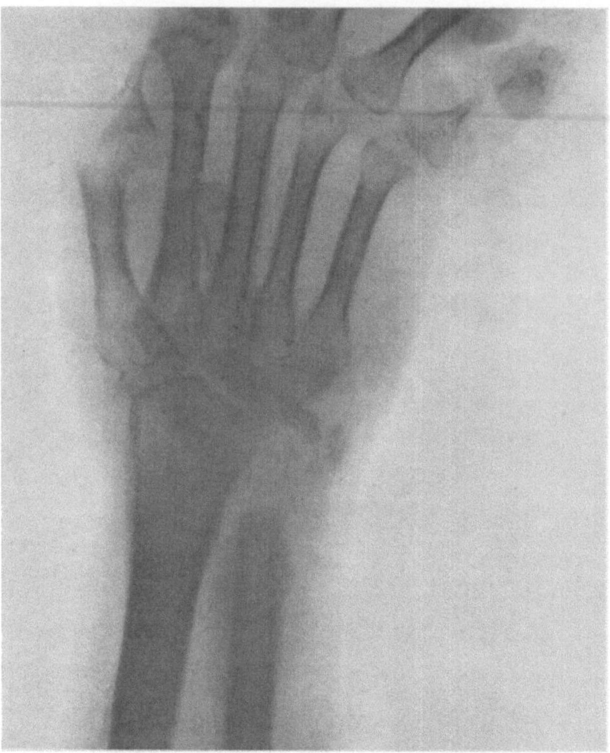

Abb. 91. Kombinationsform. Lepra lepromatosa mit Zerstörung des distalen Endes der Ulna und des Handgelenkes. Mutilationen an Daumen und Kleinfinger. Porose in Nähe der Fingergrundgelenke. (Aufnahme Dr. GROSS, Friedberg/Hessen)

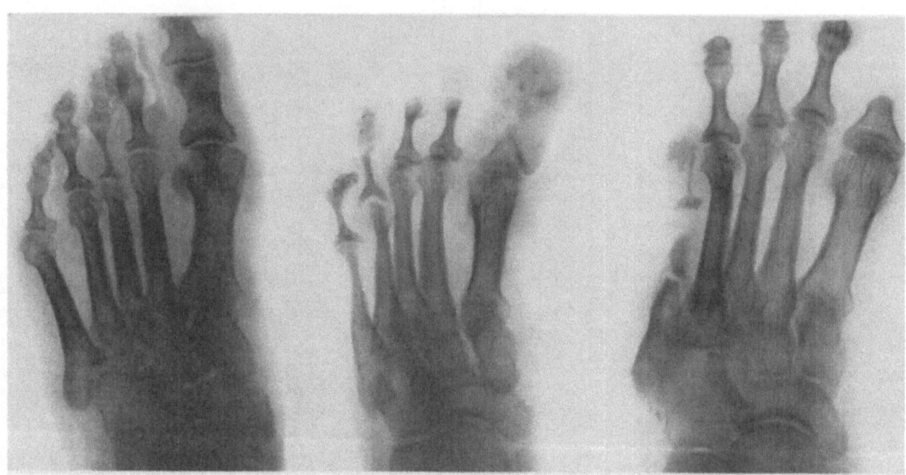

Abb. 92. Verschiedene Stadien der mutilierenden Lepra. (Aufnahmen Dr. GROSS, Friedberg/Hessen)

sind selten und nur von geringer Ausdehnung. Als Folge der Spongiosadefekte in den Phalangen brechen häufig gelenknahe Bälkchen zusammen und verursachen Fehlstellungen der Gelenke. Treten derartige Einbrüche der subartikulären Spongiosa bei Sensibilitätsverlust (Nervenlepra) auf, so kommen zu den Gelenkfehlstellungen oft erhebliche reaktive Sklerosen und Anbauten hinzu, die an die Gelenkveränderungen bei Tabes erinnern (PATERSON). Kleinere Spongiosadefekte, die nicht zu Knochendeformierungen geführt haben, können durch endostale Neubildung vollständig ausgefüllt werden, so daß nach der Abheilung eine fast normale Struktur resultiert. In einigen Fällen PATERSONs blieb als Restzustand nur eine leichte diffuse Spongiosasklerose übrig.

Ein nicht seltenes Röntgensymptom der spezifisch leprösen Ostitis ist die Ausweitung des Canalis nutritius (KARASEFF; MØLLER-CHRISTENSEN). PATERSON, der diese Veränderung ebenfalls bei einigen Kranken feststellte, führt sie auf eine lepröse Periarteriitis zurück.

Die unspezifischen entzündlichen Knochenherde bei Lepra unterscheiden sich nicht wesentlich von anderen subakuten und chronischen Osteomyelitisformen. Ihr Sitz ist jedoch völlig irregulär, denn Weichteilinfektionen können überall auf den Knochen übergreifen. Im Gegensatz zur spezifischen Knochenlepra beherrschen hier periostale Neubildungen und corticale Destruktionen das Bild. Auch Sequester mit Ausbildung von Totenladen sowie pathologische Frakturen werden beobachtet.

Die *Diagnose* der leprösen Knochenveränderungen ergibt sich aus der Kenntnis des Grundleidens. Differentialdiagnostische Erwägungen entfallen zumeist.

III. Parasitäre Erkrankungen der Knochen

1. Echinokokkose der Knochen

Zur Parasitologie. Der Erreger der Echinokokkose, die geschlechtslose Finne des Hundebandwurms Taenia echinococcus, tritt in 2 Typen mit verschiedener Wachstumsform auf: als Echinococcus cysticus auch granulosus, hydatidosus, unilocularis mit endogener Sprossung und verdrängendem Wachstum (unilokuläre Hydatidose) und als Echinococcus alveolaris auch multilocularis mit exogener Sprossung und infiltrierendem Wachstum (multilokuläre Hydatidose). Bisher konnte noch nicht endgültig geklärt werden, ob beide Wuchsformen des Echinococcus im menschlichen Körper ein und derselben oder zwei verschiedenen, aber miteinander verwandten Species der Taenia echinococcus zugehören. Die jüngeren Untersuchungsergebnisse von VOGEL unterbauen die schon früher von anderer Seite geäußerte dualistische Auffassung (HOSEMANN, SCHWARZ, LEHMANN und POSSELT).

Der Echinococcus lebt im Dünndarm von Hunden, wilden Kaninchen, Füchsen, Wölfen, Schakalen und gelegentlich auch von Katzen. Er mißt nur 3—6 mm Länge. Die Embryonen gelangen direkt oder indirekt in den Darm des Zwischenwirtes: des Menschen (besonders im Kindesalter), des Rindes, Schafes, Schweines und einiger Wildtiere. Nach Durchwanderung der Darmwand werden sie mit dem Blut in die verschiedensten Organe eingeschwemmt. Am häufigsten bleiben sie in den ersten beiden Filtern, in Leber und Lunge haften. Wenn beide passiert sind, was in etwa 10% der Fälle zutrifft, erreichen und besiedeln sie in absteigender Häufigkeit Muskulatur, Milz, Niere, Gehirn, Knochen (HANSTEIN; GODFREY).

Die beiden Formen des Echinococcus haben verschiedene und auf einige Länder bzw. Landstriche ziemlich scharf begrenzte Ausbreitungsgebiete. Es sind meist Länder mit Schafzucht und engem Zusammenleben der Hirtenbevölkerung mit ihren Hütehunden: Australien, woher die erste Veröffentlichung von THOMAS aus dem Jahre 1894 kommt, Neuseeland, Südamerika, Südafrika, Naher Osten, Iran, Halbinsel Krim, Spanien, Südfrankreich, Schweiz, Balkan, Sizilien, Sardinien. Im früher stark befallenen Island ist der Echinococcus jetzt fast erloschen. In Deutschland gibt es Endemiegebiete in Mecklenburg, Pommern, Friesland.

Das Verbreitungsgebiet des Echinococcus alveolaris ist noch strenger umschrieben und von dem des Echinococcus cysticus klar unterschieden. Er findet sich im Alpen- und Voralpengebiet bis zum Jura, also in Tirol, der Nordschweiz, in Bayern und Württemberg; ferner in einigen Gegenden Rußlands und sehr selten auch Japans, Frankreichs und Bulgariens.

Die Übertragung des Echinococcus erfolgt direkt oder indirekt vom Hund (oder einem der anderen Wirtstiere) auf den Menschen. Männliche und weibliche Personen werden gleich oft befallen. Das Leiden wird meist zwischen dem 20. und 40. Lebensjahr manifest.

Zur Pathologie. Beim Echinococcus cysticus erfolgt die Ausreifung der Finnenblase zur Echinococcusgeschwulst nur außerordentlich langsam. Die Entwicklungsdauer beträgt im Mittel 18—20 Jahre (AKSELRAD), der längste bisher beobachtete Zeitraum 55 Jahre (KIENBÖCK und MAYER). Es entsteht meist eine große Mutterblase mit kleinen endogen entwickelten Tochterblasen. Die vom Parasiten stammende Cystenmembran wird im Weichgewebe von einer fibrösen, vom Wirtsorganismus gebildeten Kapsel eingeschlossen. Im Knochen, wo sich der Echinococcus in spongiösen Abschnitten und nur ausnahmsweise im Periost ansiedelt, ist sein Verhalten prinzipiell anders: hier unterbleibt infolge Raummangels in dem engen Gitterwerk der starrwandigen Spongiosa eine einheitliche Einkapselung. Der cystische Echinococcus wächst hier ebenso wie der alveolare Echinococcus durch exogene Sproßung und durchsetzt als diffuse kleinblasige Infiltration das Spongio-

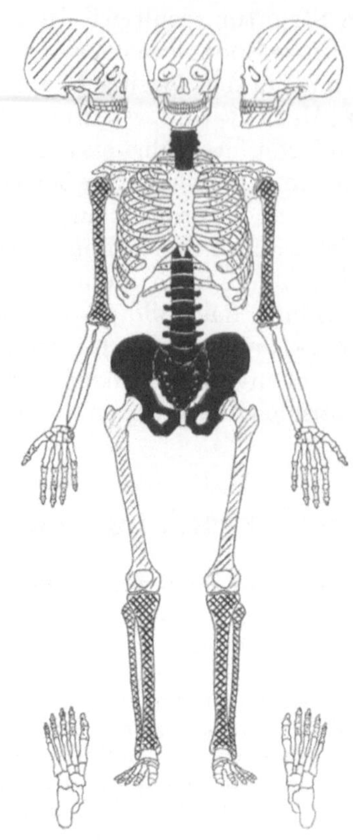

Abb. 93. Verteilungsschema des Knochen-Echinococcus. ▬ Häufigste Lokalisation, ▒ häufige Lokalisation, ▨ seltene Lokalisation, ░ vereinzelte Lokalisation

samark. In seiner Umgebung bildet sich ein riesenzellreiches Granulationsgewebe. Die Knochensubstanz selbst verhält sich passiv gegenüber dem als Fremdkörper wirkenden Parasiten. Sie wird durch Druckusur vom Mark her verdrängt und zum Schwinden gebracht. Einwachsen des Parasiten in die Haversschen Kanäle führt zur Bildung vieler meist kleiner Knochennekrosen. Nach Zerstörung der Spongiosa und nach Erreichen des Markraumes bildet der Echinococcus größere, manchmal bis walnußgroße intraossäre Blasen. Nach Durchbrechung der Rinde dringt er in das Periost und die Muskulatur vor und wächst hier in seiner charakteristischen großblasigen Form weiter. Schließlich kann er die Haut perforieren und Fistelbildung sowie Sekundärinfektion herbeiführen. Die parostalen Herde können ferner die Knochenrinde von außen her gewissermaßen rückläufig usurieren. In einem Fünftel der Fälle bricht er in das benachbarte Gelenk ein, das nur eine temporäre Schranke bildet. Es wird schließlich überschritten, destruiert, versteift, dann wird der Nachbarknochen erfaßt. Reaktive Knochenveränderungen fehlen so gut wie immer; nur ausnahmsweise reagiert das Periost mit Wucherungsvorgängen, die aber statisch belanglos bleiben (LEHMANN). Eine charakteristische Folge der Knochenzerstörung ohne reaktive Stabilisierungsvorgänge ist die pathologische Fraktur ohne Heilungstendenz. Hämatogene bakterielle Infektion des pericystären Raumes führt nicht selten zur Vereiterung der Echinococcuscyste. Bei Kindern und Jugendlichen können sich Wachstumsstörungen einstellen: infantilisme et juvénilisme hydatique (DEVÉ).

Der Echinococcus alveolaris zeigt in allen Organen dasselbe hemmungslose, diffuskleinblasige Wachstum. Er befällt hauptsächlich die Leber. Im Knochen wurde er bisher nur einige Male beobachtet (BRENTANO und BENDA; ELENEVSKY; KLAGES; POSSELT; MIROLUBOFF; OBERNDORFER). Durch sein infiltrierendes aggressives Wachstum zerstört er den Knochen so wie ein Sarkom.

Die *Häufigkeit* des Knochenbefalles schwankt regional etwa zwischen 1—3% aller Echinokokkosen:

ARANDA 0,9%, DEVÉ 0,9%, VEGAS-GRANWELL 1,5%, GANGOLPHE 1,7%, BECKER 1,8%, BONAKDARPOUR 1,8%, CASTRO 2%, TEICHMANN 2,1%, FRANGENHEIM 2,1%, NEISSER 2,8%. Aus diesem Rahmen fallen die Angaben von HEYDEMANN, der nur 0,06% und von XANTHOPULIDES, der nur 0,36% beobachtete.

Lokalisation. Die Verteilung des Echinococcus auf die einzelnen Skeletteile und ihre Häufigkeit in absteigender Reihe sind in der folgenden (unter Mitbenutzung einer Aufstellung von FELKL und BAERWOLFF entstandenen) Tabelle 5 aufgeführt.

Tabelle 5

	REICH (1908) 113 Fälle %	BAUER (1913) 244 Fälle (korrigiert) %	IVANISSEVICH (1934) 406 Fälle %	KIENBÖCK (1940) 89 Fälle %	Mittelwert %
Becken	26,5	29,5	22,4	45,0	31,0
Wirbel	33,0	17,0	41,6	18,0	24,9
Humerus	15,0	14,7	9,4	9,0	12,0
Tibia, Fibula	12,4	12,3	8,9	7,9	10,4
Femur	8,8	10,3	8,1	12,3	9,8
Schädel	8,0	8,6	5,2	4,5	6,6
Scapula	1,8	2,0	1,5	2,2	1,9
Sternum	1,8	1,6	2,2	1,1	1,7
Clavicula, Costae	1,8	2,4	—	—	1,0
Phalangen	0,9	1,2	0,7	—	0,7

Am Becken sind nach FRÄNKEL und PYTEL der Häufigkeit nach Darmbein, Kreuzbein, Schambein, Sitzbein befallen. Gleichzeitiges Vorkommen des Echinococcus in mehreren Knochen ist eine Seltenheit (FRANGENHEIM; DÖBBELIN).

Klinisches Bild. Der Echinococcus des Knochens bleibt über Jahre und Jahrzehnte mangels jeglicher Beschwerden und Störungen des Allgemeinbefindens völlig unbemerkt. Nach GANGOLPHE gibt es keine andere Knochenerkrankung von gleicher Indolenz. In späteren Phasen der Erkrankung führt auch ein ausgedehnter Lokalbefund nur zu geringen rheumatoiden Schmerzen und einem allgemeinen Schwächegefühl. Zumeist macht sich das Leiden erst durch Komplikationen bemerkbar: durch eine pathologische Fraktur, durch Infektion mit Abscedierung oder durch Verdrängungserscheinungen. An platten Knochen werden prallelastische Geschwülste nachweisbar; so lassen sich z.B. am Becken bei vaginal-rectaler Untersuchung wandständige Tumoren tasten. Der Echinococcus tritt somit klinisch in der Regel unter der Maske eines Knochentumors, einer Knocheneiterung oder eines Knochenbruches in Erscheinung (BOPPE).

Röntgenbild. In jüngeren Stadien der Knochenechinokokkose zeigen sich im Röntgenbild sagokorn- bis kirschgroße runde oder ovale, traubenförmig beieinanderliegende Hohlräume mit dünnen Zwischenwänden. Kleine und große Blasen wechseln miteinander ab, so daß der Gesamtaufbau ungleichmäßig erscheint. Die Veränderung, durch die der Knochen evtl. über größere Strecken ausgehöhlt wird, ist auf einen einzigen zusammenhängenden Abschnitt eines Knochens beschränkt und setzt sich gegen seinen gesunden Teil scharf ab. Endostale und periostale Knochenneubildungen werden ebenso wie jede regionale Atrophie vermißt. In späteren Stadien vergrößern sich die Höhlen und führen ohne nennenswerte Neubildung zu blasiger Aufblähung des Knochens, dessen äußere Schale hochgradig verdünnt und stellenweise durchbrochen wird. Wächst der Echinococcus parostal weiter, dann findet man im Röntgenbild zusammenhanglose Knochentrümmer in den Weichteilen.

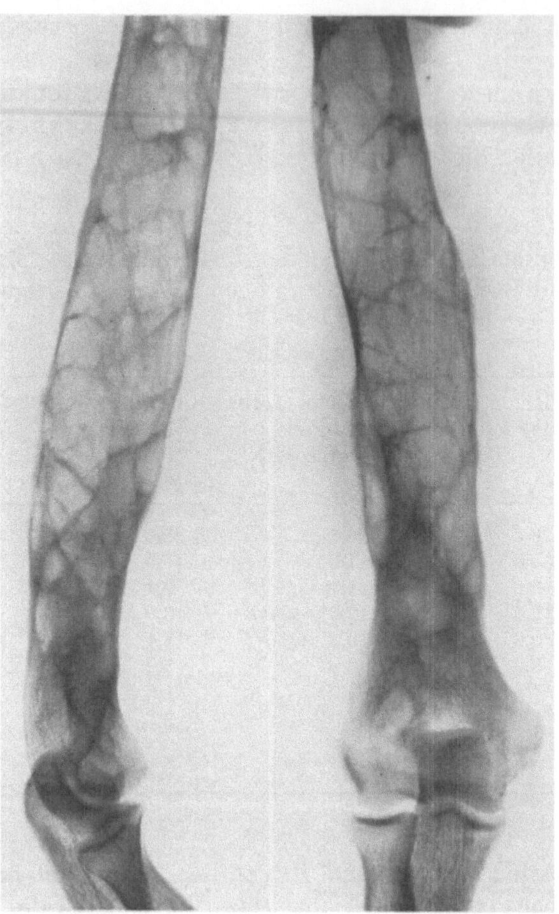

Abb. 94. ♂, 30 Jahre. Echinococcus des linken Humerus. Großwabiger Strukturumbau mit Corticalisverdünnung und geringer Schaftauftreibung. Pathologische Fraktur. (Aufnahme Prof. LOZANO, Zaragossa, I. Chirurgische Universitätsklinik)

An Röhrenknochen bleibt die Gesamtgestalt in der Regel einigermaßen erhalten, an platten Knochen dagegen werden innere und äußere Tafel frühzeitig auseinander gedrängt und schließlich wie bei schalenbildenden Tumoren buckelig aufgetrieben. Röntgenologisch erscheint im Aufsichtsbild ein mehr oder weniger grobmaschiges unregelmäßiges Netzwerk. Verkalkungen der Cystenwand bilden sich teils als oberflächlich schalige, teils als septenartige, im Inneren des Knochens gelegene kalkdichte schmale Streifen ab. Die pathologische Fraktur ruft das Bild des „zerknitterten Wabenwerkes" hervor (SCHINZ).

Der sehr seltene Echinococcus alveolaris führt zunächst zu einer örtlichen Porose und später zu reaktionsloser Osteolyse bis zur völligen Destruktion des Knochens (tabula rasa). Die aufgehellten Knochenpartien sind unscharf begrenzt und durchsetzen den Knochen diffus und regellos. Osteosklerotische oder hyperostotische Vorgänge fehlen. An platten Knochen bietet sich ein landkartenartiges Bild mit wabigen Randpartien (KIENBÖCK).

Diagnose und Differentialdiagnose. Das charakteristische Röntgenbild des cystischen Echinococcus: umschriebene wabige Auftreibung eines einzigen Knochenabschnittes mit scharfer Grenze gegen den gesunden Teil ohne reaktive Knochenneubildung und ohne regionale Atrophie. Die im Gegensatz zu diesem auffälligen und oft auch ausgedehnten Röntgenbefund höchst geringen Beschwerden bei gutem Allgemeinzustand des Kranken erlauben in den meisten Fällen eine Verdachtsdiagnose. Sie bedarf der Erhärtung durch das Blutbild, das eine mäßige Leukocytose mit Linksverschiebung und in 30 % der Fälle

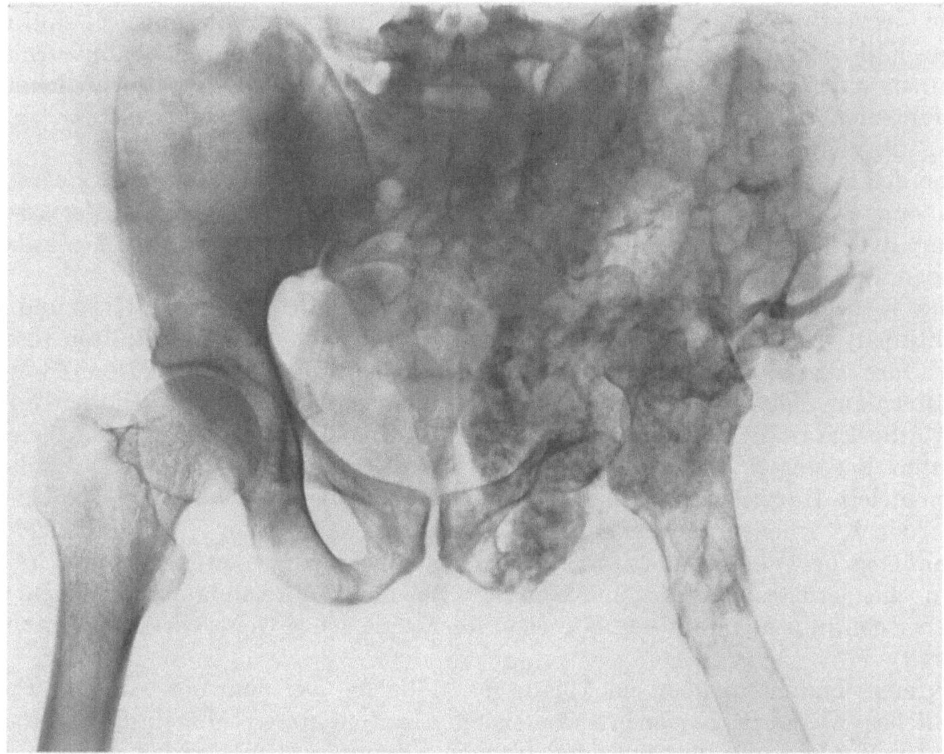

Abb. 95. Echinococcus der linken Beckenhälfte mit Zerstörung des Hüftgelenkes und Übergreifen auf das Femur. Pathologische Femurschaftfraktur. Einengung des kleinen Beckens. (Aufnahme Dr. ATHLE, Bombay, King Edward Memorial Hospital)

eine Eosinophilie aufweist, durch die Komplementbindungsreaktion nach GHEDINI-WEINBERG, durch die Präzipitinreaktion nach FLEIG und LISTONNE und durch die Intracutanprobe nach CASONI, deren Ergebnisse allerdings wenig zuverlässig sind. Eine Cystenpunktion ist wegen der Möglichkeit akuter anaphylaktischer Erscheinungen wie Schock, Lungenödem, Asthma, Urticaria oder einer Infektion nicht ungefährlich. Entscheidend ist die operative Exploration (DELAHAYE u. Mitarb.).

Die röntgenologische Differentialdiagnose hat alle polycystischen Knochenerkrankungen zu berücksichtigen: a) die cystische (Kienböcksche) Form der Knochentuberkulose, b) die Osteopathia fibrosa generalisata Recklinghausen, c) cystische Knochentumoren. Zu beachten sind: Lage, Form und Verteilung der Hohlräume auf den erkrankten Knochen und auf das gesamte Skelet. Die Echinokokkose ist so gut wie immer ein monostotisches Leiden; die unterschiedlich großen Zellen liegen stets nebeneinander und sind nicht verstreut wie bei a) und b). Zu beachten ist ferner die Struktur der Nachbarschaft. Sie ist bei a) und b) im Gegensatz zur Echinokokkose gewöhnlich deutlich gestört. Die röntgenologische Abgrenzung von c) gegen den cystischen Echinococcus im jüngeren Stadium kann sehr schwierig oder unmöglich sein. Die unspezifische oder auch die luische Osteomyelitis kommen differentialdiagnostisch nur bei Vereiterung des Echinococcus in Betracht und sind dann meist röntgenologisch nur schwer abzugrenzen.

Der sehr seltene Echinococcus alveolaris kann von einem osteolytischen Sarkom nur durch operative Freilegung unterschieden werden.

2. Sonstige Parasitosen des Knochens

Im Schrifttum werden außerhalb der Echinokokkose nur Einzelfälle von Parasitosen des Knochensystems genannt.

Die *Cysticerkose* des Knochens ist ein extrem seltenes Vorkommnis. Es sind nur 2 gesicherte Fälle bekannt, in denen Cysticerken, die Finnen des Schweinebandwurms (Taenia solium), im menschlichen Skelet gefunden wurden. Froriep beobachtete bei einem 21jährigen Mann den Befall der Grundphalanx eines Mittelfingers, Bostroem sah einen erbsgroßen, verkalkten Herd in der Tibia.

Von der Kombination einer Osteomyelitis sclerosans Garré mit einer *Trichinose* (ohne Trichinennachweis im Knochen) berichteten Bennet und Hopkins. Die Verfasser glaubten, daß die Eburnisation des Knochens durch den von der trichinösen Muskulatur ausgehenden Reiz bedingt gewesen sei.

Über Knochen- und Gelenk-*Entamoebiasis* liegt eine Mitteilung von Nino und Masucci (Argentinien) vor. Bei einem 7jährigen Mädchen trat nach einer fieberhaften Erkrankung eine diffuse Caries mehrerer langer Röhrenknochen mit periostalen Neubildungen und Sequestern auf. Beide Hüftgelenke waren durch eine eitrige Arthritis zerstört; im Gelenkeiter wurde Entamoeba histolytica, im Stuhl Entamoeba dysenteriae nachgewiesen.

Unter den durch *Leishmanien* verursachten Erkrankungen (Kala-Azar oder innere Leishmaniasis, Hautleishmaniasis [Orientbeule, Aleppobeule], Amerikanische Leishmaniasis) werden Knochenveränderungen nur bei der amerikanischen Haut- und Schleimhautleishmaniasis beobachtet, und zwar fast ausschließlich stark verstümmelnde Zerstörungen des Knochengerüstes von Nase und Gaumen. Der über Jahre andauernde Weichteilprozeß greift per continuitatem auf den Knochen über, eine echte Generalisierung tritt nicht ein (Kikuth).

Knipfer berichtete über ein 12jähriges Mädchen, bei dem ein auf dem Fußrücken befindliches Ulcus zu Knochenveränderungen an mehreren Mittelfußknochen geführt hatte. Im Vordergrund der röntgenologischen Veränderungen standen periostale Neubildungen; die histologische Untersuchung ergab auch im Knochen das Vorliegen von für Leishmaniase typischen Zellveränderungen.

Literatur

Unspezifische Entzündungen der Knochen

Abbott: Zit. Davies, A. G. M.
Abesser, E. W.: Intrauterin erworbene Osteomyelitis? Fortschr. Röntgenstr. **78**, 213 (1953).
Abraham: Zit. Rauch.
Abrams, M., Sedletzky, I., Stearns, D. B.: Osteitis pubis. New Engl. J. Med. **240**, 637—641 (1949).
D'Abren: Zit. Lauche.
Adams, R. A., Chandler, F. A.: Osteitis pubis of traumatic etiology. J. Bone Jt. Surg. A **35**, 685—696 (1953).
Adams, W. C., Hindman, S. M.: Cat-scratch disease associated with an osteolytic lesion. J. Pediat. **44**, 665—669 (1954).
Aderhold, K.: Die förderliche radiologische Vergrößerung bei Fokusdimensionen unter 0,3 mm. Acta radiol. (Stockh.) **43**, 329—351 (1955).
Aderhold, K., Seifert, L.: Ergebnisse der radiologischen Vergrößerungstechnik mit einer neuen Feinstfokusröhre für Abbildungsmaßstäbe größer als 2:1. Fortschr. Röntgenstr. **81**, 181—194 (1954).
D'Agata, G.: Ricerche e osservazioni su un caso non comune di actinomicosi dell'avambraccio. Policlinico, Sez. chir. **32**, 31—39 (1925).
Agerholm, M., Trueta, J.: Acute haematogenous osteomyelitis treated with penicillin. Lancet **1946**, 877.
Alberti, G. P., Giannasi, F., Panzetti, G.: La sindrome di De Toni-Caffey-Silverman nel quadro delle periosteopatie dell'età infantile. Ann. Radiol. diagn. (Bologna) **35**, 443—469 (1962).
Albertini, A. v.: Über tumorförmige Osteomyelitis. Zbl. allg. Path. Anat. **37**, Ergänzungsh. 131—144 (1926).
Albertini, B.: Sull'osteite primitiva del pube. Ann. ital. Chir. **29**, 476—482 (1952).
Alfred, K. S., Harbin, M.: Blastomycosis of bone; report of a case. J. Bone Jt. Surg. A **32**, 887—892 (1950).
Allen, J. H., Jr.: Bone involvement with disseminates histoplasmosis. Amer. J. Roentgenol. **82**, 250—254 (1959).
Allenbach, E., Zimmer, M.: Sur une localisation de prédilection des mycoses osseuses primitives. Rev. franç. Pédiat. **11**, 168—178 (1935).
Almeida, F. de: Zit. Mohr.
Altemeier, W. A., Largen, T.: Antibiotic and chemotherapeutic agents in infections of the skeletal system. J. Amer. med. Ass. **150**, 1462—1468 (1952).
Altieri, E.: Lesioni inflammatorie della scapola. Minerva ortop. **3**, 65—70 (1952).
Altschul, W.: The similarity of the roentgen findings in multiple myeloma and in sporotrichosis. Amer. J. Roentgenol. **15**, 224—226 (1926).
Andreesen, R.: Über das Auftreten einer Knochenaktinomykose 9 Jahre nach einer Weichteilverletzung. Zbl. Chir. **62**, 1011—1014 (1935).

ANDREI, O.: Sulla possibilità di riprodurre sperimentalmente l'osteomielite acuta con virus filtrabili. Ann. ital. chir. **6**, 509—528 (1927).

ANDREWS, J. R.: Planigraphy I. Amer. J. Roentgenol. **36**, 575—587 (1936).

ANDREWS, J. R., STAVA, R. J.: Planigraphy II. Amer. J. Roentgenol. **38**, 145—151 (1937).

ARMITAGE, H.: Chronic mediastinitis following osteomyelitis of the sternum. N.Y. med. J. **97**, 1244—1245 (1913).

ARNOLD, W.: Gelenknahe chronisch-osteomyelitische Herde. Zbl. Chir. **57**, 221—222 (1930).

ARNOLD, W.: Über chronisch-osteomyelitische, insbesondere gelenknahe Herde, sogenannte Brodiesche Knochenabscesse. Med. Welt **1932**, 1015—1018.

ARREDONDO, J. H., DE LA GARZA, S.: Coccidioidomicosis osea. Rev. mex. Radiol. **16**, 171—178 (1962).

ASCHNER, P. W.: Observation upon suprapubic prostatectomy. J. Urol. (Baltimore) **12**, 251—266 (1924).

ASKANAZY, M.: Knochenmark. In: Handbuch der speziellen pathologischen Anatomie und Histologie (HENKE-LUBARSCH), Bd. I/2. Berlin: Springer 1927.

ASSMANN, H., MOORMANN, H.: Erfahrungen mit Penicillin. Dtsch. med. Wschr. **1948**, 461—467.

AXHAUSEN, G.: Über Vorkommen und Bedeutung epiphysärer Ernährungsunterbrechungen beim Menschen. Münch. med. Wschr. **1922**, 881—884.

AXHAUSEN, W.: Röntgenbefunde im Ablauf der penicillinbehandelten akuten hämatogenen Osteomyelitis. Zbl. Chir. **76**, 1284—1290 (1951).

AZEVEDO, A. P. DE: Zit. MOHR.

BABER, M. D.: A case of osteomyelitis of all the small bones of the hands and feet. Arch. Dis. Childh. **28**, 24—25 (1953).

BABÈS: Observations sur la morve. Ann. Méd. exp. **3**, 619 (1891).

BACHMANN, KL.-D., BOSSUYT, CHR.: Röntgenologische und klinische Nachuntersuchungen nach akuter hämatogener Osteomyelitis der langen Röhrenknochen im Säuglingsalter. Fortschr. Röntgenstr. **93**, 555—563 (1960).

BADER, W., DECKEN, C. VON DER: Das Vergrößerungsschichtverfahren mit dem Horizontalplanigraphen. Fortschr. Röntgenstr. **80**, 91—96 (1954).

BAECKER, F.: Über Osteomyelitis typhosa. Ärztl. Wschr. **1948**, 149—150.

BAJ, L.: Apofisite calcaneare e infezione stafilococcica. Arch. Ortop. (Milano) **47**, 639—650 (1931).

BALISSAT, E.: L'actinomycose des os. Rev. méd. Suisse rom. **54**, 508—530 (1934).

BANKS, S. W., KRIGSTEN, W., COMPERE, E. L.: Regeneration of epiphysial centers of ossification following destruction by pyogenic or tuberculous infection. Report of five cases. J. Amer. med. Ass. **114**, 23—27 (1940).

BARBA, W. P., FRERIKS, D. J.: The familial occurrence of infantile cortical hyperostosis in utero. J. Pediat. **42**, 141—150 (1953).

BARBERO, G. J., GRAY, A., MCNAIR SCOTT, T. F., KEMPE, C. H.: Vaccinia gangrenosa treated with hyperimmune vaccinal gammaglobulin. Pediatrics **16**, 609—618 (1955).

BARBILIAN, N., REPCIUC, E.: Un cas d'ostéomyélite de l'épine de l'omoplate. Bull. Soc. Pédiat. Iasi 8, 43—46 (1937).

BARDENWERPER, H. E.: Gonorrheal infection of bone. J. Amer. med. Ass. **94**, 1230—1231 (1930).

BARONI, B.: Actinomicosi ossea sperimentale. Chir. orf. movim. **13**, 101—140 (1928).

BASSINI, E.: Un caso di micetoma del piede o piede de Madura. Arch. Sci. med. **12**, 15 (1888).

BATTLE, W. H.: The diagnosis of osteosarcoma of the long bones. Lancet **1904 II**, 582.

BAUER, K. H.: Frakturen und Luxationen. Berlin: Springer 1927.

BAYLIN, G., GLENN, J.: Soft tissue changes in early acute osteomyelitis. Amer. J. Roentgenol. **58**, 142—147 (1947).

BAYLIN, G., WEAR, J. M.: Blastomycosis and actinomycosis of the spine. Amer. J. Roentgenol. **69**, 395—398 (1953).

BEACH, E. W.: Osteitis pubis: urologic and roentgenographic study. Urol. cutan. Rev. **53**, 577—584 (1949).

BECKER, TH.: Die Drahtosteomyelitis des Fersenbeines. Bruns' Beitr. klin. Chir. **179**, 45—52 (1950).

BECKER, W. H.: Die Pathogenese und Prophylaxe der sogenannten Schambeinosteomyelitis nach der retropubischen Prostatektomie (Millin). Ärztl. Wschr. **1953**, 478—481.

BEER, E.: Periostitis of symphysis and descending rami of pubes following suprapubic operations. Int. J. Med. **37**, 224—225 (1924).

BEER, E.: Periostitis and ostitis of the symphysis and rami of the pubis following suprapubic cystotomies. J. Urol. (Baltimore) **20**, 233—236 (1928).

BEITZKE, H.: Rotz der Knochen und Gelenke. In: Handbuch der speziellen pathologischen Anatomie und Histologie (HENKE-LUBARSCH). Bd. IX/2, Berlin: Springer 1934.

BEITZKE, H.: Seltene Mykosen der Knochen und Gelenke. In: Handbuch der speziellen pathologischen Anatomie und Histologie (HENKE-LUBARSCH), Bd. IX/2. Berlin: Springer 1934.

BEITZKE, H.: Aktinomykose der Knochen und Gelenke. In: Handbuch der speziellen pathologischen Anatomie und Histologie (HENKE-LUBARSCH), Bd. IX/2. Berlin: Springer 1934.

BEITZKE, H.: Zur Kenntnis des Madurafußes. Schweiz. med. Wschr. **1935**, 206—207.

BELL, J. G. Y.: Penicillin as aid in prostatectomy. Lancet **1947**, 347—350.

BELLMANN, G.: Die akute haematogene Osteomyelitis. Med. Mschr. **20**, 453—456 (1966).

BELLUCCI, B.: Contributo allo studio radiologico e clinico delle lesioni osteoarticolari post-tifose. Radiol. med. (Torino) **15**, 1180—1208 (1928).

BENASSI, E., FIASCHI, P.: Micetoma del piede e della gamba. Chir. Organi mov. **14**, 356—374 (1929). Ref. Zbl. ges. Radiol. **8**, 778 (1930).

BENEDICT, E. B.: Carcinoma in osteomyelitis. Surg. Gynec., Obstet. **53**, 1—11 (1931).

BENNET, H. S., NELSON, T. R.: Prenatal cortical hyperostosis. Brit. J. Radiol. **26**, 47—49 (1953).

BENNET, K.: Septische Osteomyelitis als Ätiologie der sogenannten typischen Erkrankung der Sesambeine des 1. Metatarsalknochens. Acta chir. scand. **76**, 103—108 (1935).

Benninghoven, C., Miller, E.: Coccidioidal infection in bone. Radiology 38, 663—666 (1942).

Bercovitz, Chu: Zit. Lauche.

Bereston, E., Ney, Ch.: Squamous cell carcinoma arising in a chronic osteomyelitic sinus tract with metastasis. Arch. Surg. 43, 257—268 (1941).

Bernardini, R.: L'indagine radiologica nello studio degli ascessi cronici delle ossa (Brodie). Clinica chir. 10, 797—808 (1934).

Bertcher, R. W.: Osteomyelitis variolosa. Amer. J. Roentgenol. 76, 1149—1153 (1956).

Bertein, P.: Les ostéopathies blennoragiques. Gaz. Hôp. (Paris) 87, 293—299 (1914).

Berthomier: Zit. Winterstein.

Besmen, E.: Osteomyelitis und ihre Behandlung. Nov. khir. Arkh. 35, 96—104 (1935) [Russ.], Ref. Zentr.-Org. ges. Chir. 82, 6 (1937).

Bessler, W.: Die Radiostrontiumablagerung im erkrankten Skelett. 50. Dtsch. Röntgenkongr. 1969, Beiheft Fortschr. Röntgenstr. 1970, 15—17.

Bétoulières, P., Picard, J. J., Bonnet, Y.: Les aspects radiologiques de l'ostéomyélite aiguë traitée par la pénicilline. Presse méd. 1952, 1588—1591.

Beurmann, de, Gougerot, Vaucher: Zit. Beitzke.

Biebl, M.: Osteomyelitis nach Drahtextension. Langenbecks Arch. klin. Chir. 192, 1—28 (1938).

Bierbaum, K., Gottron, H.: Rotz. In: Handbuch der Haut- und Geschlechtskrankheiten, Bd. IX/1 (Jadassohn). Berlin: Springer 1929.

Billroth: Zit. Nussbaum.

Bingold, K.: Die septischen Erkrankungen. Handbuch der inneren Medizin, 4. Aufl., Bd. I/1. Berlin-Göttingen-Heidelberg: Springer 1952.

Birsner, J. W., Smart, S.: Osseous coccidioidomycosis. A chronic form of dissemination. Amer. J. Roentgenol. 76, 1052—1060 (1956).

Blair, H.: Carpalosteitis. Ann. Surg. 89, 748 (1929).

Blair, J., Hallman, F.: Staphylococcal antihemolysin in osteomyelitis and other staphylococcal infections. Proc. Soc. exp. Biol. (N.Y.) 33, 382—386 (1935).

Blanke, K.: Über Röntgenveränderungen bei penicillinbehandelter akuter hämatogener Osteomyelitis. Bruns' Beitr. klin. Chir. 180, 211—220 (1950).

Blanke, K.: Osteomyelitistherapie seit Einführung der Antibiotica. Ergebn. Chir. Orthop. 37, 61—92 (1952).

Bloodgood: Zit. Elliot.

Blumensaat, C.: Zur Entstehung der Kniescheibenosteomyelitis. Chirurg 8, 641—646 (1936).

Blumensaat, C.: Die entzündlichen Erkrankungen der Kniescheibe. Ergebn. Chir. Orthop. 29, 310—346 (1936).

Blumensaat, C.: Der heutige Stand der Lehre vom Sudecksyndrom. Berlin-Göttingen-Heidelberg: Springer 1956.

Bocage, A. E. M.: Procédé et dispositifs de radiographie sur plaqué en mouvement. Französische Patentschrift Nr. 536464, 1921/1922.

Bodart, P., Hutin, Y.: Traitement de l'ostéomyélite aiguë par la pénicillinthérapie locale. Rev. Orthop. 34, 169 (1948).

Boden, O.: Schambeinosteomyelitis und andere Komplikationen bei Millinscher Prostatektomie. Zbl. Chir. 79, 1266—1268 (1954).

Böhler, L.: Die Technik der Knochenbruchbehandlung, 12.—13. Aufl., Bd. II, 1. Wien: Maudrich 1954

Börsch, T.: Zur Differentialdiagnostik gelenknaher Knochenherde. Röntgenpraxis 11, 475—485 (1939)

Bokström, I.: Principles of vertebral tomography. Acta radiol. (Stockh.), Suppl. 103 (1953).

Bordasch, F.: Die Tuberkulose und die Osteomyelitis am vorderen und hinteren Beckenring. Bruns' Beitr. klin. Chir. 165, 554—563 (1937).

Bordasch, F.: Die Baktericidie des Knochenmarkes unter der Einwirkung äußerer Einflüsse. Dtsch. Z. Chir. 253, 237—262 (1940).

Bose, E.: Gutachterliche Problematik bei dem Krankheitsbild der Ostitis pubis. Radiologe 10, 248—252 (1970).

Bose, K.: Osteo-articular lesions in smallpox. J. Indian med. Ass. 31, 151—154 (1958).

Bose, K. S.: Observations on changes of pattern in chronic pyogenic osteomyelitis following inadequate administration of penicillin: Their similarity with other bone diseases. J. Indian med. Ass. 32, 271—272 (1959a).

Bose, K. S.: Atypical osteomyelitis following inadequate antibiotic therapy: Its similarity with fibrous dysplasia. J. Indian med. Ass. 33, 464—468 (1959b).

Boshamer, K.: Nierensteinbildung und Unfall. Arch. orthop. Unfall-Chir. 32, 84—95 (1933).

Boshamer, K.: Über posttraumatische Erkrankungen rheumatischer Natur und die Grundlagen ihrer berufsgenossenschaftlichen Begutachtung. Arch. orthop. Unfall-Chir. 42, 335—376 (1943).

Bowers, R. F., Young, J. M.: Carcinoma arising in scars, osteomyelitis and fistulae. Arch. Surg. 80, 564—570 (1960).

Boyes, J. G., Demy, N. G.: Infantile cortical hyperostosis: A familial disease? Amer. J. Roentgenol. 65, 924—930 (1951).

Bradlow, P. M., Steinberg, St. H.: Infantile cortical hyperostosis. J. Bone Jt. Surg. A 32, 677—681 (1950).

Braibanti, T.: Su alcuni casi di micetoma del piede e della mano osservati in Albania. Ann. Radiol. diagn. (Bologna) 15, 185—208 (1941).

Braibanti, T., Prevedi, G.: La tomografia nelle osteomieliti. Ann. Radiol. diagn. (Bologna) 22, 114 (1950).

Braun, H., Ammon, K.: Über eine seltene Skeletmanifestation der menschlichen Bruzellose. Fortschr. Röntgenstr. 98, 107—109 (1963).

Breit, A., Schedel, F.: Arteriographie bei entzündlichen Knochenerkrankungen. Chir. Praxis 7, 569—575 (1963);—Pädiat. Prax. 5, 273—279 (1966).

Breitner, B., Baumgartner, W.: Über Ursache und Ablauf der Osteomyelitis. Med. Klin. 1939, 458—459.

Breitner, B., Lang, F.: Fragen der Knochenpathologie. Schweiz. med. Wschr. 1949, 776—779.

Bremm, K.: Die Erweiterung der Röntgendiagnostik destruierender Knochenerkrankungen durch die Anwendung der Tomographie. Z. Orthop. 80, 565—572 (1951).

Brinkmann, E.: Frühzeitige Epiphysenverknöcherung und Osteomyelitis variolosa. Z. orthop. Chir. **57**, 208—211 (1932).

Brodie, B.: An account of some cases of chronic abscess of the tibia. Med. chir. trans. **17**, 239 (1834).

Brodie, B.: Patholog. and surg. observations on the diseases of joints. London: Lengmann 1836.

Brodie, B.: Lecture on abscess of the tibia. Lond. med. Gaz. **1845**, 3199.

Brody, M.: Blastomycosis, North American type. A proved case from the European continent. Arch. Derm. Syph. (Chic.) **56**, 529—531 (1947).

Brofeldt, S. A.: Zwei Fälle von Osteomyelitis in der Patella. Duodecim (Helsinki) **1921**, 279—285. [Finnisch]. Ref. Zentr.-Org. ges. Chir. **16**, 176 (1922).

Bromer, R. S.: Infectious osteomyelitis: Differential diagnosis. Amer. J. Roentgenol. **17**, 528—542 (1927).

Brown, W. L., Brown, C. P.: Osteomyelitis variolosa. J. Amer. med. Ass. **81**, 1414—1416 (1923).

Brudnicky: Zit. Lauche.

Brückner, H.: Der perityphlitische Symptomenkomplex bei re. Beckenschaufelosteomyelitis verursacht durch Pseudoappendicitis (lokale Kontaktperitonitis) und echte Begleitappendicitis. Gleichzeitig eine Studie des Lymphgefäßsystems der Beckenschaufeln. Bruns' Beitr. klin. Chir. **184**, 359—372 (1952).

Brückner, H.: Eine seltene Lokalisation der Aktinomykose. Med. Klin. **1958**, 500—501.

Brückner, L., Eisler, L., Rosmanith, J.: Knochenveränderungen bei Morbus Bang. Radiol. diagn. (Berl.) **3**, 583—590 (1962).

Brunner, W.: Möglichkeiten und Grenzen der Penicillintherapie in der Chirurgie. Schweiz. med. Wschr. **1947**, 491—494.

Brunschwig, A.: Epithelization of bone cavities and calcification of fibrous marrow in chronic pyogenic osteomyelitis. Surg. Gynec. Obstet. **52**, 759—766 (1931).

Brunschwig, A.: Epithelization of chronic osteomyelitic cavities. A precancerous lesion. Radiology **24**, 627—630 (1935).

Bruskewitz, H. W.: Discussion of paper by LaValle, L. L., and Hamm, F. C., J. Urol. (Baltimore) **61**, 91—93 (1949).

Bucher, O.: Die Wirkung von Penicillin auf Gewebekulturen. Schweiz. med. Wschr. **1946**, 290—293, 375—378; **1947**, 171—173, 849—852.

Büchner, H.: Direkte Röntgenvergrößerung und normale Aufnahmen. Fortschr. Röntgenstr. **80**, 71—87 und 502—514 (1954).

Büngeler, W.: Über die brasilianische Blastomykose und den histologischen Nachweis der Paracoccidioides brasiliensis. Virchows Arch. path. Anat. **309**, 76—86 (1942).

Bürgel, E., Meessen, H.: Zur Diagnose und Therapie der Knochensporotrichose. Fortschr. Röntgenstr. **71**, 832—836 (1949).

Büscher, H.-K.: Persönl. Mitteilung.

Büttner, A., Stich, W.: Operationen und chirurgische Eingriffe an der unteren Extremität. In: Fehler und Gefahren bei chirurgischen Operationen (R. Stich und K. H. Bauer), Jena: G. Fischer 1954.

Burch, J.: Paratyphoid osteomyelitis. Sth. med. J. (Bgham, Ala.) **42**, 138—139 (1949).

Burckhardt, J. L.: Zur Histologie der Periostitis und Ostitis albuminosa, Frankfurt. Z. Path. **8**, 91 (1911).

Busch: Zit. Nussbaum.

Buschke: Zit. Christeller.

Buschke, A., Joseph, A.: Die Sproßpilze. In: Handbuch der pathogenen Mikroorganismen (Kolle und Wassermann), 3. Aufl., Bd. V/1. Jena und Berlin: Fischer und Urban & Schwarzenberg 1928.

Busse, O.: Über parasitäre Zelleinschlüsse und ihre Züchtung. Zbl. Bact., **16**, 175—180 (1894).

Caffey, J.: On some late skeletal changes in chronic infantile cortical hyperostosis. Radiology **59**, 651—657 (1952).

Caffey, J.: Pediatric X-ray diagnosis, 5. Aufl. Chicago: Year Book Med. Publishers. Inc. 1967.

Caffey, J., Silverman, W. A.: Infantile cortical hyperostosis; preliminary report on new syndrome. Amer. J. Roentgenol. **54**, 1—16 (1945).

Calissano, G.: L'ascesso cronico delle ossa. Boll. Soc. piemont. Chir. **1**, 517—528 (1931).

Calvet, J.: Les complications osseuses et articulaires des paratyphoïdes. J. Chir. **52**, 289—305 (1938).

Camera, U.: L'osteomielite da bacterium coli. (A proposito di un caso di osteomielite da bacterium coli in un lattante.) Arch. ital. Chir. **12**, 348—354 (1925).

Campana, M.: Tre casi di periostite albuminosa. Ann. ital. Chir. **20**, 557—566 (1941).

Canepa, G.: L'osteomielite della scapola. Arch. Chir. ortop. **21**, 317—336 (1956).

Canepa, G.: L'osteomielite della coste. Arch. Ortop. (Milano) **69**, 427—446 (1956).

Canepa, G.: Contributo alla conoscenza del quadro clinico e radiografico dell osteomielite ematogena della rotula. Arch. Chir. ortop. **22**, 128—139 (1957).

Capener, N., Pierce, K.: Pathological fractures in osteomyelitis J. Bone Jt. Surg. **14**, 501—510 (1932).

Capitanio, M. A., Kirkpatrick, J. A.: Early Roentgen Observations in Acute Osteomyelitis. Amer. J. Roentgenol. **108**, 488 (1970).

Cappi, L.: Pseudo-tubercolosi ossea. Considerazioni sull'osteomielite cronica da corpo estraneo. Boll. Soc. med.-chir. Pavia **45**, 73—85 (1931).

Carrington, G., Davison, W.: Multiple osteomyelitis due to bazillus paratyphosus B. Bull. Johns Hopk. Hosp. **36**, 428—430 (1925).

Carrol, D., Evans, J. W.: Roentgen findings in sickel-cell anemia. Radiology **53**, 834—846 (1949).

Carter: Zit. Meyer, M.

Carter, R.: Coccidioidal granuloma: Roentgen diagnosis. Amer. J. Roentgenol. **25**, 715—738 (1931).

Carter, R.: Infectious granulomas of bones and joints, with special reference to coccidioidal granuloma. Radiology **23**, 1—16 (1934).

Carty, J. R.: An inguinal granuloma of unknown origin associated with bone changes. Case report. Radiology **9**, 334—335 (1927).

Cassaignac: Mémoire sur l'ostéomyélite. Gaz. méd. Paris (1854). Zit. Lauche.

Catsaras, J.: Zwei Fälle von Madurafuss (Mycetoma pedis) in Griechenland. Arch. Schiffs- u. Tropenhyg. **16**, 461 (1912).

Catsaras, J.: Über einen Fall von indischem Madura-arm. Virchows Arch. path. Anat. **250**, 244—251 (1924).
Cawley, E.: Aspergillosis and the aspergilli. Arch. intern. Med. **80**, 423—434 (1947).
Cawley, E. P.: Sporotrichosis, a protean disease: with report of a disseminated subcutaneous gummatous case of the disease. Ann. intern. Med. **30**, 1287—1294 (1949).
Chalmers, A. J., Archibald, R. G.: Zit. Reifferscheid und Seeliger.
Chandler, F. A., Breaks, V. M.: Osteomyelitis of the femoral neck and head caused by Bacterium necrophorum (Bacillus funduliformis). J. Amer. med. Ass. **116**, 2390—2392 (1941).
Chantraine, H.: Über zuverlässiges und raumrichtiges Sehen in der Röntgenstereoskopie. Röntgen-Bl. **1** u. **2**, 91—108 (1948/49).
Chatterjee, R. N.: Zit. Bose.
Cheyne, W. W.: Central necrosis of the radius without suppuration. Trans. path. Soc. Lond. **41**, 249—252 (1890).
Chiari, H.: Die eitrigen Gelenkentzündungen. In: Handbuch der speziellen Pathologie und Histologie, Bd. IX/2. Berlin: Springer 1934.
Christeller, E.: Der Typhus abdominalis. In: Handbuch der speziellen pathologischen Anatomie und Histologie, Bd. IV/2, Berlin: Springer 1928.
Christopher, F.: Acute osteomyelitis of the patella. J. Bone Jt Surg. **15**, 1012—1014 (1933).
Cibert, J.: Postoperative osteitis pubis: causes and treatment. Brit. J. Urol. **24**, 213—215 (1952).
Cinquemani, F.: Di un raro caso di osteomielite della scapola guarito con la panscapolectomie. Gazz. Osp. Clin. **39**, 1047—1051 (1913).
Claessens, H.: Note sur l'ostéite pubienne. Acta orthop. belg. **23**, 281—285 (1957).
Cockshott, P., MacGregor, M.: The natural history of osteomyelitis variolosa. J. Fac. Radiol. (Lond.) **10**, 57—63 (1959).
Coenen, H.: Die Serumdiagnostik der Staphylokokkenerkrankungen. Bruns' Beitr. klin. Chir. **60**, 402—427 (1908).
Cohen, H. H.: Osteitis pubis. J. Urol. (Baltimore) **55**, 84—88 (1946).
Cohn, L. C.: Non-suppurative osteomyelitis. Radiology **16**, 187—197 (1931).
Cohn, M., Barth, W.: Lehrbuch der Röntgenstereoskopie. Leipzig: G. Thieme 1931.
Cohnheim: Zit. Nussbaum.
Colebrook: Zit. De Sèze und Ryckewaer.
Collins, V. P.: Bone involvement in cryptococcosis (torulosis). Amer. J. Roentgenol. **63**, 102—112 (1950).
Collipp, P. J., Koch, R.: Cat-scratch fever associated with an osteolytic lesion. New Engl. J. Med. **260**, 278 (1959).
Colzi, Courmont, Jabulay: Zit. Schuchardt.
Comins, C., Skapinker, S., Kay, S.: Osteomyelitis of long bones caused by Friedlander's bacillus. Brit. J. Radiol. **23**, 168—171 (1950).
Compère, E. L.: Streptococcus viridans osteomyelitis. J. Bone Jt Surg. **14**, 244—258 (1932).
Contzen, H.: Die sogenannte Osteomyelitis des Neugeborenen. Dtsch. med. Wschr. **1961**, 1221—1234.
Contzen, H., Gasteyer, K.-H.: Sitzungsber. d. 75. Tagg. der Dtsch. Ges. für Chirurgie, April 1958. Langenbecks Arch. klin. Chir. **289**, 375—378 (1958).
Cope, V.: Visceral actinomycosis. Brit. med. J. **1949**, 1311—1312.
Coste, F., Reilly, J., Bourel, M., Deuil, R.: Pasteurellose articulaire guerie par l'antigénotherapie. Rev. Rhumat. **20**, 883—887 (1953).
Cottalorda, J., Huard, P.: Un cas d'ostéite diffuse ascendante chez un amputé de cuisse pour ostéomyélite. Lyon chir. **29**, 446—455 (1932).
Courtois, G., DeLoof, C., Thys, A., Vanbreuseghem, R. Burette: Neuf cas de pied de madura congolais par allescheria boydii, monosporium apiospermum et nocardia maduras. Ann. Soc. belg. Méd. trop. **34**, 371—405 (1954).
Cowen, L.: Gonorrheal infections of bones and joints. Urol. cutan. Rev. **31**, 444—446 (1927).
Craig: Zit. Kulowski.
Crevasse, L., Ellner, P. D.: An outbreak of sporotrichosis in Florida. J. Amer. med. Ass. **173**, 29—33 (1960).
Creyssel, J., Étienne-Martin, P.: Complication d'une ostéomyélite chronique, poussée d'ostéomyélite subaiguë avec fracture de la diaphyse fémorale survenant seize ans après un traumatisme. Ann. Méd. lég. **14**, 221—224 (1934).
Cserey-Pechány, A.: Beiträge zur Pathogenese der akuten Osteomyelitis. Orv. Hetil. **1942**, 475—477 [Ungarisch]. Ref. Zentr.-Org. ges. Chir. **108**, 418 (1943).
Csipak, J.: Experimentelle Beiträge zum Lokalisationsproblem der akuten hämatogenen Osteomyelitis. Zbl. allg. Path. path. Anat. **94**, 433—436 (1956).
Csipak, J., Németh, A.: Experimentelle Beiträge zur Pathogenese der Osteomyelitis. Zbl. allg. Path. path. Anat. **90**, 181—188 (1953).
Csipak, J., Németh, A., Scultéthy, S.: Die Rolle der Hyperergie in der Entstehung der akuten hämatogenen Osteomyelitis. Zbl. allg. Path. path. Anat. **92**, 277—282 (1954).
Dačenko, V.: Über Osteoarthritiden bei Variola. Vestn. Rentgenol. Radiol. **12**, 66—70 [Russisch] u. dtsch. Zus.fass. 83 (1933).
Dammermann, H.-J.: Zur Behandlung der akuten hämatogenen Osteomyelitis mit Penicillin. Chirurg **21**, 375—377 (1950).
Darling, S. T.: Protozoan general infection producing pseudo-tubercles in lungs and focyl necrosis in liver, spleen, and lymph nodes. J. Amer. med. Ass. **46**, 1283—1285 (1906).
Daubenspeck, K.: Über die Säuglingsosteomyelitis. Arch. orthop. Chir. **39**, 709—722 (1939).
Davies, A. G. M.: The bone changes of madura foot. Observations on Uganda Africans. Radiology **70**, 841—847 (1958).
Delahaye, R. P., Destronbes, P., Moutonet, J.: Les aspects radiologiques des mycétomes. Ann. Radiol. **5**, 817—838 (1962).
Delano, P. J., Butler, C. D.: The etiology of infantile cortical hyperostosis. Amer. J. Roentgenol. **58**, 633—636 (1947).
Denis, J. P., Tropé, J., Cernès, M.: Un cas d'actinomycose de l'omoplate. J. Radiol. Electrol. **35**, 448—450 (1954).

DENNISON, W. M.: Einseitige Gliedmaßenverlängerung bei hämatogener Osteomyelitis im Kindesalter. Arch. Dis. Childh. **27**, 131, 54 (1952). Ref. Dtsch. med. Wschr. **1952**, 966—967.

DENNISON, W. M., MACPHERSON, D. A.: Haematogenous osteitis of infancy. Arch. Dis. Childh. **27**, 375—381 (1952).

DERIZANOW, S.: Die experimentelle Osteomyelitis. Chirurgija **4**, 16—31 (1937); **5**, 17—28 (1937); **6**, 10—23 (1937) [Russ.]. Ref. Zentr.-Org. ges. Chir. **87**, 84, 327 (1937).

DERRA, E.: Über die metastasierende Aktinomykose. Chirurg **10**, 798—804 (1938).

DERVISSEUR, A.: Zur Aetiologie der Erkrankungen der Rippenknorpel nach Typhus. Zbl. Chir. **51**, 483—488 (1924).

DETLEFSEN, M.: Die chirurgischen Komplikationen des Abdominaltyphus. Med. Praxis, Bd. 32.: Th. Steinkopff **1948**.

DEVARS: Zit. MCANALLY und DOCKERTY.

DIAZ, P.: Ein Fall von Streptokokkenerkrankung, ähnlich einem Madurafuß. Rev. dermat. **11**, Sondernummer 223—230 (1926) (Span.]. Ref. Zbl. ges. Radiol. **3**, 438 (1927).

DIETRICH, A.: Krebs im Gefolge des Krieges. Stuttgart: S. Hirzel 1950.

DIETRICH, H.: Zur Ostitis pubis bei Frauen. Zbl. Chir. **82**, 1318—1322 (1957).

DINAN, J. J.: Two cases of primary osteomyelitis of the pubic bone. Canad. med. Ass. J. **41**, 436—442 (1939).

DOLL, E.: Lungenhernie bei Rippenosteomyelitis eines jungen Säuglings. Kinderärztl. Prax. **24**, 166—170 (1956).

DOMRICH, H.: Über die Regeneration einer sequestrierten Fingergrundphalanx. Chirurg **7**, 206—208 (1935).

DONNAN, M. G. F.: Torulosis. J. Fac. Radiol. (Lond.) **10**, 17—20 (1959).

DORMER, B. A., FINDLAY, M.: Generalized cryptococcosis with osseous involvement. S. Afr. med. J. **34**, 611—613 (1960).

DOS SANTOS, R.: Arteriography in bone tumors. J. Bone Jt Surg. B-**32**, 17—29 (1950).

DRÜNER, L.: In: Albers-Schönberg, Röntgentechnik, 6. Aufl. (Herausg. R. GRASHEY). Leipzig: G. Thieme **1941**.

DUDLEY, H. C.: The biological significance of Ga^{72}. Nucl. Sci. Abstr. **3**, 1171 (1949).

DUDLEY, H. C., MADDOX, G. E.: Deposition of Ga^{72} in skeletal tissue. J. Pharmacol. exp. Ther. **96**, 224 (1949).

DUNNAGAN, W. A.: Roentgen changes in Salmonella osteomyelitis occuring in children with and without sickle cell anemia. N. C. med. J. **21**, 45—50 (1960).

DUPLAY, M.: Périoste externe rhumatismale (périostite albumineuse d'Ollier). Arch. gén. Méd. **164**, 728 (1880).

DUPUIS, T. R.: A case of periostitis albuminosa of Ollier. Can. Lancet **21**, 357 (1889).

DYKES, J., SEGESMAN, J. K., BIRSNER, J. W.: Coccidioidomycosis of bone in children. Amer. J. Dis. Child. **85**, 34—43 (1953).

DYMLING, J.-F., WENDEBERG, B.: External counting of ^{85}Sr and ^{47}Ca in localized bone infections. Acta orthop. scand. **36**, 8—20 (1965).

EBBENHORST-TENGBERGEN, J. VAN, ALBADA, E. W. VAN: Die Röntgenstereoskopie, ihr Wert und ihre Verwendung. Berlin: Springer **1931**.

EBERMAIER, A.: Über Knochenerkrankungen bei Typhus. Arch. klin. Med. **44**, 140—148 (1889).

EGIDIO, M. DI: Identificazione radiologica di una complicanza del vaiolo nell'infanzia: l'osteoartrite bilaterale del gomito. Nunt. radiol. (Firenze) **25**, 947—978 (1959).

EHALT, W.: Die richtige Anwendung des Wortes Osteomyelitis. Mschr. Unfallheilk. **47**, 378—380 (1940).

EHALT, W.: Typische Sequesterbildung nach Marknagelung offener Knochenbrüche. Zbl. Chir. **71**, 878—881 (1944).

EIKENBARY, C., LE COCQ, J.: Osteomyelitis variolosa. Report of three cases. J. Amer. med. Ass. **96**, 584—587 (1931).

ELENEWSKY, K.: Zur pathologischen Anatomie des multilokulären Echinococcus beim Menschen. Langenbecks Arch. klin. Chir. **82**, 393—461 (1907).

ELJASCHEW, L. I.: Über die chronischen Knochenabscesse (Brodie). Fortschr. Röntgenstr. **44**, 758—766 (1931).

ELLIOT, G. R.: Chronic osteomyelitis presenting distinct tumor formation simulating clinically true osteogenic sarcoma. J. Bone Jt Surg. **16**, 137—144 (1934).

ELLIOTT, W. D.: Vaccinial osteomyelitis. Lancet **1959**, 1053—1055.

ENDER, J.: Behandlung der intraartikulären Schenkelhalsbrüche und ihre Folgen mit Ergebnissen der Nachuntersuchung. Arch. orthop. Unfall-Chir. **45**, 237—253 (1952).

ENGELHARDT, W.: Die Sporotrichose und verwandte Krankheiten. In: Die ansteckenden Krankheiten (M. Gundel) 4. Aufl. Stuttgart: Thieme, 1950.

ERDÉLYI, M.: Die Beziehungen der Schichtaufnahme zur Chirurgie. Röntgenpraxis **15**, 81—95 (1943).

EROFEEV, B. N.: Tomography in the diagnosis of osteomyelitis. Vestn. Rentgenol. Radiol. **34**, 37—39 (1959) [Russisch, mit engl. Zus.-fass.).

ESAU: Aussprache zu RUPP (XIX. Tagg. der Vereinig. Mitteldeutscher Chirurgen), Zbl. Chir. **58**, 3108 (1931).

EUFINGER, H.: Panaritium. Dtsch. med. Wschr. **1958**, 47.

EVANS, D. K.: Osteomyelitis of the patella. J. Bone Jt Surg. B **44**, 319—323 (1962).

EVE: Zit. LAUCHE.

EVERSOLE, S. L., HOLMAN, G. H., ROBINSON, R. A.: Hitherto undescribed characteristics of the pathology of infantile cortical hyperostosis (Caffey's Disease). Bull. Johns Hopk. Hosp. **101**, 80—99 (1957).

EWING, J.: Diffuse endothelioma of bone. Proc. N.Y. path. Soc. **21**, 17 (1921).

FAIRCHILD, R.: Acute haemat. osteomyelitis of the scapula (acromion process). J. Bone Jt Surg. **18**, 232—233 (1936).

FANCONI, G.: Über generalisierte Knochenerkrankungen im Kindesalter. Helv. paediat. Acta **2**, 3—32 (1947).

FANCONI, G.: Lehrbuch der Pädiatrie, 6. Aufl. Basel: B. Schwabe & Co. 1961.

Fantozzi, G.: Sulla osteomielite acuta delle coste da comuni piogeni. Policlinico, Sez. chir. **27**, 408—428 (1920).
Feenders, H.: Sarkomentstehung bei Osteomyelitis der Handwurzelknochen infolge Granatsplitterverletzung. Bruns' Beitr. klin. Chir. **176**, 532—537 (1947).
Ferrand, J., Viallet, P., Chevrot, L., Chitour, M., Djilali, G.: La périostite albumineuse d'Ollier et Poncet. J. Radiol. Électrol. **45**, 209—214 (1964).
Ferrant, W., San Nicolo, M.: Die förderliche Röntgenvergrößerung. Fortschr. Röntgenstr. **81**, 194—205 (1954).
Feuchtwanger: Beitrag zur Lehre von der akuten Osteomyelitis. Inaug.-Diss. München 1890.
Fiese, M. J.: Coccidioidomycosis. Springfield: Charles C. Thomas 1958.
Findlay, M., Skapinker, S.: Further observations on Friedlander's osteomyelitis of long bones. Brit. J. Radiol. **26**, 358—361 (1953).
Finkelstein, H.: Lehrbuch der Säuglingskrankheiten. Berlin: Springer 1924
Fischer, A. W.: Osteomyelitis, Handbuch der Unfallheilkunde, Bd. I, S. 400—413. Stuttgart: F. Enke 1955.
Fischer, A. W., Reich, H.: Wie steht es um die Gefahr der Osteomyelitis bei der Küntscher-Nagelung offener Frakturen? Zbl. Chir. **70**, 299—307 (1943).
Fisher, A.: The clinical picture associated with infections due to cryptococcus neoformans. Bull. Johns Hopk. Hosp. **86**, 383—414 (1950).
Flack, F. L.: Primary hematogenous osteitis of the patella. J. Amer. med. Ass. **108**, 2199 (1937).
Fletcher, D., Rowley, K.: Radiographic enlargements in diagnostic radiology. Brit. J. Radiol. **24**, 598—604 (1951).
Fontaine, R., Maitre, R.: Ostéomyélite aiguë de la clavicule. Résection totale sous-periostée de cet os. Régénération rapide. Rev. Orthop. **22**, 339—342 (1935).
Fowler, A. W.: Osteomyelitis treated with penicillin. Radiological observation on the behavior of sequestra. Brit. J. Radiol. **25**, 535—538 (1952).
Fraenkel, E.: Über Knochenmark und Infektionskrankheiten. Münch. med. Wschr. **1902**, 561—563
Frangenheim, P.: Die chirurgisch wichtigen Lokalisationen des Echinococcus. Samml. klin. Vorträge (Volkmann) **116/117**, N. F. 419/420 (1906).
Frey, K. W.: Profilmessung und Szintigraphie des Skeletts. 50. Dtsch. Röntgenkongr. 1969, Beiheft Fortschr. Röntgenstr. **1970**, 13—15.
Frey, R.: Die Bohrlochosteomyelitis nach Drahtextension. Chirurg **17/18**, 367—368 (1947).
Friedenberg, Z. B.: Osteitis pubis with involvement of the hip joint. J. Bone Jt. Surg. A-**32**, 924—927 (1950).
Friess, Delvoye: Zit. Mohr.
Fröhlich, O., Farkas, L.: Über die postoperative Osteitis pubis. Z. Urol. **46**, 145—158 (1953).
Frumkin, A. P.: Lues patellae. Fortschr. Röntgenstr. **36**, 39—41 (1927).
Funke: Zit. Trendel.
Gajzago, D., Göttche, O.: Suipestifer-Infektionen im Kindesalter. Mschr. Kinderhk. **88**, 166—185 (1941).
Gallie, W.: First recurrence of osteomyelitis eighty years after infection. J. Bone Jt Surg. B-**33**, 110—111 (1951).
Gambier, R.: L'osteite del pube nella donna. Minerva ortop. **11**, 201—204 (1960).
Gandini, D.: Ascesso di Brodie a sede ed a probabile eziologia rare. Arch. Radiol. (Napoli) **1**, 401—408 (1953).
Gardemin, H.: Chronische Osteomyelitis und Perthessche Erkrankung. Z. Orthop. **82**, 87—102 (1952).
Gardemin, H.: Die primär chronische Osteomyelitis der Epi- und Metaphyse. Verh. Dtsch. orthop.-Ges. Beilageh., Z. Orthop. **91**, 549—557 (1959), (46. Kongr. Dtsch. Orthop. Ges., Tübingen 1958).
Garré, C.: Über besondere Formen und Folgezustände der akuten infektiösen Osteomyelitis, Bruns' Beitr. klin. Chir. **10**, 241—298 (1893).
Garsche, R.: Über die postpunktionelle Osteomyelitis des Säuglings. Schweiz, med. Wschr. **1951**, 1131—1133.
Garsche, R.: Über den Verlauf der sog. akuten hämatogenen Osteomyelitis im Säuglingsalter unter Penicillin. Fortschr. Röntgenstr. **77**, 395—408 (1952).
Gehrt, J. Herminghaus, H.: Die Osteomyelitis im Säuglings- und Kindesalter. Dtsch. med. Wschr. **1959**, 2225—2229.
Gehweiler, J. A., Capp, M. P., Chick, E. W.: Observations on the Roentgen Patterns in Blastomycosis of Bone. Am. J. Roentgen. **108**, 497 (1970).
Geissendörfer, R.: Beitrag zum Krankheitsbild der Rippenosteomyelitis und seiner Differentialdiagnose gegenüber Brustwandtumoren. Bruns' Beitr. klin. Chir. **162**, 553—565 (1935).
Geisthövel, W., Schwob, B.: Beitrag über den Zusammenhang von hämatogener Osteomyelitis und stumpfem Knochentrauma. Zbl. Chir. **78**, 52—62 (1953).
Gendel, Ende, Norman: Zit. Mohr.
Genta, V.: Tumori su fistole osteomielitiche. Arch. Chir. ortop. **24**, 149—167 (1959).
Geschickter, C. F.: The roentgenologic diagnosis of bone tumors. Radiology **16**, 111—180 (1931).
Geschickter, C. F., Copeland, M. M.: Tumors of bone. Philadelphia: J. B. Lippincott Comp. 1949.
Giedion, A.: Zur radiologischen Frühdiagnose der akuten Osteomyelitis im Kindesalter. Ther. Umsch. **17**, 122—126 (1960).
Giedion, A.: Weichteilveränderungen und radiologische Frühdiagnose der akuten Osteomyelitis im Kindesalter. Fortschr. Röntgenstr. **93**, 455—466 (1960).
Gilbert, R.: Une nouvelle technique radiologique. La méthode d'agrandissement direct par rayons X. Praxis **1952**, 169—171.
Gilchrist, Stokes: Zit. Mohr.
Gill: Zit. Nauck.
Giuli, G., de, Ducci, L.: Zit. Ratti.
Gleiss: Demonstration eines konservativ behandelten Panaritium ossale (Sitzg. d. ärztl. Vereins Hamburg). Münch. med. Wschr. **1904**, 1034.

GLUTSKAYA, S. R.: Treatment with penicillin of acute infective haematogenous osteomyelitis in children. Khirurgiya (Mosk.) 11, 40 (1948) [Russ.]. Ref. Excerpta med. (Amst.), Sect. IX, 536 (1949).

GODOY MOREIRA, F. E.: Sklerosierende Osteomyelitis. An. Chir. 4, 247—254 (1938) [Spanisch].

GÖTZEN, F. J., BOEMINGHAUS, H.: Über die Ostitis pubis. Zbl. Chir. 78, 1—16 (1953).

GOLDEN: Zit. GOETZEN und BOEMINGHAUS.

GOLDSTEIN, A. E., RUBIN, S. W.: Osteitis pubis following suprapubic prostatectomy; results with deep roentgen therapy. Amer. J. Surg. 74, 480—487 (1947).

GOLDSTEIN, D., KURBANGALEJEW, S.: Zur Röntgendiagnostik und operativen Behandlung des sogenannten Brodieschen Knochenabscesses. Röntgenpraxis 3, 759—766 (1931).

GOLLMANN, G.: Der Beitrag der Angiographie zur Differenzierung blastomatöser und entzündlicher ossärer und paraossärer Erkrankungen. Radiol. Austriaca 10, 49—54 (1958).

GORDON, J. J.: Zit. MOHR.

GORSE, P.: La sporotrichose au point de vue chirurgical. Arch. Méd. Pharm. milit. 61, 241—273 (1913).

GOSSELIN: Zit. HENDERSON.

GOSSMANN, J. R., DRACHTER, R.: Chirurgie des Kindesalters. Leipzig: Vogel 1930.

GRACE, E. J., BRYSON, V.: Nonoperative treatment of osteomyelitis with penicillin. J. Amer. med. Ass. 130, 841—844 (1946).

GRÄSSNER,: Die Aktinomykose der Knochen. Inaug.-Diss. Hamburg 1929.

GRAFF, U.: Der Verlauf der akuten Osteomyelitis unter Penicillinbehandlung. Bruns' Beitr. klin. Chir. 180, 61—78 (1950).

GRAFF, U.: Erfahrungen und Komplikationen der Penicillinbehandlung der akuten hämatogenen Osteomyelitis. Dtsch. med. Wschr. 1951, 1651—1656.

GREEN, M., NYHAN, W., FONSEK, M.: Acute haematogenous osteomyelitis. Pediatrics 17, 368—381 (1956).

GREEN, W. T., SHANNON, J. G.: Osteomyelitis of infants. A disease different from osteomyelitis of older children. Arch. Surg. 32, 462—493 (1936).

GREENING, R., MENVILLE, L.: Roentgen findings in torulosis. Radiology 48, 381—388 (1947).

GREMMEL, H., SCHULTE-BRINKMANN, W., BECHER, R.: Arterielle Kontrastmitteldarstellung pathologischer Prozesse an den oberen Extremitäten. Fortschr. Röntgenstr. 112, 709—730 (1970).

GRETKIN, R., CAWLEY, E., THEUTIN, B.: Generalized aspergillosis. Arch. Path. 49, 387—392 (1950).

GREVILLIUS, A.: Über Osteomyelitis bei Säuglingen. Chirurg 14, 53—57 (1942).

GREWE, H. E.: Dringliche Chirurgie beim Säugling und Kind. Stuttgart: Thieme 1959.

GRIFFIN, P. P.: Bone and joint infections in children (Symposium). Pediat. Clin. N. Amer. 14, 533—548 (1967).

GRILLI, A.: Contributo radiologico alla conoscenza delle lesioni ossee nei micetomi del piede e della gamba dei paesi tropicali. Quad. radiol. 3, 34—44 (1938).

GROB, M.: Lehrbuch der Kinderchirurgie. Stuttgart: G. Thieme 1957.

GROSS, H.: Zur Kenntnis des osteomyelitischen Knochenabscesses der langen Röhrenknochen. Bruns' Beitr. klin. Chir. 30, 231—298 (1901).

GROSSMANN, G.: Tomographie I (Röntgenographische Darstellung von Körperschnitten). Fortschr. Röntgenstr. 51, 61—80 (1935).

GROSSMANN, G.: Tomographie II (Theoretisches über Tomographie). Fortschr. Röntgenstr. 51, 191—208 (1935).

GRUMBACH, A., KIKUTH, W.: Die Infektionskrankheiten des Menschen und ihre Erreger. Stuttgart: Thieme 1958.

GRUNDMANN, G.: Experimentelle Untersuchungen zur Pathogenese der Osteomyelitis. Med.-Naturw. Verein Tübingen, 5. Sitzg, 15. 12. 1952. Ref. Dtsch. med. Wschr. 1953, 753.

GRUNDMANN, G.: Experimentelle Untersuchungen zur Pathogenese der Osteomyelitis. Langenbecks Arch. klin. Chir. 277, 117—142 (1953).

GRUNDMANN, G.: Der Einfluß des Traumas auf die Haftung von Erregern im Knochenmark. Dtsch. med. Wschr. 1953, 1183—1186.

GRUNERT, H.: Was kann von der Behandlung der Osteomyelitis mit Penicillin erwartet werden? Zbl. Chir. 74, 763—769 (1949).

GRUNERT, H., SIEBERG, C.: Beitrag zum Verlauf der akuten hämatogenen eitrigen Osteomyelitis im Säuglingsalter unter der Behandlung mit Penicillin. Zbl. Chir. 74, 24—34 (1949).

GUILLEMINET, CREISSEL: Zit. LAUCHE.

GULLOTTA, G.: Contributo casistico alle osteomieliti acute della scapola. Ortop. Traum. Appar. mot. 11, 423—433 (1939).

GUSSENBAUER, C.: Die Knochenentzündungen der Perlmutterdrechsler. Langenbecks Arch. klin. Chir. 18, 630—668 (1875).

GUTH, G.: Chronische Osteomyelitis und Fistelkarzinom. Dtsch. Gesundh.-Wes. 1957, 1037—1039.

HAAGA, P.: Beitrag zur Statistik der akuten spontanen Osteomyelitis der langen Röhrenknochen. Bruns' Beitr. klin. Chir. 5, 49 (1889).

HAAKSHORST, W.: Sarkom im Anschluß an traumatische Osteomyelitis der Scapula. Inaug.- Diss. Gießen 1913.

HAAR, H., MEINERTZ, O.: Akute Osteomyelitis nach Pocken- und Typhusschutzimpfung. Münch. med. Wschr. 1954, 47—89.

HABIGHORST, L. V., SCHMIDT, K. J., BROD, K. H., WOLF, R.: Szintigraphie von Skeletterkrankungen mit ^{99m}Technetium-Eisen-(II)-Komplex. 50. Dtsch. Röntgenkongr. 1969, Beiheft Fortschr. Röntgenstr. 1970, 25.

HACKETHAL, K. H.: Das Sudecksche Syndrom. Heidelberg-Frankfurt/Main: Dr. A. Hühtig 1958.

HÄBLER, C.: Allgemeines über Knochen und Gelenke sowie Frakturen und Luxationen. In: Handbuch der gesamten Unfallheilkunde, Bd. I (BÜRCKLE DE LA CAMP und P. ROSTOCK). Stuttgart: F. Enke 1955.

HAIM, E.: Osteomyelitis einer Halsrippe. Langenbecks Arch. klin. Chir. 146, 649 (1927).

HAINING, R., HANKINS, F.: Actinomycotic focal infection. With metastases to the os pubis. Amer. J. Surg. 23, 532—536 (1934).

HAMEL: Zit. CHRISTELLER.

Hamperl, H.: Lehrbuch der allgemeinen Pathologie und der pathologischen Anatomie, 22. u. 23. Aufl. Berlin-Göttingen-Heidelberg: Springer 1957.

Hanke, H.: Über akute Osteomyelitis. Med. Klin. **1940** I, 80—82.

Hanzawa, S., Suda, H.: Zur Statistik der hämatogenen akuten eitrigen Osteomyelitis mit besonderer Berücksichtigung ihres Erregers. Mitt. Path. (Sendai) **6**, 317—332 (1930).

Harbin, M.: Non-suppurative osteomyelitis, with report of an unusual case. J. Bone Jt Surg. **8**, 401—404 (1926).

Hardy: Zit. Ploussard.

Hartkopf, W., Bock, E.: Über Komplikationen bei der Drahtextension mit besonderem Hinweis auf die Bohrlochosteomyelitis. Mschr. Unfallheilk. **53**, 302—311 (1950).

Hartwell, J. A.: Periostitis albuminosa. Proc. N.Y. path. Soc. **10**, 55 (1910/11).

Hartwich, A.: Bakteriologische und histologische Untersuchungen am Fettmark der Röhrenknochen (Oberschenkel) bei einigen akuten Infektionskrankheiten. Virchows Arch. path. Anat. **233**, 425—450 (1921).

Haselhorst, G.: Actinomykose der weiblichen Genitalorgane als Abtreibungsfolge. Arch. Gynäk. **134**, 561—577 (1928).

Hasselwander, A.: Die objektive Stereoskopie an Röntgenbildern. Stuttgart: G. Thieme 1954.

Haudek, M.: Knochenabscesse bei Gonorrhoe. Fortschr. Röntgenstr. **35**, 1294 (1927).

Hecquet: Zit. Fontaine und Maitre.

Hegemann, G.: Beziehungen einer örtlichen Probeentzündung der Haut zum Gesamtorganismus. Langenbecks Arch. klin. Chir. **262**, 40—65 (1949).

Heine, J., Lauer, A., Mumme, C.: Generalisierte Blastomykose und Lymphogranulomatose. Beitr. path. Anat. **104**, 57—75 (1940).

Heinicke, E.: Gelenknahe akute Osteomyelitis Jugendlicher und ihre Folgezustände. Arch. orthop. Unfall-Chir. **28**, 84—93 (1930).

Heinonen, J.: Beitrag zur Kenntnis der akuten hämatogenen Osteomyelitis im Schulterblatt. Acta chir. scand. **58**, 289—304 (1925).

Hellner, H.: Fistelcarcinome auf dem Boden chronischer Osteomyelitis. Fortschr. Röntgenstr. **49**, 109—117 (1934).

Hellner, H.: Hämatogene Osteomyelitis. Dtsch. med. J. **1954**a, 181—187.

Hellner, H.: Die haematogene Osteomyelitis und ihre Behandlung. Stuttgart: F. Enke 1954b.

Hellner, H.: Lehrbuch der Chirurgie, 2. Aufl. (Herausg. Hellner, Nissen, Vossschulte). Stuttgart: Thieme 1958.

Henderson, D.: Osteitis pubis. Brit. J. Urol. **22**, 30—50 (1950).

Henderson, M. S.: Chronic sclerosing osteitis. J. Amer. med. Ass. **82**, 945—494 (1924).

Henderson, M., Swart, A.: Chronic osteomyelitis associated with malignancy. J. Bone Jt Surg. **18**, 56—60 (1936).

Hendrickse, R., Collard, P.: Salmonella osteitis in nigerian children. Lancet **1960**, 80—82.

Henriques, C.: Osteomyelitis as a complication in urology with special reference to the paravertebral venous plexus. Brit. J. Surg. **46**, 19—28 (1958).

Herbrodt: Zit. Christeller.

Herrmann, K. O.: Resektion des Schienbeinschaftes wegen eines Fistelkarzinoms nach Osteomyelitis mit seitengleicher Umpflanzung des Wadenbeines nach dem Verfahren von Hahn-Brandes. Zbl. Chir. **70**, 420 (1943).

Herzler, A.: Bursitides of the plantar surface of the foot. (Painful heel, gonorrheal exostosis of the os calcis, metatarsal neuralgia). Amer. J. Surg. **1**, 117—126 (1926).

Heydemann, E.: Osteomyelitis und vermehrtes Wachstum. Chirurg **5**, 16—23 (1933).

Higgins, T. T., Brown, P., Bodian, M.: A penicillin-treated series of cases of osteomyelitis in childhood. Brit. med. J. (**1947**) **1**, 757.

Hilbish, T. F.: Cryptococcosis: clinical staff conference at the national institutes of health. Ann. intern. Med. **49**, 642—661 (1958).

Hinderfeld, Th.: Ein Fall von Osteomyelitis des zweiten Mittelhandknochens mit Totalsequesterbildung und Epiphysenlösung. Inaug.-Diss. Münster i.W., 1935.

Hock, Kurtz: Zit. Ravelli.

Hödlmoser: Zit. Ravelli.

Hör, G., Frey, K. W., Keyl, W., Hertel, E.: Vergleich von Szintigraphie und Röntgendiagnostik bei Osteomyelitis. Fortschr. Röntgenstr. **110**, 708—716 (1969).

Hörhold, K.: Mit Penicillin behandelte Panaritien. Zbl. Chir. **75**, 1682—1687 (1950).

Hörhold, K.: Heilung einer akuten durch Salmonella cholerae suis hervorgerufenen rechtsseitigen Oberschenkelosteomyelitis vermittels lokaler Chloromycetinapplikationen. Zbl. Chir. **83**, 2206—2213 (1958).

Höring, F. O.: Typhus abdominalis. Stuttgart: F. Enke 1943.

Holle, F.: Die Osteomyelitis. M.-Kurse ärztl. Fortbild. **1956**, 263—268.

Hook, E., Campbell, C., Weens, H., Cooper, G.: Salmonella osteomyelitis in patients with sickle-cell anemia. New Engl. J. Med. **257**, 403—407 (1957).

Horsch, K.: Klinischer Beitrag zur Ostitis typhosa. Dtsch. Z. Chir. **245**, 425—429 (1935).

Hudacsek, E.: Beiträge zur Kenntnis der Knochen- und Gelenkspanaritien und Sehnenscheidenphlegmonen. Bruns' Beitr. klin. Chir. **161**, 264—272 (1935).

Hudson, V.: Treatment of acute osteomyelitis with penicillin (Verhandlg. d. Königl. Ges. f. Med.). Lancet **1946**, 236.

Hübler, O.: Ein Beitrag zur akuten Osteomyelitis des Kindesalters. Wien. med. Wschr. **1927**, 1456—1458, 1490—1494, 1521—1526, 1559—1563.

Huebschmann, P.: Über Osteomyelitis. Münch. med. Wschr. **1942**, 1057—1059.

Hüner, H.: Die akute hämatogene Osteomyelitis. Dtsch. med. Wschr. **1964**, 919—930.

Hüner, H.: Ätiologie und Pathogenese der akut hämatogenen Osteomyelitis. Dtsch. med. Wschr. **1964**, 942—944.

HUGHES, J., CARROL, D.: Salmonella osteomyelitis complicating sickle cell disease. Pediatrics **19**, 184—191 (1957).

IANAS, At: Ein Fall von Osteomyelitis der Sesambeine des 1. Mittelfußknochens. Spital. **62**, 99—101 [Rumänisch] u. dtsch. Zus.-fass. 110 (1942).

IDELBERGER, K.: Chronische Entzündungen der Knochen und Gelenke. In: Lehrbuch der Chirurgie und Orthopädie des Kindesalters (Oberniedermayr), Bd. III. Berlin-Göttingen-Heidelberg: Springer 1959.

ILLICH: Zit. DERRA.

IMPERATI, L.: Le osteomieliti apofisarie. Arch. ital. Chir. **56**, 612—640 (1939).

INGELRANS, P.: L'ostéomyélite aiguë du pubis. Rev. Orthop. **18**, 297—323 (1931).

INTHORN, W.: Über akute Osteomyelitis. Bruns' Beitr. klin. Chir. **167**, 595—608 (1938).

ISELIN, H.: Beurteilung der akzidentell-traumatischen akuten Osteomyelitis adolescentium. Chirurg **6**, 797—801 (1934).

ISRAEL, A.: Über örtliche Infektion mit Maul- und Klauenseuche. Langenbecks Arch. klin. Chir. **116**, 453—459 (1921).

JACKSON, H., KESSEL, I., JAVETT, S. N., KUSHLICK, P.: Typhoid osteitis in infancy. Arch. Dis. Childh. **28**, 19—23 (1953).

JACQUET (1892): Zit. MAPES.

JAHNS, E., BRASE, A.: Szintigraphie von Entzündungen mit Silberisotopen. Fortschr. Röntgenstr. **115**, 38—41 (1971).

JAMES, Th.: Akute Osteomyelitis im Säuglingsalter und früher Kindheit. Brit. J. Surg. **41**, 87 (1953). Ref. Dtsch. med. Wschr. **1953**, 1452.

JANKER, R.: Das Röntgenschichtverfahren. Zbl. Chir. **64**, 826—861 (1937).

JAUBERT DE BEAUJEU, A., DUPLENNE, A., BAFFPUN, M.: Un cas de pied de Madura. J. Radiol. Électrol. **20**, 32—33 (1936).

JEMMA, G.: Sul virus ultrafiltrabile osteomielitico. Pediat. Riv. **37**, 353—358 (1929).

JENKINSON, E. L., LEWIN, P.: Bone diseases in infancy and childhood. Amer. J. Roentgenol. **17**, 201—213 (1927).

JENSEN, KOCK: Zit. PICK

JENTZER, A.: Ostéomyélite chronique d'emblée du pubis délanchée par une symphyséotomie. Traitement conservateur. Reconstitution osseuse. Rev. Orthop. **21**, 289—296 (1934).

JESSE, C.: Cryptococcus neoformans infection (torulosis) of bone. Report of a case. J. Bone Jt Surg. **29**, 810—811 (1947).

JESSERER, H., SCHOLDA, G.: Das Krankheitsbild der Ostitis pubis. Dtsch. med. Wschr. **1952**, 1377—1380.

JOHNSON, L. L., KEMPSON, R. L.: Epidermoid carcinoma in chronic osteomyelitis: diagnostic problems and management. Report of ten cases. J. Bone Jt Surg. A-**47**, 133—145 (1965).

JORUP, S., KJELLBERG, S.: The early diagnosis of acute septic osteomyelitis, periostitis and arthritis and its importance in the treatment. Acta radiol. (Stockh.) **30**, 316—325 (1948).

JOST, W.: Beurteilung der akzidentell-traumatischen akuten Osteomyelitis adolescentium. Inaug.-Diss. Basel 1936.

JÜNGLING, O.: Die Strahlenpilzerkrankung. In: Handbuch der ges. Unfallheilkunde. Stuttgart: F. Enke 1932.

JURA, V.: L'etiologia dell'osteomielite da virus filtrabile ricavabile dalle culture di stafilococchi. Arch. ital. Chir. **15**, 121—172 (1926).

JURA, V.: Il virus filtrabile osteomielitico. Policlinico, Sez. chir. **1928**, 77—90, 135—163.

JUST, E.: Osteomyelitis und Ostitis paratyphosa. Dtsch. Z. Chir. **249**, 105—108 (1938).

KÄSER, H.: Das Krankheitsbild der infantilen corticalen Hyperostose. Roske-de Toni-Caffey-Syndrom. Helv. paediat. Acta **17**, 143—184 (1962).

KÄSTNER, H.: Seltenere Lokalisationen der Osteomyelitis (Wirbelsäule, Schulterblatt). Langenbecks Arch. klin. Chir. **156**, 750—763 (1928).

KAHR, E.: Die Tomographie kariöser und osteomyelitischer Prozesse des Extremitätenskelettes. Z. Orthop. **84**, 211—215 (1954).

KARGL, O. L.: Rippenveränderungen bei Aktinomykose. Radiol. clin. (Basel) **24**, 28—29 (1955).

KARPLUS, D.: Multiple Osteomyelitis bei einem Säugling ohne schwere allgemeine Symptome. Z. Kinderheilk. **45**, 732—737 (1928).

KASAKOW, M., POKROWSKI, A.: Primäre chronische Herdosteomyelitis. Langenbecks Arch. klin. Chir. **174**, 417—433 (1933).

KASTERT, J.: Zur Röntgendiagnostik des Knochenherdes. (Ausschöpfung alter und neuer Untersuchungsmethoden). Tuberk.-Arzt **7**, 734—740 (1953).

KAUFMANN, E.: Lehrbuch der speziellen pathologischen Anatomie. 9. u. 10. Aufl. Berlin: W. de Gruyter 1938.

KEITH, D. Y., KEITH, J. P.: Typhoid osteitis and periostitis. J. Amer. med. Ass. **87**, 2145—2148 (1948).

KELLY, P. J., MARTIN, W. J., SCHIRGER, A., WEED, L. A.: Brucellosis of the bones and joints. Experience with Thirty-six patients. J. Amer. med. Ass. **174**, 347—353 (1960).

KEPPLER: Zit. HUDACSEK.

KESSLER: Zit. RAVELLI.

KEY, J. A., LARGE, A. M.: Histoplasmosis of knee. J. Bone Jt Surg. **24**, 281—290 (1942).

KIENBÖCK, R.: Über traumatische Malacie des Mondbeines und ihre Folgezustände: Entartungsformen und Kompressionsfrakturen. Fortschr. Röntgenstr. **16**, 77—103 (1911).

KINDLER, K.: Operationen und chirurgische Eingriffe an der oberen Extremität. In: Fehler und Gefahren bei chirurgischen Operationen (R. STICH und K. H. BAUER). Jena: G. Fischer 1954.

KINI, M. G., KESAVASWAMY, P.: Zit. ELLIOT, W. D.

KIRSCH, E.: Die Histoplasmose. Z. Tropenmed. Parasit. **1**, 287—299 (1949/50).

KIRSCHBAUM, J.: Fibrosarcoma of the tibia following chronic osteomyelitis. Report of a case J. Bone Jt Surg. A-**31**, 413—416 (1949).

KIRZ, E.: Osteitis pubis after suprapubic operation on bladder with report of 10 cases. Brit. J. Surg. **34**, 272—276 (1947).

KITCHIN, J. D.: An atypical case of infantile cortical hyperostosis. J. Bone Jt Surg. B-**33**, 248—250 (1951).

KLAPP, B.: In KLAPP, R., BECK, H.: Das Panaritium. 2. Aufl. (Herausg. B. KLAPP). Leipzig: S. Hirzel 1953.

Klapp, R.: Zit. Hudacsek.

Klapp, R., Beck, H.: Das Panaritium. 2. Aufl. (Herausg. B. Klapp.) Leipzig: S. Hirzel 1953.

Klefstad, F.: L'histoplasmose à forme ostéo-articulaire. Rev. Chir. orthop. **44**, 445—458 (1958).

Klein: Inaug.-Diss. Kiel 1896 (zit. Manseck).

Kleinberg, S.: Osteitis pubis. J. Urol. (Baltimore) **48**, 635—641 (1942).

Klemm, P.: Beiträge zur Kenntnis der infektiösen Osteomyelitis. Auf Grundlage von 320 eigenen Beobachtungen. Bruns' Beitr. klin. Chir. **84**, 352—410 (1913).

Klinefelter, E. W.: Osteitis pubis. Amer. J. Roentgenol. **63**, 368—371 (1950).

Klingberg, W. G.: Generalized histoplasmosis in infants and children; review of ten cases, one with apparent recovery. J. Pediat. **36**, 728—741 (1950).

Kloeppel, F.: Zur Kenntnis des gonorrhoischen Fersenschmerzes. Derm. Z. **35**, 90—98 (1921).

Klüpfel: Med. Korr.-Bl. d. württ. ärztl. Vereins, 1879. Zit. Garré.

Kment, H.: Diagnostik und Behandlung chronischer Knochenabscesse. Bruns' Beitr. klin. Chir. **155**, 129—145 (1932).

Knoll: Fußosteomyelitis. Inaug.-Diss. Würzburg 1930.

Knutsson, F.: A qualitative comparison between the standard type of examination and tomography for certain intraosseous structural changes. Brit. J. Radiol. **26**, 113—121 (1953).

Kocher, Th.: Die akute Osteomyelitis mit besonderer Berücksichtigung ihrer Ursachen. Dtsch. Z. Chir. **11**, 87, 218 (1879). Zit. Lauche.

Köhler, A.: Über eine häufige bisher anscheinend unbekannte Erkrankung einzelner kindlicher Knochen. Münch. med. Wschr. **1908**, 1923—1925.

Köhlmeier, W., Kreitner, H.: Zit. Reifferscheid und Seeliger.

König, F.: Chronische Osteomyelitis. In: Handbuch der gesamten Unfallheilkunde (König-Magnus), Bd. III. Stuttgart: F. Enke 1934.

König, H.: Zur Kasuistik der Ostitis pubis. Zbl. Chir. **85**, 372—376 (1960).

Köteles, G.: Radiological diagnosis of osteomyelitis in infants. Radiol. diagn. (Berl.) **8**, 115—128 (1967).

Koliakova, T.: Röntgenologische Veränderungen an den Weichteilen und Knochen bei der Brucellosis. Klin. Med. (Mosk.) **35**, 144 (1957) [Russisch]. Ref. Zbl. ges. Radiol. **56**, 320 (1957/58).

Kovaćević, B., Kretić, M.: Die unspezifische Osteomyelitis im Kindesalter. Wien. med. Wschr. **1953**, 516—518.

Krafft, L.: Penicillinbehandlung der chronischen Osteomyelitis. Chirurg **22**, 541—542 (1951).

Krall, J.: Über die Indikation zum operativen Eingriff bei der mit Penicillin behandelten akuten hämatogenen Osteomyelitis. Zbl. Chir. **75**, 1442—1446 (1950).

Krasnobajew, T.: Behandlung der Osteomyelitis acuta infectiosa. 17. Kongr. russ. Chir. (25.—31. 5. 1925 in Leningrad). Ref. Zbl. ges. Chir. **52**, 2125 (1925).

Krause, P.: Über posttyphöse Knochenerkrankungen und ihre Röntgendiagnose. Acta radiol. (Stockh.) **7**, 81 (1926).

Kremling, H.: Zur Diagnostik und Therapie der akuten hämatogenen Osteomyelitis im Säuglingsalter. Med. Klin. **1947**, 461—463.

Kretschmer, H. L., Ockuly, E. A.: Osteomyelitis secondary to infection of genito-urinary tract. J. Urol. (Baltimore) **34**, 142—147 (1935).

Krey, W.: Zit. Waskönig.

Krogius, A.: Zur Kenntnis der hämatogenen Aktinomykose in den langen Röhrenknochen. Finska Läk.-Sällsk. Handl. **69**, 1—11 (1927) [Schwedisch]. Ref. Zbl. ges. Radiol. **3**, 175 (1927).

Küntscher, G.: Die stabile Osteosynthese bei der Osteotomie. Chirurg **14**, 161—172 (1942).

Küntscher, G.: Die Marknagelung der Knochenbrüche. In: Chirurgische Operationslehre (Bier-Braun-Kümmel), 7. Aufl., Bd. VI. Leipzig: Joh. Ambrosius Barth 1958.

Kulowski, J.: Undulant (malta) fever osteomyelitis and arthritis. Surg. Gynec. Obstet. **62**, 759—763 (1936).

Kulowski, J.: Pyogenic osteomyelitis of the pelvis. Analysis and discussion of ninety cases. Arch. Surg. **35**, 571—598 (1937).

Kuperman, E.: Akute Osteomyelitis des Brustbeins. Nov. khir. Arkh. **46**, 17—21 (1940) [Russisch]. Rf. Zentr.-Org. ges. Chir. **101**, 23 (1941).

Kusunocki, T.: Über einen Fall von Pyocyaneus-Osteomyelitis der Wirbelsäule, im Anschluß an Pyelonephritis. Z. Urol. **32**, 699—701 (1938).

Kuth, J. R.: Subacute infections of bone. Osteoperiostitis albuminosa Ollier. Arch. Surg. **37**, 46—73 (1938).

Kuwahata, H.: Neue experimentelle Untersuchungen über die Entstehung der akuten eitrigen Osteomyelitis. Dtsch. Z. Chir. **222**, 374—391 (1930).

Ladewig, W.: Über eine intrauterin entstandene umschriebene Osteomyelitis des Schädeldaches. Virchows Arch. path. Anat. **289**, 395—408 (1933).

Läwen, A.: Ursache und Behandlung der Osteomyelitis. Langenbecks Arch. klin. Chir. **196**, 403—431 (1939).

Lagunova, J.: Tumorartige Osteomyelitis des Oberschenkels. Sovetsk. Med. **13**, 31—34 (1949). [Russisch]. Ref. Zentr.-Org. ges. Chir. **120**, 414 (1951).

Lame, E. L.: Arthritis of the hip following urinary tract operation. Radiology **65**, 194—199 (1955).

Lame, E. L.: Vertebral osteomyelitis following operation on the urinary tract or sigmoid. Amer. J. Roentgenol. **75**, 938—952 (1956).

Lame, E. L., Chang, H. C.: Pubis and ischial necrosis following cystotomy and prostatectomy (osteitis pubis). Amer. J. Roentgenol. **71**, 193—211 (1954).

Langer, K.: Über das Gefäßsystem der Röhrenknochen. Denkschr. Akad. Wiss. Wien, math.-nat. Kl. **36**, 1 (1876).

Langer, M.: Zur Behandlung der Osteomyelitis im Kindesalter. Langenbecks Arch. klin. Chir. **181**, 640—650 (1935).

Langre, de, Crétin: Fractures spontanée par ostéomyélite simulant un sarcome. Rev. Orthop. **25**, 320—330 (1938).

Lannelongue, Achard: Sur la présence du staphylococcus citreus dans un ancien foyer d'ostéomyélite. Arch. Méd. exp. **1892**, 127—129.

LAUBER, H.-J.: Experimentelle Untersuchungen über die Beziehungen der Vitamine zur Infektion. Bruns' Beitr. klin. Chir. **164**, 365—369 (1936).

LAUCHE, A.: Die unspezifischen Entzündungen der Knochen. Handbuch der speziellen pathologischen Anatomie und Histologie, Bd. IX/4. Berlin: Springer 1939.

LAURELL, H.: Über die Röntgensymptome bei einem Fall von intra- und retroperitonealer Entzündung und über frühe röntgenologische Zeichen der akuten Osteomyelitis. Acta radiol. (Stockh.) 8, 289—302 (1927).

LAVALLE, L. L., HAMM, F. C.: Osteitis pubis: its diagnosis and treatment. J. Urol. (Baltimore) **61**, 83—90 (1949).

LAVALLE, L. L.. HAMM, F. C.: Osteitis pubis: its etiology and pathology. J. Urol. (Baltimore) **66**, 418—432 (1951).

LECLERC, G.: A propos de quelques aspects de l'ostéomyélite primitive de l'adulte. Rev. Orthop. **25**, 227—241 (1938).

LEDOUX-LEBARD, G., PELLEGRINE, A., HEITZ, F.: Mycose osseuse. J. Radiol. Électrol. **43**, 48—50) 1962).

LEHMANN, J. C.: Gibt es periodische Schwankungen im Krankheitsbild der Osteomyelitis? Zbl. Chir. **65**, 2146—2150 (1938).

LEHMANN, J. C.: Diskussionsbemerkung zum Vortrag LÄWEN. Langenbecks Arch. klin. Chir. **196**, 52 (1939).

LENTZ, W.: Wird die Kallusbildung durch Penicillin beeinflußt? Zbl. Chir. **75**, 1514—1522 (1950).

LENTZE, F.: Die Aktinomykose und die Fadenpilzinfektion. In: GUNDEL, Die Infektionskrankheiten. Stuttgart: Thieme 1950.

LENTZE, F.: Der Madurafuß (Maduromykose). In: GUNDEL, Die Infektionskrankheiten. Stuttgart: Thieme 1950.

LENTZE, F.: Zur Aetiologie und spezifischen Diagnostik der Aktinomykose. Med. Klin. **45**, 992—996 (1950).

LEQUEU, F., ROCHET, V.: Les cellulites périvésicales et pelvienne après certaines cystostomies ou prostatectomies sus-pubiennes. J. d'Urol. **15**, 1—11 (1923).

LERICHE: Zit. KUTH.

LEUCUTIA, T.: Osteitis pubis and its treatment by roentgen irradiation. J. Amer. Roentgenol. **66**, 385—404 (1951).

LEVEUF, J.: Les lésions initiales de l'ostéomyelite aiguë. Rev. Orthop. **33**, 177—216 (1947).

LEVEUF, J., LAURENCE, G.: Communications remarques sur 53 cas d'ostéomyélite aiguë traités par la pénicilline. Mém. Acad. Chir. **72**, 92 (1946).

LEWITAN, A., NATHANSON, L.: Osteitis ischii and pubis following abdominoperineal resection for carcinoma of the rectum. Case report. Radiology **62**, 402—405 (1954).

LEXER, E.: Osteomyelitis-Experimente mit einem spontan beim Kaninchen vorkommenden Eitererreger. Langenbecks Arch. klin. Chir. **52**, 576—592 (1896).

LEXER, E.: Die Entstehung entzündlicher Knochenherde und ihre Beziehungen zu den Arterienverzweigungen der Knochen. Langenbecks Arch. klin. Chir. **71**, 1—30 (1903).

LEXER, E.: Weitere Untersuchungen über Knochenarterien und ihre Bedeutung für krankhafte Vorgänge. Langenbecks Arch. klin. Chir. **73**, 481—491 (1904).

LEXER, E., REHN, E.: Lehrbuch der allgemeinen Chirurgie. Stuttgart: F. Enke 1947.

LICITRA, V.: Un eccezionale caso di localizzazione ossea al gran trocantere sinistro da actinomicosi. Gazz. int. Med. Chir. **63**, 3390—3397 (1958).

LIEBERMANN, H.: Ein Fall einer eigenartigen allgemeinen Knochenerkrankung. Fortschr. Röntgenstr. **40**, 856 (1929).

LINCK: Beitrag zur Kenntnis der Rotzpyämien. Med. Klin. **1917**, 959—963.

LINDEN, W. VAN DER: Akute primäre Osteomyelitis mit seltener Lokalisation. Ned.-T. Geneesk. **66**, 396 (1922) [Niederländisch]. Ref. Zentr.-Org. ges. Chir. **17**, 330 (1922).

LINIGER, H.: Die Technik in der Begutachtung der Unfallverletzungen, über Zusammenhangsfragen, bes. Tuberkulose und Osteomyelitis. Zbl. Chir. **56**, 25—27 (1929).

LININGER, H., HÄHNER: Osteomyelitis. In: Handbuch der ärztlichen Begutachtung (von H. LINIGER, R. WEICHBRODT und A. W. FISCHER). Leipzig: Barth 1931.

LIPSCHITZ, R.: Zur Kenntnis der Periostitis albuminosa. Inaug.-Diss. Berlin: M. Liebmann 1902.

LITTMANN, M. L.: Cryptococcosis (Torulosis). New York: Grune & Stratton, Inc. 1956.

LÖFFLER, W., MORONI, D. L.: Die brucellären Ostitiden als Differentialdiagnose der sog. aseptischen Knochennekrosen unter Berücksichtigung der antibiotischen Kombinationstherapie. Schweiz. med. Wschr. **1951**, 128—130.

LÖFFLER, W., MORONI, D. L.: Die Brucellose. Handbuch der inneren Medizin, Bd. I/2. Berlin-Göttingen-Heidelberg: Springer 1952.

LÖFFLER, W., MORONI, D. L., FREI, W.: Die Brucellose als Anthropo-Zoonose. Berlin-Göttingen-Heidelberg: Springer 1955.

LÖHR, R.: Das Frühröntgenbild des Panaritium ossale. Dtsch. Z. Chir. **243**, 366—370 (1934).

LOEWE, U., PANNEWITZ, G. VON: Osteomyelitis acuta diffusa. Bruns' Beitr. klin. Chir. **159**, 382—389 (1934).

LOOSER, E.: Die infektiöse Osteomyelitis. Schweiz. med. Wschr. **58**, 125—129.

LÓPEZ-DURÁN, L.: Knochen-Gelenk-Komplikationen des Typhus. An. Med. int. **5**, 407—428 (1936) [Spanisch]. Ref. Zbl. ges. Radiol. **23**, 653.

LOUW, J. H., SHANDLING, B.: Acute haematogenous osteomyelitis with special reference to osteitis of the neck of the femur. Arch. Dis. Childh. **36**, 117—129 (1961).

LOVELL, W. W., KING, R. E., ALLDREDGE, R.: Carcinoma in skin, sinuses and bone following chronic osteomyelitis. Sth. med. J. (Bgham, Ala.) **50**, 266—271 (1957).

LUBBERS, B. A.: Zwei Fälle von Osteomyelitis des vorderen Beckenringes. Zbl. Chir. **63**, 312—316 (1936).

LUDWIG, F.: Osteomyelitis caused by Salmonella paratyphi (Baz. paratyphosus A.). Surgery **26**, 139—145 (1949).

LUTZ: Zit. MOHR.

Maatz, R.: Die Infektion und Regeneration des frischen Knochenbruches unter besonderer Berücksichtigung der Marknagelung nach Küntscher. Z. Orthop. **78**, 331—339 (1949).

Maatz, R., Griessmann, H., Junge, H., Hoppe, H.-J., Schüttemeyer, W., Lempert, H.: Ergebnisse der Marknagelung (1939 — 1. 12. 49). Hefte Unfallheilk., H. 40 (1951).

Maatz, R., Reich, H.: Über den Verlauf der Knocheninfektion und -regeneration nach Marknagelung geschlossener und offener Schaftbrüche sowie Osteotomien. Bruns' Beitr. klin. Chir. **174**, 358—386 (1943).

MacGregor, M., Davies, R.: Infantile cortical hyperostosis. Lancet **1949 II**, 1176—1178.

Madelung, O.: Die Chirurgie des Abdominaltyphus. Neue dtsch. Chir. **30**. Stuttgart: F. Enke 1924.

Maffei, W., Filho, J.: Blastomykotischer Tumor des Femur. Arch. Hosp. S. Casa S. Paulo **2**, 41—54 (1956) [Portugiesisch]. Ref. Zbl. ges. Radiol. **54**, 158 (1957).

Magnus, R.: Osteomyelitis. In: Handbuch der gesamten Unfallheilkunde, Bd. I. Stuttgart: F. Enke 1932.

Malaspina, A., Ghigo, M.: Il micetoma primitivo del piede (piede di Madura). Aspetti radiografici. Minerva med. **50**, 3708—3718 (1959).

Manseck, H.: Beitrag zur Osteomyelitis typhosa. Chirurg **22**, 83—88 (1951).

Mapes, C. C.: "Gonorrheal" calcaneal periostitis: an ancient mythical conception. (A semi-critical commentary.) Int. J. Med. **37**, 396—400 (1924).

Marbury, W. B., Peckham, H. L.: Brodie's abscess of radius, due to typhoid. Report of a case. J. Amer. med. Ass. **107**, 1284—1286 (1936).

Marchand: Demonstration eines Falles von Mycetoma (Med. Ges. Leipzig, Sitzg 10. 1. 1911). Münch. med. Wschr. **1911**, 545.

Marfan: Zit. Winterstein.

Mariupolskij, A.: Zur Frage des chronischen Knochenabscesses (Brodie). Vestn. Rentgenol. Radiol. **8**, 455—462 [Russisch], dtsch. Zus.fass. 476 (1930a). Ref. Zbl. ges. Radiol. **10**, 484.

Mariupolskij, A.: Zwei Fälle ungewöhnlicher Lokalisation des chronischen Knochenabscesses (Brodie). Röntgenpraxis **2**, 996—998 (1930b).

Marks, K., Turner, W.: Carcinoma occuring in the sinuses of chronic osteomyelitis. Brit. J. Surg. **38**, 206—209 (1950).

Martin, J. R., Horwitz, N. Th.: Osteomyelitis of the patella. Amer. J. Surg. **29**, 287—289 (1935).

Marziani, R., Trivelli, L.: Sul carcinoma da fistola osteomielitica. (Esito di ferita da arma da fuoco contratta nella guerra mondiale.) Arch. Orthop. (Milano) **57**, 1—13 (1942).

Maslow, J.: Infektiöse Brustbeinosteomyelitis und ihre Komplikationen. Nov. khir. Arkh. **12**, 233—238 (1927) [Russisch]. Ref. Zentr.-Org. ges. Chir. **40**, 83 (1928).

Matheson, W. J., Markham, M.: Infantile cortical hyperostosis. Brit. med. J. **1952**, 742—744.

Mathews, S. S., Hutter, C. G.: The treatment of acute haematogenous osteomyelitis with penicillin and sulfonamides combined. Calif. west. Med. **67**, 84 (1947).

Matzner, R.: Die akute hämatogene eitrige Osteomyelitis. Lehrbuch der Chirurgie und Orthopädie des Kindesalters (Herausg.: Oberniedermayr, A.), Bd. II. Berlin-Göttingen-Heidelberg: Springer 1959.

Maurer, G.: Stoffwechseluntersuchungen bei akuter Knochenatrophie. Langenbecks Arch. klin. Chir. **196**, 190—192 (1936).

Maurer, H.-J., Rohr, H., Stenger, M.: Arteriographische Untersuchungen zur Differentialdiagnose zwischen Osteomyelitis und Sarkom. Radiol. Austriaca **15**, 127—132 (1964).

Maurer, H.-J., Scheibe, G.: Arteriographische Untersuchungen bei chronischer Osteomyelitis. Fortschr. Röntgenstr. **103**, 697—703 (1965).

Mayer, J. B.: Die Osteomyelitis im Säuglings- und Kleinkindesalter. Mschr. Kinderheilk. **112**, 153—158 (1964).

Mazet, R., Jr.: Skeletal lesions in coccidioidomycosis. Arch. Surg. **70**, 497—507 (1955).

Mazzini, O. F.: Periostitis albuminosa. Bol. Soc. Cirug. B. Aires **16**, 164 (1932).

McAnally, A. K., Dockerty, M. B.: Carcinoma developing in chronic draining cutaneous sinuses and fistulas. Surg. Gynec. Obst. **88**, 87—96 (1949).

McCallum, W. G.: A text-book of pathology. Philadelphia: W. B. Saunders Company 1942.

McMaster, Gilfillan, Ch.: Coccidioidal osteomyelitis. J. Amer. med. Ass. **112**, 1233—1237 (1939).

Meadows, J. L., Weens, H. S.: Infantile cortical hyperostosis. Acta radiol (Stockh.) **42**, 42—55 (1954).

Meilland, G. G.: Ostéite pubienne après prostatectomie. Praxis (Bern) **1953**, 350—354.

Melchior, E.: Eine Sonderform der „tumorartigen" Osteomyelitis. Med. Klin. **1922**, 895—896.

Melchior, E.: Zur Kenntnis der nichtspezifischen hämatogenen Knochenabscesse. Bruns' Beitr. klin. Chir. **163**, 425—434 (1936).

Melina, F.: Sull' osteomielite acuta ematogena da bacillo piocianeo nell'uomo. Riv. Chir. **2**, 437—442 (1936).

Messerklinger, W.: Osteomyelitis des oberen Thoraxskelets nach Tracheotomie. Med. Klin. **1951**, 367—369.

Meyer, M.: Les mycoses osseuses et ostéoarticulaires. Rev. Orthop. **22**, 485—586 (1935).

Meyer, M.: Paramycétome osseux à Madurella. Rev. Orthop. **15** (1928).

Meyer, M., Sichel, D.: Étude radiographique d'un cas de mycose osseuse (mycétome ou paramycétome). J. Radiol. Électrol. **14**, 27 (1930).

Meyer, M., Weiss: Deux nouveaux cas de sporotrichose osseuse. Rev. Orthop. **19**, 696 (1932).

Meyer, M., Sartory, A., Sartory, R., Meyer, J.: Le diagnostic radiographique des mycoses osseuses primitives. Ass. franç. Avancement Sci. **1934**, 208—209.

Meyer-Borstel, H.: Der Brodiesche Knochenabsceß. Chirurg **3**, 560—565 (1931).

Meyer-Borstel, H.: Über Knochenaktinomykose. Dtsch. Z. Chir. **216**, 233—242 (1929).

Meyer-Wildisen, R.: Über seltenere Formen der Osteomyelitis. Schweiz. med. Wschr. **1935**, 658—659.

MEYERDING, H.: Osteoma of the upper third of the left tibia with cystic areas following osteomyelitis. Surg. Clin. N. Amer. **9**, 39 (1929).

MEZZANA, L.: Osteomielite sperimentali da bacterium coli. G. Clin. med. **18**, 1342—1368 (1937).

MICHALZIK, K.: Ostitis pubis nach Zangenentbindung. Geburtsh. u. Frauenheilk. **14**, 177—180 (1954).

MICHELSON, F.: Ein Beitrag zur Frage der primären infektiösen Osteomyelitis der Rippen. Langenbecks Arch. klin. Chir. **122**, 314—336 (1922).

MIKKELSEN, W. M., BRANDT, R. L., HARRELL, E. R.: Sporotrichosis: a report of 12 cases, including two with skeletal involvement. Ann. intern. Med. **47**, 435—459 (1957).

MILLIN, T., MACALISTER, C. L. D., KELLY, P. M.: Retropubic prostatectomy. Lancet **1949**, 381—385.

MÖLLER, H.: Über den Brodie-Absceß mit zwei Fällen als Beitrag zur Kasuistik. Med. Welt **1938**, 1209—1212.

MOHR, W.: Rotz (Malleus). In: Handbuch der inneren Medizin, 4. Aufl., Bd. I/1. Berlin-Göttingen-Heidelberg: Springer 1952.

MOHR, W.: Die Mykosen. In: Handbuch der inneren Medizin, 4. Aufl., Bd. I/1. Berlin-Göttingen-Heidelberg: Springer 1952.

MOLINEUS: Osteomyelitis und Unfall. Chirurg **1**, 1048—1055 (1929).

MONTERO DE BARROS, O.: Sur la maladie de Lutz, Splendore et Almeida. Bull. Soc. Path. exot. **43**, 114—120 (1950).

MONTESSORRI: Zit. MOHR.

MOORE, T. D.: Discussion of paper of LA VALLE, L. L., and HAMM, F. C., J. Urol. (Baltimore) **61**, 93—95 (1949).

MORTENSEN: Zit. GÖTZEN und BOEMINGHAUS.

MOSBERG, W., ARNOLD, J.: Torulosis of the central nervous system. Review of literature and report of five cases. Ann. intern. Med. **32**, 1153—1183 (1950).

MOULONGUET, P., ROUSSET, J.: Les abscès ossifluents chroniques à staphylocoque (périostite albumineuse d'Ollier et Poncet). J. Chir. **44**, 161 (1934).

MUCCHI, L., COLUMELLA, F.: Arteriography in diseases of bone. J. Fac. Radiol. (Lond.) **3**, 135 (1951).

MÜLLER: Panaritium der Soldaten. Militärärztliche Winterarbeiten. Bibliothek der Kaiser-Wilhelms-Akademie Berlin 1895.

MÜLLER, H. E.: Über den Brodieschen Knochenabsceß. Unter Berücksichtigung der Beobachtungen an 14 Kranken. Inaug.-Diss. Hamburg 1940.

MÜLLER, S.: Panaritium and Absceß of the hand. Acta chir. scand. **120**, 195—200 (1960).

MÜLLER, W.: Untersuchungen über Infektion des Knochenmarkes und die Erzeugung eitriger Osteomyelitis. Zbl. Chir. **57**, 3132—3135 (1930).

MUHL, A.: Über Ostitis und Periostitis nonpurulenta (Periostitis albuminosa, Ollier). Inaug.-Diss. Bonn: E. Heydorn 1893.

MULRAY, W. C., DUDLEY, H. C.: Studies of radio gallium as a diagnostic agent in bone tumors. J. Lab. chir. Med. **37**, 239 (1951).

MUMFORD, E. B.: Primary osteomyelitis of the patella. Case report. J. orthop. Surg. **3**, 583—586 (1921).

MUNK-ANDERSEN, G.: Maligne Geschwulstbildung bei chronischer Osteomyelitis. Ugeskr. Laeg. **1952**, 1101—1103 [Dänisch]. Ref. Zentr.-Org. ges. Chir. **128**, 163 (1953).

MUNTEAN, E.: Klinische Erfahrungen mit der direkten Röntgenvergrößerungsaufnahme. Fortschr. Röntgenstr. **81**, 812—818 (1954).

MURARD, J.: Mycose de la rotule. Rev. Orthop. **21**, 138—144 (1934).

MURPHY, J. B.: Bone and joint diseases following typhoid. Surg. Gynec. Obstet. **23**, 119—143 (1916).

MUSCHAT, M.: Osteitis pubis following prostatectomy. J. Urol. (Baltimore) **54**, 447—458 (1945).

MUSSGNUG, H.: Die Chirurgie der Beine. In: KIRSCHNER-NORDMANN, Die Chirurgie, Bd. IV. Berlin-Wien: Urban & Schwarzenberg 1944.

NAEGELI, TH.: Die Behandlung der akuten hämatogenen Osteomyelitis mit primärer Knochentrepanation. Münch. med. Wschr. **1921**, 877—879.

NAEGELI, TH.: Operationen und chirurgische Eingriffe an der oberen Extremität. In: Fehler und Gefahren bei chirurgischen Operationen (von R. STICH und M. MAKKAS). Jena: G. Fischer 1923.

NAESLUND, C.: Experimentelle Studien über die Ätiologie und Pathogenese der Aktinomykose. Acta path. scand., Suppl. **6** (1931).

NAKATA, J.: Beiträge zur statistischen Kenntnis der akuten infektiösen Osteomyelitis. Arch. jap. Chir. (Kyoto) **13**, 251—263 (1936).

NAKATA, M.: Zur Frage der Osteomyelitis. Dtsch. Z. Chir. **213**, 132—135 (1928).

NANCE, C. L. JR., ROBERTS, W. M., MILLER, G. R.: Ewings' sarcoma mimicking osteomyelitis. Sth. med. J. (Bgham., Ala.) **60**, 1044—1050 (1967).

NAUCK, E. G.: Mycetom (Madurafuß). In: Handbuch der Haut- und Geschlechtskrankheiten, Bd. XII/1. Berlin-Göttingen-Heidelberg: Springer 1932.

NAVA, E.: L'osteite sclerosante non suppurativa di Garré. Chir. Organi. Mov. **26**, 431—444 (1941).

NEUFFER, H.: Zur Therapie der Osteomyelitis scapulae. Dtsch. Z. Chir. **231**, 40—42 (1931).

NEUHAUSER, E. B. D., TUCKER, A.: Roentgen changes produced by diffuse torulosis in the newborn. Amer. J. Roentgenol. **59**, 805—815 (1948).

NEUMANN, E.: Über die Bedeutung des Knochenmarkes für die Blutbildung. Arch. Heilk. **10**, 68 (1869).

NICOLAU, ST.-G., AVRAM, A., DOBROVICI, N., HATMANU, D.: Aspects clinico-radiologiques des mycétomes du pied. Contributions à l'étude de l'ostéite mycétomique. Presse méd. **1959**, 1863—1866.

NICOTRA, A.: Casi di sporotricosi ossea. Arch. Radiol. (Napoli) **4**, 593 (1928).

— Casi di sporotricosi ossea. Radiol. med. (Torino) **15**, 755 (1928).

NOBL (1903): Zit. MAPES.

NORDHOLT, A.: Die akute Knochenmarkentzündung. Ned. T. Geneesk. **71**, 1096—1110 [Holländisch]. Ref. Zentr.-Org. ges. Chir. **40**, 625 (1928).

NORINDER, E.: Carcinomentwicklung bei chronischen osteomyelitischen, bzw. osteitischen Prozessen. Acta orthop. scand. **8**, 381—387 (1937).

Nunziata, A., Maslo, P.: „Periostitis albuminosa" de Ollier y Poncet. Pren. méd. argent. **1952**, 1651—1659.

Nussbaum, A.: Über die Gefäße des unteren Femurendes und ihre Beziehungen zur Pathologie. Bruns' Beitr. klin. Chir. **129**, 245—281 (1923).

Ober, F.: Osteomyelitis in children. Amer. J. Surg. **39**, 319—326 (1938).

Oberdalhoff, H.: Entzündliche Knochenerkrankungen. In: Klinische Röntgen-Diagnostik chirurgischer Erkrankungen (Oberdalhoff, H., Vieten, H., und Karcher, H.). Berlin-Göttingen-Heidelberg: Springer 1959.

Oberniedermayr, A.: Chirurgische nichttuberkulöse Leiden des kindlichen Skeletsystems. Mschr. Kinderheilk. **102**, 152—160 (1954).

O'Connor, D.: Bone absceß in apophysis of os calcis. J. Bone Jt Surg. **11**, 346—347 (1929).

Oehlecker, F.: Über die chronische Form der Osteomyelitis, insbesondere der Wirbelsäule. Bruns' Beitr. klin. Chir. **134**, 1—52 (1925).

Oehlecker, F.: Chirurgische Knochen- und Gelenkerkrankungen. Berlin-Göttingen-Heidelberg: Springer 1955.

Oeynhausen, R. A.von: Penicillinbehandlung der akuten und chronischen Osteomyelitis. Chirurg **20**, 671—675 (1949).

Ollier: Zit. Kuth.

Ollier: Zit. Nussbaum.

Olshausen: Abszeßschatten bei Caries der rechten ersten Rippe. Röntgenpraxis **7**, 560—561 (1935).

Ombrédanne, L.: A propos de l'actinomycose osseuse. Bull. Soc. nat. Chir. **60**, 1152—1154 (1934).

Oppokoff, V., Odojewsky, L.: Die eitrigen posttyphösen Rippenknorpelentzündungen, ihre pathologische Anatomie, Pathogenie und ihre chirurgische Behandlung. Virchows Arch. path. Anat. **258**, 121—125 (1925).

Orlow: Zit. Christeller.

Paas, H.: Über Nachamputationen. Chirurg **17/18**, 508—513 (1947).

Paget, J.: Zit. Schuchardt.

Palew, P.: Osteomyelitis of gonococcus origin in an infant. Report of a case. Amer. J. Surg. **13**, 246—247 (1931).

Paolucci, F.: Osteomielite acuta della clavicola da pneumococcus. Rif. med. **1931**, 486—489.

Pape, R., Seyss, R.: Zur Beurteilung des Mesenchyms bei malignen Prozessen. Fortschr. Röntgenstr. **75**, 138—144 (1951).

Parcellier, A., Chauvenet, A.: L'ostéomyelite primitive des côtes. Rev. Chir. **43**, 671—688 (1924).

Partsch: Zit. Lauche.

Paschlau, G.: Die Besonderheiten der Osteomyelitis im frühen Kindesalter. Mschr. Kinderheilk. **55**, 280—306 (1933).

Pearlman: Zit. Götzen und Boeminghaus.

Pease, C.: Relation of streptococcus viridans to apophysitis of tibial tubercle. (Osgood-Schlatter's disease: Bone "stimulation" operation). Amer. J. Surg. **24**, 149—150 (1934).

Pecher, C.: Biological investigations with radioactive calcium and strontium; preliminary report on use of radioactive strontium in treatment of metastatic bone cancer. Univ. Calif. Publ. Pharmacol. **2**, 117—149 (1942).

Peirson, E. L.: Osteochondritis of symphysis pubis. Surg. Gynec. Obstet. **49**, 834—838 (1929).

Perassi, F., Sciascia, E.: Valore dell'indagine stratigrafica nello studio delle osteomieliti. Ann. Radiol. diagn. (Bologna) **24**, 434—448 (1952).

Perrier: Zit. Kuth.

Peycelon, V. E.: Dégénérescence épithéliomateuse d'une fistule ostéomyélitique avec envahissement osseux du tibia. Lyon chir. **36**, 115—117 (1939).

Phemister, D.: Chronic fibrous osteomyelitis. Ann. Surg. **90**, 756—764 (1929).

Phemister, D.: Silent foci of localized osteomyelitis. J. Amer. med. Ass. **82**, 1311 (1924).

Philipovicz, J.: Prinzipielles zur Behandlung der akuten Osteomyelitis und ihrer Komplikationen. Zbl. Chir. **64**, 1540—1544 (1937).

Pick, L.: Der Paratyphus. Handbuch der speziellen pathologischen Anatomie, Bd. IV/2. Berlin: Springer 1928.

Pickrell, G., Schmidt, L. M.: Chronic nonsuppurative osteoplastic periostitis of traumatic origin. U.S. nav. med. Bull. **4**, 1 (1910).

Pignatelli, G.: Vitamin C e processi osteomielitici. Ann. ital. Chir. **19**, 639—648 (1940).

Pincherle, P.: Sull'osteomielite tifosa e sul modo di formazione del doppio ascesso. Radiol. med. (Torino) **15**, 1033—1039 (1928).

Pinoy, E.: Actinomycoses et mycétomes. Bull. Inst. Pasteur **11**, 929—938, 977—984 (1913).

Pintilie, D.: Beiträge zum Studium des Knochenabszesses. Rev. méd.-chir. **52**, 196—219 [Rumänisch]. dtsch. Zus.-fass. 219—221 (1942).

Placinteanu, G., Dobrescu, D.: Fistelcarcinom auf dem Boden chronischer Osteomyelitis. Zbl. Chir. **64**, 1447—1448 (1937).

Platzgummer, H.: Über die hämatogene Osteomyelitis der Patella. Z. Orthop. **82**, 581—589 (1952).

Plaut: Zit. Lauche.

Plettenberg, W.: Besonderheiten im Verlaufe der Osteomyelitis bei antibiotischer und chemotherapeutischer Behandlung. Dtsch. med. Wschr. **1953**, 1034—1036.

Ploussard, C. N.: Brucella infection of bones and joints. Amer. J. Roentgenol. **66**, 910—914 (1951).

Pokorny, L.: Osteomyelitis im Sitzbein. Röntgenpraxis **10**, 168—169 (1938).

Poncet, M. A.: De la périostite albumineuse. Gaz. hebd. méd. **11**, 133 (1874).

Poppe, H.: In: Angiologie und Szintigraphie bei Knochen- und Gelenkerkrankungen (Hrsg.: Glauner, R.). Stuttgart: Thieme 1971.

Pouyanne, L.: Les ostéomyélites du nourisson après perfusions intra-osseuses. Rev. Chir. orthop. **42**, 64—74 (1956).

Poulsson, K. T.: Non-specific osteitis of the ribs. Acta radiol. (Stockh.) **18**, 643—651 (1937).

Prass, E.: Über primäre Altersosteomyelitis. Dtsch. Z. Chir. **236**, 644—647 (1932).

da Pratto: Zit. Meyer, M.

Propers, A.: Über die Osteomyelitis im frühen Kindesalter. Arch. Kinderheilk. **144**, 223—236 (1952).

Puckett, H. L.: The treatment of chronic osteomyelitis. J. int. Coll. Surg. **9**, 591 (1946). Ref. Excerpta med. (Amst.), Sect. IX, 13 (1947).

PUTTI, V.: Operative Behandlung der Schenkelhalsfrakturen. Bologna: Capelli 1940.

QUINCKE: Zit. RAVELLI.

QUITTÉ, CH.: Strahlenpilzerkrankung und Arbeitsunfall. Medizinische **1956**, 652—655.

RAETTIG, H.: Die gegenwärtigen Schwierigkeiten in der Typhusbekämpfung. Dtsch. Gesundh.-Wes. **1947**, 40—47.

RAJAM, R. V., KANDHARI, K. C., THIRUMALACHAR, M. J.: Chromoblastomycosis caused by a rare yeast like dematiaceous fungus. Mycopathologia (Den Haag) **9**, 5 (1958).

RAMADIER, J. O.: Intérêt de la tomographie ostéo-articulaire. Rev. Chir. orthop. **40**, 40—57 (1954).

RATTI, A.: Die Osteomedullographie der Knochenerkrankungen mit besonderer Rüchsicht auf die Tumoren. Röntgen-Bl. **14**, 241—247 (1961).

RAUCH, S.: Die granulationshemmende und epithelisationsfördernde Wirkung bei lokaler Penicillinapplikation. Schweiz. med. Wschr. **1949** a, 7—10.

RAUCH, S.: Die granulationshemmende Wirkung bei lokaler Penicillinapplikation, ihr Wesen und ihre Verhütung. Dtsch. med. Wschr. **1949** b, 683—867.

RAVELLI, A.: Die postoperative „Ostitis pubis". Periostitis der Leistenbeine. Bruns' Beitr. klin. Chir. **189**, 138—168 (1954).

RAVELLI, A.: Die Periostitis bzw. Osteomyelitis typhosa. Bruns' Beitr. klin. Chir. **191**, 351—357 (1955a).

RAVELLI, A.: Die Periostitis albuminosa Ollier-Poncet. Bruns' Beitr. klin. Chir. **191**, 364—368 (1955b).

REBAUDI, F.: Osteomyelitis a localizzazione rara. Chir. Organi. Mov. **20**, 281—291 (1934).

REDWITZ, E. VON: Die Chirurgie der Grippe. Ergebn. Chir. Orthop. **14**, 57—221 (1921).

REENSTJERNA: Zit. PICK.

REEVES, R. J., PEDERSEN, R.: Fungous infection of bone. Radiology **62**, 55—60 (1954).

REHN, E.: In Lehrbuch der allgemeinen Chirurgie (LEXER und REHN). Stuttgart: F. Enke 1947.

REICH, H.: Die Infektion und Regeneration des frischen Knochenbruches unter besonderer Berücksichtigung der Marknagelung nach KÜNTSCHER. Z. Orthop. **77**, 1—40 und 97—102 (1947/48)

REIFERSCHEID, M., SEELIGER, H.: Monosporiose und Maduromykose. Dtsch. med. Wschr. **1955**, 1841—1844.

REINBERG, S. A.: Der Brodiesche Knochenabsceß und seine Röntgendiagnostik. Fortschr. Röntgenstr. **36**, 51—59 (1927).

REISCHAUER, F.: Die akute Osteomyelitis. Med. Welt **1943**, 181—186. Hämatogene Osteomyelitis und leichtes Trauma. Mschr. Unfallheilk. **58**, 97—112 (1955).

REISCHAUER, F.: Hämatogene Osteomyelitis und Trauma. Langenbecks Arch. klin. Chir. **282**, 34—41 (1955). Zit. HELLNER (1954).

RESCHKE, K.: Beobachtungen über erworbene Deformitäten durch Wachstumsstörungen infolge örtlicher Beeinflussung der Epiphysenknorpel. Dtsch. Z. Chir. **197**, 292—327 (1926).

REVERDIN, A., GRUMBACH, A.: Contribution à l'étude de la morve chronique. Ann. Méd. **15**, 42—66 (1924).

RIABOFF, P. J.: Discussion of the paper of WHEELER, W. K., J. Urol. (Baltimore) **45**, 497—498 (1941).

RICKER, G.: Pathologie als Naturwissenschaft. Berlin: Springer 1924.

RIEDER, W.: Die akute Knochenatrophie. Dtsch. Z. Chir. **248**, 269—331 (1936).

RIEDINGER, F.: Über Ganglion periostale. In: Festschrift f. A. VON KÖLLIKER. Leipzig 1887.

RITTER, C.: Die Entstehung der akuten eitrigen Osteomyelitis und ihre Beziehungen zu den eitrigen Knochenschußverletzungen. Bruns' Beitr. klin. Chir. **177**, 93—112 (1948).

RIXFORD, THORNE: Case of Protozoic dermatitis. Occident Med. Times **8**, 704 (1894). Zit. McMASTER und GILFILLAN.

ROBERTS, A. H., HILBURG, L. E.: Sickle cell disease with Salmonella osteomyelitis. J. Pediat. **52**, 170—175 (1958).

ROCHA-LIMA, H.: Zit. MOHR.

RODET, A.: Étude expérimentale sur l'ostéomyélite infectieuse. C. R. Acad. Sci. (Paris) **99**, 559 (1884).

RÖHLING, A.: Beitrag zur Penicillinbehandlung der akuten hämatogenen Osteomyelitis. Dtsch. med. Wschr. **1953**, 701—711.

RÖPKE, W.: Zur Kenntnis der Tuberkulose und Osteomyelitis der Patella. Langenbecks Arch. klin. Chir. **73**, 492—506 (1904).

RONDOT, A.: La périostite albumineuse. Thèse Lyon 1903.

ROSEN, S. VON: Die infektiösen Krankheitsprozesse der Kniescheibe. Acta orthop. scand., Suppl. **3** (1939).

ROSENBACH, J.: Beiträge zur Kenntnis der Osteomyelitis. Dtsch. Z. Chir. **10**, 369—393 (1878).

ROSENBERG, M. L., VEST, S. A.: Osteitis pubis. J. Urol. (Baltimore) **69**, 767—775 (1948).

ROSER, W.: Zur Lehre von der Periostitis albuminosa. Zbl. Chir. **14**, 929 (1887).

ROSKE, G.: Eine eigenartige Knochenerkrankung im Säuglingsalter. Mschr. Kinderheilk. **47**, 385—400 (1930).

ROSSI, L. B.: Über Fistelsarcome. Dtsch. Z. Chir. **249**, 208—212 (1937).

ROTHE, G., FLEMMING, F.: Ein Beitrag zur experimentellen Osteomyelitis und ihrer Penicillinbehandlung. Z. ges. inn. Med. **8**, 477—482 (1953).

ROTHER, W.: Über den Einfluß der Marknagelung (KÜNTSCHER) auf den Knochen, insbesondere das Knochenmark. Klin. Wschr. **1948**, 279—280.

ROTTER, W.: Über den Einfluß der Marknagelung (KÜNTSCHER) auf den Knochen, insbesondere das Knochenmark. Klin. Wschr. **1948**, 279—280.

RUCKENSTEINER, E.: Zur Beurteilung der Bösartigkeit von Knochengeschwülsten. Radiologe **1**, 199—202 (1961).

RUPP, F.: Über den sog. Brodieschen Knochenabszeß. Zbl. Chir. **58**, 2567—2572 (1931).

RUPP, F.: Über Brodiesche Knochenabszesse (Vortrag auf der XIX. Tagg der Vereinig. Mittel-. deutscher Chirurgen). Zbl. Chir. **58**, 31 08 (1931)

RYBAK, A. M.: Typhöse Erkrankungen der Knochen. Röntgenpraxis **7**, 361—368 (1935).

RYPINS, E. L.: Blastomycosis of the skeletal system. A brief review of the literature, with a report of three additional cases. Radiology **22**, 77—83 (1934).

SAGEL, J.: Acute osteomyelitis (osteitis) of the patella. A case report. J. Bone Jt Surg. **32**, 959—963 (1934).
SANCHEZ LOPEZ-TELLO, C., KIPPER, H.: Primäre Rippenosteomyelitis. Med. Klin. **1971**, 565—567.
SANTI, E.: L'osteomielite nei primi anni della vita. Arch. ital. Chir. **38**, 1—20 (1934).
SARTORY, A., MEYER, M., MEYER, J.: Contribution à l'étude des mycoses osseuses: Trois cas d'ostéites dues d'une part à l'Actinomyces asteroides (Eppinger) et d'autre part à l'Hemispora stellata (Vuillemin). Ann. Inst. Pasteur **44**, 298—329 (1930).
SCHAECHTL: Über Osteomyelitis sterni. Inaug.- Diss. Berlin 1924.
SCHÄFER, K. H.: Pädiatrischer Röntgenatlas. Stuttgart: Thieme 1955.
SCHÄFER, R.: Beitrag zur Osteomyelitis der Patella. Zbl. Chir. **77**, 425—427 (1952).
SCHEID, P.: Krebs in der Narbenfistel, 20 Jahre nach komplizierter Unterschenkelfraktur, mit Hinweisen auf Krebs nach Kriegsverletzungen. Z. Krebsforsch. **52**, 104—112 (1941).
SCHENK: On refractory subcutaneous abscesses caused by a fungus possibly related to the sporotricha. Bull. Johns Hopk. Hosp. **9**, 286 (1898).
SCHERTEL, L.: Differentialdiagnostische Hinweise unter Berücksichtigung tropischer Erkrankungen. Röntgenblätter **25**, 80—83 (1972).
SCHIEBER, M.: Über Knochenabszesse. Pol. Przegl. radiol. **7**, 7 (1932) [Polnisch mit franz. Zus.fass.]. Ref. Zbl. ges. Radiol. **14**, 770 (1933).
SCHINZ, H. R., BAENSCH, W. E., FRIEDL, E., UEHLINGER, E.: Lehrbuch der Röntgendiagnostik, 5. Aufl. Stuttgart: G. Thieme 1952.
SCHIRGER, A., NICHOLS, D., MARTIN, W., WELLMAN, W., WEED, L.: Brucellosis: experiences with 224 patients. Ann.-intern. Med. **52**, 827—837 (1960).
SCHLANGE: Über einige seltenere Knochenaffektionen. Langenbecks Arch. klin. Chir. **36**, 97 (1887).
SCHLEINZER, A.: Entstehung der akuten, eitrigen Osteomyelitis im Kindesalter und ihr Verlauf unter der kombinierten Behandlung mit Penicillin und Sulfonamiden. Bruns' Beitr. klin. Chir. **182**, 246—256 (1951).
SCHMELTER, H.: Über die Osteomyelitis des Schlüsselbeins. Inaug.-Diss. Münster i.W. (1940).
SCHMIDT, A.: Osteomyelitis und Unfall. Bruns' Beitr. klin. Chir. **133**, 144—162 (1925).
SCHMIDT, M. B.: Allgemeine Pathologie und pathologische Anatomie der Knochen. Ergebn. allg. Path. path. Anat. **4**, 531 (1897); **5**, 893 (1898). Zit. LAUCHE.
SCHMIDT, W., WINTER, H.: Febris undulans (Bang-Brucellose). Dtsch. med. Wschr. **1953**, 1695—1697.
SCHMINCKE: Zit. REIFFERSCHEID und SEELIGER.
SCHMITT: Knochensequester in Form von Hohlzylindern. Röntgenpraxis **13**, 241—242 (1941).
SCHNEIDER, E.: Die Chirurgie der Schultern und der Arme. In: Kirschner-Nordmann, Die Chirurgie, Bd. IV. Berlin-Wien: Urban & Schwarzenberg 1944.
SCHNEIDER, E.: Zur Charakterveränderung und zur Frage der Ausrottung der Osteomyelitis durch die moderne Behandlung. Med. Klin. **1952**, 953—957.
SCHOTTMÜLLER, H.: Über eine das Bild des Typhus bietende Erkrankung hervorgerufen durch typhusähnliche Bazillen. Dtsch. med. Wschr. **1900**, 511—512.
SCHRANK, W.: Periostitis albuminosa. Langenbecks Arch. klin. Chir. **46**, 724 (1893).
SCHUCHARDT, K.: Die Krankheiten der Knochen und Gelenke. Stuttgart: F. Enke 1899.
SCHULTZ, A.: Tumorartige Blastomykose (Histoplasmosis) beider Nieren. Verhandl. Dtsch. Ges. Path., 30. Tagg, 483—489 (1937).
SCHULZE, E.: Bangsche Krankheit, Brucellosen. Dtsch. med. Wschr. **1959**, 194.
SCHUMANN, H.: Bedeutung und Diagnose typhöser Skeleterkrankungen. Zbl. Chir. **76**, 474—484 (1951).
SCHWARZ, H.: Beitrag zur Casuistik der chronischen Rotzkrankheit beim Menschen. Med. Klin. **1923**, 1328—1329.
SCILLAG, A.: System-Mykosen in Ungarn. Dtsch. med. Wschr. **1958**, 2075—2078.
SCOTT, S., PRESTON, F.: Brodie's abscess of the tibia. Its treatment by surgery, penicillin, and sulphadiazine). Brit. med. J. **1948**, 296—297.
SEDGENIDSE, G. A.: Vergleichende pathologisch-anatomische und röntgenologische Angaben über Knochenpanaritien. Virchows Arch. path. Anat. **293**, 207—217 (1934).
SEDLIN, E. D., FLEMING, J. L.: Epidermoid carcinoma arising in chronic osteomyelitic foci. J.Bone Jt Surg. A **45**, 827—838 (1963).
SEEMEN, H. VON: Schleichende eitrige Osteomyelitis. — Myositis ossificans circumscripta — Knochensarkom. (Zusammenhänge und Abgrenzung.) Dtsch. Z. Chir. **239**, 160—183 (1933).
SEGRE, G.: Osteomielite da micrococco melitense. Arch. ital. Chir. **21**, 235—244 (1928).
SEGRE, G.: A proposito di osteomielite da micrococco melitense. Arch. ital. Chir. **24**, 526 (1929).
SEIFERT, A.: Persönl. Mitteilung.
SELF, E. B.: Acute haematogenous osteomyelitis. Pediatrics **1**, 617—628 (1948).
SELYE, H.: Einführung in die Lehre vom Adaptationssyndrom. Stuttgart: Thieme 1953.
SEWALL, S.: Zit. ELLIOT, W. D.
SEYSS, R.: Schichtaufnahmen der Extremitäten mittels Feinstfocus bei entzündlichen Knochenerkrankungen. Arch. orthop. Unfall-Chir. **46**, 251—254 (1954).
SÈZE, S. DE, RYCKEWAERT, A.: Maladies des os et des articulations. Paris: Flammarion 1954.
SHANDLING, B.: Acute haematogenous osteomyelitis: a review of 300 cases treated during 1952—1959 S. Afr. med. J. **34**, 520—524 (1960).
SHAW, F., WARTHEN, H.: Aspergillosis of bone. Sth. med. J. (Bgham, Ala.) **29**, 1070 (1936).
SHERMAN: Zit. BLANKE (1950).
SHERMAN, M. S., HELLYER, D. T.: Infantile cortical hyperostosis. Review of the literature and report of five cases. Amer. J. Roentgenol. **63**, 212—222 (1950).
SHIODA, T.: Experimentelle Beiträge zur Frage der akuten eitrigen Osteomyelitis. Langenbecks Arch. klin. Chir. **185**, 141—163 (1936).
SHULMAN, B. H.: Acute osteomyelitis in a 19 day old infant. J. Amer. med. Ass. **130**, 854 (1946).
SICARD, BITH, GOUGEROT: Sporotrichose osseuse du tibia. Bull. Soc. méd. Hôp. Paris **25**, 877 (1908).
SIEGMUND, H.: Kritische Bemerkungen zur Frage der Pathogenese der akuten Osteomyelitis. Hefte Unfallheilk. **44**, 83—90 (1953).

SILVER, C. M.: Pelvic bone changes following suprapubic prostatectomy. Bull. Hosp. Jt Dis. (N.Y.) **2**, 10—20 (1941).

SIMON: Zit. LAUCHE.

SIMON, H.: Zur Frage der unspezifischen Knochenherdbildung nach Infektionskrankheiten. Dtsch. med. Wschr. **1929**, 1714—1716.

SIMPSON: Zit. PLOUSSARD.

SIWON, P.: Die praktische Bedeutung des chronischen Knochenabszesses (Brodieschen Abszesses). Bruns' Beitr. klin. Chir. **145**, 463—483 (1929).

SJÖVALL, H.: Exogene Streptokokken-Osteomyelitis der Kniescheibe. (Ein Fall von klinischem und versicherungstechnischem Interesse.) Zbl. Chir. **69**, 1820—1825 (1942).

SMITH-PETERSEN, M. N., CAVE, E., VANGORDER, G.: Intracapsular fractures of the neck of the femur. Treatment by internal fixation. Arch. Surg. **23**, 715—759 (1931).

SMORODINCEV, N.: Über gonorrhoische Osteomyelitis. Sovet. chir. **4**, 238—239 (1933) [Russisch]. Ref. Zentr.-Org. ges. Chir. **64**, 401 (1933).

SNOPEK, J.: Progress in the treatment of osteomyelitis. Rozhl. Chir. **26**, 412 (1947). Zit. BLANKE 1952.

SÖDERLUND, G.: Über die septische Osteomyelitis im os pubis. Acta chir. scand. **67**, 850—891 (1930).

SOLITO, M.: Zit. ELLIOT, W. D.

SOTELO-ORTIZ, F.: Chronic coccidioidal synovitis of the knee joint. J. Bone Jt Surg. A-**37**, 49—56 (1955).

SOUPAULT, R.: Ostéomyélite à pneumobacilles de Friedländer. Bull. Soc. nat. Chir. **56**, 496—504 (1930).

SPATH, F.: Die Beziehungen der akuten hämatogenen Osteomyelitis zur postanginösen Pyämie. Dtsch. Z. Chir. **233**, 239—251 (1931).

SPENCER, R., HERBERT, R., RISH, M. W., LITTLE, W. A.: Bone scanning with ^{85}Sr, ^{87m}Sr and ^{18}F. Brit. J. Radiol. **40**, 641 (1967).

SPRENGELL, H.: Zur Differentialdiagnose der akuten Kniescheibenosteomyelitis. Bruns' Beitr. klin. Chir. **171**, 283—296 (1940).

STACK, J. K., NEWMAN, W.: Neonatal osteomyelitis. Quart. Bull. Northw. Univ. med. Sch. **27**, 69—73 (1953).

STAEHLER, W.: (Antwort auf Leserfrage.) Dtsch. med. Wschr. **1952**, 346.

STAEMMLER, M., EYLAU, O.: Trauma und Osteomyelitis. Hefte Unfallheilk. **44**, 65—79 (1953).

STARK, M.: Gonococcal invasion of bones. Amer. J. Surg. **27**, 456—458 (1913).

STEIN, R.: Zur Kenntnis des chronischen Rotzes der Haut und der Gelenke. Arch. Derm. Syph. (Berl.) **116**, 804—816 (1913).

STEPP, W., KÜHNAU, J., SCHROEDER, H.: Die Vitamine und ihre klinische Anwendung. Stuttgart: F. Enke 1952.

STEWART, C. D., OBERMAYER, M. E., WOOLHANDLER, H.: Zit. MCANALLY und DOCKERTY.

STEWART, F. W., PARKER, F.: So-called "Endothelial Blockade" with Collargol; Immunology and Histologic Study. Amer. J. Path. **2** (1926).

STEWART, G. A.: The report of five cases of subacute osteomyelitis of the femur resembling sarcoma. Radiology **16**, 271—277 (1931).

STICH, R.: Osteomyelitis und Trauma. Med. Welt **1933**, 469—471.

STIEVE, F. E.: Bevorzugte Darstellung einzelner Körperschichten. Handbuch der Med. Radiologie, Bd. III. Berlin-Heidelberg-New York: Springer 1967.

STOECKEL: Vortrag auf der 63. Tagg der Nordwestdtsch. Chirurgenvereinig. (29./30. 4. 1949 in Kiel). Zbl. Chir. **75**, 557—558 (1950).

STRASSER, P.: Beitrag zur Kenntnis der traumatischen Osteomyelitis nach Schußbruch langer Röhrenknochen und ihre Behandlung. Bruns' Beitr. klin. Chir. **176**, 107—160 (1947).

STRAUSS, K.: Osteomyelitis als Spätfolge nach Verschraubung einer Schenkelhalsfraktur. Chirurg **11**, 793—796 (1939).

STRINGA, G.: Variazioni del quadro radiografico dell' osteomielite acuta ematogena trattata con penicillina. Arch. Putti Chir. Organi Mov. **3**, 469—481 (1953).

STRNAD, F., GEBERT, E.: Knochentumor, Knochenentzündung. Radiologe **4**, 1—6 (1964).

STROPENI, L.: Periostitis albuminosa, Boll. Soc. piemontese chir. **3**, 315 (1933).

STUTTER, B. D.: The complications of "osteitis pubis". Including a report of a case of sequestrum formation giving rise to persistent purulent urethritis. Brit. J. Surg. **42**, 164—172 (1954).

STUTZ, E., ERNST, B.: Beitrag zur Tomographie des Gliedmassenskeletts. Fortschr. Röntgenstr. **75**, 724—728 (1951).

SUDECK, P.: Über die akute (reflektorische) Knochenatrophie nach Entzündungen und Verletzungen an den Extremitäten und ohne klinische Erscheinungen. Fortschr. Röntgenstr. **5**, 5—10 (1901/02).

SÜSSE, H.-J.: Angiographische Untersuchungen bei der Ostitis deformans Paget. Fortschr. Röntgenstr. **83**, 498—506 (1955).

SÜSSE, H.-J.: Gefahren und Technik der Osteomyelographie und transossalen Venographie. Fortschr. Röntgenstr. **85**, 181—187 (1956).

TAKAHASHI, R.: Zur Frage der Infektion bei Vitaminmangel, insbesondere der Entstehung der akuten infektiösen Osteomyelitis. Langenbecks Arch. klin. Chir **181**, 103—123 (1935).

TAKAHASHI, S., SAKUMA, S., SUGIE, Y.: Vierfache direkte Vergrößerungsaufnahmen der Lungen bei gesunden und bei frühen silikotischen Personen. Fortschr. Röntgenstr. **92**, 294—301 (1960).

TALBOT, PARLANGE: Les ostéomyélites à pneumobacille de Friedlander. Rév. Chir. (Paris) **57**, 271—289 (1938).

TAYLOR, H. K.: Chronic osteitis simulating osteogenic sarcoma. Case report. Radiology **10**, 62—69 (1928).

TEODORESCU, D., FLORESCU, A.: Ein seltener Fall von Osteomyelitis der Clavicula. Rev. sanit. milit. (Buc.) **24**, 298—301 (1925) [Rumänisch]. Ref. Zentr.-Org. ges. Chir. **33**, 186 (1926).

TESCHENDORF, W., KÖHNLE, H.: Das Röntgenraumbild. Berlin-Wien: Urban & Schwarzenberg 1933.

TEXTER, C., IRWIN, W., KAUMP, D.: Die röntgenologischen Zeichen einer Osteomyelitis nach Knocheninfusion bei Kindern. Amer. J. Roentgenol. **62**, 534—540 (1949).

Theilkäs, E.: Tomogramme bei Knochenerkrankungen. Acta radiol. (Stockh.) 31, 399—402 (1949).
Themel, K. G.: Persönl. Mitteilung.
Thiemann, H.-H.: Rippenveränderungen bei abszedierender Pneumonie mit eitrigem Pleuraerguß im Kindesalter. Fortschr. Röntgenstr. 105, 703—710 (1966).
Thomsen, H.: Osteomyelitis chronica pelvis. Acta orthop. scand. 11, 307—341 (1940).
Tichy, H.: Die geographische Verbreitung der akuten eitrigen Osteomyelitis. Bruns' Beitr. klin. Chir. 124, 381—413 (1921).
Tiwisina, Th.: Angiographische Studien bei gutartigen Geschwülsten der Gliedmaßen. Fortschr. Röntgenstr. 87, 199—205 (1957).
Toni, G. de: Die feto-infantile regressive periosteoenchondrale Hyperosteogenese (sog. infantile Cortical-Hyperostose). Mschr. Kinderheilk. 102, 148—150 (1954).
Toni, G. de: Osteopathien des Neugeborenen und des Säuglings. Münch. med. Wschr. 109, 815—823 (1967).
Tonutti, E.: Toxische Gewebsschäden, Entstehungsmechanismus und Folgerungen. Langenbecks Arch. klin. Chir. 264, 61—68 (1950).
Toone, E., Jr., Kelly, J.: Joint and bone disease due to mycotic infection. Amer. J. med. Sci. 231, 263—273 (1956).
Torklus, D. v.: Verlaufsformen der Säuglingsosteomyelitis der Hüfte. Arch. orthop. Unfall-Chir. 55, 116—122 (1963).
Toro, N.: L'osteomielite bilaterale del pube. Riv. Chir. 6, 365—376 (1940).
Torregrosa, M. de, Dapena, R., Hernandez, H., Ortiz, A.: Association of Salmonella-caused osteomyelitis and sickle-cell disease. J. Amer. med. Ass. 147, 354—356 (1960).
Tosi, R.: Un caso di ascesso cronico delle ossa. «Ascesso del Brodie.» Radiol. med. (Torino) 15, 948—955 (1928).
Tóth, J. von: Nierensteine und Knochenbrüche. Bruns' Beitr. klin. Chir. 172, 445—449 (1941).
Treadwell, A. de, Low-Beer, B. V. A., Friedell, H. L., Lawrence, J. H.: Metabolic studies on neoplasma of bone with the aid of radioactive strontium. Amer. J. med. Sci. 204, 521 (1942).
Trendel: Beiträge zur Kenntnis der akuten infektiösen Osteomyelitis und ihrer Folgeerscheinungen. Bruns' Beitr. klin. Chir. 41, 607—675 (1904).
Trueta, J.: L'Ostéomyélite aiguë. Ses lésions et son traitement. Presse méd. 1951, 1209—1213.
Trueta, J., Morgan, J.: Late results in the treatment of one hundred cases of acute haematogenous osteomyelitis. Brit. J. Surg. 41, 449—457 (1954).
Tryb, R.: The treatment of acute osteomyelitis in children. Pediad. Listy 25, 216 (1947). Zit. Blanke 1952.
Tubby, A., Braxton Hicks, J.: A case of suppurative post-typhoid osteitis 13 years after an attack of enteric fever. Lancet 1913, 184, 304.
Tveteras, E.: Akutt osteomyelitt i barnealderen. Nord. Med. 65, 251—256 (1961).
Ullmann: Zit. Lexer.
Umek, H., Stych, H.: Knochenszintigraphie bei inzipienter hämatogener Osteomyelitis. Fortschr. Röntgenstr. 115, 397—399 (1971).
Valentine, F., Butler, E.: Specific immunity in acute staphylococcal osteomyelitis. With some observations on the causation of pyaemia. Lancet 1939, 973—978.
Vallebona, A.: Una modilità di tecnica per la dissociazione delle ombre applicata allo studio del cranio. Radiol. med. (Torino) 17, 1090—1097 (1930).
Vallebona, A.: Die Stratigraphie. Fortschr. Röntgenstr. 56, Beiheft 2, 34—35 (1937).
Vandendorp, F., Bois, P. du, Debeugny, P., Desbonnets, P.: Aspects radiologiques de l'ostéomyélite aiguë chez les nourrissons. J. belge Radiol. 49, 281—288 (1966).
Van der Plaats, G. J.: Prinzipien, Technik und medizinische Anwendung der radiologischen Vergrößerungstechnik. Fortschr. Röntgenstr. 77, 605—610 (1952).
Van der Werff: Clinical investigations on the use of radioactive gallium (Ga^{66} and Ga^{67}) in bone diseases. Acta radiol. (Stockh.) 41, 343—347 (1954).
Van Zeben, W.: Infantile cortical hyperostoses. Acta paediat. (Uppsala), 35, 10—20 (1948).
Veal, J.: Typhoid and paratyphoid osteomyelitis. Amer. J. Surg. 43, 594—597 (1939).
Veal, J. R., McKetridge, E. M.: Paratyphoid osteomyelitis. J. Bone Jt Surg. 32, 445—450 (1934)
Velasco Blanco, L., Echegaray, E. M.: Frühdiagnose der akuten Osteomyelitis in der Kindheit. Arch. amer. Med. 7, 63—85 (1931) [Spanisch].
Veller, K., Laur, A.: Zur Ätiologie der infantilen kortikalen Hyperostose (Caffey-Syndrom). Fortschr. Röntgenstr. 79, 446—452 (1953).
Verth: Zit. Hudacsek.
Vest: Zit. Goetzen und Boeminghaus.
Viking, B.: Ostitis pelvis. Nord. Med. 1941, 2089—2092 [Dänisch].
Vilmar, W.: Die Ostitis pubis. 2 Beobachtungen bei Frauen. Zbl. Chir. 81, 1248—1253 (1956).
Viola, F.: La scapolalgia nella osteomielite della clavicola. Rif. med. 1924, 488.
Völkner, H.: Elf Fälle von Osteomyelitis des Fersenbeines. Bruns' Beitr. klin. Chir. 170, 229—234 (1939).
Vogler, E., Deu, W.: Der Wert der Angiographie in der Tumordiagnostik der Extremitäten. Fortschr. Röntgenstr. 83, 158—169 (1955).
Volkmann: Zit. Lauche.
Volkmann, J.: Über posttraumatische Nierensteine und ihre Begutachtung. Langenbecks Arch. klin. Chir. 171, 86—108 (1932).
Vollert: Zit. Garré.
Volta, E.: Geschwulstähnliche Prozesse des Beckenknochens. Sem. méd. 1935, 1061—1065 [Spanisch]. Ref. Zentr.-Org. ges. Chir. 56, 666.
Wachs, E.: Zur postoperativen Osteoperiostitis (Ostitis) pubis. Radiol. clin. (Basel) 25, 152—163 (1956a).
Wachs, E.: Über atypische Verlaufsformen der Osteomyelitis. Zbl. Chir. 81, 2405—2412 (1956b).
Wachsmuth, W.: Die Vermeidung von Mißerfolgen bei der Penicillinbehandlung der akuten hämatogenen Osteomyelitis. Ärztl. Wschr. 1949, 232—238.
Wagner, W.: Das Sudeck-Syndrom. Wien-Bonn-Bern: W. Maudrich 1960.

WAKELEY, C.: Acute osteomyelitis in children. Brit. med. J. **1932**, 752—753.

WALKER, O., HANAFEE, W.: Planographic diagnosis of osteomyelitic sequestra. J. Bone Jt Surg. A **36**, 750—756 (1954).

WALLDÉN, L.: On injuries of bone and bone-marrow after intraosseous injections. An experimental investigation. Acta chir. scand. **96**, 152—163 (1947).

WALTHER, H.: Beitrag zur eitrigen Osteomyelitis der Patella. Langenbecks Arch. klin. Chir. **108**, 371—386 (1917).

WARWICK, R. T. T.: The pathogenesis and treatment of osteitis pubis. Brit. J. Urol. **32**, 464—472 (1960).

WASCHULEWSKI, H.: Hämatogene Osteomyelitis und segmentale Knochengefäße. Fortschr. Röntgenstr. **85**, 679—684 (1956).

WASKÖNIG, H.: Beitrag zur Kritik des Fistelkarzinoms. Bruns' Beitr. klin. Chir. **184**, 271—277 (1952).

WASKÖNIG, H.: Die Behandlung von 100 Fällen akuter hämatogener Osteomyelitis mit Penicillin. Dtsch. med. Wschr. **1953**, 327—330.

WASSERMANN, A.: Infektion und Autoinfektion. Dtsch. med. Wschr. **28**, 117—118 (1902).

WEAVER, J., SHERWOOD, L.: Hematogenous osteomyelitis and pyarthrosis due to Salmonella suipestifer. J. Amer. med. Ass. **105**, 1188—1189 (1935).

WEHNER, K.: Beobachtungen über die blande Osteomyelitis. Z. orthop. Chir. **57**, 211—220 (1932).

WEIDEMANN: Zit. SCHUCHARDT.

WELD, P. W.: Osteomyelitis of the ilium. Masquerading as acute appendicitis. J. Amer. med. Ass. **173**, 634—636 (1960).

WELLENS, P., AERTS, M.: Résultats obtenus par la tomographie osseuse. J. belge Radiol. **36**, 444—466 (1953).

WENTWORTH, E.: Typhoid osteitis. J. Bone Jt Surg. **11**, 540 (1929).

WERNER, K., BADER, W.: Über die röntgenologische Erfassung kleiner Knochendefekte durch direkte Röntgenvergrößerung und Vergrößerungstomographie mit Feinstfokusröhren. Fortschr. Röntgenstr. **80**, 87—90 (1954).

WERNICKE, R.: Über einen Protozoenbefund bei Mycosis fungoides. Zbl. Bakt. **12**, 859 (1892). Zit. McMASTER und GILFILLAN.

WHEELER, W. K.: Periostitis pubis following suprapubic cystostomy. J. Urol. (Baltimore) **45**, 467—475 (1941).

WHITE, M., DENNISON, W.: Acute haematogenous osteitis in childhood. A review of 212 cases. J. Bone Jt Surg. B **34**, 608—623 (1952).

WIENER, M. F.: Generalized torulosis with bone involvement. Arch. intern. Med. **87**, 713—726 (1951).

WIESNER, H.: Über die Entstehung eines Fistelcarcinoms auf dem Boden einer chronischen Osteomyelitis. Zbl. Chir. **79**, 271—274 (1954).

WIGH, R., THOMPSON, H.: Cortical fissuring in osteomyelitis complicating sickle-cell anemia. Radiology **55**, 553—555 (1950).

WILENSKY, A. O.: Osteomyelitis of the pelvic girdle. Arch. Surg. **37**, 371—400 (1938).

WILENSKY, A. O.: Chronic abscess of bone (Brodie). Amer. J. Surg. **5**, 455—459 (1928).

WILENSKY, SAMUELS: Zit. LAUCHE.

WILLIAMS, G.: Osteomyelitis of the scapula. Report of a case. J. Bone Jt Surg. **9**, 308—309 (1927).

WILLICH, E.: Subepiphysäre Aufhellungslinien beim Säugling unter besonderer Berücksichtigung der Osteomyelitis. Fortschr. Röntgenstr. **84**, 587—597 (1956).

WILSON, J., McKEEVER, F.: Bone growth disturbance following hematogenous acute osteomyelitis. J. Amer. med. Ass. **107**, 1188—1193 (1936).

WILSON, J., McKEEVER, F.: Hematogenous acute osteomyelitis in children. J. Bone Jt Surg. **18**, 328—332 (1936).

WINSBURY-WHITE: Zit. GÖTZEN und BOEMINGHAUS.

WINSLOW, N.: Typhoidal osteomyelitis. Ann. Surg. **77**, 319—326 (1923).

WINSLOW, N.: Paratyphoid osteomyelitis. Bull. Sch. Med. Maryland **8**, 164 (1924).

WINTERSTEIN, O.: Über die Osteomyelitis der Rippen. Schweiz. med. Wschr. **1931**, 1211—1213.

WIRSEMS: Zit. HELLNER (1954).

WISCHER, H.: 2 Fälle ungewöhnlicher Komplikationen bei Gonorrhoe. Arch. Derm. Syph. (Berl.) **113**, 1201—1214 (1912).

WISHNER, J. G.: Chronic sclerosing osteomyelitis (Garré). J. Bone Jt Surg. **15**, 723—732 (1933).

WITTE, F. DE: Ostéomyélite et sarcome. Quelques cas cliniques. J. belge Radiol. **39**, 259—271 (1956).

WOLFE, J. N., JACOBSON, G.: Roentgen manifestations of torulosis (Cryptococcosis). Amer. J. Roentgenol. **79**, 216—227 (1958).

YOUNG, F.: Acute osteomyelitis of the ilium. Surg. Gynec. Obstet. **58**, 986—994 (1934).

ZADEK, I.: Acute osteomyelitis of the long bones of adults. Arch. Surg. **37**, 531—545 (1938).

ZAFFAGNINI, A.: L'osteomielite acuta del pube. Chir. Organi Mov. **13**, 333—363 (1929).

ZAMPETTI, M.: Ulteriore contributo allo studio dell'osteomielite acuta delle coste da comuni piogeni. Clinica chir. **10**, 727—768 (1934).

ZARFL, M.: Sequestierende Zahnkeimentzündung im frühesten Säuglingsalter. Z. Kinderheilk. **25**, 266—321 (1920).

ZEITLIN, A.: Zur Kasuistik seltener Knochenerkrankungen. Fortschr. Röntgenstr. **37**, 332—335 1928).

ZENKER, F. A.: Encephalitis mit Pilzentwicklung im Gehirn. Jber. Ges. Nat. u. Heilk. **62**, 51-52 (1861).

ZENKER, R.: Die Chirurgie des Beckens einschl. des Kreuz-Steißbeines. In: Kirschner-Nordmann, Die Chirurgie, Bd. IV. Berlin-Wien: Urban & Schwarzenberg 1944.

ZENKER, R., ROSENTHAL, A.: Die Strahlenpilzerkrankung. In: Handbuch der gesamten Unfallheilkunde von BÜRKLE DE LA CAMP u. ROSTOK. Stuttgart: F. Enke 1955.

ZIEDSES DES PLANTES, B. G.: En bijzonder Methode voor het maken van Röntgenphotos van schedel en wervelkom. Ned. T. Geneesk. **75**, 5218—5222 (1931).

ZIEDSES DES PLANTES, B. G.: Eine neue Methode zur Differenzierung in der Röntgenographie (Planigraphie). Acta radiol. (Stockh.) **13**, 182—191 (1932).

Ziedses des Plantes, B. G.: Planigraphie. Fortschr. Röntgenstr. **47**, 407—411 (1933).
Ziehen, Ch.: Ergebnisse der Osteomyelitisbehandlung. Inaug.-Diss. Göttingen 1953.
Zilveti Carranza, J.: Ein Fall von Madura-Fuß. Rev. méd. Córdoba **18**, 211—213 (1930) [Spanisch]. Ref. Zentr.-Org. ges. Chir. **55**, 880 (1931).
Zimmer, E.: Methodische Bemerkungen und Leitsätze zur direkten Röntgenvergrößerung. Fortschr. Röntgenstr. **75**, 292—302 (1951).
Zimmer, E.: Die praktische Anwendung und die Ergebnisse der radiologischen Vergrößerungstechnik. Fortschr. Röntgenstr. **78**, 164—169 (1953).
Zimmerman, L. E., Rappaport, H.: Occurrence of cryptococcosis in patients with malignant diesase of the reticuloendothelial system. Amer. J. clin. Path. **24**, 1050 (1954).
Zorn, G.: Über die sklerosierende Osteomyelitis Garré. Münch. med. Wschr. **1956**, 269—271.

Tuberkulose

Alexander, G. H., Mansuy, M. M.: Disseminated bone tuberculosis. Radiology **55**, 839—843 (1950).
Alexander, H.: Extrapulmonale Tuberkulose in ihrer Beziehung zur Lungentuberkulose. Ergebn. Tuberk.-Forsch. **8**, 437—464 (1937).
Alfer: Die Häufigkeit der Knochen- und Gelenktuberkulose in Beziehung auf Alter, Geschlecht usw. Bruns' Beitr. klin. Chir. **8**, 277 (1892). Zit. Konschegg.
Altieri, E.: Lesioni inflammatorie della scapola. Minerva ortop. **3**, 65—70 (1952).
Altschul, W., Schiller, V.: Multiple Knochentuberkulose. Strahlentherapie **49**, 451—454 (1934).
Anzilotti, A.: Tuberculosi del pube. Radiol. med. (Torino) **29**, 340—341 (1942).
Auerbach, O.: Rupture of cold abscesses into lungs and pleurae. Clinics **1**, 600—614 (1942).
Axhausen: Zit. Randerath.
Bakay: L'importanza degli abscessi consecutivi a spondiliti tubercolari nella paralis degli arti. Rinasc. med. **6**, 28 (1929).
Banks, S. W., Krigsten, W., Compere, E. L.: Regeneration of epiphysial centers of ossification following destruction by pyogenic or tuberculous infection. Report of five cases. J. Amer. med. Ass. **114**, 23—27 (1940).
Barnett, E.: Tuberculous osteitis pubis. Brit. J. Radiol. **30**, 125—128 (1957).
Beisheim: Tuberkulöser Herd im Caput humeri. Röntgenpraxis **1**, 578—580 (1929).
Beitzke, H.: Pathologische anatomische Diagnostik an der Leiche. München: J. Bergmann 1926.
Bergerhoff: Schambein-Tuberkulose. Beitrag zu dem gleichnamigen Aufsatz von G. Willinsky in Röntgenpraxis, H. 9 (1936). Röntgenpraxis **9**, 130—131 (1937).
Bergk: Zit. von Sassen.
Bermond, M.: Sulla tubercolosi primitiva della rotula. Arch. Radiol. (Napoli) **14**, 309—317 (1938).
Billroth: Zit. Fischer.
Birkelo, C. C., Jarzynka, F. J.: A survey of bone and joint tuberculosis in Detroit municipal sanatoria. Amer. J. Roentgenol. **36**, 44—51 (1936).
Birkenfeld, M.: Tuberkulose des Skeletsystems und der Weichteile. In: Die Tuberkulose des Kindes. Stuttgart: Georg Thieme 1948.
Blumensaat, C.: Corticale Calcaneustuberkulose. Dtsch. Z. Chir. **236**, 349—356 (1932).
Blumensaat, C.: Der heutige Stand der Lehre vom Sudecksyndrom. Berlin-Göttingen-Heidelberg: Springer 1956.
Bordasch, F.: Die Tuberkulose und die Osteomyelitis am vorderen und hinteren Beckenring. Bruns' Beitr. klin. Chir. **165**, 554—563 (1937).
Borellini, A.: I processi ipercalcificanti nelle osteopatie tubercolari. Arch. Med. e Chir. **10**, 435—466 (1941).
Bosworth, D. M., Wright, H. A.: Streptomycin in bone and joint tuberculosis. J. Bone Jt Surg. A **34**, 255—266 (1952).
Bougajenko, N. P.: Die Tuberkulose der Beckenknochen. Ortop. Travamat. **12**, 64—68 (1938) [Russisch]. Ref. Zbl. ges. Radiol. **29**, 360 (1939).
Bromer, R. S., Downs, E. E.: Tuberculosis of the diaphysis. Amer. J. Roentgenol. **29**, 617—627 (1933).
Brügger, H.: Die Tuberkulose des Kindes. Stuttgart: Georg Thieme 1948.
Brügger, H.: Zur Pathogenese, Diagnose und Therapie der Skelettuberkulose. Mschr. Kinderheilk. **102**, 163—169 (1954) (53. Tagg. d. Dtsch. Ges. Kinderheilk. 1953).
Burckhardt, H.: Ungewöhnliche Form kindlicher multipler Metaphysentbc. Fortschr. Röntgenstr. **30**, 295—299 (1922/23).
Buttinger, Th.: Über multiple cystoide Knochentuberkulose. Fortschr. Röntgenstr. **57**, 176—183 (1938).
Campiglio, A.: Osteite cistica tubercolare disseminata (miliare dello scheletro). Arch. Med. e Chir. **1**, 70 (1932).
Campiglio, A.: Miliare dello scheletro. Chir. Organi Mov. **20**, 369—379 (1934).
Canepa, G.: Le osteiti tubercolari della scapola. Arch. Ortop. (Milano) **67**, 389—406 (1954).
Catel, W.: Lehrbuch der Tuberkulose der Kinder und der Jugendlichen. Stuttgart: Thieme 1954.
Chakir, Akif, Münir: Sur la tuberculose du pubis chez l'enfant. Rev. Orthop. **24**, 347—350 (1937).
Cholmeley, J. A.: The distribution and treatment of extraarticular foci in tuberculous arthritis of the hip-joint. Brit. J. Surg. **27**, 224—233 (1939).
Ciantini, F.: La localizzazione diafisaria della tubercolosi nelle grandi ossa lunghe del faniciullo. Arch. Ortop. (Milano) **49**, 721—752 (1933).
Clairmont, P., Winterstein, O., Dimtza, A.: Die Chirurgie der Tuberkulose. Berlin: S. Karger 1931.
Clausen, A.: Cystische Tuberkulose in den langen Röhrenknochen (Kasuistische Mitteilung; 2 Fälle). Acta radiol. (Stockh.) **23**, 99—107 (1942).
Clavelin, Ch.: Généralités sur les tuberculoses chirurgicales de l'adulte. Progr. méd. **56**, 408—415, 489—499 (1928).
Clemens, G.: Über cystische Knochentuberkulose bei einem Säugling unter besonderer Berücksichtigung der Differentialdiagnose. Bruns' Beitr. klin. Chir. **173**, 319—333 (1942).

Codeca, G.: Aspetti radiologici della evoluzione della tubercolosi del pube. Arch. Radiol. (Napoli) **15**, 17—33 (1939).

Cohn, B. N. E.: Diaphyseal tuberculosis. Report of a case with rapid destruction and spontaneous pathologic fracture. Amer. J. Surg. **53**, 323—328 (1941).

Colombani, S.: La tubercolosi del piede. Chir. Organi Mov. **27**, 390—406 (1942).

Deák, P.: Die Bedeutung der Knochenatrophie in der Frühdiagnose und Therapie der Knochen-Gelenk-Tuberkulose. Magy. Radiol. **4**, 19—22 (1952) [Ungarisch]. Ref. Zbl. ges. Radiol. **39**, 175 (1952/53).

Denks, H.: Schafttuberkulose und Enostosen. Fortschr. Röntgenstr. **48**, 584—590 (1933).

Deroy, M. S., Fisher, H.: The treatment of tuberculous bone disease by surgical drainage combined with streptomycin. J. Bone Jt Surg. A **34**, 299—329 (1952).

Deutschländer, C.: Die isolierte Tuberkulose des Os naviculare carpi, zugleich ein Beitrag zur Genese der Handgelenkstuberkulose. Fortschr. Röntgenstr. **18**, 264—269 (1911/12).

Diehl, K.: Das Erbe als Formgestalter der Tuberkulose. Experimente über die Tuberkulose bei Kaninchen. Leipzig: J. A. Barth 1941.

Diehl, K.: Gestaltungsfaktoren bei der Tuberkulose. In: Handbuch der Tuberkulose, Bd. I (Hein, J., Kleinschmidt, H., Uehlinger, E.). Stuttgart: Thieme 1958.

Diehl, K., Verschuer, O.: Zwillingstuberkulose. Jena: G. Fischer 1933 und 1936.

Dobson: Zit. Brügger.

Downs, W. J.: Multiple pseudocystic tuberculosis of bone. Canad. med. Ass. J. **91**, 1275—1277 (1964).

Erdheim, J.: Über Tuberkulose des Knochens im allgemeinen und des Schädels im besonderen. Virchows Arch. path. Anat. **283**, 354—412 (1932).

Erlacher, Ph. J.: I. Europäisches Symposion über die Behandlung der Skelett-Tuberkulose. Z. Orthop. **87**, Beilageheft (1956).

Erlacher, Ph. J.: II. Europäisches Symposion über die Behandlung der Skelett-Tuberkulose. Z. Orthop. **90**, Beilageheft (1959).

Ewald, P.: Fußwurzeltuberkulose und ihre Diagnose mittels Röntgenstrahlen. Fortschr. Röntgenstr. **12**, 30—35 (1908).

Federico, R. del: Su un caso di tuberculosi ossea disseminata. Nunt. radiol. (Firenze) **20**, 529—535 (1954).

Ficai, A.: L'apofisite tubercolare del grande trocantere. Riv. Pat. Clin. **4**, 181—193 (1949).

Fischer, A. W., Molineus, G.: Das ärztliche Gutachten im Versicherungswesen, Bd. I. Leipzig: Joh. Ambrosius Barth 1939.

Fischer, F.: Zur Frage der Knochentuberkulose nach äußerer Gewalteinwirkung. Chirurg **15**, 622—624 (1943).

Flesch-Thebesius, M.: Die Unterschiede der exsudativen und produktiven Knochentuberkulose im Röntgenbilde und ihre Auswertung für die chirurgische Indikation. Fortschr. Röntgenstr. **30**, 249—254 (1922/23).

Fliegel, O.: Klinik und Therapie der Knochen- und Gelenktuberkulose. Wien-Leipzig-Bern: Verlag für Medizin Weidmann & Co. 1937.

Fossati, A.: Osteitis der Rippe, radiographisch eine Kaverne vortäuschend. Rev. Tuberc. Urug. **4**, 500—503 (1935 [Spanisch]). Ref. Zbl. ges. Radiol. **22**, 151.

Fraenkel, E.: Über Spina ventosa. Fortschr. Röntgenstr. **31**, 579—583 (1923/24).

Frank, H.: Die Knochen- und Gelenktuberkulose in ihren Beziehungen zur Lungentuberkulose. Bruns' Beitr. klin. Chir. **168**, 337—349 (1938).

Frecker, B. E.: Some radiological aspects of tuberculous disease of bones and joints. Med. J. Austr. **1952**, 606—608.

Funstein, L.: Ein Fall seltener Lokalisation der Knochentuberkulose mit besonderem Krankheitsverlauf. Langenbecks Arch. klin. Chir. **187**, 614—616 (1937).

Gaeta, A. P.: La tuberculosi diafisaria delle ossa lungha. Arch. Putti Chir. Organi Mov. **6**, 263—277 (1955).

Gaibissi, A. L.: Osteoperiostite tubercolare della diafisi tibiale a focolai multipli bilaterali. Arch. Ortop. (Milano) **49**, 899—904 (1933).

Gardemin, H.: Coxitis tuberkulosa. Berlin u. München: Urban & Schwarzenberg 1950.

Geissendörfer, R.: In: Handbuch der gesamten Unfallheilkunde, Bd. I, Herausg.: Bürkle de la Kamp, H., und Rostock, P.: Stuttgart: F. Enke 1955.

Giese: Die Wandlungen der Tuberkulose unter dem Einfluß der Chemotherapie. 39. Tagg d. Dtsch. Ges. f. Pathologie, Zürich 1955. Ref. Dtsch. med. Wschr. **1955**, 1583.

Giomi, C., Furlanetto, S.: Osteiti pseudocistiche tubercolari. Minerva ortop. **10**, 439—446 (1959).

Glogowski, G.: Die heutige Behandlung der Skelett-Tuberkulose des Kindes und des Jugendlichen. Stuttgart: Georg Thieme 1957.

Glogowski, G.: Tuberkulotoxische Nah- und Fernreaktionen am Skelettsystem. Z. Orthop. **92**, 58—67 (1959).

Gloor, H. U., Uehlinger, E.: Pyelitis caseosa, eine Frühform der exsudativen Nierentuberkulose. Schweiz. Z. Tuberk. **6**, 137 (1949).

Gräff, S., Küpferle, L.: Die Lungenphtise. Ergebnisse vergleichender röntgenologisch-anatomischer Untersuchungen. Berlin: Springer 1923.

Gralka, R.: Akute tuberkulöse eitrige Osteomyelitis. Mschr. Kinderheilk. **32**, 153—157 (1926).

Grashey, R.: Ostitis tuberculosa claviculae. Röntgenpraxis **6**, 547 (1934).

Grashey, R.: 2 tuberkulöse Herde im Humeruskopf eines 12jährigen Mädchens. Röntgenpraxis **6**, 549 (1934).

Grasser, C. H.: Spontanfraktur bei isolierter Schafttuberkulose der Ulna. Schweiz. med. Wschr. **1938**, 533—535.

Greger, E.: Five cases of tuberculosis of the symphysis pubis. Acta orthop. scand. **9**, 43—60 (1938).

Griesbach: Zit. May, H., und May, R.

Grunert, A.: Die Tuberkulose des Beckengürtels. Röntgenpraxis **4**, 237—244 (1932).

Gsell, O., Uehlinger, E.: Tuberkulöser M. Addison. Beitr. Klin. Tuberk. **83**, 121—157 (1933).

Guilleminet, M., Desjacques: Tuberculose de la symphyse pubienne. Lyon chir. **37**, 247—248 (1942).

GUILLEMINET, M., DUROUX, P.: Tuberculose angulo-symphysaire du pubis. Presse méd. 1942, 658—659.

HABERLAND, H. F. O.: Die traumatische Knochentuberkulose. J. int. Chir. 4, 1—42 (1939); Münch. med. Wschr. 1938, 1257.

HÄCKEL, H.: Zum Problem des gelenksnahen tuberkulösen Knochenherdes. Tuberk.-Arzt 12, 301—303 (1958).

HAEFF, M. H. P. P. VAN: Über die Bedeutung der Knochenatrophie bei der Knochen- und Gelenktuberkulose. Zbl. Chir. 57, 912—920 (1930).

HANKE, H.: Zur tuberkulösen Aetiologie von im Röntgenbild sichtbaren Höhlenbildungen in den Handwurzelknochen. Fortschr. Röntgenstr. 44, 188—197 (1931).

HARRIS, R. I., COULTHARD, H. S.: Multiple pathological fractures caused by tuberculosis. Canad. med. Ass. J. 41, 434—436 (1939).

HASCHE-KLÜNDER, R., EGGELING, B.: Skelett-Tuberkulose als Versorgungsleiden. Dtsch. med. Wschr. 1952, 1125—1128.

HASSELBACH, F.: Die Tuberkulose der Rippen. Beitr. Klin. Tuberk. 89, 72—82 (1937).

HAVRANEK, M.: Rapport entre la croissance des os et l'état des ostéo-arthrites tuberculeuses. Rev. Orthop. 22, 323—335 (1935).

HECKER: Zit. CATEL.

HEEREN, J.: Normale und pathologische Aufhellungszonen im Schambein. Röntgenpraxis 4, 123—132 (1932).

HEIDENBLUT, A.: Beitrag zur Röntgendiagnostik der primären Diaphysentuberkulose der langen Röhrenknochen. Fortschr. Röntgenstr. 82, 34—43 (1955).

HELLNER, H.: Die Sequesterbildung bei der Knochentuberkulose. Bruns' Beitr. klin. Chir. 151, 36—47 (1930).

HOHMANN, G.: Zur Diagnostik und Therapie der Knochen-Gelenktuberkulose. Dtsch. med. Wschr. 1956, 435—439.

HSIEH, C. K., MILTNER, L. J., CHANG, C. P.: Tuberculosis of the shaft of the large long bones of the extremities. J. Bone Jt Surg. 32, 545—563 (1934).

HUEBSCHMANN, P.: Pathologische Anatomie der Tuberkulose. Berlin: Springer 1928.

HUEBSCHMANN, P.: Die pathogenetischen und pathologisch-anatomischen Grundlagen der menschlichen Tuberkulose. Stuttgart: Hippokrates Verlag 1956.

ICKERT, F.: Tuberkulosezahlen für 1945/46, insbesondere für die extrapulmonale Tuberkulose. Med. Klin. 1947, 96—99.

IDELBERGER, K.: Chronische Entzündungen der Knochen und Gelenke. In: Lehrbuch der Chirurgie und Orthopädie des Kindesalters (OBERNIEDERMAYR). Berlin-Göttingen-Heidelberg: Springer 1958.

JACOBSEN, A. W.: Generalized tuberculosis of the lymph nodes and multiple cystic tuberculosis of the bones. Report of two cases. J. Pediat. 8, 292—307 (1936).

JAEGER, W.: Beitrag zur Diagnostik der Knochentuberkulose. Röntgenpraxis 8, 805—808 (1936).

JASIENSKI, G.: Une nouvelle classification de la tuberculose diaphysaire des os longs des membres. Arch. franco-belges Chir. 34, 178—182 (1934).

JOHANSSON, S.: Knochen- und Gelenktuberkulose im Kindesalter. Jena: Fischer 1926.

JONCKHEERE, F., LECLERCQ, R.: L'ostéite tuberculeuse du pubis. La forme angulo-symphysaire. J. Chir. (Brux.) 8, 446—462 (1934).

KAPLAN, M.: Tuberculosis of the tuberosity of the ischium. Case report. Amer. J. Roentgenol. 35, 490—494 (1936).

KARITZKY, B.: Zur Knochen- und Gelenktuberkulose. Zbl. Chir. 74, 360—363 (1949).

KARLÉN, A.: On cistic tuberculosis of bone. Acta orthop. scand. 31, 163—177 (1961).

KASTERT, J.: Zur Entstehung und Entwicklung des tuberkulösen Skeletherdes. Beitr. Klin. Tuberk. 110, 399—408 (1953a).

KASTERT, J.: Zur Röntgendiagnostik des Knochenherdes (Ausschöpfung alter und neuer Untersuchungsmethoden). Tuberk.-Arzt 7, 734—740 (1953b).

KASTERT, J.: Die Knochentuberkulose, ihre Erkennung und Behandlung. Mkurse ärztl. Fortbild. 1956a, 268—272.

KASTERT, J.: Zur Pathologischen Anatomie der Knochengelenktuberkulose. In: I. Europäisches Symposion über die Behandlung der Skelett-Tuberkulose (ERLACHER). Z. Orthop. 87, Beilageheft (1956b).

KASTERT, J.: Extrapulmonale Tuberkulose. Beitr. Klin. Tuberk. 121, 61—75 (1959).

KAUFMANN, E.: Lehrbuch der speziellen pathologischen Anatomie, 9. u. 10. Aufl., Bd. II, 1. Berlin: Walter de Gruyter 1938.

KAVKA: Zit. CATEL.

KIENBÖCK, R.: Über tuberkulöse Epiphysenfugen-Cysten und Abscesse. Arch. orthop. Unfall-Chir. 29, 67—83 (1930).

KIENBÖCK, R.: Trockene Schultergelenkstuberkulose mit cystischen Zerstörungsherden in den Knochen. Röntgenpraxis 9, 236—238 (1937).

KISCH: Das Ausheilungsstadium der Knochen- und Gelenktuberkulose im Röntgenbild. Fortschr. Röntgenstr. 51, 314 (1935).

KOCH, R.: Die Aetiologie der Tuberkulose. (Nach einem in der physiologischen Gesellschaft zu Berlin am 24. März cr. gehaltenen Vortrage.) Berl. klin. Wschr. 1882, 221—232.

KÖHLER, A.: Zit. GARDEMIN.

KÖNIG, FR.: Röntgenbeobachtungen an tuberkulösen Gelenken. Zbl. Chir. 51, 15—17 (1924).

KÖNIG, FR.: Über Röntgendiagnostik bei Gelenktuberkulose. Zbl. Chir. 54, 1030—1034 (1927).

KÖNIG, FR.: Tuberkulose der Gelenke. In: KIRSCHNER-NORDMANN, Die Chirurgie, Bd. 2. Berlin: Urban & Schwarzenberg 1928.

KOMINS, C.: Multiple cystic tuberculosis. A review and a revised nomenclature. Brit. J. Radiol. 25, 1—8 (1952).

KONSCHEGG, TH.: Die Tuberkulose der Knochen. In: Handbuch der speziellen pathologischen Anatomie und Histologie, Bd. IX/2. Berlin: Springer 1934.

KOPFSTEIN, G.: Zur Klinik und Röntgendiagnose der Patellartuberkulose. Fortschr. Röntgenstr. 43, 476—494 (1931).

KORNEW, P.: Knochen- und Gelenk-Tuberkulose, II. Aufl. in dtsch. Übersetzung. Berlin: VEB-Verlag Volk und Gesundheit 1957.

KOSLOWSKIJ, A.: Spina ventosa. Novaja chir. **2**, 28 (1926) [Russisch]. Ref. Zbl. ges. Radiol. **1**, 402 (1926).

KRAUSE: Zit. KONSCHEGG.

KREMER, W., WIESE, O.: Die Tuberkulose der Knochen und Gelenke. Ihre Pathologie, Diagnostik, Therapie und soziale Bedeutung. In: Die Tuberkulose und ihre Grenzgebiete in Einzeldarstellungen. Herausg.: L. BRAUER und H. ULRICI, Bd. 8. Berlin: Springer 1930.

KÜTTNER, H.: Die Osteomyelitis tuberculosa des Schaftes langer Röhrenknochen. Bruns' Beitr. klin. Chir. **24**, 449 (1899).

KULOWSKI, J.: Unusual osteomyelitic shaft tuberculosis. Amer. J. Surg. **30**, 380—386 (1935).

KUTZ, E. R., MACHT, S. H., EASTON, R. S.: Cystic tuberculosis of bone complicated by tuberculous meningitis. J. Pediat. **36**, 550—566 (1950).

LANG, W.: Zur Pathogenese der hämatogenen extrapulmonalen Organtuberkulose. Beitr. Klin. Tuberk. **106**, 393—412 (1951).

LANG, W.: Die Bedeutung der Latenzzeit tuberkulöser Skeletherde für die Begutachtung. Tuberk.-Arzt **6**, 413—420 (1952).

LANGE, M.: Knochen- und Gelenktuberkulose. II. Spezieller Teil einschl. der Wirbelsäulentuberkulose. Ergebn. Tuberk.-Forsch. 8, 319—436 (1937).

LANGENSKIÖLD, A.: The shape of the epiphysis compensation for metaphyseal defects. Change caused by osteomyelitis or tuberculosis. Ann. Chir. Gynaec. Fenn. **44**, 87—89 (1955).

LANGHAGEL, J.: Irrtümer bei der Diagnose der Knochen- und Gelenktuberkulose. Beitr. Orthop. Traum. **3**, 86—99 (1956).

LINDEMANN, K.: Wert und Bedeutung der Röntgenuntersuchung für die klinische Beurteilung der Wirbeltuberkulose in ihrem Verlauf. Dtsch. Z. Chir. **237**, 234—291 (1932).

LURIE, M. B.: Heredity, constitution and tuberculosis, an experimental study. Amer. Rev. Tuberc. **44**, Suppl. 3, 1—124 (1941).

MADLENER, M.: Die Tuberkulose des Schambeines. Dtsch. Z. Chir. **196**, 329—335 (1926).

MAGNUSSON, R.: Tuberkulose in den Diaphysen der langen Röhrenknochen. Acta orthop. scand. **6**, 93—126 (1935).

MAGNUSSON, R.: Sieben Fälle von Schultergelenkstuberkulose im Kindesalter. Nord. med. T. **1935**, 1420—1423 [Schwedisch]. Ref. Zbl. ges. Radiol. **21**, 458 (1936).

MAGNUSSON, R.: Tuberculous osteitis of the ischium. J. Bone Jt Surg. **20**, 23—34 (1938).

MAJOR, R. H., GARD, R. F.: Osteitis tuberculosa multiplex. Med. J. Rec. **127**, 604—606 (1928).

MALLUCHE, H.: Die Wirbeltuberkulose, ihre Entstehung und Entwicklung im Röntgenbild. Leipzig: Thieme 1947.

MANCINI, G.: Tuberculosi del pube. Rif. med. **1934**, 15—21.

MANFREDI, M.: Alcune osservazioni di osteite tubercolare isolata del piccolo trocantere. Arch. Ortop. (Milano) **44**, 268—290 (1928).

MANZONI, A.: Seltene Lokalisation der Knochentuberkulose. Liječn. Vjesn. **60**, 16—20, dtsch. Zusfass. S. 48 (1938) [Serbo-kroatisch]. Ref. Zbl. ges. Radiol. **28**, 104 (1938).

MARTENS, E.: Die Rippentuberkulose des Kindes. Beitr. Klin. Tuberk. **101**, 190—197 (1948).

MARTIN, D. W., FOGEL, D. H.: Multiple cystic tuberculosis of bone. Amer. J. Dis. Child. **61**, 322—326 (1941).

MARTINOTTI, L.: Sulla tubercolosi del pube. Rif. med. **1955**, 988—996.

MARTISCHNIG, E.: Die Tuberkulose im Säuglingsalter. Wiener Beitr. zur Kinderheilk., Bd. IV. Wien: Wilhelm Maudrich 1952.

MARX, W.: Die Beurteilung der chirurgischen Tuberkulose als Unfallfolge. Mschr. Unfallheilk. **53**, 233—237 (1950).

MARX, W.: Verletzung und Organtuberkulose in der Unfallbegutachtung. Mschr. Unfallheilk. **54**, 313—316 (1951).

MAY, H.: Die Behandlung der Knochen- und Gelenktuberkulose. Stuttgart: Ferdinand Enke 1953.

MAY, H., MAY, R.: Die Behandlung der Skelettuberkulose. In: Deist-Krauss: Die Tuberkulose, ihre Erkennung und Behandlung, 2. Aufl. Stuttgart: F. Enke 1959.

MAY, R.: Behandlungsergebnisse bei 200 Knochen- und Gelenktuberkulosekranken mit Tuberkulostatika, insbesondere Conteben (TB I/698). Dtsch. med. Wschr. **1951**, 980—984.

MELCHIOR, E.: Über besondere Formen eitriger Gelenktuberkulose. Berl. klin. Wschr. **1921**, 634—636.

MELTON, M. M.: Über isolierte Tuberkulose des Trochanter major (Anhang: Ein Fall von Tuberkulose des Trochanter minor). Inaug.-Diss. Basel 1935.

MEYERDING: Zit. TAUBERT, G.:

MOCCIA, G.: Sopra quattro casi non comuni di tubercolosi primitiva della scapola. Considerazioni cliniche e radiodiagnostiche. Policlinico, Sez. chir. **42**, 655—668 (1935).

MONOD: Zit. KONSCHEGG.

MORASCA, L.: Le osteiti del gran trocantere. Arch. Med. e Chir. **3**, 813—876 (1934).

MÜLLER, W.: Untersuchungen über Infektion des Knochenmarkes und die Erzeugung eitriger Osteomyelitis. Zbl. Chir. **57**, 3132—3135 (1930).

NATHANSON, L., COHEN, W.: A statistical and roentgen analysis of two hundred cases of bone and joint tuberculosis. Radiology **36**, 550—567 (1941).

NÉLATON: Recherches sur l'affection tuberculeuse des os. Thèse de Paris 1837.

NEUMEYER, G.: Unfall und Knochentuberkulose. Zbl. Chir. **78**, 1590—1594 (1953).

NISSEN, R., MEYER-RUEGG, P.: Die Knochen- und Gelenktuberkulose. Leipzig: Johann Ambrosius Barth 1930.

OBERDALHOFF, H.: Entzündliche Knochenerkrankungen. In: Klinische Röntgen-Diagnostik Chirurgischer Erkrankungen von OBERDALHOFF, H., VIETEN, H., und KARCHER, H. Berlin-Göttingen-Heidelberg: Springer 1959.

ODELBERG-JOHNSON, G.: Tuberkulöse Knochenherde. Nord. Med. **1940**, 1084—1090 [Schwedisch, mit engl. Zus.fass.]. Ref. Zbl. ges. Radiol. **32**, 590 (1941).

Oehlecker, F.: Die chirurgischen Tuberkulosen in ihrer Beziehung zum Betriebsunfall und zur Wehrdienstbeschädigung. Teil 1: Knochen- und Gelenktuberkulose. Chirurg 15, 65—77 (1943).

Oehlecker, F.: Chirurgische Knochen- und Gelenkerkrankungen. Berlin-Göttingen-Heidelberg: Springer 1955.

Olshausen: Absceßschatten bei Caries der rechten 1. Rippe. Röntgenpraxis 7, 560—561 (1935).

Pacini, D., Zangheri, C.: Le osteiti tubercolari del grande trocantere. Ortop. Traum. Appar. mot. 4, 243—291 (1932).

Pape, A. J. de: Multiple pseudo-cystic tuberculosis of bone. Report of a case. J. Bone Surg. B 36, 637—641 (1954).

Pelizzolo, G.: Osteomielite tuberculare della falange distale del pollice in mungitore. Minerva chir. 8, 165—169 (1953).

Pellegrini, L.: Osteiti cistiche di natura T.B.C. Arch. Putti Chir. Organi Mov. 3, 271—275 (1953).

Perazzini, F.: Aspetti radiografici della tuberculosi dell'ileo. Radiol. med. (Torino) 36, 713—719 (1950).

Peremans, G.: Quelques considérations sur la tuberculose de pubis. Arch. franc.-belges chir. 27, 111—134 (1924).

Pinheiro-Campos, O.: Bone and joint tuberculosis and its treatment. J. Bone Jt Surg. A 37, 937—966 (1955).

Ponzi, E.: Ulteriore nota sulla tubercolosi della scapola. Chir. Organi Mov. 14, 664—670 (1930).

Poppel, M. H., Lawrence, L. R., Jacobson, H. G., Stein, J.: Skeletal Tuberculosis. A roentgenographic survey with reconsideration of diagnostic criteria. Amer. J. Roentgenol. 70, 936—963 (1953).

Pouzet, F.: La tuberculose astragalo-scapho-cunéenne chez l'enfant. Rev. Orthop. 15, 308—318 (1928).

Pouzet, F.: La tuberculose osseuse juxta-articulaire du genou chez l'enfant. Rev. Orthop. 16, 297—312 (1929).

Pouzet, F.: La tuberculose du calcaneum chez l'enfant. Rev. Orthop. 17, 301—312 (1930).

Presser: Zit. May, H., May, R.

Priesel, R.: Tuberkulose der Knochen, Gelenke und Lymphknoten. In: Handbuch der Kindertuberkulose (Engel und Pirquet), Bd. 1. Leipzig: Georg Thieme 1930.

Pyrkov: Zit. von Sassen.

Pytel, A.: Tuberculose de l'articulation pubienne. Rev. Orthop. 22, 348—354 (1935).

Randerath, E.: Pathologisch-anatomische Untersuchungen über die Tuberkulose des Knochensystems. Beitr. Klin. Tuberk. 79, 201—337 (1932).

Randerath, E.: Über die pathologische Anatomie der Skelettuberkulose und ihre Beziehungen zu Klinik und Röntgenologie. Zbl. ges. Tuberk.-Forsch. 44, 113—256 (1936).

Rebaudi, F.: Tubercolosi ossea a sede diafisaria. Chir. Organi Mov. 16, 599—610 (1931).

Rebaudi, F.: Tubercolosi dell'acetabolo. Arch. ital. Chir. 33, 58—68 (1933a).

Rebaudi, F.: Tubercolosi del bacino. Arch. med. e Chir. 2, 91—110 (1933b).

Rebaudi, F.: Localozzazioni simmetriche della tubercolosi ossea. Arch. Ortop. (Milano) 50, 253—260 (1934).

Reifland, F.: Die Tuberkulose des os ischii als Typ der Apophysentuberkulose. Beitr. Klin. Tuberk. 101, 660—665 (1949).

Reinhard, W.: Die Tuberkulose der Knochen und Gelenke. Berlin-Heidelberg-New York: Springer 1966.

Rinonapoli, G.: Lesioni tubercolari osteo-articolari e pleuro-polmonari associate. Arch. Med. e Chir. 4, 497—515 (1935).

Riskó, T.: The significance of radiological changes in the knee joint in tuberculous coxitis in childhood. Acta med. Acad. Sci. hung. 14, 1—7 (1959). Ref. Zbl. ges. Radiol. 64, 146 (1960).

Riskó, T., Hárnik, É.: Trauma und Knochengelenkstuberkulose. Magy. Sebész. 11, 139—143 (1958) [Ungarisch]. Ref. Zbl. ges. Radiol. 60, 106.

Röper, C.: Die zystischen Knochentuberkulosen. Bruns' Beitr. klin. Chir. 184, 292—301 (1952).

Röpke: Zit. Konschegg.

Rollier, A.: Le contrôle radiologique de l'héliothérapie des tuberculoses ostéoarticulaires. Helv. med. Acta 2, 140—150 (1935a).

Rollier, A.: Heilungsvorgänge bei Knochen- und Gelenkstuberkulose im Röntgenbild. Beitr. Klin. Tuberk. 87, 227—238 (1935b).

Rollier, A.: L'évolution radiographique des tuberculoses osseuses. Techn. chir. 28, 229—272 (1936).

Rosen, S. von: Die infektiösen Krankheitsprozesse der Kniescheibe. Acta orthop. scand., Suppl. 3 (1939).

Rosendahl-Jensen, S.: Tuberculous osteomyelitis of the clavicle. A report of five cases. Acta chir. scand. 118, 327—330 (1959/60).

Rossi, A.: Osteite tubercolare del piccolo trocantere. Arch. Med. e Chir. 11, 467—476 (1942).

Rüdenholz, B.: Beitrag zur Röntgendiagnostik tuberkulöser Brustbeinveränderungen. Z. Tuberk. 81, 35—38 (1938).

Salomoni, I.: Sulla tubercolosi del pube. Nunt. radiol. (Firenze) 24, 717—726 (1958).

Sanchis-Olmos: Zit. Glogowski.

Santis, M. de: La tubercolosi del pube ed il suo trattamento. Arch. Chir. ortop. 23, 209 (1958). Ref. Dtsch. med. Wschr. 1960, 2264.

Sassen, W. von: Die Tuberkulose des Trochanter major und der Schleimbeutel der Regio trochanterica. Bruns' Beitr. klin. Chir. 168, 594—603 (1938).

Satta, F.: Carie perforante dell' osso iliaco con deflusso transparietale di ascesso intrapelvico nella regione glutea. Radiol. med. (Torino) 17, 1179—1183 (1930).

Sauer, H.: Eine seltene gutartige Form einer multiplen herdförmigen tuberkulösen Knochenerkrankung. Fortschr. Röntgenstr. 30, 112—117 (1922/23).

Schiller, V., Altschul, W.: Die Tuberkulose des Kniegelenkes. Fortschr. Röntgenstr. 51, 314—315 (1935).

Schiller, V., Altschul, W.: Erfahrungen über Tuberkulose des Sprunggelenkes und des Fußes. Röntgenpraxis 9, 661—668 (1937).

SCHINZ, H. R., BAENSCH, W. E., FRIEDL, E., UEHLINGER, E.: Lehrbuch der Röntgendiagnostik, 5. Aufl. Stuttgart: G. Thieme 1952.

SCHMID, H. J.: Heilungsvorgänge bei Knochentuberkulose. Verh. 4. Intern. Kongr. Radiol. 2, 550—551 (1934).

SCHMID, H. J.: Heilungsvorgänge bei Knochentuberkulose im Röntgenbild. Verh. 3. Internat. Kongr. Lichtforsch. 402—408 (1936).

SCHNEIDER: Zit. OEHLECKER.

SCHRÖDER, H.: Beitrag zur Skelet-Tuberkulose im höheren Lebensalter. Med. Klin. **1960**, 1669—1673.

SCHÜLLER, J.: Zur Frage der traumatischen Tuberkulose. Münch. med. Wschr. **1935**, 834—836.

SCHÜRMANN, P.: Zur Frage der Gesetzmäßigkeiten im Ablaufe der Tuberkulose unter bes. Berücksichtigung der Entwicklungslehre Rankes. II. Mitt. Beitr. path. Anat. **83**, 551 (1930).

SCHULZE, W.: Zur operativen Behandlung der fistelnden Schambeintuberkulose. Chirurg **28**, 123—125 (1957).

SERKIN: Zit. TESSAROLO und SARDI.

SEVASTIKOGLOU, J., WERNERHEIM, B.: Some views on skeletal tuberculosis (a statistical report). Acta orthop. scand. **23**, 67—85 (1953).

SIMON, S.: Die Differentialdiagnose der Knochen- und Gelenktuberkulose im Kindesalter. Arch. Kinderheilk. **82**, 157—167 (1927).

SIMON, S.: Zur Diagnose der frühkindlichen Extremitätentuberkulose im Röntgenbild. Fortschr. Röntgenstr. **40**, 448—456 (1929).

SIMON, S.: Knochentuberkulose unter dem Bilde der Ostitis fibrosa. Klin. Wschr. **1931**, 646—647.

SORREL, E., BUFNOIR, P.: Ostéite costale avec fracture spontanée. Rev. Orthop. **18**, 232—236 (1931).

SORREL, E., SORREL-DÉJERINE, Y.: Les deux types habituels de la tuberculose des grands os longs chez l'enfant. Arch. franco-belges chir. **30**, 503 (1927).

SORREL, E., SORREL-DÉJERINE, Y.: Les deux types habituels de la tuberculose des grands os longs chez l'enfant. Bull. Soc. Pédiat. Paris **26**, 169—182 (1928).

SORREL, E., SORREL-DÉJERINE, Y.: Tuberculose osseuse et ostéo-articulaire. Paris: Masson & Cie. 1932.

STALEMANN, A.: Zur Diagnose und Therapie der tuberkulösen Knochencysten. Zbl. Chir. **61**, 896—898 (1934).

STEFKO, W. H.: Die postnatale Entwicklung der Röhrenknochen und deren Bedeutung für die pathologische Anatomie der Kniegelenktuberkulose. Z. Tuberk. **73**, 243—259 (1935).

STEIGER, J.: Zur Klinik der hämatogenen Tuberkulose. Schweiz. med. Wschr. **1933**, 310—313.

STENSTRÖM, B.: Über Phalangentuberkulose bei älteren Individuen. Acta radiol. (Stockh.) **16**, 471—477 (1935).

STEVENSON, F. H.: The natural history of pleural effusion and orthopaedic tuberculosis. J. Bone Jt Surg. B **37**, 80—91 (1955).

STRACKER, O.: Über Trochantertuberkulose. Langenbecks Arch. klin. Chir. **188**, 73—90 (1937).

SUTHERLAND, CH. G., ADDINGTON, E. A.: Roentgenographic features of tuberculosis in bones and joints. Amer. Rev. Tuberc. **37**, 31—38 (1938).

TATELMAN, M., DROUILLARD, E. J. P.: Tuberculosis of the ribs. Amer. J. Roentgenol. **70**, 923—935 (1953).

TAUBERT, G.: Zur Differentialdiagnose Skelett-tuberkulose und Knochenmetastasen maligner Geschwülste. Z. Tuberk. **111**, 288—298 (1958).

TESSAROLO, G., SARDI, A.: La tubercolosi della clavicola. Arch. Chir. ortop. **18**, 85—95 (1953).

THOMSEN, H.: Osteomyelitis chronica pelvis. Acta orthop. scand. **11**, 307—341 (1940).

TREGUBOW, S.: Störungen des Knochenwachstums bei tuberkulösen Erkrankungen des Skelets. Z. orthop. Chir. **53**, 482—491 (1931).

TREPPINGER, K.: Behandlung der Skelettuberkulose mit Isonikotinsäurehydrazid (INH) und Rehabilitation. Tuberk.-Arzt **13**, 106—113 (1959).

TRIVELLI: Zit. REIFLAND, F.

TSCHISTOWITSCH, A. N., WINOGRADOW, I. S.: Über die pathologische Histologie der Knochentuberkulose. Beitr. path. Anat. **91**, 236—240 (1933).

ULLMANN, K.: Röntgenatlas der Knochen- und Gelenktuberkulose. Hamburg: H. H. Nölke 1949.

ULLMANN, K.: Entstehung und Verlauf der synovialen und ossalen Skelett-Tuberkulose. In: I. Europäisches Symposion über die Behandlung der Skelett-Tuberkulose (ERLACHER). Z. Orthop. **87**, Beilageheft (1956).

VALTANCOLI, G.: La tuberculosi del bacino. Chir. Organi Mov. **5**, 563 (1921).

VALTANCOLI, G.: Osteochondrite ischio-pubica. Chir. Organi Mov. **9**, 281 (1925). Ref. Zbl. Chir. **52**, 2158 (1925).

VANGORDER, G. W.: Tuberculosis of the shaft of long bones. A report of six cases. J. Bone Jt Surg. **32**, 269—283 (1934).

VOLKMANN, VON: Zit. EWALD.

VOLKMANN, J.: s. ERLACHER (1956).

VULLIET, M.: Über Tuberkulose des Schambeins im Kindesalter. Zbl. Chir. **69**, 1123—1127 (1942).

WAGNER, W.: Das Sudeck-Syndrom. Wien-Bonn-Bern: W. Maudrich 1960.

WAERNLI-HAESSIG, A.: Die extrapulmonale Tuberkulose. Basel: S. Karger 1952.

WEHRLIN, H., RAMER, Z.: Die Bedeutung der Tomographie für die Diagnose und Beurteilung der Knochen- und Gelenkstuberkulose. Schweiz. Z. Tuberk. **11**, 161—175 (1954).

WEISS, F. H.: Fibrocystische Knochentuberkulose. Bruns' Beitr. klin. Chir. **173**, 262—266 (1942).

WIDMANN, B. P., OSTRUM, H. W., MILLER, R. F.: Unusual manifestations of bone tuberculosis. Radiology **32**, 434—445 (1939).

WIESE, O.: Eigentümliche metaphysäre Bandschatten im Röntgenbild gelenktuberkulosekranker Kinder. Bruns' Beitr. klin. Chir. **142**, 428—435 (1928).

WIESE, O.: Zur Klinik und Behandlung der Knochen-Gelenk-Tuberkulose. Dtsch. med. Wschr. **1951**, 853—856.

WIESMANN, E.: Über menschliche Tuberkulose-Infektionen mit Typus bovinus in der Nord-Ostschweiz. Schweiz. Z. Tuberk. **6**, 122 (1949).

WINDHOLZ, F.: Zur Röntgensymptomatologie der Knochentuberkulose. Zystische Darmbeintuberkulose. Röntgenpraxis **9**, 41—45 (1937).

Wittek, A.: Zur Skelet-Tuberkulose. Wien. klin. Wschr. **1931**, 1489—1494.
Wittek, A.: Knochen- und Gelenktuberkulose. Wien. klin. Wschr. **1941**, 745—750.
Zoelch, Ph.: Zur Klinik, Prognose und Therapie der Säuglingstuberkulose. Tuberk.-Arzt **7**, 381—389 (1953).
Zoelch, Ph.: Skelet-Tuberkulose des frühen Kindesalters (Diskussions-Bemerkung zu Brügger). Mschr. Kinderheilk. **102**, 169—170 (1954) (53. Tagg Dtsch. Ges. f. Kinderheilk. 1953).
Zollinger, F.: Trauma und Tuberkulose der Knochen und Gelenke. Schweiz. med. Wschr. **1922**, 1105—1108.

Ostitis multiplex cystoides

Alajouanine, Th., Milliez, P., Martin, J.-P.: Forme osseuse pure de la maladie de Besnier-Boeck-Schaumann. Bull. Soc. méd. Hôp. Paris **57**, 561—565 (1941).
Alstyne, G. V., Gowen, G.: Osteitis tuberculosa multiplex cystica (Jüngling). Report of a case involving the larger long bones with complete proof of its tuberculous etiology. A review of the literature. J. Bone Jt Surg. **15**, 193 (1933).
Baltzer, G., Behrend, H., Behrend, T., Dombrowski, H.: Zur Häufigkeit zystischer Knochenveränderungen (Ostitis cystoides multiplex Jüngling) bei der Sarkoidose. Dtsch. Med. Wschr. **1970**, 1926—1929.
Behrend, H.: Die Klinik und Diagnostik der Sarkoidose. Der Internist **10**, 293—304 (1969).
Berlin, R.: Zit. Fagerberg.
Beutel: Zit. Leitner.
Blaha, H., Apelt, H.: Problems of Sarcoidosis of Bones and Joints. Vth International Conference on Sarcoidosis June 16—21, 1969. Praha: Univ. Karlova 1971.
Bloch, B.: Zit. Leitner.
Boelen, L. J.: Zit. Leitner.
Bonfils, S.: Les localisations osseuses de la maladie de Besnier-Boeck-Schaumann. La maladie de Perthes-Jüngling. Rev. Prat. (Paris) **1953**, 299—302.
Casati, A.: Osservationi radiologiche sopra le alterazioni delle ossa nel lupus pernio. Radiol. med. (Torino) **16**, 468 (1929).
Conolly, A. E.: Osteitis tuberculosa multiplex cystoides and sarcoid lesions. Brit. J. Radiol. **11**, 25—37 (1938).
Dressler, M.: Über einen Fall von Splenomegalie, durch Sternalpunktion als Boecksche Krankheit verifiziert. Klin. Wschr. **1938**, 1467—1471.
Ellis, F. A.: Ostitis tuberculosa multiplex cystoides (Jüngling) in patient with true tuberculosis of the skin. New int. Clin. **4**, 154—161 (1938).
Erk, M., Salahettin, Saracoglu, Kemal Schakir: Ein Fall von Ostitis tuberculosa multiplex cystoides. Beitr. Klin. Tuberk. **94**, 173—178 (1940).
Esser, M.: Beitrag zur Ätiologie der Besnier-Boeckschen Erkrankung. Schweiz. med. Wschr. **1940**, 285.
Fagerberg, S. E.: Sarcoidosis — a clinical, prognostic follow-up study. Acta med. scand. **146**, 239—251 (1953).
Fleischhacker, H.: Seltene Lokalisation bei Knochen-Boeck. Öst. Z. Kinderheilk. **8**, 79—81 (1952).
Fleischner, F.: Die Erkrankung der Knochen bei Lupus pernio und Boecks Miliarlupoid: Ostitis tuberkulosa multiplex cystoides (Jüngling). Fortschr. Röntgenstr. **32**, 193—218 (1924).
Forchhammer, H.: Lupus pernio. Derm. Z. **14**, 770—781 (1907).
Fugazzola, F.: Sopra un caso di linfogranulomatosi benigna tubercoloide a localizzazione prevalentamente ossea (malattia di Jüngling). Ann. Radiol. diagn. (Bologna) **16**, 263—277 (1942).
Gherlinzoni, G.: Contributo allo studio della „lymphogranulomatosis benigna“ (Schaumann) e dei suoi rapporti con l'ostitis tuberculosa multiplex cystoides (Jüngling). Chir. Organi Mov. **27**, 261—291 (1942).
Gravesen, P. B.: Lymphogranulomatosis benigna (Boecksche Krankheit). Zbl. ges. Tuberk.-Forsch. **55**, 489—545 (1943).
Hekele, K., Seyss, R.: Über atypische Knochenveränderungen bei Morbus Besnier-Boeck-Schaumann. Hautarzt **3**, 67—70 (1952).
Herskovits, E.: Atypische Lokalisation der Ostitis tuberculosa multiplex cystica. Röntgenpraxis **9**, 45—47 (1937).
Heyden, W.: Die Ostitis tuberculosa multiplex cystoides (Jünglingsche Krankheit) und die „tuberkuloiden“ Gewebsveränderungen anderer Organsysteme. Beitr. Klin. Tuberk. **86**, 22—29 (1935).
Horáček, F., Altmann, V., Votava, V.: Bone and Joint Manifestations in Sarcoidosis. Vth International Conference on Sarcoidosis June 16—21, 1969. Praha: Univ. Karlova 1971.
Jordon, W. J., Osborne, E. D.: Zit. Leitner.
Jüngling, O.: Ostitis tuberculosa multiplex cystica. Fortschr. Röntgenstr. **27**, 375—383 (1919/21).
Jüngling, O.: Über Ostitis tuberculosa multiplex cystoides, zugleich ein Beitrag zur Lehre von den Tuberkuliden des Knochens. Bruns' Beitr. klin. Chir. **143**, 401—475 (1928).
Kalkoff, K. W.: Definition und Ätiologie der Sarkoidose. Dtsch. med. Wschr. **1970**, 505—509.
Katzenstein, G.: Beitrag zur Klinik der generalisierten Drüsentuberkulose und der Ostitis tuberculosa multiplex cystoides (Jüngling). Zbl. inn. Med. **56**, 561—567 (1935).
Kissmayer: Zit. Hekele und Seyss.
Klingmüller, V.: Über Lupus pernio. Arch. Derm. Syph. (Berl.) **84**, 323—340 (1907).
Koch, F.: Über Ostitis tuberculosa multiplex cystoides (Jüngling) bei Lupus vulgaris. Derm. Wschr. **1935**, 919—921.
Konjetzny: Zit. Meves.
Lehmann, R.: Zur Frage der Knochenveränderungen beim Morbus Boeck. Radiol. diagn. (Berl.) **4**, 539—546 (1963).
Leitner, St. J.: Der Morbus Besnier-Boeck-Schaumann. Chronische epitheloidzellige Reticuloendotheliose sive Granulomatose. Basel: B. Schwabe & Co. 1942.
Löfgren, S.: Primary pulmonary sarcoidosis. Acta med. scand. **145**, 465—474 (1953).

LUTZ, W.: Zur Kenntnis des Boeckschen Miliarlupoids. Arch. Derm. Syph. (Berl.) **126**, 947—961 (1919).

MANKIEWICZ, E.: Zit. KALKOFF.

MARTENSTEIN, H.: Sarcoid Boeck und Lupus pernio. Arch. Derm. Syph. (Berl.) **147**, 70—99 (1924).

MAY, H., MAY, R.: Skelett-Tuberkulose und Besnier-Boeck-Schaumannsche Erkrankung. Med. Mschr. **6**, 14—20 (1952).

MERTENS: Zit. MEVES.

MEVES, F.: Über die Ausheilung der Ostitis tuberculosa multiplex cystoides (JÜNGLING). Dtsch. Z. Chir. **251**, 553—581 (1939).

MÜLLER, R. W.: Röntgenologisch ausgeheilte Ostitis tuberculosa multiplex cystoides der Hand. Röntgenpraxis **9**, 199 (1937).

MYLIUS, K., SCHÜRMANN, P.: Universelle sklerosierende tuberkulöse großzellige Hyperplasie, eine besondere Form atypischer Tuberkulose. Beitr. Klin. Tuberk. **73**, 166—209 (1930).

PAUTRIER, L. M.: La maladie de Besnier-Boeck-Schaumann. Paris: Masson & Cie. 1940.

SAUER, H.: Eine seltene gutartige Form einer multiplen herdförmigen tuberkulösen Knochenerkrankung. Fortschr. Röntgenstr. **30**, 112—117 (1922/23).

SCHAUMANN, J.: Étude bactériologique et histologique sur les manifestations médullaires du lymphogranulome bénin. Ann. Derm. Syph. (Paris) **7**, 385—398 (1919).

SCHAUMANN, J.: Notes on the histology of the medullary and osseous lesions in benign lymphogranuloma and especially on their relationship to the radiographic picture. Acta radiol. (Stockh.) **7**, 358—364 (1926).

SCHÜPBACH, A., WERNLY, M.: Zit. LEITNER.

SHARMA, O. P., BAILEY, A. R., CARSTAIRS, L. S., JAMES, D. G.: Bone Involvement in Sarcoidosis. Vth International Conference on Sarcoidosis June 16—21, 1969. Praha: Univ. Karlova 1971.

SNAPPER, J., POMPEN, A. W. M.: Pseudotuberculosis in man. Part I. Besnier-Boeck's disease. Harlem: F. Bohn 1938.

STEIN, G., ISRAEL, H., SONES, M.: A roentgenographic study of skeletal lesions in sarcoidosis. Arch. intern. Med. **97**, 532—536 (1956).

TUREK, S. L.: Sarcoid disease of bone at the ancle joint. J. Bone Jt Surg. A **35**, 465—468 (1953).

VASTINE, J. H., BACON, E. P.: Osteitis tuberculosa multiplex cystica. With report of two cases. Radiology **24**, 22—30 (1935).

VOSBEIN, E. B., BONNEVIE, P.: Zit. LEITNER.

WEYERS, H.: Über Ostitis multiplex cystoides im frühen Kindesalter. Fortschr. Röntgenstr. **85**, 316—320 (1956).

ZWEIFEL, E.: Zit. LEITNER.

Syphilis

ACHUNDOV, A.: Zur Kasuistik der schweren Knochensyphilis. Venerol. **5**, 880 (1928) [Russisch, mit dtsch. Zus.fass. 883]. Ref. Zbl. ges. Radiol. **7**, 152 (1930).

ALEXANDER, BELA: Die ostealen Veränderungen bei kongenitaler Syphilis im intra- und extrauterinen Leben. Leipzig: Barth 1915.

ALLENDE, G.: Diffuse gummöse Osteomyelitis. Sem. méd. (Paris) **34**, 25—28 (1927) [Spanisch]. Ref. Zentr.-Org. ges. Chir. **41**, 244 (1928).

AMBRUS, J.: Über gummöse Syphilis im Säuglingsalter. Jb. Kinderheilk. **101**, 231—235 (1923).

ARNSTEIN, A.: Zwei Fälle ausgebreiteter Ostitis luetica. Wien. klin. Wschr. **1930**, 793.

ARZT, L.: Bluttransfusionssyphilis. Neue dtsch. Klinik **18**, Erg.-Bd. **8**, 666—688 (1945).

ARZT, L.: Die Knochenveränderungen bei der congenitalen Frühlues. Z. Haut- u. Geschl.-Kr. **9**, 202—207 (1950).

AXHAUSEN, G.: Beiträge zur Knochen- und Gelenksyphilis. Berl. klin. Wschr. **1913**, 2361—2369.

BAETJER, F. J., WATERS, C. A.: Injuries and diseases of the bones and joints. New York: P. B. Hoeber 1921.

BAGNOLI, B.: Contributo allo studio della sifilide ossea. Arch. ital. Derm. **7**, 166—187 (1931).

BARTHELEMY, R.: Traumatic syphilis of the bones and joints. Urol. Rev. **34**, 14 (1930).

BATY, J. M., VOGT, E. C.: Bone changes of leukemia in children. Amer. J. Roentgenol. **34**, 310—314 (1935).

BEITZKE, H.: Erworbene Syphilis der Knochen. In: Handbuch der speziellen pathologischen Anatomie und Histologie (Lubarsch-Henke-Rössle), Bd. IX/2. Berlin-Göttingen-Heidelberg: Springer 1934.

BERLIN-HEIMENDAHL, S. VON: Die Krankheiten des Neugeborenen und Frühgeborenen. Stuttgart: F. Enke 1960.

BEUTEL, A.: Gumma der Patella. Röntgenpraxis **11**, 591—592 (1939).

BEUTEL, A.: Röntgenologische Serienbeobachtung im Frühstadium der Lues acquisita. Radiol. clin. (Basel) **22**, 228—236 (1953).

BLACK, W.: Diagnosis of congenital syphilis. J. Pediat. **14**, 761 (1939).

BRIEGER, H.: Das Krankheitsgeschehen an den langen Röhrenknochen bei Dystrophie im Säuglingsalter. Kinderärztl. Prax. **16**, 302—307 (1948).

BUCHMANN, LIEBERMAN: Zit. KING und CATTERAL.

BURROWS, H.: Pathological fracture of the humerus complicating late secondary syphilis. Brit. J. Surg. **24**, 452 (1937).

BUSCH, H.: Ein Beitrag zur erworbenen tertiären Knochensyphilis. Ther. d. Gegenw. **94**, 141—144 (1955).

BUSCHKE, A.: Syphilis. In: Lehrbuch der Haut- und Geschlechtskrankheiten (von E. Riecke). Jena: Fischer 1921.

CAFFEY, J.: Syphilis of the skeleton in early infancy. The nonspecifity of many of the roentgenographic changes. Amer. J. Roentgenol. **32**, 637—655 (1939).

CAFFEY, J.: Pediatric X-ray diagnosis, 5. Aufl. Chicago: Year Book Med. Publishers, Inc. 1967.

CAFFEY, J.: Cooley's erythroblastic anemia. Some skeletal findings in adolescents and young adults. Amer. J. Roentgenol. **65**, 547—560 (1951).

CASAZZA, R.: Rari aspetti di lesioni ossee da sifilide acquisita. Arch. Radiol. (Napoli) **5**, 45 (1929).

CASAZZA, R.: Considerazioni sugli aspetti radiologici osteoarticolari in luetici. Radiol. med. (Torini) **18**, 565—587 (1931).

CHASIN, A.: Fälle aus der röntgenologischen Praxis. 1. Lues patellae. 2. Epiphysitis metacarpea. Röntgenpraxis **1**, 361—365 (1929).

Chiari, O. von: Über periostale Knochenveränderungen im frühen Säuglingsalter. Arch. Kinderheilk. **115**, 66—85 (1938).

Christie, A. U.: The value of roentgenographic examination in the diagnosis of syphilis in newborn infants. J. Pediat. **15**, 230—237 (1939).

Cocchi, U.: Röntgendiagnostik der Knochenveränderungen bei Blutkrankheiten. Fortschr. Röntgenstr. **77**, 276—283 (1952).

Cone, S.: Syphilis of bone. J. Bone Jt Surg. **12**, 600—602 (1930).

Cox, M., Morgan, E.: Some unusual cases of congenital syphilis. Arch. Pediat. **111**, 462—471 (1925).

Cremin, B. J., Fisher, R. M.: The Lesions of Congenital Syphilis. Brit. J. Radiol. **43**, 333 (1970).

Danckelmann, A. Frh. von: Klinische Diagnostik von Gelenkkrankheiten. Dtsch. med. Wschr. **1955**, 119—121.

Dennie, C. E., Pakula, S. J.: Congenital syphilis. Philadelphia: Lea & Febiger 1940.

Drescher, E.: Ein Beitrag zu destruierenden Knochenprozessen im Frühkindesalter. Fortschr. Röntgenstr. **116**, 569—571 (1972).

Dusso, R.: Contributo allo studio radiografico dell' osteocondrite eredoluetica. Arch. Ortop. (Milano) **49**, 855—866 (1933).

Eek, S., Gabrielsen, L. H., Halvorsen, S.: Prematurity and rickets. Pediatrics **20**, 63—77 (1957).

Engel, St., Schmidt: Die Erkrankung der Knochen bei Lues congenita. Klin. Wschr. **1928**, 2111.

Engeset, A., Eek, S., Gilje, O.: On the significance of growth in the roentgenological sceletal changes in early congenital syphilis. Amer. J. Roentgenol. **69**, 542—556 (1953).

Epstein, B., Klein, M.: Luesähnliche Röntgenbefunde bei unspezifischen Skeleterkrankungen im Säuglingsalter. Fortschr. Röntgenstr. **53**, 186—187 (1936); Wien. med. Wschr. **1936**, 750—753.

Epstein, B., Podvinec, E.: Destruierende Veränderungen im Knochenschaft bei kongenital syphilitischenSäuglingen. Mschr. Kinderheilk. **43**, 397—410 (1929).

Erlacher: Zit. Pick (1929).

Étienne, G., Hanriot: Tibias en "lame de sabre", hérédo-syphilis ultra-tardive. Bull. Soc. franç. Derm. Syph. **33**, 437—438 (1926).

Evans, W. A.: Syphilis of the bones in infancy. Some possible errors in the roentgen diagnosis. J. Amer. med. Ass. **115**, 197—200 (1940).

Fanconi, G.: Über generalisierte Knochenerkrankungen im Kindesalter. Helv. paediat. Acta **2**, 3—32 (1947).

Fanconi, G., Chastonay, E.: Die D-Hypervitaminose im Säuglingsalter. Helv. paediat. Acta **5** (Beiheft), 5—36 (1950).

Finckh, E.: Zur Säbelscheidenform der Tibia bei Syphilis hereditaria tarda. Bruns' Beitr. klin. Chir. **44**, 709—717 (1904).

Flöte, F., Kraus, R., Theopold, W.: Die röntgenologische Differentialdiagnose bei metaepiphysären Knochenstörungen im Kindesalter. Radiologe 8, 251—259 (1968).

Fournier, A.: Beitrag zur Diagnostik der Syphilis hereditaria tarda. Leipzig 1908.

Fournier, A.: Sekundäre Spätsyphilis. Deutsche Übersetzung von B. Sklarek. Berlin: Springer 1909.

Fournier, A.: Traité de la syphilis. Paris: J. Rueff 1906.

Fraenkel, E.: Über die angeborene Syphilis platter Knochen und ihre röntgenologische Erkennung. Fortschr. Röntgenstr. **19**, 422—430 (1913).

Fraenkel, E.: Röntgenologisches über Epiphysenlösungen und über Heilung der Osteochondritis syphilitica. Fortschr. Röntgenstr. **22**, 300—312 (1915/16).

Franchini, G., Foddai, A., Foddai, G.: Singolare quadro di sifilide ereditaria tardiva della scheletro. Minerva radiol. fisioter. radiobiol. **9**, 426—432 (1964).

Frangenheim, P.: Die Syphilis der Knochen. Handbuch der Haut- und Geschlechtskrankheiten von Jadassohn, Bd. XVII/3. Berlin: Springer 1928.

Frangenheim, P.: Über angeborene Lues. Neue deutsche Chirurgie **10** (1913).

Freund, E.: Über Knochensyphilis. Virchows Arch. path. Anat. **288**, 146—211 (1933).

Frumkin, A. P.: Lues patellae. Fortschr. Röntgenstr. **36**, 39—41 (1927).

Gadrat, J.: Ostéites multiples et méningo-encéphalite. Les images radiographique de la syphilis osseuse. Rev. franç. Derm. Vénér. **8**, 390 (1932).

Gadrat, J., Marques, P.: Évolution des lésions radiologiques d'une syphilis osseuse revue après sept ans. Rev. franç. Derm. Vénér. **14**, 307—311 (1938).

Gangolphe: Contribution à l'étude des localisations osseuses de la syphilis de l'ostéomyelite des os longs. Lyon méd. **47**, (1884).

Gangolphe: Maladies des os. Paris: Masson 1894.

Garbsch, H.: Über einen Fall von ausgedehnten Skeletveränderungen bei Lues III. Radiol. Austriaca **10**, 269—275 (1960).

Gastinel, P., Müller, P.: Un cas de "spina-ventosa" syphilitique avec radiographie. Bull. Soc. franç. Derm. Syph. **34**, 94—96 (1927).

Glaser, K.: Double contour, cupping and spurring in roentgenograms of long bones in infants. Amer. J. Roentgenol. **61**, 482—492 (1949).

Goedhart, C.: La valeur de l'examen radiologique du squelette pour le diagnostic de la syphilis héréditaire précoce. Dermatologica (Basel) **83**, 265—283 (1941).

Goodman, H.: Syphilis of the bone: a review. Amer. J. Surg. **38**, 168—172 (1924).

Grävinghoff, W.: Schwachzeichen der Lues am Skelet sonst erscheinungsfreier Säuglinge. Mschr. Kinderheilk. **48**, 30—33 (1930).

Grävinghoff, W.: Über die Schwachzeichen der angeborenen Lues am Knochen, Jb. Kinderheilk. **133**, 189—221 (1921).

Greifelt, A., Bonse, H.: Knochenmanifestationen bei Frühlues. Z. Haut- u. Geschl.-Kr. **16**, 208—210 (1954).

Greither, A., Klein, H.: Syphilis durch Bluttransfusion, Klinik und Pathologie. Arch. Derm. Syph. (Berl.) **187**, 569—585 (1949).

Grumbach, A., Kikuth, W.: Die Infektionskrankheiten des Menschen und ihre Erreger. Stuttgart: Thieme 1958.

GRUNER, H.: Der Einfluß mütterlicher Erkrankungen während der Schwangerschaft auf die enchondrale Knochenentwicklung des Foeten. Inaug.-Diss. Leipzig 1953.

GUMPESBERGER, G.: Kann eine antiluetische Behandlung der Mutter während der Schwangerschaft zur Ausbildung von nicht-luetischen Knochenveränderungen führen? Dermatologica (Basel) **106**, 65—76 (1953).

GUMPESBERGER, G.: Die Syphilis des Kindesalters. Berlin: Berliner Med. Verlagsanstalt 1956.

HAENISCH, F.: Beitrag zur Röntgendiagnostik der Knochensyphilis. Fortschr. Röntgenstr. **11**, 449—452 (1907).

HAHN, R.: Einige syphilitische Erkrankungen im Röntgenbilde. Fortschr. Röntgenstr. **2**, 132—135 (1898/99).

HAHN, R., DEYCKE-PASCHA: Knochensyphilis im Röntgenbild. Fortschr. Röntgenstr., Erg.-Bd. **14**, (1907).

HAMPERL, H.: Die anatomischen Grundlagen und die Entstehung der sog. Querschatten in den Metaphysen wachsender Knochen. Z. Kinderheilk. **56**, 324—337 (1934).

HANSSLER, H.: Klinische Beobachtungen über die Wirkung des Cortisons auf das kindliche Skelet und auf die Calcium-Phosphorwerte des Serums. Z. Kinderheilk. **79**, 475—489 (1957).

HARRIS, H. A.: Bone growth in health and disease. London: Oxford University Press 1933.

HARRY: Zit. REICH.

HEBERER, G.: Die gegenwärtige Bedeutung der Knochensyphilis. Bruns' Beitr. klin. Chir. **179**, 433—444 (1950).

HEIDSIECK, E.: Fußbeschwerden und Knochenlues. Dtsch. med. Wschr. **1935**, 2084—2086.

HEIDSIECK, E.: Knochenlues als Grundlage orthopädischer Erkrankungen. Z. Orthop. **67**, Beil.-H., 322—329 (1938).

HERXHEIMER, K.: Pathologische Anatomie der angeborenen Syphilis. Verh. d. Dtsch. Pathol. Ges. Wiesbaden 1928.

HEUBNER, O.: Die Syphilis im Kindesalter. In: Gerhardts Handbuch der Kinderkrankheiten, Nachtrag 1—287. Tübingen: H. Laupp'sche Buchhandlung 1896.

HEUSER, C.: Un nouveau signe radiologique de siphilis osseuse. Bull. Soc. Radiol. méd. France **14**, 97 (1926).

HIGOUMENAKIS, G. K.: Neues Stigma der kongenitalen Lues. Die Vergrößerung des sternalen Endes des rechten Schlüsselbeines, seine Beschreibung, Deutung und Ätiologie. Dtsch. Z. Nervenheilk. **114**, 288—299 (1930).

HOCHSINGER, C.: Studien über die hereditäre Syphilis. Leipzig-Wien: F. Deuticke 1904.

HOCHSINGER, C.: Die Besonderheiten der kongenitalsyphilitischen Erkrankungen der inneren Organe und des Bewegungsapparates. In: Handbuch der Haut- und Geschlechtskrankheiten von J. Jadassohn, Bd. XIX. Berlin: Springer 1927.

HOLZKNECHT, F.: Zur Kenntnis der „Osteochondritis non luetica". Öst. Z. Kinderheilk. **5**, 397—402 (1950).

HOLZKNECHT, G., KIENBÖCK, R.: Über Osteochondritis syphilitica im Röntgenbild. Fortschr. Röntgenstr. **4**, 247—252 (1900/01).

HUTCHINSON: Zit. JADASSOHN.

INGRAHAM, N. R.: Roentgen-positive seronegative infantile congenital syphilis. Amer. J. Dis. Child. **50**, 1444—1454 (1935).

INGRAHAM, N. R.: The lag phase in early congenital osseous syphilis. A roentgenographic study. Amer. J. med. Sci. **191**, 819—827 (1936).

JADASSOHN, J.: in E. Lessers Lehrbuch der Haut- und Geschlechtskrankheiten, Bd. 2. Leipzig: Vogel 1927.

JANSEN, J. W. F.: Osteitis luetica generalisata. Ned. T. Geneesk. **71**, 1797—1798 (1927).

JOSEPH, S., LEESER, F.: Kongenitale luetische Knochenerkrankungen im Röntgenbild. Fortschr. Röntgenstr. **42**, 182—190 (1930).

KAUFMANN, E.: Lehrbuch der speziellen pathologischen Anatomie, 9. u. 10. Aufl., Bd. II, Teil I. Berlin: Walter de Gruyter 1938.

KIENBÖCK, R.: Zur radiographischen Anatomie und Klinik der syphilitischen Knochenerkrankungen an Extremitäten. Z. Heilk. **23** (1902).

KIENBÖCK, R.: Röntgendiagnostik der Knochen- und Gelenkskrankheiten. Berlin: Urban & Schwarzenberg 1933.

KING, A., CATTERALL, R.: Syphilis of bones. Brit. J. vener. Dis. **35**, 116—126 (1959).

KLAFTEN, E., PRIESEL, R.: Zur Kenntnis der syphilitischen Knochenerkrankungen bei Lues congenita. Fortschr. Röntgenstr. **42**, 311—323 (1930).

KLAFTEN, E., PRIESEL, R.: Weitere Untersuchungen über Knochenveränderungen bei Lues congenita. Fortschr. Röntgenstr. **47**, 59—69 (1933).

KLEIN, M., GOLDMANN, F.: Chondrodystrophie und Lues congenita. Jb. Kinderheilk. **148**, 213—222 (1937).

KÖHLER, A.: Typische Röntgenogramme von Knochengummen. Fortschr. Röntgenstr. **10**, 73—77 (1906/07).

KREMSER, K.: Beobachtung von tertiär luischen Veränderungen bei gleichzeitiger Tabes dorsalis. Röntgenpraxis **2**, 1054—1056 (1930).

KRONENBERGER: 53. Verhandl. Südwestdtsch. Dermatologen, Frankfurt/Main. Ref. Zbl. Haut- u. Geschl.-Kr. **36**, 539 (1931).

KRÜGER, W.: Ein Beitrag zum Krankheitsbild der Osteochondritis syphilitica bei Lues congenita tarda. Dtsch. Z. Chir. **249**, 79—88 (1937).

LACKNER, J., BETZLER, H. J.: Periostale und kortikale Veränderungen an den Extremitätenknochen. Medizinische **1956**, 522—526.

LANDA, G. J., PANOV, V. P.: Sur la question du retard de l'ossification dans la syphilis congénitale. Ann. Derm. Syph. (Paris) **1**, 403—407 (1930a).

LANDA, G. J., PANOV, V. P.: Matériaux pour le röntgeno-diagnostic de la syphilis congénitale. Ann. Derm. Syph. (Paris) **1**, 867—872 (1930b).

LANNELONGUE: Zit. FRANGENHEIM.

LEDERMANN, R.: Die kongenitale Syphilis der Haut und der Schleimhäute. In: Handbuch der Haut- und Geschlechtskrankheiten, von J. Jadassohn, Bd. XIX. Berlin: Springer 1927.

LEFORT, H.: Les aspects radiographiques de la syphilis osseuse congénitale. J. Radiol. Électrol. 31, 261—267 (1950).

LEHMANN, R.: Röntgenologische Beobachtungen zu tertiären und metaluischen Knochenveränderungen. Radiol. diagn. (Berl.) 2, 489—496 (1961).

LIUZZO, G.: Contributo clinico-radiologico allo studio della sifilide congenita ossea e articolare. Policlinico, Sez. prat. 1935, 95—99.

LOUSTE, GRIFFITHS, B.: Syphilis osseuse tertiaire du tibia chez un Chinois. Bull. Soc. franç. Derm. Syph. 39, 562—563 (1932).

MANDELBAUM, H., SAPERSTEIN, A. N.: Transmission of syphilis by blood transfusion. A case of acute gummatous osteomyelitis. J. Amer. med. Ass. 106, 1061—1063 (1936).

MANNKOPF, A.: Tagg Nordwestdtsch. Ges. Kinderheilk. Kiel 1956, Kongreßber. Lübeck: Hanseat. Verlagskontor 1957.

MARTENSTEIN, H.: Looser'sche „Umbauzone“ bei Lues congenita tarda. Fortschr. Röntgenstr. 34, 973 (1926); Med. Klin. 1926, 1017.

MAURER, G.: Über Transfusions-Syphilis. Langenbecks Arch. klin. Chir. 264, 98—101 (1930).

MCGLADDERY, H.: Osteolytic bone syphilis. J. Bone Jt Surg. B 32, 226—229 (1950).

MCLEAN, S.: (a) The correlation of the roentgenographic and pathologic aspects of congenital osseous syphilis with particular reference to the first months of life. Amer. J. Dis. Child. 41, 363—395 (1931).

MCLEAN, S.: (b) Correlation of the roentgenologic picture with the gross and the microscopic examination of pathologic material in congenital osseous syphilis. Amer. J. Dis. Child. 41, 607—675 (1931).

MCLEAN, S.: (c) The osseous lesions of congenital syphilis. Summary and conclusions in one hundred and two cases. Amer. J. Dis. Child. 41, 1411—1418 (1931).

MEIER, A.: Periostitis hyperplastica bei einem 3 Monate alten Frühgeborenen. Arch. Kinderheilk. 109, 223—228 (1936).

MEIROWSKY, E., PINKUS, F.: Die Syphilis. Berlin: Springer 1923.

MUSSGNUG, H.: Die Chirurgie der Beine. In: Die Chirurgie (Kirschner-Nordmann), Bd. IV. Berlin-Wien: Urban & Schwarzenberg 1944.

NEURATH, R.: Zur Klinik der heriditär-syphilitischen Knochenaffektionen. Mschr. Kinderheilk. 2, 65—74 (1903).

NEWMAN, B., SAUNDERS, H.: Skeletal system manifestations during secondary syphilis. N.Y. St. J. Med. 38, 788 (1938).

NISSEN, R.: Knochencysten und Lues. Dtsch. Z. Chir. 194, 398—400 (1926).

NITCHEW, L.: A propos des ostéo-périostites syphilitique précoces. Ann. Mal. vénér. 27, 600 (1932).

OEHLECKER, F.: Chirurgische Knochen- und Gelenkerkrankungen. Berlin-Göttingen-Heidelberg: Springer 1955.

OEHME, J.: Das Leipziger Schema zur Verhütung und Behandlung der angeborenen Lues. Dtsch. med. Wschr. 1952, 1024—1025.

OEHME, J.: Lues connata. Leipzig: VEB Thieme 1956.

PAAS, H. R.: Die isolierte Syphilis der Kniescheibe. Dtsch. Z. Chir. 244, 452—456 (1935).

PARROT, J. M.: Sur une pseudoparalysie causée par une altération du system osseux chez les nouveaux-nés atteints de syphilis héréditaire. Arch. de syphilis osseuse de nouveaux-nés, Paris 1873.

PÉHU, M., CHASSARD, M., ENSELME, J.: Étude radiologique de la syphilis congénitale des os longs envisaguée dans la première enfance. J. Radiol. Électrol. 10, 54—68 (1926).

PÉHU, M., CHASSARD, M., ENSELME, J.: Documents iconographiques sur les ostéopathies syphilitiques de la première enfance. Bull. Soc. Pédiat. Paris 25, 107—111 (1927).

PÉHU, M., CHASSARD, M.: Pages d'histoire: La collection des os hérédo-syphilitiques léguée par Jules Parrot au musée de l'hôpital Saint Louis. Rev. franç. Pédiat. 3, 676—697 (1927).

PÉHU, M., CLAVEL: Sur les altérations musculaires observées dans les ostéopathies syphilitiques de la première enfance. Rev. franç. Pédiat. 4, 559—575 (1928).

PÉHU, M., POLICARD, A.: Recherches sur les troubles osseux dans la syphilis congénitale de la première enfance. I. Les raréfications osseuses diaphysaires (périostite ossifiante.) Rev. franç. Pediat. 3, 137—162 (1927).

PÉHU, M., POLICARD, A.: Documents radiologiques et anatomiques sur les ostéopathies syphilitiques de la première enfance. J. Méd. Lyon 9, 495—502 (1928a).

PÉHU, M., POLICARD, A.: L'état du système osseux dans la syphilis héréditaire de la première enfance. Presse méd. 1928b, 1121—1123.

PÉHU, M., POLICARD, A.: Recherches sur les troubles osseux dans la syphilis congénitale de la première enfance. II. L'ostéochondrite. Rev. franç. Pédiat. 5, 655—667 (1929a).

PÉHU, M., POLICARD, A.: Les bases histologiques des images radiographiques offertes par les os longs dans la syphilis congénitale. J. Radiol. Électr. 13, 74 (1929b).

PÉHU, M., POLICARD, A.: Les images radiographiques des ostéopathies syphilitiques dans la première enfance. Rev. franç. Pédiat. 8, 78—102 (1932).

PÉHU, M., POLICARD, A.: Sur les mécanismes histologiques dans la syphilis osseuse de l'enfance. Bull. Soc. Pédiat. Paris 33, 190—194 (1935).

PÉHU, M., POLICARD, A., BROCHIER, A.: Sur l'ostéochondrite syphilitique du foetus. J. Med. Lyon 9, 489—493 (1928).

PÉHU, M., ROMAND-MONNIER: Renseignements fournis par les radiographies osseuses dans la syphilis congénitale de la première enfance. Lyon méd. 1931, 66—68.

PENDERGRASS, E., BROMER, R.: Congenital bone syphilis. Preliminary report; roentgenologic study with notes on the histology and pathology of the condition. Amer. J. Roentgenol. 22, 1—21 (1929).

PENDERGRASS, E. P., GILMAN, R. L., CASTLETON, K. B.: Bone lesions in tardive heredosyphilis. Amer. J. Roentgenol. 24, 234—257 (1930).

PIAN, H. C., FRAZIER, C. N.: Transfusion syphilis with widespread osteomyelitis and cutaneous lesions of an erythema multiforme type. Chin. med. J. 57, 301—317 (1940).

PICK, L.: Die pathologisch-anatomischen Grundlagen der Röntgendiagnose der angeborenen und erworbenen Knochensyphilis. Berl. Ärzte-Ver. f. Strahlk. Sitzg. 2. 12. 26.
PICK, L.: Über Ausgangsstadien der Osteochondritis syphilitica im Kindesalter. Klin. Wschr. **1927**a, 759.
PICK, L.: Zur anatomisch-röntgenologischen Differentialdiagnose der Syphilis und fibrösen Dystrophie der Röhrenknochen. Dtsch. med. Wschr. **1927**b, 1623.
PICK, L.: Über die Röntgenuntersuchung als Hilfsmittel für die Diagnose der kongenitalen Frühsyphilis des Skelettsystems. Dtsch. Z. ges. gerichtl. Med. **12**, 159—175 (1928a).
PICK, L.: Über Osteochondritis und Osteomyelitis bei kongenitaler Früh- und Spätsyphilis. Med. Klin. **1928**b, 1027—1028.
PICK, L.: Angeborene Knochensyphilis. In: Handbuch der speziellen pathologischen Anatomie und Histologie, Bd. IX/1. Berlin: Springer 1929.
POUZET: Les ostéites kystiques essentielles d'origine syphilitique existent-elles? Lyon. chir. **31**, 558 (1934).
PREISER, G.: Über Knochenveränderungen bei Lues congenita tarda. Fortschr. Röntgenstr. **12**, 81—88 (1908).
PRIESEL, R.: Über Osteomyelitis gummosa im Säuglingsalter. Z. Kinderheilk. **45**, 586—593 (1928).
PROKOPTSCHUK, A.: Tertiäre Haut- respektive Knochenveränderungen bei Syphilis des Zentralnervensystems. Arch. Derm. Syph. (Berl.) **150**, 261—270 (1926).
PURRUCKER, K.: Knochensyphilis und Trauma. Arch. orthop. Unfall-Chir. **28**, 46—55 (1930).
RAJZ, M.: Knochenveränderungen bei kongenitaler Syphilis. Venerol. i dermatol. **1926**, 550 [Russisch]. Ref. Zbl. ges. Radiol. **2**, 869 (1927).
RAJZ, M.: Zur kombinierten luischen und tuberkulösen Erkrankung des Knochensystems bei Kindern mit kongenitaler Syphilis. Z. sovrem. Chir. **4**, 183 (1929) [Russisch]. Ref. Zbl. ges. Radiol. **8**, 148 (1930).
RAMAZZOTTI, V.: Note di osteo-patologia luetica. Boll. special med. chir. **2**, 85—98 (1928).
RANVIER, L. A.: Syphilis congénitale. Gaz. méd. Paris **39**, 596 (1864).
RATHCKE, L.: Unklare Knochenerkrankung durch Röntgenbild und Wassermannsche Reaktion geklärt. Röntgenpraxis **8**, 70—71 (1936).
RECKLINGHAUSEN, F.: Sargbildung bei luetischen Knochenerkrankungen. Wien klin. Wschr. **1896**, 674.
REICH, B.: Osteochondritis syphilitica bei Lues congenita tarda. Spezifische Erkrankungen der Epiphysenlinien bei älteren Kindern mit kongenitaler Spätlues. Beobachtungen an 5 Fällen. Dtsch. Z. Chir. **245**, 437—450 (1935).
REINACH, O.: Beiträge zur Röntgenoskopie von Knochenaffektionen heriditär-luetischer Säuglinge. Arch. Kinderheilk. **45**, 1 (1907).
REMÉ, H.: Über umbauende Knochensyphilis. Beitr. path. Anat. **92**, 290—310 (1933).
REVIGLIO, G. M.: Iconografia roentgenografica delle lesioni prodotte dalla sifilide congenita nelle ossa lunghe del lattante. Radiol. med. (Torino) **14**, 869—884 (1927).
REYHER, P.: Die röntgenologische Diagnostik in der Kinderheilkunde. Ergebn. inn. Med. Kinderheilk. **2**, 613 (1908a).
REYHER, P.: Über die Knochenveränderungen bei kongenitaler Syphilis. Verh. dtsch. Röntgen-Ges. **4**, 115 (1908b).
REYNOLDS, F. W., WASSERMAN, H.: Destructive osseous lesions in early syphilis. Arch. intern. Med. **69**, 263—276 (1942).
RICORD: Zit. BUSCHKE.
RIETSCHEL, H.: Allgemeine Pathologie der angeborenen Syphilis. In: Handbuch der Haut- und Geschlechtskrankheiten von J. Jadassohn, Bd. XIX, Berlin: Springer 1927.
ROSENBERG, W. A.: Syphilis hereditaria tarda. (Report of a case.) Urol. Rev. **35**, 181—182 (1931).
ROUILLARD, J., JOLY, M.: Lésions ostéo-articulaires d'apparition tardive chez une malade hérédosyphilitique. Bull. Soc. Radiol. méd. France **14**, 117—119 (1926).
RUMPHORST, K.: Über die Knochenkernentwicklung syphilitischer Feten und Neugeborener im Röntgenbild. Fortschr. Röntgenstr. **85**, 76—79 (1956).
SALGADO RUEDA, A., BASSO, J. M.: Mit einem Sarkom zu verwechselndes Bild einer Knochenlues. Bol. Inst. Clin. quir. Univ. B. Aires **12**, 123—125 (1936) [Spanisch]. Ref. Zbl. ges. Radiol. **24**, 630 (1937).
SANTE, L. R.: Radiographic manifestations of syphilitic diseases of bone. Amer. J. Syph. **12**, 510—516 (1928).
SCHAUDINN: Zit. JADASSOHN.
SCHAUDINN, F., HOFFMANN, E.: Vorläufiger Bericht über das Vorkommen von Spirochäten in syphilitischen Krankheitsprodukten und bei Papillomen. Arb. ksl. Gesundh.-Amt **22**, 527—534 (1904/1905).
SCHINZ, H. R., BAENSCH, W. E., FRIEDL, E., UEHLINGER, E.: Lehrbuch der Röntgendiagnostik, 5. Aufl. Stuttgart: G. Thieme 1952.
SCHMIDT, H.: Zur Statistik der Knochenerkrankungen bei Säuglingssyphilis. Z. Kinderhk. 46, 661—675 (1928).
SCHMIDT, M. B.: Die Knochensyphilis. Ergebn. allg. Path. path. Anat. **7**, 247—272 (1900/01).
SCHMIDT, M. B.: Über syphilitische Osteochondritis. Verh. Dtsch. Path. Ges. 1905, S. 233—239. Jena 1906.
SCHNEIDER, P.: Die angeborene Frühsyphilis im Knochensystem. Virchows Arch. path. Anat. **234**, 378—455 (1921).
SCHNEIDER, P.: Anatomie, Röntgenologie und Bakteriologie der angeborenen Frühsyphilis im Knochensystem. Ergebn. allg. Path. path. Anat. **20**, 185—212 (1922).
SCHÖNFELD, H.: Zur Frage der Genese diaphysärer Herde am Skelett kongenital-luetischer Säuglinge. Jb. Kinderheilk. **129**, 335—342 (1930).
SCHULMAN, M.: Syphilis of sternum. J. Amer. med. Ass. **60**, 515—516 (1913).
SCHWARZKOPF, K., WESTERBURG, F.: Über Knochen- und Periostveränderungen im Frühstadium der Lues acquisita. Hautarzt **1**, 515—517 (1950).
SEIDENKRANZ, W.: Die heutige Bedeutung der angeborenen Syphilis. Öff. Gesundh.-Dienst **14**, 210—216 (1952).
SEILIN, J.: Case of syphilitic dactylitis with X-ray findings. Med. Rec. (N.Y.) **99**, 736—737 (1921).

Seyss, R., Wiesner, E.: Das Epiphysenwachstum bei Lues congenita. Wien. med. Wschr. **1952**, 306—307.

Shipley, P. G., Pearson, J. W., Weech, A. A., Greene, C. H.: X-ray pictures of the bones in the diagnosis of syphilis in the fetus and in young infants. Bull. Johns Hopk. Hosp. **32**, 75 (1921).

Signorelli, J., Hosen, H., Miles, J. M.: The epiphyses in rickets, syphilis and thyroid deficiency. J. Pediat. **7**, 182—186 (1935).

Snedecor, S. R. und Wilson, H. B.: Some obstetrical injuries to the long bones. J. Bone Jt Surg. A **31**, 378—384 (1949).

Sontag, L.: Evidences of disturbed prenatal and neonatal growth in bones of infants aged one month. Amer. J. Dis. Child. **55**, 1248—1256 (1938).

Sorrel, E., Sorrel-Déjerine: Des diverses formes anatomiques de la syphilis des os longs et plus spécialement d'une forme rare simulant le kyste essentiel des os. Bull. Soc. Pédiat. Paris **32**, 478—488 (1934).

Springer, M.: Le diagnostic de la syphilis héréditaire par la radiographie des cartilages de la conjugaison. Presse méd. **1926**, 1159.

Squires, J., Weiner, A.: Osteitis in early syphilis. Report of a case. Arch. Derm. Syph. (Chic.) **39**, 830 (1939).

Stadler, E.: Über Knochenerkrankungen bei Lues hereditaria tarda. Fortschr. Röntgenstr. **11**, 82—84 (1907).

Staub: Zit. Frangenheim.

Taylor, R. W.: Syphilitic lesions of the osseous system in infants and young children. Amer. J. Obstet. Gynec. **54**, 177—232 (1874).

Thoenes, F.: Zur Kenntnis des Skelettsystems bei Säuglingssyphilis. Arch. Kinderheilk. **70**, 252—258 (1922).

Thomason, H. A., Mayoral, A.: Syphilitic osteomyelitis. J. Bone Jt Surg. **22**, 203—206 (1940).

Thomsen, O.: Pathologisch-anatomische Veränderungen über congenitale Syphilis bei dem Foetus und dem neugeborenen Kind. Copenhagen: Levin & Munksgaard 1928.

Trinci, U.: Osteocondrite luetica della tuberosita tibiale anteriore. Chir. Organi Mov. **13**, 601—614 (1929).

Trossarelli, L.: Un caso di osteo-periostite luetica diffusa dell'osso iliaco. Policlinico, Sez. prat. **1930**, 323—325. Ref. Zbl. ges. Radiol. **8**, 772 (1930).

Turner: Zit. King und Catteral.

Uehlinger, E.: Die Skelettveränderungen bei Leukämie. Fortschr. Röntgenstr. **77**, 263—276 (1952).

Ungermann, A., Vicary, W., Eldridge, W.: Luetic osteitis simulating malignant disease. Amer. J. Roentgenol. **40**, 224—229 (1938).

Venot: Accidents tertiaires de la syphilis, friabilité des os. Gaz. méd. Paris **1847**, 120.

Virchow, R.: Über die Natur der konstitutionell-syphilitischen Affektionen. Virchows Arch. path. Anat. **15**, 217 (1858).

Vogt, E. C.: The value of the roentgenography in the diagnosis of congenital syphilis. Amer. J. Roentgenol. **26**, 96—101 (1931).

Volkmann, R.: In Handbuch der allgemeinen und speziellen Chirurgie von Pitha und Billroth, Bd. II/2, 1882.

Wakeley, C.: Syphilitic dactylitis. Proc. roy. Soc. Med. **23**, 952 (1930).

Wechselberg, K.: Lues im Kindesalter. Klin. d. Gegenw. 8, 175—188 (1959).

Wechselberg, K., Schneider, J. D.: Morbidität und klinische Symptomatik der konnatalen Lues im Säuglingsalter. Dtsch. med. Wschr. **1970**, 1976—1981.

Wegner, G.: Über hereditäre Knochensyphilis bei jungen Kindern. Virchows Arch. path. Anat. **50**, 305—322 (1870).

Weiner, A. L.: Pathologic fracture due to syphilis. Report of a case with bizarre roentgen findings and favourable response to therapy. Arch. Derm. **39**, 1006—1011 (1939).

Weissenbach, R., Truchot, P., Rouget, D.: Ostéopériostite syphilitique de l'humérus à l'image radiographic de sarcome. Bull. Soc. méd. Hôp. Paris **45**, 855 (1929).

Westermark, N., Hellerström, S.: Zwei Fälle von Osteitis luetica, osteogenes Sarkom vortäuschend. Acta radiol. (Stockh.) **18**, 422—427 (1937).

Wetzel, U., Heuck, F.: Über progrediente Knochenveränderungen bei kindlicher Leukämie mit Retikulose. Fortschr. Röntgenstr. **81**, 788—796 (1954).

Whitridge, J.: Changes in long bones of newborn infants following the administration of bismuth during pregnancy. Amer. J. Syph. **24**, 223 (1940).

Wile, U. J., Senear, F. E.: A study of the involvement of the bones and joints in early syphilis. Amer. J. med. Sci. **152**, 689 (1916).

Will, U. J., Welton, D. G.: Early syphilitic osteomyelitis with a report of two cases. Amer. J. Syph. **24**, 1—12 (1940).

Willi, H.: In Lehrbuch der Geburtshilfe von Th. Koller. Basel: S. Karger 1948.

Willich, E.: Das Röntgensymptom der metaphysären Aufhellungslinien im Säuglingsalter. Fortschr. Röntgenstr. **88**, 635—649 (1958).

Wimberger, H.: Klinisch-radiologische Diagnostik von Rachitis, Skorbut und Lues congenita im Kindesalter. Ergebn. inn. Med. Kinderheilk. **28**, 264—270 (1925).

Wolf, H., Psenner, L.: Pathologisch-anatomische und klinisch-röntgenologische Studien über die sogenannten Wachstumslinien. Fortschr. Röntgenstr. **80**, 141—153 (1954).

Zampa, G.: Osteite luetica a focolai multipli. Policlinico, Sez, chir. **34**, 386—396 (1927).

Zappert, J.: Syphilis. In: Handbuch der Kinderheilkunde von Pfaundler-Schlossmann, 3. Aufl., Bd. II, S. 476—575. Leipzig: F. Vogel 1923.

Frambösie

Beitzke, A.: Frambösie der Knochen und Gelenke. In: Handbuch der speziellen pathologischen Anatomie und Histologie (Henke-Lubarsch), Bd. IX/2. Berlin: Springer 1934.

Castellani, A.: Zit. Mayer und Nauck.

Delahaye, R. P., Boursiquot, P., Cren, M.: Les aspects radiologiques des lésions osseuses du pian. J. Radiol. Électrol. **49**, 41—48 (1968).

Gross, G. W.: Chirurgie und Tropenkrankheiten. Dtsch. med. Wschr. **1956**, 170—173.

Grzywa, N.: Zur chirurgischen Frambösie. Zbl. Chir. **59**, 1740—1743 (1932).

HACKETT, C. J.: Bone lesions of yaws in Uganda. Oxford: Blackwell 1951.

HASSELMANN, C.: Treponematosen als vordringliches Problem der öffentlichen Gesundheitspflege. Z. Haut u. Geschl.-Kr. **12**, 256—261 (1952).

MAYER, M., NAUCK, E.: Frambösia tropica (Frambösie). In: Handbuch der Haut- und Geschlechtskrankheiten (Jadassohn), Bd. XII/1. Berlin: Springer 1932.

MATSUNAGA, T.: Ostitis deformans framboesica. Acta derm. (Kyoto) **9**, 59—76 (1927) [Japanisch]. Ref. Zbl. ges. Radiol. **3**, 107 (1927).

SCHÜFFNER, W.: Die Spirochaeta pertenuis und das klinische Bild der Framboesia tropica. Münch. med. Wschr. **1907**, 1364—1368.

WHITE, J. D.: Bone lesions in tropical diseases. Proc. roy. Soc. Med. **22**, 43—48 (1929).

Lepra

BARNETSON, J.: Osseous changes in neural leprosy. Acta radiol. (Stockh.) **34**, 47—56 (1950).

BARNETSON, J.: Pathogenesis of bone changes in neural leprosy. Int. J. Leprosy **19**, 297—307 (1951).

BEITZKE, H.: Erkrankungen der Knochen und Gelenke bei Lepra. In: Handbuch der speziellen pathologischen Anatomie und Histologie (Henke-Lubarsch), Bd. IX/2, Berlin: Springer 1934.

CHAMBERLAIN, W. E., WAYSON, N. E., GARLAND, L. H.: The bone and joint changes of leprosy: a roentgenologic study. Radiology **17**, 930—939 (1931).

CHARDOME, J., LECHAT, M.: Lésions radiologiques des mains chez les lépreux congolais. Ann. Soc. belge Méd. trop. **35**, 267—278 (1955).

DE LA CAMP, F.: Periostitis bei Lepra. Fortschr. Röntgenstr. **4**, 36—40 (1900/01).

DEYCKE PASCHA, A.: Knochenveränderungen bei Lepra nervorum im Röntgenbilde. Fortschr. Röntgenstr. **9**, 9—28 (1905/06).

DEYCKE PASCHA, A.: Knochenveränderungen bei Lepra tuberosa im Röntgenogramm. Fortschr. Röntgenstr. **10**, 279—287 (1906/07).

ERICKSON, P., MAYORAL, A.: An unusual lesion of the talus occuring in leprosy. Radiology **54**, 357—363 (1950).

FAGET, G. H., MAYORAL, A.: Bone changes in leprosy; a clinical and roentgenologic study of 505 cases. Radiology **42**, 1—13 (1944).

GROSS, G. W.: Chirurgie und Tropenkrankheiten (II). Dtsch. med. Wschr. **1956**, 202—206.

HANSEN: Zit. MOHR.

HIRSCHBERG, M., BIEHLER, R.: Lepra der Knochen, Derm. Z. **16**, 415, 490 (1909).

HOPKINS, R.: Bone changes in leprosy. Radiology **11**. 470—473 (1928).

KARASEFF, J.: Aspect radiographique des manifestations ostéo-articulaire dans la lèpre. J. Radiol. Électrol. **20**, 373—382 (1936).

LIPPELT, H.: Lepra (Aussatz). Klin. d. Gegenw. **5**, 487—497 (1957).

MOHR, W.: Lepra. In: Handbuch der inneren Medizin, 4. Aufl., Bd. I/2, Berlin-Göttingen-Heidelberg: Springer 1952.

MØLLER-CHRISTENSEN, V.: Ten lepers from Naestved in Denmark. A study of skeletons from a medieval danish leper hospital. Copenhagen: Danish Science Press, Ltd. 1953.

MØLLER-CHRISTENSEN, V., FABER, B.: Leprous changes in a material of mediaeval skeletons from the St. George's Court, Naestved. Acta radiol. (Stockh.) **37**, 308—317 (1952).

MURDOCK, J. R., HUTTER, H. J.: Leprosy; a roentgenological survey. Amer. J. Roentgenol. **28**, 598—616 (1932).

NAUCK, E.: Lehrbuch der Tropenkrankheiten. Stuttgart: Thieme 1956.

NÈGRE, A., FONTAN, R.: Aspects radiologiques des lésions osseuses de la lèpre. J. Radiol. Électrol. **36**, 141—154 (1955).

OBERDOERFFER, J., COLLIER, D. R.: Roentgenological observations in leprosy. Amer. J. Roentgenol. **44**, 386—395 (1940).

OLIVA, L., FARRIS, G.: Endostosi e periostosi leprose. Radiol. med. (Torino) **43**, 1174—1195 (1957).

PATERSON, D. E.: Radiological bone changes and angiographic findings in leprosy with special reference to pathogenesis of atrophic conditions of digits. J. Fac. Radiol. (Lond.) **7**, 35—56 (1955).

PATERSON, D. E.: Bone changes in leprosy. Indian J. Radiol. **10**, 1—8 (1956).

PATERSON, D. E.: Radiographic appearances and bone changes in leprosy. In: Leprosy in theory and practice. Bristol: John Wright & Sons Ltd. 1959.

PATERSON, D. E.: Bone changes in leprosy; their incidence, progress, prevention and arrest. Int. J. Leprosy (1960).

SATTA, F.: Artrite leprosa o tubercolare? Radiol. med. (Torino) **17**, 1395—1398 (1930).

SPRECHER, A.: Alterazioni patologiche delle ossa nella lebbra. Pathologica **32**, 133—148 (1940).

Echinococcose

AKSELRAD, L.: Über den Echinococcus im Knochen. Röntgenpraxis **3**, 436—442 (1931).

AMANTEA, L., CASOLO, P.: Echinococcosi costale. Arch. Tisiol., Sez. sci. **12**, 1052—1067 (1957).

ARANDA, G.: Hidatidosis osea. Cir. Ginec. Urol. **6**, 603—609 (1953). Ref. Zbl. ges. Radiol. **44**, 157 (1954).

BAUER, B.: Ein Fall von Echinokokkus der Tibia. Fortschr. Röntgenstr. **19**, 288—291 (1913).

BECKER, A.: Die Echinokokkenerkrankungen des Beckens. Langenbecks Arch. klin. Chir. **261**, 293—321 (1948).

BERGMANN, E. VON: Über Echinokokken der langen Röhrenknochen. Berl. klin. Wschr. **1887**, 1—4, 21—26.

BOEMKE, F.: Parasiten des Knochensystems. Handbuch der speziellen pathologischen Anatomie und Histologie (Henke-Lubarsch), Bd. IX/4. Berlin: Springer 1939.

BOPPE, M.: Les kystes hydatiques des os. Bull. méd. **38**, 1351—1352 (1924).

BRENTANO, BENDA: Zit. FELKL und BAERWOLF.

BURMEISTER, R.: Ein Fall von Rippenechinococcus. Zbl. Chir. **63**, 21—22 (1936).

CAPURRO, R. G., PEDEMONTE, P. V.: Hydatid cysts of the femur; total removal of the femur and replacement by a complete cadaveric femur. J. Bone Jt Surg. B **35**, 84—88 (1953).

Casoni: Zit. in Klinische Chemie und Mikroskopie von L. Hallmann. Stuttgart: Thieme 1960.

Castro, G.: Hidatidosis ósea. Rev. méd. Chile **72**, 1074 (1944).

Claessen, G.: Roentgenologic characteristics of echinococcus disease in bones. Acta radiol. (Stockh.) **15**, 178—192 (1934).

Costantini, H., Curtillet, E., Laquière: Radiodiagnostic de l'échinococcose des os longs. J. Radiol. Électrol.. **33**, 75—77 (1952).

Delahaye, R.-P., Laurent, H., Massoubre, A.: Les aspects radiologiques de l'hydatidose osseuse. J. Radiol. Électrol. **48**, 269—276 (1967).

Devé, F.: Echinococcose osseuse expérimentale. C. R. Soc. Biol. (Paris) **76**, 378—379 (1914).

Deve, F.: L'echinococcose osseuse. Paris: Masson & Cie. 1948.

Döbbelin: Zit Hosemann, Schwarz, Lehmann und Posselt.

Elenevsky, V.: Zur pathologischen Anatomie des multilokulären Echinokokkus beim Menschen. Langenbecks Arch. klin. Chir. **82**, 393 (1907).

Felkl, K., Baerwolff, G.: Zur klinischen Problematik der Knochenechinokokkose. Chirurg **29**, 207—211 (1958).

Fleig, Listonne: Zit. Felkl und Baerwolff.

Fränkel, S., Pytel, A.: Ein Fall von primärem Echinokokkus der Beckenknochen. Röntgenpraxis **1**, 777—782 (1929).

Gangolphe: Kystes hydatiques des os. Thèse de Paris 1886.

Ghedini-Weinberg: Zit. Schubert und Fischer.

Godfrey, M. F.: Hydatid disease. Clinical, laboratory and roentgenographic observations. Arch. intern. Med. **60**, 783—804 (1937).

Gold, E.: Über Beckenknochenechinokokkus. Fortschr. Röntgenstr. **36**, 1255—1260 (1927).

Hanstein, H.: Medikamentöse Behandlung des Echinococcus multilocularis. Dtsch. med. Wschr. **1957**, 316—317

Heydemann, E.: Über Echinococcus cysticus der Leber. Dtsch. Z. Chir. **238**, 345—356 (1933).

Hosemann, G., Schwarz, E., Lehmann, J., Posselt, A.: Die Echinokokkenkrankheit. Neue deutsche Chirurgie, Stuttgart: F. Enke 1928.

Ivanissevich, O., Introzzi, A. S.: Diagnose des Knochenechinococcus. Bol. Inst. Clín. quir. Univ. B. Aires **11**, 373—378 (1935).

Kienböck, R.: Röntgendiagnostik der Knochen- und Gelenkkrankheiten. Berlin-Wien: Urban & Schwarzenberg 1940.

Kienböck, R.: Über Beckenknochenechinokokkose. Fortschr. Röntgenstr. **52**, 203—204 (1935).

Kienböck, R., Mayer, E.: Ein Fall von Echinococcose des Beckenknochens. Fortschr. Röntgenstr. **39**, 1026—1034 (1929).

Klages, F.: Der alveoläre Echinococcus in Genf, insbesondere sein Auftreten im Knochen. Virchows Arch. path. Anat. **278**, 125—148 (1930).

Latham, W. J.: Hydatid disease. J. Fac. Radiol. (Lond.) **5**, 65—81 (1953).

Lehmann, C.: Zit. Hosemann, G., Schwarz, E., Lehmann, C., Posselt, A.

Massaioli, N.: Echinococcosi costale. Minerva chir. **12**, 71—82 (1957).

Minning, W.: Echinokokkose. In: Handbuch der inneren Medizin, Bd. I/2. Berlin-Göttingen-Heidelberg: Springer 1952.

Miroluboff: Zit. Boemke.

Neisser: Zit. Akselrad.

Oberndorfer: Alveolarer Echinococcus der Leber mit multiplen miliaren Metastasen in der Wirbelsäule. III. Intern. Kongr. für Vergl. Pathologie, Athen 1936.

Posselt, A.: Zit. Hosemann, G., Schwarz, E., Lehmann, C., Posselt, A.

Ramadier, J.-O., Guida, G.: Kystes hydatiques osseux et musculaires. Rev. Prat. (Paris) **11**, 65—70 (1961).

Reich, A.: Über Echinokokken der langen Röhrenknochen. Bruns' Beitr. klin. Chir. **59**, 1—39 (1908).

Roiz-Noriega, M.: Estudio radiologico y radioterapia de la equinococosis osea. Rev. clin. esp. **51**, 236—239 (1953).

Schinz, H. R., Baensch, E., Friedl, E., Uehlinger, E.: Lehrbuch der Röntgendiagnostik. Stuttgart: Thieme 1952.

Schubert, R., Fischer, H.: Erkrankungen durch Echinococcus cysticus und alveolaris. Klin. d. Gegenw. **6**, 99—107 (1957).

Teichmann: Zit. Xanthopulides.

Thomas, D.: Hydatid disease. London: Baillière, Tindall & Cox 1894.

Toole, H.: Die Echinokokkenkrankheit in Griechenland. Langenbecks Arch. klin. Chir. **159**, 124—137 (1930).

Vegas-Granwell: Zit. Xanthopulides.

Vergoz, C., Beltran, R.: Kystes hydatiques du fémur. Presse méd. **1954**, 1455—1457.

Vogel, H.: Über den Entwicklungszyklus und die Artzugehörigkeit des europäischen Alveolarechinococcus. Dtsch. med. Wschr. **1955**, 931—932.

Xanthopulides, A.: Die Echinokokkencyste des Oberschenkelknochens. Zbl. Chir. **67**, 290—295 (1940).

Sonstige Parasitosen

Bennet, G., Hopkins, J.: Report of a case of sclerosing osteomyelitis associated with trichinosis. J. Bone Jt Surg. **10**, 834—839 (1928).

Boemke, F.: Parasiten des Knochensystems. In: Handbuch der speziellen pathologischen Anatomie und Histologie (Henke-Lubarsch), Bd. IX, 4. Berlin: Springer 1939.

Bostroem, E.: Zur Pathogenese der Knochencysten. Festschr. 56. Verhdlg Naturforscher und Ärzte. Zit. Boemke.

Froriep, R.: Chirurgische Kupfertafeln. Weimar 1839. Zit. Boemke.

Kikuth, W.: Die Leishmaniosen. In: Die ansteckenden Krankheiten (Gundel, M.). Stuttgart: G. Thieme 1950.

Knipfer, A.: Un caso di Leishmaniosi cutanea con rarissime lesioni ossee rilevato ai raggi X. Radiol. med. (Torino) **15**, 341—346 (1928).

Nino, F. L., Masucci, A. L.: Knochengelenkamöbiasis der Hüfte. Bol. Inst. Clín. quir. Univ. B. Aires **2**, 280—288 (1926), (Span.).

C. Die Pagetsche Knochenerkrankung

Von

K. Ranniger

Mit 50 Abbildungen

Die Pagetsche Knochenerkrankung (Ostitis deformans) ist ein chronisches Leiden, das durch lokalen Knochenabbau eingeleitet wird. Diesem Abbau folgt eine ungeordnete, überschüssige Knochenneubildung, die zu weitgehenden Veränderungen im Skelet führt. Außer beim Menschen ist die Krankheit beim Affen nachgewiesen worden (WHITE) und soll auch bei anderen Säugetieren vorkommen.

1. Historischer Überblick

Verdacht auf Pagetsche Knochenerkrankung ist auf Grund makroskopischer Untersuchungen beim Neanderthalschädel (BUTLIN), bei einer ägyptischen Mumie (HUTCHINSON), und bei nordamerikanischen Indianern erhoben worden (DENNINGER). Es ist allerdings zweifelhaft, ob diese Untersuchungen einer kritischen Nachprüfung standhalten können. Klinische Berichte aus dem Mittelalter scheinen für diese Erkrankung charakteristisch zu sein (MALPIGHI). Es blieb jedoch Untersuchern des 19. Jahrhunderts vorbehalten, das Krankheitsbild eingehend zu beschreiben. Ende 1876 berichtete der englische Pathologe Sir JAMES PAGET vor der Medizinisch-Chirurgischen Gesellschaft in London ausführlich über eine Knochenerkrankung, die er Ostitis deformans nannte.

Dieser Name war bereits im Jahre 1871 von CZERNY in einer Veröffentlichung über eine lokale Malacie bei einem jungen Mann angewandt worden, bei der es sich jedoch wahrscheinlich um eine Osteomyelitis handelte. Seit Ende des 19. Jahrhunderts hat sich eine große Zahl klinischer und pathologisch anatomischer Veröffentlichungen mit der Ostitis deformans beschäftigt. Die Diagnostik dieser Erkrankung erfuhr eine Vereinfachung nach der Entdeckung der Röntgenstrahlen, und die Röntgenaufnahme ist heute das wertvollste Hilfsmittel bei ihrer Erkennung. Neben der Bezeichnung „Ostitis deformans" wird die Erkrankung weitgehend „Pagetsche Knochenerkrankung" benannt.

2. Statistische Angaben

Alle statistischen Untersuchungen leiden unter der Tatsache, daß die Krankheit ohne Symptome verlaufen kann und daß erhebliche geographische Unterschiede bestehen (ROSENBAUM et al.). Auf Grund von mehr als 4000 Sektionen über 40 Jahre alter Patienten wurde von SCHMORL in Deutschland die Erkrankungsziffer höher als 3% angegeben. COLLINS in England bestätigte dieses an ähnlichem Material. Er fand aber, daß die Diagnose nur in einem Drittel seiner Fälle klinisch gestellt worden war. Das ist erklärlich, denn nur selten wird eine ausgedehnte Röntgenuntersuchung durchgeführt, die auch bei symptomlosen Patienten die Diagnose herbeiführen könnte. Außerdem sind kleine Herde von Pagetscher Knochenerkrankung röntgenologisch nicht erfaßbar. Die Krankheit wird in Skandinavien und Südeuropa seltener gesehen und klinische Morbiditätszahlen schwanken daher erheblich: Je nach Autor liegt das Verhältnis Ostitis deformans zu Hospitalaufnahmen in Europa zwischen 1:750 und 1:20000. Soweit zuverlässige Unterlagen vorliegen, kommt die Ostitis deformans selten in Asien und Afrika vor, wird etwas häufiger in Südamerika gesehen und erreicht in Australien und Nordamerika Erkrankungsziffern, die mit denen von Europa vergleichbar sind. Die Pagetsche Knochenerkrankung kommt selten gehäuft in einer Familie vor. EVENS und BARTTER fanden im Schrifttum 87 Familien, bei denen mehrere Mitglieder von der Krankheit befallen waren. Man nimmt an, daß es sich in diesen Fällen um eine autosome Vererbung handelt.

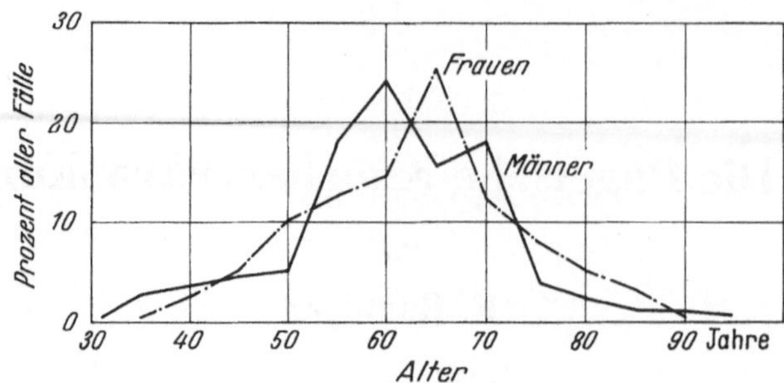

Abb. 1. Altersverteilung der Ostitis deformans getrennt nach Geschlechtern (auf Grund 449 eigener Fälle)

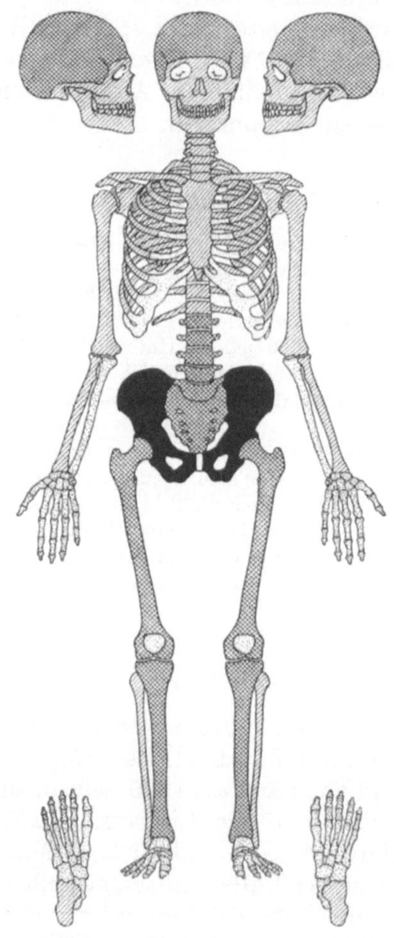

Abb. 2. Verteilung der Ostitis deformans im Skelet (auf Grund 449 eigener Fälle). ■ Häufigste Lokalisation, ▩ häufige Lokalisation, ▨ seltene Lokalisation, ▤ vereinzelte Lokalisation

Die Ostitis deformans ist eine Erkrankung des Alters. In größeren Zusammenstellungen lag das Durchschnittsalter zum Zeitpunkt der Diagnose zwischen dem 50. und 60. Lebensjahr (DICKSON u.a.; KAY u.a.; GUTMAN u.a.). Die Erkrankung wird selten vor dem 40. Lebensjahr gesehen, und es ist nur über wenige, histologisch bestätigte Fälle von Ostitis deformans bei Patienten unter 30 Jahren berichtet worden.

PAGET selbst gab an, daß beide Geschlechter zu gleichen Anteilen erkrankten. Spätere Veröffentlichungen stimmen jedoch darin überein, daß das männliche Geschlecht etwa doppelt so häufig wie das weibliche befallen ist.

Tabelle 1

	Beide Geschlechter		Frauen (144 Patienten)		Männer (305 Patienten)	
	Zahl der Erkrankten	% aller Erkrankten	Zahl der Erkrankten	% aller Erkrankten	Zahl der Erkrankten	% aller Erkrankten
Becken	265	59	75	52	192	63
Gehirnschädel	184	41	72	50	113	37
Oberschenkel	171	38	39	27	137	45
Lendenwirbelsäule	141	32	40	28	101	33
Steißbein	126	28	27	19	104	34
Schienbein	90	20	24	17	64	21
Brustwirbelsäule	45	10	13	9	31	10
Gesichtsschädel und Schädelbasis	45	10	19	13	24	8
Oberarm	40	9	10	7	30	10
Wadenbein	27	6	7	5	18	6
Rippen	27	6	12	8	15	5
Schulterblatt	22	5	9	6	12	4
Schlüsselbein	21	5	7	5	15	5
Brustbein	21	5	7	5	15	5
Halswirbelsäule	18	4	6	4	15	5
Fersenbein	14	3	6	4	12	3
Speiche	13	3	4	3	12	3
Andere Skeletteile unter 2%						

Die Ostitis deformans kann viele Knochen ergreifen (polyostotische Form) oder auf einen Skeletteil beschränkt bleiben (monostotische Form). Sie ist in jedem Bestandteil des Skeletes beobachtet worden. Hand- und Fußwurzelknochen sind nur selten befallen, und eine Ostitis deformans der Phalangen wurde nur in wenigen Fällen bei ausgedehnter Erkrankung gesehen. Sogar verknöcherte Rippenknorpel und Zwischenwirbelscheiben wurden erkrankt gefunden. Die polyostotische Form befällt nie alle Knochen eines Patienten, sondern ist regellos, fast sprunghaft, über das Skelet verteilt. Nicht selten findet man die Erkrankung eines einzelnen Wirbelkörpers oder Röhrenknochens im Verein mit Ostitis deformans in anderen Gebieten. Die Krankheit bevorzugt — mit Ausnahme des Schädels — Skeletteile, die stärkerer Belastung ausgesetzt sind.

Unsere Untersuchungen stützen sich auf röntgenologische und klinische Daten eines nicht ausgesuchten Materials von 449 Patienten mit Ostitis deformans. Das entspricht einem Verhältnis von 1:2000 Hospitalaufnahmen. Bei über der Hälfte der Patienten wurde eine vollständige Röntgenuntersuchung des Skeletes vorgenommen. Bei den übrigen waren wenigstens Schädel, Brustkorb, Lendenwirbelsäule, Becken und beide proximale Oberschenkel untersucht worden. Bei altersmäßiger Aufteilung fanden auch wir den Gipfelpunkt der Erkrankung zum Zeitpunkt der Diagnose um das 60. Lebensjahr (Abb. 1). Unser jüngster Patient war 31 und der älteste 96 Jahre alt. 68% der Patienten waren Männer (305 Patienten), 32% waren Frauen (144 Patienten). Das entspricht etwa einem Verhältnis von 2:1. Wir fanden folgende Verteilung auf das Skeletsystem (Abb. 2 und Tabelle 1):

Bei 65% aller Männer und 44% aller Frauen lag die polyostotische Form der Pagetschen Knochenerkrankung vor. In der Mehrzahl war die Ostitis deformans zum Zeitpunkt der Diagnose bereits polyostotisch und nur bei 10% hatten wir eine Entwicklung von der monostotischen Form verfolgt. Die Verteilung über das Skelet ist bei beiden Formen mit einer Ausnahme gleich: Der Schädel ist bei der monostotischen Form häufiger befallen als bei der polyostotischen.

3. Pathogenese

Die Pathogenese der Krankheit ist in allen Knochen die gleiche. Die Geschwindigkeit der Entwicklung ist aber offenbar von der Belastung beeinflußt. Im *1. Stadium* ist die

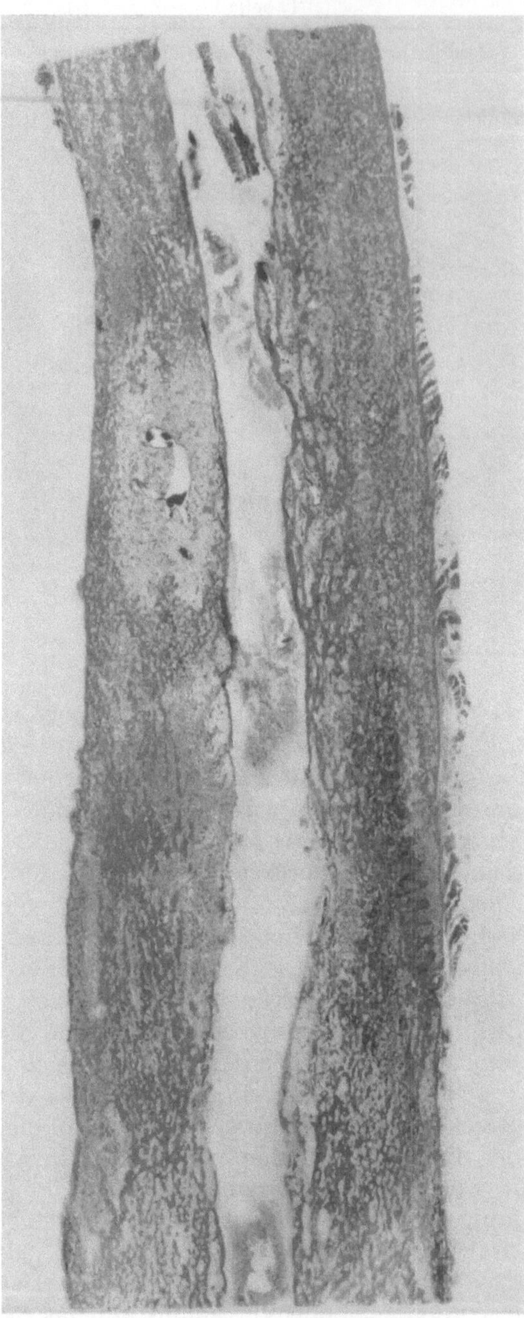

Abb. 3. Histologischer Schnitt einer an Ostitis deformans erkrankten Tibia. Hochgradig verdickte Compacta mit groblamelliger Struktur. Die Markhöhle ist eingeengt

Pagetsche Knochenerkrankung durch einen schnell verlaufenden, örtlichen Knochenabbau gekennzeichnet. Eine Vermehrung des zelligen Markes mit Bildung vieler zartwandiger Blutgefäße tritt ein. Die Durchblutung des Knochens und der umgebenden Weichteile ist erhöht, es bestehen aber keine arterio-venösen Anastomosen. Fast gleichzeitig vermehren sich die Osteoclasten, und es kommt zu schneller Knochenresorption. Diese Umbauvorgänge treten zuerst an der Innenseite der Compacta auf und dehnen sich von dort in Richtung auf die Markhöhle und das Periost aus. Zur gleichen Zeit beginnen Osteoblasten im *2. Stadium* die Bildung von Osteoidgewebe. Diese Neubildung ist überstürzt und unregelmäßig. Der neugeformte Knochen hat eine groblamellige Struktur, die sich in ihrer Ausrichtung den Belastungslinien anpaßt. Das neugebildete Osteoidgewebe wird teilweise auch wieder resorbiert. Besonders bei Immobilisation fällt der neue Knochen weitgehender Atrophie anheim. Das zellreiche Knochenmark verwandelt sich während dieser Umbauvorgänge in Fasermark. Unter weiterem Fortschreiten der Erkrankung tritt schließlich periostale und parostale Knochenneubildung mit Verdickung der Corticalis und Vergrößerung des Durchmessers auf (Abb. 3). Die Knochenoberfläche wird dabei unregelmäßig. Die neugebildete Knochensubstanz verkalkt im *3. Stadium* so schnell, daß die Phase der Osteoidbildung oft verdeckt wird. Eine Ausnahme bilden Knochen, die einer geringeren Belastung ausgesetzt sind. Das ist besonders beim Hirnschädel der Fall. Die Verkalkung der neugebildeten Grundsubstanz geht hier sehr viel langsamer vor sich, und sie tritt erst nach Jahren in Erscheinung. Die periostale und parostale Knochenneubildung in der Schädelkalotte erfolgt gleichfalls spät. Der Kalkgehalt des neugebildeten Knochens ist geringer als der eines gesunden, er ist weich und statisch minderwertig. Die pagetoide Struktur der befallenen Knochen bleibt erhalten, und auch in der inaktiven Phase läßt sich die vorausgegangene Erkrankung diagnostizieren.

Das histologische Bild der voll ausgeprägten Pagetschen Knochenerkrankung ist charakteristisch und durch die von SCHMORL beschriebenen Mosaikstrukturen gekennzeichnet. Diese kommen durch Ab- und Anbauvorgänge zustande, die dicht nebeneinander, scheinbar regellos auf kurze Strecken hin verlaufen. Es handelt sich um kleine, unregelmäßig geformte, zumeist lamellär gebaute und mosaikartig aneinandergelagerte Knochenstückchen, die durch unregelmäßige Abbaukittlinien voneinander getrennt werden. Solche Mosaikstrukturen treten auch bei anderen Erkrankungen auf, sind aber dort so umschrieben und wenig häufig, daß man im Gegensatz zur typischen Pagetschen Knochenerkrankung nach ihnen suchen muß (SCHMORL). Je nach dem Stadium sieht man Osteoclasten und Osteoblasten dem Knochen angelagert. Auch das übrige histologische Bild zeugt von dem schnellen und unregelmäßigen Knochenneubau. Die Haversschen Kanäle sind nur in Teilstücken vorhanden, das Knochenmark ist von Bindegewebe ersetzt und das Knochengewebe verdichtet.

4. Ätiologie

Die Ursache der Ostitis deformans ist nicht geklärt. PAGET nahm an, daß eine chronische Entzündung die Veränderungen hervorriefe. Er wurde dabei von einigen Autoren unterstützt (LOOSER; FREUND; ERDHEIM; HASLHOFER u.a.), aber viele andere Entstehungstheorien sind im Schrifttum erwogen worden. Weder eine endokrine Störung noch primäre Durchblutungsveränderungen konnten zur ursächlichen Erklärung der Ostitis deformans herangezogen werden. Interessant sind in diesem Zusammenhang Untersuchungen der orthopädischen Abteilung unserer Klinik (persönliche Mitteilung). Bei Knochentransplantationen von einer gesunden auf eine erkrankte, menschliche Tibia wurde das normale, relativ kleine Transplantat in der erkrankten Tibia in wenigen Monaten in röntgenologisch und histologisch nachweisbaren Paget-Knochen verwandelt, während das Transplantat der erkrankten Tibia im gesunden Knochen resorbiert und durch normalen Knochen ersetzt wurde. STADFORD fand aber, daß ein sehr großes Transplantat gesunden Knochens nicht von Ostitis deformans befallen wurde.

5. Klinik

a) Symptomatologie

Knochenschmerzen unterschiedlichen Charakters sind das am meisten gefundene subjektive Zeichen. Das häufigste objektive Symptom ist eine Deformierung der befallenen Knochen. Sie macht sich durch Krümmungen, vorwiegend an der unteren Extremität, durch Kyphosen der Wirbelsäule oder durch Vergrößerung des Schädels bemerkbar. Etwa ein Viertel der Patienten hat neurologische Veränderungen, die durch Nervenkompressionen bei Veränderung in der Schädelbasis oder in der Wirbelsäule hervorgerufen werden. Weitere Symptome sind Spontanfrakturen und Gallen-, Nieren- und Speichelsteine. Die erhöhte Durchblutung der erkrankten Gebiete kann zur Vergrößerung des Herzminutenvolumens führen, wenn mehr als 30% des Skeletsystems von der Ostitis deformans befallen ist. Bei diesen Kranken sind kardiale Komplikationen oft das erste Zeichen der Pagetschen Knochenerkrankung.

Etwa ein Drittel unserer Patienten mit Pagetscher Knochenerkrankung hatte keine Symptome. Die Krankheit wurde in diesen Fällen als Zufallsbefund während einer röntgenologischen Untersuchung entdeckt. Vorwiegend handelte es sich dabei um die monostotische Form.

b) Blutchemische Untersuchungen

Neben der Röntgenaufnahme stützt sich die klinische Diagnose auf blutchemische Untersuchungen. In der Mehrzahl der Fälle liegt eine Erhöhung der alkalischen Serumphosphatase vor, die allerdings nicht spezifisch für die Pagetsche Erkrankung ist. Die Höhe der Phosphatasewerte ist in der Regel proportional zur Ausbreitung und zur Aktivität der Erkrankung. Wenn viele Knochen befallen sind, können die Werte außerordentlich hoch sein, sehr viel höher als in jeder anderen Erkrankung. Vereinzelte Werte lagen über 200 Bodansky-Einheiten (BODANSKY und JAFFE). Eine Verminderung der Werte spricht für einen Rückgang der Aktivität und geht häufig mit zunehmender Sklerose der befallenen Knochen einher. Bei monostotischer und wenig aktiver polyostotischer Form kann man normale Werte finden. MARUNA sah in fortgeschrittenen Fällen auch eine Erhöhung der sauren Serumphosphatase und fand Veränderungen der Isozyme der Serumphosphomonoesterasen. Serumcalcium- und -phosphorwerte sind in unkomplizierten Fällen normal, nur selten läßt sich eine erhöhte Calciumausscheidung im Urin nachweisen. KISSIN und KRUGER fanden eine Erhöhung der Citronensäure im Serum bei 60% ihrer Patienten mit Pagetscher Knochenerkrankung.

6. Röntgenuntersuchung

a) Allgemeines

Die Veränderungen im Röntgenbild spiegeln die pathologischen Vorgänge unmittelbar wider. Die Knochenzerstörung des *1. Stadiums* ist röntgenologisch allerdings nicht zu erfassen. Mehr oder minder gut umschriebene Aufhellungszonen entsprechen dem *2. Stadium*. Diese Zonen bestehen aus dem ungenügend verkalkten, neuen Osteoidgewebe. Dieses verkalkt im *3. Stadium* in den stärker belasteten Knochen schnell, und die unverkalkte Zone ist meistens nur noch am Rande eines aktiven Prozesses als unregelmäßiger, oft V-förmiger, kalkarmer Streifen zu erkennen. Die Anordnung des neugebildeten Knochens folgt im wesentlichen den Belastungslinien, aber die neugebildeten Knochenlamellen sind als Ergebnis des überschüssigen Neubaues grob und unregelmäßig. Neben dieser endostalen Neubildung kommt es auch zur periostalen Knochenneubildung. Der Durchmesser des Knochens wird daher größer, und die Compacta ist dicker und hat eine unregelmäßige Oberfläche. Die Aktivität der Erkrankung kann nicht immer auf Grund einer einzelnen Röntgenuntersuchung bestimmt werden. Das Vorliegen der kalkarmen Umbauzone spricht für Aktivität. Diese Zone wird aber nicht in allen Fällen von nachweisbarer Progredienz der Erkrankung röntgenologisch festgestellt. Im allgemeinen wird ein Knochen unter Fortschreiten der Erkrankung im Laufe einiger bis vieler Jahre in seiner ganzen Ausdehnung ergriffen. Wenn Ab- und Anbauvorgänge schnell und wiederholt erfolgen, kommt es zur typischen Erweiterung des Knochens mit verdickter Compacta und grobsträhniger Spongiosastruktur. Manchmal sind die Spongiosabälkchen so weit voneinander entfernt, daß cystische Aufhellungszonen zu erkennen sind. Bei

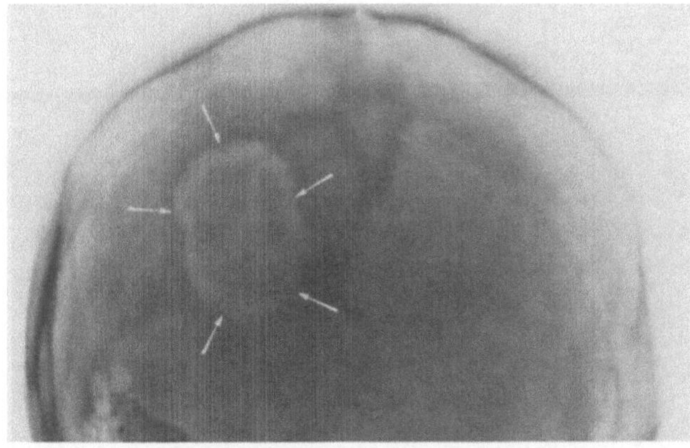

Abb. 4. Ostitis deformans im Gehirnschädel einer 80jährigen Frau. Frühstadium mit kalkarmem Umbaufeld im Hinterhaupt (Pfeile)

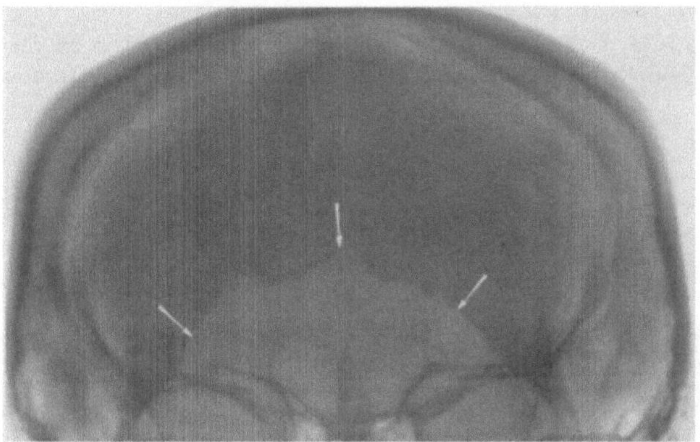

Abb. 5. Ostitis deformans mit kalkarmem Umbaufeld (Pfeile) im Stirnbein einer 42jährigen Frau

weniger schnellem und einmaligem Knochenumbau ist die Erweiterung des Knochens nicht sehr ausgeprägt, und die Spongiosa zeigt eine mehr homogene Sklerosierung ohne grobe Lamellen.

Die Ostitis deformans geht oft in ein Stadium relativer Inaktivität mit weitgehender Sklerose über. Auf der anderen Seite kann die Krankheit in einem aktiven Stadium verbleiben. Dann schreitet der ständige Knochenan- und -abbau fort. Die Struktur wird von Jahr zu Jahr unregelmäßiger, und der Knochen verdickt sich zu grotesken Bildern. In diesem Stadium ist die Sklerose nicht sehr ausgeprägt. Stellt man das Skeletsystem eines solchen Patienten zur Ruhe, so tritt ein umfangreicher Abbau ein, und die Knochen sind manchmal auf dem Röntgenbild kaum noch wahrnehmbar.

Die Gelenke werden nicht befallen. Gelegentlich kommt es allerdings zu sekundären Veränderungen. Es handelt sich dabei um eine degenerative Arthrosis als Folge der Deformierungen und der damit eintretenden Fehlbelastung.

b) Besprechung einzelner Skeletsysteme

Grundsätzlich sind die Veränderungen in den einzelnen Knochen die gleichen. Sie wirken sich jedoch auf Grund der Belastung in verschiedenen Gebieten unterschiedlich aus.

Am *Schädel* ist der Verlauf langsam, und die Stadien der Ostitis deformans sind hier am besten zu erkennen. In der Mehrzahl der Fälle bleibt die Erkrankung auf die Schädelkalotte beschränkt. Sie beginnt mit einem oder mehreren kleinen, runden Aufhellungs-

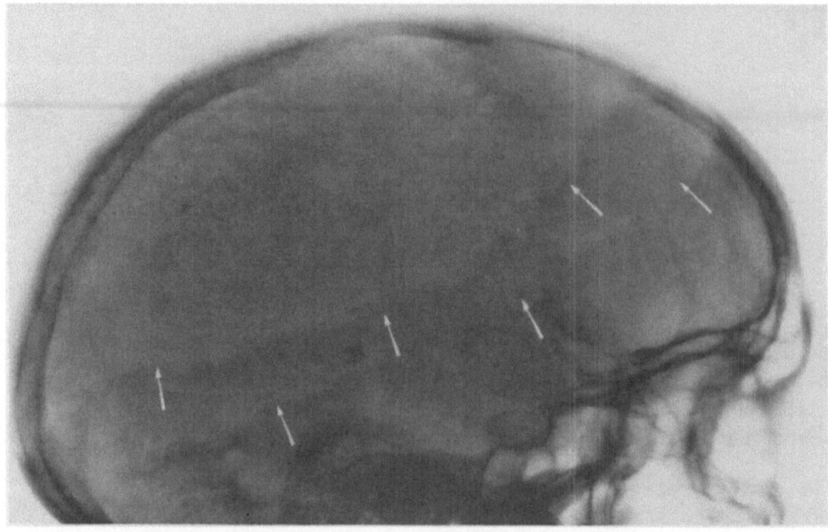

Abb. 6. Ostitis deformans im Gehirnschädel eines 52jährigen Mannes. Die kalkarme Umbauzone (Pfeile) hat beide Scheitelbeine befallen und greift auf Stirnbein und Hinterhauptbein über

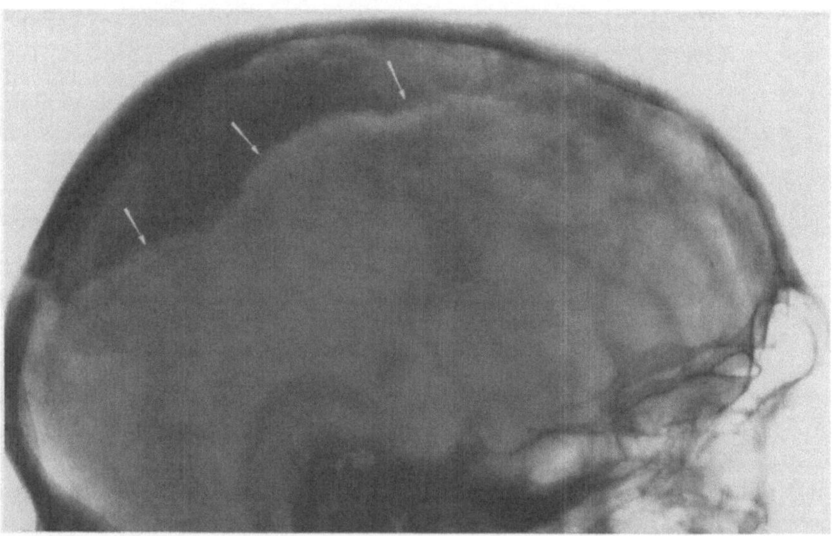

Abb. 7. Ostitis deformans bei einer 59jährigen Frau. Das kalkarme Umbaufeld (Pfeile) hat fast den ganzen Gehirnschädel ergriffen und nur in der Scheitelregion ist ein kleines Gebiet normalen Knochens verblieben. Im Stirnbein erkennt man wattetupferartige Gebiete früher Sklerose

herden (Abb. 4), die später zu großen, flächenhaften Herden zusammenfließen (Abb. 5 und 6). Diese Umbauzonen sind meistens durch eine scharfe, zackige oder buchtige Kante vom normalen Knochen abgegrenzt. Sie entstehen frontal, occipital oder temporal und dehnen sich von dort auf die Scheitelregion aus. Auf tangentialen Aufnahmen erkennt man, daß diese Bezirke unverkalkten Osteoidgewebes die gleiche Dicke wie der normale Knochen in der Nachbarschaft haben. Im Durchschnitt wird ein 1—2 cm breiter Streifen in einem Jahr umgebaut. Frühestens 5 Jahre nach Beginn der Erkrankung treten die ersten Kalkeinlagerungen auf, zunächst mehr im Zentrum des Umbaugebietes. Der neugebildete Knochen ist infolge fehlender Belastung strukturlos, und die Verkalkung beginnt mit unregelmäßigen wattetupferartigen Bezirken, die später zusammenfließen

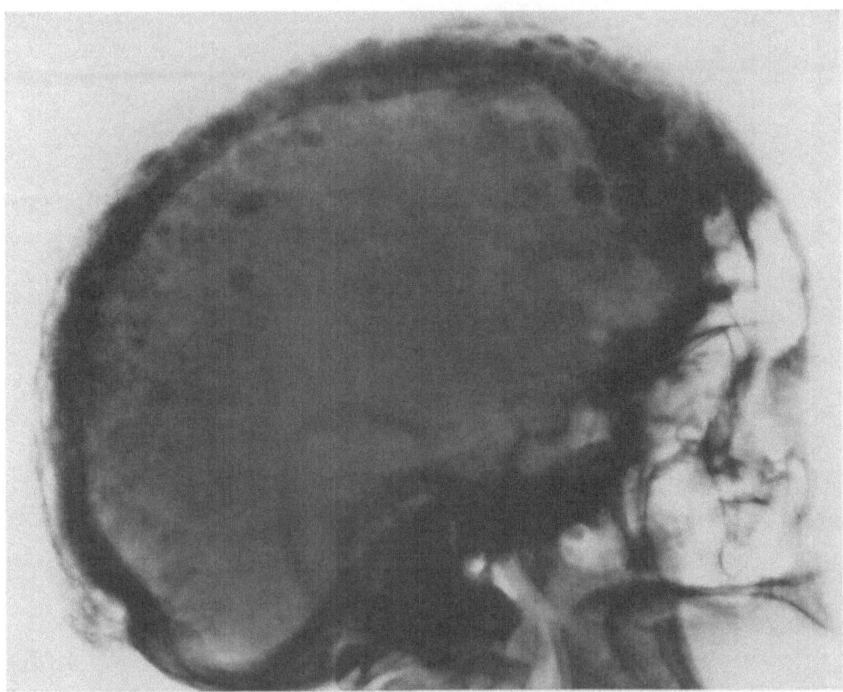

Abb. 8. Fortgeschrittene Ostitis deformans im Schädel einer 51jährigen Frau. Deutliche Verdickung des Calvariums und viele sklerotische Herde

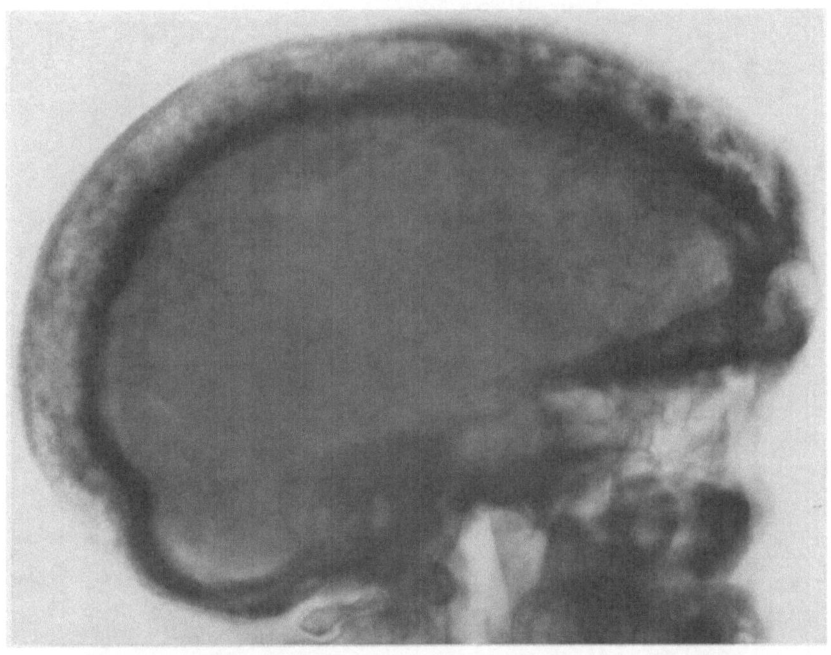

Abb. 9. Hochgradige Schädelveränderungen bei Ostitis deformans einer 71jährigen Frau. Erhebliche Verdickung des Calvariums und weitgehende Sklerose der Schädelbasis. Mit Ausnahme des Unterkiefers ist der ganze Gesichtsschädel befallen. Basilare Impression und Platybasia sind vorhanden

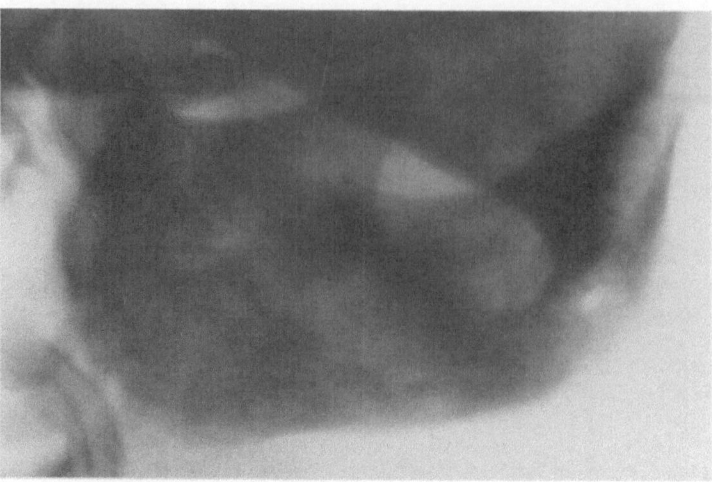

Abb. 10. Schrägaufnahme des Unterkiefers eines 60jährigen Mannes mit Ostitis deformans. Die Verdickung des Knochens mit unregelmäßiger Sklerose ist deutlich

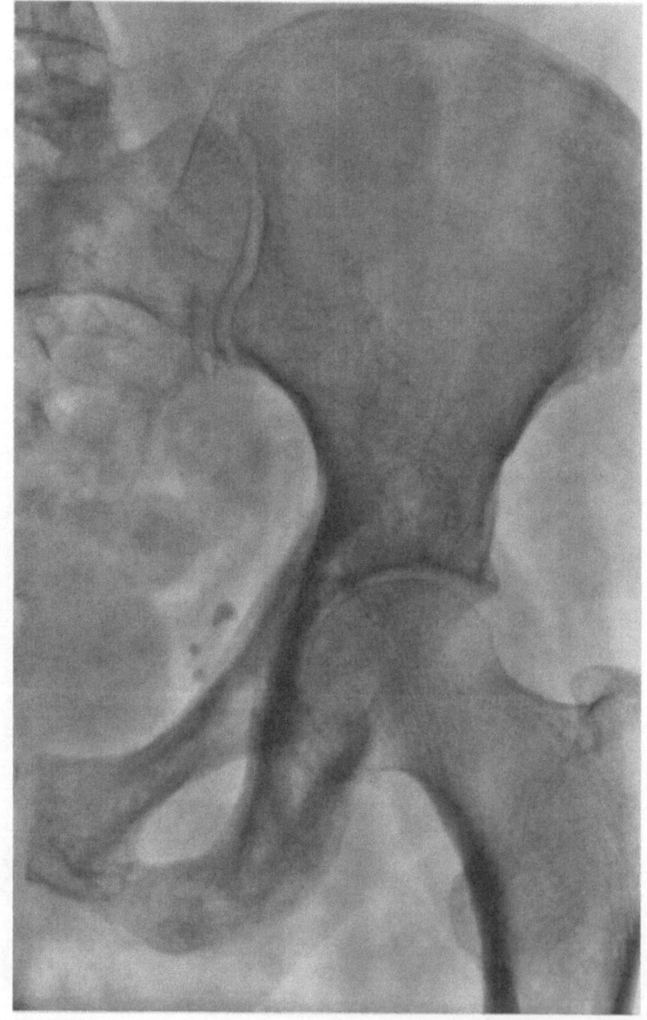

Abb. 11. Ostitis deformans bei einer 47jährigen Frau. Umschriebener Befall des Scham- und Sitzbeines mit mäßiger Verdickung und Aufblätterung der Compacta und Vergröberung der Spongiosabälkchen

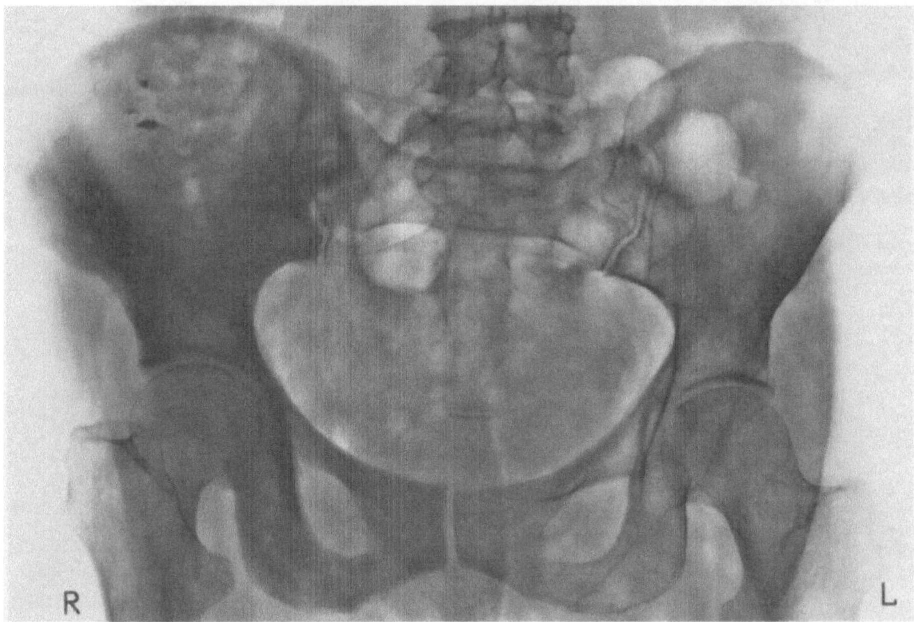

Abb. 12. Becken einer 63jährigen Frau mit Ostitis deformans, die die rechte Seite ergriffen hat. Erweiterung des Knochens mit Verdickung der Compacta und Sklerosierung der Spongiosa

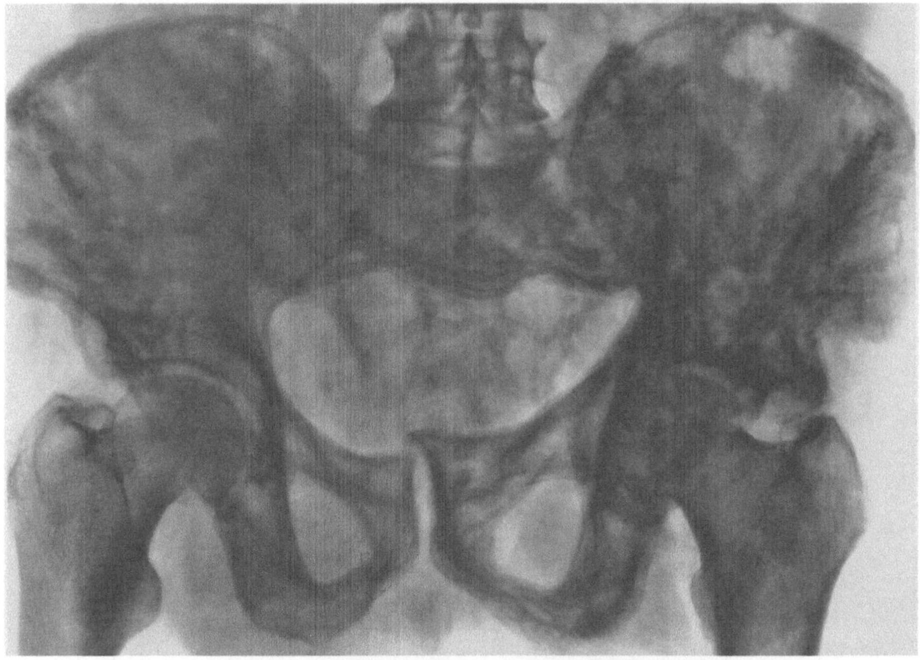

Abb. 13. Ostitis deformans bei einem 55jährigen Mann. Typische Verdickung des ganzen Beckens und des Steißbeines mit wabiger Auflockerung des Knochens und Vergröberung der Spongiosastruktur. Deutliche Verformung des Beckens

(Abb. 7). Gleichzeitig tritt jetzt auch periostale Knochenneubildung vorwiegend an der äußeren Tafel ein, die zur Verdickung der Schädelkalotte führt. Der Schädelumfang wird größer und die Schädelhöhle in einigen Fällen eingeengt (Abb. 8). Diese Veränderungen nehmen gelegentlich extreme Formen an, und es kommt zu hochgradiger Verdickung der

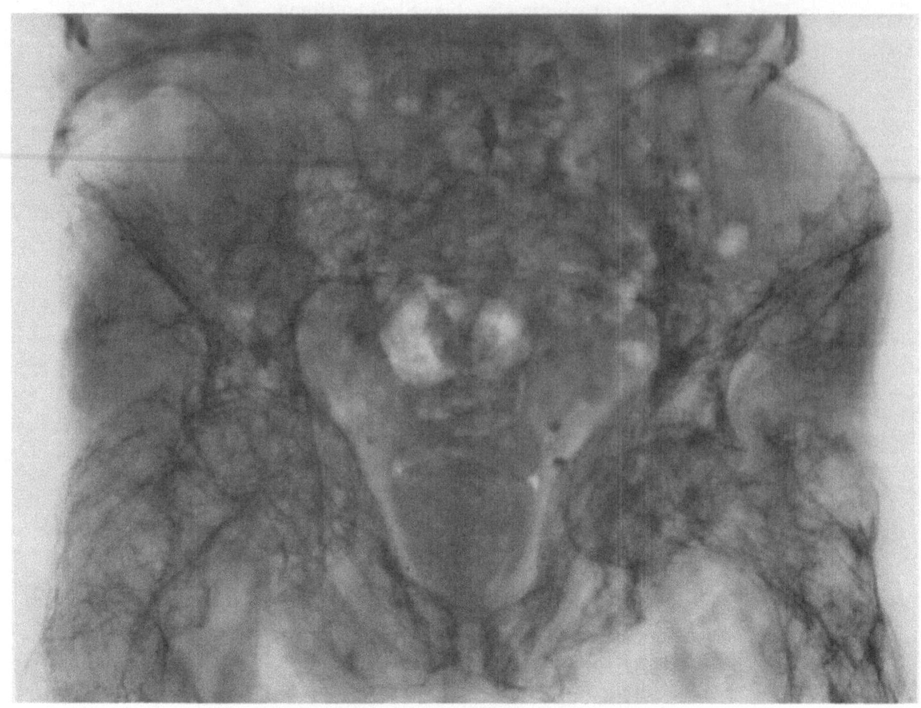

Abb. 14 (Legende s. S. 267 unten)

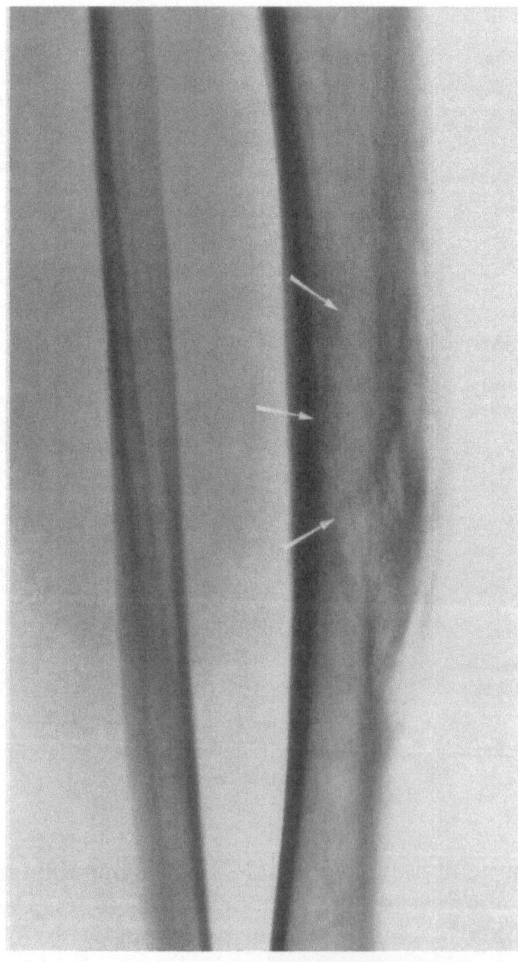

Abb. 15 (Legende s. S. 267 unten)

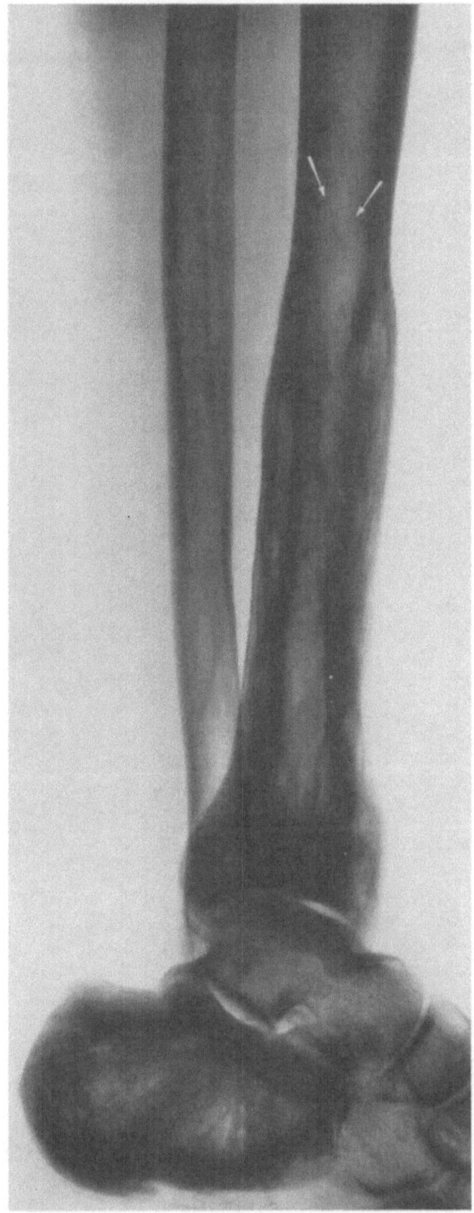

Abb. 16. Aktive Ostitis deformans in der Tibia eines 57jährigen Mannes. V-förmiges, kalkarmes Umbaufeld (Pfeile) gefolgt von typischen Veränderungen in der distalen Tibia. Der Calcaneus ist gleichfalls erkrankt

Abb. 14. Hochgradige Veränderung in Becken und beiden Oberschenkeln bei einer 59jährigen Frau. Diagnose Ostitis deformans war 12 Jahre vorher gestellt worden. Patientin war seit einigen Jahren bettlägerig. Nur wenige grobe Spongiosabälkchen sind von der Knochenatrophie verschont geblieben. Weitgehende Verformung des Beckens und der Oberschenkel

Abb. 15. Frühe Ostitis deformans in der Tibia eines 54jährigen Mannes. Kalkarmes Umbaufeld (Pfeile) mit geringer Verdickung des Cortex

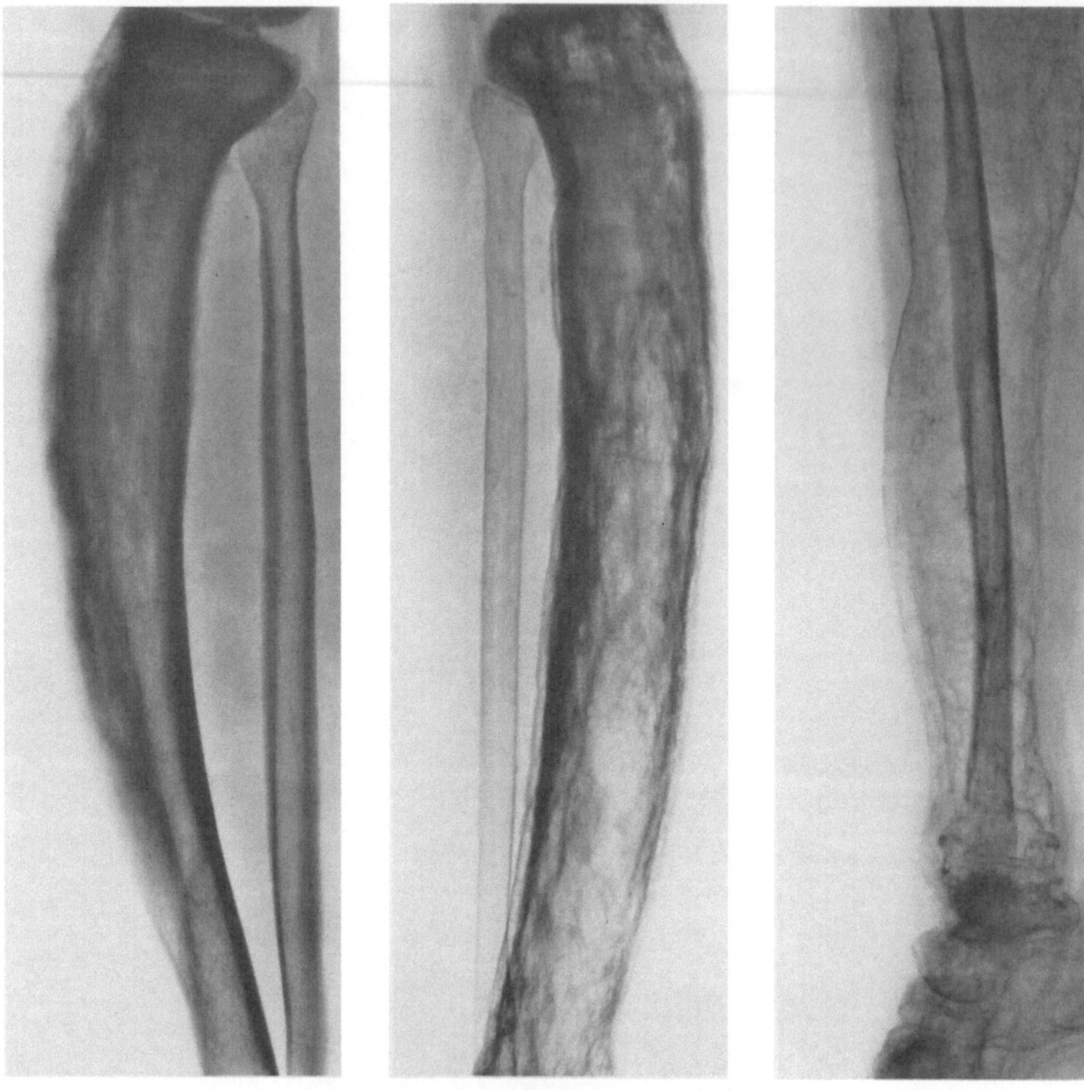

Abb. 17. Vorwiegend sklerotische Ostitis deformans in der Tibia eines 51jährigen Mannes. Verdickung der Compacta und Verformung der Tibia

Abb. 18. Aktive Ostitis deformans in der Tibia eines 64jährigen Mannes. Hochgradige Erweiterung des Knochens. Die Compacta ist nicht verdickt, und die Spongiosa zeigt eine wabige, wenig verkalkte Struktur

Abb. 19. Groteske Veränderung durch Ostitis deformans im Unterschenkel der gleichen Patientin wie Abb. 6. Nur die Fibula ist verschont geblieben und zeigt normale Knochenstruktur

gesamten Schädelkalotte mit weitgehender Sklerosierung des Knochens. Innere und äußere Tafel und Spongiosa sind dann nicht mehr voneinander zu unterscheiden.

Die *Schädelbasis* und der *Gesichtsschädel* sind sehr viel seltener erkrankt und nur im Verein mit Befall der Schädelkalotte. Der neugebildete Knochen verkalkt hier schnell, und die kalkarme Umbauzone wird nur in ganz seltenen Fällen beobachtet. Die Maxilla und Mandibula zeigen zunächst noch die groblamelligen Strukturveränderungen, wie sie in den Röhren- und Beckenknochen beobachtet werden. Später kann es aber zu homogener Sklerosierung kommen, wobei auch die Zähne befallen werden können (Cooke). Die Erweiterung der Knochen verursacht gelegentlich eine Vergrößerung der Nasenneben-

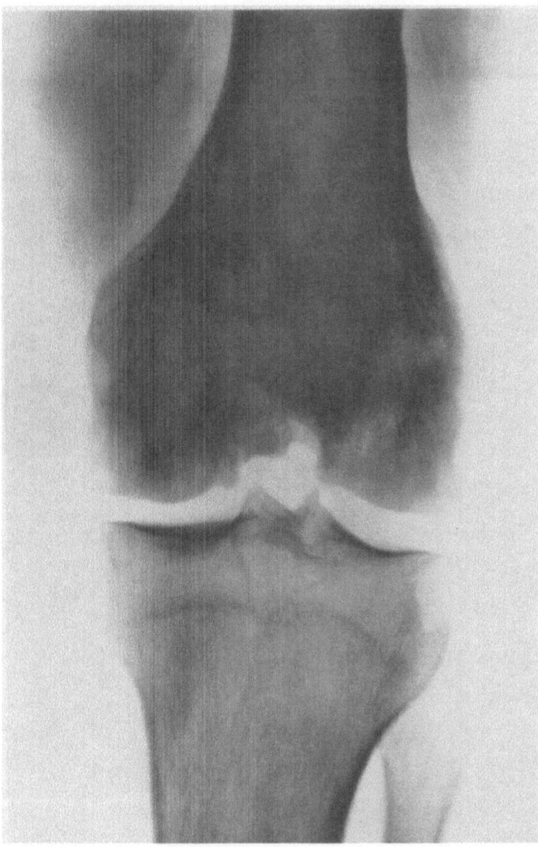

Abb. 20. Ostitis deformans beschränkt auf den distalen Oberschenkel eines 58jährigen Mannes. Die vorwiegend sklerotische Erkrankung hat sich seit 15 Jahren nicht verändert

höhlen, häufiger jedoch werden die Nasenhöhlen durch Knochenformationen weitgehend eingeengt. Die Verformungen des Gesichtsskeletes können im Verein mit der Verdickung des Stirnbeines so weit gehen, daß das klinische Bild der Leontiasis ossea entsteht. In der Schädelbasis geht die Sklerosierung noch schneller vonstatten und im allgemeinen findet man hier einen strukturlosen, homogen aufgebauten Knochen (Abb. 9). Es können nur umschriebene Bezirke ergriffen sein (Abb. 10). Gewöhnlich aber schreitet die Erkrankung fort und breitet sich auf die ganze Basis aus. Auch die pars petrosa des temporalen Knochens wird von diesem Prozeß ergriffen. Trotz der weitgehenden Sklerosierung ist der Knochen wie in anderen Skeletteilen statisch minderwertig. Basilare Impression und in wenigen Fällen auch Platybasia werden beobachtet. Die Knochenproliferation führt manchmal zur Einengung der Nervenkanäle an der Schädelbasis und im Gesichtsschädel mit entsprechenden neurologischen Veränderungen.

Im *Becken* beginnt die Krankheit häufig in der Nähe des Acetabulums, oft gekennzeichnet durch eine Verdickung der Compacta (Abb. 11). Im weiteren Verlauf wird oft nur eine Hälfte des Beckens ergriffen (Abb. 12), aber es können auch beide Seiten gleichzeitig befallen sein (Abb. 13). In fortgeschrittenen Stadien ist der weiche Knochen zu weitgehenden Deformierungen fähig. Eindellung des Acetabulums, herzförmige Umformung des Beckeneinganges und einseitige Verformungen sind zu sehen (Abb. 14). Bei ausgedehntem Befallensein des Beckens ist das Steißbein gewöhnlich mitergriffen.

In den *Röhrenknochen* beginnt die Erkrankung meist in der proximalen, weniger häufig in der distalen Diaphyse und gelegentlich auch im Zentrum der Diaphyse. Bei sorgfältiger Beobachtung sieht man die kalkarme Umbauzone oft am Rande eines aktiven

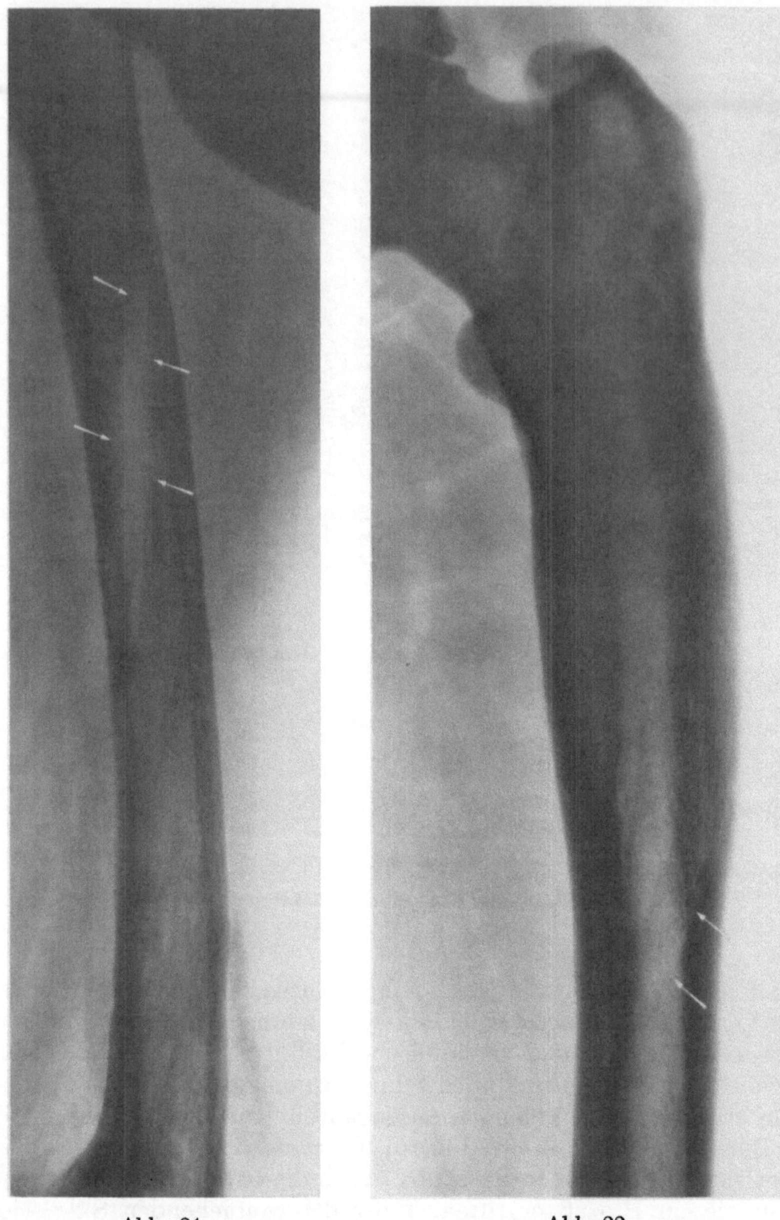

Abb. 21 Abb. 22

Abb. 21. Aktive Ostitis deformans im Oberschenkel einer 57jährigen Frau. Einer scharf begrenzten, kalkarmen Umbauzone (Pfeile) folgt ein wenig verkalktes Umbaugebiet in den distalen zwei Dritteln des Oberschenkels

Abb. 22. Langsam fortschreitende, aktive Ostitis deformans im proximalen Oberschenkel eines 45jährigen Mannes. Weitgehende Sklerose ist vorhanden, der umschriebene, kalkarme Umbaubezirk (Pfeile) spricht jedoch für Aktivität

Prozesses (Abb. 15, 21 und 25). Die Ostitis deformans kann auf einen Teil des Knochens beschränkt bleiben (Abb. 16 und 20). Es kommt zu lokaler Verdickung der Corticalis und Vergröberung der Spongiosa (Abb. 22). In den meisten Fällen aber schreiten die Veränderungen fort und befallen schließlich den ganzen Knochen (Abb. 17, 18, 23, 26 und 27). Verformungen werden besonders häufig in den unteren Extremitäten gesehen, die starken

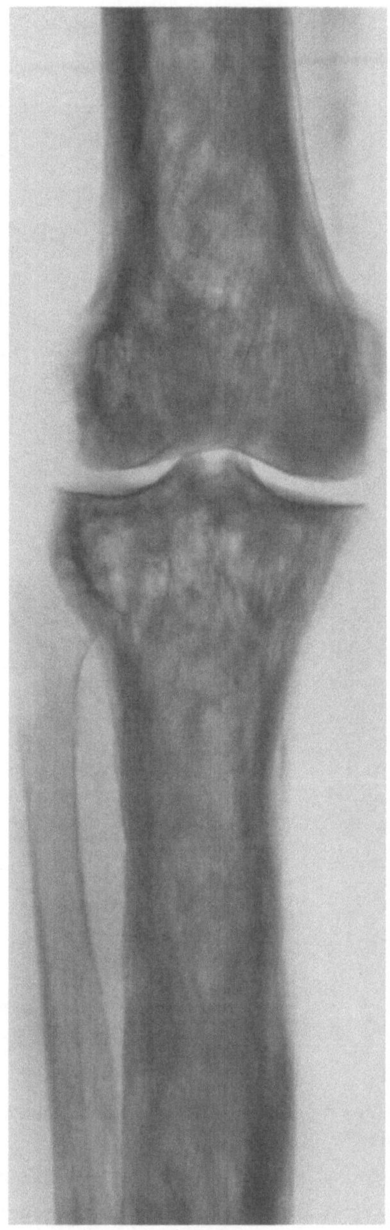

Abb. 23

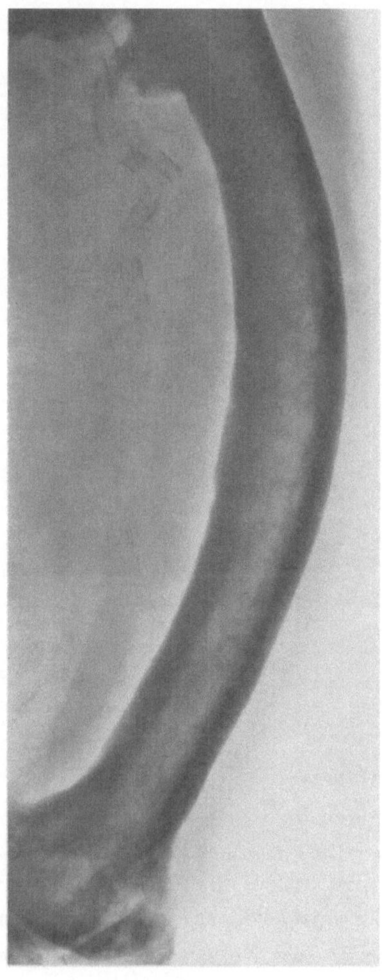

Abb. 24

Abb. 23. Ostitis deformans in Oberschenkel und Tibia einer 58jährigen Frau. Das Kniegelenk ist nicht verändert

Abb. 24. Ostitis deformans im Oberschenkel einer 82jährigen Frau. Hochgradige Verformung und deutliche Sklerose

Belastungen ausgesetzt sind. Der Femur zeigt dabei eine nach außen und ventral konvexe Verbiegung (Abb. 24). Die Verformungen der Tibia sind ähnlich, gelegentlich aber noch ausgesprochener als im Femur (Abb. 19). Bei ausgeprägten Deformierungen ändert sich auch die Richtung des gewöhnlichen Belastungsdruckes, dem sich die Knochenneubildung anpaßt, und es entsteht z. B. eine sehr starke Verdickung der Compacta an der Hinterfläche der Tibia. An der oberen Extremität sind Verbiegungen sehr viel

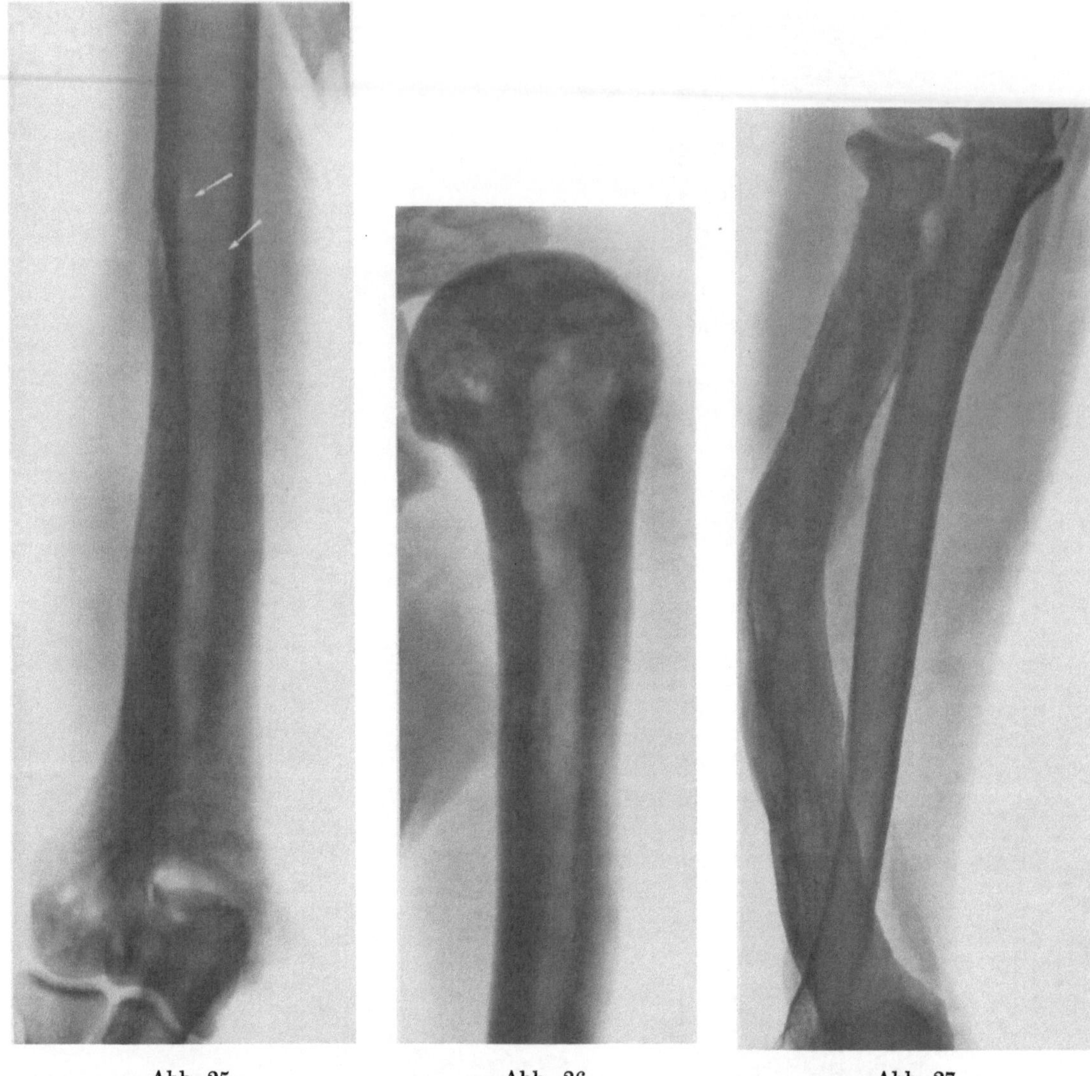

Abb. 25 Abb. 26 Abb. 27

Abb. 25. Aktive Ostitis deformans im distalen Oberarm eines 60jährigen Mannes. Pfeile zeigen die kalkarme Umbauzone

Abb. 26. Ostitis deformans im Oberarm einer 61jährigen Frau mit Verdickung der Compacta

Abb. 27. Inaktive, sklerotische Ostitis deformans im Radius eines 53jährigen Mannes

seltener zu beobachten. Rippen und Röhrenknochen der Hände und Füße zeigen das gleiche Bild wie die langen Röhrenknochen mit Vergrößerung ihres Durchmessers, Verdickung der Corticalis und Unregelmäßigkeit in der Anordnung von verdickten Spongiosalamellen (Abb. 28 und 38). Rippendeformierungen sieht man nur, wenn viele oder alle Rippen befallen sind. Einzelne, erkrankte Rippen verbiegen sich nicht, da die normalen, sie umgebenden Rippen den Druck abfangen. Belastungsdeformitäten an Händen und Füßen sind selten.

Bei Befall der *Wirbelsäule* beginnt die Erkrankung gewöhnlich im Wirbelkörper. Die kalkarme Umbauzone wird selten gesehen. Es kommt zu einer Auflösung der normalen zentralen Spongiosastruktur, und verdickte Lamellen werden gewöhnlich in vertikaler Anordnung eingebaut (Abb. 29). Bei weiterem Fortschreiten tritt eine Verdickung der Corticalis durch endostale und periostale Knochenneubildung ein. Der Wirbelkörper ist

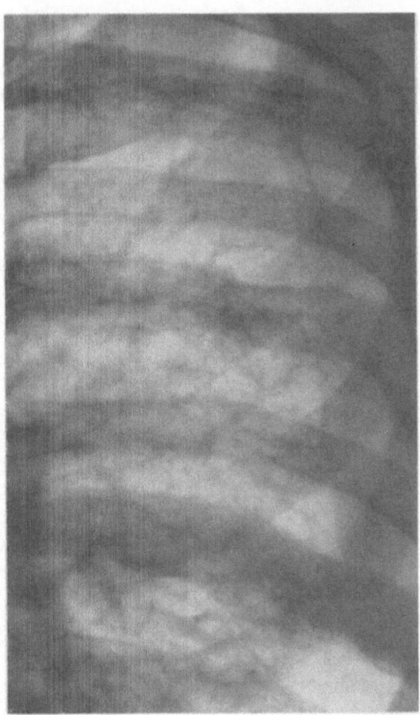

Abb. 28. Ostitis deformans mehrerer Rippen bei einem 65jährigen Mann

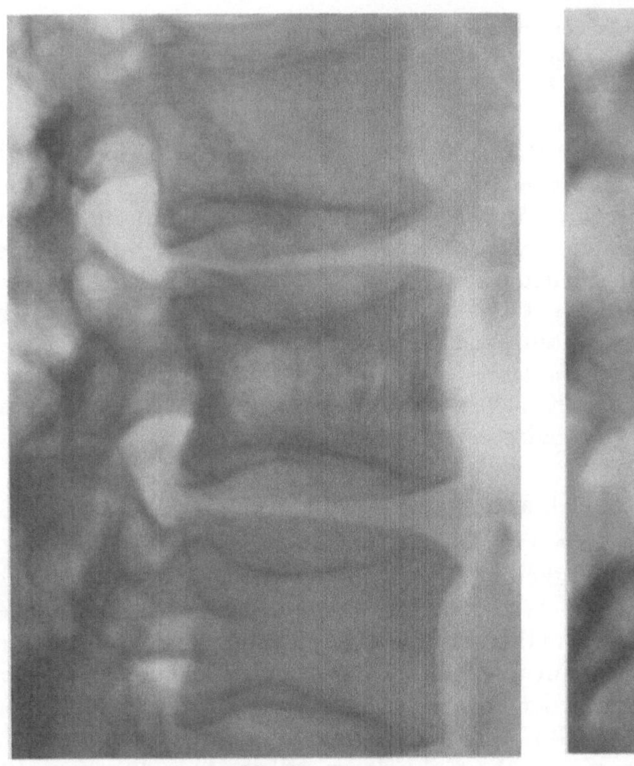

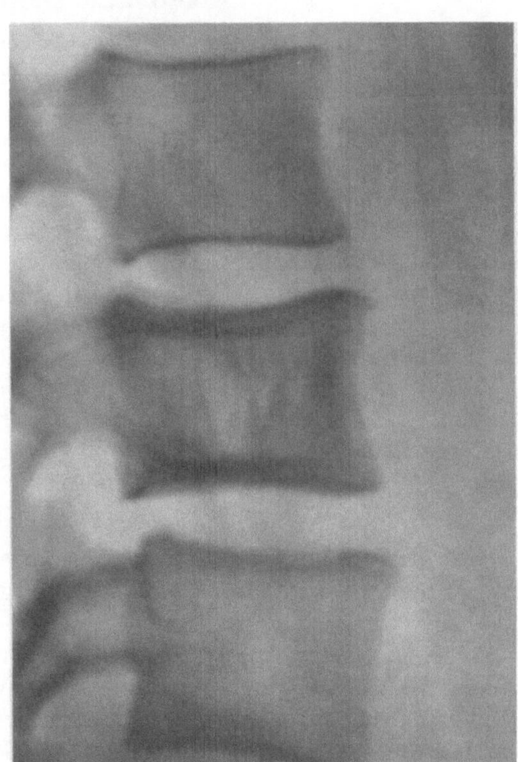

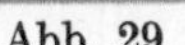

Abb. 29 Abb. 30

Abb. 29. Frühstadium von Ostitis deformans des 3. Lendenwirbelkörpers eines 64jährigen Mannes. Geringe Vergrößerung des Wirbelkörpers und vertikal angeordnete, gröbere Spongiosabälkchen

Abb. 30. Ostitis deformans des 2. Lendenwirbelkörpers eines 47jährigen Mannes. Das Bild zeigt den „Bilderrahmen“-Wirbelkörper mit verdicktem Cortex

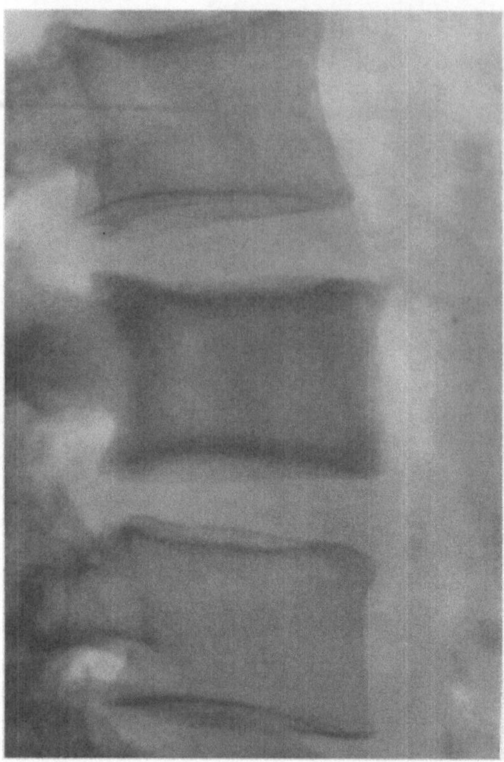

Abb. 31. Ostitis deformans des 3. Lendenwirbelkörpers eines 65jährigen Mannes. Der gering vergrößerte Wirbelkörper ist sklerosiert, zeigt aber eine Verdickung des Cortex

dann in horizontaler als auch in vertikaler Richtung vergrößert. Die verdickte Corticalis kontrastiert mit dem relativ wenig verkalkten, zentralen Teil. Dies hat zur Bezeichnung des „Bilderrahmen"-Wirbelkörpers geführt (Abb. 30). Die Erkrankung kann auf alle Anhänge des Wirbelkörpers übergreifen, und sowohl der Neuralbogen als auch die spinalen und transversalen Fortsätze werden in Mitleidenschaft gezogen. Auch hier sieht man eine Verbreiterung des Knochens und verdickte Lamellen. Im Endstadium kommt es oft zu einer homogenen Sklerosierung des gesamten Wirbelkörpers (Abb. 31—34).

Die Veränderungen an *Hand-* und *Fußwurzelknochen* sind denen im Wirbelkörper ähnlich. Die Corticalis ist verdickt, der Knochen vergrößert, und unregelmäßige, verbreiterte Lamellen haben die normale Spongiosa ersetzt (Abb. 36 und 37).

c) Schichtaufnahmen

Gewöhnlich bereitet die Diagnose der Pagetschen Knochenerkrankung auf Grund einer Übersichtsaufnahme keine Schwierigkeiten. Schichtbilder heben die groblamellige Struktur gelegentlich deutlicher hervor, insbesondere dann, wenn der befallene Knochen von starken Weichteilen umgeben ist. Eine maligne Entartung kann auf Schichtaufnahmen frühzeitiger als auf regulären Filmen erkannt werden. Im Bereich der Schädelbasis ist das Schichtbild zur Darstellung der Einengung der Foramina und Kanäle und für die Diagnose der basilaren Impression wertvoll. Mit Hilfe besonders dünner Schichten ist man in der Lage, geringe Veränderungen im Innen- und Mittelohr darzustellen (Abb. 39).

d) Angiographie

Bereits Paget hatte bei aktiver Erkrankung Rötung und erhöhte Hauttemperatur über der befallenen Skeletpartie erkannt. Viele klinische und pathologisch-anatomische

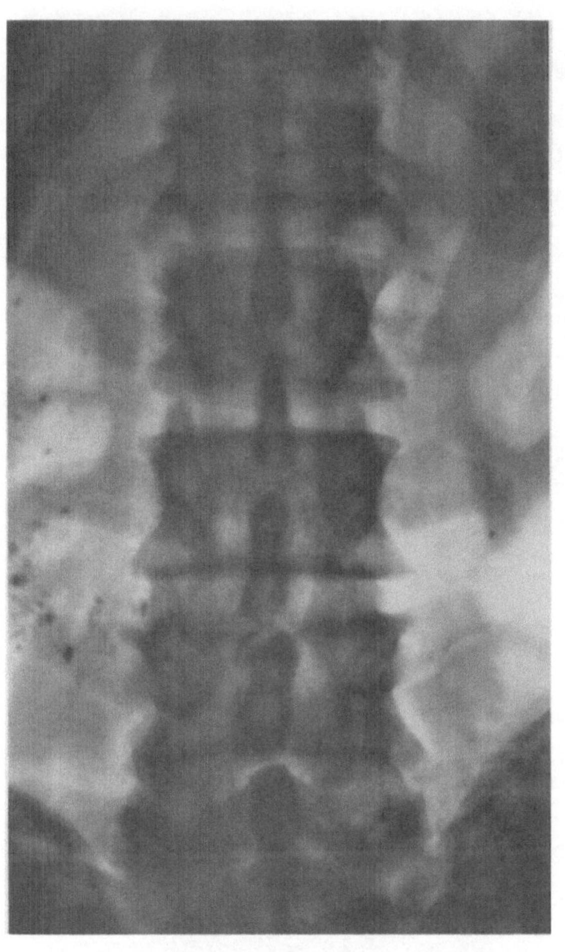
a

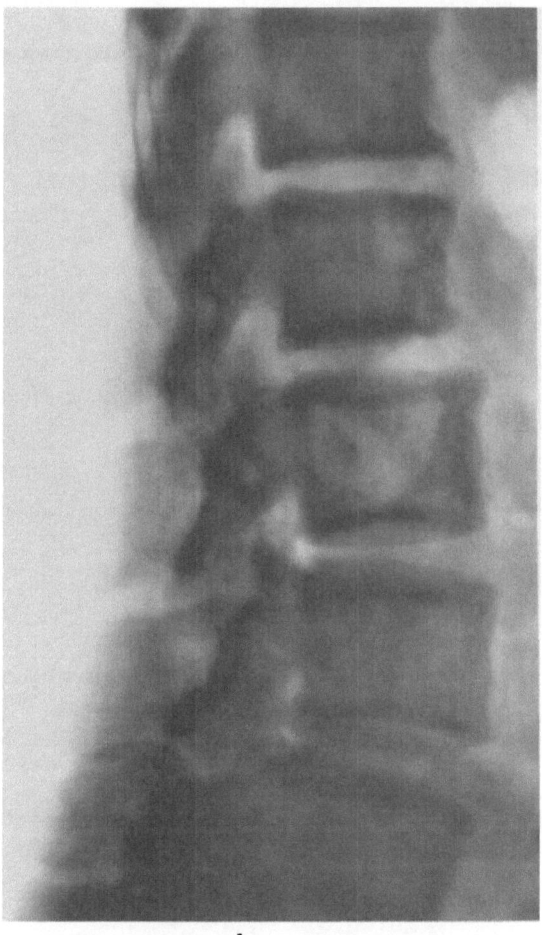
b

Abb. 32a u. b. Frontale und seitliche Aufnahme der Lendenwirbelsäule eines 61jährigen Mannes mit Ostitis deformans. Sklerose in allen Wirbelkörpern und ihren Anhängen

Untersuchungen bewiesen, daß die aktive Ostitis deformans mit einer vermehrten Durchblutung der Weichteile und des Knochens einhergeht. Schon REBOUL fand eine vergrößerte periostale Durchblutung auf einem Arteriogramm eines Patienten mit Pagetscher Knochenerkrankung des Femur. Dieses wurde von SÜSSE bestätigt. Er sah im Femur und in der Tibia, abhängig von der Aktivität der Erkrankung, eine geringe bis deutliche Erweiterung der großen Muskelarterien und der periostalen Arterien der befallenen Knochen. Der venöse Rückfluß war verlangsamt. Auf femoralen Arteriogrammen konnten wir auch mit Hilfe von Serienaufnahmen bei inaktiver Erkrankung in Femur und Tibia keine Durchblutungsveränderungen in der arteriellen oder venösen Phase im Vergleich zur gesunden Seite feststellen. Bei aktiver Ostitis deformans sahen wir erhöhte Weichteildurchblutung und eine gering bis deutlich verstärkte periostale Durchblutung (Abb. 40). Die Zahl der vertikalen, periostalen Arterien war erhöht. Sie zeigten eine Erweiterung und hatten oft einen geschlängelten Verlauf. Von diesen vertikalen Arterien zweigten horizontal verlaufende, ebenfalls geschlängelte Gefäße ab, die den Knochen halbringförmig umgriffen. Der venöse Rückfluß war nicht verzögert. Gelegentlich sieht man, besonders in der Schädelkalotte, arterielle Aneurysmen (Abb. 41).

Intramedulläre Arterien sind weder durch die Weichteilarteriographie noch mit Hilfe einer direkten intramedullären Kontrastmittelinjektion darstellbar. Dagegen war SÜSSE

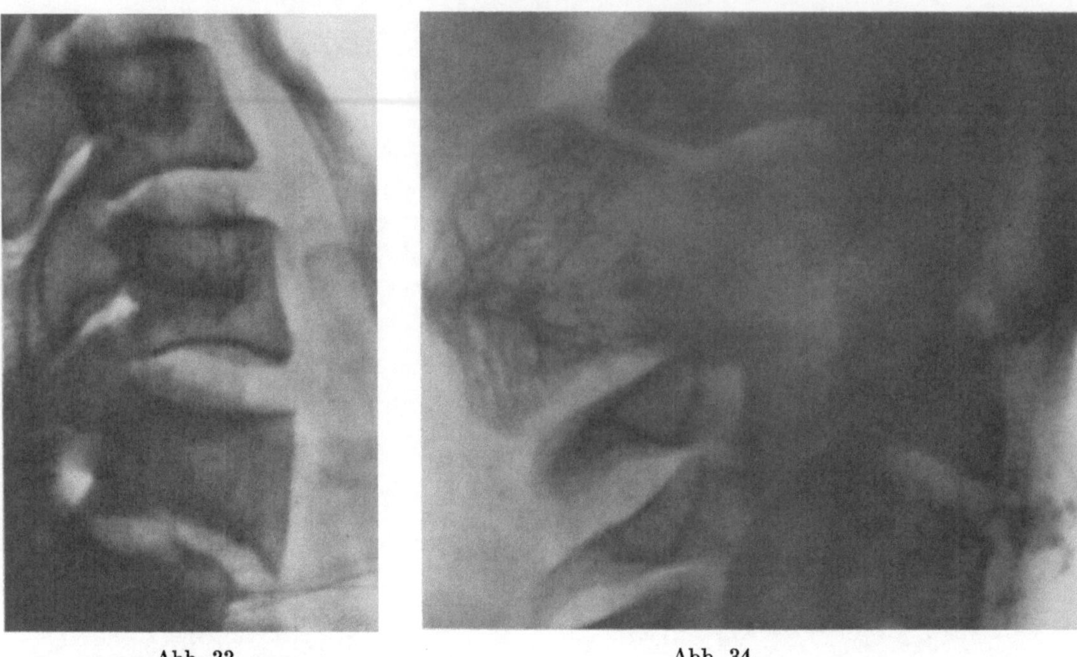

Abb. 33 Abb. 34

Abb. 33. Ostitis deformans des 7. Halswirbelkörpers eines 49jährigen Mannes. Vergrößerung und Sklerose des Wirbelkörpers

Abb. 34. Starke Vergrößerung des Dornfortsatzes des 2. Halswirbelkörpers durch Ostitis deformans bei einem 60jährigen Mann

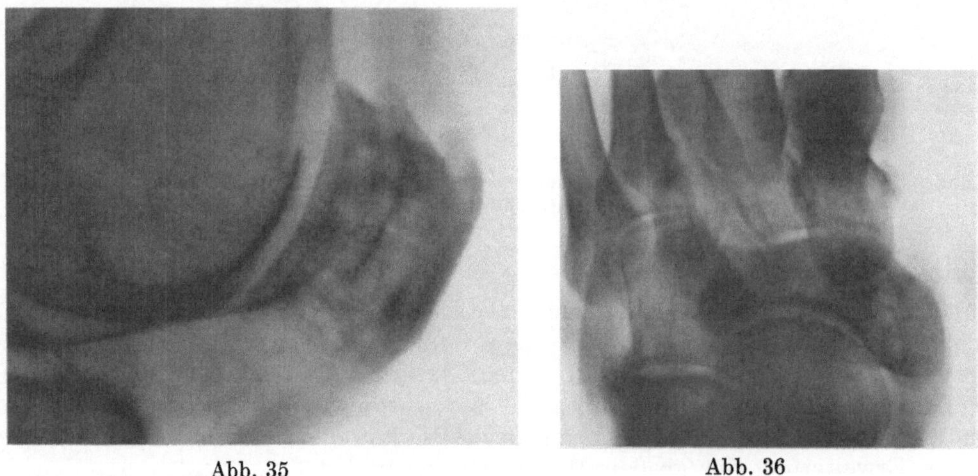

Abb. 35 Abb. 36

Abb. 35. Ostitis deformans in der Patella einer 80jährigen Frau

Abb. 36. Ostitis deformans im Naviculare des linken Fußes eines 60jährigen Mannes

mit der intramedullären Injektion in der Lage, die Venen des erkrankten Knochens sichtbar zu machen. Sie waren stark geschlängelt, weitgestellt und entleerten sich nur langsam. Unsere Ergebnisse mit der intramedullären Phlebographie bei aktiver Ostitis deformans waren nicht so eindrucksvoll. Das Kontrastmaterial breitete sich in der ganzen Länge des Markraumes mit Ausnahme der bereits sklerosierten Knochengebiete aus. Die enossalen Gefäße waren gering erweitert, und man konnte Depotbildungen erkennen. Wir fanden keine bemerkenswerte Verlangsamung des enossalen oder extraossalen Blutabflusses (Abb. 42).

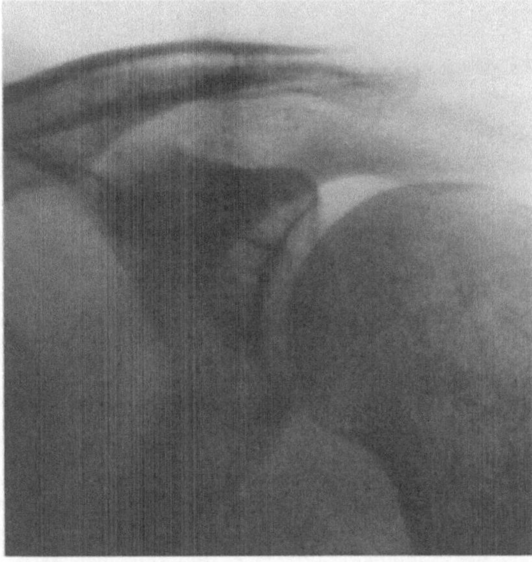

Abb. 37. Ostitis deformans im Processus coracoides des Schulterblattes bei einem 56jährigen Mann. Man erkennt eine Sklerose und verdickte Spongiosabälkchen

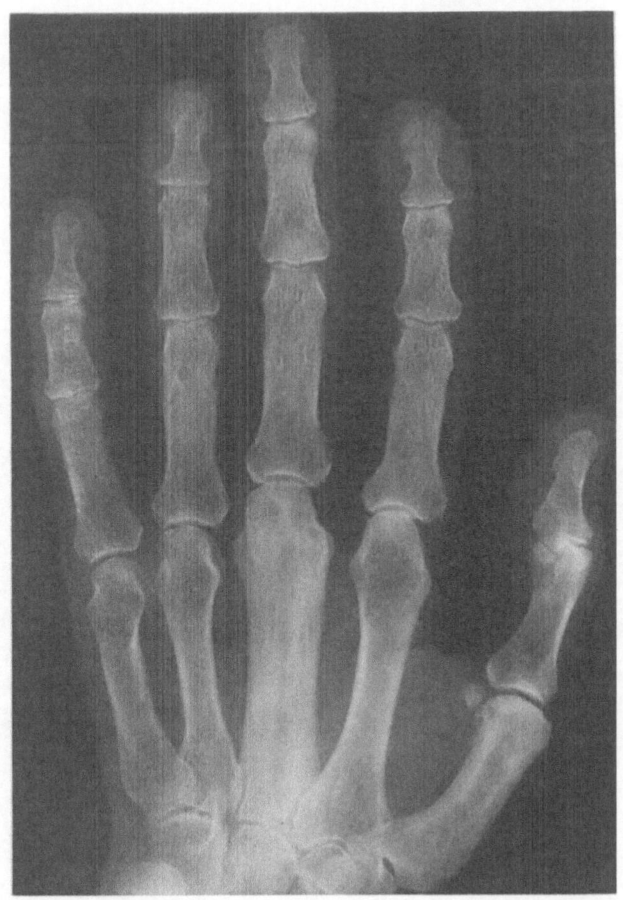

Abb. 38. Ostitis deformans des 3. Metacarpale der linken Hand bei einem 63jährigen Mann mit ausgedehnter Erkrankung in anderen Skeletteilen

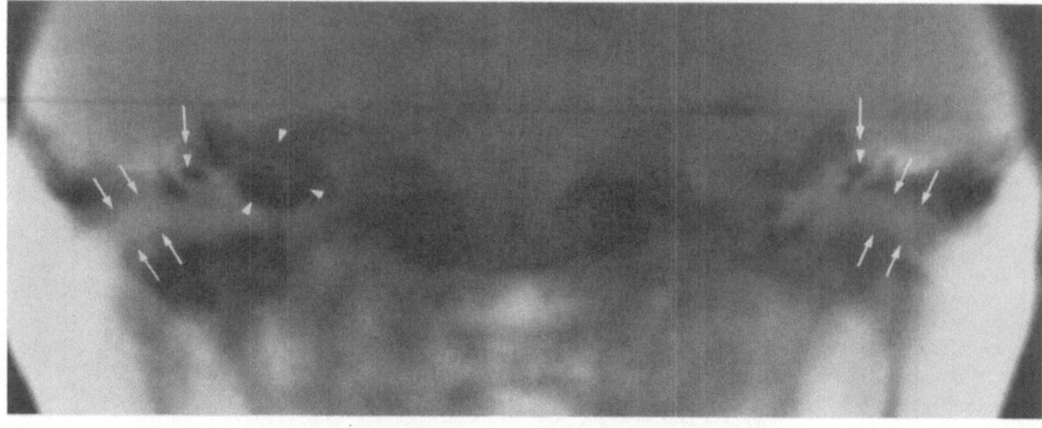

Abb. 39. Bei der 60jährigen Patientin mit Ostitis deformans wurde eine linksseitige Paralyse des 8. Nerven festgestellt. Das Tomogramm der Schädelbasis in frontaler Projektion zeigt Verwischung der normalen Knochenstruktur. Das linke knöcherne Labyrinth ist zerstört. → Äußere Gehörgänge, ▸ knöchernes Labyrinth der gesunden Seite, —▸ ▸ Gehörknöchelchen

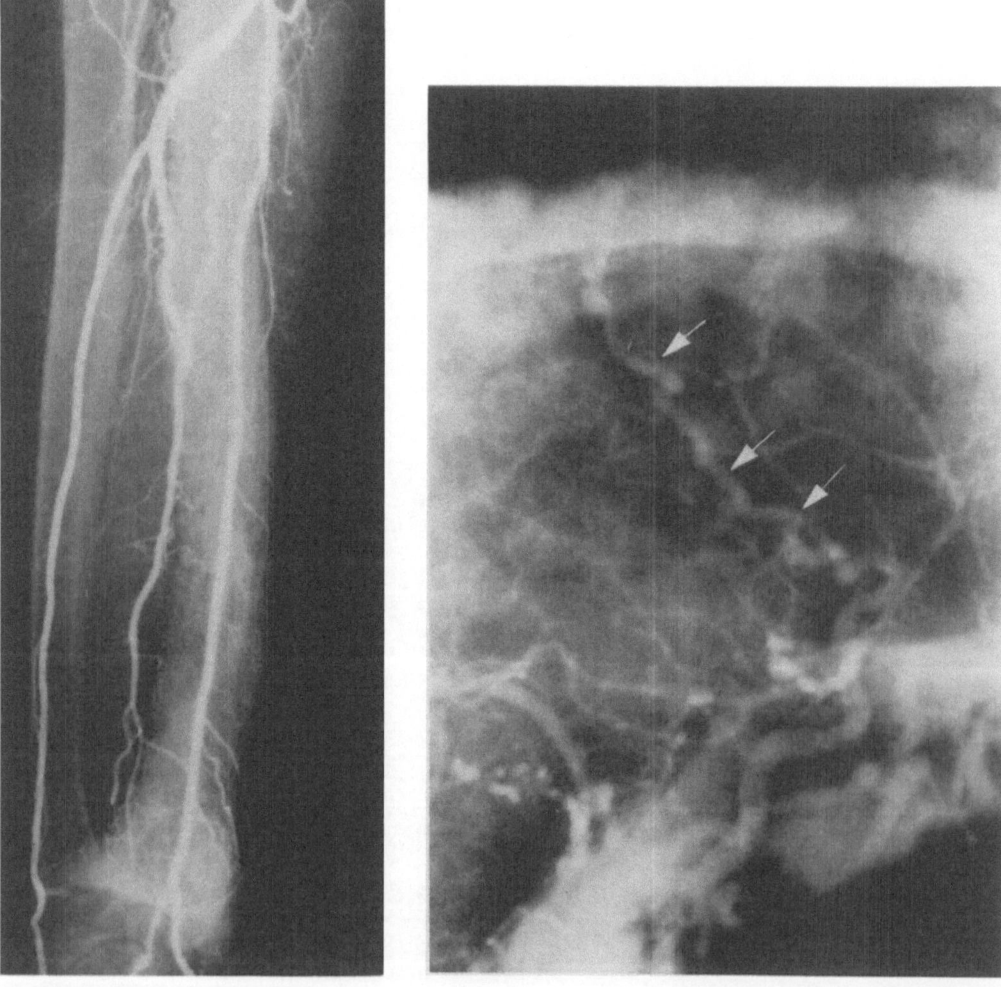

Abb. 40 Abb. 41

(Legenden s. S. 279 unten)

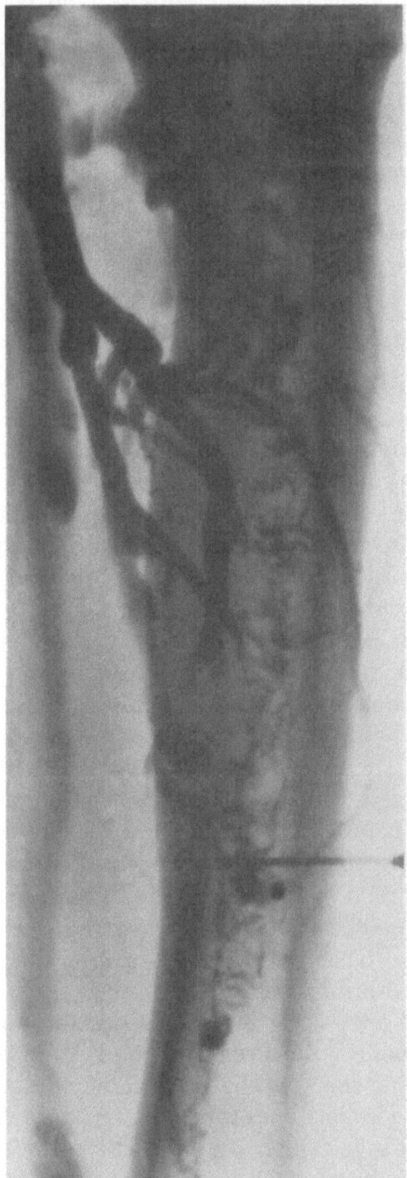

Abb. 42. Intramedulläre Phlebographie bei einem 61jährigen Mann mit aktiver Ostitis deformans im linken Oberschenkel. Das Kontrastmaterial breitet sich in der ganzen Länge des Markraumes aus. Die Gefäße sind etwas erweitert, und geringe Depotbildung ist zu erkennen. Im proximalen Schaft sind keine enossalen Blutgefäße gefüllt (sklerotische Ostitis deformans). Die Weichteilvenen sind nicht auffallend verändert

Angiogramme bei maligner Entartung von Pagetscher Knochenerkrankung zeigen die für bösartige Tumoren typischen Gefäßveränderungen (GRONNER et al.). Möglicherweise kann die intramedulläre Phlebographie Frühstadien maligner Entartung nachweisen.

Abb. 40. Arteriogramm des rechten Unterarmes bei Patienten mit aktiver Ostitis deformans des Radius. Deutliche Vermehrung der Weichteil- und periostalen Durchblutung

Abb. 41. Arteriogramm bei weit fortgeschrittener Erkrankung des Schädels. Ein Ast der Arteria meningica media (Pfeile) ist geschlängelt und zeigt mehrere aneurysmatische Erweiterungen

e) Untersuchung mit radioaktiven Isotopen

Neben Calcium-47 werden vorwiegend Strontium-85, Strontium-87 m und Fluor-18 angewandt, um den verstärkten Knochenumbau bei aktiver Pagetscher Erkrankung darzustellen. Bereits in Stadien, in denen Knochenveränderungen nur schwierig auf Röntgenaufnahmen zu erkennen sind, kann das Isotop 5—10mal stärker im erkrankten Knochen konzentriert sein als im normalen. Diese erhöhte Aktivität ist aber nicht typisch für die Pagetsche Erkrankung sondern wird auch bei anderen Erkrankungen gesehen, die mit erhöhtem Knochenumbau einhergehen. Isotopenuntersuchungen bei inaktiver Erkrankung sind im allgemeinen normal.

7. Röntgenologische Differentialdiagnose

Grundsätzlich ist es einfach, die Pagetsche Knochenerkrankung röntgenologisch von anderen Knochenveränderungen zu unterscheiden, und nur gelegentlich bereitet die Differentialdiagnose Schwierigkeiten. Die differentialdiagnostischen Erwägungen müssen je nach dem Sitz der Erkrankung unterschiedlich sein.

Beim *Schädel* führt die unklare Nomenklatur oft zu Fehldeutungen. Auch heute noch wird die Bezeichnung „circumscripte Osteoporose des Schädels", die SCHÜLLER einführte, manchmal als pathognomonisch für die erste Phase der Pagetschen Knochenerkrankung angesehen. Es handelt sich dabei aber um die Bezeichnung für einen lokalen Knochenumbau, der auch bei anderen Krankheiten gesehen wird. Vor allem die fibröse Dysplasie, Hyperparathyroidismus, die Retikulosen und Metastasen können umschriebene Aufhellungszonen hervorrufen. Bei den letzteren beiden kommt es aber zu einem tatsächlichen Knochenabbau, und auf Tangentialaufnahmen kann man einen Verlust von Knochensubstanz erkennen. Im Gegensatz dazu ist bei der Pagetschen Knochenerkrankung der abgebaute Knochen durch unverkalktes Osteoidgewebe ersetzt worden, das die gleiche Dicke wie der nicht befallene Knochen hat. Kleine Herde von Ostitis deformans können von fibröser Dysplasie oder Hyperparathyroidismus nicht unterschieden werden. Sobald das kalkarme Umbaufeld größere Gebiete ergriffen hat, sind die Veränderungen charakteristisch für die Pagetsche Knochenerkrankung.

Auch in der sklerotischen Phase im Schädel bestehen differentialdiagnostische Schwierigkeiten. Ausgedehnte Verkalkungsherde treten bei der Ostitis deformans nicht auf, bevor nicht eine deutliche Verdickung der Schädelkalotte durch periostale Neubildung vorliegt. Metastasen, vor allem vom Prostata- und Mammacarcinom, rufen gleichfalls sklerotische Veränderungen hervor. Bei diesen kommt es aber nie zu einer gleichmäßigen Kalottenverdickung wie bei der Ostitis deformans. Größere Aufhellungszonen, wie bei der Pagetschen Knochenerkrankung, fehlen, auch wenn es sich um gemischte, sklerotische und osteolytische Metastasen handelt. Knochenveränderungen bei Akromegalie und bei hämolytischen Anämien sind meistens leicht von der Pagetschen Knochenerkrankung zu unterscheiden. Gelegentlich kann die fibröse Dysplasie Sklerose und Verdickung des Gehirnschädels hervorrufen, die vom späten Stadium einer Ostitis deformans nicht zu unterscheiden ist. Auch die Heilungsphase des Hyperparathyroidismus sieht der Pagetschen Knochenerkrankung des Schädels zeitweise ähnlich.

Die Pagetsche Knochenerkrankung der *Schädelbasis* und des *Gesichtsschädels* ruft im allgemeinen eine strukturlose Sklerose mit Verdickung der befallenen Knochen hervor. Gleiche Veränderungen werden bei der fibrösen Dysplasie gesehen. Andere Ursachen für sklerotische Veränderungen können chronische Entzündungen, besonders syphilitischer Natur, langsam wachsende Tumoren, Hyperparathyroidismus, lokale Hyperostosen, Neurofibromatosis und Akromegalie sein. Bei der syphilitischen Osteomyelitis weist der Gesichtsschädel gewöhnlich einen umschriebenen Befall auf, und der Gehirnschädel ist meistens nicht ergriffen. Im Gegensatz dazu ist bei der Ostitis deformans der Gehirnschädel immer erkrankt, wenn der Gesichtsschädel Befall aufweist. Hyperparathyroidismus verursacht größere cystische Aufhellungen im sklerosierten Knochen und ist durch die typischen Veränderungen in anderen Skeletteilen und durch blutchemische Untersuchungen einfach zu diagnostizieren. Weit fortgeschrittene Veränderungen im Gesichtsschädel verursachen das Bild der *Leontiasis ossea*. Diese Bezeichnung wurde für eine typische Verformung des Gesichtes geprägt, und sie ist nicht pathognomonisch für die Pagetsche Knochenerkrankung. Bei Jugendlichen wird die Leontiasis ossea häufig durch die fibröse Dysplasie hervorgerufen. Sicherlich sind viele Berichte von Pagetscher Knochenerkrankung im Kindesalter mit Befallensein des Gesichtsschädels tatsächlich fibröse Dysplasien.

Im *Beckenknochen* muß die Pagetsche Knochenerkrankung von metastatischen Tumoren unterschieden werden. Vor allem das Carcinom der Prostata und der Mamma können ähnliche Veränderungen hervorrufen. Bei der Pagetschen Knochenerkrankung sieht man wiederum die gleichmäßige Erweiterung und Verdickung des Knochens mit mehr oder minder ausgeprägter grober Lamellierung. Metastasen dagegen erweitern den Knochen selten, und sie bilden diffus über das befallene Gebiet verteilte sklerotische Rundherde. Eine chronische Knochenentzündung, eine vom Ileosacralgelenk ausgehende Tuberkulose, ein Osteosarkom, die Hodgkinsche Erkrankung, Lymphosarkom oder eine parasacrale Sklerose geben selten zu differentialdiagnostischen Schwierigkeiten Anlaß.

In den langen *Röhrenknochen* mag die Pagetsche Knochenerkrankung mit einer chronischen Osteomyelitis verwechselt werden. Beide Erkrankungen können eine Verdickung des Knochens mit sklerotischer, unregelmäßiger Spongiosastruktur, verdickter Compacta und Verformungen hervorrufen. Die Pagetsche Knochenerkrankung zeigt einen mehr gleichförmigen Aufbau der Spongiosa mit sekundären, groben Lamellen. Diese fehlen bei der Osteomyelitis. Die Sklerose ist hier mehr kompakt und von cystischen Veränderungen unterbrochen, die alten Kloaken entsprechen. Bei der Ostitis deformans ist die Verdickung der Compacta gewöhnlich ausgesprochener, und die Oberfläche ist regelmäßiger als bei der Osteomyelitis. Die Pagetsche Knochenerkrankung kann außerdem bis an die Gelenkflächen fortschreiten, ohne das Gelenk selbst zu befallen. Dieses ist bei der Osteomyelitis in der Regel nicht der Fall. Trotz dieser Merkmale macht es manchmal Schwierigkeiten, röntgenologisch zwischen beiden Krankheiten zu unterscheiden.

In *Wirbelkörpern* und *Hand-* und *Fußwurzelknochen* kann ein Hämangiom Ähnlichkeit mit den frühen Stadien der Pagetschen Knochenerkrankung haben. Beide rufen eine im Wirbelkörper senkrechte Lamellierung hervor. Das Hämangiom erweitert den Knochen aber selten und führt nicht zu der ausgeprägten Verdickung der Corticalis, die in späteren Stadien der Pagetschen Knochenerkrankung gesehen wird. Aneurysmatische Knochencysten mögen der Pagetschen Knochenerkrankung in Ausnahmefällen gleichen. Dichte Sklerosierungen bei Lymphomen, primären und metastatischen Tumoren, Urticaria pigmentosa und chronischen Knochenerkrankungen sind manchmal dem sklerotischen Endstadium der Pagetschen Knochenerkrankung ähnlich.

Rippenveränderungen, wie bei der Ostitis deformans, können von chronischen Knochenentzündungen, metastatischen Tumoren und multiplem Myelom hervorgerufen werden.

Im Verein mit klinischen und chemischen Untersuchungen sollten fast alle differentialdiagnostischen Probleme geklärt werden können. Schwierigkeiten entstehen bei Verdacht, daß Knochenmetastasen oder ein multiples Myelom die Pagetsche Knochenerkrankung überlagern. In diesen Fällen mag eine Knochenbiopsie erforderlich sein, um die Diagnose sicherzustellen.

8. Komplikationen

a) Frakturen

Die häufigste der röntgenologisch nachweisbaren Komplikationen der Ostitis deformans ist die Fraktur, die häufig spontan oder nach geringfügigem Trauma auftritt. Je nach Autor und Krankengut wird sie in 5—20% aller Erkrankten gesehen. Bei unseren Patienten fanden wir — unter Ausschluß der Wirbelkörperfrakturen — in 9% Brüche.

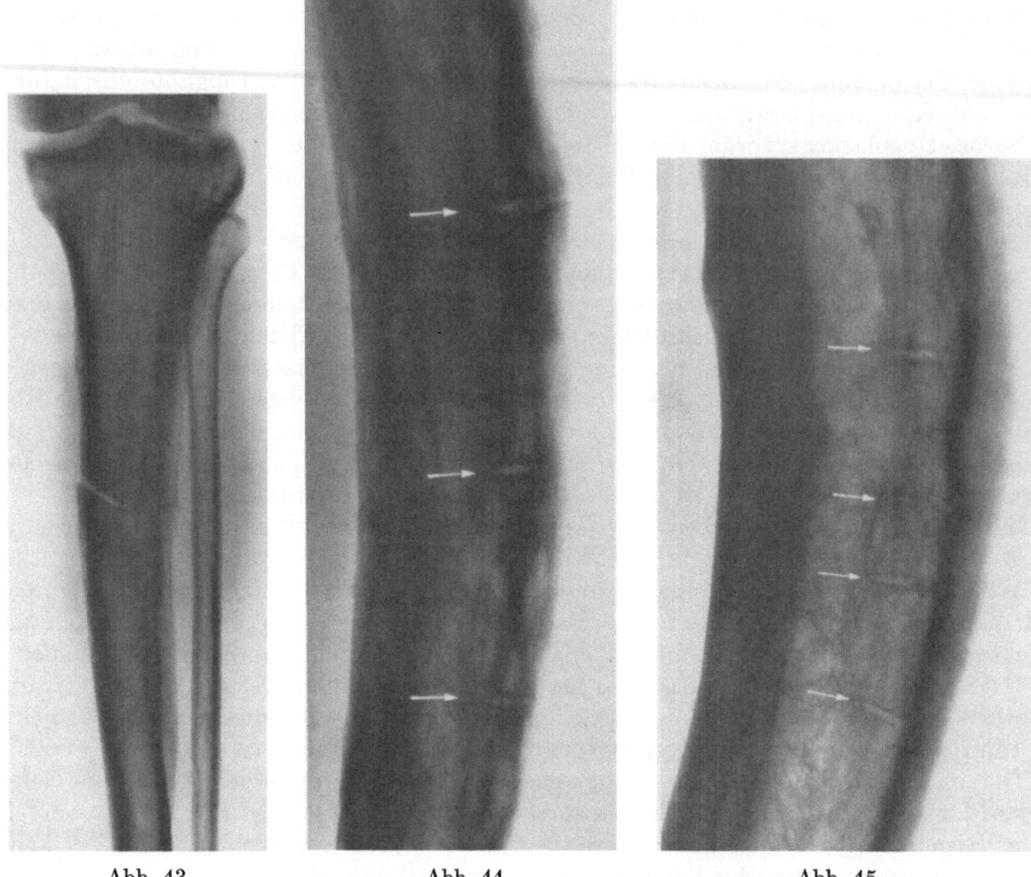

Abb. 43 Abb. 44 Abb. 45

Abb. 43. Pathologische Querfraktur in der an Ostitis deformans erkrankten Tibia eines 49jährigen Mannes

Abb. 44. Drei Fissurfrakturen (Pfeile) sind dargestellt im Cortex der Vorderfläche der an Ostitis deformans erkrankten Tibia bei einem 55jährigen Mann

Abb. 45. Vier Fissurfrakturen (Pfeile) in der Spongiosa der Tibia eines an Ostitis deformans erkrankten 44jährigen Mannes. Diese Frakturen waren vor 12 Jahren diagnostiziert. Damals durchsetzten sie auch den vorderen Cortex. Der Cortex ist verheilt, aber die Fissuren in der Spongiosa sind nach wie vor vorhanden

Man muß grundsätzlich 2 Arten von Frakturen unterscheiden. Es gibt die *vollständige Fraktur*. Der Bruch tritt meistens quer zur Längsachse des Knochens auf (Abb. 43). Solche Frakturen kommen vorwiegend im Ober- und Unterschenkel vor. Mit der Ausnahme von Schenkelhalsfrakturen ist die Heilungstendenz im allgemeinen die gleiche wie bei einer unkomplizierten, traumatischen Fraktur. Bei verzögerter Heilung sind wiederholt Knochentransplantate von gesunden Knochen auf die Fraktur überpflanzt worden. In den meisten Fällen wurde der transplantierte Knochen unter schneller Heilung des Knochenbruches von der Ostitis deformans ergriffen.

Auf der anderen Seite sehen wir die *unvollständigen Frakturen* oder sog. *Fissurfrakturen*. Diese treten gewöhnlich an der konvexen Seite des verformten Knochens auf, und sie sind häufig in der Vielzahl vorhanden (Abb. 44). Es handelt sich um Belastungsfrakturen, die durch Dehnung des Knochens und vielleicht auch durch Druckatrophie von pulsierenden, periostalen Gefäßen hervorgerufen werden. Sie heilen wegen der Neigung des verformten Knochens, den Bruchspalt offen zu halten, und wegen fehlender Belastung an den konvexen Oberflächen des Knochens sehr viel langsamer als die vollständigen Frakturen. Nach Wochen oder Monaten sieht man an der Oberfläche des Knochens einen

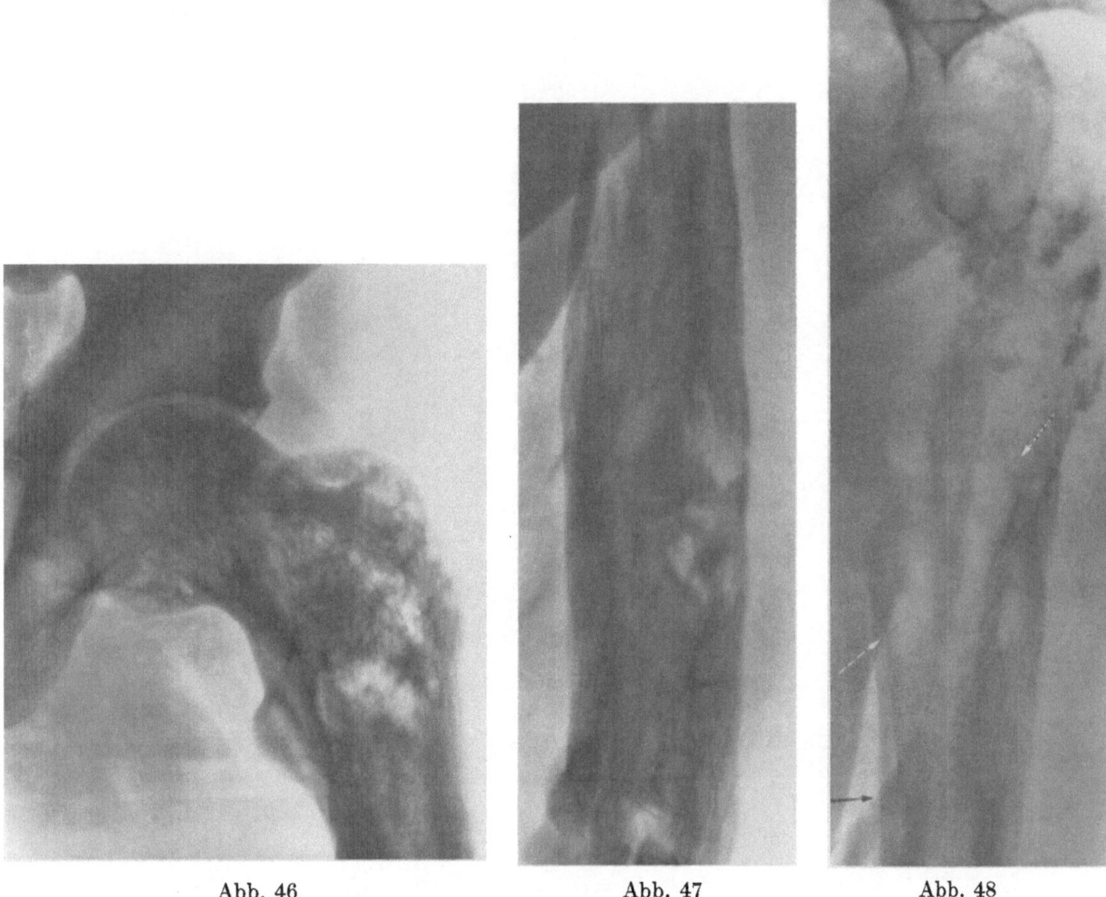

Abb. 46 Abb. 47 Abb. 48

Abb. 46. Osteosarkom im proximalen Ende eines von Ostitis deformans befallenen Oberschenkels eines 60jährigen Mannes. Unregelmäßige Bezirke von Knochenzerstörung sind deutlich zu erkennen

Abb. 47. Fibrosarkom im Oberarm einer an Ostitis deformans erkrankten 61jährigen Frau. Viele unregelmäßige Bezirke mit Knochenzerstörung

Abb. 48. Weitgehende Zerstörung des proximalen Oberarmes durch ein Osteosarkom sekundär zu Ostitis deformans bei einer 84jährigen Frau. (Für Erklärung siehe nächste Abbildung)

Verschluß der Fissuren, während der Teil der Fissur, der die Spongiosa durchsetzt, für viele Jahre erhalten bleiben kann (Abb. 45). Es ist anzunehmen, daß eine Fissurfraktur häufig der Vorläufer eines vollständigen Querbruches ist. Die Fissuren sind histologisch nicht identisch mit den sog. Umbauzonen, die von LOOSER beschrieben wurden.

Kompressionsfrakturen der Wirbelkörper sind nicht ungewöhnlich. Sie rufen oft hochgradige Kyphosen hervor und können zur Kompression des Rückenmarkes führen.

b) Neoplasien

Unter den Neoplasien, die sich sekundär zur Ostitis deformans bilden, steht das Sarkom im Vordergrund. Ein Knochensarkom tritt bei Patienten mit Pagetscher Knochenerkrankung öfter auf als bei Gesunden gleichen Alters. Allerdings ist es schwierig, Angaben über die Häufigkeit der malignen Entartung zu machen. Die Zahlen in der Literatur sind sehr unterschiedlich und schwanken zwischen 1 und 20%. Wir fanden bei 15 unserer Patienten (3,3%) bösartige Tumoren. Bei allen war die Ostitis deformans mehr als 10 Jahre

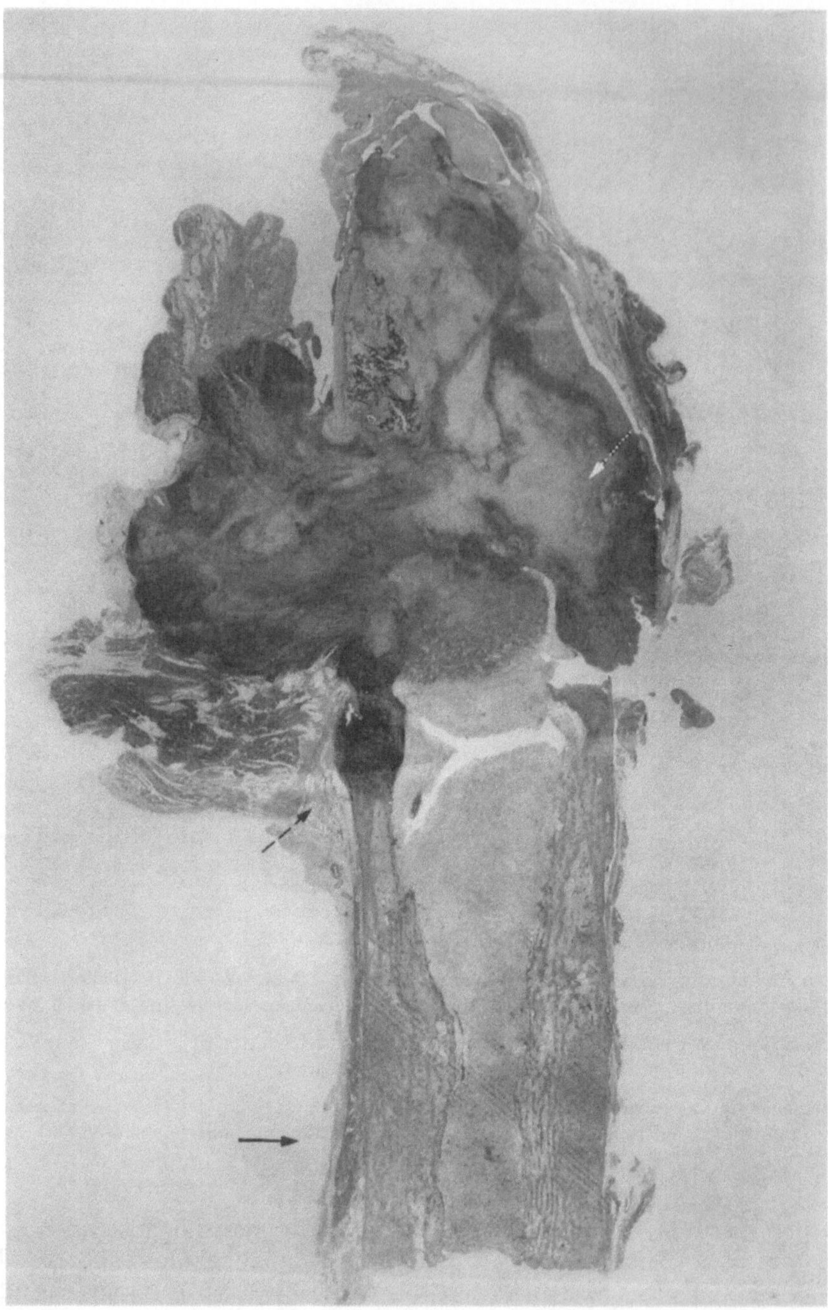

Abb. 49. Histologischer Schnitt des resezierten Oberarmes (s. Abb. 48). → Von Ostitis deformans befallener Knochen. -----→ Beginnende Tumorinvasion. ·········→ Voll ausgebildeter Tumor

bekannt. Männer werden etwa viermal so häufig wie Frauen von sarkomatöser Entartung ergriffen. Die Mehrzahl der Sarkome, sekundär zur Pagetschen Knochenerkrankung, sieht man im Alter zwischen 50 und 60 Jahren. Es bestehen keine Beziehungen zwischen dem bevorzugten Sitz der Ostitis deformans und der Lokalisation bösartiger Degeneration. Am meisten tritt diese in Humerus und Femur, etwas seltener in Becken und Schädel auf. Sarkome sind aber in allen von der Pagetschen Knochenerkrankung befallenen Knochen, unter anderem auch in den Fingerknochen, gefunden worden (Carroll). Sie

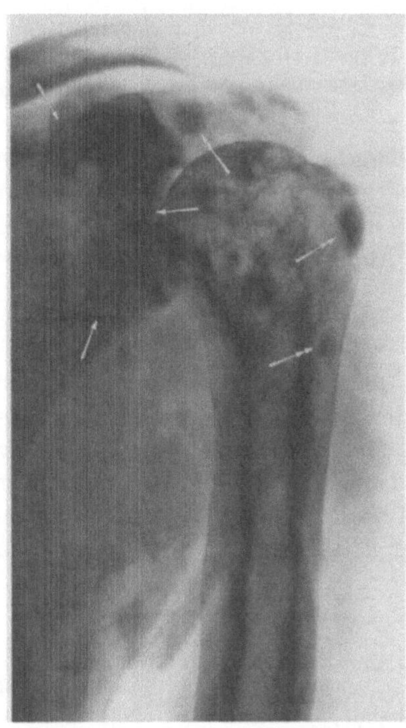

Abb. 50. Osteosarkom (Pfeile) im linken Schulterblatt eines 57jährigen Mannes bei lange beobachteter Ostitis deformans. Mehrere sklerotische Herde im Schulterblatt und im proximalen Oberarm (Doppelpfeile) zeigten histologisch Bösartigkeit (Metastasen oder multizentrische Entstehung?)

können multizentrisch entstehen. Die Paget-Sarkome sind histologisch häufig mehr polymorph als die primären Knochensarkome. Sie erinnern an Fibrosarkome, bilden in den meisten Fällen aber Knochen. Spindelzell- und Riesenzellsarkome werden seltener gesehen, aber auch andere Varianten wurden beschrieben, z.B. Chondrosarkome und Riesenzelltumoren.

In den Anfangsstadien der malignen Entartung macht die röntgenologische Diagnose Schwierigkeiten. Die unkomplizierte Pagetsche Knochenerkrankung schreitet im allgemeinen langsam fort. Unregelmäßige Herde von subcorticalem Knochenabbau, Erosion des Cortex und Verlust der groblamelligen Struktur sind auf maligne Entartung verdächtig, wenn sie in kurzer Zeit auftreten (Abb. 46—50). Manchmal macht sich ein Osteosarkom auch durch dichte Sklerosierung bemerkbar. Multizentrische Sarkome sind gelegentlich durch das plötzliche Auftreten vieler sklerotischer Knochenmarkinfiltrate zu erkennen. In frühen Stadien ist eine Biopsie notwendig, um den röntgenologischen Verdacht auf sarkomatöse Entartung zu bestätigen. Bei fortgeschrittenen Tumoren mit weitgehender Knochenzerstörung und Weichteilbefall bestehen keine diagnostischen Schwierigkeiten. Das Sarkom, sekundär zur Pagetschen Knochenerkrankung, ist gewöhnlich ein aggressiver Tumor und metastasiert frühzeitig. Eine 5-Jahres-Heilung wird auch nach rechtzeitiger Amputation nur sehr selten erzielt.

c) Veränderungen an Herz und Gefäßen

Arteriosklerose wird häufiger und in größerer Ausdehnung bei Patienten mit Pagetscher Erkrankung gefunden im Vergleich zur gesunden Bevölkerung gleichen Alters. Im allgemeinen überwiegt dabei die Kalkeinlagerung in der Media ohne weitgehende Gefäßverengungen. Darum ist auch die Zahl der Verschlüsse der Coronararterien nicht größer als bei Vergleichspersonen. Die Gefäßversorgung von aktiven Umbauherden im Knochen ist erheblich erhöht. Bei polyostotischer Erkrankung kann dieses zu gesteigertem Herzminutenvolumen mit den Folgen einer Herzdekompensation führen.

d) Verkalkungen

Bei sehr schnellem Knochenabbau oder bei vermindertem Knochenneubau bei bettlägerigen Kranken kommt es gelegentlich zu einer Erhöhung der Serumcalciumwerte. Dieses kann dann zu Weichteil- und Nierenverkalkungen und zur Bildung von Gallen- und Speichelsteinen führen. Auch sind Kalkablagerungen im Knorpelgewebe in diesen Fällen nicht ungewöhnlich.

9. Prognose

Die Prognose der Ostitis deformans ist von der Ausdehnung und der Aktivität der Erkrankung abhängig. Bei der monostotischen und bei der polyostotischen Form, die nach einigen Jahren inaktiv geworden ist, ist die Lebenserwartung nicht beeinträchtigt. Lange anhaltende Aktivität dagegen kann bei der polyostotischen Ostitis deformans zur kardialen Dekompensation führen. Renale Verkalkungen sind gelegentlich die Ursache für eine Urämie. Bei maligner Entartung ist die Prognose ungünstig.

Literatur

ABBE, R.: Paget's disease of bone. J. Amer. med. Ass. **70**, 371—372 (1918).

ALBERTINI, A. VON: Über Sarkombildung auf dem Boden der Ostitis deformans Paget. Virchows Arch. path. Anat. **268**, 259—273 (1929).

ALBERTINI, A. VON: Bemerkungen zur sarkomatösen Entartung bei der Ostitis deformans. Fortschr. Röntgenstr. **41**, 443—445 (1930).

ALBRIGHT, F., REIFENSTEIN, E. C.: The parathyroid glands and metabolic bone disease. Baltimore: Williams & Wilkins 1948.

ALPERT, S.: Cardiovascular complications of Paget's disease: A case report. Ann. intern. Med. **48**, 871—876 (1958).

ANSON, B. J., WILSON, J. G.: Structural alterations in the petrous portion of the temporal bone in osteitis deformans. Arch. Otolaryng. (Chic.) **25**, 560—580 (1937).

APPERLY, F. L., CARY, M. K.: A note on glucose tolerance in Paget's disease (osteitis deformans). Amer. J. med. Sci. **192**, 702—705 (1936).

AXLER, A.: Over de behandeling van morbus Paget. Ned. T. Geneesk. **114**, 438—440 (1970).

BANNA, P., AMATO, C., DI MARTINO, G.: Contributo alla conoscenza della malattia ossea di Paget. (Trattamento con auto-innesto osseo). Chir. ital. **20**, 523—542 (1968).

BARBIERI, E.: Osservazioni cliniche e biochimiche su di un caso di sarcoma in frattura pagetica. Arch. Ortop. (Milano) **72**, 672—676 (1959).

BARDENHEUER, B., LOSSEN, W.: Leontiasis ossea. Festschrift zur Eröffnung der Akademie für praktische Medizin in Köln 154—174 (1904).

BARRY, H. C.: Sarcoma in Paget's disease of bone in Australia. J. Bone Jt Surg. A **43**, 1122—1134 (1961).

BARRY, H. C.: Fractures of the femur in Paget's disease of bone in Australia. J. Bone Jt. Surg. A **49**, 1359 (1967).

BARRY, H. C.: Paget's disease of bone. Edinburgh and London: E. and S. Livingstone Ltd **1969**.

BAUER, G. C.: The use of radionuclides in orthopaedics. Part IV. Radionuclide scintimetry of the skeleton. J. Bone Surg. A **50**, 1681—1709 (1968).

BAUER, G. C., WENDEBERG, B.: External counting of Ca^{47} and Sr^{85} in studies of localized skeletal lesions in man. J. Bone Jt Surg. B **41**, 558—580 (1959).

BELDEN, W. W., BERNHEIM, A. R.: Clinical and therapeutic considerations of osteitis deformans. Radiology **18**, 324—348 (1932).

BERMAN, L.: Endocrine treatment of Paget's disease. Endocrinology **16**, 109—119 (1932).

BIAVATI, C.: Considerazioni sulla malattia di Paget ad esclusiva localizzazione nelle ossa craniche. Boll. Sci. med. **131**, 545—554 (1959).

BIRD, C. E.: Sarcoma complicating Paget's disease of the bone. Report on 9 cases, 5 with pathological verification. Arch. Surg. **14**, 1187—1208 (1927).

BODANSKY, A., JAFFE, H. L.: Phosphatase studies: III. Serum phosphatase in diseases of the bone: Interpretation and significance. Arch. intern. Med. **54**, 88—110 (1934).

BRAILSFORD, J. F.: Paget's disease of bone. Its frequency, diagnosis and complications. Brit. J. Radiol. **11**, 507—532 (1938).

BRAILSFORD, J. F.: Paget's disease of bone. Brit. J. Radiol. **27**, 435—442 (1954).

BROOKE, R. I.: Giant-cell tumor in patients with Paget's disease. Oral Surg. **30**, 230—241 (1970).

BULL, J. W. D., NIXON, W. L. B., PRATT, R. T. C, ROBINSON, P. K.: Paget's disease of the skull and secondary basilar impression. Brain **82**, 10—22 (1959).

BUSCH, G., REISNER, K.: Zur Diagnostik und Therapie der basilären Impression beim Morbus Paget des Schädels. Nervenarzt **41**, 457—460 (1970).

BUTLIN, H. T.: Pathological reports on osteitis deformans. J.-Lancet **1**, 519 (1885).

CALDOS, P.: Artériographie des membres, de l'aorte abdominale et de ses branches. J. Radiol. Électrol **34**, 28—41 (1953).

CALVET, J., CERESIA, G.: Leontiasis ossea: osservazioni di una forma pagetoide. Clin. otorinolaring. **10**, 351—374 (1958).

CAMP, J. D.: Sarcoma complicating osteitis deformans a report of two cases. Radiology **5**, 495—499 (1925).

CAMPBELL, E., WHITFIELD, R. D.: Osteogenic sarcoma of vertebrae secondary to Paget's disease. N.Y. St. J. Med. **43**, 931—938 (1943).

CARROLL, R. E.: Osteogenic sarcoma in hand. J. Bone Jt Surg. IA **39**, 325—331 (1957).

CAUGHEY, J. E., GWYNNE, J. F., JEFFERSON, N. R.: Dystrophia myotonica associated with familial Pagets' disease (osteitis deformans) with sarcomata. J. Bone Jt Surg. B **39**, 316—325 (1957).

CHILDREY, J. H.: Paget's disease of the bones of the skull with obliteration of the sinuses. Arch. Otolaryng. (Chic.) **31**, 333—338 (1940).

CHOREMIS, C., YANNAKOS, D., PAPADATOS, C., BAROUTSON, E.: Osteitis deformans (Paget's disease) in 11-year-old boy. Helv. paediat. Acta **13**, 185—188 (1958).

CLEGG, J. L.: Paget's disease with mental symptoms and choroiditis. J.-Lancet **2**, 128—131 (1937).

CLEMIS, J. D., BOYLES, J., HARFORD, E. R., PETASNICK, J. P.: The clinical diagnosis of Paget's disease of the temporal bone. Ann. Otol. (St. Louis) **76**, 611—623 (1967).

CODMAN, E. A.: Registry of bone sarcoma. Surg. Gynec. Obstet. **42**, 381—393 (1926).

COLEY, B. L.: Neoplasms of bone and related conditions. Second edit. New York: Paul B. Hoeber, Inc. 1960.

COLEY, B. L., HIGINBOTHAM, N. D.: Tumors primary in the bones of the hands and feet. Surgery **5**, 112—128 (1939).

COLEY, B. L., POOL, J. L.: Factors influencing the prognosis in osteogenic sarcoma. Ann. Surg. **112**, 1114—1128 (1940).

COLEY, B. L., SHARP, G. S.: Paget's disease — a predisposing factor to osteogenic sarcoma. Arch. Surg. **23**, 918—936 (1931).

COLLINS, D. H.: Paget's disease of bone, incidence and subclinical forms. Lancet **1956**, 51—57.

COLLINS, D. H., WINN, J. M.: Focal Paget's disease of the skull (osteoporosis circumscripta). J. Path. Bact. **69**, 1—9 (1955).

CONE, S. M.: Pathology of osteitis deformans, Paget's disease. J. Bone Jt Surg. **4**, 751—788 (1922).

CONE, S. M.: Paget's osteitis deformans in relation to cardiovascular disease. J. Bone Jt Surg. **15**, 190—192 (1933).

COOKE, B. E. D.: Paget's disease of the jaws: 15 cases. Ann. roy. Coll. Surg. **19**, 223—240 (1956).

CORNIL, L., PAOLI, J., GASTAUT, H., SPITALIER, H.: Les tumeurs osseuses de Paget. Sem. Hôp. Paris **26**, 2357—2361 (1950).

COURNAND, A., LEQUIME, J., REGNIERS, P.: L'insuffisance cardiaque chronique. Études physiopathologiques. Paris: Masson & Cie. 1952.

COURVILLE, C. B., LANGMADE, C. F.: The significance of neurologic and psychiatric manifestations in the presence of Paget's disease in the skull. Bull. Los Angeles neurol. Soc. **12**, 111—138 (1948).

CRUMPACHER, E. L., LIPSCOMB, P. R.: The familial incidence of Paget's disease of bone (Osteitis deformans). Report of occurrence in three siblings. Med. Clin. N. Amer. **35**, 1203—1211 (1951).

CZERNY, V.: Mitteilungen aus der Freiburger Chirurgischen Klinik: IV. Eine lokale Malacie des Unterschenkels. Wien. med. Wschr. **23**, 896—899 (1873).

DA COSTA, J. C.: Paget's disease of the bone (osteitis deformans). Surg. Clin. N. Amer. **1**, 47—58 (1921).

DARCOURT, G., JACQUELIN, D., CHAMPEAU, J., COSSA, P.: Angnosie visuelle avec micropsie par ramollissement cérébral bilatéral au cours d'une maladie de Paget. Rev. neurol. **100**, 511—515(1959).

DAVIE, T. B., COOKE, W. E.: The supervention of osteogenic sarcoma in Paget's disease. Brit. J. Surg. **25**, 299—316 (1937).

DAVIES, D. G.: Paget's disease in the temporal bone. A clinical and histopathological survey. Acta oto-laryng. (Stockh.) Suppl. **242**, 3 (1968).

DAVIS, E. D. D.: Some observations on leontiasis ossea and osteitis deformans, Paget's disease. Brit. J. Surg. **44**, 184—189 (1956).

DE MARNEFFE, R.: Données actuelles concernant la vascularisation osseuse dans la maladie de Paget. Acta cardiol. (Brux.) 8, 181—188 (1953).

DE NARDO, G. L.: The 85 Sr scintiscan in bone disease. Ann. intern. Med. **65**, 44—53 (1966).

DE NARDO, G. L., VOLPE, J. A.: Detection of bone lesions with the Strontium-85 scintiscan. J. nucl. Med. **7**, 219—236 (1966).

DECHAUME, M., COMMISSIONAT, Y., BONNEAU, M.: Maxillaires et dents dans la maladie osseuse de Paget. Presse méd. **71**, 2693—2696 (1963).

DENNINGER, H. S.: Paleopathological evidence of Paget's disease. Ann. med. Hist. **5**, 73—81 (1933).

DERMAN, H., PIZZOLATO, P., ZISKIND, J.: Multicentric osteogenic sarcoma in Paget's disease with cerebral extension. Amer. J. Roentgenol. **65**, 221—226 (1951).

DICKSON, D. D., CAMP, J. D., GHORMLEY, R. K.: Osteitis deformans: Paget's disease of bone. Radiology **44**, 449—469 (1945).

DOS SANTOS, B.: Arteriography in the diagnosis of osteomyelitis and neoplasms of bone. J. Bone Jt Surg. B **30**, 213 (1948).

DOS SANTOS, R.: Arteriography in bone tumors. J. Bone Jt Surg. B **32**, 17—29 (1950).

DOSHER, W. S.: Report of case of Paget's disease of bone with associated optic atrophy and a brief review of the literature. Sth. med. J. (Bghm, Ala.) **30**, 985—987 (1937).

DOUGLAS, A. H.: Coronary disease in identical twins with Paget's disease in one. N.Y. J. Med. **69**, 1425—1429 (1969).

DUCHANGE, H.: Éléments du diagnostic de la maladie de Paget. Vie méd. **40**, 644—648 (1959).

EDHOLM, O. G., HOWARTH, S., MCMICHAEL, J.: Heart failure and bone blood flow in osteitis deformans. Clin. Sci. **5**, 249—260 (1945).

EDHOLM, O. G., HOWARTH, S.: Studies on peripheral circulation in osteitis deformans. Clin. Sci. **12**, 277—286 (1953).

ELLIS, K., HOCHSTIM, R. J.: The skull in hyperparathyroid bone disease. Amer. J. Roentgenol. **83**, 732—742 (1960).

Epstein, B. S., Epstein, J. A.: The association of cerebellar tonsillar herniation with basilar impression incident to Paget's disease. Amer. J. Roentgenol. **107**, 535—542 (1969).

Erdheim, J.: Über die Genese der Pagetschen Knochenerkrankung. Beitr. path. Anat. **96**, 1—60 (1935).

Esposito, W. J., Berne, A. S.: Polyostotic bone sarcoma associated with osteitis deformans. Amer. J. Roentgenol. **83**, 698—703 (1960).

Evens, R. G., Bartter, F. C.: The hereditary aspects of Paget's disease (osteitis deformans). J. Amer. med. Ass. **205**, 900—902 (1968).

Falchi, G.: Tre casi di osteopatia deformante di Paget familiare. Aspetti eziopatogenetici, clinici e terapeutici. Clin. ter. **37**, 293—324 (1966).

Fares, G., Reggiani, G., Maglinlo, G.: L'arteriografia nei tumori dello scheletro e delle parti molli degli arti. Arch. Putti Chir. Organi Mov. **10**, 54—74 (1958).

Fedder, L.: Ostitis deformans mit sekundärer Rundzellensarkomatose. Fortschr. Röntgenstr. **31**, 391—399 (1924).

Feldmann, F., Seaman, W. B.: The neurologic complications of Paget's disease in the cervical spine. Amer. J. Roentgenol. **105**, 375—382 (1969).

Finby, N., Begg, C. F.: Osteolysis and pseudofractures of the femur. N.Y. J. Med. **64**, 2555—2558 (1964).

Fineschi, G.: Evoluzione pagetoide di focolai di displasia fibrosa. Arch. Putti Chir. Organi Mov. **9**, 73—87 (1957).

Fölsch, E.: Ostitis deformans Paget und sarkomatöse Entartung. Langenbecks Arch. klin. Chir. **321**, 359—369 (1968).

Frank, R. M., Dreyfuss, F.: Etude microradiographique de l'os pagetique. Presse méd. **72**, 2291—2294 (1964).

Franseen, C. C., McClean, R.: Phosphatase activity of tissues and plasma in tumors of the bone. Amer. J. Cancer **24**, 299—317 (1935).

Freund, E.: Zur Frage der Osteitis deformans Paget. Virchows Arch. path. Anat. **274**, 1—36 (1929).

Frey, W. G.: Paget's disease of the skull. Arch. Ophthal. **18**, 477—478 (1937).

Freydinger, J. E., Duhig, J. T., McDonald, L. W.: Sarcoma complicating Paget's disease of bone. A study of 7 cases with report of one long survival after surgery. Arch. Path. **75**, 496—500 (1963).

Galbraith, H.-J. B.: Familial Paget's disease of bone. Brit. med. J. **1954 II**, 29.

Garcin, D.: Contribution à l'étude des complications nerveuses de la maladie osseuse de Paget, et particulièrement des complications médullaires. Thèse Méd. Paris, 1937.

Garder, W. J., Dohn, D. F.: Trigeminal neuralgia — hemifacial spasm — Paget's disease: significance of this association. Brain **89**, 555—562 (1966).

Gerstel, G., Janker, R.: Über die Entwicklung eines Spindelzellsarkoms auf dem Boden einer monostotischen Ostitis deformans Paget. Dtsch. Z. Chir. **238**, 577—603 (1933).

Ghormley, R. K., Sutherland, C. E., Pollack, G. A.: Pathological fractures. J. Amer. med. Ass. **109**, 211—215 (1937).

Giampalmo, A.: Nuovo contributo sulla istogenesi della malattia ossea di Paget. Pathologica **38**, 1—4 (1946).

Gilfillan, R. S., Petrakis, N. L., Steinbach, H. L.: The circulation of bone with particular reference to the medulla and medullography. Surg. Forum **7**, 463—468 (1956).

Glickman, I.: Paget's disease in maxilla, mandible and palate; a histologic analysis. Amer. J. Orthodont. **29**, 591—607 (1943).

Goldenberg, R. R.: Skull in Paget's disease. J. Bone Jt Surg. A **33**, 911—921 (1951).

Goldstein, A. E., Abeshouse, B. S.: Urinary calculi in Paget's disease (osteitis deformans). Amer. J. Surg. **30**, 359—368 (1935).

Gordon, L.: Paget's disease of the patella. J. Bone Jt Surg. A **40**, 1423—1425 (1958).

Gould, D. M., McAfee, J. G.: The roentgen signs of systemic disease in the skull. Amer. J. med. Sci. **236**, 634—660 (1958).

Greinger, R. G., Laws, J. W.: Paget's disease, active or quiescent? Brit. J. Radiol. **30**, 120—124 (1957).

Groh, J. A.: Monostotic Paget's disease as a clinical entity. Amer. J. Roentgenol. **50**, 230—243 (1943).

Gronner, A. T., Larsen, L. J., Obata, W. G.: Angiography in the diagnosis of sarcomatous degeneration of osteitis deformans. A case report. Radiol. clin. (Basel) **38**, 147—153 (1969).

Gross, G.: Ostitis deformans (Paget) — Angioid streaks (Knapp) — Pseudoxanthoma elasticum (Darier) — Erscheinungsbilder einer gemeinsamen Systemerkrankung? Arch. orthop. Unfall-Chir. **50**, 613—617 (1959).

Grossiord, A., Lacert, P., Pannier, S.: Impressions basilaire et maladie de Paget. Rev. neurol. **116**, 250—258 (1967).

Grundy, M.: Fractures of the femur in Paget's disease of bone. Their etiology and treatment. J. Bone Jt Surg B **52**, 252—263 (1970).

Grundy, M., Patton, J. T.: The hand in Paget's disease (osteitis deformans). Brit. J. Radiol. **42**, 748—752 (1969).

Guaraldi, G. P., Boroghi, P. L.: Clinical and pneumoencephalographic contributions to the study of psychic and neurologic disorders in Paget's osteosis deformans and cranial localization. G. Psichiat. Neuropat. **91**, 133—158 (1963) Ital.

Gutman, A. B., Kasabach, H.: Paget's disease (osteitis deformans). Amer. J. med. Sci. **191**, 361—380 (1936).

Gutmann, A. B., Parsons, W. B.: Hyperparathyroidism simulating or associated with Paget's disease; with three illustrative cases. Ann. intern. Med. **12**, 13—31 (1938/39).

Guy, C. C.: Paget's disease, its differentiation from metastatic carcinoma of the bone. Surg. Clin. N. Amer. **10**, 399—405 (1930).

Haddad, J. G., Birge, S. J., Avioli, L. V.: Effects of prolonged thyrocalcitonin administration in Paget's disease of bone. New Engl. J. Med. **283**, 549—555 (1970).

Hamburger, L. P., Nachlas, I. W.: Leontiasis ossea as a manifestation of Paget's disease. Arch. Surg. **12**, 727—739 (1926).

Hansen, T. L.: Sarcoma as a complication to Paget's disease. Trans. west. surg. Ass. **51**, 59—75 (1942).

HARRISON, C. V., LENNOX, B.: Heart block in osteitis deformans. Brit. Heart J. **10**, 167—176 (1948).

HARTFALL, S. J.: Psychosis in osteitis deformans. Lancet **1931 II**, 68.

HASLHOFER, L.: Die Pagetsche Knochenkrankheit (osteitis deformans Paget). In: HENKE-LUBARSCH, Handbuch der speziellen pathologischen Anatomie und Histologie. Berlin: Springer 1937.

HELLMER, H., POPPE, H.: Röntgenologische Differentialdiagnose der Knochenerkrankungen. Stuttgart: G. Thieme 1956.

HENZE, H.: Ostitis deformans (Paget) der Wirbelsäule. Radiologie **4**, 6—9 (1964).

HEZZLIT, L.: Sarcoma complicating Paget's disease of bone. N.Y. St. J. Med. **17**, 330—334 (1917).

HILKER, R.: Osteitis deformans. J.-Lancet **79**, 527—534 (1959).

HITCHCOCK, H., CHATER, E. H.: Paget's disease of scapula simulating hyperparathyroidism. J. Irish med. Ass. **51**, 156—158 (1962).

HODGES, P. C.: Paget's disease of bone. Postgrad. Med. **25**, A 67—A 73 (1959).

HOLLING, H. E.: Paget's disease: Cardiovascular aspects. Heart Bull. **13**, 68—71 (1964).

HOWARTH, S.: Cardiac output in osteitis deformans. Clin. Sci. **12**, 271—275 (1953).

HUNTER, D., JUPE, M. H.: In: Textbook of x-ray diagnosis. Philadelphia and London: W. B. Saunders 1950.

HUTCHINSON, J.: On osteitis deformans. Illustr. med. News **2**, 169—180 (1889).

HUTTER, R. V., FOOTE, F. W. JR., FRAZELL, E. L., FRANCIS, K. C.: Giant-cell tumors complicating Paget's disease of bone. Cancer (Philad.) **16**, 1044—1056 (1963).

IVIMEY, M.: Bone dystrophy with the characteristics of leontiasis ossea, osteitis deformans and osteitis fibrosa cystica in a child. A suggestion as to the influence of the central nervous system. Amer. J. Dis. Child. **38**, 348—360 (1929).

JAFFE, H. D.: Paget's disease of bone. Arch. Path. **15**, 83—131 (1933).

JAFFE, H. D.: In tumors and tumorous conditions of the bones and joints. Philadelphia: Lea and Febiger 1958.

JANETOS, G. P.: Paget's disease in the cervical spine. Amer. J. Roentgenol. **97**, 655—657 (1966).

JESSERER, H.: Erkrankungen und Probleme aus den Grenzgebieten der Inneren Medizin. IV. Die Pagetsche Krankheit. Med. Klin. **54**, 2151—2154 (1959).

JOHNSEN, T. S.: Osteoporosis circumscripta cranii (ostitis deformans Paget). Nord. Med. **76**, 1301—1306 (1966).

JONES, J. V., REED, M. E.: Paget's disease: a family with 6 cases. Brit. med. J. **4**, 90—91 (1967).

KARPOWICH, A. J.: Paget's disease with osteogenic sarcoma of the maxilla. Oral Surg. **11**, 828—834 (1958).

KASABACH, H. H., GUTMAN, A. B.: Osteoporosis circumscripta of the skull and Paget's disease. Amer. J. Roentgenol. **37**, 577—602 (1937).

KAY, H. D.: Phosphatase in growth and disease of bone. Physiol. Rev. **12**, 384—418 (1932).

KAY, H. D., LEVY-SIMPSON, S., RIDDOCH, G., VILVANDRÉ, G. E.: Osteitis deformans. Arch. intern. Med. **53**, 208—248 (1934).

KELLEY, CH. H.: Enlarged parietal foramina and similar shadows seen in osteoporosis circumscripta: two cases. Radiology **46**, 601 (1946).

KIENBÖCK, R.: Leontiasis ossea faciei Virchow. Bruns' Beitr. klin. Chir. **171**, 25—52 (1940).

KIENBÖCK, R., SELKA, A.: Ein Fall von Paget-Knochenkrankheit mit multiplen Sarkomen der Knochen. Bruns' Beitr. klin. Chir. **162**, 246—255 (1935).

KIRSCH, A.: Zur Diagnose des Morbus Paget. Dtsch. Gesundh.-Wes. **21**, 1496—1498 (1966).

KIRSCHBAUM, J. D.: Fibrosarcoma of skull in Paget's disease. Arch. Path. **36**, 74—79 (1943).

KISSIN, B., KRUGER, N.: Serum citric acid in Paget's disease. Amer. J. med. Sci. **228**, 301—305 (1954).

KLEIN, E. W., LUND, R. R.: Strontium 85 photoscanning in Paget's disease; with comments on several other skeletal problems. Amer. J. Roentgenol. **92**, 195—201 (1964).

KNAGGS, R. L.: On osteitis deformans (Paget's disease) and its relations to osteitis fibrosa and osteomalacia. Brit. J. Surg. **13**, 206—237 (1925).

KUHN, H. S.: Osteitis deformans with optic nerve atrophy. Amer. J. Ophthal. **16**, 128—131 (1933).

LAKE, M.: Studies of Paget's disease (osteitis deformans). J. Bone Jt Surg. B **33**, 323—335 (1951).

LAKE, M. A.: The pathology of fracture in Paget's disease. Aust. N. Z. J. Surg. **27**, 307—312 (1958).

LANGSTEINER, F.: Trigeminusneuralgie bei Ostitis deformans (Paget) des Schädels. Klin. Wschr. **16**, 503—504 (1937).

LASSER, E. C., SCHOBINGER VON SCHOWINGEN, R.: Arteriography in bone tumors. A preliminary report. N.Y. St. J. Med. **55**, 3425—3429 (1955).

LEDOUX-LEBARD, G., LOTE, J., GUÉRIN, R.-A., GUÉRIN, M.-T.: Les aspects radiologiques de la dégénérescence sarcomateuse de la maladie osseuse de Paget. A propos de 10 observations. J. Radiol. Électrol. **38**, 115—118 (1957).

LEE, W. R.: Bone formation in Paget's disease: a quantitative microscopic study using tetracycline markers. J. Bone Jt Surg. **49**, 146—153 (1967).

LE MAY, M., BLUNT, J. W. JR.: A factor determining the location of pseudofractures in osteomalacia. J. clin. Invest. **28**, 521—525 (1949).

LEQUIME, J., DENOLIN, H.: Circulatory dynamics in osteitis deformans. Circulation **12**, 215—217 (1955).

LEQUIME, J., DENOLIN, H., VERNIORY, A.: La circulation au cours de la maladie de Paget. Acta cardiol. (Brux.) **7**, 318—326 (1952).

LEVISON, V.: The treatment of Paget's disease of bone by radiotherapy. Ann. phys. Med. **10**, 230—235 (1970).

LINDGREN, E.: Handbuch der Neurochirurgie, Bd. 2, Röntgenologie. Berlin-Göttingen-Heidelberg: Springer 1954.

LINDSAY, J. R., PERLMAN, H. B.: Paget's disease and deafness. Arch. Otolaryng. **23**, 580—587 (1936).

LOOSER, E.: Über pathologische Formen von Infraktionen und Callusbildungen bei Rachitis und Osteomalazie und anderen Knochenerkrankungen. Zbl. Chir. **47**, 1470 (1920).

Looser, E.: Über Ostitis deformans und mit ihr angeblich und wirklich verwandte Knochenerkrankungen. Schweiz. med. Wschr. **7**, 598—603 (1926).

Luck, V. J.: Bone and joint diseases. Springfield, Illinois: Charles C. Thomas 1950.

Machtey, I., Rodnan, G. P., Benedek, T. G.: Paget's disease of the hip joint. Amer. J. med. Sci. **251**, 524—531 (1966).

Mackenzie, S.: An arrested case of osteitis deformans in which fracture of the affected bones took place. Illustr. med. News **2**, 186—187 (1889).

Malpighi, M.: Opera posthuma, S. 68. Amsterdam: G. Gallet 1700.

Manganiello, L. O. J., Reim, D. L., Wagner, J. A.: Cerebral involvement by osteogenic sarcoma associated with Paget's disease of skull. Arch. Neurol. Psychiat. (Chic.) **59**, 99—106 (1948).

Margulis, A. R., Murphy, T. O.: Arteriography in Neoplasms of extremities. Amer. J. Roentgenol. **80**, 330—339 (1958).

Marshall, T. R., Ling, J. T.: The Brim sign; a new sign found in Paget's disease (osteitis deformans) of the pelvis. Amer. J. Roentgenol. **90**, 1267—1270 (1963).

Maruna, R. F. L.: Charakteristische Veränderungen der Isozyme der Serumphosphomonoesterasen bei Morbus-Paget-Patienten. Wien. klin. Wschr. **82**, 225—226 (1970).

Mayer, E. G.: Diagnose und Differentialdiagnose in der Schädelröntgenologie. Wien: Springer 1959.

McKenna, R. J., Schwinn, C. P., Soong, K. Y., Higinbotham, N. L.: Sarcomata of the osteogenic series (osteosarcoma, fibrosarcoma, chondrosarcoma, parosteal osteogenic sarcoma, and sarcomata arising in abnormal bone). An analysis of 552 cases. J. Bone Jt Surg. **48**, 1—26 (1966).

McKusick, V. A.: Hereditary disorders of connective tissue. J. chron. Dis. **3**, 521 (1956).

McNeill Love, R. J.: Spontaneous fractures in connection with osteitis deformans. Clin. J. **60**, 178—179 (1931).

Mészöly, E.: Gehörnerventartung durch Ostitis deformans („Pagetsche Krankheit") verursacht. Acta otolaryng. (Stockh.) **33**, 117—126 (1945).

Meyer-Borstel, H.: Die zirkumskripte Osteoporose des Schädels als Frühsymptom der Pagetschen Knochenerkrankung. Fortschr. Röntgenstr. **42**, 589—596 (1930).

Milkmann, L. A.: Pseudofractures (hunger-osteopathy, late rickets, Osteomalacia). Amer. J. Roentgenol. **24**, 29 (1930).

Moehling, R. C., Adler, S.: Carbohydrate metabolism disturbances in osteoporosis and Paget's disease. Surg. Gynec. Obstet. **64**, 747—757 (1937).

Moehling, R. C., Murphy, J. M., Reynolds, L.: Attempts to produce Paget's disease by the use of anterior pituitary growth extract and parathyroid extract. Amer. J. Roentgenol. **34**, 465—474 (1935).

Moore, S.: Observations on osteitis deformans. Amer. J. Roentgenol. **10**, 507—518 (1923).

Mucchi, L., Columella, F.: Arteriography in diseases of bone. J. Fac. Radiol. (Lond.) **3**, 135—146 (1951).

Mufson, J. A., Chodoff, P.: Convulsions in Paget's disease, electroencephalographic observations. Ann. intern. Med. **16**, 762—771 (1942).

New, G. B., Harper, E. R.: Osteitis deformans affecting the bones of the face. Amer. J. Surg. **22**, 500—506 (1933).

New, P. F.: True aneurysm of the middle meningeal artery, cranial Paget's disease and hypertension: a triad. Clin. Radiol. **18**, 154—157 (1967).

Newmann, F. W.: Paget's disease, statistical study of 82 cases. J. Bone Jt Surg. **28**, 798—801 (1946).

Ojemann, R. G., Jain, K. K.: Carotid blood flow in Paget's disease of the skull. A study with electromagnetic flowmeter. J. Neurosurg. **20**, 471—473 (1963).

Orban, B.: Sclerotic areas in skulls affected with Paget's disease. Arch. Path. **33**, 607—618 (1942).

Paget, J.: On a form of chronic inflammation of bones (osteitis deformans). Med.-chir. Trans. **60**, 37—64 (1877).

Paget, J.: Additional cases of osteitis deformans. Med.-chir. Trans. **65**, 225—236 (1882).

Paget, J.: Remarks on osteitis deformans. Illustr. med. News **2**, 181—182 (1889).

Pendergrass, E. P., Schaeffer, J. P., Hodes, P. J.: The head and neck in roentgen diagnosis. Springfield, Illinois: Charles Thomas 1956.

Pessagno, A.: Sulla seconda malattia di Schüller e sui snoi rapporti col morbo di Paget. Radiol. med. (Torino) **44**, 939—951 (1958).

Petasnick, J. P.: Tomography of the temporal bone in Paget's disease. Amer. J. Roentgenol. **105**, 838—843 (1969).

Pike, M. M.: Paget's disease with associated osteogenic sarcoma. Arch. Surg. **46**, 750—754 (1943).

Pirodda, E.: Contributo alla conoscenza del Paget-Sarcoma: Un caso a localizzazione fronto-etmoidale. Rass. med. sarda **61**, 487—500 (1959).

Poppel, M. H., Jacobson, H. G., Duff, B. K., Gottlieb, C.: Basilar impression and platybasia in Paget's disease. Radiology **61**, 639—644 (1953).

Porretta, Ch. A., Dahlin, D. C., Janes, J. M.: Sarcoma in Paget's disease of bone. J. Bone Jt Surg. A **39**, 1314—1329 (1957).

Postic, S.: Pagetsche Ostitis deformans mit einseitiger Atrophia nervi optici. Albrecht v. Graefes Arch. Ophthal. **141**, 564—566 (1940).

Price, C. H. G., Goldie, W.: Paget's sarcoma of bone. A study of eighty cases from the Bristol and Leeds bone tumor registries. J. Bone Jt Surg. B **51**, 205—225 (1969).

Pugh, D. G.: Fibrous dysplasia of the skull: a probable explanation for leontiasis ossea. Radiology **44**, 548—555 (1945).

Pygott, F.: Paget's disease of bone. The radiological incidence. Lancet **1957 I**, 1170—1171.

Rabiner, A. M., Hard, M. H.: Paget's disease and the central nervous system. N.Y. St. J. Med. **47**, 2689—2693 (1947).

Rapaport, E., Kuida, H., Dexter, L., Henneman, P., Albright, F.: The cardiac output in Paget's disease before and after treatment with cortisone. Amer. J. Med. **22**, 252—263 (1957).

Ravault, P. P., LeJeune, E., Bouvier, M.: L'ostéoporose circonscrite des os longs an cours de la maladie de Paget. J. Radiol. Électrol. **51**, 499—502 (1970).

RAVAULT, P. P., LEJEUNE, E., MAITREPIERRE, J.: Manifestations abdominales douloureuses au cours de la maladie de Paget. Lyon méd. **210**, 307—315 (1963).

RAVAULT, P. P., LEJEUNE, E., ROBERT, J. M.: Les formes familiales de la maladie osseuse de Paget. Rev. Rhum. **30**, 824—831 (1963).

REBOUL, H.: Étude critique de l'artériographie des membres et de l'aorte abdominale. Paris: Masson & Cie. 1935.

REBOUL, J., DELORME, G., Daraignez, J., TAVERNIER, J., GEINDRE, M.: Les aspects atypiques de la maladie de Paget. Ann. Radiol. **5**, 447—455 (1962).

RECORDIERI, A. M., FABRE, M., SERRATRICE, G.: The reshaping of the acetabulum: sign of the differential diagnosis between various forms of Paget's disease and bone metastases. Marseille-méd. **100**, 273—275 (1963).

REIFENSTEIN, E. C. JR., ALBRIGHT, F.: Paget's disease: its pathologic physiology and the importance of this in the complications arising from fracture and immobilization. New Engl. J. Med. **231**, 343—355 (1944).

REISS, M.: Über die bisher in der Literatur beschriebenen Fälle von Leontiasis ossea. Langenbecks Arch. klin. Chir. **184**, 320—348 (1935).

REUTTER, F. W., SIEBENMANN, R.: Die Wirkung von Natriumfluorid bei metabolischen Knochenerkrankungen. Helv. med. Acta **32**, 493—497 (1965).

RIDLON, H. C.: Urinary calculi associated with Paget's disease of bone. J. Urol. (Baltimore) **87**, 499—503 (1962).

ROBERTS, R. E., COHEN, M. J.: Osteitis deformans (Paget's disease of bone). Proc. roy. Soc. Med. **19**, 13—40 (1926).

ROGERS, H. M., ULIN, R.: Fractures in Paget's disease. J. Bone Jt Surg. **18**, 914—920 (1936).

ROSENBAUM, H. D., HANSON, D. J.: Geographic variation of the prevalence of Paget's disease of bone. Radiology **92**, 959—963 (1969).

ROSENKRANTZ, J. A., WOLF, J., KAICHER, J. J.: Paget's disease (osteitis deformans). Arch. intern. Med. **90**, 610—633 (1952).

ROUSSEL, J., SCHOUMACHER, P., PERNOT, M., HAEFELI, J.: Ostéo-sarcome sur maladie de Paget. J. Radiol. Électrol. **40**, 193—195 (1959).

RUBENS-DUVAL, A., VILLIAUMEY, J., MILHAUD, A.: La dégénérescence sarcomateuse de la vertèbre pagétique. Bull. Soc. méd. Hôp. Paris **75**, 686—693 (1959).

RUSSELL, D. S.: Malignant osteoclastoma and the association of malignant osteoclastoma with Paget's osteitis deformans. J. Bone Jt Surg. B **31** 281 (1949).

RUTISHAUSER, E., VEYRAT, R., RONILLER, CH.: La vascularisation de l'os pagétique. Presse méd. **62**, 654—657 (1954).

RYAN, W. G., SCHWARTZ, T. B., NORTHROP, G.: Mithramycin in Paget's disease of bone. J. Amer. med. Ass. **213**, 1153—1157 (1970).

SCHAJOWICZ, F., SLULLITEL, I.: Giant-cell tumor associated with Paget's disease of bone. A case report. J. Bone Jt Surg. A **48**, 1340—1349 (1966).

SCHARFF, J.: Zur Frage der Leontiasis ossea und ihrer Beziehung zur hereditären Lues. Mschr. Kinderheilk. **65**, 100—104 (1936).

SCHINZ, H. R., BAENSCH, W. E., FRIEDL, E., UEHLINGER, E.: Lehrbuch der Röntgendiagnostik. Stuttgart: Thieme 1950.

SCHMIDT, B.: Ein Fall von Ostitis deformans. Arch. Heilk. **15**, 81—82 (1874).

SCHMIDT, H.: Die okzipitale Hypoplasia. Fortschr. Röntgenstr. **91**, 207 (1959).

SCHMITT, H.: Pagetoider Umbau des Knochens (Remaniement pagétoide). Fortschr. Röntgenstr. **87**, 269—270 (1957).

SCHMORL, G.: Zur Kenntnis der Ostitis deformans Paget. Aufhellungszonen in der Kortikalis und periostale Ossification. Fortschr. Röntgenstr. **43**, 202—207 (1931).

SCHMORL, G.: Über Ostitis deformans Paget. Virchows Arch. path. Anat. **283**, 694—751 (1932).

SCHOBINGER, R. A.: Intra-osseous venography. New York and London: Grune & Stratton 1960.

SCHOLZ, O.: Die diagnostische Bedeutung der Arteriographie der Extremitätentumoren. Zbl. Chir. **78**, 1054 (1953).

SCHREIBER, M. H., RICHARDSON, G. A.: Paget's disease confined to one lumbar vertebra. Amer. J. Roentgenol. **90**, 1271—1276 (1963).

SCHÜLLER, A.: Dysostosis hypophysaria. Brit. J. Radiol. **31**, 156—158 (1926).

SCHÜLLER, A.: Über circumscripte Osteoporose des Schädels. Med. Klin. **25**, 631—632 (1929).

SCHÜLLER, A.: Röntgenogramme mehrerer Fälle von Osteoporosis circumscripta cranii. Wien. klin. Wschr. **44**, 1577 (1931).

SCHÜRCH, O., UEHLINGER, E.: Sarkomatöse Entartung bei Ostitis deformans Paget. Schweiz. med. Wschr. **19**, 631—634 (1938).

SCHWARTZ, G. A., REBOCK, S.: Compression of the spinal cord in osteitis deformans (Paget's disease) of the vertebrae. Amer. J. Roentgenol. **42**, 345—366 (1939).

SCHWIEGK, H., LANG, N.: Kreislaufveränderungen bei Ostitis deformans. Verh. dtsch. Ges. Kreisl.-Forsch., 17. Tagg, 290—293 (1951).

SEAMAN, W. B.: Roentgen appearance of early Paget's disease. Amer. J. Roentgenol. **66**, 587—591 (1951).

SEAR, H. R.: Some notes on diagnosis of bone tumors. Brit. med. J. **1936 II**, 49—53.

SEAR, H. R.: Osteogenic sarcoma as a complication of osteitis deformans. Brit. J. Radiol. **22**, 580—587 (1949).

SELIGMAN, B., NATHANSON, L.: Metastatic calcification in soft tissues of legs in osteitis deformans: case report. Ann. intern. Med. **23**, 82—91 (1945).

SEMPLE, J. C.: Sarcoma at the site of previous trauma in Paget's disease. Postgrad. med. J. **45**, 740—742 (1969).

SEYSS, R.: Zur Biostatik bei Ostitis deformans Paget. Klin. Med. (Wien) **21**, 531—536 (1966).

SEZE, S. DE, ROBIN, J., JURMAND, S., RÉNIER, J.-C. Dégénérescence sarcomateuse de la maladie de Paget. Quatre nouvelles observations. Bull. Soc. Med. Hôp. Paris **68**, 555—560 (1952).

Shanks, S., Kerley, C., Kerley, P.: A textbook of X-ray diagnosis. Third edit., vol. IV. Philadelphia and London: W. B. Saunders Company 1959.

Sherman, R. S., Soong, K. Y.: Roentgen study of osteogenic sarcoma developing in Paget's disease. Radiology **63**, 48—58 (1954).

Siegelman, S. S., Levine, S. A., Walpin, L.: Paget's disease with spinal cord compression. Clin. Radiol. **19**, 421—425 (1969).

Silvermann, G.: Multiple osteogenic sarcoma. Arch. Path. **21**, 88—95 (1936).

Simonetta, B.: Morbo di Paget operato di paratiroidectomia: considerazioni sui rapporti fra Paget ed osteoporosi circoscritta del cranio, e sugli effetti della paratiroidectomia nel Paget. Arch. ital. Chir. **46**, 326—334 (1937).

Sissons, H. A.: Epidemiology of Paget's disease. Clin. Orthop. **45**, 73—79 (1966).

Smith, H.: Paget's disease of bone. Radiology **16**, 694—696 (1931).

Somayaji, B. N.: Malabsorption syndrome in Paget's disease of bone. Brit. med. J. **1968**, 278—280.

Sornberger, C. F., Smedal, M. I.: Mechanism and incidence of cardiovascular changes in Paget's disease (osteitis deformans); critical review of the literature with case studies. Circulation **6**, 711—726 (1952).

Stadford, H. T.: Fate of bone graft replacement in monostotic Paget's disease. U.S. armed Forces med. J. **9**, 1508—1510 (1958).

Stafme, E. C., Austin, L. T.: A study of dental roentgenograms in cases of Paget's disease (osteitis deformans), osteitis fibrosa cystica and osteoma. J. Amer. dent. Ass. **25**, 1202—1214 (1938).

Stanojevic, B., Brkic, D., Brndusic, I. Z.: Osteitis deformans Paget. Med. Glas. **13**, 533—537 (1959).

Steinbach, H. L.: Angiography of bone. In: Angiography. Boston: Little, Brown & Co. 1961.

Steinbach, H. L.: Some Roentgen features of Paget's disease. Amer. J. Roentgenol. **86**, 950—964 (1961).

Stern, W. E.: Malignant "degeneration" (osteogenic sarcoma) occurring in preexisting Paget's disease of the skull. A new case report with supplemental tabulation. of recent cases. Bull. Los Angeles neurol. Soc. **34**, 221—232 (1969).

Stilling, H.: Über Osteitis deformans. Virchows Arch. path. Anat. **119**, 542—565 (1890).

Storsteen, K. A., Janes, J. M.: Arteriography and vascular studies in Paget's disease of the bone. J. Amer. med. Ass. **154**, 472—474 (1954).

Streda, A.: Isolated Paget's disease of the patella. Radiol. diagn. (Berl.) **4**, 83—84 (1963).

Stuart, C., Marchi, B.: Striae of Looser and vascular canals in bones affected by Paget's disease. Radiol. clin. (Basel) **39**, 366—373 (1970).

Süsse, H. J.: Angiographische Untersuchungen bei Ostitis deformans Paget. Fortschr. Röntgenstr. **83**, 498—506 (1955).

Sugarbaker, E. D.: Osteitis deformans (Paget's disease of bone): A review of 51 cases. Ann. Surg. **48**, 414—421 (1940).

Summey, T. J., Pressly, C. L.: Sarcoma complicating Paget's disease of bone. Ann. Surg. **123**, 135—153 (1946).

Sussman, H. H.: Source of the increased serum alkaline phosphatase activity in Paget's disease. Clin. chim. Acta **27**, 124 (1970).

Sutherland, C. G.: The differentiation of osteitis deformans and osteoplastic metastatic carcinoma. Radiology **10**, 150—154 (1928).

Sutton, J. B.: Leontiasis ossea. Illustr. med. News **2**, 217—219 (1889).

Tapp, E.: Early sarcomatous changes in Paget's disease of bone. Postgrad. med. J. **43**, 436—439 (1967).

Testini, J., Gini, R., Schajris, M., Muniz, H.: Diagnostic investigation of 5 cases of Paget's disease. Pren. méd. argent. **50**, 90—105 (1963).

Thoma, K. H.: Clinical pathology of the jaws. Springfield, Ill.: Charles C. Thomas 1934.

Tori, G., Marabini, A., Cabassa, N.: La scintigrafia con radiostronzio nell'osteodistrofia di Paget. Radiobiol. Radioter. Fis. med. **23**, 237—268 (1968).

Traver, C. A.: Association of fractures and Paget's disease (osteitis deformans). N.Y. St. J. Med. **36**, 242—246 (1936).

Vallee, G., Michel, J. R.: Intérêt de la radiologie dans le diagnostic de la maladie de Paget. France méd. **22**, 469—476 (1959).

Vilvandre, G. E.: Osteoporosis circumscripta cranii. Proc. roy. Soc. Med. **44**, 154 (1951).

Virchow, R.: Die krankhaften Geschwülste. S. 327. Berlin: Hirschwald 1863.

Vogler, E., Deu, W.: Der Wert der Angiographie in der Tumordiagnostik der Extremitäten. Fortschr. Röntgenstr. **83**, 158—169 (1955).

Waltner, J. G.: Stapedectomy in Paget's disease; histological and clinical studies. Arch. Otolaryng. **82**, 355—358 (1965).

Wanke, R.: Sarkom bei Ostitis deformans und Osteodystrophia fibrosa. Dtsch. Z. Chir. **237**, 198—233 (1932).

Wanke, R.: Ostitis deformans Pagets als präsarkomatöses Leiden. Mschr. Krebsbekämpf. **1**, 366—373 (1933).

Watanabe, M., Funayama, M., Soeda, K.: Paget's disease complicated by chondrosarcoma. A case report. Fukushima J. med. Sci. **12**, 121—129 (1965).

Watson, W. T.: A case of osteitis deformans. Bull. Johns Hopk. Hosp. **9**, 133—136 (1898).

Wegener, K.: Osteodystrophy after inhalation of Radon-222. Virchows Arch. Abt. A **350**, 179—182 (1970).

Weinmann, J. P., Sicher, H.: Bone and bones: Fundamentals of bone biology. St. Louis: C. V. Mosby Co. 1947.

Weiss, K.: Zur Begriffsbestimmung der „Osteoporosis circumscripta bei Pagetscher Knochenkrankheit". Fortschr. Röntgenstr. **43**, 625 (1931).

Weiss, K.: Über die Anfangsstadien der Ostitis deformans (Paget) cranii. Fortschr. Röntgenstr. **52**, 503—511 (1935).

WEISS, K.: Über Gelenkveränderungen bei Pagetscher Knochenkrankheit. Klin. Med. (Wien) **15**, 229—305 (1960).

WELLAUER, J.: Arteriography of the extremities in: Roentgendiagnostics Progress. Vol. I, by SCHINZ, H. R., GLAUNER, R., UEHLINGER, E. New York and London: Grune & Stratton, Inc. 1958.

WELLS, H. E., HOLLEY, S. W.: Metastatic calcification in osteitis deformans (Paget's disease of bone). Arch. Path. **34**, 435—439 (1942).

WHALLEY, N.: Paget's disease of atlas and axis. J. Neurol. Neurosurg. Psychiat. **9**, 84—86 (1946).

WHITE, E. P. C.: Osteitis deformans in monkeys. Arch. intern. Med. **30**, 790—796 (1922).

WILKS: Case of osteoporosis, or spongy hypertrophy of the bones. Trans. path. Soc. Lond. **20**, 273—277 (1868—69).

WILLIAMS, H. O.: Preliminary report on crystalline inorganic component of bone in Paget's disease. J. clin. Path. **6**, 304—306 (1953).

WILNER, D., SHERMAN, R. S.: Bone sarcoma associated with Paget's disease. CA **16**, 238—244 (1966).

WINDHOLZ, F.: Osteoporosis circumscripta cranii: Its pathogenesis and occurrence in leontiasis ossea and in hyperparathyroidism. Radiology **44**, 14—22 (1945).

WINDHOLZ, F.: Cranial manifestations of fibrous dysplasia of bone. Amer. J. Roentgenol. **58**, 51—63 (1947).

WOODARD, H. Q.: Long term studies of the blood chemistry in Paget's disease of bone. Cancer (Philad.) **12**, 1226—1237 (1959).

WOYTEK, G.: Ostitis deformans Paget und Frakturdisposition. Mschr. Unfallheilk. **39**, 560—570 (1932).

WYLIE, W. G.: The occurrence in osteitis deformans of lesions of the central nervous system with a report on four cases. Brain **46**, 336—351 (1923).

Arthrographie

A. Die Kontrastdarstellung der Schultergelenke

Von

O. Fischedick und H. Haage

Mit 56 Abbildungen

Während der erste Versuch der Kontrastdarstellung des Kniegelenks (1905) schon früh in die Geschichte der Röntgenologie eingegangen ist, hat erst 1933 J. OBERHOLZER über eine geglückte Kontrastdarstellung des Schultergelenks in der „Röntgenpraxis" berichtet.

Allerdings wurde bereits 1911 von CODMAN, der sich ganz besonders um die Erkennung der Pathologie des Schultergürtels verdient gemacht hat, auf die Möglichkeit einer Kontrastuntersuchung des Gelenks hingewiesen.

Erst durch die Arbeiten von LINDBLOM (1939) sowie LINDBLOM und PALMER (1939) und AXÉN (1941), FROSTAD (1942), PETTERSON (1942), KESSEL (1943) ist die Arthrographie des Schultergürtels eine leistungsfähige röntgenologische Untersuchungsmethode geworden.

Besondere Verdienste um die Arthrographie des Schultergelenks haben sich im deutschsprachigem Schrifttum FISCHER (1952), BLOCH und FISCHER (1958), POHL (1963) sowie im französischen Sprachkreis BROSGOL, CLAESSENS, DE SÈZE, WAGHEMACKER und CÉCILLE, im angelsächsischen Sprachraum KERNWEIN u. Mitarb. (1957), NEVIASER (1962), anderenorts KINGMA, MOSKWA und ENNEVAARA erworben.

1. Zur Anatomie, Funktion und Pathologie der Schultergelenke

a) Anatomie

Das knöcherne Schultergelenk besteht aus Scapula, Acromion und Oberarmkopf. Mit dem Rumpf ist der Schultergürtel nur durch die Clavicula im Sternoclaviculargelenk verbunden. Die geringe knöcherne Fixation macht das Schultergelenk zum beweglichsten Gelenk des menschlichen Körpers. Nur das Lig. coracohumerale schränkt die Abduktion und Retroversion etwas ein. Die Aufgabe der Knochen und Bänder übernimmt die Muskulatur, die das Schultergelenk an den Körperstamm fixiert durch die Mm. rhomboideus major und minor, die Mm. serratus lateralis, subclavius sowie pectoralis minor. Besondere Bedeutung hat eine tiefergelegene Muskelgruppe, die als „Muskelsehnenmanschette" oder „kurze Rotatoren" bezeichnet wird: die Mm. subscapularis, supraspinatus, infraspinatus und teres minor. Da die Mm. infraspinatus und teres minor die gleiche Funktion ausüben, spricht man auch von der gesamten Muskulatur als funktioneller Dreiheit. Diese Muskelsehnenmanschette heißt im französischen Schrifttum „coiffe musculo-tendineuse" (POIRIER) oder „coiffe de rotateurs" und ist identisch mit dem in der angelsächsischen Literatur gebräuchlichen Ausdruck „rotator cuff" sowie der „Sehnenapeunorose" der Skandinavier.

Die vorgenannten Muskeln setzen in einer bogenförmigen Linie an der Außenseite des proximalen Humerusende an (Tuberculum majus, Tuberculum minus und in der Umgebung des Sulcus intertubercularis). Die Ansatzstellen entsprechen einem auf den Kopf gestellten „U" oder — nach JONES — einem Hufeisen. Cranialwärts wird das Gelenk

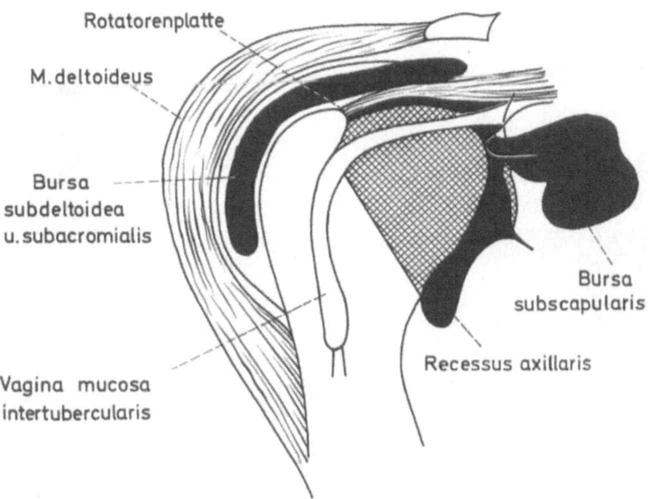

Abb. 1. Anatomie des Schultergürtels. (Nach M. M. R. WAGHEMACKER und J. P. CÉCILLE)

durch das Acromion, den Proc. coracoideus und das zugehörige Ligamentum coraco-acromiale begrenzt. Die Gelenkpfanne mitsamt dem knorpeligen Limbus glenoidalis bedeckt nur ein Drittel der Gelenkfläche des Oberarmkopfes. Nach caudal wird der Gelenkspalt durch den weiten Recessus axillaris der Gelenkkapsel begrenzt, der bei hängendem Arm eine starke Falte zeigt, welche bei der Elevation und Abduktion des Armes verschwindet. Die Gelenkkapsel ist weitgehend mit der Muskelsehnenmanschette fixiert, wobei die Vorderwand von der Sehne des M. subscapularis, die obere Begrenzung von der Sehne des M. supraspinatus, die Hinterwand von der Sehne des M. infraspinatus und teres minor gebildet wird.

Die am weitesten gelenkwärts nachzuweisenden Gebilde sind also die Muskelsehnenmanschetten bzw. das Humeroscapulargelenk. Über diesen und den Knochen z.T. bedeckend, liegt die Fascia subdeltoidea, innen und außen von lockerem Bindegewebe umgeben. In diese Fascia sind die Bursae subacromialis und subdeltoidea eingelassen, die im französischen Schrifttum als „Bourses sous deltoidiennes“ zusammengefaßt werden. Die Fascia subdeltoidea umspannt die Außenfläche des Humerus und reicht nach distal bis zum Collum chirurgicum. Dort strahlt sie in das Periost ein. Nach cranial zu ist sie mit dem Lig. coraco-acromiale und vorn mit einer Sehnenplatte des kurzen Bicepskopfes verbunden. Auch die Fascia cleido-pectoralis strahlt in die Fascia subdeltoidea ein. Darüberliegend findet sich der M. deltoideus, fast den gesamten Schultergürtel überdeckend, bedeckt von Unterhautfettgewebe und Haut (Abb. 1).

Besondere Bedeutung haben die Bursae subacromialis und subdeltoidea, weil sie zwischen dem beweglichen Oberarmkopf und dem fixierten knöchernen Abschnitt des Schulterdaches — dem Acromion, dem Proc. coracoideus und dem Lig. coraco-acromiale — liegen.

Die Vagina mucosa intertubercularis bildet die Sehnenscheide für die Sehne des langen Bicepskopfes und entspricht einer Ausstülpung der Gelenkkapsel. Die lange Bicepssehne liegt z.T. im Sulcus an der Vorderfläche des Oberarmkopfes. In diesem Sulcus wird die Sehne samt Ausstülpung vom Lig. coraco-humerale fixiert. Das proximale Stück der Sehne befindet sich frei im Gelenk, das distale wird von einem Teil der Sehne des M. pectoralis major bedeckt und liegt extraartikulär.

Außer der Vagina mucosa intertubercularis (im französischen Schrifttum auch „Recessus bicipital“ genannt) steht noch die Bursa subscapularis, die sich gelegentlich in die Bursa subcoracoidea fortsetzt, mit dem Gelenk in Verbindung. Diese Nebenhöhle liegt am vorderen Umfang des Gelenks, ist zungenförmig und breitet sich medial vom

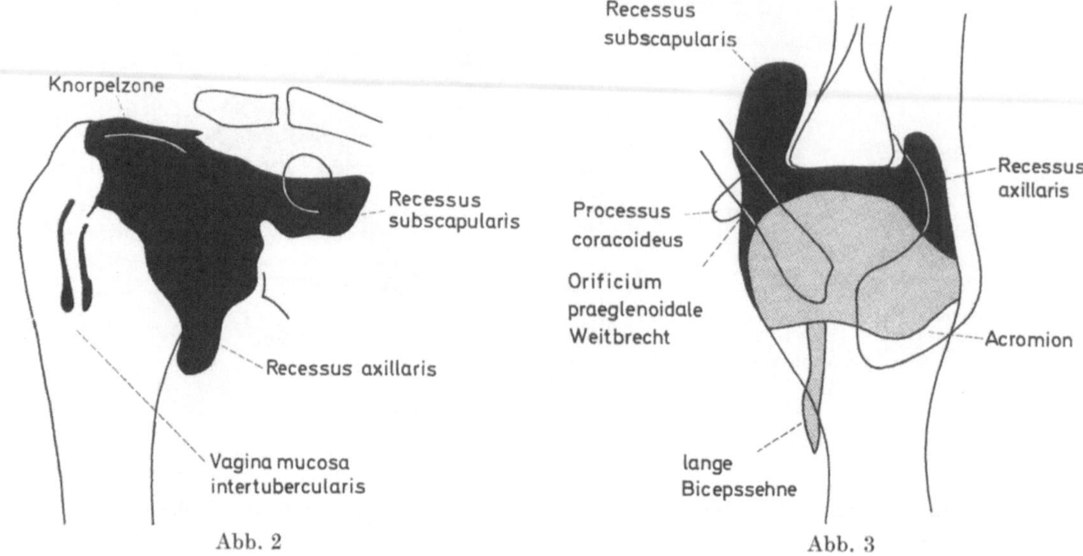

Abb. 2. Arthrogramm: Übersichtsbild. (Nach M. M. R. Waghemacker und J. P. Cécille)

Abb. 3. Arthrogramm: axiale Aufnahme. (Nach M. M. R. Waghemacker und J. P. Cécille)

Gelenkspalt in der Tiefe des M. subscapularis aus. Die Bursa hat eine feine Verbindung zum Gelenk am vorderen Umfang des Labrum glenoidale (Orificium praeglenoidalis, Weitbrecht). Ihre genaue Anatomie ist von Claessens beschrieben worden (Abb. 2 und 3).

b) Die Funktion des Schultergelenks

Nach anatomischen Lehrbüchern (Benninghof u. Goerttler, F. Siegelbauer) besteht die Hauptfunktion der Schultermuskulatur in der Rotation der Schulter. Nach Jones ist aber die Fixation des Oberarmkopfes in der Pfanne die wesentliche Aufgabe der Rotatorengruppe, ohne die eine Funktion der übrigen Muskeln des Schulterbereiches, insbesondere des M. deltoideus, nicht möglich ist. Acromion, Rabenschnabelfortsatz und Lig. coraco-acromiale bilden den Bogen einer federnden Hülle, an deren Boden die Bursa subacromialis gelegen ist. Der Bogen hindert den Oberarmkopf, nach aufwärts zu gleiten. Wenn man die Mitte der Schultergelenkpfanne als Mittelpunkt eines Radius betrachtet, dann zeigt sich, daß das Acromion weiter vom Mittelpunkt entfernt ist als das Coracoid. Dabei kann das Tuberculum majus ohne Schwierigkeiten bei der Rotation und Abduktion unter dem Acromion hindurchgleiten. Nach Codman besteht die Gelenkbewegung im Schultergelenk aus mehreren Komponenten: Sternoclavicular- und Acromioclaviculargelenk (Nebengelenke) als erste, die Schultergelenkpfanne sowie die lange Bicepssehne einschließlich der Rotatorenplatte als zweite Gelenkebene und der Coracoacromialbogen und M. deltoideus als eine weitere Gelenkebene. Dazwischen liegt, als Gelenkspalt zu deuten, die Bursa subacromialis. Diese bewegt sich bei der Elevation des Armes nach medial und gleitet zwischen der Rotatorengruppe einerseits, der Fascia subdeltoidea andererseits und dem coraco-acromialen Bogen wie eine Kugel (Bronner u. Vossschulte, Kottmann, Vojta u. Hilgert, Auckland).

c) Pathologie

Durch die dauernde Beanspruchung der Muskelsehnenmanschette bzw. der Rotatorengruppe im täglichen Leben kommt es etwa vom 40. Lebensjahr an zu degenerativen Veränderungen der Rotatoren. Insbesondere ist der M. supraspinatus bzw. sein sehniger Anteil betroffen, welcher am Tuberculum majus des Oberarmkopfes ansetzt. Bei Abduktionsbewegung des Armes entsteht eine Reibung der Supraspinatussehne sowohl mit dem Oberarmkopf als auch mit der cranialen Begrenzung des Schultergelenkes, die durch den osteofibrösen Bogen von Acromion, Coracoid und zugehörigem Ligament gebildet wird. Allerdings wird der Druck auf die Sehnen, der bei der Abduktion entsteht, durch die Außenrotation des Armes etwas gemildert. Als Folge der dauernden Traumatisierung entstehen Degenerationserscheinungen, und schon ein ganz leichtes Trauma kann zu einer Rißbildung, insbesondere in der Supraspinatussehne, führen. Dadurch wird eine Verbindung zur Bursa subacromialis hergestellt.

Auf diese Verbindung hat schon 1902 GASSER aufmerksam gemacht. NEVIASER berichtet über 3 Fälle: bei der Sektion von Verstorbenen zwischen 65 und 70 Jahren wurde eine Verbindung zwischen der Bursa und dem Gelenk gefunden. Der Autor deutete diese als pathologische Rißbildung in der Rotatorenplatte ohne merkbare klinische Erscheinung.

Die Heilung der Ruptur wird verzögert oder behindert, weil sich eine Störung im Zusammenspiel der drei Komponenten der Muskelsehnenmanschette entwickelt. Der Riß kann größer werden, sich mit Granulationsgewebe ausfüllen und dadurch eine Raumeinengung zwischen Acromion und Humeruskopf verursachen. Da eine ungestörte Funktion aller Muskelgruppen des Schultergürtels, einschließlich der Rotationsbewegung der Scapula und der freien Beweglichkeit des Sternoclavicular- bzw. Acromioclaviculargelenks, notwendig ist, resultiert eine immer stärker werdende Verkleinerung des „Verkehrsraumes" (BRAUSS) bzw. des „scapulo-humeralen Rhythmus" (CODMAN).

Weitere Störungsmöglichkeiten sind eine Tendinitis bzw. Tenosynovitis der langen Bicepssehne infolge einer mechanischen Irritation. Diese Tendinitis kommt isoliert oder in Kombination mit einer Ruptur der Rotationsmanschette vor. Die Ruptur der langen Bicepssehne, mit oder ohne Trauma, bei schon bestehender Tendinitis ist möglich. Klinisch wird sie deutlich, wenn bei gebeugtem Ellenbogengelenk ein vorspringender Muskelwulst im Oberarm feststellbar ist. An der Schultergelenkkapsel selbst können sich mechanische, entzündliche, durch Irritation des sympathischen Nervengeflechts oder durch Osteochondrosen — um nur einige Beispiele zu nennen — hervorgerufene Veränderungen abspielen, bei denen sich eine Verdickung, Schrumpfung und Elastizitätsverminderung der Gelenkkapsel einstellt. Durch die schnelle Schrumpfung tritt eine starke Beweglichkeitseinschränkung auf, welche in der anglo-amerikanische Literatur als „frozen shoulder" bezeichnet wird.

Trotz einer fast nicht mehr zu übersehenden Literatur, zuerst von JARJAVAY (1867) beschrieben, werden die hier kurz skizzierten Krankheitsbilder immer noch unter dem Sammelbegriff der „Periarthritis humero-scapularis" — 1872 von DUPLAY geprägt — zusammengefaßt, während in den amerikanischen Publikationen schon ein wenig deutlicher von dem „Supraspinatus-Syndrom" (BOSWORTH) gesprochen wird.

Nicht zuletzt werden unter dem vorgenannten Begriff knöcherne Veränderungen oder Exostosen im Bereich des Gelenkansatzes vom Tuberculum majus (BOSWORTH) und verschleierte traumatische Läsionen eingereiht. Weitere echte, umschriebene Krankheitsbilder wie die chronische habituelle Schulterluxation, die traumatische Luxation, die Fraktur und Luxationsfraktur, welche ebenfalls zu einer entscheidenden Beeinflussung des Muskelbandapparates führen können, werden unter dem Begriff „traumatische Periarthritis humero-scapularis" eingeordnet.

2. Voruntersuchungen

Inwieweit die Schultergelenkarthrographie eine Hilfestellung bei der Diagnose bzw. Differentialdiagnose, bei der Festlegung des Behandlungsplanes und nicht zuletzt bei der Begutachtung leisten kann, sollen die nun folgenden Abschnitte zeigen.

Jeder Arthrographie hat eine normale Röntgenuntersuchung des Schultergelenks vorauszugehen.

Bloch und Fischer haben auf die Wichtigkeit einer optimalen Aufnahmetechnik hingewiesen, und unsere eigenen Erfahrungen können ihre mit so viel Überzeugungskraft geschilderten Angaben nur bestätigen. Es genügt nicht, eine einfache anterior-posteriore (a.p.) Aufnahme, gegebenenfalls noch eine axiale, anzufertigen. Routinemäßig müssen auf einem 20/40-Film oder mit 3 Aufnahmen in der Größe 13/18 folgende Röntgenbilder angefertigt werden:

1. a.p. in Innenrotation, wobei der hintere Abschnitt des Tuberculum majus darstellt wird.

2. a.p. in Außenrotation mit Darstellung des vorderen Abschnittes des Tuberculum majus. Das Tuberculum minus kann man in der Strukturzeichnung des Humerus noch erkennen.

3. a.p. in Elevation. Hierbei ist das Tuberculum minus randständig, der Acromioclaviculargelenkspalt ist übersichtlich dargestellt und ein Teil des Tuberculum majus ist in der Strukturzeichnung des Oberarmkopfes zu sehen.

Besteht Verdacht auf eine Fraktur, dann muß noch eine Aufnahme des Schultergelenks im axialen Strahlengang erfolgen, wobei die Gelenkpfanne, das Acromion und der Rabenschnabelfortsatz übersichtlich gesehen werden können. Dabei ist das Tuberculum minus mit der Crista tuberculi randständig.

Als weitere, ergänzende Aufnahme empfiehlt Fischer die a.p. Aufnahme bei eleviertem, außenrotierten Arm und die tangentiale Aufnahme des Sulcus intertubercularis. Dabei liegt die Kassette wie bei der axialen Schultergelenkaufnahme. Der Zentralstrahl ist aber nicht in der Mitte der Achselfalte gelegen, sondern geht durch die laterale Begrenzung des Oberarmkopfes.

3. Technik der Kontrastdarstellung

Der Zugang zum Schultergelenk ist auf 3 Wegen möglich (Loeffler). Aus historischen Gründen seien auch die Punktionen von hinten und lateral genannt. Sie haben nur noch in Einzelfällen Bedeutung, da nach der Entwicklung der Fernsehbildverstärker-Technik die Punktion nur noch von vorn durchgeführt wird.

a) Punktion von dorsal. Die Nadel wird bei etwas abduziertem Arm eingeführt. Die Nadelspitze zielt auf den Rabenschnabelfortsatz, dringt durch den M. deltoideus und infraspinatus in das Gelenk. Fischer empfiehlt diese Methode, Neviaser nur bei Schrumpfung der Gelenkkapsel.

b) Punktion von lateral. Die Nadel wird von lateral, distal vom Acromion eingestochen. Wenn sie den Gelenkraum erreichen will, muß sie die Bursa subacromialis perforieren. Daher ist der Weg nicht geeignet, es sei denn, man will eine isolierte Füllung der Bursa erreichen (Bursographie) (Abb. 4).

c) Punktion von ventral. Dieser Weg von ventral ist die Methode der Wahl. Man sticht etwa 1—2 cm caudal von der Spitze des Rabenschnabelfortsatzes ein. Der Arm befindet sich in leichter Adduktion und Außenrotation. Dadurch wird der Gelenkspalt übersichtlich dargestellt (Abb. 5).

Eigene Technik. Wie bei allen intraartikulären Injektionen müssen auch hier alle Bedingungen einer sterilen Arbeitsweise beachtet werden, so, wie wir sie für die Arthrographie des Kniegelenks, S. 455, ausführlich geschildert haben.

Eine etwa 4—6 cm lange, nicht zu dünne Nadel mit kurzgeschliffener Spitze wird einer Spritze mit 5—10 ml Anaesthesielösung aufgesetzt und unter Bildverstärkerfernsehtechnik der Gelenkspalt aufgesucht. Nach Vorspritzen des Anaestheticums wird die Lage der Nadel zum Gelenkspalt noch einmal kontrolliert, gegebenenfalls korrigiert. Beim Durchstechen der Kapsel geben die Kranken meist einen leichten Schmerz an. Sehr häufig, aber nicht immer, fließt dann der Spritzeninhalt leichter, jedoch ist dies kein verläßliches Zeichen, da das periartikuläre Bindegewebe dem Spritzendruck wenig Widerstand entgegensetzt, so daß Täuschungen möglich sind. Glaubt man der intraartikulären

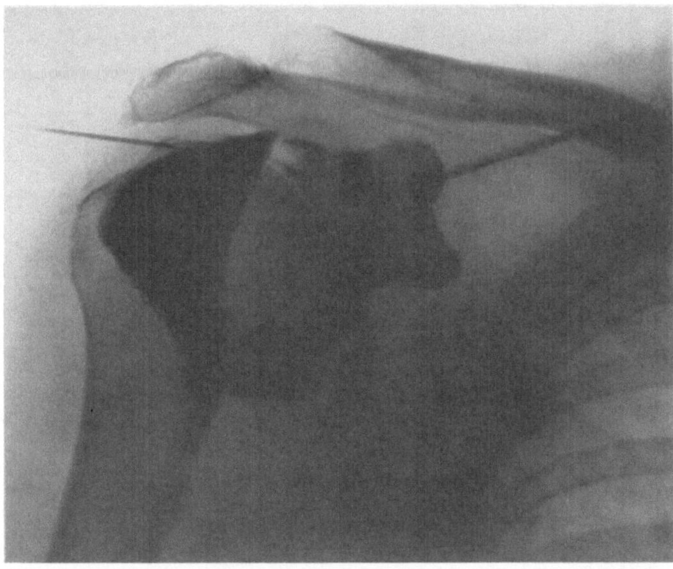

Abb. 4. Punktion des Schultergelenks von lateral durch die Bursa subacromialis. Füllung der Gelenkkapsel mitsamt dem Recessus axillaris und der Bursa subscapularis. Keine Füllung der Bursa subacromialis (Innenrotation)

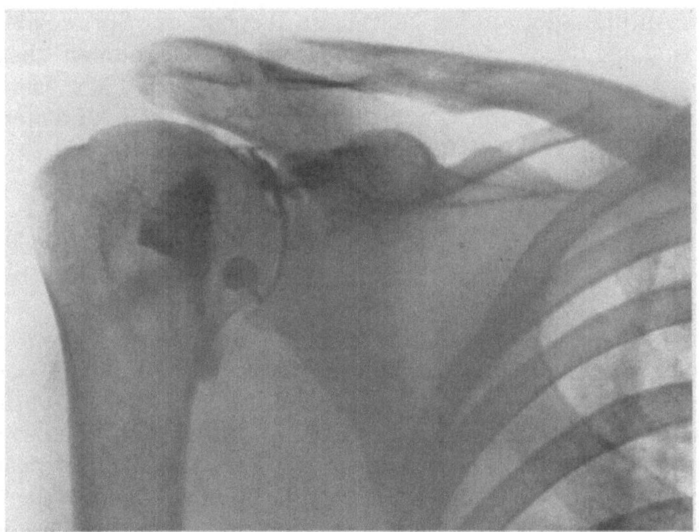

Abb. 5. Kontrastmittelinjektion in das Schultergelenk von ventral. Regelrechte Lage der Nadelspitze im Gelenkspalt. Die richtige Nadellage wird angezeigt durch die Kontrastdarstellung des Gelenkspaltes und eines Teiles der Bursa subscapularis bzw. der Gelenkkapsel

Lage der Nadelspitze sicher zu sein, werden 2—4 cm^3 Kontrastmittel injiziert. Das Kontrastmittel kann leicht in die mit dem Gelenk kommunizierenden Bursae abfließen. Gelegentlich ist aber das Kontrastmitteldepot so uncharakteristisch, daß man sich nur danach richten kann, ob der Gelenkspalt schon gefüllt ist. Diese Füllung sieht man manchmal erst nach leichter Bewegung des Armes. Anschließend werden 6—8 ml 60%iges Urografin oder eines anderen handelsüblichen Kontrastmittels eingespritzt. Zusätzlich injizieren wir 10—20 ml einer physiologischen Kochsalzlösung.

Die Injektion von 20 ml Luft haben wir wieder aufgegeben.

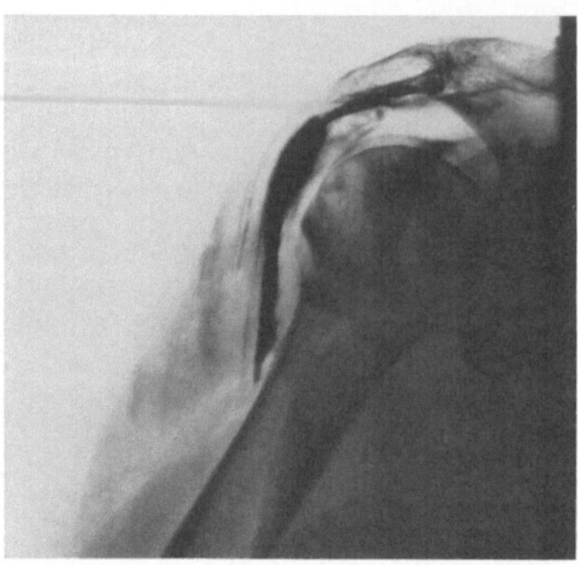

Abb. 6. Fehlinjektion. Darstellung der Weichteile (Fascia subdeltoidea), angedeutete Füllung der Bursa subacromialis. Der Raum, den Muskelsehnenmanschette und Bursa subacromialis bzw. subdeltoidea einnehmen, ist gut erkennbar (Innenrotation)

Eine Reihe von Autoren gibt an, daß man beim Wechsel der Spritze als sicheres Zeichen der intraartikulären Lage der Nadel das ,,Springbrunnen-Phänomen" beobachten könne. Dieses Zeichen ist unserer Erfahrung nach jedoch nicht verläßlich. Der Nachweis hängt von dem Volumen des Gelenkraumes, von der injizierten Flüssigkeitsmenge und von den eventuellen pathologischen Veränderungen ab.

Nach Entfernung der Nadel wird das Gelenk aktiv und passiv für 1—2 min bewegt. Die Aufnahmen können dann angeschlossen werden.

Die Untersuchungen werden von den meisten Autoren ambulant und in Lokalanaesthesie vorgenommen. Eine Ausnahme macht Reeves, der die Untersuchung in Allgemeinnarkose vorzieht.

Alle Möglichkeiten der Kontrastdarstellung, sei es mit positivem oder negativem Kontrastmittel oder einer Kombination beider Methoden, werden in der Literatur mitgeteilt. Oberholzer, der die erste Untersuchung nur mit Luft durchführte, hat später ein Gemisch von Luft und Perabrodil angewandt. Auch Frostad hat Luft als Kontrastmittel vorgezogen. In späteren Jahren, mit Verbesserung der positiven Kontrastmittel, sind die meisten Autoren zu dieser Methode übergegangen, haben aber zusätzlich ein Anaestheticum verschiedenen Volumens injiziert mit der Absicht, die Injektion und die daran anschließenden Bewegungen schmerzlos zu halten. Killoran u. Mitarb., Andrén u. Lundberg, R. Bauer, Bourdon, Ennevaara, Fischer, Lindblom, Neviaser, Pohl, Reeves, de Sèze und Waghemacker benutzten zur Anaesthesie wenige Milliliter Anaestheticum, im übrigen nur 20 ml Kontrastmittel, Aqua dest. und Luft (20 ml 35% Kontrastmittel, 20 ml Aqua dest. und 10—20 ml Luft). Samilson u. Mitarb. benutzen 12 ml Kontrastmittel, 20 ml NaCl- und 10 ml Procain-Lösung.

Die insgesamt injizierte Menge an Kontrastmittel, Anaestheticum, Luft bzw. Flüssigkeit von 50 ml wird von keinem Autor überschritten.

Nach Neviaser soll der Inhalt des normalen Gelenkraumes 28—35 ml betragen. Da dies aber davon abhängt, ob ein normaler oder pathologischer Gelenkraum vorhanden ist, haben Serre u. Mitarb. durch intraartikuläre Druckmessungen während und nach der Injektion von Kontrastmittel gezeigt, daß bei pathologischer Verkleinerung des Kapselraumes der Druck im Gelenk ansteigt und das Kontrastmittelvolumen geringer ist und

Abb. 7—12. Normales Schulterarthrogramm in 6 Einstellungen (positive Kontrastfüllung)

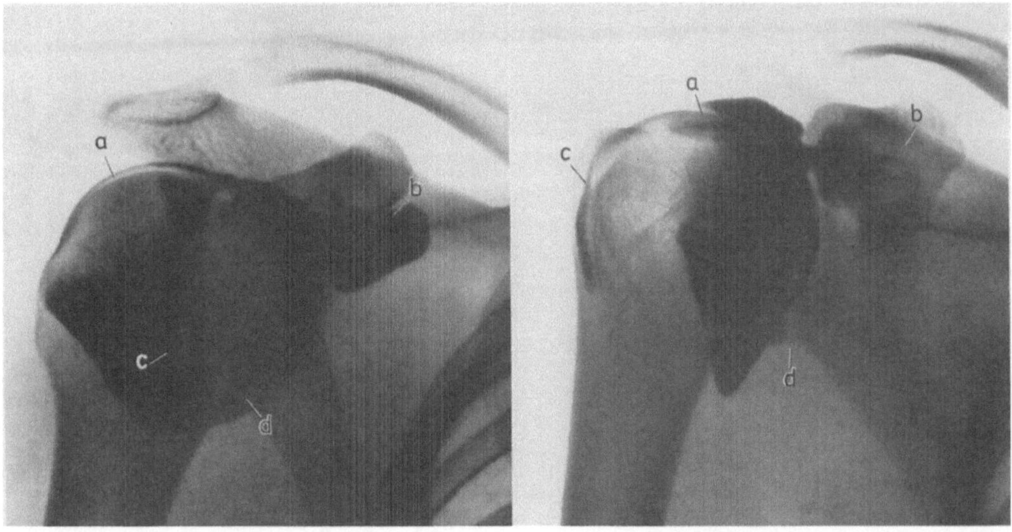

Abb. 7 Abb. 8

Abb. 7. Innenrotation: Darstellung der Infraspinatusportion der Muskelsehnenmanschette. a Gelenkspalt; b Bursa subscapularis; c Vagina mucosa intertubercularis; d Recessus axillaris. Die Vagina mucosa intertubercularis ist bei der Innenrotation nach medial gewandert

Abb. 8. Außenrotation. Darstellung der Supraspinatusportion der Muskelsehnenmanschette. a Gelenkspalt; b Bursa subscapularis; c Vagina mucosa intertubercularis; d Recessus axillaris.

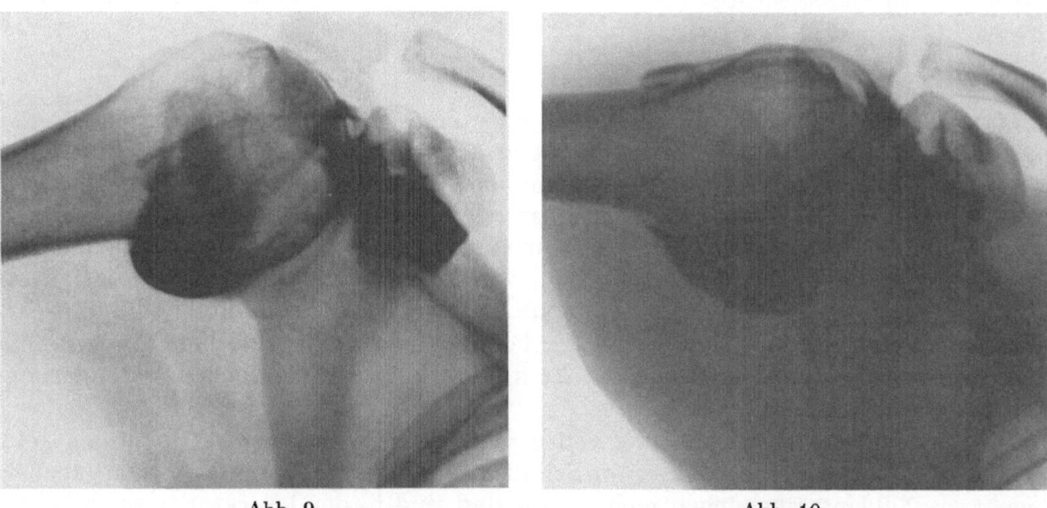

Abb. 9 Abb. 10

Abb. 9. Arm in Elevation und Innenrotation. Die Vagina mucosa intertubercularis wandert nach medial

Abb. 10. Arm in Elevation und Außenrotation. Darstellung der Subscapularisportion der Rotatorenmanschette. Die Vagina mucosa intertubercularis wandert nach lateral und ist endständig glatt begrenzt

umgekehrt, bei pathologischen Veränderungen der Rotatoren, die Kontrastmittelmenge zunimmt und der Druck abfällt.

Die Beachtung der Menge des injizierten Kontrastmittels ist insofern wichtig, als eine zu intensive Kontrastfüllung des Gelenks Einzelheiten überlagern kann.

Die Kontrastmitteldichte nimmt 20—30 min nach Injektion sehr deutlich ab, nach 1 Std ist das Kontrastmittel nicht mehr nachweisbar.

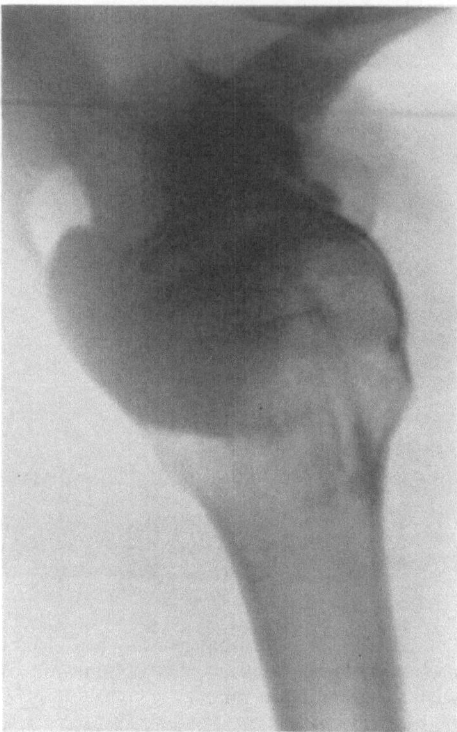

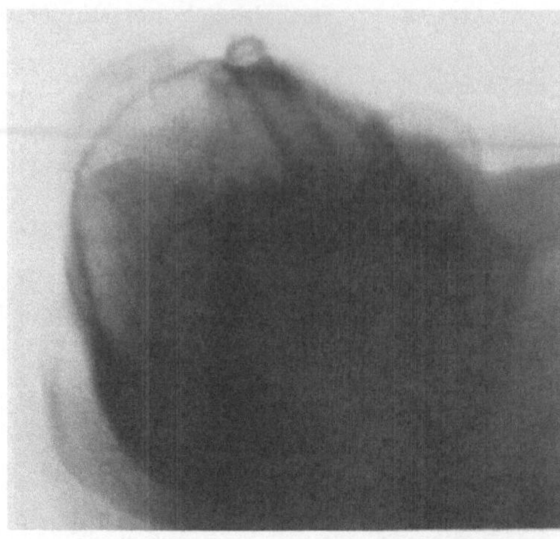

Abb. 12. Tangentiale Aufnahme des Oberarmkopfes. Der knöcherne Sulcus intertubercularis mit Kontrastdarstellung der Vagina mucosa intertubercularis. Die zentrale Aufhellung entsteht durch die axial getroffene Bicepssehne

Abb. 11. Schultergelenk axial dargestellt. Der Recessus axillaris projiziert sich zum Teil auf das Acromion. Die Vagina mucosa intertubercularis liegt ventral. Der Recessus subscapularis projiziert sich auf den Processus coracoideus

Paraartikuläre Injektion des gesamten oder eines Teils des Kontrastmittels kann gelegentlich nicht vermieden werden. Sie ist zwar wenig schmerzhaft und ohne Folgen, hat aber den Nachteil, daß die Beurteilung des Gelenks erschwert wird. Ist man im Zweifel, ob das Kontrastmittel paraartikulär oder intraartikulär gelegen ist, kann eine axiale Aufnahme weiterhelfen. Ist die Beurteilung des Gelenkraumes durch die paraartikuläre Injektion zu schwierig geworden, wird man einige Stunden, am besten aber mehr als 24 Std abwarten, ehe man eine neue Untersuchung durchführt (Abb. 6).

KERNWEIN hatte Gelegenheit, Schultergelenke, die einige Tage vorher arthrographiert wurden, mikroskopisch zu untersuchen. Er konnte keine entzündlichen Veränderungen an der Kapsel nachweisen.

Nach Abschluß der Untersuchung geben viele Kranke ein leichtes Spannungsgefühl oder eine geringe Schmerzhaftigkeit im Schultergelenk an. Gelenkinfektionen haben wir bei mehr als 200 Untersuchungen nicht erlebt und sind in der Literatur unseres Wissens nach auch nicht beschrieben worden.

Wie bei jeder Röntgenuntersuchung haben sich auch bei der Arthrographie des Schultergelenks eine Reihe von Standardprojektionen eingebürgert.

Verschiedene Aufnahmen in verschiedener Stellung der Gelenkabschnitte zueinander sind notwendig, um alle Einzelheiten zu beurteilen und um die dabei in Erscheinung tretenden funktionellen Veränderungen festzustellen. Die meisten Autoren fertigen Aufnahmen im a.p. Strahlengang in Innen- und Außenrotation, eine axiale Aufnahme und auch gelegentlich eine tangentiale Aufnahme des Schultergürtels zur Darstellung des Sulcus intertubercularis bzw. der Sehnenscheide der langen Bicepssehne an.

So benutzen BAUER drei, FISCHER, KILLORAN, SAMILSON vier Einstellungen, POHL und WAGHEMACKER fünf, ENNEVAARA und DE SÈZE sogar sechs verschiedene Positionen.

Killoran u. Mitarb. und Neviaser machen die Zahl der Einstellungen von dem Befund abhängig. Sie brauchen aber mindestens vier Positionen und regelmäßig eine tangentiale Aufnahme zur Darstellung des Sulcus intertubercularis.

Wir fertigen Aufnahmen in folgender Einstellung an:

a) a.p. Strahlengang in Adduktion und Innenrotation.
b) a.p. Strahlengang in Adduktion und Außenrotation.
c) a.p. Strahlengang in Elevation und Innenrotation.
d) a.p. Strahlengang in Elevation und Außenrotation.
e) Eine axiale Aufnahme der Schulter.
f) Eine tangentiale Schultergelenkaufnahme.

Die Filmgröße beträgt 18/24, bei den axialen bzw. tangentialen Aufnahmen 13/18 cm.

Wenn die Zahl der Filme auch kostenmäßig eine gewisse Rolle spielt, sollte man sich darüber klar sein, daß bei Abschluß der Untersuchung gute, beurteilbare und alle Fragen erschöpfend beantwortende Aufnahmen vorliegen müssen (Abb. 7—12).

4. Das normale Arthrogramm

Bei der Durchleuchtung des Schultergelenks während der Injektion kann man nachweisen, daß das Kontrastmittel zuerst den Gelenkspalt auffüllt, später die Bursa subscapularis bzw. die Bursa subcoracoidea. Bei einer größeren Menge Kontrastmittel kommt es dann zur Darstellung des Recessus axillaris und darauf zu einer kleinen sackförmigen Ausziehung (Reeves), die zwischen dem Hals des Humerus und dem unteren Rand des Labrum glenoidale gelegen ist und kontrastgefüllt wird.

Der zuerst sichtbare zarte Gelenkspalt geht medial und cranial bei der Innenrotation in die Infraspinatusportion der Rotatorenplatte über. Bei der Aufnahme in Außenrotation stellt sich die Supraspinatusportion dar, bei der Elevation läßt sich die Grenze der Subscapularisportion (Fischer) nachweisen.

Bei Innenrotation und Elevation des Oberarmes zeigt sich zwischen Oberarmkopf und Acromion eine schmale Kontrastmittelansammlung, die dem Ansatz der langen Bicepssehne am Limbus glenoidalis entspricht.

Die mit der Gelenkhöhle kommunizierende *Bursa subscapularis* hat oft eine Verbindung mit einer zweiten kleineren Höhle, der Bursa subcoracoidea. Beide liegen pectoralwärts vom Gelenk, caudal vom Rabenschnabelfortsatz in der Tiefe der Muskulatur. Daher hat die Bursa in Innen- und Außenrotation eine andere Form und ein anderes Volumen. Bei der Innenrotation ist sie mehr zungenförmig dargestellt (Killoran), in Außenrotation wird die Bursa durch die mächtige Muskulatur weitgehend komprimiert und entleert. Das Kontrastmittel fließt von der Bursa subscapularis in den Recessus axillaris.

Der *Recessus axillaris* füllt sich am unteren Pol der Gelenkhöhle und ist in seiner Größe abhängig von der Kontrastfüllung des Gelenks. Gut sichtbar ist der Recessus axillaris bei Adduktion des Armes, bei der Abduktion verschwindet die faltenartige Erweiterung weitgehend. Auf dem axialen Röntgenbild projiziert sich der Recessus axillaris dorsal von der Gelenkfläche.

Die *Vagina mucosa intertubercularis* liegt am vorderen Umfang des Gelenks als doppelkonturierter Kontrastmittelschatten von 4—5 cm Länge. Die Doppelkonturierung wird durch die lange Bicepssehne hervorgerufen, die als Aussparung in der kontrastmittelgefüllten Vagina liegt. Am cranialen Rand geht die Sehne in das Labrum glenoidale über, caudal endet die Kontrastmittelfüllung scharfbegrenzt und etwas rundlich. Bei normaler Armhaltung liegt die Sehne etwas lateral von der Mitte des Oberarmkopfes; sie wandert je nach Drehung des Armes, wobei sie auf der axialen Aufnahme in der Mitte des Oberarmkopfes zu sehen ist. Auf der tangentialen Aufnahme stellt sich im Sulcus intertubercularis die kontrastgefüllte Vagina dar. Im Zentrum dieser rundlichen Kontrastmittelverdichtung findet sich eine Aufhellung, die der axial getroffenen langen Bicepssehne entspricht.

Abb. 13—18. Normales Schulterarthrogramm in 6 Einstellungen (kombinierte Kontrast-Luft-Füllung)

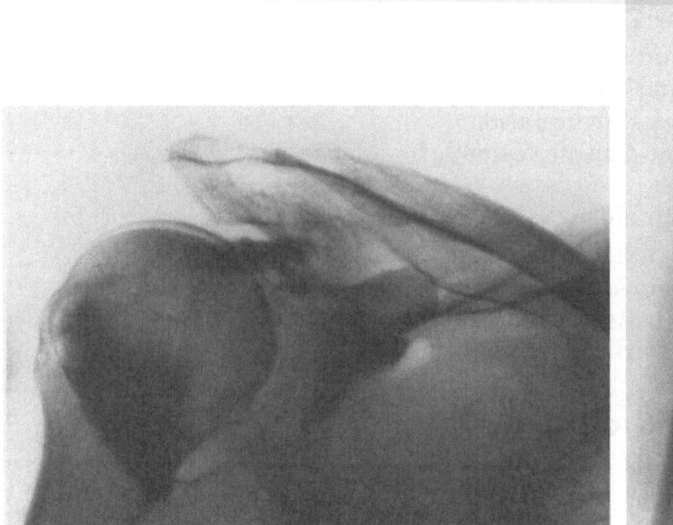

Abb. 13

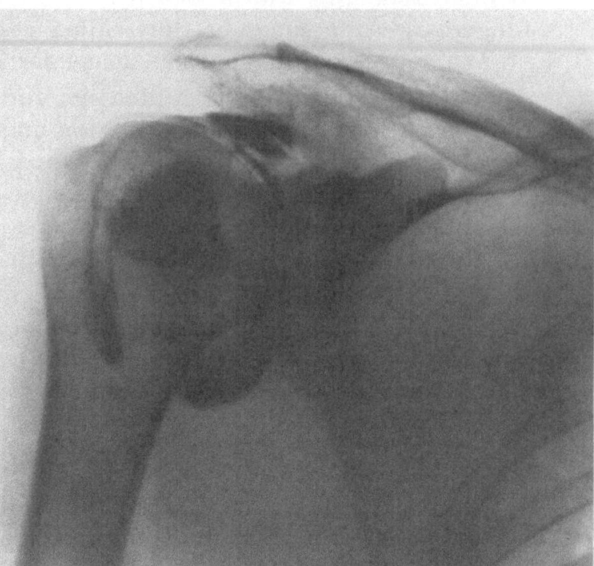

Abb. 14

Abb. 13. Innenrotation. Gute Darstellung des Recessus axillaris und der Vagina mucosa intertubercularis durch die Doppelkontrastmethode

Abb. 14. Außenrotation. Gute Darstellung der Vagina mucosa intertubercularis

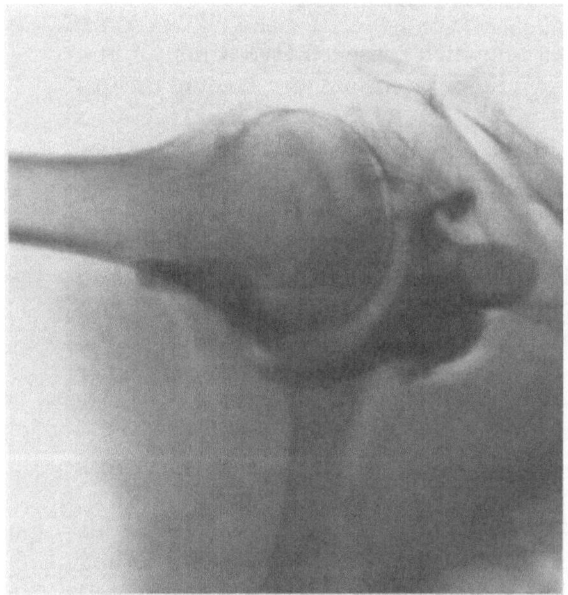

Abb. 15. Arm in Elevation und Innenrotation

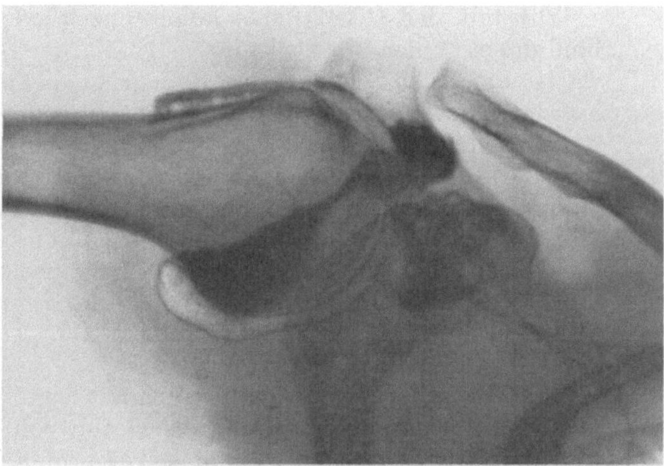

Abb. 16. Arm in Elevation und Außenrotation

Das *Labrum glenoidale*, der Gelenkknorpel, erscheint als schmale Kontrastmittelaussparung parallel zur knöchernen Gelenkfläche verlaufend.

Bis auf die Darstellung der Bursa subacromialis bzw. subcoracoidea, deren Konturen gelegentlich etwas unregelmäßig sein können, erscheint die Begrenzung der Kontrastmitteldepots überall glatt und regelmäßig.

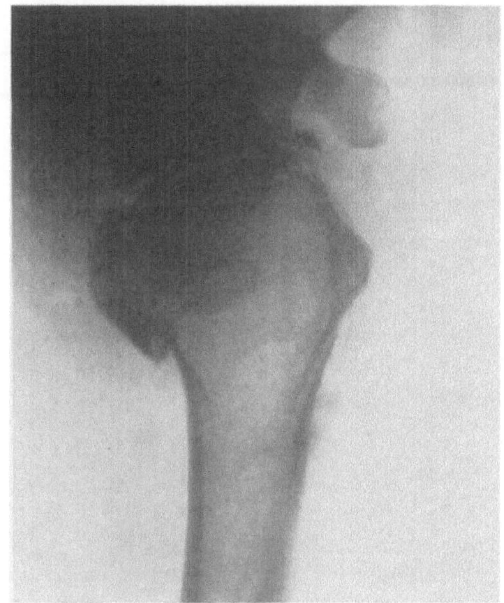

Abb. 17

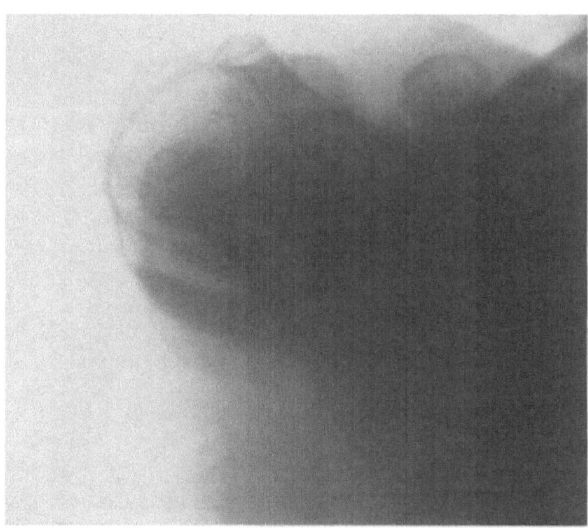

Abb. 18

Abb. 17. Axiale Aufnahmen. Die Vagina mucosa intertubercularis liegt ventral

Abb. 18. Tangentiale Schultergelenkaufnahme. Darstellung der Vagina mucosa intertubercularis im Sulcus intertubercularis. Durch die Doppelkontrastdarstellung sieht man die Vagina mit Luft und Kontrastmittel gefüllt, zentral aufgehellt durch die Bicepssehne

Da sich nicht alle bei der Arthrographie nachweisbaren Gelenkabschnitte in einer Aufnahmerichtung übersichtlich darstellen, und sich die verschiedenen Gelenkabschnitte bei der Funktion des Armes unterschiedlich verhalten, sind mehrere Aufnahmen des kontrastgefüllten Gelenks in verschiedener Stellung und Projektion notwendig.

Eine Beurteilung des Schultergelenks im Arthrogramm ist daher nur aus der Analyse der einzelnen Bilder möglich. In der Hand des Untersuchers liegt es, aus diesen einzelnen Bildern die normale oder krankhafte Funktion und die morphologischen Abweichungen zu einem Gesamtbild zu vereinigen (Abb. 13—18).

5. Das pathologische Arthrogramm

Pathologische Veränderungen des Schultergelenks können intraartikulär, intracapsulär und extracapsulär vorhanden sein.

a) Die Kontrastdarstellung der Bursae subacromialis und subdeltoidea

Zu den nicht mit dem Schultergelenk kommunizierenden Schleimbeuteln gehören die Bursa subacromialis und die mit ihr verbundene Bursa subdeltoidea. Sie liegen zwischen dem M. deltoideus bzw. dem Dach des cranialen Gelenkbogens, gebildet aus Acromion, Proc. coracoideus und Lig. coracoacromiale einerseits und dem Supraspinatusanteil der Rotatorenmanschette andererseits. Sie ermöglichen ein reibungsloses Gleiten der starren gegen die beweglichen Abschnitte des Schultergürtels und entsprechen in praxi einem Weichteilgelenk (zweite Gelenkhöhle). Die Schleimbeutel können isoliert dargestellt werden durch eine Punktion von lateral her. Die Ausdehnung, die Größe und der Zustand der Bursa wird auf diese Weise überprüft werden können (Abb. 19 und 20).

Eine Verbindung mit dem Schultergelenk ist eindeutig als *pathologisch* anzusehen und wird dadurch hervorgerufen, daß der Boden der Schleimbeutel, die ja mit der Rotatoren-

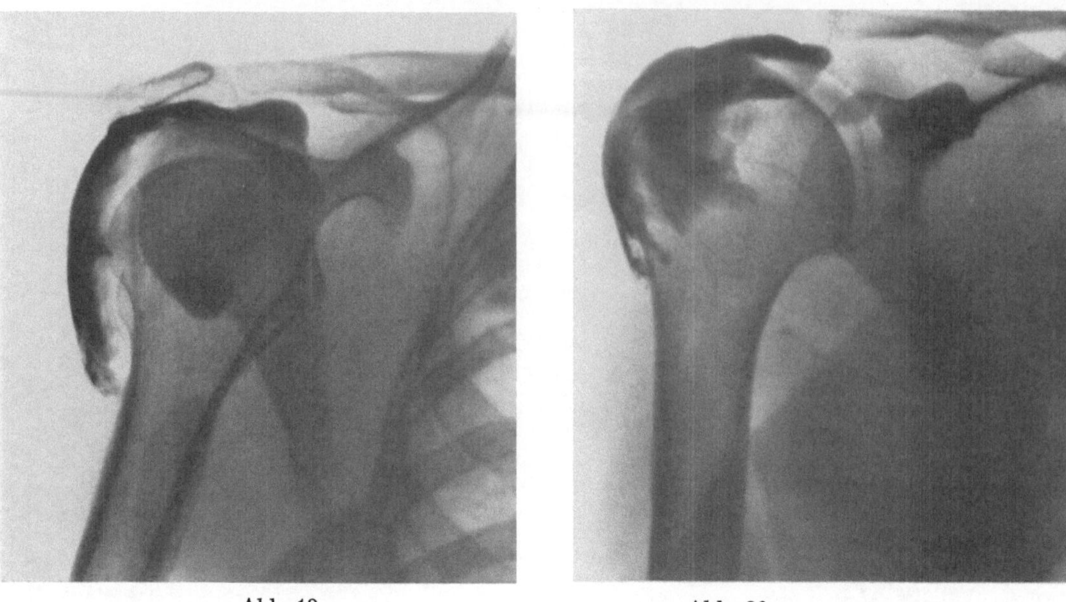

Abb. 19 Abb. 20

Abb. 19 und 20. Oberarmkopf bei Innen- bzw. Außenrotation. Isolierte Füllung der Bursa subacromialis und subdeltoidea. Sie reicht medialwärts bis unter das Acromion, umgibt halbkugelförmig den Oberarmkopf. Keine Darstellung des Gelenkspaltes

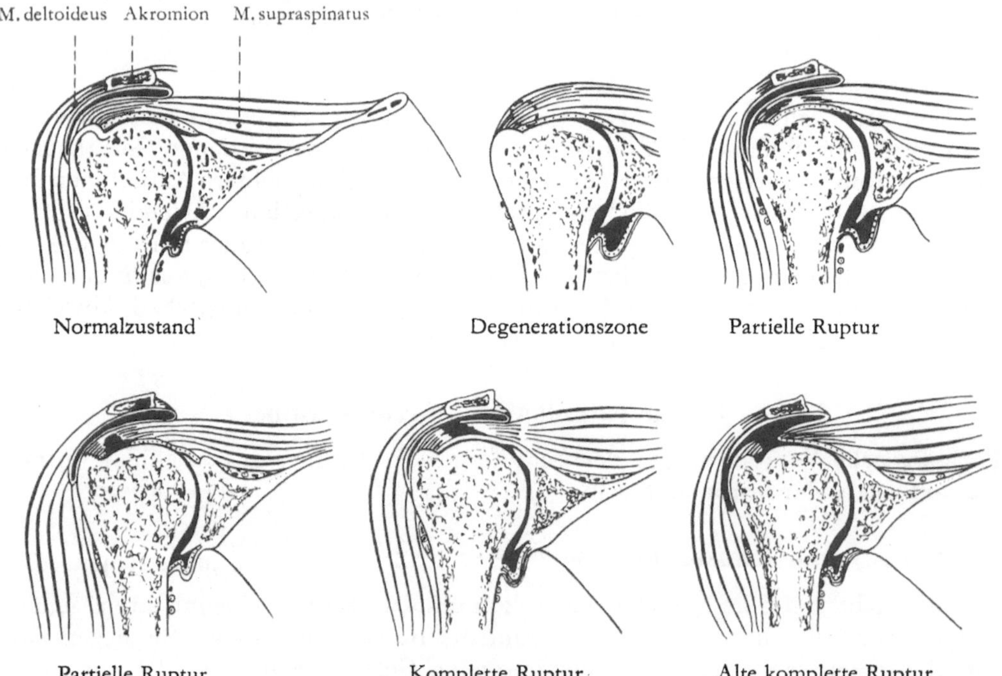

Abb. 21. Schematische Darstellung der verschiedenen Rupturformen im Bereich der Muskelsehnenmanschette (Nach MOSELEY)

manschette fixiert sind, zugleich mit den Rotatoren einreißt und auf diese Weise eine freie Gelenkverbindung verursacht.

Um über die Größe und Form der Bursa subacromialis zu berichten, zitieren wir FROSTAD (1942):

„Die Bursa zeichnet sich auf dem Röntgenogramm im Seitenplan wie ein kontrastgesättigter Schatten ab, in der Form des Neumondes. Die Breite ist dem Füllungsgrad nach wechselnd. Benutzt man Luft, ist er blasenförmiger. Seine konkave Fläche ist immer nach unten gekehrt und erstreckt sich vom lateralen Ende des Acromion über Caput, Collum anatomicum, Tuberculum majus und Collum chirurgicum humeri. Die Fläche liegt regelmäßig in einer Entfernung von 2—4 mm von den Knochenteilen. Die Entfernung hängt viel von der Rotation des Armes und vom Füllungsgrad der Bursa ab. Oft sieht man unter dem Acromion einen Streifenkontrast, der sich an das Acromioclaviculargelenk medial erstreckt und lateral mit dem sichelartigen Schatten in Verbindung steht. Es ist der Teil der Bursa, der unter der Schulterhöhe und dem lateralen Ende der Clavicula liegt.“

b) Die Läsion der Muskelmanschette

Nach MOSELEY unterscheidet man entsprechend der Schwere der Degeneration der Muskelsehnenmanschette oder Rotatorenplatte (rotator cuff, coiffe de rotateurs) neben den röntgenologisch nicht sichtbar zu machenden Degenerationszonen partielle Rupturen verschiedenen Ausmaßes und komplette Rupturen mit und ohne Dislokation der Muskelfragmente (Abb. 21).

Die Rißbildungen in der Rotatorengruppe entstehen fast immer nach dem 40. Lebensjahr, weil sie Folge der Degeneration der Muskelmanschette sind. Nur selten kann ein direktes Trauma angeschuldigt werden. Zumeist ist ein leichtes Trauma die auslösende Ursache der Ruptur.

c) Die inkompletten und kompletten Rupturen der Muskelsehnenmanschette

Die *inkomplette Ruptur* der Rotatorenplatte kann an der Ober- und Unterfläche entstehen. An der Oberfläche ist sie nicht sichtbar zu machen. Bei Ruptur an der Unterfläche bzw. an der Gelenkspaltbegrenzung findet sich hier eine unregelmäßige Kontur des Kontrastmittelbandes oder in fortgeschrittenen Fällen läßt sich eine Kontrastmittelansammlung in Form eines Depots verschiedener Größen nachweisen.

Ist ein breiter Einbruch in die Unterfläche der Muskelgruppe entstanden, so bezeichnet man dieses Bild im anglo-amerikanischen Schrifttum als „ulcer-like-crater“. Ist der Eingang aber eng und das Depot im Muskel größer, so spricht man von „Kragenknopf-Krater“ (Abb. 22—27).

Die inkompletten Rupturen sind am besten in Außenrotation des Oberarmes sichtbar zu machen, was bedeutet, daß die Risse meist in der Sehne des M. supraspinatus auftreten (48% nach ENNEVAARA). Das Volumen des Schultergelenks ist nicht vergrößert.

Der *vollständige Riß* der Rotatorenplatte hat immer eine Füllung der Bursa subacromialis bzw. auch der Bursa subdeltoidea zur Folge und ist ihr charakteristisches Zeichen (Abb. 28—31).

Die Kontrastfüllung der Bursa kann gering oder auch ganz massiv sein, je nach Größe der Rupturstelle und nach der Form und Größe der Bursa. Die Füllung ist natürlich auch abhängig von dem Zustand der Bursa. Ist sie erheblich entzündlich verändert, so ist ihr Füllungszustand gering und ihre Konturierung erscheint unregelmäßig, besonders, wenn eine Synovitis villosa vorliegt. Bei sehr starker Füllung der Bursa kann die Darstellung der Rotatorengruppe, die ja als Aussparung zwischen der gefüllten Bursa und dem kontrastgefüllten Gelenkspalt sichtbar wird, verschwinden, ebenso kann der Spalt verschmälert sein, wenn eine Atrophie der Muskelsehnenmanschette vorliegt.

Die Rißbildung der Rotatorenplatte ist selten vollständig, sondern in der Regel nur partiell. Besonders häufig sind nach BLOCH und FISCHER Risse in der Infraspinatussehne, weil dieser Muskel mit seiner Sehne am schwächsten ist und am stärksten bei der Abduktion des Armes beteiligt ist. Der Häufigkeit nach folgen: isolierte Risse der Supraspinatussehne oder beider Abschnitte, Infra- und Supraspinatusanteil. Bei ganz schweren Zer-

Abb. 22—27. Inkomplette Ruptur der Rotatorenplatte (Aufnahmen und Skizzen)

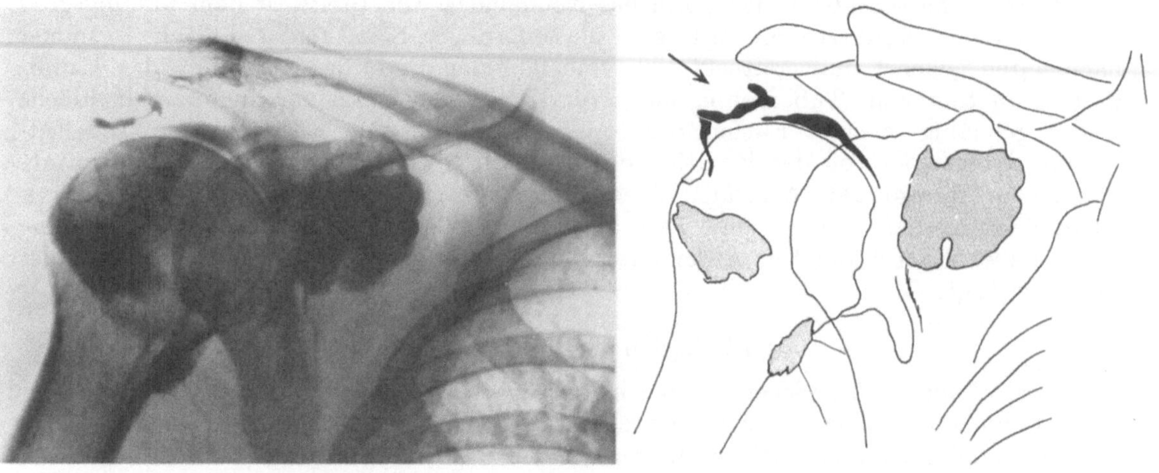

Abb. 22 Abb. 23

Abb. 22 und 23. Innenrotation. Kragenknopfartiger Einriß der Rotatorenplatte

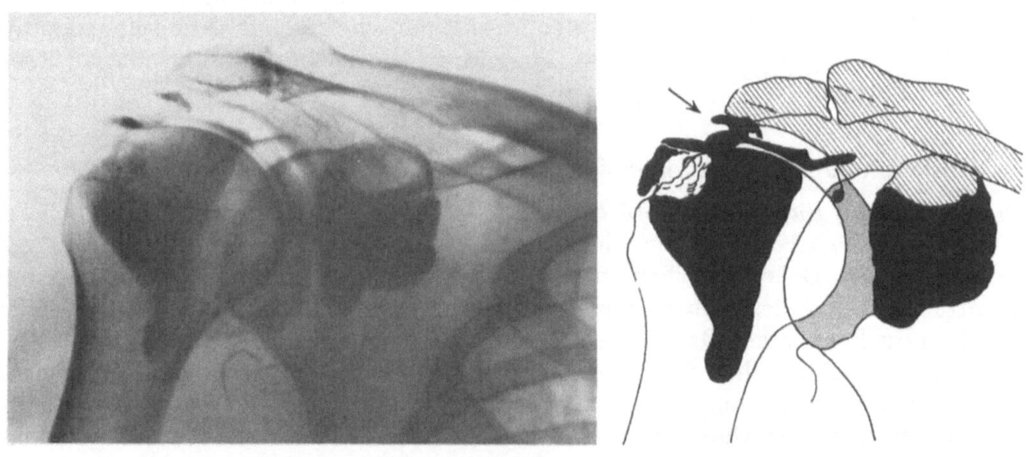

Abb. 24 Abb. 25

Abb. 24 und 25. Außenrotation. Der Einriß liegt vorwiegend in der Supraspinatussehne. Beachte die Darstellung der Lymphbahnen

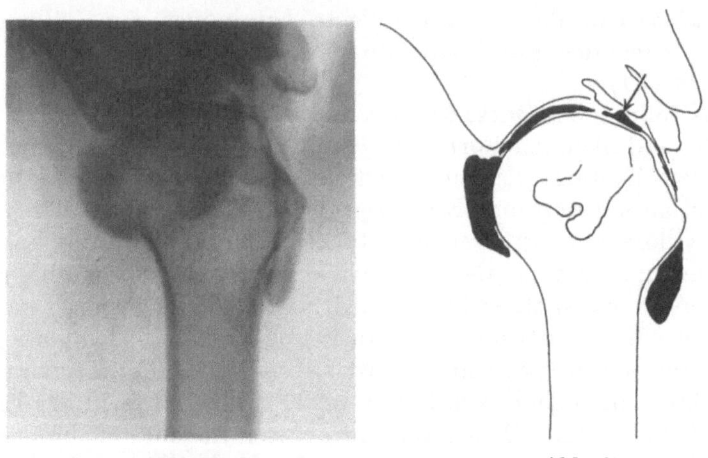

Abb. 26 Abb. 27

Abb. 26 und 27. Axiale Aufnahme und Skizze

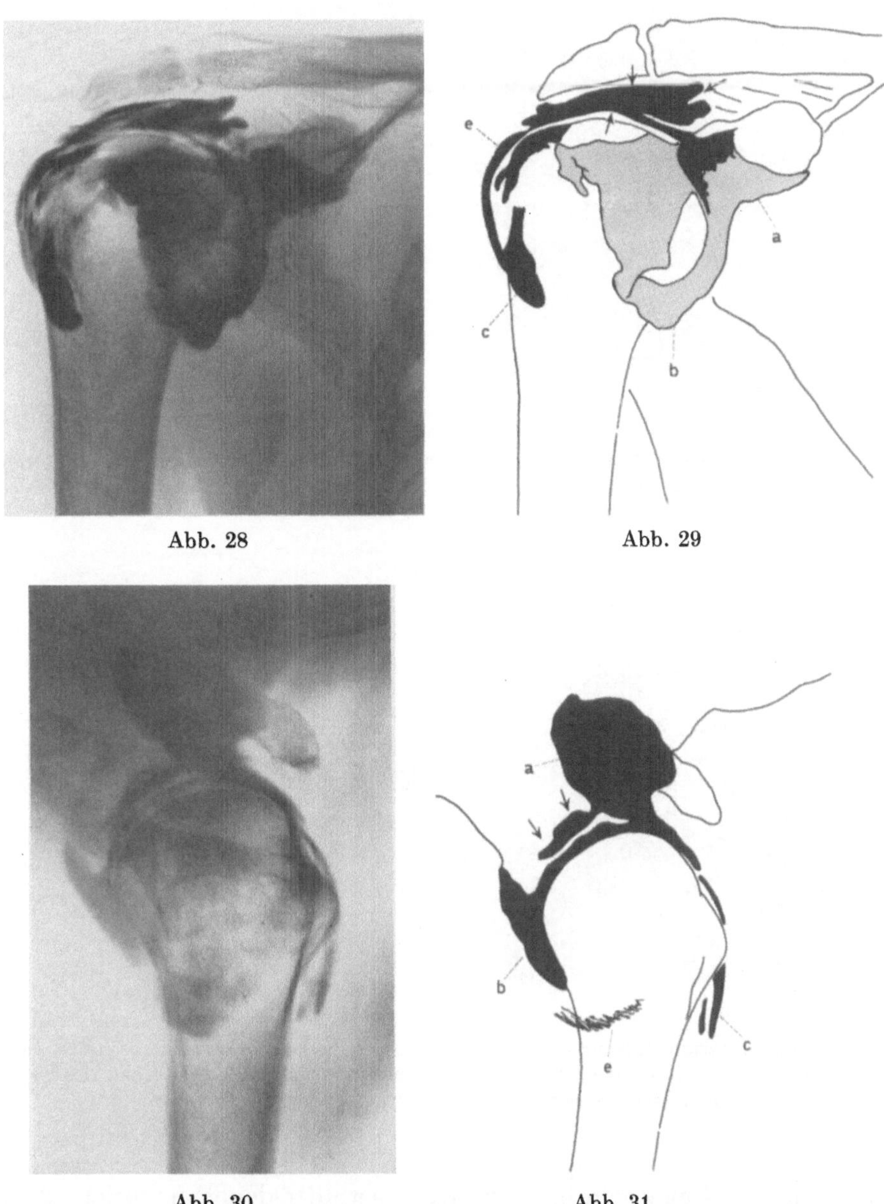

Abb. 28 Abb. 29

Abb. 30 Abb. 31

Abb. 28—31. Schultergelenkaufnahme bei Innenrotation und axiale Aufnahme. Ruptur der Muskelsehnenmanschette. a Starke Füllung der Bursa subscapularis. b Recessus axillaris. c Vagina mucosa intertubercularis. d Die mit → gekennzeichnete Ruptur der Muskelsehnenmanschette. e Bursa subacromialis bzw. subdeltoidea

reißungen sind auch die beiden restlichen Gruppen, die Subscapularisportion und der Anteil des M. teres minor betroffen.

Isolierte Rupturen der beiden letzten Gruppen sind außerordentlich selten. Der Umfang der Ruptur kann zwischen kaum erkennbaren Einrissen bis zu großen Quer- oder Längsrissen schwanken. Die Retraktion des gelenknahen Fragments oder die Interposition eines Teils der Sehnenmanschette ist vielfach gut sichtbar. Sehr kleine Risse stellen sich nach Samilson im axillären Strahlengang am besten dar, weil durch die Abduktion des Armes das Kontrastmittel aus dem Gelenk exprimiert wird und damit eine vermehrte Kontrastansammlung in dem kleinen Riß entsteht. Die Füllung der Bursa subacromialis ist auch auf der axialen Aufnahme deutlich als sattelförmiges Kontrast-

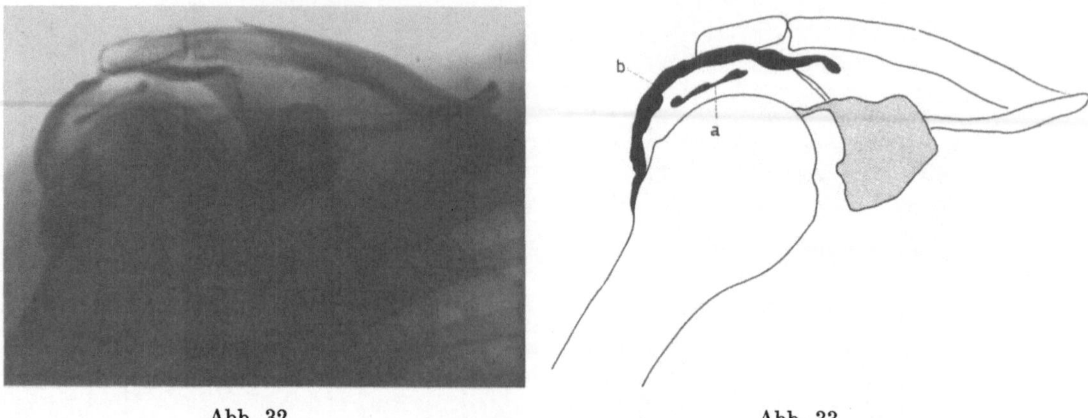

Abb. 32 Abb. 33

Abb. 32 und 33. Oberarmkopf in Innenrotation. Ruptur der Infraspinatusportion der Rotatorenmanschette, a Rotatorenplatte mit Ruptur. b Füllung der Bursa subacromialis und subdeltoidea

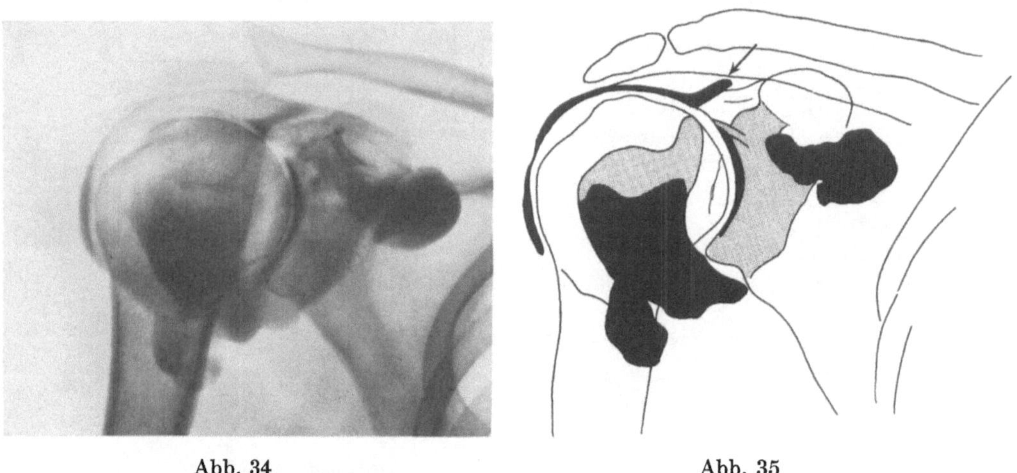

Abb. 34 Abb. 35

Abb. 34 und 35. Außenrotation. Ruptur des Supraspinatusanteils der Rotatorenmanschette. Starke Erweiterung der Gelenkkapsel mit Füllung der sehr weiten Bursa subacromialis, Erweiterung des Recessus axillaris und ampullenartige Erweiterung der Vagina mucosa intertubercularis

mitteldepot sichtbar. Das zweite größere Kontrastmitteldepot entspricht dem Recessus axillaris (Abb. 32—44).

Nach KILLORAN u. Mitarb. müssen folgende Irrtumsmöglichkeiten beachtet werden:

1. Eine ungleichmäßige Verteilung des Kontrastmittels.

2. Die unbeabsichtigte Injektion des Kontrastmittels in die Bursa subacromialis statt in das Gelenk.

3. Bei Aufnahmen in Außenrotation kann die gefüllte Vagina intertubercularis auf das Tuberculum majus projiziert werden und dadurch eine Füllung der Bursa subacromialis vortäuschen. Bei der Aufnahme in Innenrotation sieht man aber die typische Doppelkonturierung der Vagina. Die Bursa subacromialis ist auch größer und verbleibt in beiden Einstellungen in lateraler Position.

Ist die Kontrastinjektion teils intra-, teils extraartikulär erfolgt, kann die axilläre Aufnahme den Befund klären helfen.

Bei der Diagnostik der Ruptur der Rotatorengruppe oder eines ihrer Teile und der zusätzlichen pathologischen Veränderungen am Kapsel- oder Gelenkapparat sind folgende Fragen zu beachten:

Abb. 36—40. Komplette Ruptur der Rotatorenplatte. (Aufnahme und Skizzen). a Ruptur. b Füllung der Bursa subacromialis und Bursa subdeltoidea. c Ruptur der Gelenkkapsel des Acromioclaviculargelenks. d Starke Erweiterung des Recessus axillaris. e Ampullenartige Erweiterung der Vagina mucosa intertubercularis. f Darstellung der Orificium praeglenoidale (WEITBRECHT)

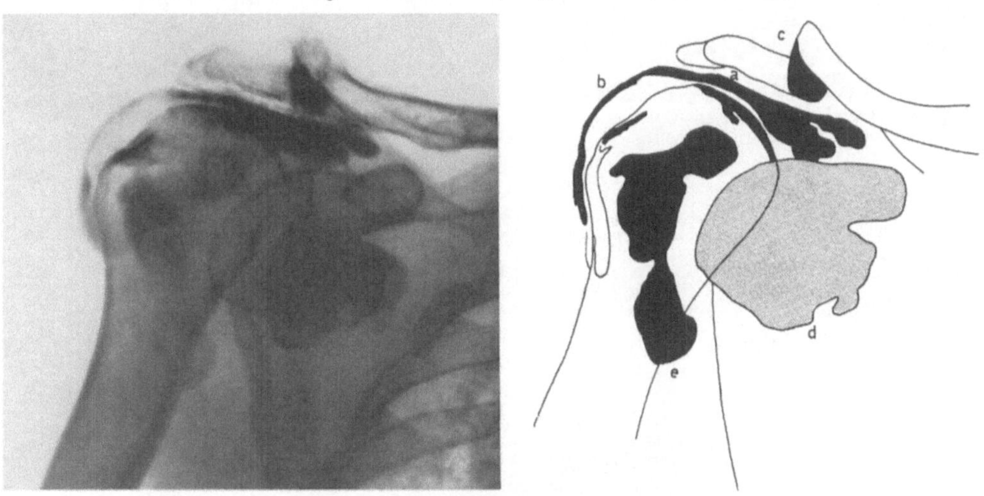

Abb. 36 und 37. Innenrotation

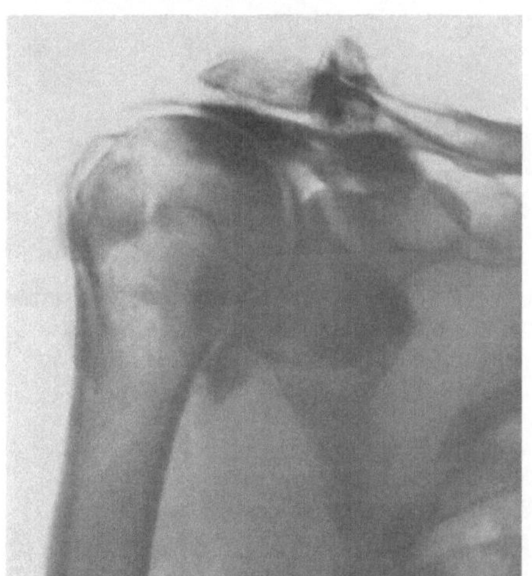

Abb. 38. Außenrotation

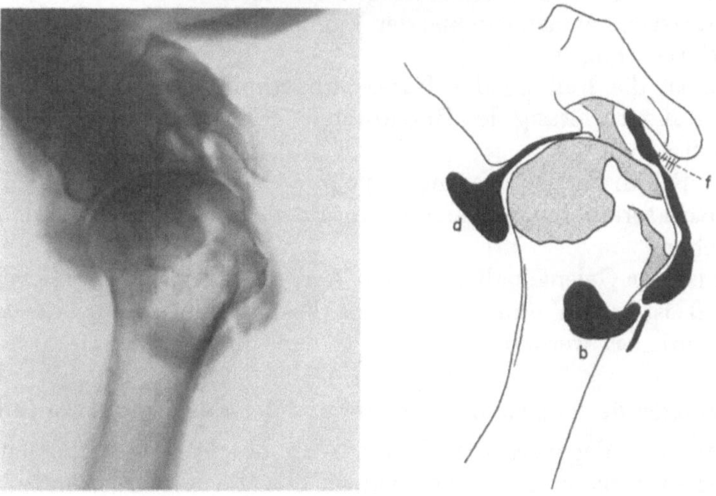

Abb. 39 und 40. Axiale Aufnahme des Schultergürtels

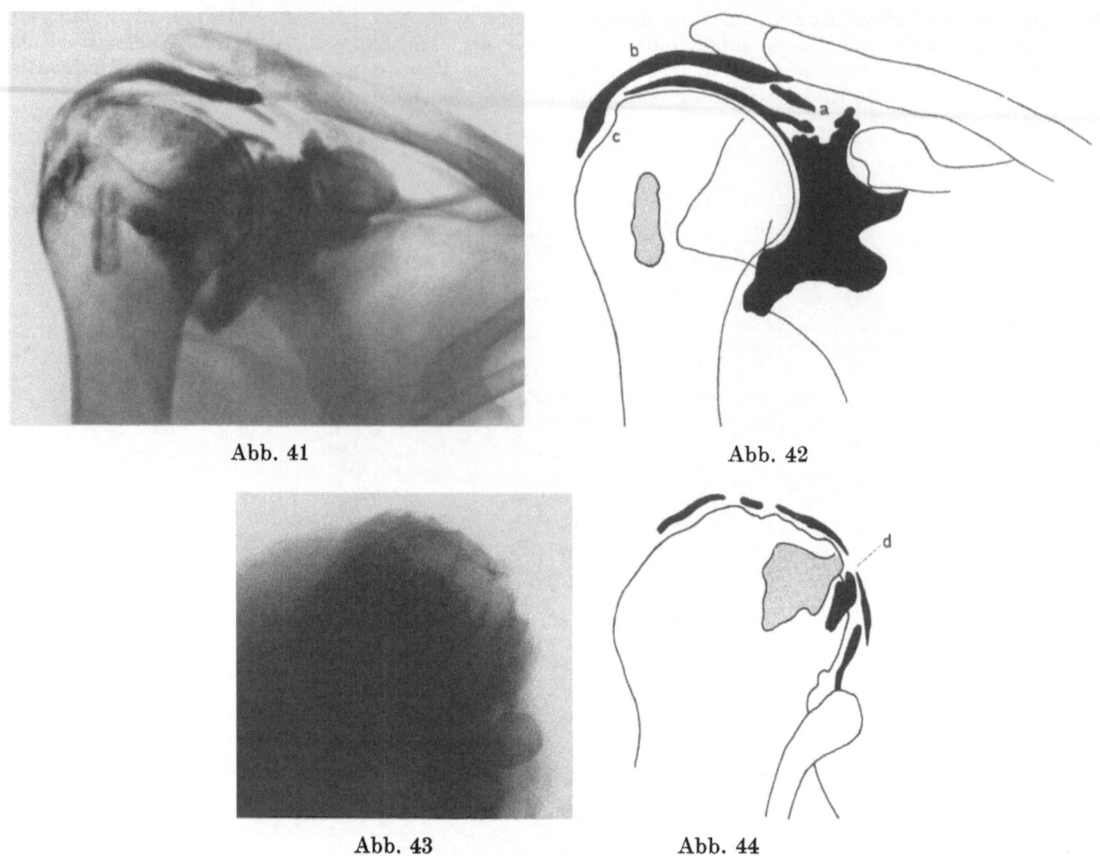

Abb. 41 Abb. 42

Abb. 43 Abb. 44

Abb. 41—44. Schultergelenk in Außenrotation und tangentiale Aufnahme des Oberarmkopfes: Ruptur der Rotatorenmanschette. a Ruptur. b Füllung der Bursa subacromialis und subdeltoidea. c Impression des Tuberculum majus. d Füllung der Vagina mucosa intertubercularis mit zentraler Aufhellung, bedingt durch die lange Bicepssehne

1. Sind knöcherne Veränderungen wahrnehmbar?
2. Sind die einzelnen Abschnitte der Rotatorengruppe in Innen- oder Außenrotation bei Abduktion oder Adduktion intakt?
3. Welche pathologischen Veränderungen findet man auf der axillären Aufnahme?
4. Sind Kontrastmittelaustritte aus der Vagina intertubercularis oder im Bereich des Recessus articularis erfolgt?
5. Wie stark ist die Füllung der Bursa subacromialis oder der Bursa subdeltoidea?
6. Wie ist die Konturierung des Bursarandes? Findet sich eine Tendinose der Vagina oder eine Synovitis?
7. Klafft der Riß in der Rotatorengruppe?
8. Sind die Rotatorenteilstücke an den Ansatzstellen der Bicepssehne und am Pfannenrand noch zu sehen?
9. Wie weit ist der Gelenkspalt zwischen Acromion und Oberarmkopf?
10. Wie groß ist das Volumen des Gelenkes, wieviel Kontrastmittel konnte ohne Schwierigkeiten injiziert werden?

d) Veränderungen der langen Bicepssehne und der Vagina mucosa intertubercularis

Entzündliche und degenerative Prozesse an der langen Bicepssehne oder/und der Vagina sind Begleiterscheinungen einer Ruptur der Muskelsehnenmanschette, einer Synovitis oder einer entzündlichen Kapselschrumpfung, wie operative Kontrollen ergeben

Abb. 45—49. Veränderungen der Vagina mucosa intertubercularis

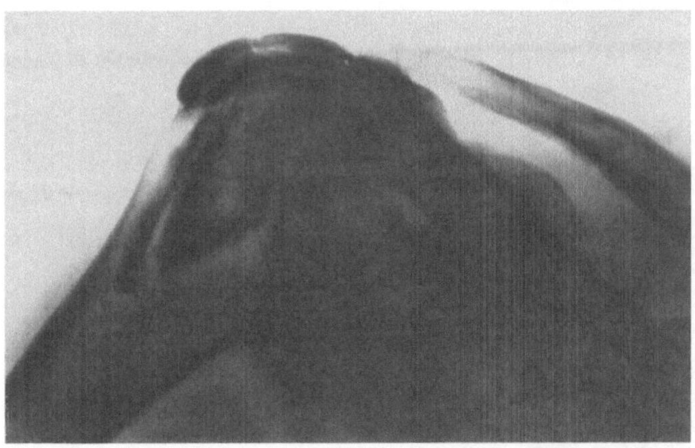

Abb. 45

Abb. 45. Die Vagina ist mäßig gefüllt, unregelmäßig begrenzt. Die Aussparung durch die lange Bicepssehne fehlt als Folge einer Ruptur und Retraktion der Sehne, bei gleichzeitig bestehender kompletter Ruptur der Rotatorenmanschette und Füllung der Bursa subacromialis bzw. subdeltoidea

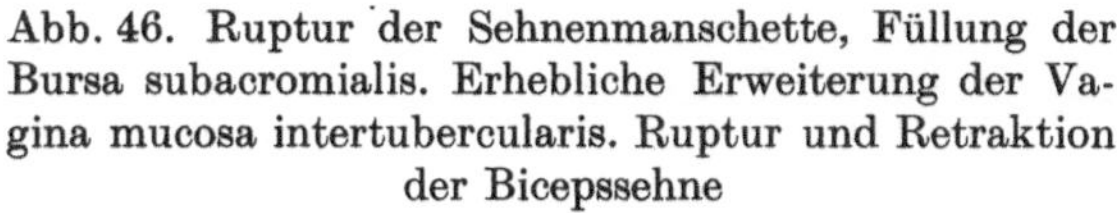

Abb. 46. Ruptur der Sehnenmanschette, Füllung der Bursa subacromialis. Erhebliche Erweiterung der Vagina mucosa intertubercularis. Ruptur und Retraktion der Bicepssehne

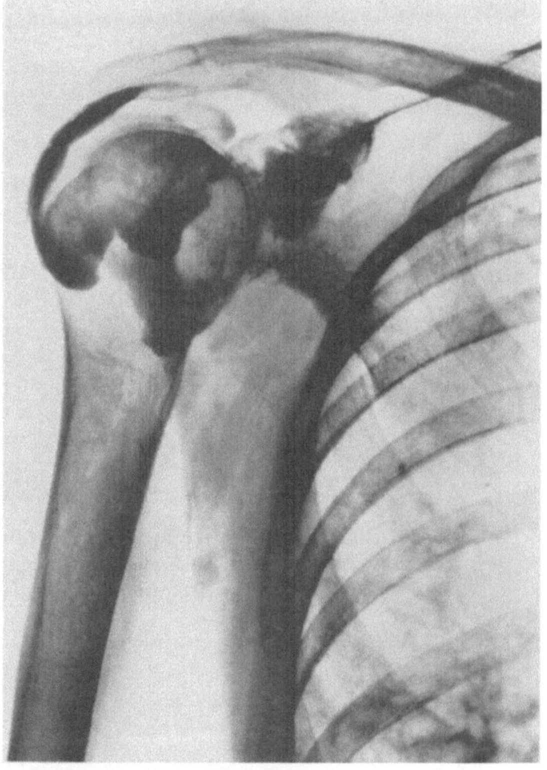

Abb. 46

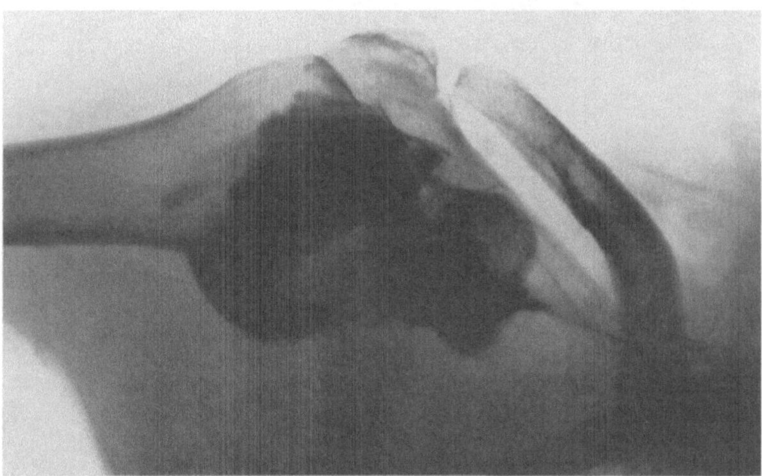

Abb. 47. Unregelmäßige Begrenzung der Gelenkkapsel lateral. Mangelhafte Füllung der Vagina intertubercularis bei Synovitis und Teiladhäsion der Vagina

haben. Darin stimmen alle Autoren überein. Als selbständiges Krankheitsbild tritt nur die traumatische Ruptur in Erscheinung (Abb. 45—49).

Entsprechend unterscheidet man:

1. eine Tendinitis bzw. Tenosynovitis,
2. eine Ruptur bzw. eine Dislokation oder Subluxation der langen Bicepssehne.

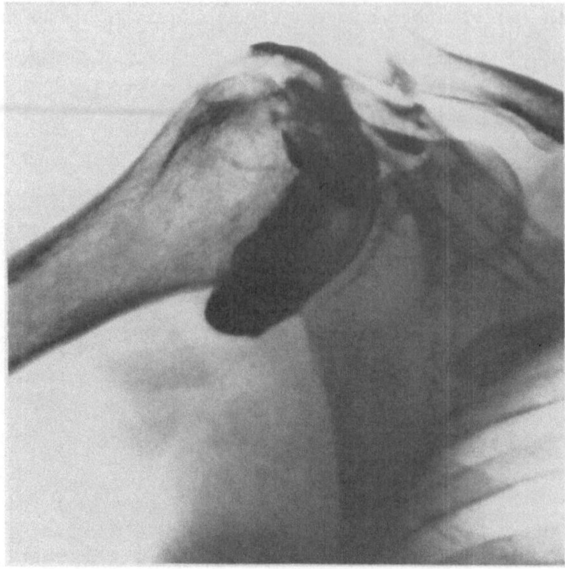

Abb. 48. Ruptur der Rotatorenplatte mit Füllung der Bursa subacromialis. Fehlende Darstellung der Vagina mucosa intertubercularis. Unregelmäßige Begrenzung des Kontrastmittels in der Kapsel, hervorgerufen durch eine vollständige Adhäsion der Vagina bei Synovitis. Keine Füllung der Bursa subscapularis

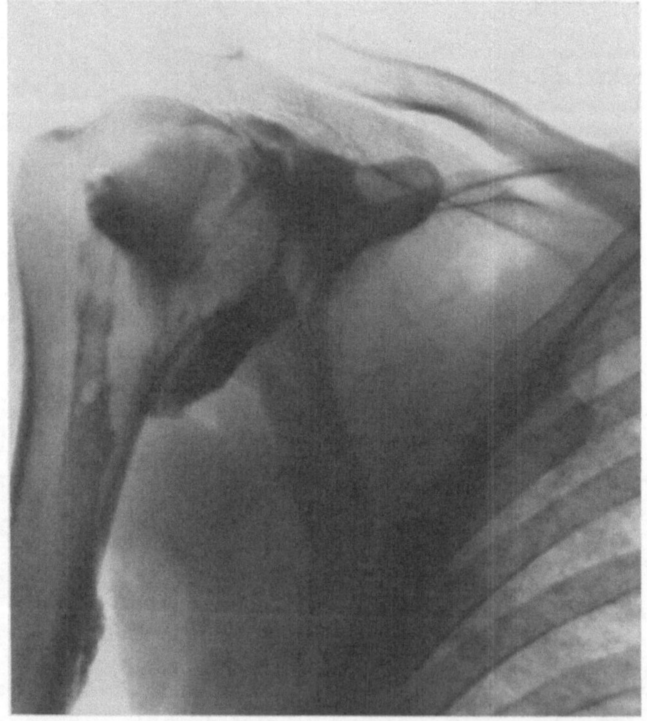

Abb. 49. Regelrechte Gelenkfüllung. Die Vagina mucosa intertubercularis zeigt die Aussparung durch die lange Bicepssehne, jedoch Aufhellungen in der Aussparung und Austritt des Kontrastmittels am caudalen Ende als Ausdruck einer Ruptur der Vagina mucosa intertubercularis

Bei der Tendinitis bzw. Tenosynovitis findet sich zuerst eine entzündliche Quellung der Synovia, die, wenn sie chronisch wird, mit einer Verdickung der Synovia einhergeht. Es kommt zu Adhäsionen der Vagina, zu Teilnekrosen der langen Bicepssehne und zur Atrophie der Vagina und der Bicepssehne selbst. Dadurch entsteht Schmerzhaftigkeit bei bestimmten Bewegungen, die bis in die Hand und die Finger ausstrahlt, so daß fälschlicherweise eine Neuritis angenommen werden kann (Bloch und Fischer).

Die traumatische Ruptur der Bicepssehne ist klinisch recht eindrucksvoll und wird nur selten Gegenstand einer arthrographischen Untersuchung sein.

Die atraumatische, degenerative Ruptur der langen Bicepssehne tritt selten vor dem 60. Lebensjahr auf und ist Teilerscheinung einer allgemeinen Fibrose des Gelenks. Zugleich kann eine schwere Arthrosis des Schultergelenks bestehen. Der Riß mit gleichzeitiger Ruptur der Vagina (Glatthaar) tritt gelegentlich bei schon eingeschränkter Beweglichkeit des Armes durch eine abrupte, unkontrollierte Armbewegung auf.

Die Beurteilung der morphologischen Veränderungen der Bicepssehne und der Vagina mucosa intertubercularis im Arthrogramm ist nicht ganz einfach. Mit Vorteil wird die tangentiale Aufnahme des Oberarmkopfes zur Darstellung der Sulcusgrube angewandt.

Der intraartikuläre Anteil der langen Bicepssehne ist nach unseren Untersuchungen nur in der Hälfte der Fälle arthrographisch als Aussparung sichtbar, die von der oberen Grenze des Labrum glenoidale zur Bicepsgrube zieht. Killoran u. Mitarb. haben in 50% ihrer Untersuchungen die gleiche Beobachtung gemacht und diskutiert, ob nicht eine zu große Menge an Kontrastmittel die Ursache dafür sei.

Degenerative Veränderungen am distalen Teil der Sehne entziehen sich der arthrographischen Diagnose. Im normalen Röntgenbild zeigt sich die Vagina intertubercularis samt der langen Bicepssehne als doppeltkonturierter Schatten dargestellt, der auf den Aufnahmen in Innen- und Außenrotation von medial nach lateral wandert. Die Vagina kann massiv mit Kontrastmittel gefüllt sein, ohne daß die Sehne als Aussparung zur Darstellung kommt, und schließlich kann es an dem seitlichen und caudalen Rand, dort wo die Sehne die Vagina verläßt, zu Kontrastmittelaustritten kommen. Die fehlende Darstellung der Vagina besagt, daß die Vagina intertubercularis verödet oder durch Adhäsionsprozesse verschwielt sein kann, jedoch hat Killoran darauf hingewiesen, daß in 11% sonst normaler Arthrographien die Darstellung der Vagina intertubercularis gefehlt hat. Neben der Adhäsion und der Verödung als Ursache der fehlenden Darstellung kann ein auch zu mangelhaftes Kontrastmittelangebot oder nicht ausreichende Armbewegung nach Injektion des Kontrastmittels die Ursache sein. So konnte auch Killoran nachweisen, daß bei eingeschränkter Beweglichkeit des Gelenks die Füllung fehlte, nach Besserung der Beweglichkeit sich die Vagina durch Kontrastmittel wieder darstellen ließ. Daher kann man aus der fehlenden Füllung allein keine Diagnose stellen.

Eine Teilfüllung der Vagina mit unregelmäßiger Begrenzung des Kontrastmitteldepots beweist aber, daß ein adhäsiver Prozeß vorliegen muß.

Eindeutige Diagnosen sind auch bei Verlagerung der Bicepssehne infolge einer Subluxation oder Dislokation möglich, zumal auf der tangentialen Aufnahme die fehlende Kontrastfüllung des Sulcus bicipitalis auf die Verlagerung hinweist.

Die Feststellung von Kontrastmittelaustritt aus der seitlichen oder caudalen Begrenzung der Vagina intertubercularis allein berechtigt noch nicht, eine Ruptur der Vagina oder eine Verlagerung der Sehne anzunehmen, da dies auch bei sonst normalen arthrographischen Untersuchungen vorkommt. Ennevaara und de Sèze haben dies in 11% bzw. 13% ihrer Untersuchungen gefunden. Die beiden Autoren hielten es für unwahrscheinlich, daß in einem solch hohen Prozentsatz Rupturen der Vagina auftreten können. Killoran konnte nur in 1 von 11 derartigen Fällen eine Läsion der langen Bicepssehne feststellen. Ein bisher noch nicht beschriebenes Zeichen einer ampullenartigen Erweiterung der distalen Begrenzung der Vagina bei seinen Fällen mit einer rheumatischen Arthritis berichtet Ennevaara. Diese Erweiterung sei nach Meinung des Autors die Folge einer Bicepssehnenruptur, einer Synovitis oder einer Fibrose.

e) Verkalkungen im Schultergelenkraum

Kalkdepots liegen in der Regel in der Muskelsehnenmanschette, zumeist an der Ansatzstelle der Supraspinatussehne. Sie sind die Folge umschriebener Nekrosen und zeigen einen

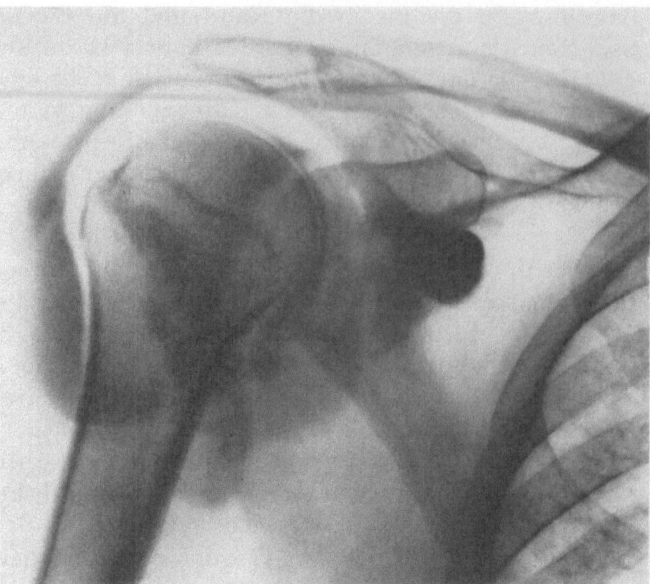

Abb. 50

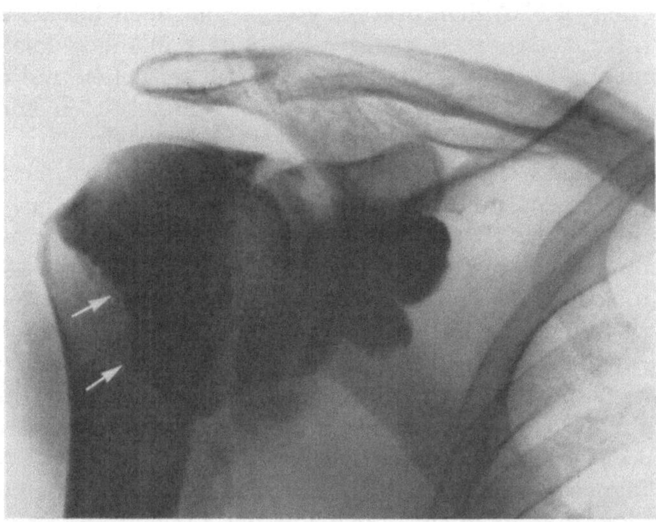

Abb. 51

Abb. 50 und 51. Aufnahmen in Innen- und Außenrotation. Erhebliche Erweiterung der Gelenkkapsel mit Ruptur der Rotatorenplatte sowie Darstellung der sehr stark erweiterten Bursa subacromialis. Typische perlschnurartige Verformung der Kontrastmittelbegrenzung der Kapsel lateral als Ausdruck einer chronischen Synovitis, Darstellung eines kontrastgefüllten Lymphgefäßes medial vom Processus coracoideus (operativ bestätigt)

pathologischen Zustand der Rotatorengruppe an (ARNER u. Mitarb.; GLATTHAAR; VERNON). Jedoch machen derartige Verkalkungen an sich noch keine klinischen Erscheinungen (DE PALMA; FISCHER und BLOCH). So fand BOSWORTH bei 6061 unausgesuchten Schultergelenkaufnahmen in 2,7% derartige Verkalkungen. MCLAUGHLIN konnte jedoch bei 50% seiner 3000 Fälle von Periarthritis humeroscapularis Kalkeinschlüsse sehen. Auch macht KERNWEIN darauf aufmerksam, daß Kalkeinlagerungen in der Supraspinatussehne pathologisch sind und daß derartige degenerativ veränderte Sehnen reißen können. Daher dürften Kalkdepots kein Anlaß sein, die Untersuchung nach anderen Ursachen der Schultergelenkerkrankung zu unterlassen (D. BAUER).

Eine weitere Indikation zur Arthrographie liegt darin, daß gelegentlich derartige Kalkdepots in die Bursa subacromialis perforieren und ein erheblicher Schmerzzustand entstehen kann.

f) Umschriebene oder diffuse Synovitis

Die Beteiligung der Gelenkkapsel an einem pathologischen Gelenkprozeß ist häufig. Nach ENNEVAARA liegt sie bei 31 %, jedoch bei einem ausgesuchten Untersuchungsgut von Kranken, die eine Polyarthritis rheumatica haben.

Die Synovitis kann umschrieben nur an den Kapselansatzstellen nachweisbar sein oder diffus in Form einer zottigen Synoviaverdickung vorhanden sein. Klinisch ist sie nur feststellbar, wenn gleichzeitig ein Hydrops des Gelenks besteht.

Die genaue Diagnose ist nur durch eine Arthrographie zu klären (Abb. 50 und 51). Ein etwa vorhandener Erguß zeigt sich bei der Punktion des Gelenks, wobei sich Flüssigkeit aspirieren läßt, und bei der Injektion des Kontrastmittels, wenn ein vermehrter Widerstand spürbar wird.

Arthrographisch läßt sich bei der diffusen und villösen Form eine unregelmäßige, mottenfraßähnliche Struktur der Kapsel und bei der umschriebenen Form eine unregelmäßige girlandenförmige, pseudobulbäre Begrenzung der Kapsel feststellen.

Schon LAGIER, PASILA sowie ROSENBERG und DE SÈZE haben darauf hingewiesen, daß die Synovitis die häufigste Begleiterscheinung der rheumatischen Arthritis ist. Liegt gleichzeitig eine komplette Ruptur der Rotatorenplatte mit Füllung der Bursa subacromialis vor, so finden sich auch an der Bursa entzündliche Kapselveränderungen.

g) Kapselveränderungen

Aus vielfachen Ursachen (posttraumatisch, postoperativ, post radiationem, als Folge der Ruptur der Rotatorensehnenplatte, nach Bandscheibenvorfällen der Halswirbelsäule, nach Osteochondrosen der Halswirbelsäule, nach Stenokardien und Coronarinfarkten) kann es zu einer akuten, später zu einer chronischen Entzündung der Gelenkkapsel, einer Capsulitis bzw. der „frozen shoulder" der Amerikaner kommen. Von dieser „frozen shoulder" ist die schmerzhafte Bewegungseinschränkung der Schultermuskulatur zu trennen, die arthrographisch normale Verhältnisse ergibt.

Pathologisch-anatomisch kommt es zu einer Verdickung der Kapsel, zu Schrumpfungserscheinungen und zu Elastizitätsverlust. Histologisch finden sich Zeichen einer subakuten Entzündung (KERNWEIN). Als Folge der Entzündung und der Schrumpfung entsteht eine erhebliche Einschränkung der aktiven und passiven Beweglichkeit der Schulter.

Die Indikation zur Arthrographie ist gegeben, wenn nachgewiesen werden soll,

1. ob der Gelenkspalt noch intakt ist,
2. ob die Vagina intertubercularis mitsamt der Bicepssehne noch nicht pathologisch verändert sind und
3. zum Ausschluß einer Ruptur der Rotatorenmanschette (KERNWEIN).

Arthrographisch findet sich eine erhebliche Verminderung des Gelenkvolumens mit einer Kapazität von 5—6 ml. Die Injektion in das Gelenk ist damit erschwert und läßt sofort den Verdacht auf eine Kapselschrumpfung aufkommen. Auf dem Arthrogramm sind der Recessus axillaris sowie die Bursa subscapularis entweder sehr klein oder gar nicht dargestellt. Während manche Autoren das Fehlen der Kontrastdarstellung der Bursa subacromialis als charakteristisch ansehen (WAGHEMACKER und KERNWEIN), führen andere Autoren (SAMILSON) die Ruptur der Rotatorenplatte, gelegentlich eine Füllung der verkleinerten Bursa subacromialis als weiteres Kennzeichen an. Dabei ist es differentialdiagnostisch wichtig festzustellen, ob der schmerzhafte Zustand allein die Folge einer Bursitis der Bursa subacromialis oder einer Kapselschrumpfung ist. Bei normalen Kapselverhältnissen wird demnach auch an eine Bursitis zu denken sein. Nach NEVIASER ist die Darstellung der Vagina intertubercularis mitsamt der langen Bicepssehne auch bei der „frozen shoulder" in der Regel vorhanden, was besagt, daß die Obliteration der Sehnenscheide nicht Ursache, sondern Folge der Capsulitis sein muß (Abb. 50).

DE SÈZE u. Mitarb. haben sich besonders intensiv mit der Arthrographie der blockierten Schulter (l'épaule bloqué) befaßt. Auch sie finden als markante Zeichen einen vermehrten Widerstand bei der Injektion und ein geringeres Fassungsvermögen des Gelenkraumes, hervorgerufen durch eine starke Schrumpfung der Kapsel. Rupturen der Muskelsehnenmanschette sind selten. Eine Füllung der Bursa subacromialis ist bei ihren Untersuchungen nie nachweisbar gewesen. Jedoch finden sie häufig eine Obliteration der Vagina mucosa intertubercularis mit einem Abriß der Bicepssehne. Durch die forcierte Kontrastmittelinjektion kann es zum Einriß der Kapsel, insbesondere des Recessus axillaris kommen.

ANDRÉN und LUNDBERG haben bei leicht bis mäßig blockierten Schultergelenken die Arthrographie mit der Behandlung des Gelenks durch übermäßiges Auffüllen der Gelenkkapsel mit physiologischer Kochsalzlösung kombiniert. Gleichzeitig wurde der Patient zu einer aktiven Gelenkbewegung veranlaßt. Die Schmerzen, die während der Untersuchung auftraten, verschwanden sofort, sobald das mit Überdruck injizierte Kontrastmittel-Kochsalzgemisch in die Spritze zurückfloß. In vielen Fällen kam es zu Einrissen der Kapsel, die aber völlig ohne Folgen blieben. Die auf diese Weise erzielte Besserung hielt an.

NEVIASER u. Mitarb. nahmen Untersuchungen nach passiver Mobilisation der blokkierten Schulter mit Hilfe der Arthrographie vor. Sie konnten zeigen, daß nach der Mobilisation ausgeprägte Rißbildungen in der Kapsel auftraten, die z.T. jedoch wieder, wie spätere Arthrographien zeigten, ausgeheilt sind.

h) Die Arthritis rheumatica im Arthrogramm

Eingehende arthrographische Untersuchungen bei der Arthritis rheumatica sind von ENNEVAARA vorgenommen worden.

Der Autor konnte an Hand von 200 klinisch sicheren Erkrankungen nachweisen, daß mehr als 50% der Erkrankten eine diffuse oder umschriebene Synovitis hatten und bei mehr als 20% gleichzeitig eine Ruptur der Muskelsehnenmanschette vorlag. Umgekehrt muß man bei der Diagnose einer Synovitis differentialdiagnostisch als Ursache immer eine Polyarthritis rheumatica in Erwägung ziehen.

i) Die akute und chronische habituelle Schulterluxation

Bei der akuten Luxation der Schulter, fast immer nach vorn, kommt es zu einem Einriß der Kapsel an der Vorderwand. REEVES unterscheidet zwei Arten von Luxationen nach ventral. Entweder ist die Kapsel vorn bzw. vorn unten eingerissen oder die Kapsel reißt am Labrum glenoide bzw. am knöchernen Pfannenrand aus. Bei Kapselriß fließt das Kontrastmittel in die Axillarweichteile. Bei Abriß der Kapsel ergießt sich das Kontrastmittel in den M. subscapularis und in die Umgebung der Bursa subscapularis. Risse in der langen Bicepssehne sind von keinem Autor beobachtet worden. Die übersichtlichste Einstellung ist die Aufnahme des Schultergürtels a.p. in Innenrotation (KILLORAN u. Mitarb.).

Als weiteres charakteristisches Zeichen bei allen Luxationsformen ist das Volumen des Gelenks anzusehen, das sich in der Größe der Kapazität für das injizierte Kontrast-Flüssigkeitsgemisch zu erkennen gibt; mehr als 40 ml können in der Regel ohne Schwierigkeiten injiziert werden.

Bei der chronisch-habituellen Schulterluxation zeigt sich eine stark vergrößerte Bursa subscapularis, die bis zum Recessus axillaris reichen kann (Abb. 53). Einrisse der Kapsel selbst finden sich nicht. Es fällt aber besonders auf der axialen Aufnahme die Ballonform der Kapsel auf.

Bei der sehr seltenen chronischen Luxation nach hinten kann das a.p. Bild fast normal sein, nur die axiale Aufnahme zeigt die Ausbeutelung des hinteren Anteils der Gelenkkapsel.

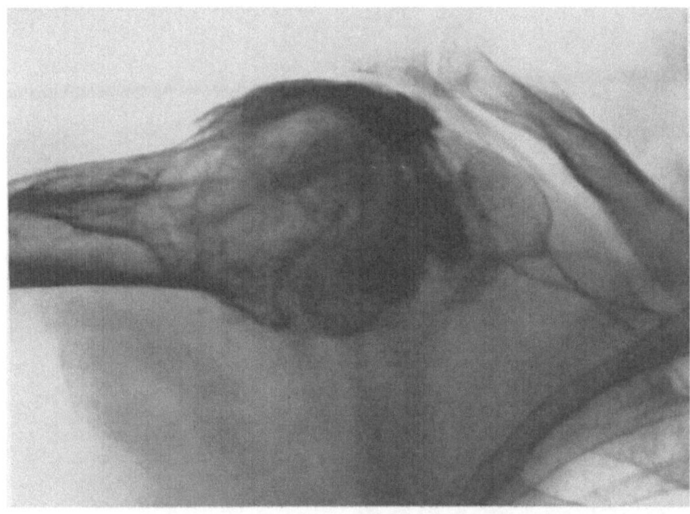

Abb. 52

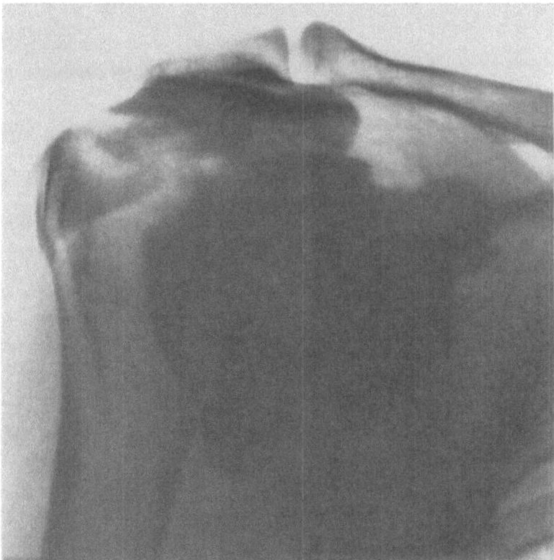

Abb. 53

Abb. 52. Aufnahme: Arm in Elevation und Außenrotation. Zustandsbild nach Oberarmkopffraktur. Arthrographie. Komplette Ruptur der Rotatorenmanschette. Schwere Schrumpfung der Gelenkkapsel

Abb. 53. Zustandsbild nach habitueller Schulterluxation. Arthrographie: Komplette Ruptur der Rotatorenplatte mit Ruptur der Subscapularisportion. Adhäsionsprozesse im Bereich der Vagina mucosa intertubercularis. Erhebliche Erweiterung der Gelenkkapsel

Nach Samilson u. Mitarb. soll man zum genauen Studium der Verhältnisse bei der chronisch-habituellen Luxation auch arthrographische Aufnahmen in Luxationsstellung anfertigen. Da die chronisch-habituelle Luxation eine Indikation zum operativen Eingriff darstellt, ist es wichtig zu wissen, inwieweit die Muskelsehnenmanschette unversehrt ist. Dies kann nur durch die Arthrographie geklärt werden. Alle Autoren stimmen darin überein, daß in etwa einem Drittel der bisherigen Untersuchungen gleichzeitig eine inkomplette oder eine komplette Ruptur der Muskelsehnenmanschette mit einer Füllung der Bursa subacromialis gefunden werden kann. Dies ist ein wichtiger Hinweis auf den Wert der Arthrographie bei der chronisch-habituellen Schulterluxation.

Bei der traumatischen Luxation finden sich neben Knochenverletzungen am Oberarmkopf Risse in der Gelenkkapsel; bei der Arthrographie tritt das Kontrastmittel in die umgebenden Weichteile aus. Aber auch hier werden inkomplette oder komplette Rupturen der Muskelsehnenmanschette nachgewiesen, die, wenn sie frisch sind, operativ angegange werden können (Abb. 52).

k) Ossäre Veränderungen am Schultergelenk

Knöcherne Veränderungen an den schultergelenkbildenden Abschnitten können durch Mißbildung, Tumoren, degenerativ oder traumatisch bedingt sein. Mißbildungen der oberen Gliedmaße sind häufiger geworden. Besonderes Interesse erwecken die Ektromelien, die mit einer Unterentwicklung der Schultergelenkpfanne und des Oberarmkopfes und Luxation einhergehen. Petersen hat kürzlich über Untersuchungen einer größeren Anzahl derartiger Fälle mit Hilfe der Arthrographie berichtet. Das Ausmaß der Aplasie des proximalen Humerusabschnittes war besonders gut sichtbar, ebenso die Unterentwicklung etwa vorhandener Knochenkerne und eine Subluxationsstellung. Auffällig war das sehr kleine Gelenkvolumen. Jedoch scheinen die Untersuchungen über dieses Gebiet noch nicht abgeschlossen zu sein.

Knöcherne Veränderungen an der Pfanne selbst oder am Oberarmkopf sind meist traumatisch oder degenerativ bedingt und, soweit sie gleichzeitig Veränderungen an der

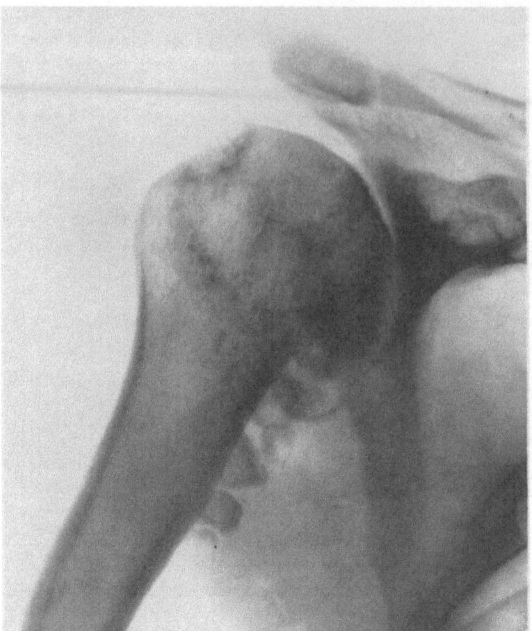

Abb. 54. Übersichtsaufnahme. Schwerste Arthrosis deformans des Schultergelenks mit Gelenkspaltverschmälerung, Verdichtung und Verformung des Oberarmkopfes. Zahlreiche freie Gelenkkörper

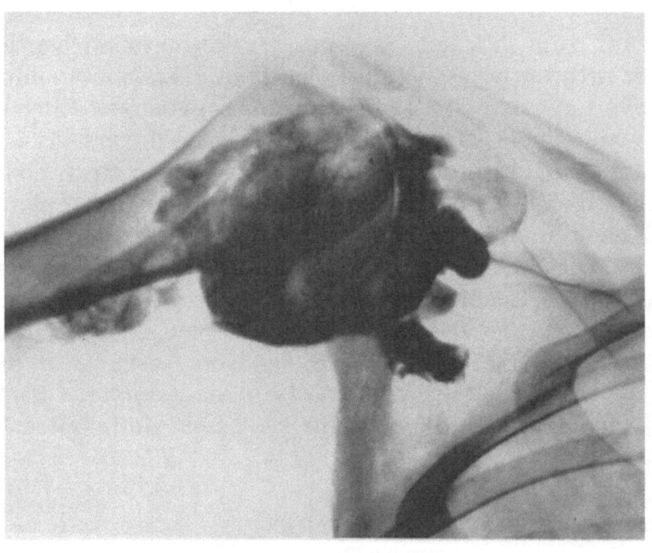

Abb. 55 Abb. 56

Abb. 55 und 56. Arthrographie. Arm in Elevation und Innenrotation, axiale Aufnahme. Starke Schrumpfung der Gelenkkapsel, entzündliche Veränderung in der ektatisch erweiterten Vagina mucosa intertubercularis. Die freien Körper liegen zum Teil im Recessus axillaris, zum Teil in der Vagina mucos intertubercularis

Schultersehnenmanschette oder der Kapsel hervorrufen, sind sie in dem entsprechenden Kapitel abgehandelt worden (Abb. 53—55).

Arthrographische Untersuchungen bei Caisson-Arbeitern mit Oberarmkopfnekrosen hat L. BEREK mitgeteilt. Arthrographisch wurden folgende Befunde erhoben:

Unregelmäßiger, welliger Gelenkspalt als Folge der subchondralen Nekrosen des Oberarmkopfes. Gelenkspalt teils verbreitert, teils verschmälert. Schneeflöckchenartige Kontrastmittelspritzer im Knochen als Ausdruck der Läsion der Knorpelgelenkfläche. Eine Reihe seiner Patienten hatte gleichzeitig inkomplette Risse der Rotatorenmanschette.

6. Schlußbemerkung

Schmerzhafte Schultergelenkleiden mit und ohne erhebliche Bewegungseinschränkung stellen einen beachtlichen Anteil des Krankengutes in der täglichen Praxis dar.

Die klinisch schwer durchschaubaren Krankheitsbilder — es sei denn, es handelt sich um die Folgen traumatischer Veränderungen — werden in der Regel unter dem Sammelbegriff „Periarthritis humeroscapularis" zusammengefaßt. Da eine gesicherte Therapie mangels ausreichender morphologischer und funktioneller Gundlagen nicht möglich ist, reicht die Skala der Behandlungsmaßnahmen vom einfachen schmerzstillenden Mittel bis zu ausgedehnten Badekuren. Eine genaue Diagnosestellung scheint daher mehr als wünschenswert zu sein. Sie kann mit Hilfe der Arthrographie durchgeführt werden.

Die Kontrastmitteluntersuchung erlaubt, die schmerzhafte Schultersteife in eine Reihe von Krankheitsbildern aufzuschlüsseln; sie reicht von der inkompletten oder kompletten Ruptur der Muskelsehnenmanschette, den krankhaften Veränderungen mit Rupturen der langen Bicepssehne bis zu dem einprägsamen Bild der „gefrorenen Schulter". Hier ist für die Arthrographie ein besonders dankbares Feld, weil sie auch therapeutisch von Nutzen ist.

Bei der Behandlung der chronisch-habituellen Luxation der Schulter ist die Kontrastdarstellung eine wertvolle Hilfe, weil durch sie neben der Luxation auch die Ruptur der Muskelsehnenmanschette festgestellt werden kann.

Die Arthrographie der Schulter ist leider keine sehr gebräuchliche röntgenologische Untersuchungsmethode, vor allem, wenn man sie im Vergleich zur Arthrographie des Kniegelenks betrachtet, auch wenn von Zeit zu Zeit befürwortende Arbeiten im angloamerikanischen und europäischen Schrifttum erscheinen. Daß diese „Rufer in der Wüste" bisher nur wenige Anhänger gefunden haben, liegt fast ausschließlich in der Zurückhaltung der operativ tätigen Chirurgen und Orthopäden. Sicher läßt ein Teil der durch die Arthrographie zu klärenden pathologischen Veränderungen einen operativen Eingriff nicht zu, jedoch sollten die bisherigen Ergebnisse dazu anregen, von Zeit zu Zeit die Erweiterung des operativen Erfahrungsschatzes neu zu überdenken, wie es kürzlich Braus getan hat.

Man darf aber festhalten, daß durch diese einfache, schmerz- und praktisch risikolose Untersuchung eine meist eindeutige morphologische Abklärung der Beschwerden der Kranken gelingt. Dies kann besonders in Begutachtungsfällen von entscheidender Bedeutung sein.

Literatur

Abbott, L. C., Saunders, J. B. del: Acute traumatic dislocation of the tendon of the long head of the biceps brachii. Surgery **6**, 817—840 (1939).

Adler, E., Eliakim, K.: Acta rheum. scand. **3**, 297 (1957).

Adson, A. W., Coffey, J. R.: A method of anterior approach for relief of symptoms by excision of the scalenus anticus. Ann. Surg. **85**, 839—857 (1927).

Aiello, C. L.: Neumoartroradiografia del hombro. Ret. Ortop. Traum. **69**, 1—9 (1948).

Akerson, J. B.: The pathology associated with rupture of the supraspinatus tendon. Ann. Surg. **93**, 348—359 (1931).

Albert, S. M., Sklaroff, D. M., Rechtman, A. M., Schaer, H.: Geriatrics **11**, 243 (1956).

Anciaux: J. belge Radiol. **39**, 837 (1956).

Andrén, L., Lundberg, B. J.: Acta orthop. scand. **36**, 45 (1965).

Andrén, L., Lundberg, B. J.: Treatment of rigid shoulders by joint distention during arthrography. Acta orthop. scand. **36**, 45—53 (1965).

Arner, O., Lindvall, N., Riegler, Å.: Calcific tendinitis (tendinitis calcarea) of the shoulder joint. Acta chir. scand. **114**, 319—331 (1957).

Armstrong, J. R.: Lancet **1947 I**, 94.

Armstrong, J. R.: Excision of the acromion in the treatment of the supraspinatus syndrome. Report of ninety-five excisions. J. Bone Jt Surg. B **31**, 436 (1949).

Ask-Upmark, E.: Nord. Med. **21**, 434 (1944).

Asplund, G.: Ein operierter Fall von willkürlicher (habituell-willkürlicher) hinterer Schultergelenksluxation. Acta chir. scand. **87**, 103 (1944).

Attil, J. S.: L'indagine radiologica nella lesioni meniscali del ginocchio. Stud. Med. e Chir. dello Sport Roma **2**, 47 (1948).

Auckland, A. C.: Proc. Coll. Radiol. Aust. **3**, 102 (1959).

Aucunkx-Ruyssen, A., Claessen, H.: L'arthrographie de l'épaule. J. belge Radiol. **39**, 887 (1956).

Axén, O.: Über den Wert der Arthrographie des Schultergelenks. Acta radiol. (Stockh.) **22**, 268 (1941).

Baales, T. B.: Arthr. and Rheum. **5**, 272 (1962).

Ball, J.: In: Radiological aspects of rheumatoid arthritis. Proc. int. symp., Amsterdam, May 19th-22nd 1963. Int. congr. ser. No. 61. Amsterdam: Excerpta Med. Found., 1964.

Bankart, A. S. B.: The pathology and treatment of recurrent dislocation of the shoulder joint. Brit. J. Surg. **26**, 23—29 (1938).

Basmajian, J. V.: Muscles alive. Baltimore: Williams & Wilkins, 1962.

Bateman, J. A.: The shoulder and environs. St. Louis: C. V. Mosby Co. 1955.

Bateman, J. E.: Diagnosis and treatment of ruptures of rotator cuff. Surg. Clin. N. Amer. **43**, 1523—1530 (1963).

Bauer, R.: Differentialdiagnose und Therapie der Periarthritis humeroscapularis. Arch. orthop. Unfall-Chir. **65**, 13 (1969).

Beetham, W. P., Polley, H. F., Slocumb, CH., Weaver, W. F.: Physical examination of joints. Philadelphia: W. B. Saunders Co.

Benninghoff, Goerttler: Lehrbuch der Anatomie des Menschen, Bd. I. München-Berlin-Wien: Urban & Schwarzenberg 1968.

Bircher, E.: Schweiz. med. Wschr. **61**, 1210 (1931); Langenbecks Arch. klin. Chir., Kongreßber. **177**, 290—359 (1933).

Björkesten, G. af: Finska Läk.-Sällsk. Handl. **95**, 131 (1952).

Bloch, J.: Le traitement chirurgical de la périarthrite scapulo-humerale. Méd. et Hyg. (Genève) **12**, 451 (1954).

Bloch, J., Fischer, K.: Probleme der Schultersteife. Documenta Rheumatol. Geigy 15 Basel (1958).

Bloch, J., Nauta, W. J. H.: Die Beziehung der Periarthritis humeroscapularis zur Schultersteife (frozen shoulder) und ihre Therapie. Schweiz. med. Wschr. **81**, 805—812 (1951).

Bom: Thesis, Leiden 1951.

Bonduelle, M.: Rev. Rhum. **18**, 13 (1951).

Bonte, G., Decoulx, P., Cécille, J. P., Waghemacker, R.: J. Radiol. Électrol. **44**, 337 (1963).

Bosworth, B. M.: Calcium desposits in the shoulder and subacromial bursitis. A survey of 12,122 shoulders. Amer. med. Ass. **116**, 2477 (1941).

Bosworth, D. M.: An analysis of twenty-eight consecutive cases of incapacitating shoulder lesions, radically explored and repaired. J. Bone Jt Surg. **22**, 369 (1940).

Bosworth, D. M.: Supraspinatus syndrome: symptomatology, pathology and repair. J. Amer. med. Ass. **116**, 422—428 (1941).

Bourdon: Zit. nach Bernageau, J., Faguer, B., Debeare, J., De rhumatisme et des maladies ostéo articulaires. Rev. **33**, 175 (1966).

Braus, H.: Anatomie des Menschen, Bd.: Bewegungsapparat. Berlin: Springer 1921.

Bremner, R. A.: J. Bone Jt Surg. B **41**, 749 (1959).

Brickner, W. M.: Prevalent fallacies concerning subacromial bursitis; its pathogenesis and rational operative treatment. Amer. J. med. Sci. **149**, 351—364 (1915).

Bronner, H., Vosschulte, K.: Die Erkrankung des „Subakromialen Nebengelenkes" unter besonderer Berücksichtigung der „Discuserkrankungen". Dtsch. Z. Chir. **251**, 363—393 (1938).

Brosgold, Claessens, H.: Les lésions traumatiques des parties molles de l'épaule. Acta orthop. belg. Bd. **23** (1957).

Brown, J. T.: J. Bone Jt Surg. B **31**, 423 (1949).

Buus, C. E.: Nord. Med. **4**, 3185 (1939).

Burckhardt, H.: Arthritis deformans und chronische Gelenkkrankheiten. Stuttgart: Enke, 1932.

Cailleus, J.: Le périarthrite scap. chez les tuberc. pulmonaire. Rev. Tuberc. (Paris) 1113, (1966).

Caroit, M.: In: Problèmes actuels de rhumatologie, p. 180. St. Gallen: Zollikofer & Co., 1965.

Carter, C., Sweetnam, R.: Recurrent dislocation of the patella and of the shoulder. J. Bone Jt Surg. B **42**, 721 (1960).

Carter, M. E.: Radiological aspects of rheumatoid arthritis, Internat. Congr. Series No. 61. Amsterdam: Excerpta Medica Foundation, 1964.

Castagnolli, M.: L'artrografia opaca quale mezzo diagnostico delle affezioni dolorose croniche della spalla. Reumatismo **6**, 30—38, 1954.

Chapius-Phankim, M.: Le substratum anatomique de la périarthrite scapulo-humérale: les enseignement de l'arthrographie (á propos de 12 cas). Thèse: 47 p., Paris 1957 (dactyl).

Charnley, J.: Periarthritis of the shoulder. Philadelphia: Lippincott Co. 1951.

Claessens, H.: Nouvelle méthode d'exploration de l'épaule douloureuse. J. belge Méd. phys. Rhum. **14**, 231—233 (1959).

Claessens, H., Anciaux-Ruyzen, A.: L'arthrographie de l'epaule. Technique et indications. Acta orthop. belg. **22**, 289—297 (1956).

Clark, K. C.: Positioning in radiography. London: Ilford Ltd. 1960.

Codman, E. A.: On stiff and painful shoulder, as explained by subacromical bursitis and partial rupture of the teudon of the supraspinatus. Boston med. surg. J. **165**, 115—120, (1911).

Codman, E. A.: Obscure lesions of the shoulder; rupture of the supraspinatus tendon. Boston med. surg. J. **196**, 381—387 (1927).

Codman, E. A.: Rupture of the supraspinatus tendon. Surg. Gynec. Obstet. **52**, 579—586 (1931).

Codman, E. A.: The shoulder. Rupture of the supraspinatus tendon and other lesions in or about the subacromial bursa. Privately published, Boston (1934).

Codman, E. A.: The shoulder. Boston: Thomas Todd 1934.

Codman, E. A.: The shoulder. G. Miller & Company, Inc. 1934.

Codman, E. A.: Rupture of the supraspinatus 1834 to 1934. J. Bone Jt Surg. **19**, 643—652 (1937).

Codman, E. A.: Rupture of the supraspinatus. Amer. J. Surg. N. s. **42**, 603—626 (1938).

Coliez, R.: Presse méd. **63**, II: Suppl. Sept. 21 (1955).

COOPER, SIR. A.: On the dislocation of the os humeri upon the dorsum scapulae and upon fractures near the shoulder joint. Guy's Hosp. Rep. **4**, 265, (1839).

COPEMAN, W. S. C.: J. roy. Army med. Cps **74**, 277 (1940).

CORNING, H. K.: Lehrbuch der Topographischen Anatomie. Berlin 1922.

COSTE, F., CHÉRIGIÉ, É., OBADICE, J. P.: Cinearthographie de l'épaule douloureuse. Ann. Radiol. 467 (1962).

COVENTRY, M. B.: Problem of painful shoulder. J. Amer. med. Ass. **151**, 177—185 (1953).

CRONKITE, A. E.: The tensile strength of human tendons. Anat. Rec. **64**, 173—186 (1936).

CRUICKSBANK, B., MACLEOD, J. G., SHEORER, W. S.: J. Fac. Radiol. (Lond.) **5**, 219 (1954).

CRYMBLE, B., THOMPSON, M.: Lancet **1960, II**, 673.

DAVIS, T., SULLIVAN, E.: Rupture of the supraspinatus tendon. Ann. Surg. **106**, 1059—1069 (1937).

DEBRUNNER, H.: Zur Frage der Pseudobursitis calcarea am Schultergelenk. Zbl. Chir. **68**, 1154—1156 (1941).

DEBRUNNER, H.: Über die geschlossenen Muskelverletzungen, insbesondere die Muskelsehnenrupturen. Z. Unfallmed. Berufskr. **43**, 286—297 (1950); **44**, 10—25 (1951).

DELACHAUX, A.: Physiopathologie et physiothérapie du muscle squelettique. Z. Unfallmed. Berufskr. **43**, 263 (1950).

DE PALMA, A. F.: Surgery of the shoulder. Philadelphia: Lippincott 1950.

DE PALMA, A. F.: Ann. Surg. **135**, 193 (1952).

DE PALMA, A. F.: Surg. Clin. N. Amer. **33**, 1693 (1953).

DE PALMA, A. F.: Degenerative changes in the sternoclavicular and acromioclavicular joints in various decades. Springfield, Ill., Thomas, 1957.

DE PALMA, A. F.: The painful shoulder. Postgrad. Med. **21**, 368 (1957).

DE PALMA, A. F.: Surg. Clin. N. Amer. **43**, 1507 (1963).

DETTMER, N., COTTA, H.: Form u. Funktionsprobleme an der menschl. Gelenkkapsel unter normalen u. pathol. Bedingungen. Arch. orthop. Unfall-Chir. **61**, 104—122 (1967).

DICKSON, J. A., CROSBY, E. H.: Periarthritis of the shoulder. An analysis of two-hundred cases. J. Amer. med. Ass. **99**, 2252—2257 (1932)

DIGNAM, R. J., SULLIVAN, T. S.: Management of the frozen shoulder. J. Amer. med. Ass. **161**, 1219 (1956).

DOEL, G.: J. Fac. Radiol. (Lond.) 8, 66 (1956).

DUBOIS, M.: Zur Pathophysiologie der Gelenksteifen. Z. Unfallmed. Berufskr. **50**, 78 (1957).

DUPLAY, S.: De la péri-arthrite scapulo-humérale et des raideurs de l'épaule qui en sont la conséquence. Arch. gén. Med. II, 513 (1872).

DUPLAY, S.: De la périarthrite scapulo-humérale. Sem. méd. (Paris) **16**, 193 (1896).

ELIAS, F.: N.Y. J. Med. **58**, 3300 (1958).

ELLIOTT, F. A.: Ann. rheum. Dis. **4**, 22 (1944).

ELLIS, V. H.: Lesions of the supraspinatus. Proc. Roy. Soc. Med. **31**, 451—453 (1938).

ELLIS, V. H.: The diagnosis of shoulder lesions due to injuries of the rotator cuff. J. Bone Jt. Surg. B **35**, 72—74 (1953).

ELLMAN, P., SHAW, D.: Ann. rheum. Dis. **9**, 341 (1950).

ENNEVAARA, K.: Painful shoulder joint in rheumatoid arthritis: clinical and radiologic study of 200 cases, with special reference to arthrography of glenohumeral joint. Acta rheum. scand. Suppl. **11**, 11—116 (1967).

EPSTEIN, J. A., EPSTEIN, B. S.: Neurological and radiological manifestations associated with spondylosis of the cervical and lumbar spine. Bull. N.Y. Acad. Med. **35**, 370—386 (1959).

EYLAU, O.: Zur Ätiologie, Pathogenese und Therapie des Schulter-Arm Syndroms. Med. Klin. **51**, 1951—1954 (1956).

EXNER, G.: Die Halswirbelsäule. Stuttgart: Thieme 1954.

FERGUSON, L. K.: Suture of ruptured supraspinatus tendon four days after injury. Amer. J. Surg. **29**, 294—296 (1935).

FERGUSON, L. K.: Painful shoulder arising from lesions of the subacromical bursa and supraspinatus tendon. Ann. Surg. **105**, 243—256 (1937).

FERGUSON, L. K.: Shoulder pain and disability due to lesions of the subdeltoid bursa and supraspinatus tendon. Int. Abstr. Surg. **66**, 472—487 (1938).

FERGUSON, G. A.: Statistical analysis in psychology and education. New York: McGraw-Hill 1966.

FICAT, P., ARLET, J.: Les maladies de l'articulation sternoclaviculaire. Rev. Chir. orthop. **46**, 328—341 (1960).

FISCHER, F. K.: Arthrographie. In: Schinz, H. R., et al., Lehrbuch der Röntgendiagnostik, 5. Aufl., S. 1176. Stuttgart: Thieme 1952.

FISK, G. H., COLWELL, G.: Arch. phys. Med. **35**, 149 (1954).

FISK, G. M.: In: Therapeutic exercise (S. Licht, ed). Baltimore: Waverly Press, 1958.

FLETCHER, D. E., ROWLEY, K. A.: Brit. J. Radiol. **25**, 282 (1952).

FORESTIER, J., JACQUELINE, F., ROTES QUEROL, J.: La spondylarthrite ankylosante. Paris: Masson & Cie. 1951.

FOWLER, E. B.: Rupture of spinati tendons and capsule. Illinois med. J. **61**, 332—334 (1932).

FOWLER, E. B.: Stiff painful shoulders, exclusive of tuberculosis and other infections. J. Amer. med. Ass. **101**, 2106—2108 (1933).

FRANÇON, F., FRANÇON, J., CANET, L.: Rhumatologie **6**, 204 (1954).

FRANÇON, M. J.: Rhumatologie **14**, 49 (1962).

FRANKLIN, E. C., NEMCIK, F. J.: Amer. J. Med. Sci. **227**, 601 (1954).

FROSTAD: Acta radiol. (Stockh.) **23**, 336 (1942).

FRYKHOLM, R.: (Thesis, Stockholm) Acta chir. scand., Suppl. **160** (1951).

GALEMA: Thesis, Groningen 1950.

GARROD, A. E.: A treatise on rheumatism and rheumatoid arthritis. London: Griffin & Co., 1890.

GASSER: Zit. nach E. KÜSTER, Über die Bursa subacromialis. Langenbecks Arch. klin. Chir. **67**, 1013 (1912).

GILCREEST, E. L.: The common syndrome of rupture, dislocation and elongation of the long head of the biceps brachii. Surg. Gynec. Obstet. **58**, 322—340 (1934).

GILCREEST, E. L.: Dislocation and elongation of the long head of the biceps brachii. Ann. Surg. **104**, 118—138 (1936).

GILCREEST, E. L., ALBI, P.: Unusual lesions of muscles and tendons of the shoulder girdle and upper arm. Surg. Gynec. Obstet.-**68**, 903—917 (1939).

GITLIN, G., SCHWARTZ, A., WELNER, A.: Voluntary bilateral posterior dislocation of the shoulder joint. Amer. J. Surg. **97**, 777 (1959).

GLATTHAAR, E.: Zur Pathologie der Periarthritis humero-scapularis. Dissertation, Zürich 1938.

GLATTHAAR, E.: Über Tendinosen. Dtsch. Z. Chir. **258**, 393—412 (1943).

GOODELL, Ch. L.: Harper Hosp. Bull. **20**, 19 (1962).

GRAHAM, W.: In: Arthritis and allied conditions. A textbook of rheumatology (J. L. Hollander, ed.) Ed. 6, p. 723. London: Kimpton 1960.

GRANT, J. C. B., SMITH, C. G.: Anat. Rec. **100**, 666 (1948).

GRASHEY, R., BIRKNER, R.: Atlas typischer Röntgenbilder vom normalen Menschen. Ed. 9, S. 260. München: Urban & Schwarzenberg 1955.

GRAY, C. H.: Rupture of the supraspinatus tendon. Lancet **234**, 483—487 (1938).

GUÉRIN, R.: In: Le rhumatisme chronique dégéneratif p. 395. Ile confér. scient. internat. d'Aix-les-Bains, June 24—27, 1948. Rapports & Atlas. Impr. Réuniés de Chambèry 1948.

GYLLING, M.: Du the scalenus syndrome. Acta chir. scand. **102**, 475—481 (1951).

HADLEY, L. A.: J. Bone Jt Surg. A **39**, 910 (1957).

HAGELSTAM, L.: Suom. Lääk.-L **10**, 1680 (1955).

HAGGART, G. E.: Management of the "frozen" shoulder. J. Amer. med. Ass. **161**, 1219 (1956).

HAGGART, G. E., ALLEN, H. A.: Painul shoulder: Diagnosis and treatment with particular reference to subacromial bursitis. Surg. Clin. N. Am. **15**, 1537—1560 (1935).

HAGGART, G. E., CARR, C. R.: New Engl. J. Med. **229** 987 (1943).

HALLIDAY, J. L.: Brit J. med. Psychol. **19**, 367 (1943).

HAMMOND, G.: J. Bone Jt Surg. **44**, 494 (1962).

HAREICH, J.: Norsk Forening for Medisinik Radiologi Forhandlinger, Mars 1946.

HARMON, P. H.: Methods and results in the treatment of 2.580 painful shoulders. Amer. J. Surg. **95**, 527—544 (1958).

HARRISON, S. H.: J. Bone Jt Surg. B **31**, 418 (1949).

HECK, Ch., CHANDLER, F. A.: J. Amer. Geriat. Soc. **3**, 993 (1955).

HEIKINHEIMO, R.: A. I. R. **3**, 399 (1960).

HEINE, J.: Virchows Arch. path. Anat. **260**, 521 (1926).

HERDER: Thesis, Amsterdam 1958.

HILL, H. A., SACHS, M. D.: Grooved defect of humeral head. Radiology **35**, 690—700 (1940).

HIRSCHFELD, P. F.: Möglichkeiten und Grenzen der Röntgendiagnostik bei Schulter-Arm Syndrom und anderen schmerzhaften Bewegungsstörungen. Dtsch. med. Wschr. **87**, 2128—2132 (1962).

HITCHCOCK, H. H., BECHTOL, C. O.: Painful shoulder, observations antherole of the tendon of the long head of biceps brachii in its causation. J. Bone Jt Surg. A **30**, 263 (1948).

HOFF, H., SEITELBERGER, F.: Wien. klin. Wschr. **62**, 801 (1950).

HOLLANDER, J. L.: Arthritis and allied conditions. 7th, ed., p. 143 Philadelphia: Lea & Febiger 1966.

HORWITZ, M. T.: Arch. Surg. **38**, 990 (1939).

HOWARD, T.: Med. J. Rec. **131**, 364 (1930).

HUBAULT, A.: In: Problèmes actuels de rhumatologie, p. 200, St. Gallen: Zollikofer & Co., 1965.

HULT, L.: In: Nordisk lärobok i ortopedi (S. Friberg, ed.), Stockholm: Bonniers 1959.

INMAN, V. T., SAUNDERS, J. B.: J. nerv. ment. Dis. **99**, 660 (1944).

JARJAVAY, J.-F. J.: Gaz. hebd. Ile ser., **4**, 325 (1867).

JENNY, F.: Über eine Sonderform von schmerzhafter Schultersteife, das Sudecksche Syndrom des Schultergelenks. Z. Unfallmed. Berufskr. **46**, 28—33 (1953).

JOHNSON, J. T. H.: J. Bone Jt Surg. A **41**, 877 (1959).

JONES, G. B.: J. Bone Jt Surg. B **31**, 433 (1949).

JONES, L.: Abstract of discussion. J. Amer. med. Ass. **117**, 422 (1941).

JONES, L.: The shoulder joint. — Observations on the anatomy and physiology. Surg. Gynec. Obstet. **75**, 433 (1942).

JONSSON, E.: Svenska Läk.-Tidn. **40**, 822 (1943).

JULKUNEN, H.: (Thesis, Helsinki) Acta rheum. scand., Suppl. **4** (1962).

KELLGREEN, J. B.: Clin. Sci. **4**, 35 (1939).

KELLGREEN, J. B., LAWRENCE, J. S.: Ann. rheum. Dis. **15**, 1 (1956).

KENDALL, D.: Brit. med. J. **II, 1960**, 1633.

KERNWEIN, G. A., ROSEBERG, B., SNEED, W. R.: Arthrographic studies of the shoulder joint. J. Bone Jt Surg. A **39**, 1267—1279 (1957).

KERNWEIN, G. A., ROSEBERG, B., SNEED, W. R.: Aids in the differential diagnosis of the painful shoulder syndrome. Clin. Orthop. **20**, 11—20 (1961).

KERNWEIN, G. H., ROSEBERG, B., SNEED, W. R., ZEIER, F. G.: Arthrography of the shoulders as a diagnostic aid in tendon injuries. Amer. J. Surg. **91**, 654—661 (1956).

KESSEL, A. W. L.: Proc. roy. Soc. Med. 1943, 24—26 (1943).

KESSEL, A. W. L.: Arthrography of the shoulder joint. Proc. roy. Soc. Med. **43**, 418 (1950).

KEY, J. A.: Calcium deposits in the vicinity of the shoulder and of other joints. Ann. Surg. **129**, 737—755 (1949).

KEYES, E. L.: Observations on rupture of supraspinatus tendon, based upon study of 73 cadavers. Ann. Surg. **97**, 849—856 (1933).

KEYES, E. L.: Anatomical observations of senile changes in the shoulder. J. Bone Jt Surg. **33**, 953—960 (1935).

KILLORAN, P. J., MARCOVE, R. C., FREIBERGER, R. H.: Shoulder arthrography. Amer. J. Roentgenol. **103**, 658 (1968).

KING JR., J. M., HOLMES, G. W.: A review of four hundred and fifty Roentgen-ray examinations of the shoulder. Amer. J. Roentgenol. **17**, 214 (1927).

KINGMA, J.: The clinical significance of arthrography of the humero-scapular joint. Arch. chir. neerl. **11**, 261—265 (1959).

KLAMI, P.: (Thesis, Helsinki) Acta radiol. (Stockh.), Suppl. **215** (1962).

KLAPP, R.: Die operative Erweiterung der Schultergelenk-Kapsel. Eine Methode zur blutigen Mobilisierung v. Schultersteifigkeiten. Zbl. Chir. **43**, 137—140 (1916).

KLINGLER, F.: Die sekundäre Periarthritis serosa sui generis als Folge einer spastischen Mylagie. Z. Rheumaforsch. **13**, 12 (1954).

KNAPP, M. E., ENGEL, J. P.: Diagnosis and treatment of the painful shoulder. J. Amer. med. Ass. **157**, 995 (1955).

KOLDE, H.: Die Diagnose der sogenannten Periarthritis humero-scapularis. Dtsch. med. Wschr. **80**, 1844—1845 (1955).

KOPSCH, FR.: Lehrbuch und Atlas der Anatomie des Menschen (Rauber-Kopsch), Bd. 1, S. 370ff. Leipzig: Thieme 1952.

KOWALLIK, B.: Die Arthrosis deformans des Brustbeinschlüsselbeingelenkes. Zbl. Chir. **76**, 672—675 (1951).

KROH, F.: Der zircumskripte gelenknahe Schulterschmerz und seine chirurgische Behandlung. Eine klinische und histologische Studie. Zbl. Chir. **68**, 803—812 (1941).

KRUSEN, E. M.: Pain in the neck and shoulder, common causes and response to therapy. J. Amer. med. Ass. **159**, 1282 (1955).

KUHLENDAHL, H., KUNERT, W.: Röntgenologisch-klinische Studie zur Pathologie der Halswirbelsäule. Medizinische No. **14**, 449—453 (1954).

KUHNS, J. G.: Brit. J. phys. Med. **20**, 132 (1957).

LAGIER, M. R.: Rhumatologie **14**, 199 (1962).

LAGIER, R.: In: Problemes actuels de rhumatologie. St. Gallen: Zollikofer & Co. 1965.

LAGIER, R.: Investigated the histopathology and pathogenesis of RA and osteoarthrosis of the GH joint and the relationship between these diseases. According to hine, osteoarthrosis of the GH joint may be an independent condition but may also be a secondary manifestation of RA. (1965).

LAGO, H. D., GUARINONI, H.: Neumoarthroradiografia del hombro. Resultado de la experimentacion cadaverica. Rev. Ortop. Traum. **69**, 9—16 (1948).

LAINE, A. I. V.: Ann. rheum. Dis. **12**, 315 (1953).

LAINE, A. I. V., VAINIO, K. J., PEKANMÄKI, K.: Ann. rheum. Dis. **13**, 157 (1954).

LANZ, T. VON., WACHSMUTH, W.: Praktische Anatomie. Vol. I, p. 3, ed. 2. Berlin-Göttingen-Heidelberg: Springer 1959.

LAST, R. J.: J. Bone Jt Surg. B **31**, 452 (1949).

LECLERQ, J., ROURESCO, A.: Ann. Méd. lég. **7**, 979 (1927).

LEDDERHOSE, G.: Zur Frage der Ruptur des Biceps brachii. Dtsch. Z. Chir. **101**, 126—176 (1909).

LEFEBVRE, J., LERIQUE, J.: L'examen radiographique de l'épaule au cours de séquelles des paralysies obstétricales. Technique et résultats. J. Radiol. Électrol. **37**, 776—783 (1956).

LEVEUF, J., BERTRAUD, P.: Luxations et subluxations congénitales de la hanche. Leur traitement basé sur l'artrographie. Paris 1946.

LEWIS, R. W.: Non-routine views in roentgen examination of extremities. Surg. Gynec. Obstet. **67**, 38—45 (1938).

LEWIS, R. W.: The joints of extremities. Springfield, Ill.: Ch. C. Thomas, 1955.

LIBERSON, F.: Amer. J. Roentgenol. **37**, 498 (1937).

LIDSTROM, A.: Arthrography and exploration of rigid shoulder joints. Congress of the Nordic Orthopaedic Association in Lund, 1958.

LINDBLOM, K.: Arthrography and roentgenography in ruptures of the tendons of the shoulder joint. Acta radiol. (Stockh.) **20**, 548—562 (1939).

LINDBLOM, K.: On pathogenesis of ruptures of the tendon aponeurosis of the shoulder joint. Acta radiol. (Stockh.) **20**, 563 (1939).

LINDBLOM, K.: Über Frakturen des Sehnenansatzes am Tuberculum majus und ihr Verhältnis zu Rupturen der Sehnenaponeurose des Schultergelenks. Acta chir. scand. 88, 182—192 (1943).

LINDBLOM, K., PALMER, J.: Risse in der Sehnenaponeurose des Schultergelenks, sog. Supraspinatusrisse (Schwedisch). Nord. Med. **1**, 532—540 (1939). Ref.: Zbl. ges. Chir. **93**, 583 (1939).

LINDBLOM, K., PALMER, J.: Ruptures of the tendon aponeurosis of the shoulder joint- the so-called-supraspinatus ruptures. Acta chir. scand. **82**, 133—142 (1939).

LINDSTRÖM, A.: Den "frusna" skuldran. Nord. Med. **69**, 125 (1963).

LIPPMANN, R. K.: Frozen shoulder; periarthritis; bicipital tenosynovitis. Arch. Surg. **47**, 283 (1943).

LIPPMAN, R. K.: N.Y. J. Med. **44**, 2235 (1944).

LLOYD-ROBERTS, G. C., FRENCH, P. R.: Brit. med. J. **1959 I**, 1569.

LOEFFLER, F.: Die Operationen an Schultergelenk und Oberarm. Chirurgische Operationslehre Bier-Braun-Kümmell, 7. Aufl., Bd. 6, S. 151 ff. Leipzig: Barth 1958.

LÜNING, M., ARNOLD, K., BIEDERMANN, F.: Die Arthrographie des Schultergelenkes. Radiol. diagn. (Berl.) 9/6, 751—759 (1968).

LUKE, J. C.: Surg. Clin. N. Amer. **43**, 1697 (1963).

LUNDBERG, B. J.: Acta orthop. scand. **36**, 35 (1965).

LYNCH, A. C., LIPSCOMB, P. R.: J. Amer. med. Ass· **185**, 363 (1963).

MAHAFFEY, H. W.: Surg. Clin. N. Amer. **43**, 1299 (1963).

MALAIGNE, J. F.: Traité des fractures et des luxations, Tome 2, p. 433. Paris: J. B. Baillierè 1855.

MARQUARDT: In discussion to K. Mau, 1950.

MÅRTENSSON, K. M.: Nord. Med. **21**, 271 (1944).

MARTIN, C. P.: The cause of torsion of the humerus and of the notch on the auterior edge of the glenoid cavity of the scapula. J. Anat. (Lond.) **67**, 573 (1933).

MASTER, A. M., JAFFE, H. L.: Med. Clin. N. Amer. **18**, 759 (1934).

MAU, K.: Verh. Dtsch. Orthop. Ges. 38. Kongr. 1950. Beilageh. Z. Orthop. **80**, 59 (1951).

MAYER, L.: Rupture of the supraspinatus tendon. J. Bone Jt Surg. **19**, 640—642 (1937).

MCGREGOR, A. L.: A synopsis of Surgical anatomy, 6. Aufl., Baltimore 1947.

MCLAUGHLIN, H. L.: Lesions of the musculo-tendinous cuff of the shoulder; exposure and treatment of tears with retractions. J. Bone Jt Surg. **26**, 31 (1944).

McLaughlin, H. L.: Lesions of the musculo-tendinous cuff of the shoulder, differential diagnosis of rupture. J. Amer. med. Ass. **128**, 563 (1943).
McLaughlin, H. L.: Common shoulder injuries. Amer. J. Surg. **4**, 282—295 (1947).
McLaughlin, H. L.: Trauma. Philadelphia: Saunders, 1959.
McLaughlin, H. L.: Clin. Orthop. **20**, 126 (1961).
McLaughlin, H. L., Asherman, E. G.: J. Bone Jt Surg. A **33**, 76 (1951).
McLaughlin, H. L., Asherman, E. G.: Lesions of the musculo-tendinous cuff of the shoulder. IV. Some observations based upon the results of surgical repair. J. Bone Jt Surg. A **33**, 76—86 (1951).
McMaster, P. E.: Tendon and muscle ruptures. Clinical and experimental studies on the causes and location of subcutaneous ruptures. J. Bone Jt Surg. **15**, 705—722 (1933).
Meulengracht, E., Schwartz, M.: The course and prognosis of periarthrosis humeroscapularis with special regard to cases with general symptoms. Acta med. scand. **143**, 350 (1952).
Meyer, A. W.: Arch. Surg. **2**, 130 (1921).
Meyer, A. W.: Arch. Surg. **13**, 109 (1926).
Meyer, A. W.: Arch. Surg. **17**, 493 (1928).
Meyer, A. W.: Chronic functional lesions of the shoulder. Arch. Surg. **35**, 646—674 (1937).
Meyerding, H. W.: In: A textbook of surgery (F. Christopher, ed.), Ed. 5. Philadelphia: Saunders, 1949.
Michele, A. A.: N.Y. J. Med. **33**, 2485 (1955).
Michotte, L. J.: Brasil-méd. **66**, 502 (1953).
Milone, F. P., Copeland, M. M.: Amer. J. Roentgenol. **85**, 901 (1961).
Möllerud, A.: A case of bilateral habitual luxation in the posterior part of the shoulder-joint. Acta chir. scand. **94**, 181 (1946).
Monro, A., Jr.: A description of all the "bursae mucosae" of the human body; their structure explained and compared with that of the capsular ligaments of the joints. Edinburg: Kay & Co., 1788.
Monroe, R. T.: In: Oxford medicine (H. A. Christian ed.), vol. 4, chap. XV, p. 391. New York: Oxford Univ. Press. 1939.
Mordeja, J.: Z. ges. inn. Med. **13**, 11 (1958).
Moseley, H. F.: Disorders of the shoulder. Ciba clin. Symp. **2**, 251 (1950).
Moseley, H. F.: Ruptures of the rotator cuff. Brit. J. Surg. **38**, 340—369 (1951).
Moseley, H. F.: Shoulder lesions. 2 nd ed. New York: Paul B. Hoeber Inc. 1953.
Moseley, H. F.: Recurrent dislocation of the shoulder. Montreal: Mc Gill Univ. Pr. and Edinbourgh: Livingstone 1961.
Moskwa, J.: Arthrography in diagnostics of injuries of soft tissues of the shoulder. Chir. Narzad. Ruchu **25**, 45—52 (1959). Ref. in Zentr.-Org. ges. Chir. **156**, 232 (1959).
Moullin, C. W. M., Keith, A.: Notes on a case of backward dislocation of the head of he humerus caused by muscular action. Lancet **1**, 496.
Naffziger, H. C., Grant, W. T.: Neuritis of the brachial plexus mechanical in origin. The scalenus syndrome. Surg. Gynec. Obstet. **67**, 722—730 (1938).
Nauta, W. J. H., Landsmeer, J. M. F.: The gross anatomy of the peri-articular tissues of the shoulder joint. Ann. rheum. Dis. **7**, 164 (1948).
Meijers, K. A. E.: In: Radiological aspects of rheumatoid arthritis. Proc. int. symp. Amsterdam, May 19 rh—22 nd 1963 p. 137. Int. Congr. ser. No. 61. Amsterdam: Excerpta Med. Found. 1951.
Nelson, D. H.: Arthrography of shoulder. Brit. J. Radiol. **25**, 134—140 (1952).
Neviaser, J. S.: Adhesive capsulitis of the shoulder. A study of the pathological findings in periarthritis of the shoulder. J. Bone Jt Surg. **27**, 211—222 (1945).
Neviaser, J. S.: Ruptures of rotator cuff. Clin. Orthop. **3**, 92—98 (1954).
Neviaser, J. S.: Arthrography of shoulder joint: study of findings in adhesive capsulitis of shoulder. J. Bone Jt Surg. A **44**, 1321—1330 (1962).
Neviaser, J. S.: Surg. Clin. N. Amer. **43**, 1703 (1963).
Newport, J. W.: Arch. phys. Med. **37**, 555 (1956).
Nicholson, J. T., Wieder, H. S.: Shoulder pain. Amer. med. Ass. **169**, 809—814 (1959).
Oberholzer, J.: Die Arthro-Pneumoradiographie bei habituellar Schulterluxation. Röntgenpraxis **5**, 589—590 (1933).
Oberholzer, J.: Die Arthro-Pneumoradiographie. Bruns' Beitr. klin. Chir. **158**, 113—156 (1933).
Oberholzer, J.: L'arthro-pneumoradiographie (méthode de Bircher). J. Radiol. Éléctrol. **20**, 18—23 (1936).
Oberholzer, J.: I methodi di contrasto articolari in radiografia. Chir. Organi Mov. **22**, 363—372 (1936/37).
Oberholzer, J.: Röntgendiagnostik der Gelenke mittels Doppelkontrastmethode. Leipzig: Thieme 1938.
O'Donoghue, D. H.: Treatment of injuries to athletes. Philadelphia: Saunders 1962.
Olsson, D.: (Thesis, Göteborg). Acta chir. scand., Suppl. **181** (1953).
Ombrédanne, L.: Butée ostéoplastique pour luxation congénitale del'épaule en arrière. Jd. Chir. **43**, 481—487 (1934).
Oppenheimer, A.: Amer. J. Roentgenol. **51**, 699 (1944).
Otnes, W.: Kir. Foren. i. Oslo. Forhandl. 1939.
Ott, V. R., Wiederkehr J.: La périarthrite scapulo-humérale rhumatismale. Rev. Rhum. **16**, 187 (1949).
Ottenjann, R.: Normale Formvarianten und pathologische Veränderungen des sternalen Endes der Clavicula im Röntgenbilde. Mschr. Kinderheilk. **103**, 516—518 (1955).
Outland, T. A., Shepherd, W. F.: Tears of the supraspinatus tendon. Résumé of twelve operated cases. Ann. Surg. **107**, 116—121 (1938).
Overton, L. M.: Sth. Surg. **16**, 599 (1950).
Pasila, M.: (Thesis, Helsinki) Duodecim, Suppl. **44** (1965).
Pasteur, E.: Ténobursite bicipitale. Presse méd. **41**, 142—143 (1933).
Payr, E.: Gelenk-, Sperren und „Ankylosen", Über die „Schultersteifen" verschiedener Ursache und die sogenannte Periarthritis humero-scapularis, ihre Behandlung. Zbl. Chir. **58**, 2993—3003 (1931).

PETTERSON, G.: Svensk Kir. foren. Forhandl., December 1939.

PETTERSON, G.: Zerreißungen der Sehnenaponeurose des Schultergelenks (Schwedisch). Ref. in: Zbl. ges. Chir. **97**, 151 (1940). Nord. Med. (Stockh.) 2288—2290 (1939).

PETTERSON, G.: Rupture of the tendon aponeurosis of the Shoulder joint in antero-inferior dislocation. Acta chir. Scand., Suppl. 87 (1942).

PETROKOV, V.: Die acromio-claviculare Luxation. Bruns' Beitr. klin. Chir. **119**, 143—177 (1959).

PLENK, H. P.: Calcifying tendonitis of the shoulder: a critical study of the value of x-ray therapy. Radiology **59**, 384 (1952).

POHL, H. J.: Arthrographische Untersuchungen am Schultergelenk. Arch. orthop. Unfall-Chir. **56**, 71—84 (1964).

POINSARD, G.: Rev. Rhum. **28**, 279 (1961).

POINSARD, G.: Sem. Hôp. Paris **37**, 1876 (1961).

PROBST, J. Y.: La périarthrite scapulo-humerale. Méd. et Hyg. (Genève) **18**, 82—83 (1960).

DE QUEWAIN, F.: Über eine Form von chronischer Tendovaginitis. Korresp.-Bl. schweiz. Ärzte **25**, 389 (1895).

QUIGLEY, T. B.: Treatment of checkrein shoulder by use of manipulation and cortisone. J. Amer. med. Ass. **161**, 850 (1956).

RAGAN, CH.: In: Arthritis and allied conditions. A textbook, of rheumatology (J. L. Hollander, ed., Ed. 6, p. 195. London: Kimpton 1960.

RAUBER-KOPSCH: Atlas der Anatomie des Menschen. Leipzig: Thieme 1922.

RAVAULT, P.: Rev. Rhum. **18**, 75 (1951).

RAVAULT, P., VIGNON, G., PONSONNET, G.: La périarthrite scapulo-humérale d'origine thoracique et pleuro-pulmonaire. Rev. Rhum. **22**, 421 (1955).

RAVAULT, P., VIGNON, G.: Klinische Rheumatologie. Stuttgart 1957.

REEVES, B.: An anti-rotation arm sling for use in place of a Bankart's bandage. Lancet, **1963**, 441.

REEVES, B.: Arthrography of shoulder. J. Bone Jt Surg. B **48**, 424—435 (1966).

REISCHAUER, F.: Über willkürliche Schulterverrenkungen (rein willkürliche, habituell willkürliche und Pendel-Luxationen) und „schnappende Schulter". Arch. orthop. Unfall- Chir. **22**, 45—80 (1923).

REISCHAUER, F.: Untersuchungen über den lumbalen und zervikalen Wirbelbandscheibenvorfall. Stuttgart: Thieme 1949.

RESCHKE, K.: Mobilisation versteifter Schultergelenke und Nachbehandlung mit einem Schalengipsverband in hoher Abduktion. Langenbecks Arch. klin. Chir. **111**, 784—793 (1919).

ROBECCHI, A.: La periarthrite della spalla. Florenz 1952.

ROBECCHI, A.: Périarthritis of the shoulder; forms of treatment based on aetiology, pathology and symptoms. Seminar int. **5**, 15 (1956).

RÖSSLER, H.: Zur Problematik der schmerzhaften Schultersperre. Z. Orthop. **92**, 233—255 (1960).

ROGERS, M. H.: A study of one hundred cases of subdeltoid bursitis. J. Bone Jt Surg. **16**, 145—150 (1934).

ROPES, M. W., BENNETT, G. A., COBB, S., JACOX, R., JESSAR, R. A.: Bull. rheum. Dis. **9**, 175 (1958).

ROSENBERG, E. F.: Villous synovial hypertrophy forms, part of the disease picture of R. A. (1960.)

ROUQUES, L.: Presse méd. **65**, 895 (1957).

ROWE, C. R., YEE, L. B. K.: A posterior approach to the shoulderjoint. J. Bone Jt Surg. **26**, 580 (1944).

RUBERT, S. R.: Subacromial bursitis. A clinical, roentgenographic and statistical study. Arch. Surg. **37**, 619—641 (1938).

SAARIO, L.: (Thesis, Helsinki) Duodecim. Suppl. **39** (1961).

SAGE, F. P., SALVATORE, J. E.: Sth. med. J. (Bgham, Ala.) **56**, 486 (1963).

SAHA, A. K.: Theory of shoulder Mechanism. Descriptive and applied, p. 20. Springfield, Illinois: Ch. C. Thomas 1961.

SAMILSON, R. L., RAPHAEL, R. L., LAWRENCE, P., NOONAN, CH., SIRIS, E., RANEY, F. L.: Shoulder arthrography. J. Amer. med. Ass. **175**, 773—778 (1961).

SAMILSON, R., RAPHAEL, R. L., POST, L., NOONAN, C., SIRIS, E., RANEY, F.: Arthrography of shoulder joint. Clin. Orthop. **20**, 21—31 (1961).

SCHAER, H.: Die Periarthritis humeroscapularis. Ergebn. Chir. Orthop. **29**, 211—309 (1936).

SCHAER, H.: Die Duplay'sche Krankheit. Med. Klin. **34**, 413—415 (1939).

SCHAER, H.: Tendinitis und Pseudobursitis calcareanicht: Bursitis subdeltoidea calcarea. Zbl. Chir. **66**, 1126—1127 (1939).

SCHINZ, H. R., BAENSCH, W. E., FRIEDL, E., UEHLINGER, E.: Handbuch der Röntgendiagnostik, S. 1179. Stuttgart: Thieme 1952.

SCHLESINGER, E. B.: Transcr. panel meet. Bull. N.Y. Acad. Med. **34**, 525 (1958).

SCHNEIDER, H., CORRADINI, V.: Aufbrauchveränderungen in sehr beanspruchten Sehnen der oberen Extremität und ihre klinische Bedeutung. Z. Orthop. **84**, 278—296 (1954).

SCHRAGER, V. L.: Tenosynovitis of the long head of the biceps humeri. Surg. Gynec. Obstet. **66**, 785—790 (1938).

SCHULTE, K. J.: Fortschr. Röntgenstr. **86**, 235 (1957).

SCOUGALL, S.: Posterior dislocation of the shoulder. J. Bone Jt Surg. B **39**, 726—732 (1957).

SERRE, H., SIMON, L., CAILLENS, J.-P.: Rev. Rhum. **29**, 165 (1962).

SERRE, H., SIMON, L., VIALLA, M., CAILLENS, J. P.: In: Problèmes actuels de rhumatologie. p. 251. St. Gallen: Zollikofer & Co., 1965.

SÈZE, S. DE., DEBEYRE, J.: Le substratum anatomique des péri-arthrites de l'épaule. Rev. Rhum. **19**, 119 (1952).

SÈZE, S. DE., DEBEYRE, J., CAROIT, M.: Rev. Rhum. **29**, 153 (1962).

SÈZE, S. DE, DEBEYRE, N., MANUEL, R.: In: Radiological aspects of rheumatoid arthritis. Proc. Internat. Symposium, Amsterdam, May 19—22, 1963. Internat. Congr. Series No. 61. Amsterdam: Excerpta Medica Foundation 1964.

SÈZE, S. DE., DENIS, A.: La téno-synovite du long biceps, forme trop pen connue de la périarthrite scapulo-humérale. Rev. Rhum. **19**, 329 (1952).

SÈZE, S. DE., DURIEU, J., KANÉ, L.: Rev. Rhum. **29**, 700 (1962).

SÈZE, S. DE, HUBAULT, A.: Diagnose und klinische Bedeutung der Cervicalarthrose. Med. Klin. **54** II, 1759—1760 (1959).
SÈZE, S. DE., RENIER, J.-CL., DEBEYRE, N.: Rev. Rhum. **26**, 618 (1959).
SÈZE, S. DE., RYCKEWAERT, A., MAITRE, M.: L'epaule en pratique rheumatologique. Paris: Masson & Cie, 1959.
SÈZE, S. DE., RYCKEWAERT, A., WELFLING, J., HUBAULT, A., RENIER, J.-CL., CAROIT, M., POINSARD, G.: Rev. Rhum. **28**, 85 (1961).
SÈZE, S. DE., RYCKEWAERT, A., WELFLING, J., RENIER, J.-CL., HUBAULT, A., CAROIT, M., POINSARD, G.: Le 16sions anatomiques de l'épaule bloquée. Rev. Rhum. **27**, 323 (1960).
SÈZE, S. DE., WELFLING, J.: Bull. Acad. nat. Méd. (Paris) **144**, 540 (1960).
SÈZE, S. DE., WELFLING, J., DEBEYRE, N.: Rev. Rhum. **28**, 625 (1961).
SHANKS, S. C., KERLEY, P. (ed.): A textbook of x-ray diagnosis by British authors, vol. **4**. London: Lewis, 1951.
SHARP, J., PURSER, D. W., LAWRENCE, J. S.: Ann. rheum. Dis. **17**, 303 (1958).
SIEGLBAUER, F.: Lehrbuch der normalen Anatomie des Menschen. Wien: Urban& Schwarzenberg 1947.
SIEVERS, K.: (Thesis, Helsinki) Acta rheum. scand., Suppl. **9** (1965).
SIEVERS, R.: Virchow Arch. path. Anat. **226**, 1 (1919).
SIMMONDS, F. A.: Shoulder pain. With particular reference to the "frozen" shoulder. J. Bone Jt Surg. B **31**, 426—432. (1949).
SJÖGREN, V. II.: Nord. Med. **2**, 231 (1930).
SKINNER, H. A.: Anatomical considerations relative to rupture of the supraspinatus tendon. J. Bone Jt Surg. **19**, 137—151 (1937).
SMYTH, CH. J.: In: Arthritis and allied conditions. A textbook of rheumatology (J. L. Hollander, ed.). Ed. 6, p. 114. London: Kimpton 1960.
SOILA, P.: Acta rheum. scand., Suppl. **1** (1957).
SOKOLOFF, L., GLEASON, I. O.: Amer. J. clin. Path. **24**, 406 (1954).
SOTO-HALL, R., STROOT, J. H.: Amer. J. Orthop. **2**, 192 (1960).
SPALTEHOLZ, W.: Handatlas der Anatomie des Menschen. Ed. 6, vol. 2. Leipzig: Hirzel, 1909.
STEINBROCKER, O., NEUSTADT, D., BOSCH, S. J.: Med. Clin. N. Amer. **39**, 563 (1955).
STEINBROCKER, O., TRAEGER, C. H., BATTERMAN, R. C.: J. Amer. med. Ass. **140**, 659 (1949).
STEINDLER, A.: Amer. Acad. Orthop. Surg. Instr. Course Lectures **15**, 161 (1950).
STEINER, H. A.: Radiology **40**, 175 (1943).
STOREY, G. O., KENDALL, P. H., NEWTON, D. R. J.: Discussion on the painful shoulder. Proc. roy. Soc. Med. **52**, 759—766 (1959).
STRASSER, H.: Lehrbuch der Muskel- und Gelenkmechanik, Bd. 4, S. 43 ff. Berlin: Springer 1917.
TALBERT, O. R., PETTIT, H. S.: Sth. med. J. (Bham, Ala.) **54**, 1093 (1961).
TARSY, J. M.: N.Y. J. Med. **46**, 996, (1946).
THOMAS, T. T.: Amer. J. Surg. 141 (1911).
TOMMACINI, M.: La lussazione posteriore volontaria della spalla. G. veneto Sci. med. **12**, 617 (1938).
TOWNLEY, C. O.: The capsular mechanism in recurrent dislocation of the shoulder. J. Bone Jt Surg. A **32**, 370—380 (1950).
TRIEPEL, H.: Einführung in die physikalische Anatomie. Wiesbaden: J. F. Bergmann, 1902—1908.
TUREK, S. L.: The painful and stiff shoulder. A plan of treatment based on known and theoretical factors; plea for standardization in evaluation of results. J. int. Coll. Surg. **22**, 695—706 (1954).
UOTILA, E.: (Thesis, Helsinki) Acta odont. scand. **22**, Suppl. 39 (1961).
VAINIO, K.: Suom. Lääk.-L. 8, 429 (1953).
VAINIO, K.: (Thesis, Helsinki) Ann. Chir. Gynaec. Fenn. **45**, Suppl. 1 (1956).
VALENTIN, B.: Die kongenitale Schulterluxation. Z. orthop. Chir. **55**, 229—240 (1931).
VAN BREEMAN: L'epaule douloureuse, in: Le rhumatisme chronique dégénératif. 2e conférence scientifique internat. d'Aix-les-Brains (1948).
VAN LINGE, B., MULDER, J. D.: Function of the supraspinatus muscle and its relation to the supraspinatus syndrome. J. Bone Jt Surg. B **45**, 750 (1963).
VERNON, S.: Calcific periarthritis of the shoulders, a concept to its pathogenesis. Int. Col. Surg. **28**, 64—68 (1957).
VIALLA, M., PICARD, J. J., CAILLENG, J.-P.: J. Radiol. Électrol. **47**, 69—76 (1966).
VOJTA, H., HILGERT, F.: Weite und Enge des subacromialen Raumes; röntgenologische Zeichen beim Sehnenschaden des Schultergelenks. Chirurg **24**, 195—197 (1953).
VOSSSCHULTE, K.: Untersuchungen über die Bewegungsmechanik des Schultergelenkes und ihre Bedeutung für die Pathologie der Periarthritis humeroscapularis. Langenbecks Arch. klin. Chir, **203**, 43—121 (1942).
WAGHEMACKER, R., CÉCILLE, J.-P.: Lille chir. **17**, 125 (1962).
WAHREN, H.: The subdeltoid bursa and the shoulder joint. Acta chir. scand. **87**, 353—364 (1942).
WANKE, E.: Das Scalenussyndrom, ein Beitrag zur statischen Pathologie der Wirbelsäule. Ergebn. Chir. Orthop. **33**, 158—267 (1940).
WATSON-JONES, SIR R.: Fractures and joint injuries. Vol. 2, p. 482. Edinburgh and London: E & S. Livingstone Ltd. (1955).
WEIL, M. P., PERROY, A., SICHERE, R, M., GUILLON, J.: Rev. Rhum. **18**, 613 (1951).
WEISSMANN, S. L., TOROK, G.: Bilateral recurrent posterior dislocation of the shoulder: Report of a case. J. Bone Jt Surg. **40**, 479 (1958).
WELFLING, J.: In: Problèmes actuels de rhumatologie, p. 174 et 193. St. Gallen: Zollikofer & Co., 1965.
WELFLING, J. ,SÈZE, S. DE: Rev. Rhum. **29**, 627 (1962).
WESTON, W. J.: Summary of paper given to New Zealand Rheumatism Association, October **14**, 1967. N. Z. med. J. **67**, 423 (1968).
WILSON, H. D.: The pain ful shoulder. Lancet **1939 II**, 743—744.
WILSON, PH, D.: Complete rupture of the supraspinatustendon. J. Amer. med. Ass. **96**, 433—439 (1931).
WITHERS, R. J. W.: The painful shoulder. J. Bone Jt Surg. **31**, B 426—432 (1949).

WOIJTA, H., HILGERT, F.: Weite und Enge des subarominalen Raumes. Röntgenologische Zeichen beim Sehnenschaden des Schultergelenkes. Chirurg **24**, 195 (1953).

WOLFERTH, C. C.: Delaware med. J. **8**, 37 (1936).

WREDE, L.: Über Kalkablagerungen in der Umgebung des Schultergelenks und ihre Beziehungen zur Periarthritis scapulo-humeralis. Langenbecks Arch. klin. Chir. **99**, 259—272 (1912).

WRETE, M.: J. Neurosurg. **6**, 351 (1949).

WRIGTH, I. S.: Amer. Heart J. **29**, 1 (1945).

WRIGTH, I. S.: Vascular diseases in clinical practice. Ed. 2, p. 283. Chicago: Year book Publ., 1952.

YERGASON, R. M.: J. Bone Jt Surg. **13**, 160 (1931).

ZIMMER, E. A.: Fortschr. Röntgenstr., Ergänzungsbd. **58**. R. Grashey (ed.), Paper 13, Stuttgart: Thieme 1939.

B. Arthrographie des Ellenbogengelenks

Von

H. Haage und O. Fischedick

Mit 22 Abbildungen in 57 Einzeldarstellungen

1. Einleitung

Die Kontrastdarstellung des Ellenbogengelenks ist, beurteilt man ihre Häufigkeit nach der Zahl der Publikationen, eine recht seltene Untersuchungsmethode. Mehr aus anatomischem Interesse wurden Gelenkfüllungen zuerst von Borak und Goldhamer (1925) mit Jodkali-Lösung an Leichen durchgeführt. Auch Knoll und Matthis (1931) studierten die arthrographischen Ergebnisse an Leichen und stellten fest, daß ca. 8 ml Jodipin die optimale Füllung des Gelenks ergibt. Darüber hinaus gespritztes Kontrastmittel führte zu Kapselzerreißungen oder zu einer Diffusion des Kontrastmittels in die benachbarten Weichteile, wodurch eine exakte Beurteilung verhindert wurde. Mit Hilfe der wenigen durchgeführten Untersuchungen waren sie jedoch in der Lage, über die Ausdehnung des Kapselapparates eine gültige Aussage zu machen. Krankhafte Befunde wurden von ihnen nicht beschrieben. Bückart erwähnt 1933 ebenfalls am Rande diese Untersuchungsmöglichkeit; er benutzte hierzu 1—3 ml Uroselektan B (35%ig).

Erst im Jahre 1935 wird von Oberholzer über einen Beitrag zur Diagnostik des Corpus mobile im Ellenbogengelenk mit Hilfe der Pneumarthrographie, einer Methode berichtet, der er in seiner Monographie 1938 breiteren Raum gibt. Mit Hilfe von Lufteinblasung gelingt es ihm, die auf Übersichtsaufnahmen in Nähe des Ellenbogengelenks gelegenen Verkalkungen als intraartikulär gelegen zu interpretieren. Er beschränkt sich hierbei auf einen Bericht über 3 Fälle. Nach dieser Zeit bleibt es erstaunlich ruhig um die Gelenkdarstellung, bis 1952 K. Lindblom kurz über die Möglichkeit der Untersuchung des Ellenbogengelenks mit positiven Kontrastmitteln berichtet und auf die Möglichkeit hinweist, mit Hilfe dieser Methoden Zerreißungen des medialen und lateralen Seitenbands und auch von Kapselrupturen zu demonstrieren. Ebenso lassen sich Knorpeldefekte am Capitulum humeri und freie Körper, die völlig von Kontrastmitteln umgeben werden, von Kapselverkalkungen abgrenzen.

Arvidsson und Johansson berichteten 1955 schon über eine größere Erfahrung mit der Arthrographie bei traumatischen Alterationen des Ellenbogengelenks (97 Fälle). Sie benutzten hierbei ausschließlich positives Kontrastmittel (35%iges Umbradil) in einer Menge von 5—6 ml. Sie hoben hervor, daß Kapselrupturen hiermit hervorragend diagnostiziert werden könnten. Hierbei tritt das Kontrastmittel über die normalen Kapselgrenzen hinaus, so daß auch die Seite der Kapsel- oder Bandläsion eindeutig festgestellt werden konnte. Sie betonten, daß diese Untersuchung eine recht einfache Methode sei und keinerlei Komplikationen in sich birgt. In einigen wenigen Fällen wurden auch Patienten mit Osteochondritis und Epikondylitis untersucht.

Mit einer völlig anderen Methodik, nämlich der Doppelkontrastdarstellung des Ellenbogengelenks, trat del Buono 1961 hervor. Er wies darauf hin, daß freie Körper, insbesondere die Chondromatose und Osteochondromatose des Gelenks durch eine Kombination von positiven und negativen Kontrastmitteln weitaus besser diagnostiziert werden könne. Mit Hilfe der ursprünglich von Oberholzer inaugurierten Methode gelang es ihm in einer Reihe von Fällen, auch nicht schattengebende Elemente innerhalb des Ellenbogengelenks darzustellen.

2. Anatomische Vorbemerkungen

Das Ellenbogengelenk setzt sich aus den Articulationes humero-ulnaris, humero-radialis und radio-ulnaris proximalis zusammen. Diese drei Gelenke werden von einer gemeinsamen Kapsel umschlossen (Abb. 1 und 2). Die Kapsel setzt am Humerus seitlich distal der beiden Epikondylen an. Ventral zieht sie über die Fossa coronoidea und radialis,

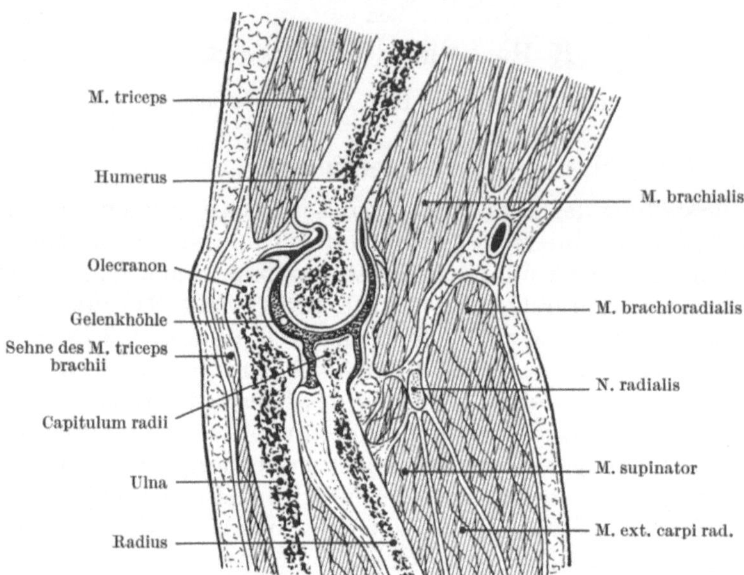

Abb. 1. Anatomische Verhältnisse des Ellenbogengelenks

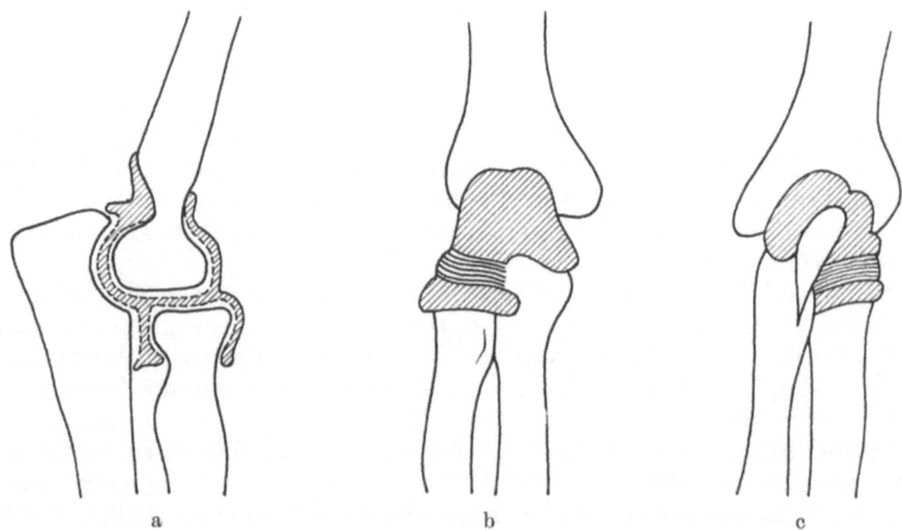

Abb. 2a—c. Skizze der Kapselausdehnung. a Querschnitt, b vordere Ansicht, c hintere Ansicht

dorsal — nach v. Lanz und Wachsmuth — nicht über die Fossa olecrani hinaus. An der Elle werden die Incisura trochlearis und die Incisura radialis von der Gelenkkapsel mit einbezogen. Das Speichenköpfchen wird mit seiner Circumferentia ulnaris gänzlich von der Gelenkkapsel umschlossen. Distal des Lig. annulare greift die Innenhaut des Gelenks auf den Radiushals über.

Die Gelenkkapsel hat nur Spielraum für die Hauptbewegungen des Ellenbogens und die Drehbewegung des Speichenköpfchens zu geben. Daher buchtet sie sich nur über und seitlich vom Olecranon, über dem Kronenfortsatz, über dem Speichenköpfchen und dem Speichenhals mäßig aus. Die Ausbuchtungen sind zugleich die dünnsten und verletzlichsten Anteile der Kapsel. Sie besitzen nur wenige faserig verstärkte Abschnitte.

Als Seitenverstärkung sind die Ligg. collateralia von den Epikondylen fächerförmig nach distal ausstrahlend zu finden. Ulnar zieht das Band bis zum Olecranon und distalwärts des Kronenfortsatzes. Vom Lig. collaterale radiale verlaufen Faserbezüge ventral zur Ulna.

Nach DEL BUONO ist die Kapselspannung und damit die Weite des Gelenkraumes variabel. Bei Flexion ist sie ventral geringer bzw. der Gelenkraum weiter, in Extension liegen die Verhältnisse umgekehrt.

3. Technik der Darstellung

Unter aseptischen Bedingungen wird nach lokaler Anaesthesie die Punktion des Gelenks von radial (lateral) in Höhe der Articulatio humero-radialis durchgeführt (Abb. 3). Hierzu ist es erforderlich, das Ellenbogengelenk möglichst in Schulterhöhe im rechten Winkel

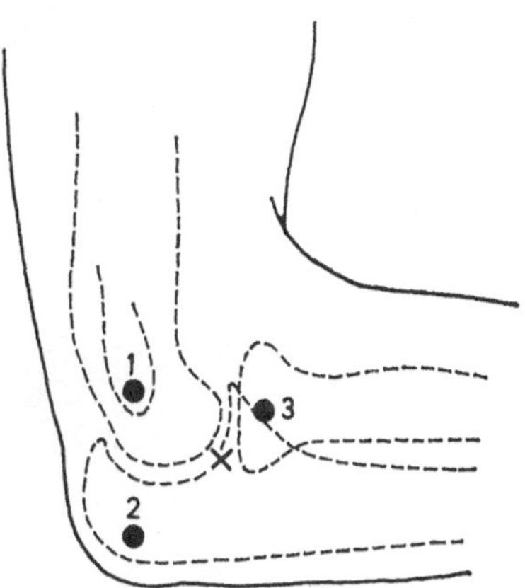

Abb. 3. Orientierungspunkte für die Punktion des Ellenbogengelenks. *1* Epicondylus radialis humeri; *2* Olecranon; *3* Radiusköpfchen; × Einstichstelle

zu lagern, wobei die Hand streng seitlich gehalten wird. Durch leichte Rotationsbewegungen ist es möglich, das Radiusköpfchen zu tasten. Zusammen mit WIRTH sind wir der Ansicht, daß sich als Zugang der Raum zwischen Ulna, Radiusköpfchen und Capitulum humeri bewährt hat, während von anderen Autoren der Zugang von dorsal entlang des Olecranon angegeben wurde. Der Einstich erfolgt zwischen Olecranon, Epicondylus radialis und Radiusköpfchen. Bei Einstechen der Kanüle Nr. 2 ist eine Führung von 90° zur Unterarmachse ratsam. Nach etwa 1—1.5 cm, dies variiert je nach der Weichteildicke, wird die Gelenkkammer nach Überwinden eines geringen Widerstandes erreicht. Normalerweise ist eine Durchleuchtungskontrolle zur exakten Lagebestimmung der Nadelspitze nicht erforderlich. Mit Hilfe des Bildverstärkers kann jedoch der Ungeübte hier leicht durch Eingabe von Kontrastmittel überprüfen, ob die Kanülenspitze intraarticulär liegt. WIRTH weist darauf hin, daß mehrfache Punktionsversuche einen Kontrastmittelaustritt aus dem Gelenk und damit eine erschwerte Beurteilung nach sich ziehen könne.

Die Art der Kontrastmittelfüllung ist abhängig von der Fragestellung.

Am leichtesten ist die Füllung des Gelenks mit 5—6 ml positivem Kontrastmittel. Hier muß lediglich darauf geachtet werden, daß keine Luft in das Gelenk eindringt. Die Darstellung zeigt Größe und Ausdehnung der Gelenkkapsel, verdeckt jedoch Verkalkungen, die im Gelenk liegen, es sei denn, diese sind so groß, daß sie trotz des Kontrastmittels differenziert werden können. Miteingebrachte Luft kann als nicht schattengebender Gelenkinhalt fehlgedeutet werden.

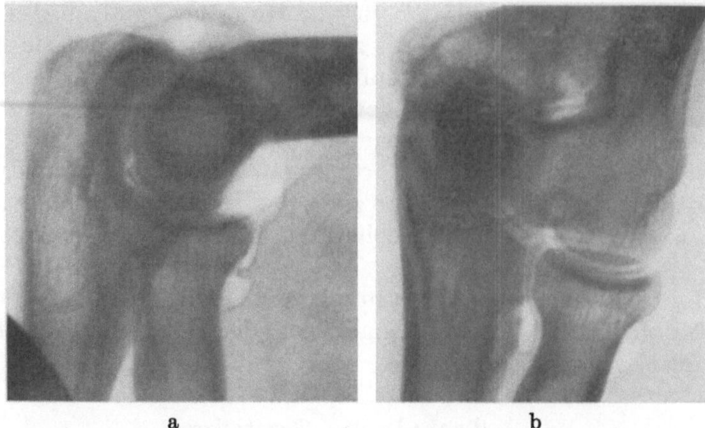

a b

Abb. 4a u. b. Doppelkontrastarthrogramm ohne krankhafte Veränderungen. a Seitenbild mit Füllung des Recessus sacciformis und des ventralen Kapselbereichs. b Außenrotationsbild, das den radialen Kapselbereich zeigt. (Aus del Buono: Die Doppelkontrastarthrographie des Ellbogens)

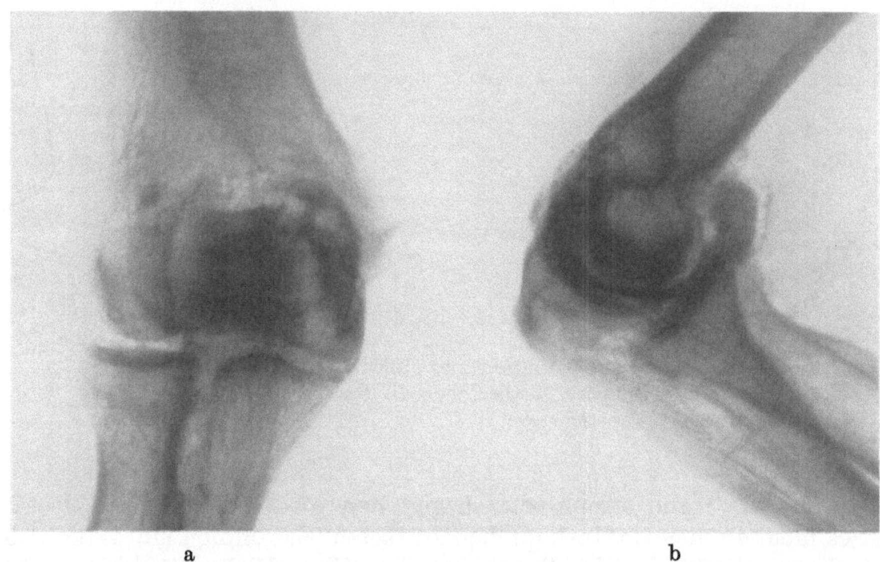

a b

Abb. 5a u. b. Technische Schwierigkeit beim Doppelkontrastarthrogramm: Sagittale (a) und seitliche (b) Aufnahme. Die seitliche Aufnahme zeigt ein ovales Kontrastmitteldepot im vorderen Recessus sowie umgebende Luftblasen, die auch im dorsalen Recessus erkennbar sind. Hier wird ein freier Körper vorgetäuscht

An zweiter Stelle im Schwierigkeitsgrad rangiert die einfache Pneumarthrographie, die Oberholzer aus technischen Gründen schon 1935 bevorzugte, wenn es ihm darum ging, die Lokalisation von Verkalkungen im Gelenkbereich zu dokumentieren. Oberholzer benutzte seinerzeit noch ein Manometer, um den Druck im Gelenk genau bestimmen zu können, der 150 mm H_2O nicht übersteigen durfte.

Diese Methode hat den Vorteil, daß sich die Kapsel gegenüber den angrenzenden Weichteilen recht gut abhebt und Verkalkungen daher genau bezüglich ihrer intra- oder extracapsulären Lage lokalisieren lassen. Die Weite der Kapsel ist gleichfalls beurteilbar. Sie birgt aber den Nachteil in sich, daß nicht kalksalzhaltige knorpelige Abschnitte schlechter oder gar nicht nachgewiesen werden können.

Diese Möglichkeit besteht bei der Doppelkontrastdarstellung, die jedoch eine gewisse technische Fertigkeit erfordert und die zweifellos von del Buono meisterhaft beherrscht wurde. Hierzu muß verlangt werden, daß das positive Kontrastmittel nur als Beschlag auf Kapsel- und Knorpelpartien liegt (Abb. 4), im übrigen aber eine reine Luftfüllung die Kapsel dehnt, ohne daß es zu Blasenbildungen oder zu Kumulation von positivem Kontrastmittel kommt.

DEL BUONO gibt an, daß 1 ml 30—50 %iges jodhaltiges wasserlösliches Kontrastmittel injiziert werden soll, bevor 8—12 ml Luft nachgespritzt werden. Im Anschluß daran wird das Gelenk zur besseren Verteilung des Kontrastmittels vorsichtig bewegt. Die Kanüle wird zuvor entfernt.

Dieses Vorgehen hört sich simpel an, ist aber — wie eigene Erfahrungen gezeigt haben— letztlich weitaus schwieriger, da vielfach das positive Kontrastmittel als Depot in einer Kapselausbuchtung liegenbleibt (Abb. 5).

Beim Einsatz der Ellenbogenarthrographie muß vorweg genauestens überlegt werden, welche Methode zur optimalen Diagnostik einzusetzen ist. Im Falle einer frischen traumatischen Alteration, wo es nur darauf ankommt, die Kapselläsion und deren Sitz zu bestimmen, sollte man die Darstellung mit positivem Kontrastmittel einsetzen (ARVIDSSON und JOHANSSON). Sie gibt hierüber die exakteste Auskunft und ist ungefährlich, da dieses Kontrastmittel ohne Gefahr auch in eröffnete Gefäße gelangen darf. Bei paraarticulärer Ausbreitung ist mit baldiger Resorption zu rechnen (HAAGE und VOLLMER).

Sollen freie Körper nachgewiesen, ausgeschlossen oder Verkalkungen exakt lokalisiert werden, so ist zu entscheiden, ob die reine Luftinsufflation oder die Doppelkontrastmethode anzuwenden ist. Die Entscheidung sollte auch abhängig gemacht werden von der technischen und diagnostischen Erfahrung des Untersuchers.

Wie schon oben ausgeführt, können bei der reinen Pneumarthrographie evtl. Details nicht zur Darstellung kommen. Es ist aber zu überlegen, ob die Doppelkontrastmethode mehr erbringt, wenn sie nicht einwandfrei beherrscht wird.

Zur Frage von Kapselschrumpfungen ist die Füllung ausschließlich mit Luft ausreichend. Allein schon der Widerstand nach Insufflation weniger Milliliter kann die Diagnose eines verkleinerten Kapselraumes bringen, da normalerweise gut 12 ml in den Gelenkraum eingebracht werden können.

Zur positiven Darstellung werden heute nur noch trijodierte Kontrastmittel zur Anwendung gelangen. ARVIDSSON und JOHANSSON verwendeten noch 35 %iges dijodiertes Kontrastmittel (Umbradil). WIRTH (1965) nimmt zur Doppelkontrastdarstellung 30 bis 50 %iges wasserlösliches, jodhaltiges Kontrastmittel. Nach HAAGE (1966) kann sowohl für die Darstellung mit positivem Kontrastmittel als auch für die Doppelkontrastarthrographie 60 %iges trijodiertes wasserlösliches Kontrastmittel Anwendung finden. Der Einsatz von Luft zur Gelenkdarstellung hat sich nach den bisherigen Erfahrungen als ungefährlich herausgestellt, so daß sich ein Ersatz durch CO_2, Sauerstoff oder N_2O erübrigt.

Grundsätzlich sollten vor der Arthrographie Aufnahmen in mehreren Ebenen angefertigt werden, um Form, Größe und Lage krankhafter Veränderungen vorweg weitgehend zu bestimmen. Erst damit ist es möglich, das Arthrogramm eindeutig zu interpretieren.

Wir empfehlen für die Arthrographie Aufnahmen im sagittalen und streng seitlichen Strahlengang, wobei das Ellenbogengelenk exakt 90° gebeugt sein sollte. Zusätzlich werden gedrehte Aufnahmen des gestreckten Ellenbogens in Innen- und Außenrotation erforderlich, wobei die Drehung im Schultergelenk zu erfolgen hat.

LIEBESKIND gibt noch die axiale Aufnahme der Trochlea und des Olecranon nach WANKE sowie die Tomographie als weitere diagnostische Hilfsmittel an.

Bei der Doppelkontrastdarstellung des Gelenks und der Pneumarthrographie kann es sinnvoll sein, die Aufnahmen unter Sichtkontrolle einzustellen, damit der jeweils gewünschte Kapselbereich optimal mit Luft gefüllt ist.

4. Indikationen

Da sich nach übereinstimmender Erfahrung aller Autoren die Untersuchung des Ellenbogengelenks mit Kontrastmittel als ungefährliche und komplikationslose Methode herausgestellt hat, sollte die Indikation zur Arthrographie des Ellenbogengelenks nicht zu eng begrenzt werden.

Sie kann bei folgender Fragestellung eingesetzt werden:

1. Bei frischen traumatischen Alterationen zur Klärung der Kapsel- und Bandläsion.
2. Bei freien Körpern, die zu Einklemmungserscheinungen führen. Hier kann es sich sowohl um knorpelige als auch um knöcherne Absprengungen, die Osteochondritis dissecans, die Gelenkchondromatose oder Gelenkosteochondromatose handeln.
3. Zur Klärung von Lagebeziehungen paraartikulärer Verkalkungen zur Kapsel, wie z.B. bei posttraumatischen Seitenbandverkalkungen, persistierenden Apophysen oder auch bei der Myositis ossificans.
4. Zur Klärung der Kapselweite bei Bewegungseinschränkungen, die in erster Linie durch entzündliche oder traumatische Veränderungen hervorgerufen wird.

Der Einsatz der Arthrographie bei entzündlichen Erkrankungen oder bei der Polyarthritis ist bisher noch nicht erfolgt. Es bleibt auch fraglich, ob hierbei weitere Erkenntnisse gewonnen werden können.

Hingegen haben Verfasser die Ellenbogenarthrographie bei Patienten mit Preßluftschaden angewendet. Kapselveränderungen und freie Körper konnten diagnostiziert werden, jedoch keine spezifischen Veränderungen.

LIEBESKIND fand unklare Verkalkungen dorsal in Anlehnung an die Trochlea bei einem Schwerarbeiter, die nur durch den gleichzeitigen Einsatz von Arthrographie und Tomographie als intracapsulär gelegene Knochenapposition dorsal identifiziert werden konnte.

5. Das normale Arthrogramm

Unabhängig von der Methodik der Gelenkdarstellung läßt sich im sagittalen Strahlengang (Abb. 6a) der Gelenkspalt zwischen Condylus radialis humeri und Radiusköpfchen sowie Trochlea und Gelenkfläche der Ulna als eine feine Linie erkennen. Diese verläuft im Bereich der Trochlea geschwungen. Aus dem Abstand des Kontrastmittels — sei es negativ oder positiv — vom Knochen ist die Dicke der Knorpelschicht abzulesen. Die Weite des Gelenkspalts wird durch die Breite des Kontrastmittelbandes angegeben. Unterhalb des Radiusköpfchens findet sich der Recessus sacciformis, der sich sowohl radial als auch ulnar bis zu etwa 4 mm über die Knochenpartie hinaus erkennen läßt. Die Ausdehnung des Kapselraumes nach proximal ist wegen der Überlagerung des vorderen und hinteren Recessus hier nicht zu bestimmen. Diese lassen sich nur auf den Seitenbildern (Abb. 6b) exakt beurteilen. Ihre Ausdehnung nach proximal bis an den Humerusschaft ist variabel, ebenso die Form mit den verschiedenen Ausbuchtungen.

Während man bei der Füllung mit positivem Kontrastmittel nur die Größe des Kapselraumes und seine Ausbuchtungen erkennen kann, sieht man auf den Doppelkontrastarthrogrammen die zarte kontrastmittelbeschlagene Gelenkbegrenzung, die sich dadurch auch von den Weichteilen gut abgrenzen läßt. In sagittaler Position ist auch der Recessus sacciformis, der sich ringförmig um den Hals des Radius legt, gut zu sehen.

Die Articulatio radio-ulnaris proximalis ist am besten auf den Außenrotationsaufnahmen (Abb. 6c) einzusehen. Hier stellt sich lediglich ein schmaler Kontrastmittelstreifen dar. Diese Aufnahme läßt jedoch zusätzlich auch die Kapselbegrenzung beurteilen, die vom Capitulum humeri über den Epicondylus radialis humeri nach proximal zieht. In Höhe des Olecranon bildet sich hier vielfach der proximale Anteil des dorsalen Recessus ab. In Innenrotation (Abb. 6d) ist die gelenkige Verbindung zwischen Trochlea und Kronenfortsatz am besten einzusehen. Die Ausdehnung der Kapsel über den Epicondylus ulnaris humeri nach proximal wird hier gleichfalls gut sichtbar.

6. Traumatische Veränderungen

Der Einsatz der Arthrographie zur Klärung traumatischer Alterationen am Kapselbandapparat des Ellenbogengelenks wurde zuerst 1952 von LINDBLOM erwähnt. ARVIDSSON

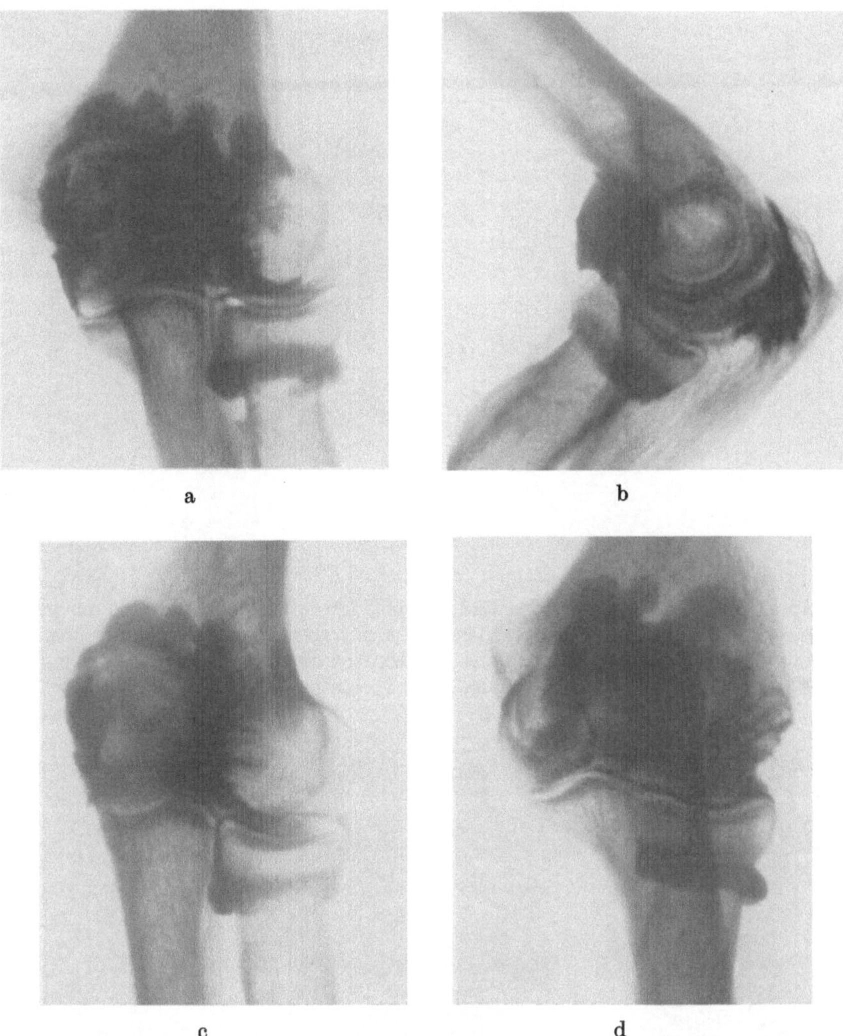

Abb. 6a—d. Normales Arthrogramm mit positivem Kontrastmittel. a Sagittal mit Darstellung der Trochlea, des Recessus sacciformis und vornehmlich der dorsalen Kapsel. b Seitenbild, das die Ausdehnung der ventralen und dorsalen Kapselverhältnisse erkennen läßt; Gelenkausdehnung in der Incisura semilunaris. c Aufnahme in Außenrotation zur Darstellung des proximalen Radio-ulnargelenks. d Aufnahme in Innenrotation mit Trochlea und Kronenfortsatz

und JOHANSSON berichteten 1955 über 91 Fälle, die posttraumatisch arthrographiert wurden. Sie fanden hierbei bei Frakturen des Radiusköpfchens oder des Halses 17 pathologische Veränderungen bei insgesamt 44 Frakturen. Luxationen nach radial oder streckseitenwärts waren stets mit einer Zerreißung der Kapsel vergesellschaftet. In 6 von 21 Fällen waren ihnen Kapsel- oder Bandzerreißungen nach Distorsionen aufgefallen. War das Ellenbogengelenk in anderer Weise als vorerwähnt frakturiert, zeigte das Arthrogramm in 11 von 13 Fällen einen pathologischen Befund.

Von ihnen wurde ausschließlich positives Kontrastmittel zur Anwendung gebracht. Lagen Zerreißungen des Kapsel- oder Bandapparates vor, so kam es zu einem Kontrastmittelaustritt in die umgebenden Weichteile, wobei die Ausdehnung des Kontrastmittels etwa dem Begleithämatom entsprach. Vielfach konnte auch die Größe des Kapsel- oder Banddefektes aus dem Arthrogramm abgeleitet werden. In einer Reihe von Fällen wurde von ARVIDSSON und JOHANSSON operativ der arthrographisch erhobene Befund kontrolliert und bestätigt.

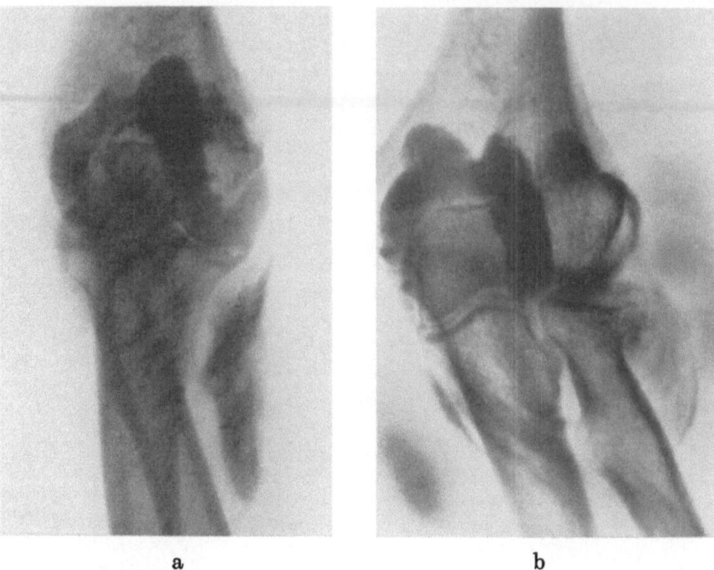

a b

Abb. 7 a u. b. Kapsel- und Bandverletzung bei Radiusköpfchenfraktur (Arthrographie mit positivem Kontrastmittel). a Innenrotationsaufnahme mit ausgedehntem Kontrastmittelaustritt ulnar und radial. b Außenrotationsaufnahme. Leicht bogig verlaufende streifige Kontrastmittelansammlung, die vom Radiusköpfchen nach distal verläuft

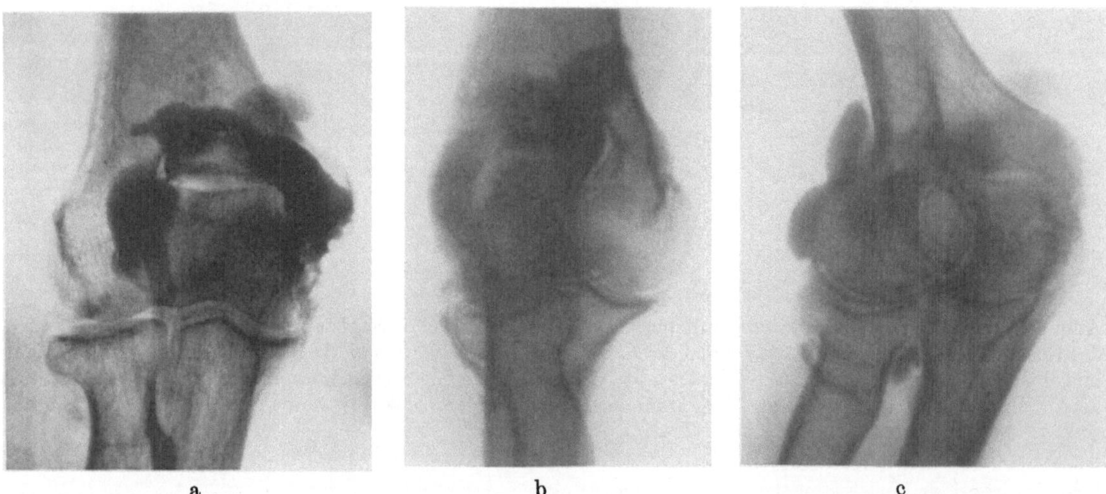

a b c

Abb. 8 a—c. Meißelfraktur des Radiusköpfchens ohne Kapselzerreißung (Arthrographie mit positivem Kontrastmittel). a Sagittale Aufnahme, b Aufnahme in Innenrotation, c Aufnahme in Außenrotation. Ein pathologischer Kontrastmittelaustritt ist auf keiner der Aufnahme sichtbar

Voraussetzung zur Diagnostik von Kapsel-Band-Läsionen nach einem Trauma ist die möglichst schnelle Durchführung der Arthrograhpie, da durch Fibrinauflagerungen kleinere Kapselläsionen schon nach relativ kurzer Zeit verklebt werden können und sich damit eine Ruptur der Diagnostik entzieht. Die Untersuchung sollte deswegen bis 24 Std nach dem Trauma erfolgen.

Bei der Gelenkpunktion ist es möglich, ein etwa vorhandenes Haemarthros abzupunktieren, bevor das Kontrastmittel injiziert wird. Bei massiven Verletzungen ist aber erfahrungsgemäß nicht viel Blut zu gewinnen, da dieses in die periartikulären Weichteile ausweicht.

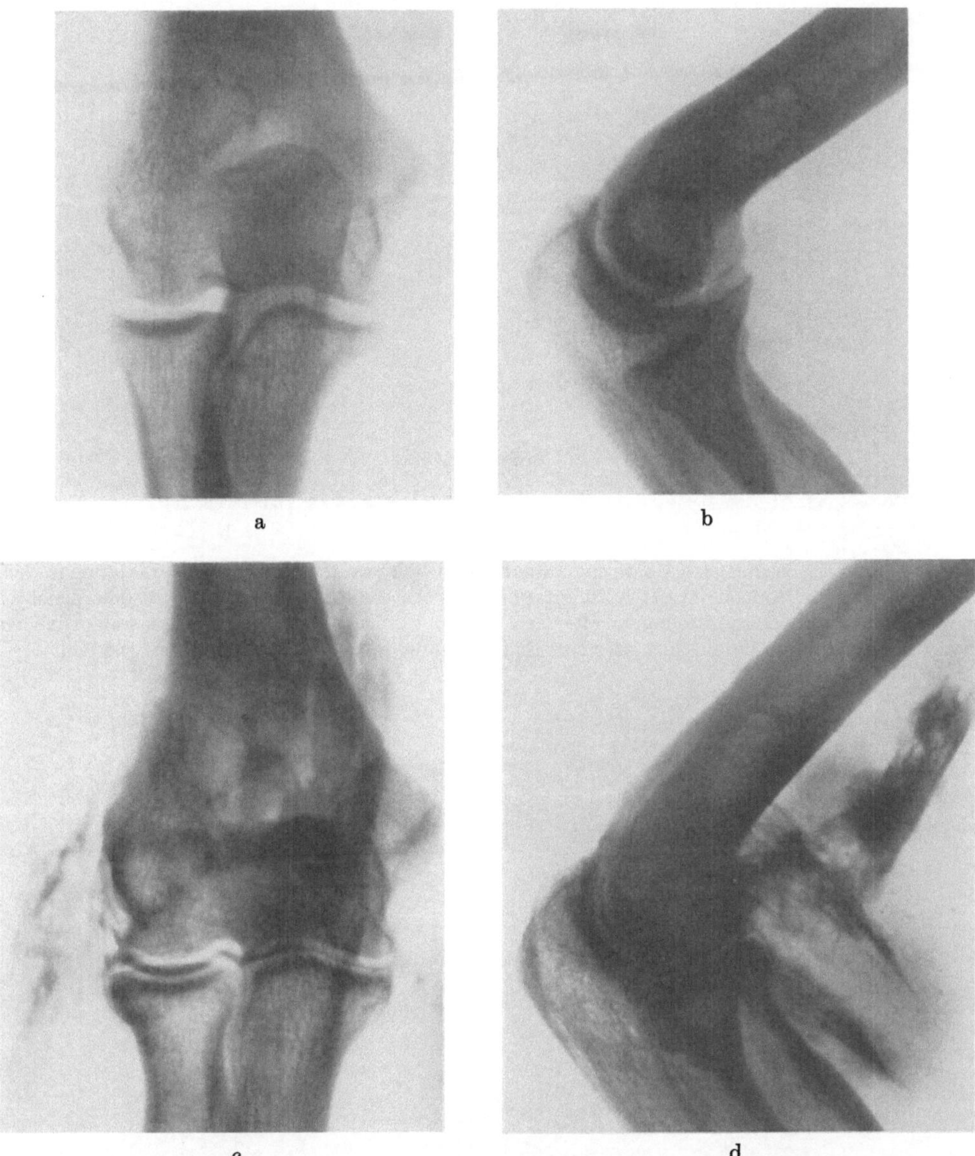

Abb. 9a—d. Massive Kapselbandläsion nach Luxation streckseitenwärts. a und b Sagittale und seitliche Übersichtsaufnahme ohne Zeichen einer knöchernen Verletzung (nach Reposition). c Sagittales Arthrogramm mit mächtigem Kontrastmittelaustritt radial als Zeichen der Ruptur des Lig. collaterale radiale. Ulnar zieht nur ein feiner Streifen in die Weichteile, auch hier ist eine Läsion vorhanden. d Seitliches Arthrogramm: Kontrastmittel beugeseitig, teils depotartig, teils dem Verlaufe der Muskeln folgend. Breite Kapselöffnung im proximalen Anteil

Nur knapp 40% der Radiusköpfchen oder -halsfrakturen sind mit einer Kapselbandläsion vorgesellschaftet. Dabei kann sowohl das radiale wie auch das ulnare Seitenband verletzt sein (Abb. 7). Andererseits besteht die Möglichkeit, daß Kapsel und Bänder unversehrt sind (Abb. 8).

Frakturen an den Epikondylen des Humerus sind nur dann von einer Kapsel- oder Bandläsion begleitet, wenn die Frakturen bis in den Kapselbereich ziehen oder eine zusätzliche Gelenkdistorsion erfolgte.

Da Luxationen im Ellenbogengelenk ohne Frakturen möglich sind, sollte man sich vergegenwärtigen, daß bei den engen Kapselverhältnissen eine Zerreißung unvermeidlich

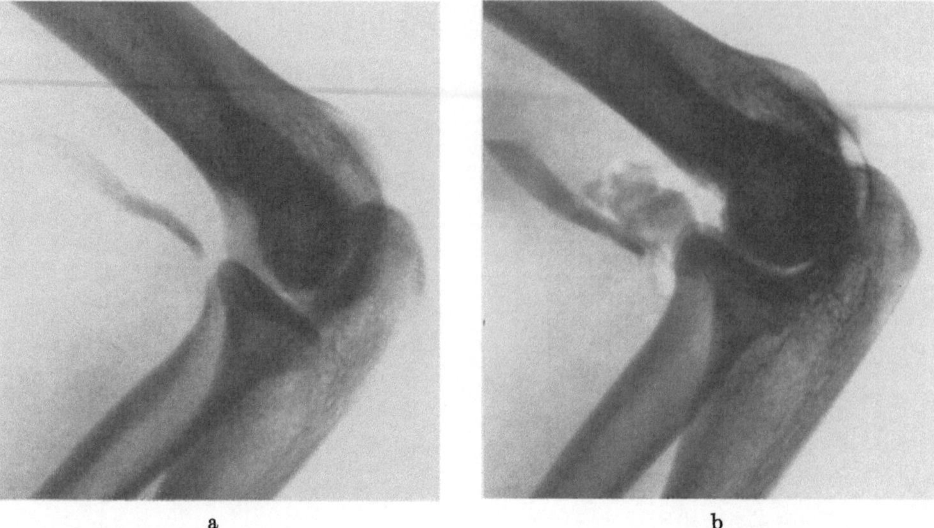

a b

Abb. 10a u. b. Myositis ossificans. a Übersichtsaufnahme seitlich mit keulenförmiger Verkalkung in den beugeseitigen Weichteilen. b Doppelkontrast-Arthrographie seitlich: die distale Partie der in den Weichteilen gelegenen Verkalkung grenzt unmittelbar an die zarte Kapselwand des ventralen Recessus an. Eine Irritation der Kapsel mit Verdickung oder eine Schrumpfung des ventralen Kapselrecessus fehlt

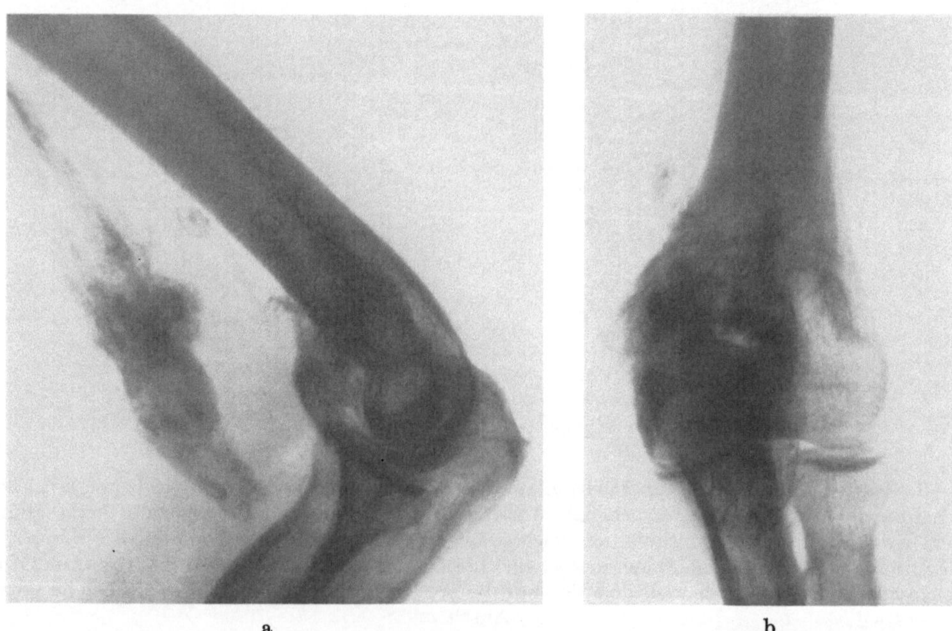

a b

Abb. 11a u. b. Ausgedehnte Bicepsverkalkung, die bis an den Ansatz im Radiusbereich heranragt. Weitere Verkalkungen in Anlehnung an den distalen Humerusschaft beugeseitenwärts. Doppelkontrast-Arthrogramm. a Seitenbild: eine Beziehung der Verkalkung im Biceps zur Kapsel liegt nicht vor. Kleinere Verkalkungen liegen im proximalen Anteil des ventralen Kapselrecessus. b Sagittales Bild

ist, die bei Luxation streckseitenwärts im beugeseitigen Kapselbereich zu erwarten ist. Bandverletzungen treten gleichfalls hinzu (Abb. 9). Wenn schon keine operativen Konsequenzen aus dieser Tatsache gezogen werden, so wird der Beweis einer so ausgedehnten Kapsel-Band-Verletzung durch die Arthrographie zumindest zu einer entsprechenden konservativen Behandlung führen.

ARVIDSSON und JOHANSSON meinen daher, daß die Arthrographie, zusammen mit den klinischen Erscheinungen, entscheidender Anlaß für eine operative Versorgung der Verletzung sein kann. Sie erzielten bei solchen Läsionen recht gute Resultate.

7. Myositis ossificans

Größere Verkalkungen in den Weichteilen, insbesondere im Verlaufe des M. biceps und seiner Ansatzsehne, sind röntgenologisch leicht als Myositis ossificans zu deuten. Schwierigkeiten entstehen, wenn Bewegungseinschränkungen vorliegen und eine Gelenkbeteiligung zur Diskussion steht. Hier ist der Einsatz der Arthrographie sinnvoll. Zu klären ist in diesen Fällen, ob eine Beziehung der Weichteilverkalkung zur Gelenkkapsel existiert und diese evtl. dadurch verändert wird.

In Abb. 10 finden wir eine über 4 cm lange schmale, keulenförmig gestaltete knochenstrukturierte Verschattung beugeseitenwärts, die in Gelenkhöhe so weit an den Knochen heranragt, daß eine Beteiligung der Gelenkkapsel möglich wäre. Erst durch die Arthrographie (Doppel-Kontrastmethode) ist es hier möglich gewesen, zu entscheiden, daß diese Verkalkung zwar in unmittelbarer Nachbarschaft der Gelenkkapsel liegt, jedoch keinen eindeutigen Kontakt zu dieser besitzt. Eine Verkleinerung der Kapsel als Hinweis auf eine Schrumpfung durch den benachbarten Prozeß kann nicht konstatiert werden.

Eine mehr strähnige, monströse Verkalkung im Verlaufe des M. biceps zeigt die Abb. 11, deren Ätiologie ungeklärt ist. Hier liegen auch noch weitere irreguläre Verkalkungen in unmittelbarer Nachbarschaft des Humerusschaftes sowohl mehr proximal als auch in Höhe des Gelenks. In diesem Falle konnte durch die Doppelkontrast-Arthrographie eine mäßige Schrumpfung der Kapsel sowie ein intraarticulär gelegener freier Körper nachgewiesen werden, im übrigen jedoch keinerlei Beziehung der Kapsel zu den ausgedehnten Verkalkungen im Muskelbereich.

8. Osteochondrosis dissecans

Die Genese dieser Erkrankung, die verschiedentlich auch Osteochondritis dissecans genannt wird, ist noch nicht völlig geklärt. Während einige Autoren traumatische Insulte für das Entstehen dieser Erkrankung verantwortlich machen, spricht DEL BUONO von einer aseptischen Nekrose. Röntgenologisch wird diese nur dann diagnostiziert, wenn entweder das nekrotische Fragment verkalkt ist und als freier Körper sichtbar wird oder bereits eine Knochenbeteiligung im Sinne eines Mausbettes vorhanden ist. Die klinischen Zeichen der Osteochondrosis dissecans sind uncharakteristisch. Die Patienten klagen über gelegentliche Einklemmungserscheinungen und federnde Streckhemmung.

Die Arthrographie zur weiteren Abklärung wird hier bei entsprechender Fragestellung am besten mit Hilfe der Doppelkontrastmethode zu einem diagnostischen Ergebnis führen. Die Darstellung des Mausbettes ist in den meisten Fällen nicht zu erzielen. Hingegen wird die Gelenkmaus bei Anwendung dieser Methode von positivem Kontrastmittel benetzt und hebt sich somit gegenüber der luftgefüllten Umgebung in der Kapsel als schattengebendes Gebilde ab (Abb. 12). Man darf sich nicht dadurch irritieren lassen, daß dieses freie Element größer ist als es dem mutmaßlichen Mausbett entspricht.

9. Verkalkungen des Band-Kapselapparates

Die Klärung strichförmiger, rundlicher oder kommaförmiger Verkalkungen ulnar oder radial in Ellenbogengelenknähe oder am Epicondylus radialis humeri bereitet oft ganz erhebliche diagnostische Schwierigkeiten. Zur Auswahl stehen hier: akzessorische Knochenelemente, persistierende Apophysen, alte Knochenaussprengungen, die sich im Laufe der Zeit geglättet haben sowie posttraumatische Kapsel- oder Bandverkalkungen. Bei letzteren muß nicht unbedingt ein einzeitiges Trauma vorgelegen haben, sondern es können auch rezidivierende kleinere Traumen, die dem Patienten nicht erinnerlich sind, ursächlich

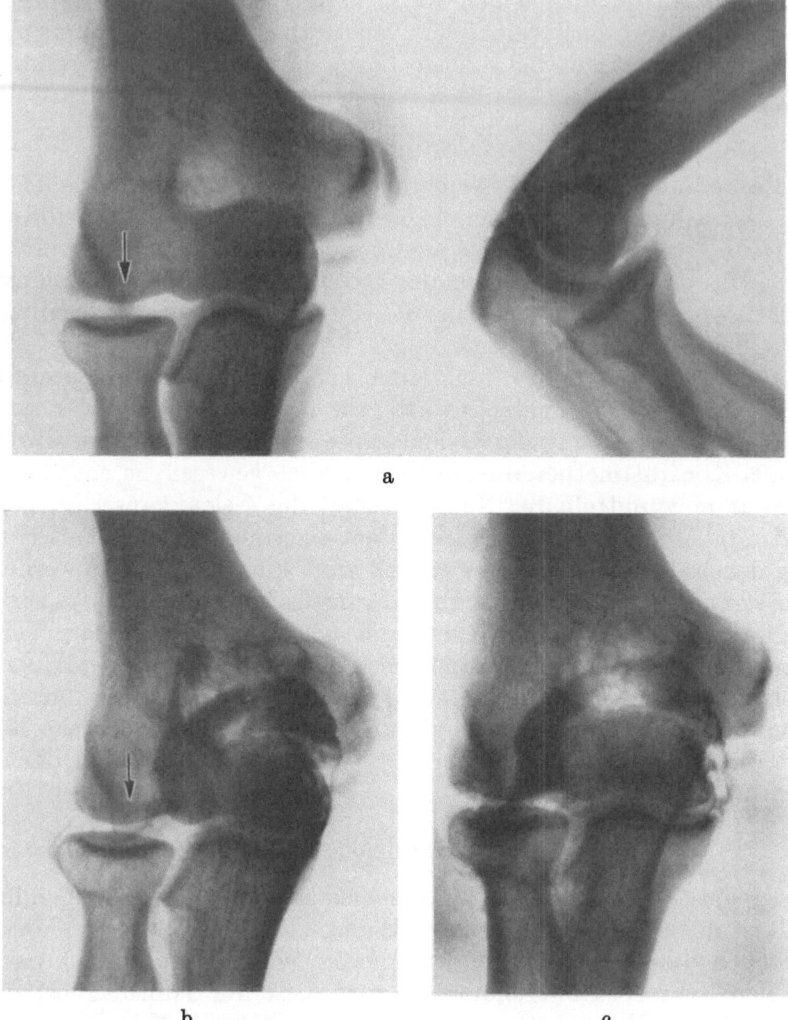

Abb. 12a—c. Osteochondrosis dissecans. Zusätzlich bestehen noch kommaförmige Verkalkungen ulnar und distal des Epicondylus ulnaris humeri. a Sagittales und seitliches Übersichtsbild mit Gelenkmaus in Höhe des Capitulum radialis humeri (↓). b und c Doppelkontrastarthrogramm in Außenrotation und sagittal: Kontrastmittelumspülte Gelenkmaus. Außerhalb des Kapselraumes gelegene, kommaförmige Verkalkungen um den Epicondylus ulnaris humeri. Apophysen?

verantwortlich gemacht werden. Bei den Kapsel-Band-Läsionen dürfte es sich in den meisten Fällen um posttraumatische verkalkte Hämatome handeln.

Schwierigkeiten entstehen in erster Linie dann, wenn ein erneutes Trauma den Anlaß zu einer Röntgenuntersuchung gibt und eine Differenzierung dieser Verkalkungen zu erfolgen hat. Auch bei uncharakteristischen Beschwerden mit Bewegungseinschränkung des Gelenks ist eine Abklärung vonnöten, da neben einer Kapselschrumpfung auch intraartikulär gelegene freie Körper differentialdiagnostisch in Erwägung gezogen werden müssen. In solchen Fällen wäre eine Arthrographie nur mit positivem Kontrastmittel in den meisten Fällen fehl am Platze, da solch feine Verkalkungen von dem starken Kontrast überlagert werden würden. Der Einsatz der Pneumarthrographie oder der Doppelkontrastarthrographie ist hier unbedingt angezeigt. Nur durch diese beiden Methoden ist es möglich, die exakte Ausdehnung des Kapselraumes durch die Dehnung mit Luft zu bestimmen. Gleichzeitig heben sich solche Verkalkungen gegenüber dem luftgefüllten Gelenk so gut ab, daß eine differenzierte Beurteilung garantiert werden kann.

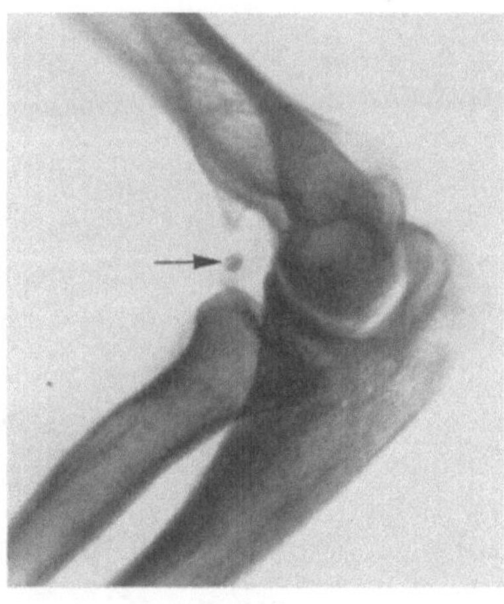

a

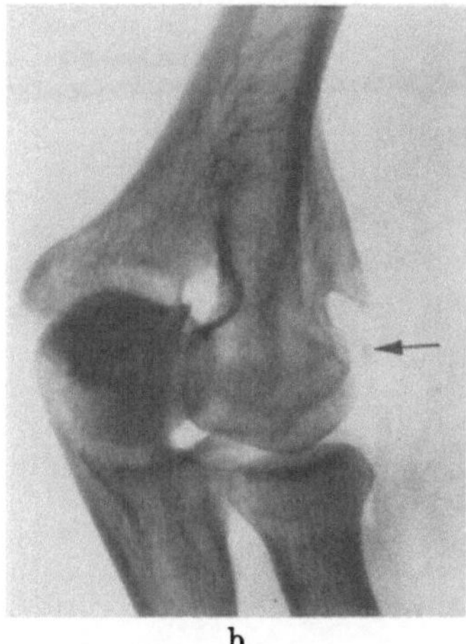

b

Abb. 13a u. b. Kapselverkalkung. a Seitliche Übersicht mit unregelmäßiger kleiner Verkalkung beugeseitenwärts kurz oberhalb des Gelenkspalts (→). b Pneumarthrographie in Außenrotation: Die Verkalkung liegt im Kapselbereich (→)

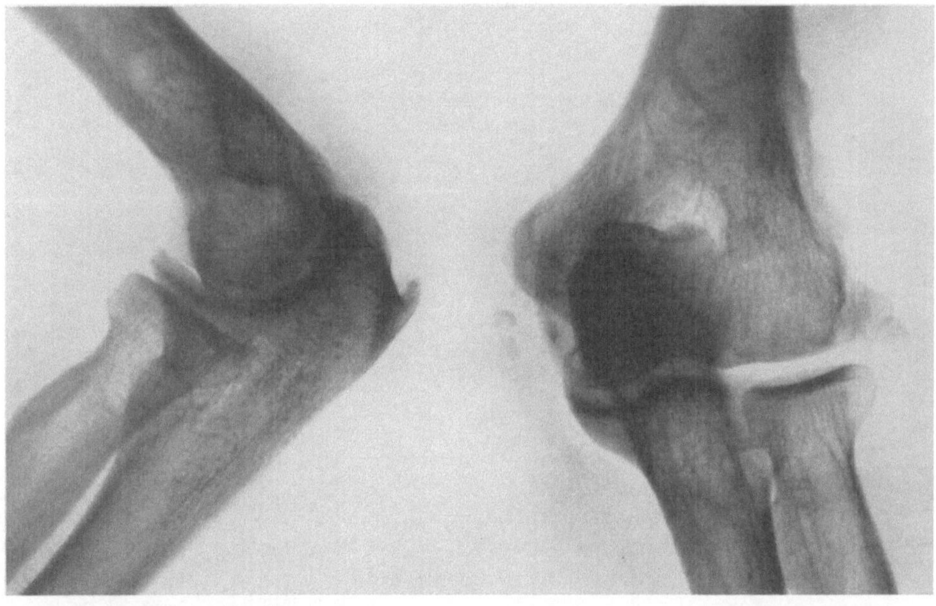

a

Abb. 14a—d. Ausgedehnte extracapsuläre Weichteilverkalkungen radial und ulnar bei Preßluftarbeiter. a Seitliche und sagittale Übersicht mit unregelmäßigen Verkalkungen neben dem Capitulum humeri und unterhalb des Epicondylus ulnaris humeri. Unauffällige Seitenaufnahme. b Seitliches Doppelkontrastarthrogramm mit blasiger Füllung im ventralen Kapselrecessus. c Eindeutig extracapsulär gelegene Verkalkungen ulnar und radial. d Außenrotationsaufnahme mit Verkalkung in unmittelbarer Nachbarschaft der radialen Gelenkkapsel. Ein Nachweis von freien Körpern ist nicht gegeben

Bei sehr kleinen Verkalkungen (Abb. 13a) in Gelenknähe wird man selbst auf die Doppelkontrastmethode zum Nachweis verzichten müssen, um eine exakte Lagebeziehung klären zu können. Die Verwendung nur von Luft garantiert hier, daß die feine Verkalkung nicht etwa durch die kontrastbeschlagene Kapselwand verdeckt wird (Abb. 13b). Bei größeren irregulären Verkalkungen, bei denen zugleich auch noch durch die geklagten Beschwerden der Verdacht auf freie Körper im Gelenk geschlossen werden muß, wird jedoch zur Doppelkontrast-Arthrographie geraten. Bei einem Preßluftarbeiter (Abb. 14a)

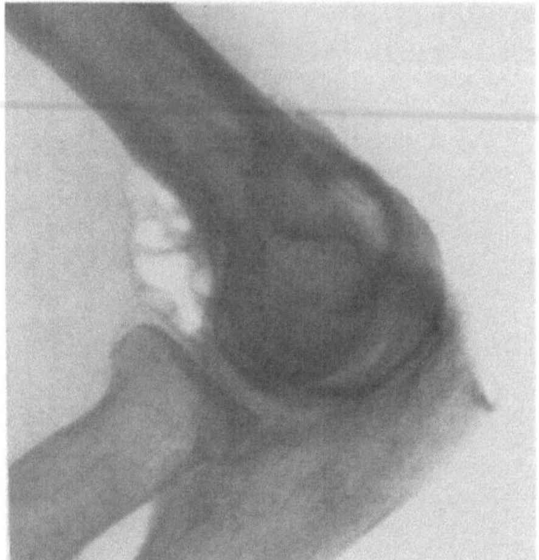

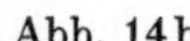

Abb. 14b

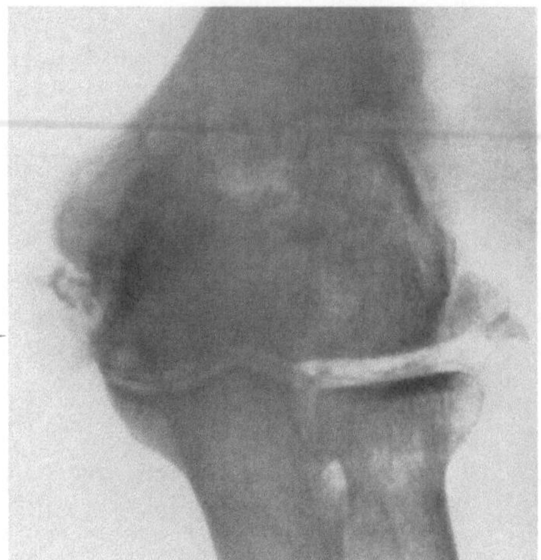

Abb. 14c

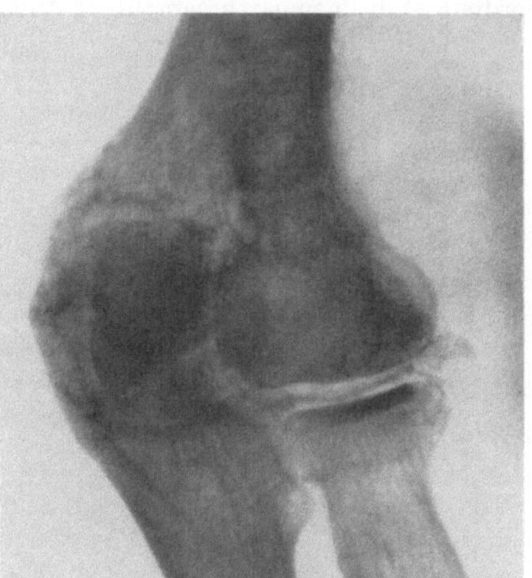

Abb. 14d

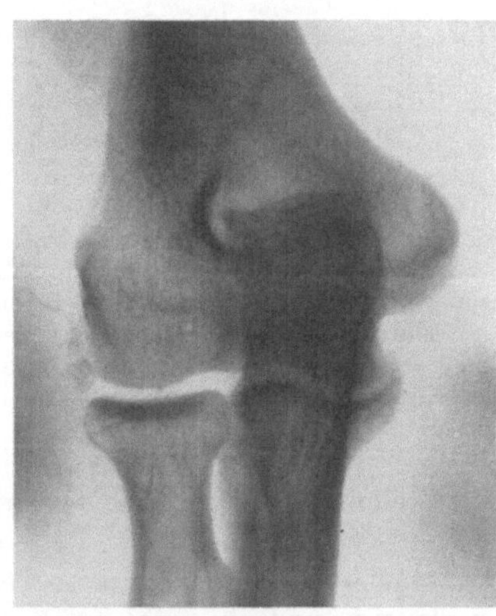

a

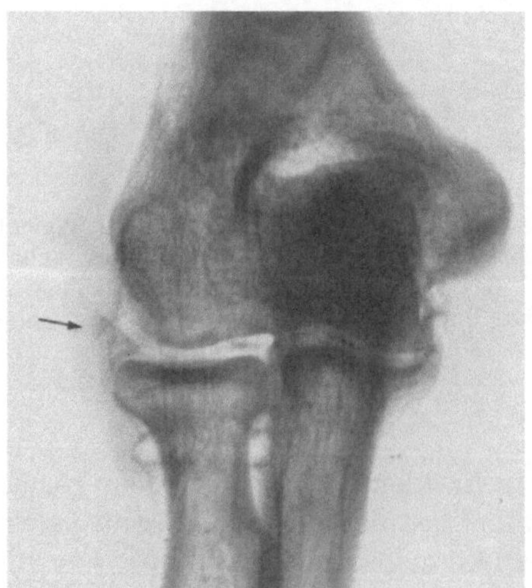

b

Abb. 15a u. b. Verkalkungen radial in Höhe des Capitulum humeri. a Sagittale Übersichtsaufnahme. b Doppelkontrastarthrogramm: die kleinen Verkalkungen liegen extracapsulär. Es muß hier offen bleiben, ob es sich um Bandverkalkungen oder eventuell um persistierende Apophysen handelt

fanden sich sowohl radial als auch ulnar multiple unregelmäßig begrenzte knochenstrukturierte Verkalkungen, die teilweise mit Sicherheit nicht intraartikulär gelegen sein konnten. Ihre Beziehung zur Kapselwand mußte jedoch geklärt werden. Hierbei zeigte sich, daß direkte Beziehungen der Verkalkungen zur Kapsel nicht bestanden, die Verkalkungen daher entweder im Bandapparat oder in der umgebenden Muskulatur gelegen sein mußten (Abb. 14b—d). Inwieweit diese Veränderungen zusätzlich als Myositis ossificans zu deuten sind, läßt sich jedoch auch arthrographisch nicht weiter klären.

Eine Verkalkung in den Ligamenta collateralia, bei der es sich in den meisten Fällen um posttraumatische Veränderungen handelt, kann auch aus mehreren Elementen bestehen. Dies beweist Abb. 15, wo im Ligamentum collaterale radiale ein rundlicher und ein länglicher knochenstrukturierter Schatten in fast unmittelbarer Nachbarschaft der radialen Begrenzung der Gelenkkapsel gelegen ist.

Auf die Bedeutung der Arthrographie bei der Differenzierung gerader dieser extracapsulär gelegenen Verkalkungen und ihre Klärung durch die Doppelkontrast-Arthrographie weist DEL BUONO besonders hin.

10. Gelenkchondromatose

Die Gelenkchondromatose ist nach DEL BUONO eine selten zu beobachtende Affektion unklarer Ätiologie. Während er meint, daß es sich dabei um eine Knorpelneubildung auf

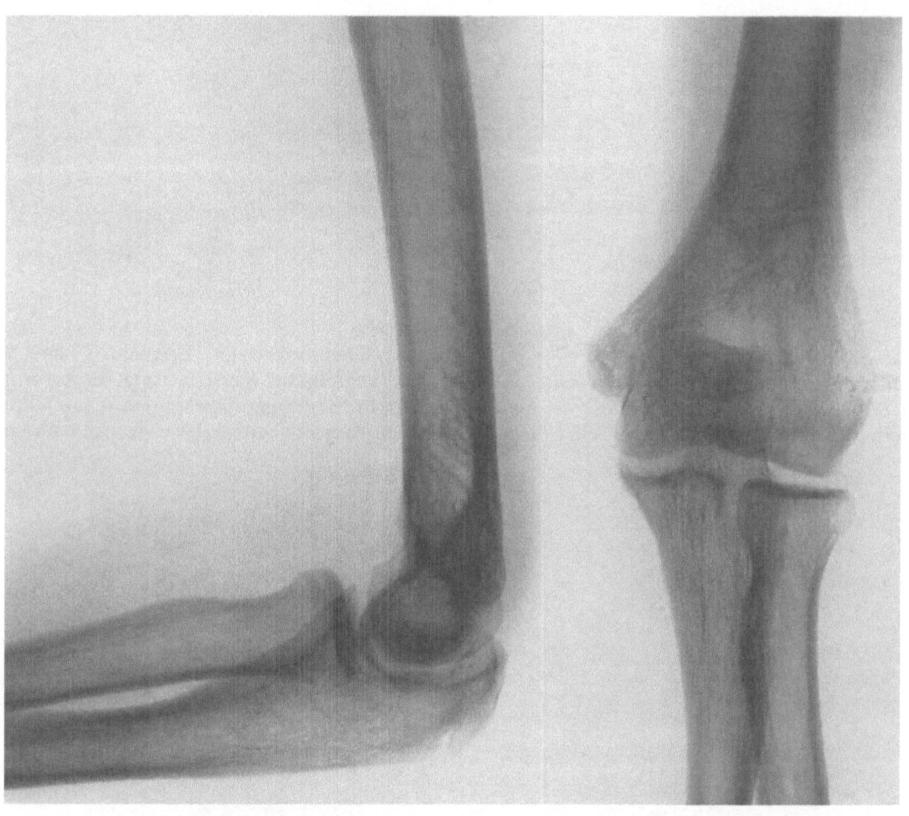

Abb. 16a—d. Chondromatose im dorsalen Kapselrecessus bei Jugendlichem. a und b Seitliche und sagittale Übersichtsaufnahme ohne Hinweis auf krankhafte Veränderungen. Verkalkungen in den Weichteilen liegen nicht vor. c und d Doppelkontrastarthrographie mit seitlicher und leicht gedrehter seitlicher Aufnahme. Man erkennt zum Teil kleinere abgelöste, von Kontrastmittel umspülte freie Körper sowie einen großen, noch an der Kapsel anhaftenden tumorösen Bezirk, der nur durch den Kontrastmittelbeschlag sichtbar geworden ist. In dieser Höhe Unregelmäßigkeit der Kapsel. (Aufnahmen aus dem Röntgendiagnostischen Zentralinstitut, Kantonspital Zürich; Direktor: Prof. Dr. J. WELLAUER)

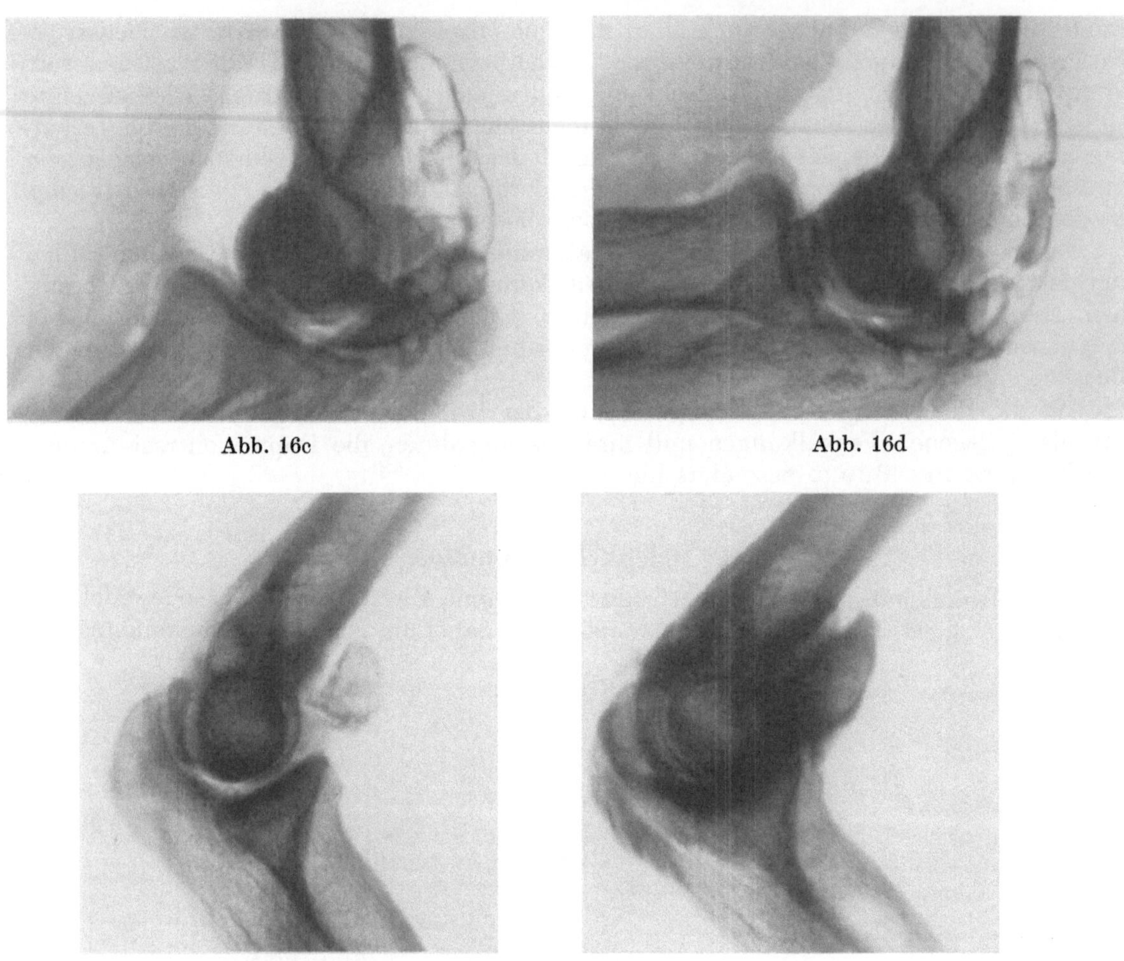

Abb. 16c Abb. 16d

a b

Abb. 17a u. b. Großer solitärer freier Körper im ventralen Gelenkrecessus. a Seitliche Übersicht mit einer bohnengroßen, inhomogenen verkalkten und unregelmäßig begrenzten Verschattung. b Arthrogramm mit positivem Kontrastmittel: die Verkalkung ist als Aussparung im Kontrast zu erkennen. Eine Differenzierung, ob weitere kleinere freie Körper vorliegen, ist wegen der Kontrastmittelüberlagerung nicht möglich

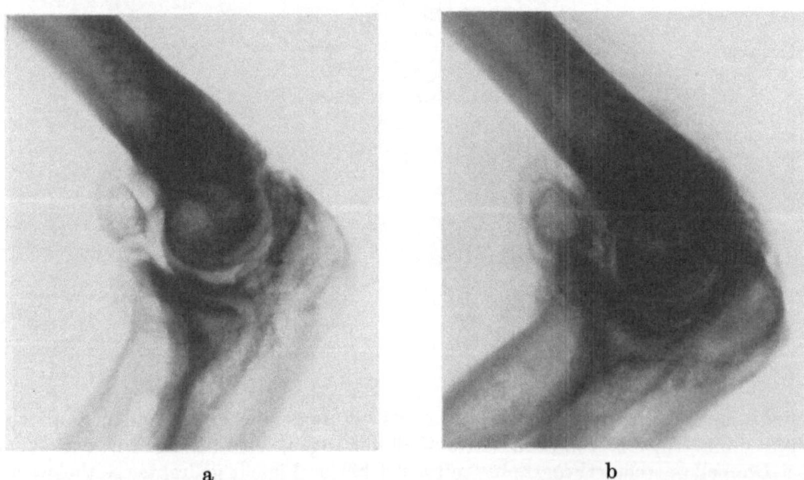

a b

Abb. 18a u. b. Osteochondromatose. a Seitliche Übersicht mit teilverkalktem freien Körper ventral sowie Verdacht auf freien Körper dorsal. Ventral besteht außerdem noch eine Leistenbildung, die vom Humerus ausgeht. b Seitliches Doppelkontrast-Arthrogramm: solitärer freier Körper im ventralen Recessus. Inwieweit im dorsalen Recessus noch verkalkte freie Körper vorliegen, muß offenbleiben

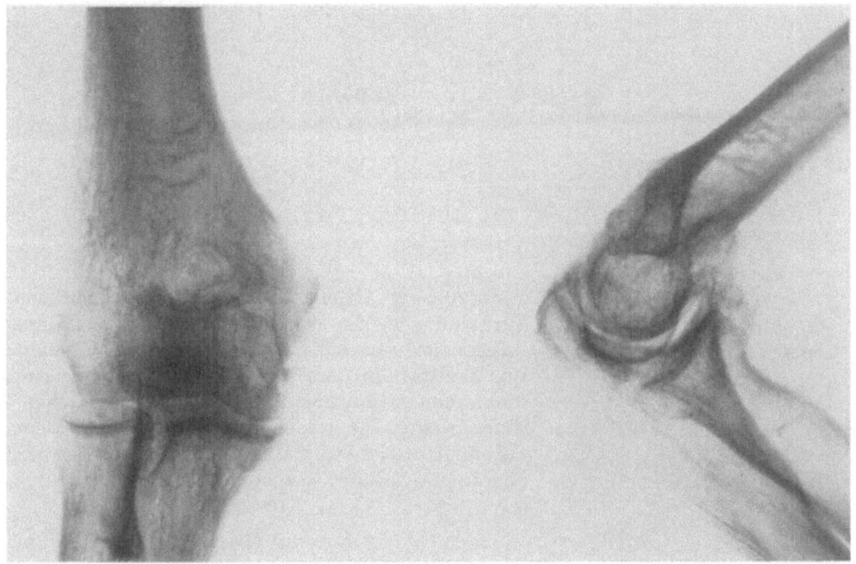

a

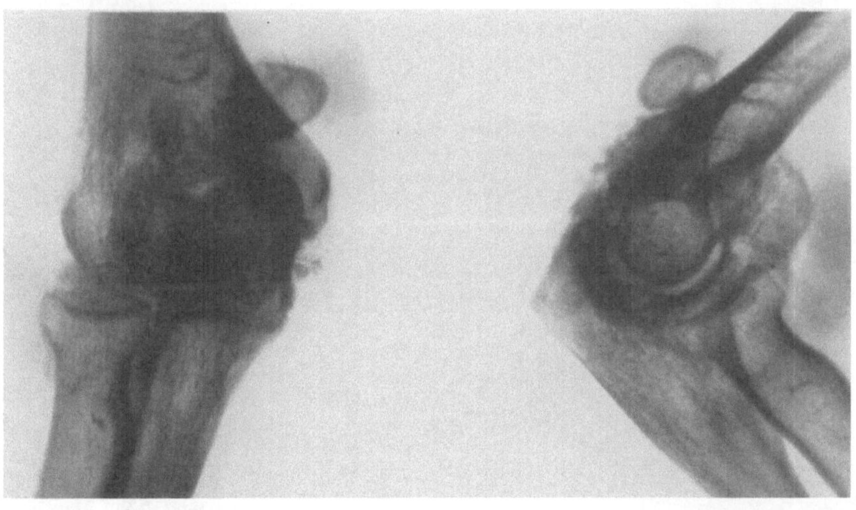

b c

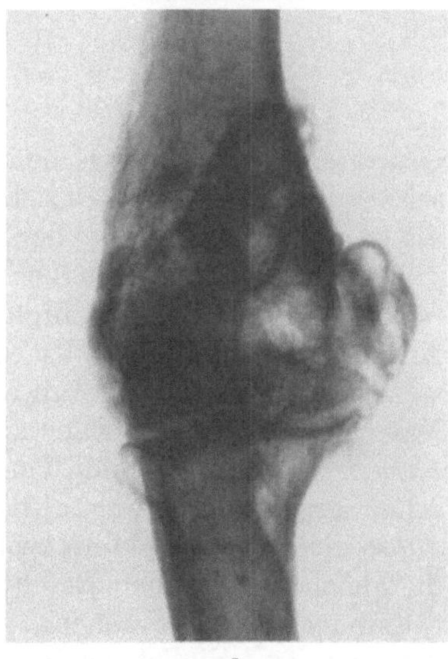

d

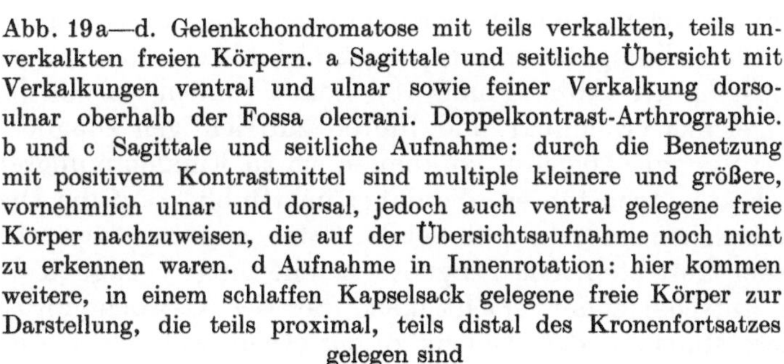

Abb. 19a—d. Gelenkchondromatose mit teils verkalkten, teils unverkalkten freien Körpern. a Sagittale und seitliche Übersicht mit Verkalkungen ventral und ulnar sowie feiner Verkalkung dorsoulnar oberhalb der Fossa olecrani. Doppelkontrast-Arthrographie. b und c Sagittale und seitliche Aufnahme: durch die Benetzung mit positivem Kontrastmittel sind multiple kleinere und größere, vornehmlich ulnar und dorsal, jedoch auch ventral gelegene freie Körper nachzuweisen, die auf der Übersichtsaufnahme noch nicht zu erkennen waren. d Aufnahme in Innenrotation: hier kommen weitere, in einem schlaffen Kapselsack gelegene freie Körper zur Darstellung, die teils proximal, teils distal des Kronenfortsatzes gelegen sind

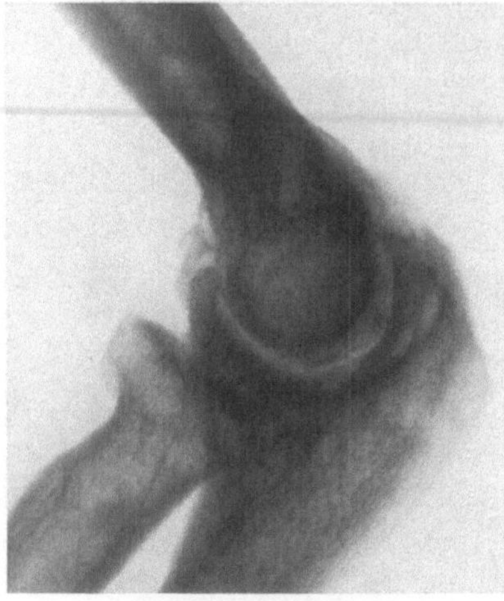

a

Abb. 20a—c. Gelenkchondromatose. a Seitliche Übersicht mit Verkalkungen, die sich von der ventralen Humeruskontur nicht differenzieren lassen. b und c Doppelkontrastarthrographie seitlich und sagittal: in dem recht weiten vorderen Kapselrecessus sind die nunmehr kontrastmittelbeschlagenen freien Körper gut zu differenzieren. Es finden sich noch weitere kleinere Corpora, die auf der Übersichtsaufnahme nicht zu sehen waren und daher als noch nicht verkalkt anzusprechen sind. Darstellung nur durch den Kontrastmittelbeschlag

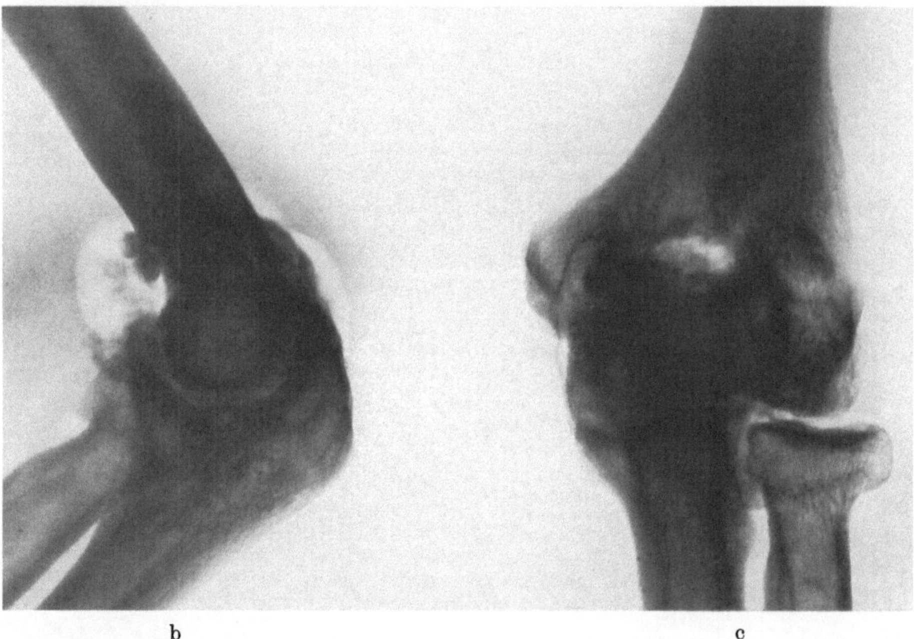

b c

Grund eines hyperplastischen Prozesses der Membrana synovialis handelt, wird andererseits angenommen, daß es sich um anlagebedingte versprengte Knorpelinseln in der Synovia handelt, die im Laufe der Zeit ein echtes Wachstum erfahren. Die Chondrome können sowohl eine breite Basis haben, als auch gestielt von der Synovia in den Gelenkraum hineinragen (Abb. 16). Je nach ihrem Sitz im Gelenk machen sie früher oder später Beschwerden. Normalerweise kommt es zu einer Verkalkung dieser knorpeligen Gebilde erst dann, wenn sie sich von der Kapselwand gelöst haben (Abb. 17 und 18). Somit werden sie auf den Nativaufnahmen des Ellenbogengelenks erkennbar und führen zur richtigen Diagnose. Haben sich diese Gebilde von der Synovia abgelöst, so können sie zu Einklemmungserscheinungen und Bewegungseinschränkungen führen, die daher im Hinblick auf die Diagnose nicht als charakteristisch anzusehen sind, da auch bei der Osteochondrosis dissecans die gleichen klinischen Beschwerden auftreten. Die Diagnose ist allerdings bezüglich des therapeutischen Vorgehens von entscheidender Wichtigkeit. Bei der Osteochondrosis dissecans ist lediglich die losgelöste Maus aus dem Gelenk zu entfernen, während bei der

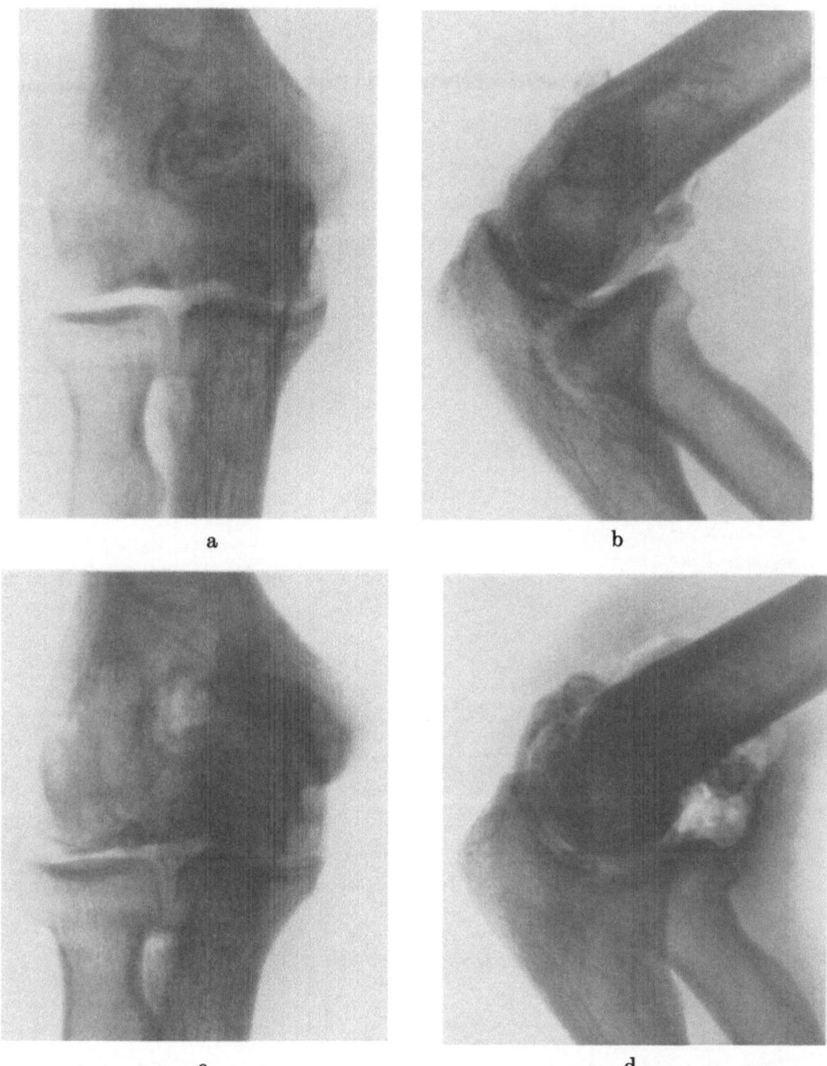

Abb. 21a—d. Osteochondromatose. a und b Sagittale und seitliche Übersicht mit unregelmäßigen, unterschiedlich großen Verkalkungen ventral und dorsal. c und d Doppelkontrastarthrographie: neben den schon bekannten Verkalkungen stellen sich kontrastmittelbeschlagene linsengroße freie Körper im unteren Anteil des ventralen Recessus zusätzlich dar. Hier handelt es sich um noch nicht verkalkte Gelenkchondrome

Gelenkchondromatose neben der Entfernung der freien Körper eine Kürettage der Gelenkkapsel, evtl. sogar eine Kapselraffung zur Verhinderung eines erneuten Wachstums erforderlich wird. Liegen multiple freie Körper vor, so ist zwar die Entfernung dieser chirurgisch möglich, wegen der zugleich bestehenden Kapselschrumpfung und evtl. weiterer knorpeliger Anlagen in der Synovia nicht als sinnvoll anzusehen.

Die Darstellung des Gelenkraumes mit Hilfe der Doppelkontrast-Methode hat uns gelehrt, daß die Beurteilung und die Angabe der Zahl freier Körper auf Grund der Übersichtsaufnahmen vielfach irreführend ist. Diese lassen uns lediglich einen geringen Teil der verkalkten freien Körper erkennen, die sich zum Teil deswegen überlagern, weil der Kapselraum nicht genügend weit ist. Außerdem werden die losgelösten knorpeligen Anteile, die noch keine Kalksalze eingelagert haben, auf den üblichen Röntgenaufnahmen übersehen (Abb. 19, 20 und 21).

Nicht alle diagnostischen Probleme lassen sich durch die Arthrographie und weitere Hilfsmittel lösen. So finden wir in Abb. 22 Verkalkungen in Anlehnung an die Kronen-

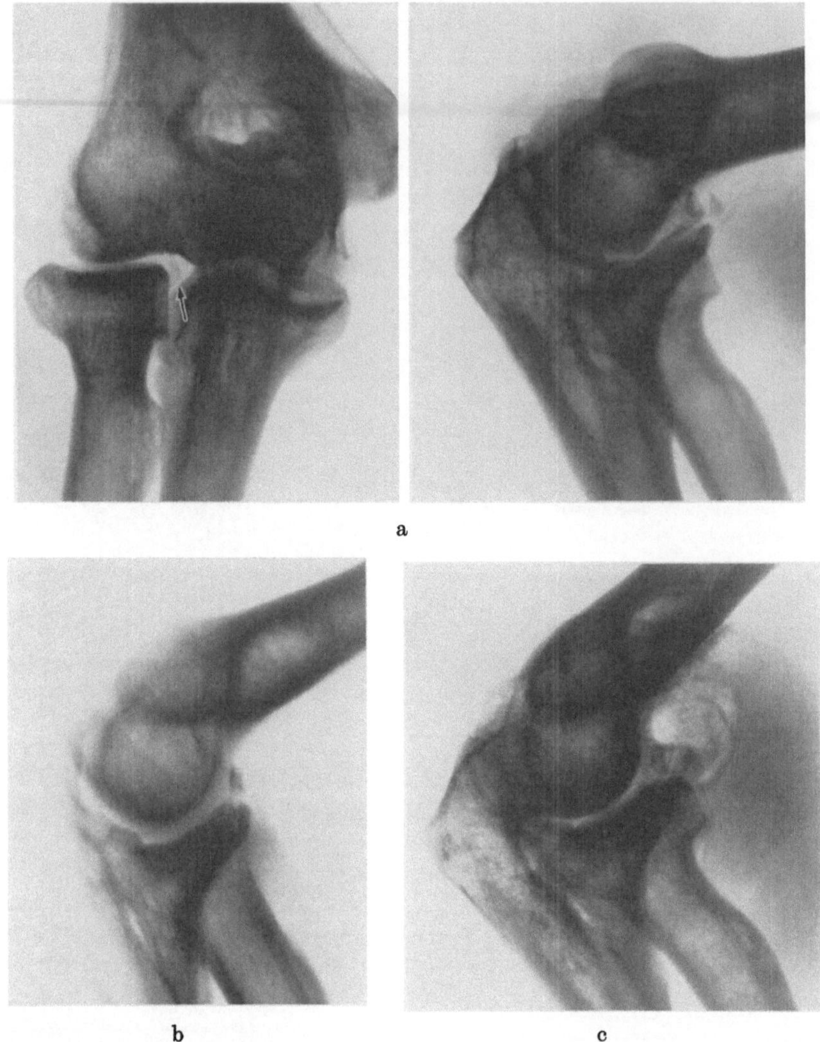

Abb. 22a—c. Freie Körper im ventralen Kapselrecessus; Abrißfraktur? a Sagittale und seitliche Übersichtsaufnahme mit Verkalkungen in Anlehnung an den Kronenfortsatz. b Leertomographie: die Verkalkungen zeigen keine Beziehung zum Knochen. c Doppelkontrast-Arthrographie mit intracapsulärer Lage der irregulären Verkalkungen

fortsatzspitze, die nach dem Tomogramm zu der unregelmäßigen Aussparung der Spitze passen könnten, so — als handele es sich hier um einen Ausriß. Ein Trauma war jedoch nicht bekannt. Daneben finden sich, besonders gut sichtbar auf dem Doppelkontrast-Arthrogramm, noch weitere kleinere Körperchen, die vermuten lassen, daß auch eine Gelenkchondromatose vorliegt. Eine letztgültige Entscheidung muß hier aber ausbleiben.

Literatur

Arvidsson, H., Johansson, O.: Arthrography of the elbow-joint. Acta radiol. (Stockh.) **43**, 445—452 (1955).

Borak, J., Goldhamer, K.: Beiträge zur Röntgenanatomie und -pathologie der Gelenke. Fortschr. Röntgenstr. **33**, 341—358 (1925).

Bückart, K.: Kontrastdarstellung der Gelenke. Zbl. Chir. **60**, 2185—2186 (1933).

Buono, del M. S.: Die Doppelkontrast-Arthrographie des Ellbogens. Schweiz. med. Wschr. **91**, 1466—1470 (1961).

Grant, B. J. C.: A method of anatomy. Baltimore: The Williams and Wilkins Co. **1948**.

Haage, H.: Methodik und Indikationen zur Arthrographie. Med. Welt **17**, 1313—1317 (1966).

HAAGE, H., VOLLMER, K. W.: Resorptionsverhältnisse von radioaktiv markiertem Kontrastmittel aus dem Kniegelenk. Nucl.-Med. (Stuttg.) **1**, 390—396 (1961).

KNOLL, W., MATTHIS, TH.: Darstellungen von Gelenken mittels Jodipinfüllungen. Fortschr. Röntgenstr. **43**, 85—91 (1931).

LANZ, T. v., WACHSMUTH, W.: Praktische Anatomie, II. Aufl., Bd. I, Teil 3. Berlin-Göttingen-Heidelberg: Springer 1959.

LIEBESKIND, D.: Akzessorische perichondrale Ossifikationen des Ellbogengelenks mit Chondromatose und sekundärer Nerven- und Muskelatrophie — dargestellt im Arthrogramm. Radiol. diagn. (Berl.) **11**, 31—36 (1970).

LINDBLOM, K.: Arthrography. In: J. W. MCLAREN, Modern trends in diagnostic radiology. London: Butterworth & Co. Ltd. 1953.

OBERHOLZER, J.: Beitrag zur Diagnostik des Corpus mobile im Ellenbogengelenk. Zbl. Chir. **67**, 1348—1351 (1935).

OBERHOLZER, J.: Röntgendiagnostik der Gelenke mittels der Doppelkontrastarthrographie. Leipzig: G. Thieme 1938.

REZEK, J.: Die Arthrographie. Fortschr. Röntgenstr. **89**, 319—331 (1958).

WIRTH, W.: Arthrographie. In: Lehrbuch der Röntgendiagnostik, Bd. I (SCHINZ, BAENSCH, FROMMHOLD, GLAUNER, UEHLINGER, WELLAUER). Stuttgart: G. Thieme 1965.

WIRTH, W.: Ellenbogenarthrographie. Dtsch. Ges. Orth. Traumat. 7.—10. 9. 1970, Kiel.

C. Arthrographie des Handgelenks

Von

H. Haage

Mit 73 Abbildungen in 145 Einzeldarstellungen

1. Einleitung

Die röntgenologische Beurteilung der Gelenke erfolgt in der überwiegenden Zahl der Fälle durch Übersichtsaufnahmen in mehreren Ebenen. Sie erlaubt jedoch nur eine Beurteilung der knöchernen Gelenkanteile. Indirekt kann aus dem Raum zwischen den einzelnen Knochen auf die Dicke der Knorpelschicht geschlossen werden. Anhaltspunkte über den wahren Gelenkspalt sind lediglich dann vorhanden, wenn geringfügige Gasansammlungen (sog. Vacuolenbildung) diesen unbeabsichtigt sichtbar machen. Zur Darstellung der Kapselräume, der Dicke der Knorpelschicht und der an den Gelenken angrenzenden Weichteile hat sich bei den großen Gelenken die Kontrastdarstellung mit positivem, negativem oder einer Kombination beider Kontrastmittel durchgesetzt.

Während über Arthrographien des Kniegelenks, der Hüfte, der Schulter und des Ellenbogengelenks wie auch des Sprunggelenks eine Reihe einschlägiger Arbeiten und entsprechende Erfahrungen vorliegen, wurde der Handgelenkskontrastdarstellung nur wenig Beachtung geschenkt. Dabei ist das Handgelenk traumatischen Einwirkungen relativ häufig ausgesetzt, und es ist erstaunlich, daß man dieses Gelenk zur Beurteilung der Weichteil- und Kapselverhältnisse so wenig in den Kreis der Kontrastdarstellungen einbezogen hat.

Wahrscheinlich glaubte man, daß die Gelenkdarstellung keine wesentlichen diagnostischen Erkenntnisse erbringen würde. Die besonderen anatomischen Verhältnisse und die schlechten Punktionsmöglichkeiten könnten als weitere Gründe angesprochen werden.

Schon 1942 hat F. Lang in seiner Arbeit über das distale Radio-ulnargelenk ausführlich berichtet. Es werden aufgrund umfangreicher klinischer und röntgenologischer Erfahrungen außer den traumatischen Veränderungen des distalen Drehgelenks die verschiedenen Verletzungsarten des Discus articularis aufgezeigt. Die Bedeutung des Discus für die Unfallmedizin wird speziell herausgestellt. Auch von Taylor und Parsons (1939) sowie Mayer (1940) und Gartland u. Werley (1951) wird auf die Bedeutung des Discus articularis und seine Mitbeteiligung insbesondere bei Radiusfrakturen hingewiesen. Die schlechten funktionellen Ergebnisse nach Radiusfraktur, selbst bei achsengerechter Stellung der Fragmente, wird auf Verletzung des Discus zurückgeführt, der entweder rupturiert sei oder aber die normale straffe Fixierung zwischen Griffelfortsatz der Ulna und dem Radius durch den Abriß des Processus styloideus ulnae verloren hat. Durch Verlagerungen oder Bewegungen des Discus im Gelenkraum und dadurch bedingte Interpositionen kann es zu nachfolgenden Reizerscheinungen kommen, die durch Röntgenübersichtsaufnahmen nicht geklärt werden.

Arthrographische Untersuchungen mit Insufflation von Luft in den Handgelenksraum wurden 1949 von Rosenthal durchgeführt. Es wurde der röntgenologische Beweis für die bisherigen Vermutungen der Chirurgen und die Beobachtungen von Lang erbracht. Rosenthal fand Quer- und Längsrisse im Discus articularis und Auffüllungen des Recessus sacciformis sowie auch teilweise Rupturen dieser blindsackförmigen Gelenkhöhle nach Frakturen.

Systematische arthrographische Untersuchungen des Handgelenkspaltes und des Discus articularis führten Kessler und Silberman 1961 an Leichen durch. Ein klinisches Material von 24 Patienten wurde zusätzlich auf Veränderungen des Discus articularis untersucht. Weitere Mitteilungen über die Arthrographie des Handgelenks erschienen von Thoms (1962), Rösli (1963), Wirth (1965), Haage (1966), Haage und Cornelius (1966) sowie Ranaway, Freiberger, Jordan u. Straub (1969). Trotz der relativ geringen Erfahrungen, die bisher auf dem Gebiet der Arthrographie des Handgelenks vorliegen, war jedoch jetzt zu erkennen, daß wertvolle Aussagen durch diese Untersuchung erbracht werden können. Voraussetzung hierfür ist allerdings die exakte Kenntnis der anatomischen Verhältnisse und deren Variationen, deren Abgrenzung von pathologischen Befunden bisher auch pathologisch-anatomisch noch nicht völlig klar erschien.

2. Anatomie des Handgelenks

Im Bereich des Handgelenks und der Handwurzel unterscheiden wir eine Reihe von Gelenken. Die distale gelenkige Verbindung von Radius und Ulna wird als Articulatio radio-ulnaris bezeichnet. Es ist das Gelenk zwischen der Circumferentia articularis capituli ulnae und der Incisura ulnaris radii. Die Kapsel des Gelenks setzt hart an den Grenzen des Knorpelbelages an. Der Gelenkspalt ist ungefähr rechtwinkelig abgeknickt und erstreckt sich auf den Zwischenraum zwischen Ulnaköpfchen und Discus articularis. Der Kapselraum ist verhältnismäßig ausgedehnt, da die Kapsel in ihrem vertikalen Teil mit einem Blindsack über die überknorpelten Flächen des Radius und der Ulna hinausragt und den Recessus sacciformis bildet. Dieser proximale Teil des Gelenks liegt zwischen den Muskeln, von denen der M. pronator quadratus der Kapsel am nächsten liegt und als Kapselspanner dient (Braus u. Elze). Der Discus articularis, der das Ulnaköpfchen vom Os triquetrum und dem Os lunatum trennt, ist am ulnaren Rand des Radius befestigt und zieht zum Processus styloides ulnae. In der Literatur wird er als dreieckige fibrocartilaginäre Scheibe bezeichnet. Seine radiale Fläche ist breit und mit dem distalen ulnaren Rand des Radius fest verbunden. Seine Spitze liegt am Griffelfortsatz der Elle. Die Seiten dieses Discus sind im Vergleich zur Mitte, die weniger als 1 mm mißt, mit 5 mm sehr dick. Die Dimensionen des Discus variieren. Von proximal wölbt sich das Ellenköpfchen in den Discus hinein, während von distal Raum für das Eigelenk der Handwurzel ausgespart bleibt. Im frontalen Schnitt erscheint diese Knorpelscheibe als 2 Dreiecke, die mit ihren Spitzen in Höhe des Gelenkspaltes zusammentreffen. Dabei ist der ulnare Anteil größer und breiter als der radiale (Kessler u. Silberman) (Abb. 2).

Das eigentliche Handgelenk (articulatio radiocarpalis) ist das Gelenk zwischen der Facies articularis carpica radii und dem Discus articularis ulnae einerseits und den proximalen Handwurzelknochen andererseits. Es artikulieren das Kahnbein und das Mondbein mit dem Radius, das Mondbein und z.T. auch das Dreiecksbein mit dem Discus articularis. Die Kapsel des Radiokarpalgelenkes inseriert direkt am Rand der Gelenkflächen und erhält durch Hilfsbänder eine dorsale und palmare Verstärkung (Hafferl). Nach Sobotta ist das Handgelenk von den übrigen Gelenken vollständig getrennt. Eine Verbindung bestehe auch nicht zu der Articulatio intercarpica. Im Gegensatz hierzu geben v. Lanz u. Wachsmuth an, daß die Gelenkhöhlen sehr häufig mit einem oder auch mit mehreren Nachbargelenken in Verbindung stehen. Gelegentlich hängt das Gelenk auch mit den Sehnenscheiden der Handwurzel zusammen. Nach Poirier-Charpy verbindet sich in 26% der Fälle die Handgelenkhöhle mit dem distalen Speichenellengelenk durch einen schmalen scharfrandigen Spalt, der am Ursprung des Discus articularis gelegen ist. Testut nimmt an, daß die Verbindung des Handgelenkspaltes mit dem distalen Radioulnargelenk durch den Discus articularis verhindert wird. Das Erbsenbeingelenk hängt mit dem Handgelenk in 39% zusammen. In 12% stehe es dabei gleichzeitig mit dem distalen Radio-ulnargelenk in Verbindung (v. Lanz u. Wachsmuth).

Nicht selten (exakte Prozentzahlen fehlen) ist das Handgelenk durch einen Spalt zwischen Mondbein und Kahnbein oder zwischen Mondbein und Dreiecksbein mit den

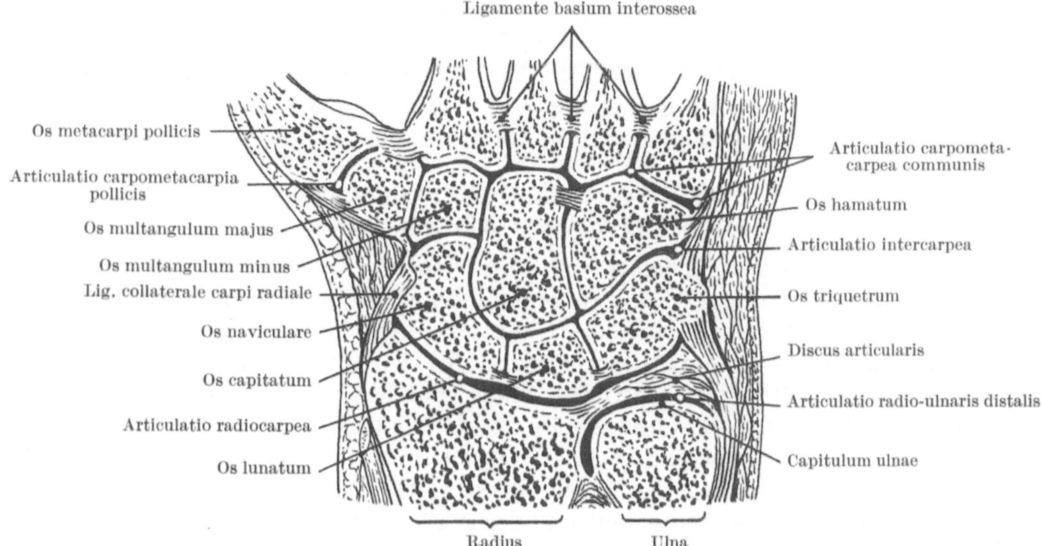

Abb. 1. Querschnitt durch Knochen und Gelenke des distalen Unterarms und der Handwurzel. (Nach SOBOTTA)

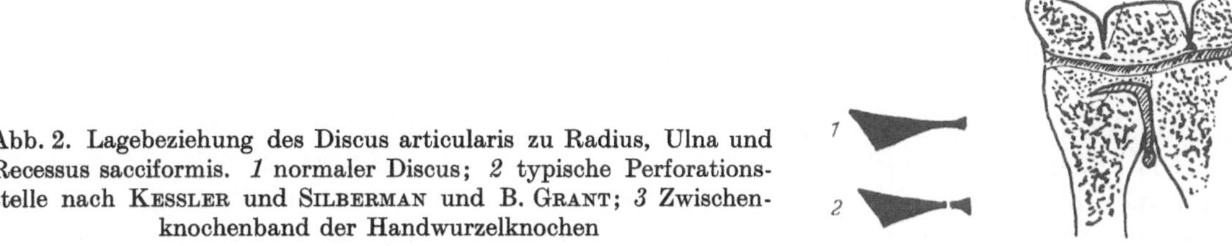

Abb. 2. Lagebeziehung des Discus articularis zu Radius, Ulna und Recessus sacciformis. *1* normaler Discus; *2* typische Perforationsstelle nach KESSLER und SILBERMAN und B. GRANT; *3* Zwischenknochenband der Handwurzelknochen

distalen Handwurzelgelenken verbunden. Normalerweise ist die Handwurzel durch kurze am proximalen Rand der körpernahen Handwurzelreihe gelegene Ligamente abgeschlossen (Abb. 1 u. 2). Die Gelenkhöhle ist im proximalen Handgelenk groß und einheitlich. Sie ist gegen die Volarseite des Ellengriffels regelmäßig ausgesackt (Recessus ulnaris). Auch zwischen Speichenrand und den volaren Verstärkungsbändern stülpt sie sich fast immer vor (Recessus volares). Am dorsalen Speichen-Handwurzelrand sind manchmal Ausbuchtungen zu erkennen (Recessus dorsalis). Fettfalten der Gelenkinnenhaut bilden sich gegenüber dem Zusammenstoß der einzelnen Handwurzelknochen zum proximalen Gelenkkörper in wechselnder Zahl und Größe aus. Das Erbsenbein, das weder dem proximalen noch dem distalen Gelenkkörper angehört, hat eine selbständige Gelenkverbindung zum Os triquetrum. Das Gelenk ist als Gleitgelenk anzusehen. Die dazugehörigen Bursae sind daher relativ weit. Das Os pisiforme vermittelt als Sesambein den Zug des M. flexor carpi ulnaris über das Lig. piso-metacarpicum auf die Basis des III. oder IV. Mittelhandknochens und über das Lig. piso-hamatum auf den Haken des Os hamatum.

Die distalen Handwurzelknochen, die durch Zwischenknochenbänder praktisch so fest miteinander verbunden sind, daß eine Artikulation fast ausgeschlossen ist, zeigen nur feine Gelenkspalte, die in der Längsachse des Unterarmes ausgerichtet sind. Proximal gehen die Gelenkspalte in den querverlaufenden Spalt zwischen der körpernahen und körperfernen Handwurzelreihe über und sie vereinen sich distal mit den ebenfalls quer zur Längsachse liegenden Carpo-metakarpalgelenken. Dorsal und volar sind die Gelenke durch besondere Kapselbänder abgeschlossen. Hierbei ist die Kapsel an der volaren Seite relativ straff und den Handwurzelknochen eng angelegt. Die dorsale Gelenkkapsel ist hingegen verhältnismäßig weit und wird in einen proximalen und einen distalen Anteil durch das quer über die Handwurzelknochen verlaufende Lig. arculae dorsale unterteilt (Abb. 17b).

Die Handwurzelknochen der distalen Reihe bilden mit den Basen der Mittelhandknochen eine funktionelle Einheit. Lediglich das Carpo-metakarpalgelenk I ist als selbständiges Sattelgelenk ausgebildet und nimmt hierin eine Sonderstellung ein.

3. Technik der Arthrographie

Die Punktion des Handgelenks soll unter aseptischen Bedingungen durchgeführt werden. Sie wird in Lokalanaesthesie vorgenommen, wobei der Verfasser 1 %iges Hostacain verwendet. — Es werden verschiedene Punktionsmöglichkeiten angegeben. ROSENTHAL gibt die Injektionsstelle 1. an der ulnaren Seite, direkt über dem Processus styloides ulnae, 2. dorsal über der Mitte des Capitulum ulnae und 3. dorsal zwischen Radius und Os lunatum an. Er lehnt die erste und zweite Möglichkeit ab, da bei mangelhafter Technik die Gefahr einer Discusverletzung bestehe, außerdem bei liegender Nadel diese bei der Beurteilung der Pneumoradiographien störend wirke. KESSLER u. SILBERMAN geben noch einen weiteren Punktionsweg an. Sie gehen mit der Nadel von radial über den Griffelfortsatz der Speiche zum Kahnbein, fanden aber, daß dieser Modus nicht selten zu Fehlinjektionen führte.

Als beste Methode erwies sich folgende Technik, die von den meisten Autoren bevorzugt angewendet wird: bei aufgelegtem Ellenbogen wird die zu untersuchende Hand vom Untersucher lose gefaßt, und mit dem Daumen der linken Hand wird der Radiokarpalspalt der dorsalen Seite aufgesucht. Zwischen der Sehne des M. extensor digitorum und der des M. extensor pollicis longus findet man unschwer eine seichte Eindellung — ähnlich der Tabatière —, die am Übergang von Os naviculare und Os lunatum die Begrenzung zum proximalen Handgelenk bildet. Hier wird punktiert und infiltrierend anaesthesiert. Das Durchstechen der Gelenkkapsel verlangt einen etwas verstärkten Druck. Gelegentlich muß man mit der Nadelspitze vorsichtig die Kapsel abtasten, um in die Gelenkhöhle zu gelangen. Sitzt die Nadelspitze mehr als 1 cm unter der Haut, so ist man mit Sicherheit im Gelenkinneren. Das Anaestheticum ist nunmehr leicht zu injizieren, und der Patient gibt meist nach Instillation von mehr als 1 ml ein leichtes Spannungsgefühl im Bereich des Gelenkspaltes an. Als wesentliches Kriterium für die exakte Füllung fragen wir den Patienten, ob der Druck bis zum Ellenfortsatz ausstrahlt. Dann ist auch eine optimale Füllung aller Gelenkräume zu erwarten. Normalerweise genügen 1—2 ml eines positiven wasserlöslichen Kontrastmittels. Läßt sich das Kontrastmittel leicht einspritzen, so sind praktisch immer mehrere Gelenkräume miteinander verbunden und es können bis zu 5 ml eingebracht werden.

Wegen des stärkeren Kontrastes bevorzugt Verfasser entweder 60 %iges Urografin oder Conray 60, das durch das vorgespritzte Hostacain verdünnt wird. Schmerzen werden hierbei nur ganz selten angegeben.

Außer ROSENTHAL haben alle übrigen Untersucher gleichfalls positives wasserlösliches Kontrastmittel angewendet. Die Verteilung des flüssigen Mediums in den z.T. sehr feinen Gelenkräumen und Spalten dürfte der eines gasförmigen Mediums zweifellos überlegen sein. Bei Vergleich beider Methoden möchten wir dem positiven Kontrastmittel wegen seiner optimalen Darstellung der Gelenkverhältnisse gegenüber dem gasförmigen den Vorzug geben. Da die Arthrographie auch bei frischen Unfällen durchgeführt werden kann, ist es ratsam, ein Kontrastmittel zu verwenden, das bedenkenlos in die Blutbahn eingebracht werden kann, was sich bei einem negativen Kontrastmittel verbietet.

Es empfiehlt sich, nach Injektion den Spritzenkolben loszulassen, um das unter leichtem Druck stehende Kontrastmittel wieder in die Spritze zurücklaufen zu lassen. Im Anschluß daran wird das Gelenk vorsichtig bewegt, damit sich das Kontrastmittel gleichmäßig im Gelenk verteilt und alle Ausbuchtungen und Gelenkverbindungen gefüllt bzw. benetzt werden.

Die Röntgenaufnahmen erfolgen unmittelbar im Anschluß an die Injektion. Neben der üblichen dorso-volaren Aufnahme und der seitlichen im radio-ulnaren Strahlengang werden noch eine Kahnbeinspezialaufnahme und eine überdrehte seitliche Darstellung der Dreiecksbein-Erbsenbein-Verbindung angefertigt.

4. Fehlermöglichkeiten

Bei fehlerhaften Injektionen kann es geschehen, daß das Kontrastmittel in die Handwurzelgelenkspalte gelangt, ohne das Radiokarpalgelenk zu füllen (Abb. 3a und b). Es

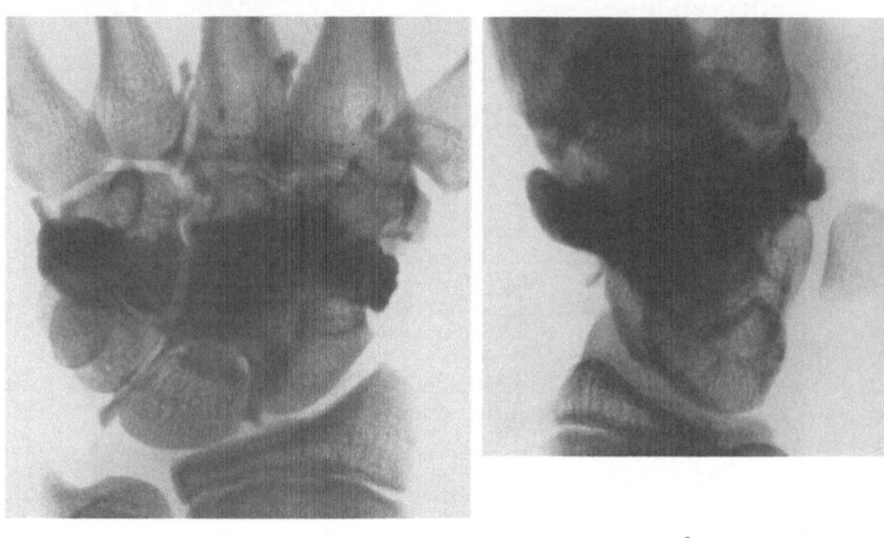

a b

Abb. 3a u. b. Isolierte Füllung der Handwurzelgelenkspalte. a Dorsovolare Ansicht: das Kontrastmittel zieht fast bis zum Radiokarpalspalt, dessen Füllung durch die proximalen interossären Ligamente verhindert wird. Man beachte die Füllung bis zu den Carpo-Metakarpalgelenken. b Überdrehtes seitliches Bild mit volaren und dorsalen Ausbuchtungen distal der Querbänder

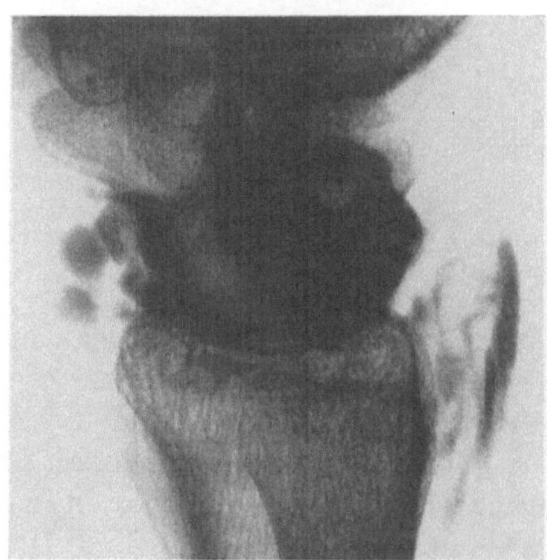

Abb. 4. Technischer Fehler: Rückfluß des Kontrastmittels durch den Stichkanal. Auffüllung eines Teiles der dorsalen Sehnenscheiden und subcutane Kontrastansammlung

fällt meistens bei der Injektion des Anaestheticums oder spätestens bei der Kontrastmittelinjektion auf, weil nur ganz geringe Mengen eingespritzt werden können. Bedingt sind diese Fehlinjektionen durch die nicht immer ganz leichte Orientierung an der Anatomie des Handgelenks. Auch bei extremer Verschmälerung des Gelenkspaltes, wie es bei schweren Arthrosen im Radiokarpal-Gelenkspalt oder als Spätzustand nach entzündlichen Gelenkveränderungen der Fall ist, werden solche Fehlinjektionen beobachtet. Wird die

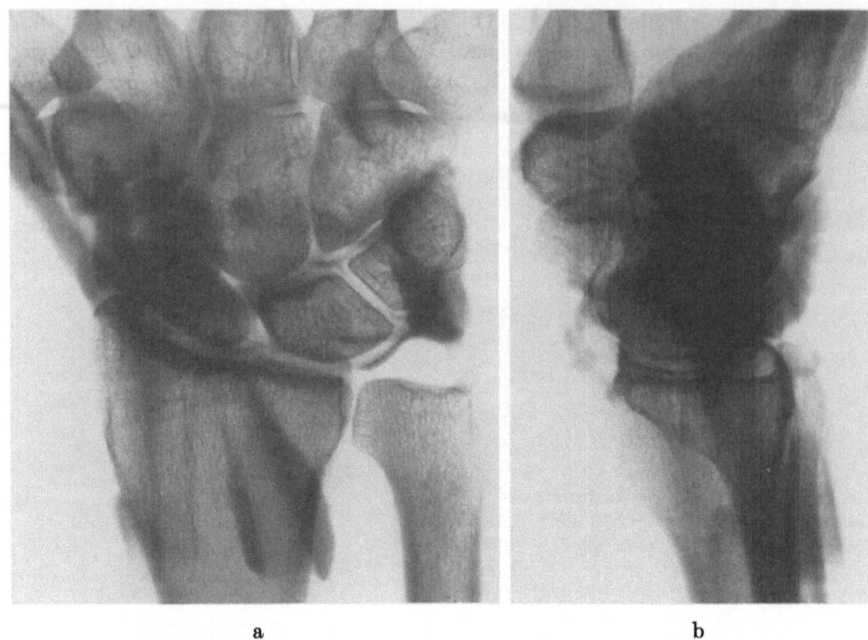

a b

Abb. 5a u. b. Verbindung des Handgelenks mit einem Teil der dorsalen Sehnenscheiden, die bei der Kontrastauffüllung mit dargestellt werden. Artefizielle Verbindung?

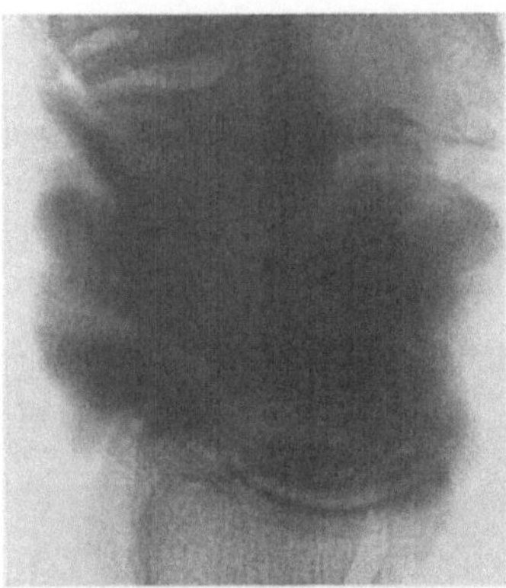

Abb. 6. Aufnahme ca. 30 min nach Injektion des Kontrastmittels. Die verwaschenen Konturen sprechen für eine beginnende Resorption des Kontrastmittels

Nadel zu früh aus dem Gelenk entfernt, so kann ein Teil des Kontrastmittels durch den Stichkanal zurückfließen und dorsal in den Weichteilen ein Depot bilden (Abb. 4) oder einen Teil der Sehnenscheiden darstellen (Abb. 5a und b).

Ob es sich hier im Einzelfall um einen technischen Fehler handelt, kann jedoch nie mit Sicherheit entschieden werden, da es nach v. LANZ u. WACHSMUTH gelegentlich natürliche Verbindungen zwischen dem Handgelenk und den dorsalen Sehnenscheiden gibt. Die fehlende Kontrastdarstellung des Stichkanals bei Füllung der Sehnenscheiden dürfte als Kriterium für die anlagebedingte Verbindung gelten.

Die Kontrastaufnahmen sollen sofort im Anschluß an die Füllung angefertigt werden. Treten Verzögerungen auf, oder müssen später noch zusätzliche Aufnahmen gemacht werden, so zeigt sich, daß die Gelenkkonturen unscharf sind und eine Beurteilung nicht mehr möglich ist (Abb. 6). Das Kontrastmittel wird demnach sehr rasch resorbiert, wie das bei anderen Gelenken, insbesondere bei der Kniearthrographie bekannt ist (HAAGE u. VOLLMER).

5. Zwischenfälle

Eine Kontrastmittel-Überempfindlichkeit bei der Arthrographie des Handgelenks ist weder aus der Literatur noch aus eigener Erfahrung bekannt. Gelegentlich werden eigenartige metallische Geschmackssensationen angegeben. In einem einzigen Falle konnte der Verfasser etwa 30 min nach der Injektion eine mäßige teigige Schwellung über dem Handgelenk nachweisen. Der Patient gab ein Spannungsgefühl an. Calor und Rubor konnten nicht festgestellt werden. Die Beschwerden klangen ohne weitere Reaktionen nach kurzer Zeit wieder ab.

Durch die Manipulation am Handgelenk kann es bei labilen Patienten zur Kollapsneigung kommen. Daher ist es bei solchen Patienten empfehlenswert, die Untersuchung nicht am Sitzenden, sondern am Liegenden durchzuführen.

6. Indikationen und Kontraindikationen

Die Arthrographie des Handgelenks ist in allen Fällen angezeigt, die durch die klinische und röntgenologische Untersuchung nicht weiter geklärt werden können. Posttraumatische Beschwerden, chronische Schwellungszustände, schmerzhafte Einschränkung der Drehbewegung im distalen Radioulnargelenk können durch die Arthrographie u.U. geklärt werden. Zur Beurteilung der Knorpelverhältnisse bei einer Lunatummalacie oder zur Abgrenzung einer Kahnbeinpseudarthrose von einer -nearthrose kann ebenfalls die Arthrographie herangezogen werden. Bei Distorsionen, aber auch bei frischen Frakturen kann die Arthrographie den Hinweis auf Kapselrisse wie auch auf traumatische Veränderungen am Discus articularis geben. Kontraindiziert ist die Gelenkspunktion bei frischen entzündlichen Veränderungen im Bereich der Hand und bei offenen Frakturen mit erheblicher Verschmutzung der Weichteile.

7. Das normale Arthrogramm des Handgelenks

a) Das Radioarkpalgelenk (Articulatio radiocarpea)

Das Radiokarpalgelenk (Abb. 7a—d) zeigt sich als ein feiner, scharf konturierter Kontrastmittelstreifen in allen Diametern. Es verläuft bogenförmig mit der Konvexität zum Radius bzw. der Ulna. Der Discus articularis stellt die Verlängerung der radialen Gelenkfläche dar und ist bei Füllungen lediglich des Handgelenks nur an seiner distalen Begrenzung von Kontrastmittel benetzt. In Höhe des Griffelfortsatzes der Ulna füllt sich fast immer eine kleine Tasche auf, die volar vom Processus styloides ulnae gelegen ist und verschiedene Form und Größe aufweisen kann — der Recessus ulnaris (Abb. 8). Kessler u. Silberman fanden diese Tasche in 47 von 60 Fällen und beschrieben sie als birnenförmig, jedoch ohne größere Variationen. Eine pathologische Bedeutung hat dieser Recessus anscheinend nicht, wenngleich sich in ihm Verkalkungen fanden, die bislang als akzessorische Knochenelemente angesprochen wurden. Gelegentlich umhüllen sie auch den gesamten Griffelfortsatz und sitzen ihm mehr haubenförmig auf.

An der volaren Seite gehen in Höhe der Kahnbein-Mondbein-Verbindung weitere Ausstülpungen ab, die nur durch kleine Öffnungen mit dem Handgelenkspalt in Verbindung stehen. Diese Recessus volares sind hantel- oder birnenförmig. Sie zweigen sich nicht nur in Höhe des Handgelenkspaltes, sondern auch weiter distal von der volaren Kapselbegrenzung ab. Es handelt sich dabei wohl um Aussackungen, die zwischen den einzelnen Verstärkungsbändern, eventuell zwischen den verschiedenen Sehnenscheiden liegen (Abb. 9).

Am Handrücken finden wir den Recessus dorsalis, eine unterschiedlich weite, inkonstante Ausbuchtung, die radial über dem Kahnbein und dem Mondbein gelegen ist. Sie ist meistens glatt begrenzt und zieht sich vom dorsalen Anteil des Radius fast bis zur proximalen Fläche des Os multangulum minus bzw. Os capitatum. Sie wird distal durch das Lig. arcuale dorsale abgeschlossen (Abb. 10). Die Füllungen des proximalen Hand-

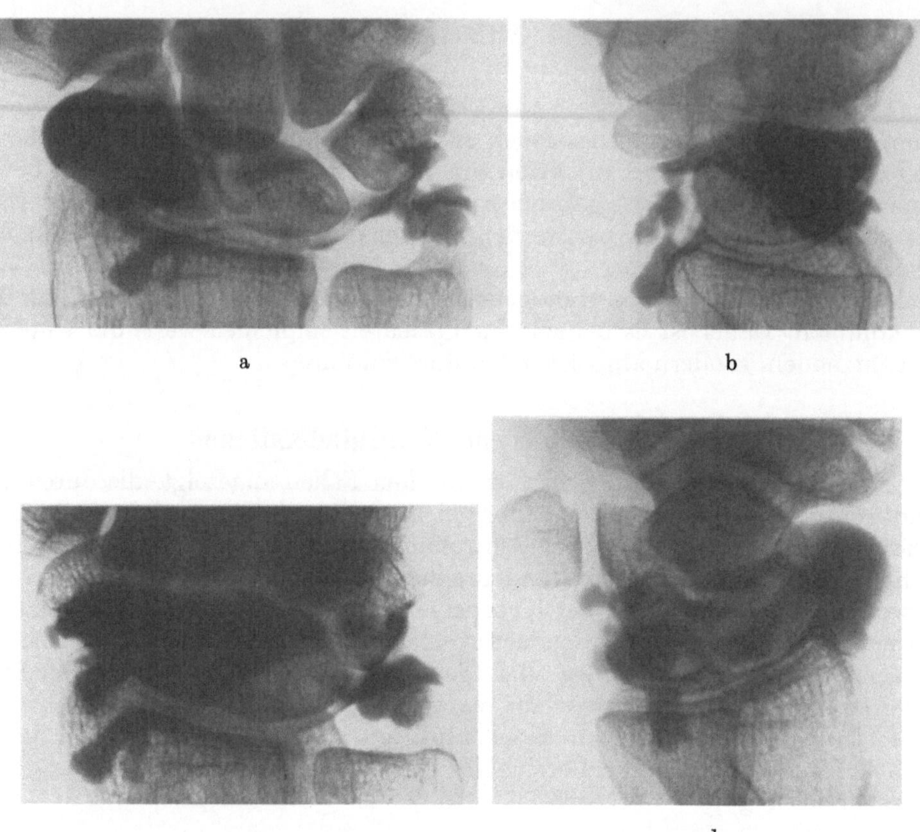

Abb. 7a—d. Handgelenksfüllung ohne Darstellung weiterer Gelenkräume. a Dorso-volarer Strahlengang: zarter, leicht gebogen verlaufender Radiokarpalspalt. Großer Raum zwischen Os triquetrum und dem Ulnaköpfchen für den Discus articularis, dessen distale Begrenzung durch den Kontrastmittelsaum erkennbar ist. Volare Recessus im radialen Abschnitt und mäßig großer ulnarer Recessus, z.T. in Deckung mit dem Griffelfortsatz der Ulna. Der dorsale Recessus überdeckt als homogene Kontrastansammlung fast das gesamte Kahnbein. b Seitliche (radio-ulnare) Aufnahme: die volaren Recessus und, nicht ganz freiprojiziert, der dorsale Recessus sind dargestellt. Bogige Begrenzung des Handgelenkspaltes als feine Kontrastlinie erkennbar. c Schrägaufnahme (Kahnbein-Spezialeinstellung): der dorsale Recessus projiziert sich in seiner ganzen Ausdehnung auf das Kahnbein. d Überkippte Aufnahme zur Darstellung des Gelenkspaltes zwischen Os triquetrum und Os pisiforme: beste Projektion für den dorsalen Recessus mit Darstellung seiner Verbindung zum Handgelenkspalt

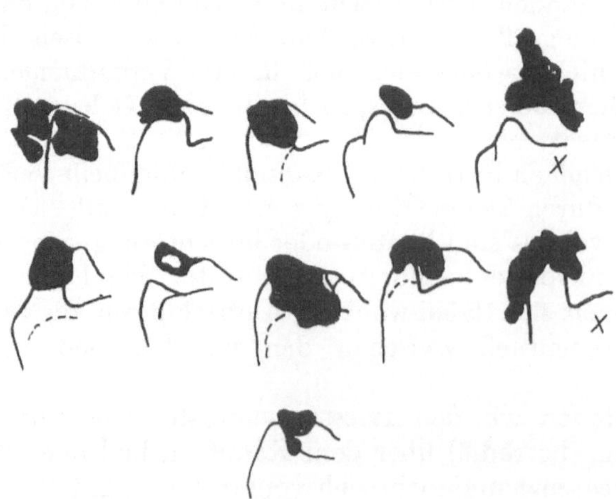

Abb. 8. Skizze verschiedener Formen des ulnaren Recessus in Beziehung zum Proc. styloides ulnae in dorsovolarer Richtung. × Recessus bei fehlender Füllung des Erbsenbeingelenks

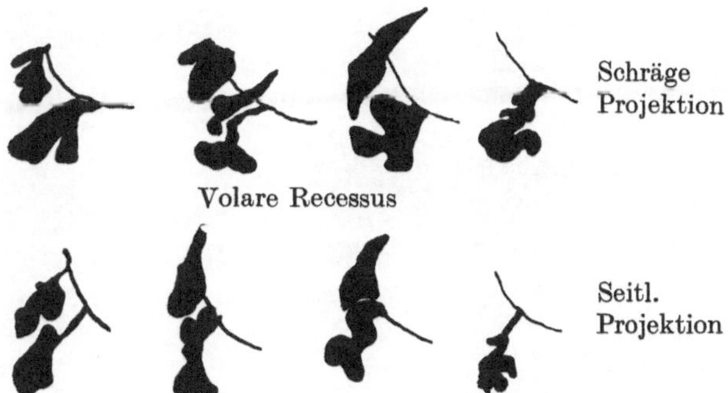

Abb. 9. Volare Recessus. Die einzelnen Formvarianten in seitlicher und schräger (Kahnbein-)Projektion

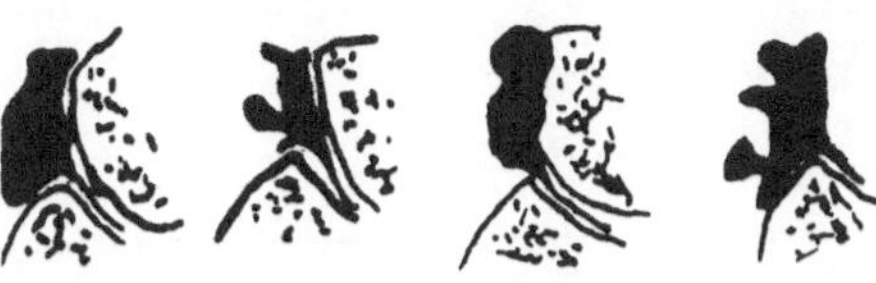

Abb. 10. Varianten des dorsalen Recessus im seitlichen Strahlengang

Tabelle 1

Füllungsmodus	Gesamt		Erbsenbein-gelenk		Radio-ulnar-gelenk		Hand-wurzel	
	Zahl	%	Zahl	%	Zahl	%	Zahl	%
Handgelenk	6	11						
Handgelenk und Erbsenbeingelenk	18	33	18	33				
Handgelenk und Erbsenbein- und Radio-ulnar-gelenk	10	18	10	18	10	18		
Handgelenk und Radio-ulnargelenk	3	5			3	5		
Handgelenk und Handwurzel	5	9					5	9
Handgelenk und Handwurzel und Erbsenbein-gelenk	6	11	6	11			6	11
Handgelenk und Handwurzel und Radio-ulnar-gelenk	1	2			1	2	1	2
Handgelenk und Handwurzel und Erbsenbein-gelenk und Radio-ulnargelenk	6	11	6	11	6	11	6	11
	55	100	40	73	20	36	18	33

gelenkspaltes allein ohne weitere Kontrastdarstellung der angrenzenden Gelenkhöhlen gehört jedoch zu den Ausnahmen. Bei 55 Gelenkdarstellungen wurden sie lediglich in 11 % gefunden (Haage). Bei allen übrigen Untersuchungen füllten sich zusätzliche Gelenkabschnitte mit einer großen Variationsbreite. Diese einzelnen Varianten und ihre unterschiedlichen Füllungen müssen zum näheren Verständnis einzeln besprochen werden (s. Tabelle 1).

b) Das Radio-ulnargelenk (Articulatio radio-ulnaris)

Das distale Speichen-Ellen-Gelenk füllt sich in ca. 33 % der Untersuchungen vom Handgelenk aus auf. Die Verbindung dieser beiden Gelenke miteinander ist auf den Arthrogrammen meist nicht sicher aufzufinden (Abb. 11a—c). Proximal grenzt sich der Discus

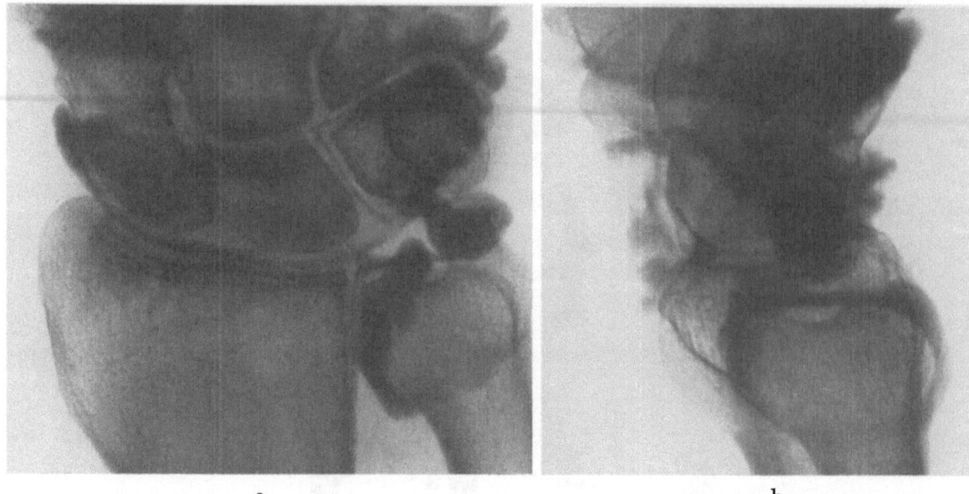

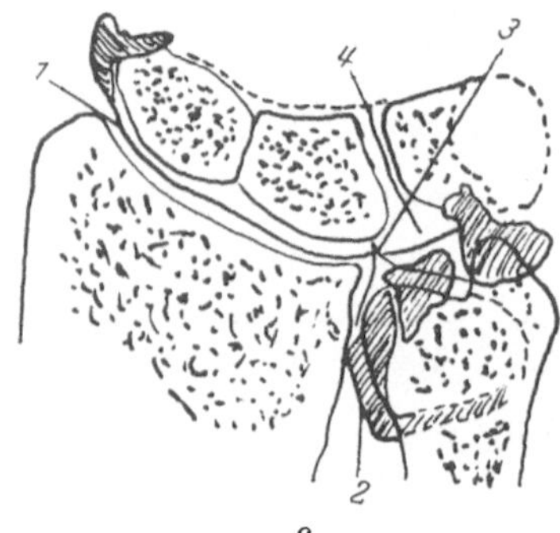

Abb. 11a—c. Handgelenk mit distalem Radio-ulnargelenk bei gleichzeitiger Füllung der Handwurzelspalte. a Dorso-volare Ansicht mit Abgrenzung des Discus articularis am proximalen und distalen Rand. Füllung des Recessus sacciformis, der im distalen Anteil über den Discus projiziert wird. Gute Darstellung der Verbindung zwischen Radiokarpal- und Radio-ulnargelenk. b Seitliches Bild: der Recessus sacciformis umgreift das Ulnaköpfchen von volar bis dorsal. c Skizze zu Abb. 11a: *1* Handgelenkspalt; *2* Recessus sacciformis; *3* Verbindung von Handgelenk zu Radio-ulnargelenk; *4* Handwurzelgelenkspalte

articularis mit seiner körpernahen Fläche durch einen feinen Kontrastmittelstreifen vom Ellenköpfchen gut ab. Die Gelenkkapsel, der Recessus sacciformis, verläuft zwischen Ulna und Radius nach proximal, ist relativ weit und zieht sich ringförmig um das Ulnaköpfchen. Dies spricht für eine gute Beweglichkeit des Gelenks, wobei der Radius Rotationsbewegungen um die Längsachse durchführen kann. Der Discus articularis erscheint im Kontrastbild annähernd dreieckig, die Spitze liegt am ulnaren Rand des Radius. Er verdickt sich kontinuierlich in Richtung Griffelfortsatz der Ulna. Zwischen Discus articularis und dem knöchernen Anteil der Ulna liegt ein freier Spalt von gut 1 mm Breite, der als Knorpelbelag des Ulnaköpfchens angesprochen werden kann. Aufgrund ihrer Untersuchungsergebnisse glauben KESSLER u. SILBERMAN annehmen zu dürfen, daß eine Füllung des Radio-ulnargelenks nur in pathologischen Fällen anzutreffen ist. Sie verneinen im Gegensatz zu den anatomischen Befunden von POIRIER-CHARPY eine normale Verbindung zwischen diesen beiden Gelenken. Sie haben den Discus articularis *der* Leichen, bei denen eine Auffüllung des Radio-ulnargelenks zu finden war, histologisch untersuchen lassen und mußten feststellen, daß degenerative Veränderungen um eine feine Perforationsstelle vorlagen (Abb. 2). Daher vertreten sie den Standpunkt, daß die Füllung des distalen Speichen-Ellen-Gelenks nur durch eine pathologische Diskontinuität im Discus articularis möglich sei. FICK und B. GRANT stehen aufgrund anatomischer Untersuchungen auf dem gleichen Standpunkt wie POIRIER-CHARPY, daß nämlich auch normalerweise Verbindungen vom Handgelenk zum distalen Radio-ulnargelenk bestehen. Unsere arthrographischen Untersuchungen lassen uns zum gleichen Ergebnis kommen, da in einer Reihe von Fällen Kontrastfüllungen des distalen Speichen-Ellen-Gelenks ohne pathologische Veränderungen am Discus articularis zu sehen waren.

B. GRANT konnte zeigen, daß der Discus articularis und die beiden interossären Bänder zwischen Kahnbein und Mondbein sowie Mondbein und Dreiecksbein normalerweise durchbrochen sein können. Somit wäre folglich eine Verbindung zwischen Handgelenk und distalem Radio-ulnargelenk wie auch den Handwurzelgelenken gegeben. Die Perforation am Discus articularis beginnt nach GRANT als kleine Fissur in dorso-volarer Richtung und entwickelt sich mit der Zeit zu einem rundlichen Defekt (Abb. 12). Außerdem wird der Knorpelbelag an der Stelle, die der Perforation gegenüber liegt, gewöhnlich etwas erweicht. GRANT hat jedoch seinen Untersuchungen keine histologischen Befunde beigefügt, so daß hier möglicherweise beginnende regressive Veränderungen, wie sie KESSLER u. SILBERMAN beschrieben haben, als normale Variante angesprochen wurden.

Bei den oben erwähnten 33 % der Auffüllungen des Radio-ulnargelenks wurde kein Unterschied gemacht, ob die Füllung als normal oder als pathologisch anzusprechen sei. Nach den heutigen Erfahrungen ist dieser Prozentsatz jedoch zweifellos zu hoch. Mit zunehmender Erfahrung in der Beurteilung des Discus articularis und der angrenzenden Gewebe zeigte sich in etwa zwei Drittel der Fälle eine mehr oder minder ausgeprägte

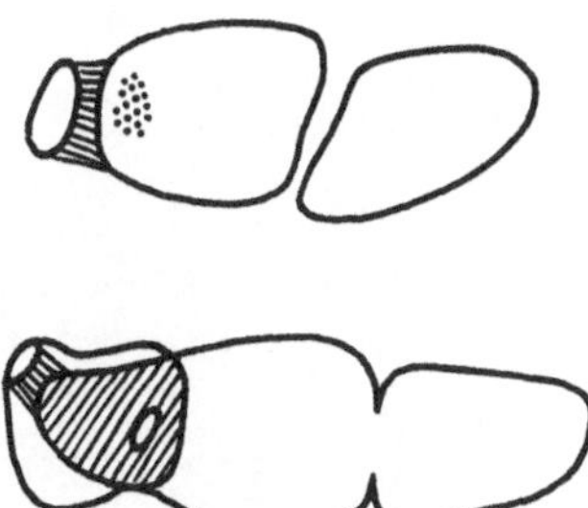

Abb. 12. Fissur im radialen Discusanteil in Aufsicht auf den Radius. Erweichungsbezirk der Knorpelschicht am Os lunatum an der korrespondierenden Stelle zur Fissur. (Aus B. GRANT: A Method of Anatomy)

Läsion des Discus. Zweifellos gibt es auch normalerweise Verbindungen zwischen Handgelenk und Radio-ulnargelenk, wie sich sowohl aus den eigenen Untersuchungen als auch aus den Beobachtungen von KESSLER u. SILBERMAN ergeben, die bei intaktem Discus articularis eine Auffüllung des Recessus sacciformis beschrieben.

c) Das Erbsenbeingelenk (Articulatio ossis pisiformis)

Sehr häufig steht mit dem Handgelenk auch das Gelenk zwischen dem Os triquetrum und dem Os pisiforme in Verbindung. Der Verfasser fand diese Variante in etwa 70—75 % seiner Untersuchungen und möchte demnach annehmen, daß es sich hier um eine der am häufigsten anzutreffenden Kombinationen am Handgelenk überhaupt handelt. Entsprechend den ausgedehnten Bewegungen, die das Erbsenbein auszuführen hat, ist das Gelenk weit und die Gelenkkapsel schlaff. Das Erbsenbein benötigt für seine Gleitbewegungen als „Sesambein“ oder „Patella“ des Handgelenks einen großen Spielraum, in dem es sich am Dreiecksbein entlang verschieben kann. Die Kapsel erstreckt sich besonders nach proximal sehr weit und zeigt eine bizarre Form. Ähnlich dem Radio-ulnargelenk legt sich auch hier eine ringförmige weite Kapsel um den dorsalen Rand des Os pisiforme, so daß Bewegungen nicht nur in der Längsachse des Armes, sondern darüber hinaus auch kreisende Bewegungen und vertikale Bewegungen möglich sein dürften (Abb. 13a und b). Diese ringförmige Umgreifung des Erbsenbeines ist am besten im Sagittalbild zu erkennen. Das Aussehen der Gelenkkapsel ist Schwankungen unterworfen, die individuell bedingt sind. Die Verbindung vom Handgelenk zum Erbsenbeingelenk wird nur selten aufgefunden. Hierbei sieht man eine feine Kontrastmittelstraße, die sich vom volaren Abschnitt des Radiokarpalspaltes zur Gelenkkapsel des Erbsenbeingelenks hinzieht (Abb. 14).

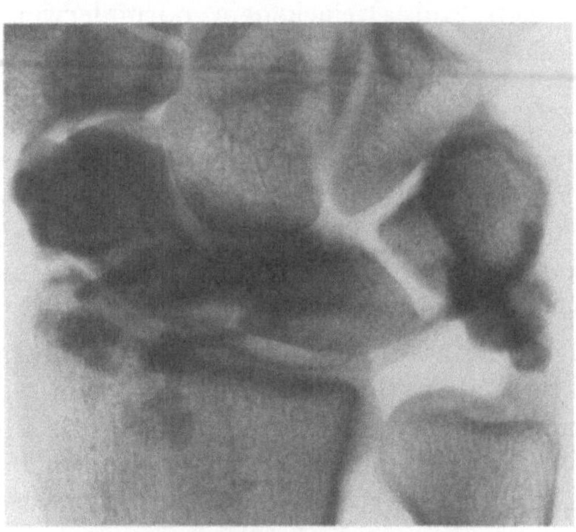

a

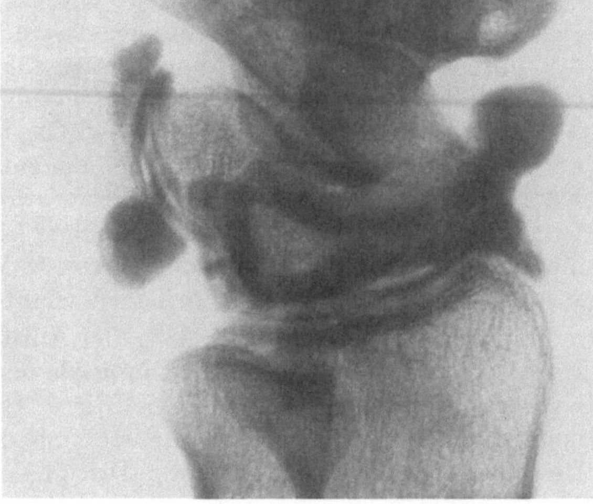

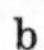

b

Abb. 13a u. b. Füllung des Erbsenbeingelenks und des Handgelenkspaltes. a Sagittales Bild: das Erbsenbein ist allseitig von Kontrastmittel umgeben. b Seitliche Aufnahme: weite, distal und proximal des Erbsenbeines gelegene Taschen, die die gute Beweglichkeit des Os pisiforme gewährleisten

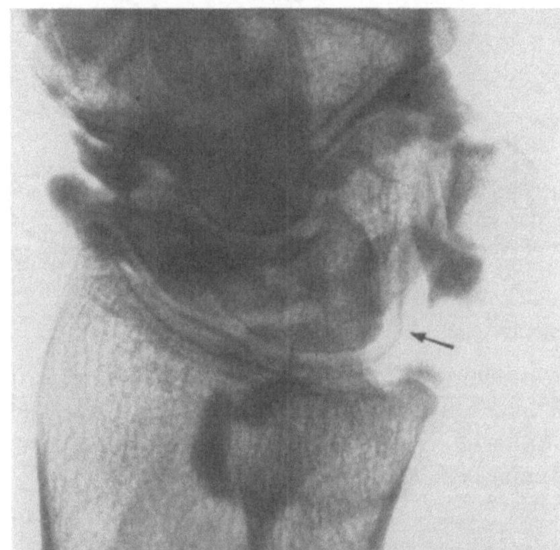

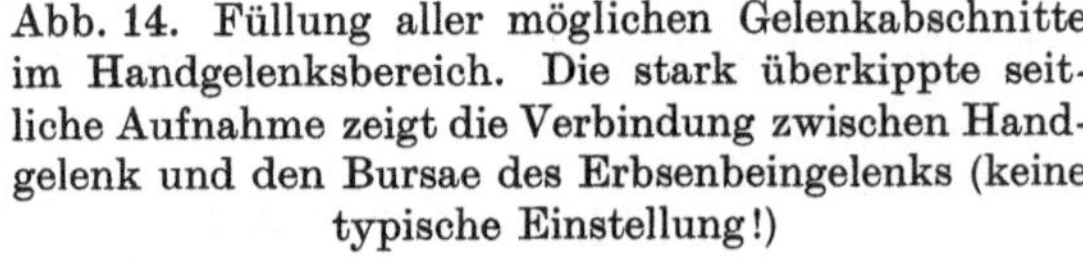

Abb. 14. Füllung aller möglichen Gelenkabschnitte im Handgelenksbereich. Die stark überkippte seitliche Aufnahme zeigt die Verbindung zwischen Handgelenk und den Bursae des Erbsenbeingelenks (keine typische Einstellung!)

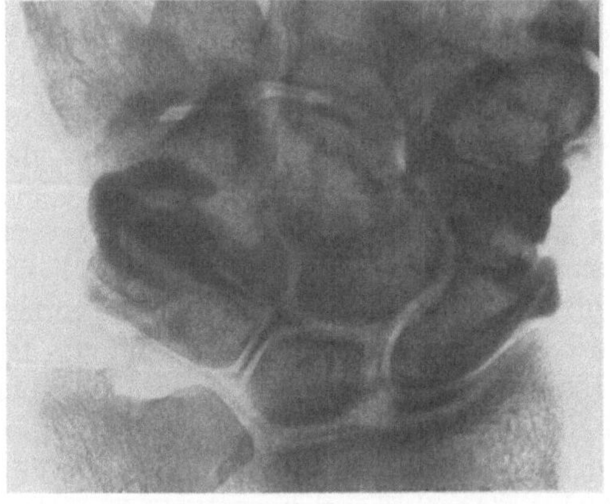

a

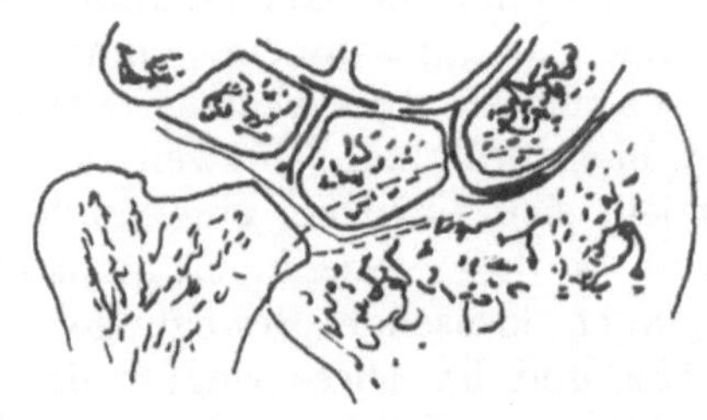

b

Abb. 15. a Kontrastauffüllung der Handwurzel. Die Gelenkspalte sind als feine Kontrastlinien gut zu erkennen. Die Füllung erfolgte über die Mondbein-Kahnbein-Straße. Deutliche Aussparung proximal zwischen Mondbein und Dreiecksbein durch die Zwischenbandverbindung. Eine Auffüllung kann hier nicht stattgefunden haben. b Skizze zu a

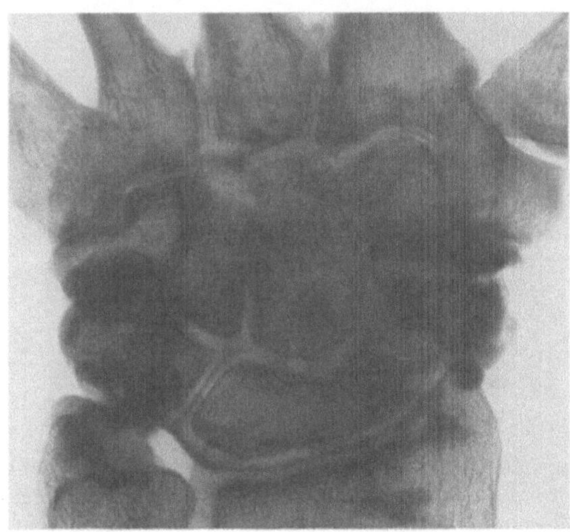

a

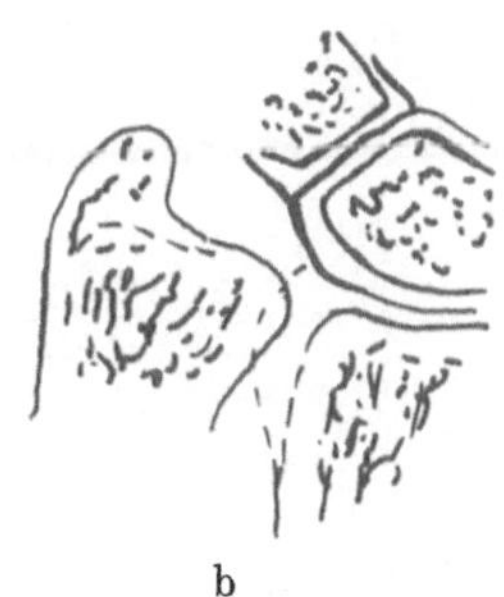

b

Abb. 16. a Die Handwurzelspalten haben sich über die Mondbein-Dreiecksbein-Straße aufgefüllt. Die Kontrastlinie zwischen diesen beiden Handwurzelknochen zieht hier bis an den Radiokarpalspalt heran. Normal dicke Knorpelschicht aller abgebildeten Carpalia und des Radius. b Skizze zu a

d) Die Handwurzelgelenkspalte (Articulatio intercarpea)

Wird über das Handgelenk auch der Gelenkraum der Handwurzel gefüllt, so wird in den meisten Fällen die gesamte Handwurzel mit den Gelenkspalten dargestellt unter Einbeziehung der Carpo-Metakarpalgelenke. Die Kontrastmittelauffüllung der Gelenkspalte kennt mindestens 2 Modifikationen. Sie kann über den Gelenkspalt zwischen Mondbein und Kahnbein einerseits (Abb. 15a und b) und über den Spalt zwischen Mondbein und Dreiecksbein andererseits (Abb. 16a und b) erfolgen. In vielen Fällen kann diese Verbindungsstraße auf den Kontrastbildern aufgezeigt werden. Normalerweise wird die Füllung durch die interossären Bänder, die die Handwurzelknochen proximal miteinander verbinden, verhindert. Ob die Durchlässigkeit an der dorsalen oder volaren Verbindung der Carpalia oder an der proximalen Gelenkfläche erfolgt, kann aufgrund der Untersuchungen nicht entschieden werden. Eine sicher pathologische Bedeutung der Handwurzelauffüllung ist bisher nicht nachgewiesen. Die Gelenkspalte sind durchweg sehr eng und sie bilden sich daher nur als feine Kontrastmittellinien ab. Größere Recessus findet man hin und wieder dorsal in Höhe des Os triquetrum und des Os hamatum (Abb. 3a u. b und Abb. 17). In der distalen Reihe der Handwurzelknochen sind die Spalte ebenfalls fein und gehen in unregelmäßig verlaufende Spalte der Carpo-Metakarpal-Gelenke über. Von hier aus füllen sich zwischen den Basen der Mittelhandknochen kleine, sackförmige Ausbuchtungen, die den Spielraum für die Bewegung der Mittelhandknochen geben. Von den Füllungen fast regelmäßig ausgenommen ist das Carpo-Metakarpal-Gelenk I. Bei 163 Füllungen der Handwurzel wurde sie nur zweimal beobachtet (Haage, 1969). Gelegentlich kann bei der Kontrastfüllung der Handwurzelgelenkspalte ein relativ weiter, dorsal über den Handwurzelknochen gelegener schlaffer Kapselraum wahrgenommen werden, der eine Einziehung aufweist, die proximal den Recessus dorsalis abschließt. Der Einschnitt wird durch das querverlaufende Lig. arcuale dorsale bewirkt (Abb. 17a und b).

Kombinationen der Verbindung des Handgelenks mit mehreren dieser vorerwähnten Gelenke sind nicht selten. So finden sich Verbindungen vom Radio-ulnargelenk, Handgelenk und Erbsenbeingelenk in 12,5%, des weiteren Verbindungen zwischen Handwurzelgelenken, Handgelenk und Erbsenbeingelenk (21,6%) und Kombinationen aller aufgeführten Gelenkräume (11,3%). Die mögliche Kombination von Füllung aller Gelenke mit fehlender Darstellung des Erbsenbeingelenks ist uns bisher erst einmal begegnet (Abb. 18). Da die Verbindung zum Erbsenbeingelenk die häufigste Variation ist, ist sie auch nur selten bei Kombinationsfüllungen zu vermissen. Füllungen des Erbsenbeingelenks durch eine Verbindung mit den Handwurzelgelenkspalten dürfte es gleichfalls nur gelegentlich

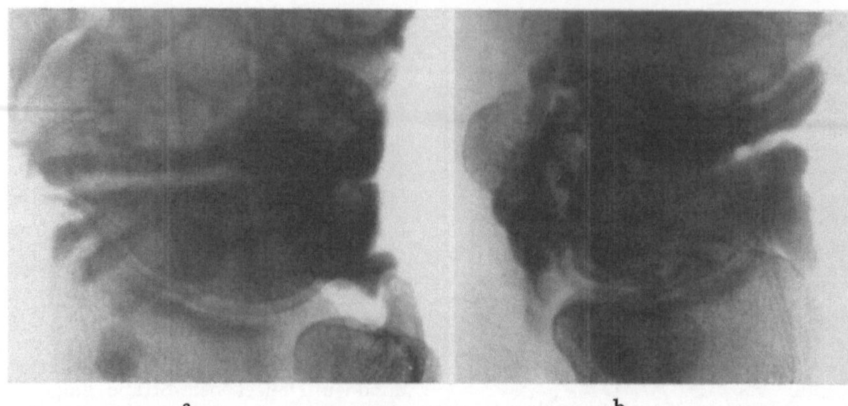

a b

Abb. 17a u. b. Indirekte Darstellung des Ligamentum arcuale dorsale bei Kontrastfüllung des Handgelenkspaltes, des Erbsenbeingelenks und der Handwurzelspalte. a Kahnbeineinstellung: 2—3 mm breite, unregelmäßig konturierte Aufhellungslinie, die vom Kahnbein bis zum Os capitatum zu verfolgen ist. Proximal reicht der Recessus dorsalis bis an das Ligament heran. Distal buchtet sich die hier nicht sehr weite dorsale Kapsel aus. b Überkippte seitliche Aufnahme: sie zeigt einen Einschnitt in die mit Kontrastmittel gefüllten dorsalen Kapselausbuchtungen

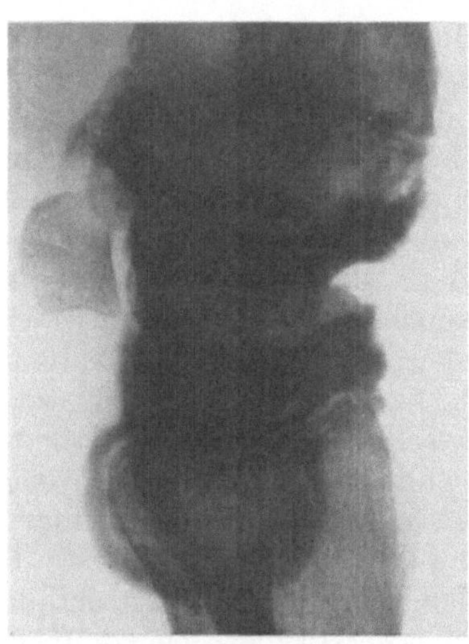

Abb. 18. Fehlende Füllung des Erbsenbeingelenks bei Darstellung aller übrigen Gelenkhöhlen. Eine eindeutige Beurteilung dieser Variante ist nur im überkippten seitlichen Bild möglich

geben. Eine derartige Beobachtung scheint bei den bisher bekannt gewordenen Untersuchungen nicht gemacht worden zu sein. Da das Os triquetrum nur radial, distal und proximal vom Gelenk umgeben wird, wird es kaum eine Verbindungsmöglichkeit von der Handwurzel zu dem Gleitgelenk mit dem Os pisiforme haben.

8. Darstellung der Sehnenscheiden

Verbindungen zwischen dem Handgelenk und den Sehnenscheiden der dorsalen und vor allem der volaren Seite des Handgelenks werden von v. Lanz u. Wachsmuth angegeben. Dabei hängen die ulnaren Fingersehnenscheiden zuweilen über dem Os hamatum mit dem Gelenkspalt des Zwischenhandwurzelgelenks zusammen. Regelmäßig liegen sie in dieser Höhe ulnar innig der Knochenhaut des Handwurzelkanales an (Ollier). Erkrankungen des Handgelenks und der ulnaren Sehnenscheiden können infolgedessen wechselweise voneinander verursacht werden.

Arthrographisch ergeben sich bei der Kontrastfüllung von Sehnenscheiden an der dorsalen Seite differentialdiagnostische Schwierigkeiten, da nach einer Punktion vom

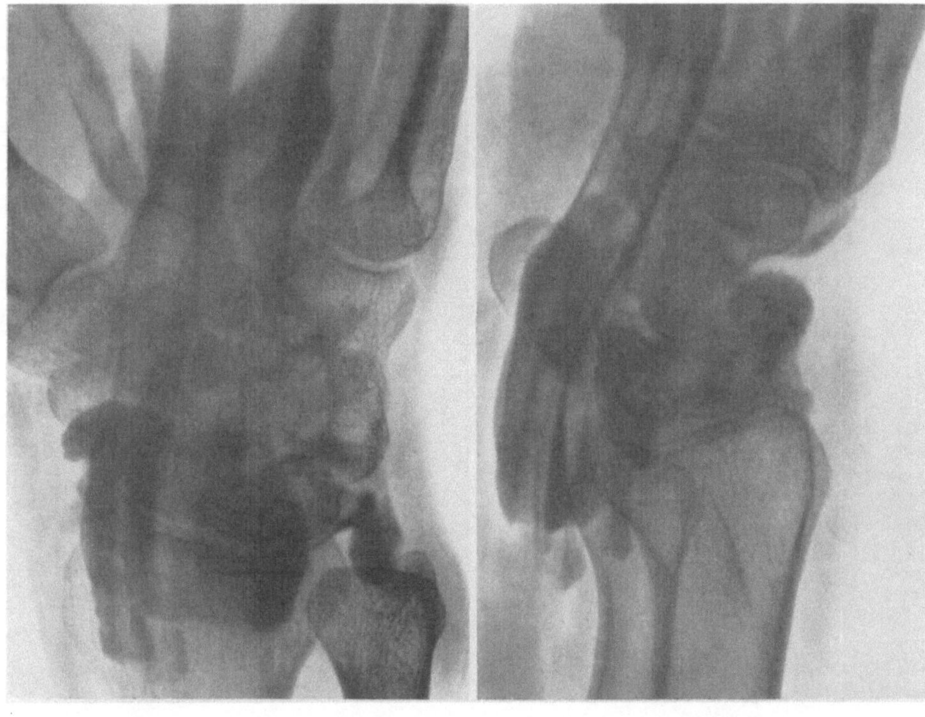

a b

Abb. 19a—f. a u. b. Massive Füllung volarer Sehnenscheiden, die radial gelegen sind. Sonst nur Darstellung des Radiokarpal- und Erbsenbeingelenks. a Kahnbeineinstellung mit hülsenförmigen Kontrastansammlungen, die im Mittelhandbereich fächerförmig auseinanderstreben. b Überkippte Aufnahme, die eine enge Anlehnung der Sehnenscheiden an die Vola manus erkennen läßt

Dorsum manu her möglicherweise über den Stichkanal eine solche Verbindung artefiziell verursacht wird (Abb. 4 und Abb. 5a und b). Anders verhalten sich die Füllungen der Sehnenscheiden an der volaren Seite. Hier kann wohl nicht von einer durch die Punktion bedingten Darstellung gesprochen werden. Es müssen präformierte Öffnungen von der Kapsel zu den Sehnenscheiden existieren. Die Verbindungen zwischen den Höhlen sind aber meistens auf den Arthrogrammen nicht nachzuweisen.

Von Bedeutung wäre es zu erfahren, ob die Verbindung zwischen Handgelenkkapsel und den Sehnenscheiden immer anlagebedingt sind oder auch durch Traumata entstehen können. Bei beidseitigen Verbindungen dürfte eine traumatische Ätiologie ausgeschlossen werden können (Abb. 19c—f). Bei einseitigen Darstellungen sind jedoch keinerlei arthrographische Kriterien für eine pathologische Verbindung auffindbar (Abb. 19a und b).

Volar und ulnar gefüllte Sehnenscheiden können ihren Ausgang auch vom Erbsenbeingelenk nehmen. In dem aufgezeigten Fall (Abb. 20a und b) sind Angaben über ein früheres Trauma in der Anamnese nicht vorhanden, aber die unmittelbare Nachbarschaft von Recessus pisiforme und den aufgefüllten Sehnenscheiden legt den Verdacht auf eine Verbindung zwischen diesen beiden Gelenkräumen nahe.

In einzelnen Fällen sind Füllungen der ulnaren Sehnenscheiden zu finden, wobei die glatte Abgrenzung der Konturen der Sehnenscheiden ein Hinweis auf die anlagemäßige Verbindung sein müßte (Abb. 21a und b). Unsaubere Abgrenzungen und inhomogene Kontrastmittelanfärbungen können ein Zeichen für eine traumatisch oder entzündlich entstandene Verbindung sein. Abb. 22 zeigt eine langgestreckte, unregelmäßig konturierte und sich proximal ausweitende Kontrastanfärbung an der ulnaren Begrenzung des distalen Ellenanteiles. Bei dem Patienten liegt eine Lunatum-Malacie vor. Eine Verbindung dieser langgestreckten Kontrastansammlung zum ulnaren Recessus ist nicht ausgeschlossen.

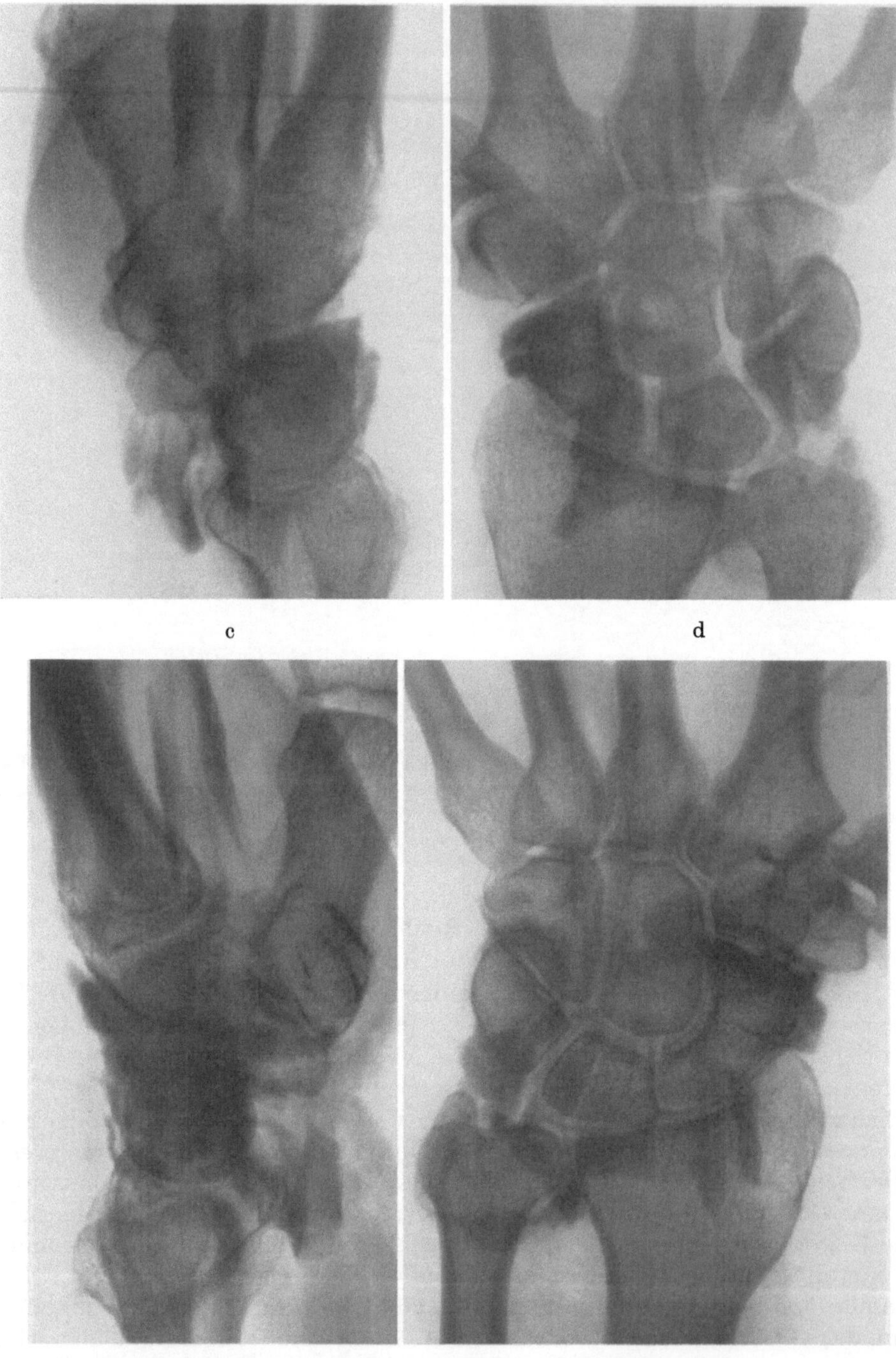

Abb. 19c—f. Doppelseitige, mäßig ausgeprägte Kontrastanfärbung volarer Sehnenscheiden bei sonst normalem arthrographischem Befund. c und d Linke Hand mit Füllung aller Gelenkräume. e und f Rechte Hand mit Füllung von Handgelenk und Erbsenbeingelenk

Eine weitere feine Kontrastmittelanfärbung einer ulnar gelegenen Sehnenscheide findet sich in Abb. 23. Hier ist eine scharfe Abgrenzung der Sehnenscheide trotz geringfügiger Kontrastanfärbung zu sehen. Da auch hier pathologische Veränderungen in Form einer Discusläsion vorliegen, ist nicht zu entscheiden, ob die Füllung als normal oder als pathologisch anzusprechen ist.

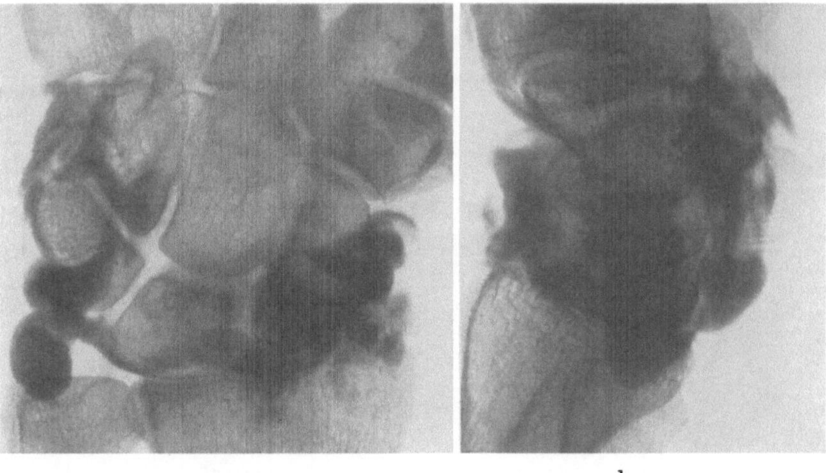

a b

Abb. 20a u. b. Geringfügige Anfärbung von Sehnenscheiden im ulno-volaren Bereich. a Das sagittale Bild zeigt eine inhomogene Kontrastansammlung distal des Erbsenbeingelenks, von wo aus sich ein feiner Kontraststreifen proximalwärts zieht. b Die überkippte Aufnahme läßt eine eindeutige Füllung von Sehnenscheiden im volaren Bereich erkennen

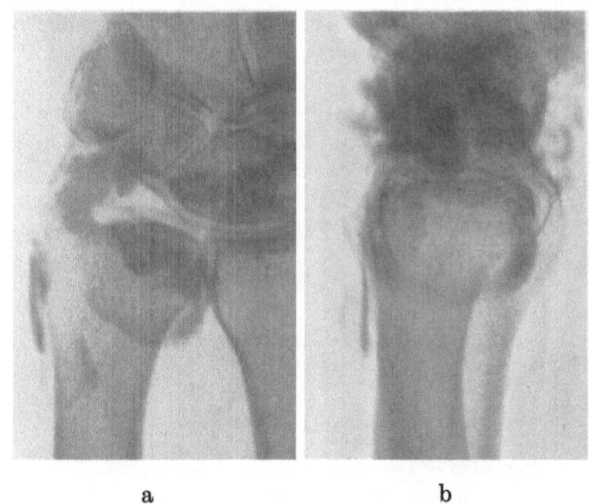

a b

Abb. 21a u. b. Sehnenscheide ulnar und dorsal der Elle. a Sagittalbild mit Füllung aller Gelenkräume und Schrägriß im Discus articularis. Distal und ulnar des Griffelfortsatzes zieht zu einer hülsenartigen Kontrastansammlung ein feiner, etwas unregelmäßiger Kontraststreifen. b Seitenbild mit deutlich dorsal gelegener Vagina tendinei. Sicher pathologische Veränderungen der Sehnenscheide sind nicht zu sehen

Wie schwierig es ist, solche Veränderungen von atypisch gelegenen ulnaren Recessus abzugrenzen, sollen die Abb. 24a und b zeigen. Hier ist, vom normalen ulnaren Recessus ausgehend, eine Verbindung zu einem sich breit um den distalen Anteil der Elle schmiegenden weiten, dorsal gelegenen Recessus zu erkennen, wobei es sich höchstwahrscheinlich um eine Variante des ulnaren Recessus handelt.

9. Darstellung der Lymphgefäße

Die Lymphgefäße gliedern sich an der oberen Extremität in oberflächliche und tiefe. Die oberflächlichen Lymphgefäße entspringen der Haut und dem Unterhautzellgewebe, teilweise auch von den Knochen, Gelenken und den Sehnenscheiden des Handrückens. Im wesentlichen begleiten die Lymphgefäße die V. cephalica und V. basilaris im Unterhautzellgewebe nach zentral. Infolgedessen unterscheidet man einen Ellen- und einen Speichen-

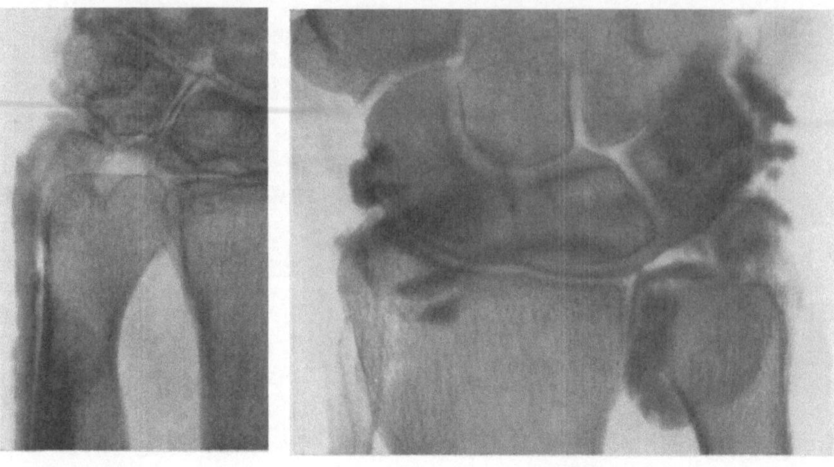

Abb. 22 Abb. 23

Abb. 22. Pathologisch veränderte ulnare Sehnenscheide mit plumpem Aussehen und unregelmäßigen Konturen. Es ist nicht zu klären, ob eine Verbindung zum Recessus ulnaris vorliegt. Daneben besteht der Zustand nach Lunatum-Malacie ohne Beteiligung des Discus articularis

Abb. 23. Feine Anfärbung einer ulnaren Sehnenscheide bei pathologischen Veränderungen am Discus articularis mit breiter Perforation im radialen Anteil. In Höhe des Erbsenbeingelenks sind die Konturen unscharf und zerfahren. Vom Processus styloideus radii ziehen feinste Kontrastmittelstreifen nach proximal (Lymphabfluß). Die Veränderungen sprechen für einen entzündlichen Prozeß

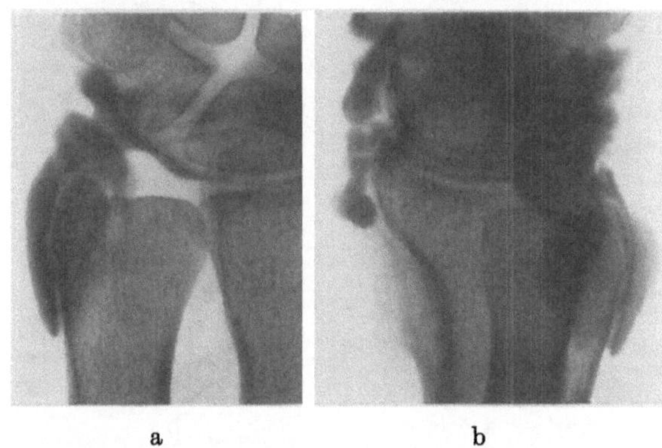

a b

Abb. 24a u. b. Großer ulnarer Recessus, der sich weit nach proximal und nach dorsal (!) erstreckt. Abweichung von der Norm; keine Sehnenscheide! Keine Zeichen sonstiger pathologischer Veränderungen

zug. Bei den tiefen Lymphgefäßen (Vasa lymphatica profunda) sammeln sie sich um die Stämme der Aa. ulnaris, interossea und radialis. Sie stammen aus Skelet und Muskulatur des Unterarmes, z.T. auch der Hohlhand. Lymphknoten distal der Ellenbeuge sind nicht bekannt.

Bei der Arthrographie sind die Lymphgefäße im Normalfall nicht dargestellt. Bei gesunden Gelenkverhältnissen läßt sich auch durch verstärkten Injektionsdruck Kontrastmittel nicht in die Lymphgefäße pressen. Liegen traumatische, posttraumatische, entzündliche oder degenerative Veränderungen am Handgelenk vor, so kann Kontrastmittel über die Kapsel bzw. die umgebenden Weichteile in die Lymphgefäße übertreten, die sich dann zentralwärts, gelegentlich aber auch in distaler Richtung im Arthrogramm darstellen. Eine Füllung der Lymphgefäße ist stets Hinweis auf eine Schädigung der Synovia (Haage, 1970).

Die Gruppierung der Lymphgefäße um die A. radialis wird in Abb. 23, 36 und 39 demonstriert. Die ulnare Gruppe wird in Abb. 59 a und b dargestellt, hier auch mit rückläufiger

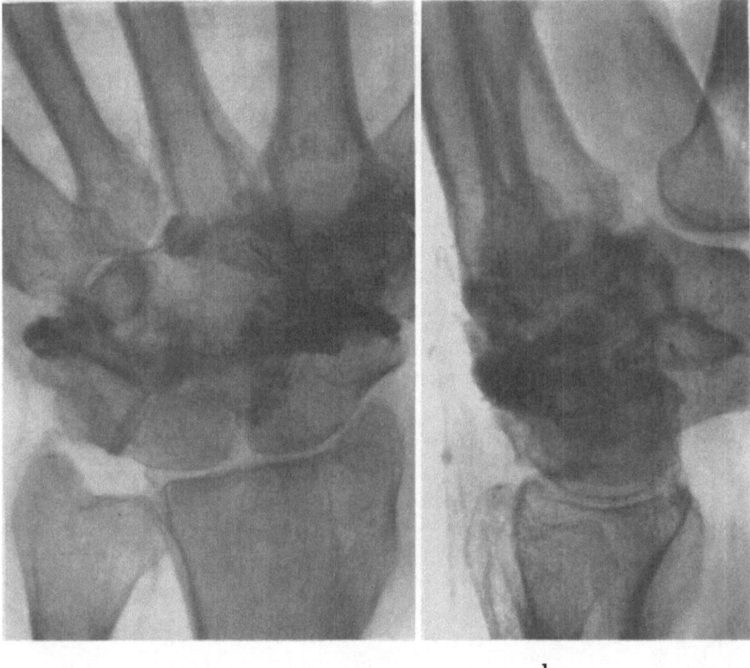

Abb. 25a u. b. Kontrastanfärbung feinster Lymphgefäße in den Spatia interossea I, II und III der Mittelhand nach Fehlinjektion in die Handwurzelgelenkspalte. a zeigt zusätzlich eine tiefe Lymphbahn im Verlaufe der A. interossea; b Lymphbahnen im Spatium intermetacarpale I und dorsale oberflächliche Gefäße

Füllung zur Peripherie. Feinste Lymphgefäßgeflechte füllen sich in Abb. 25 nach Fehlinjektion in die Handwurzelgelenkspalte im dorsalen Subcutangewebe wie auch in den Spatia interossea der Mittelhand.

10. Doppelseitige vergleichende Arthrogramme

In einer Reihe von Fällen werden Beschwerden an beiden Handgelenken angegeben, so daß eine doppelseitige Arthrographie des Handgelenks notwendig wird. Hierbei hat die Frage interessiert, ob die Kontrastmittelverteilung symmetrisch ist, vielleicht als Hinweis auf pathologische Veränderungen.

Es muß vorausgeschickt werden, daß es sich hierbei in allen Fällen um Patienten handelte, bei denen zumindesten an einer Hand Beschwerden angegeben wurden, wie chronische Bewegungseinschränkungen, Schmerzhaftigkeit im Handgelenk oder distalen Radio-ulnargelenk, frischen Traumata oder Zustand nach Frakturen im Bereich des Handgelenks.

Es wurde ein Kollektiv von 33 doppelseitigen Arthrogrammen zusammengestellt und kritisch gesichtet. Hierbei fanden sich in 13 Fällen eine völlige Übereinstimmung des Verteilungsmodus ohne zu differenzieren, wie viele und welche Gelenke untereinander in Verbindung standen. In 5 weiteren Fällen konnte eine Übereinstimmung gefunden werden mit Ausnahme der Füllung des distalen Radio-ulnargelenks. Bei den Füllungen des Recessus sacciformis handelte es sich bei diesen Patienten stets um krankhafte Veränderungen am Discus articularis mit Füllung des Gelenkraumes der betreffenden Seite. In 11 Fällen konnte eine Übereinstimmung nicht gefunden werden, obwohl hier traumatische Veränderungen sicher nicht als Ursache für das unterschiedliche Verteilungsmuster angesehen werden durften. In den restlichen 4 Fällen handelte es sich um zusätzliche Füllung der Handwurzel entweder als Folge eines Traumas oder bei Bestehen einer Kahnbeinpseudarthrose.

Die vergleichende Arthrographie am Handgelenk kann somit in gewissem Umfange zur Differenzierung pathologischer Verhältnisse einer Seite gleichfalls mit herangezogen werden. Insbesondere ist die Beurteilung des distalen Radio-ulnargelenks bzw. des Discus articularis durch diese zusätzliche vergleichende Untersuchung erleichtert. Jedoch beim Vergleich der inkonstanten Ausbuchtungen der Gelenkkapsel in Form der volaren Recessus, des dorsalen und des ulnaren Recessus zeigte sich keine signifikante Kongruenz in Zahl, Form und Größe.

11. Befunde bei Skeletvariationen des Handgelenks

Nach HULTÉN kann die Ulna länger, kürzer oder gleichlang wie der Radius sein. Diese Größenunterschiede werden als Plus- oder Minusvariante bezeichnet. Zu unterscheiden sind hier angeborene von traumatisch bedingten, erworbenen Varianten. Bei den angeborenen

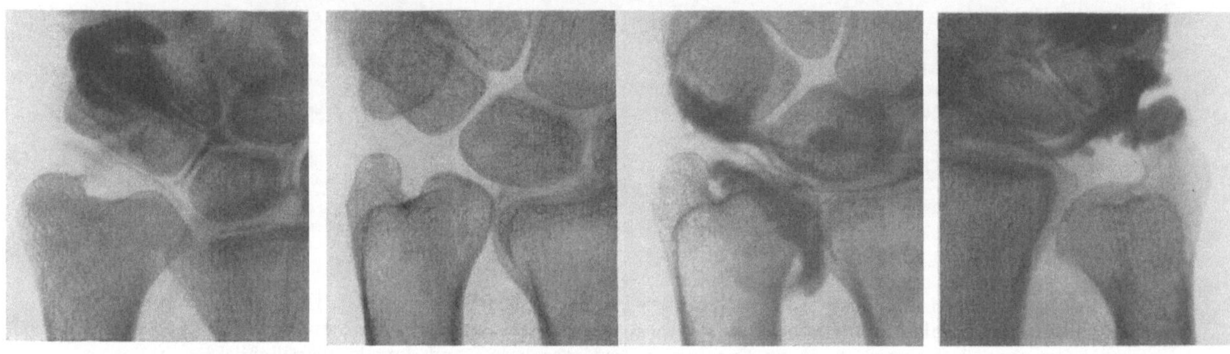

Abb. 26 Abb. 27a u. b Abb. 28

Abb. 26. Angeborene leichte Plusvariante der Ulna mit deutlicher Verminderung des Raumes zwischen Ellenköpfchen und Handwurzel. Keine Discusläsion

Abb. 27. a Leichte Plusvariante der Ulna. Verdichtung der Struktur des Ellenköpfchens und des Mondbeines an der korrespondierenden Stelle zur Ulna. Keine Angleichung der Form an die Handwurzel wie in Abb. 26. b Die Kontrastfüllung zeigt die verminderte Knorpelschicht am Ulnaköpfchen und am Os lunatum sowie eine Rißbildung im Discus articularis. Die Füllung des Recessus sacciformis ist als pathologisch anzusprechen

Abb. 28. Kontrastdarstellung bei leichter Minusvariante. Füllung aller Gelenkräume mit Ausnahme des Radioulnargelenks. Breiter Raum für den Discus articularis, der hier verdickt sein dürfte. Ausgleichende Verlängerung des Griffelfortsatzes der Ulna. Keine Schädigung des Knorpelbelages am Mondbein

Plusvarianten kann man durch die Formangleichung der Elle an die Handwurzelgelenkfläche auf der Leeraufnahme Hinweise auf die Beziehung der Ulna zum Discus articularis erhalten. Ist die Knochenstruktur regelrecht, so finden sich meist keine degenerativen Umwandlungen der Dreiecksscheibe (Abb. 26). Diese muß allerdings schon anlagemäßig eine Deformierung und Verlängerung erfahren, da sie sich über das hochstehende Ellenköpfchen vom Radius zum Processus styloideus ulnae zieht. Kommt es jedoch zu einer Verdichtung der Struktur im Capitulum ulnae, eventuell auch am Mondbein, so ist auf einen verstärkten Druck auf das Ulnaköpfchen zu schließen, der nur über den Puffer des Discus möglich ist. Eine Dauerbelastung des Discus articularis führt dabei zu einer Zerstörung des Gewebes, die sich arthrographisch durch Rißbildungen sichtbar machen läßt (Abb. 27a und b). Auch die Knorpelschicht, die dem Ulnaköpfchen wie den Handwurzelknochen aufliegt, ist durch Druck zum Schwinden gebracht. Die Distanz zwischen den Knochen und den Kontrastmittellinien ist deutlich vermindert.

Bei der verkürzten Ulna stellt sich der Discus meist nicht dar. Man kann lediglich die distale Kontur beurteilen. Der Discus articularis müßte, wenn er beide begrenzenden Knochen berühren sollte, wesentlich dicker sein als normal. Da bislang bei der verkürzten Ulna eine Darstellung der proximalen Begrenzung nicht gelungen ist, sind sichere Aus-

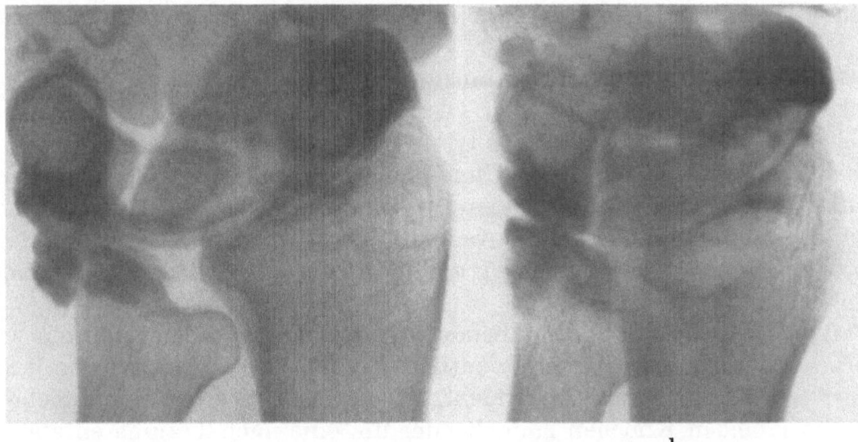

a b

Abb. 29a u. b. Ausgeprägte Minusvariante der Ulna mit Fehlstellung im distalen Radio-ulnargelenk und Einbuchtung des Radius für das Ellenköpfchen. Der Griffelfortsatz der Elle hat praktisch die Funktion des Capitulum ulnae als Widerlager für die Handwurzel übernommen. Großer Recessus ulnaris, aber keine Discusschädigung. a Sagittalbild. b Kahnbeineinstellung. Man erkennt, daß die Kontrastlinie, die im Sagittalbild einen Riß vortäuschen könnte, die Randkontur des Recessus ulnaris darstellt

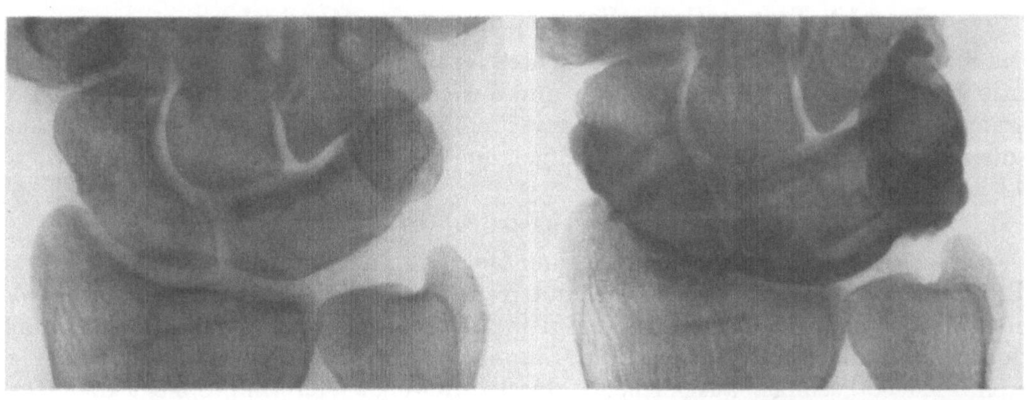

a b

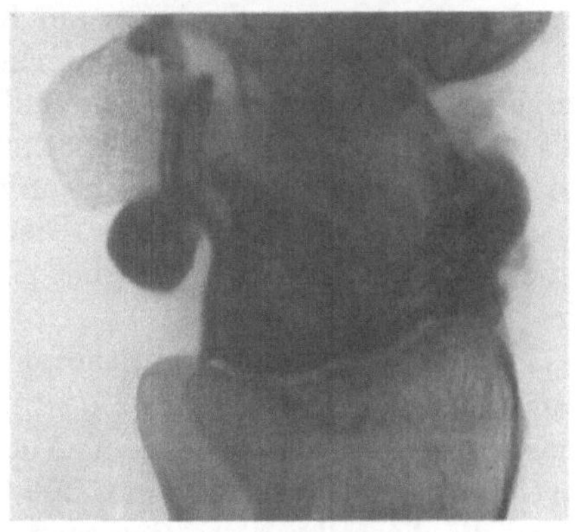

c

Abb. 30a—c. Handwurzelsynostose. a Verschmelzung von Mond- und Dreiecksbein mit feiner Verdichtungslinie in Höhe des mutmaßlichen Zusammenschlusses. Keine entzündlichen Knochenveränderungen. b Sagittales Arthrogramm mit erheblich verbreitertem Gelenkraum ohne Destruierung der Knorpelschicht. c Überkipptes Seitenbild mit breiter Verbindung vom Radiokarpalspalt zum Erbsenbeingelenk

sagen aber nicht zu machen. Eine Verlagerung der Knorpelscheibe nach proximal ist mit Sicherheit auszuschließen, denn der ulnare Handgelenkspalt ist zart, wie bei normaler Länge der Ulna. Anderenfalls müßte hier ein Klaffen des Spaltes zwischen Os lunatum und Os triquetrum einerseits und dem distalen Discusrand andererseits zu sehen sein.

Eine Madelungsche Deformität konnte bisher noch nicht arthrographisch untersucht werden.

In Abb. 28 findet sich eine leichte Minusvariante der Ulna, wobei der Griffelfortsatz der Ulna ausgleichend verlängert ist. Der Discus articularis ist intakt, die angrenzenden Knorpelschichten des Os lunatum und Os triquetrum sind nicht verschmälert.

Eine erhebliche Minusvariante der Ulna mit Anlehnung des Ellenköpfchens an die Metaphyse des Radius zeigen Abb. 29a und b. Eine Discusläsion ist nicht nachzuweisen. Die auf der Schrägaufnahme erkennbare feine Kontrastmittellinie radial des Griffelfortsatzes ist als Saum des Recessus ulnaris zu identifizieren, der den Proc. styloideus ulnae im volaren Anteil umgreift.

Einen Fall von Synostose des Mondbeines mit dem Dreiecksbein konnten wir arthrographisch untersuchen. Es bestanden eine deutliche Bewegungseinschränkung mit Schmerzen und zeitweiser Kraftlosigkeit im Handgelenk. [Ob es sich hier um eine angeborene Verschmelzung dieser beiden Knochen handelt oder um eine nach Trauma entstandene Vereinigung (Renner), war nicht festzustellen; die Anamnese war diesbezüglich negativ.] Zur Auffüllung gelangte nur das Radiokarpalgelenk und das Erbsenbeingelenk. Die Gelenke zeigten eine erhebliche Erweiterung ohne destruierende Veränderungen der Knorpelschicht. Eine weitgestellte Verbindungsstraße zwischen Hand- und Erbsenbeingelenk stellt sich auf der überdrehten Aufnahme dar (Abb. 30a—c).

12. Traumatische Veränderungen des Handgelenks

Durch die Arthrographie sollen Weichteilverhältnisse geklärt werden. Neben den Reaktionen, die knöcherne Verletzungen am Weichteilapparat hervorrufen, werden Veränderungen folgender Abschnitte zu besprechen sein: Discus articularis, Gelenkkapsel und die interossären Bänder der Handwurzelknochen.

a) Discus articularis

Der Discus articularis ist seiner Lage und Bindung von Radius zu dem Griffelfortsatz der Elle nach als Puffer zwischen Ulna und Handwurzel eingeschaltet. Seinem histologischen Aufbau nach gleicht er weitgehend dem Meniscus des Kniegelenks. Er hat, ähnlich wie auch der Kniegelenkmeniscus, die Aufgabe, Kraftübertragungen von einem zum anderen Gelenkabschnitt ausgleichend durchzuführen. Weiterhin obliegt dem Discus articularis der Formausgleich zwischen zwei inkongruenten Gelenkflächen, ebenfalls analog der Meniscusfunktion am Kniegelenk.

Daher ist es nicht verwunderlich, daß er bei Traumata häufig in Mitleidenschaft gezogen wird. Auf diese Tatsache haben frühere Autoren (Gartland u. Werley; F. Lang; Taylor u. Parsons sowie Rosenthal und Kessler u. Silberman) hingewiesen. Risse in den Knorpelscheiben, Ablösungen insbesondere vom Griffelfortsatz der Elle mit anschließendem Flottieren des Discus articularis im Gelenkraum sowie Interpositionen dürften die Ursachen für die posttraumatisch geklagten Beschwerden nach Radiusfrakturen sein.

Die arthrographischen Studien von Rosenthal, Kessler u. Silberman, Del Buono, Rösli, Wirth, Haage u. Cornelius haben gezeigt, daß nach Frakturen des Radius, besonders bei gleichzeitigem Abriß des Ellengriffels, pathologische Bilder des Discus articularis nachweisbar sind. Es treten Quer- und Längsrisse im Discus auf. Dadurch wird die Auffüllung des Recessus sacciformis mit Kontrastmittel begünstigt. Von Rosenthal werden gleichzeitig Rupturen des Gelenkraumes am distalen Radio-ulnargelenk beschrieben (Abb. 31).

Nach Rosenthal stellt man sich den Entstehungsmechanismus der Discusverletzung folgendermaßen vor: kommt es bei einer Radiusfraktur an typischer Stelle durch starke Gewalteinwirkung zu einer Ineinanderstauchung der beiden Knochenbruchstücke, so resultiert eine Verkürzung des Radius. Dabei wird das periphere Fragment in das proxi-

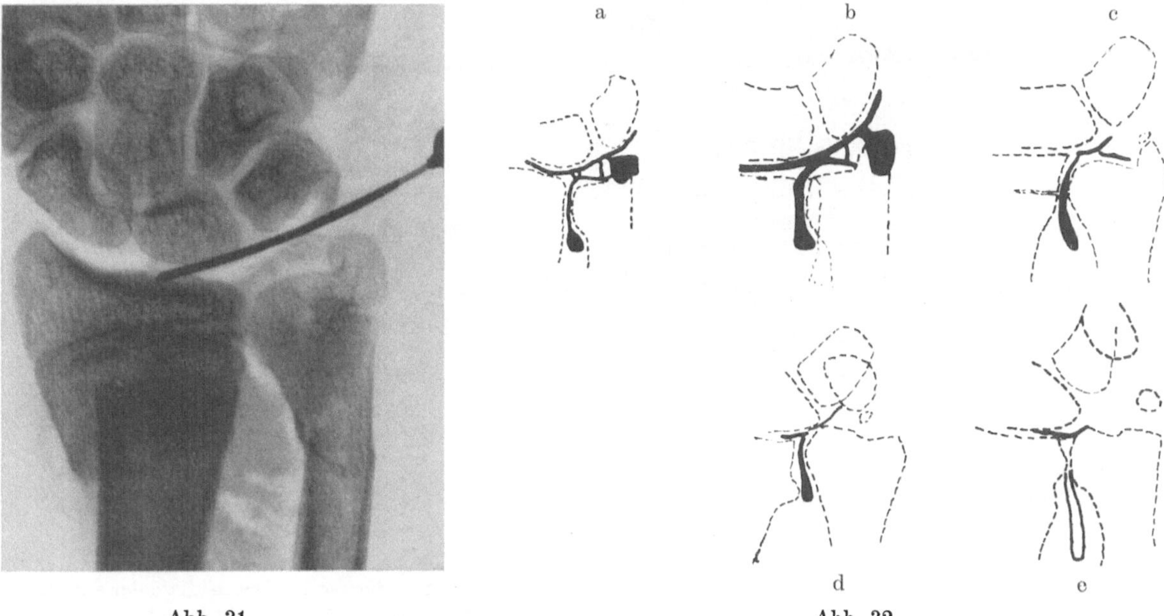

Abb. 31 Abb. 32

Abb. 31. Handgelenkfüllung mit Luft bei frischer Unterarmfraktur. Die Stellung der beiden distalen Fragmente zueinander ist anatomisch unverändert. Querriß des Discus articularis. Kapselriß des unteren Drehgelenks. [Aus ROSENTHAL: Langenbecks Arch. klin. Chir. **262**, 390 (1949)]

Abb. 32a—e. Skizzen verschiedener Disculäsionen als Traumafolge. a Multiple Querrisse im Discus als Folge einer Radiusfraktur. b Discusruptur nach Radiusfraktur. c Typische frische Radiusfraktur mit Spitzenabriß des Proc. styloideus ulnae. Schrägriß im mittleren Anteil des Discus articularis. Kommunikation zwischen Handgelenk und Radio-ulnargelenk. d Schwund der Dreiecksplatte bei älterer Radiusfraktur mit Abriß der Griffelfortsatzspitze. e $4^1/_2$ Monate alte typische Radiusfraktur. Die Discusruptur ist ausgeheilt (?)

male Bruchstück hineingepreßt. Über das wandernde Fragment wird gleichzeitig der Discus articularis, an dem er ja breitbasig ansetzt, über der distalen Gelenkfläche des Ellenköpfchens unter Längszug gesetzt. Das Ellenköpfchen wirkt dabei wie ein Hypomochlion. Je nach dem Grad der Stauchung reißt nun der Discus in der Mitte schräg oder quer ein, oder es tritt eine vollkommene Kontinuitätstrennung ein. Die Mitte des Knorpels setzt der einwirkenden Gewalt den geringsten Widerstand entgegen, weil hier die Knorpelplatte am dünnsten ist. Ist die Komponente einer Radiusfraktur, die zu einer Stauchung führt, sehr groß und wird diese durch den gespannten Discus nicht genügend abgebremst, so kann es nach Einriß desselben zu einer totalen Zerquetschung der Knorpelplatte kommen. Aber auch ein anderer Mechanismus kann zu einer schweren Schädigung bzw. zu einer weitgehenden Atrophie des Discus führen. Bei einer Radiusfraktur mit einer vorwiegend radialen Dislokation des Gelenkfragmentes und der Hand wird der Discus ebenfalls unter Längsspannung gesetzt. Unter Mitwirkung eines seitlichen Druckes durch das starke Lig. collaterale ulnare auf den Processus styloideus ulnae tritt eine Abrißfraktur desselben ein, so daß die Dreiecksplatte selbst noch unverletzt bleiben kann. Erst später kann sich bei mangelhafter Reposition ein sekundärer Schwund der Knorpelplatte ausbilden. Nach ROSENTHAL kann ein Discusriß bei Ausheilung einer Radiusfraktur in guter Fragmentstellung glatt vernarben (Abb. 32e). Wird die Verkürzung nicht genügend ausgeglichen, so ist die Prognose für die Ausheilung der Discusruptur wegen der mangelhaften Reposition wesentlich ungünstiger. Es kommt in solchen Fällen zu einer scheinbaren Luxation der Ulna nach distal. Der Dreiecksknorpel atrophiert. Es kommt zu einer Articulation des Capitulum ulnae mit den Handwurzelknochen. Es berühren sich dabei völlig inkongruente Gelenkabschnitte. Jeder Stoß und überhaupt jedwede Druckübertragung von der Hand auf den Unterarm wird sich in erster Linie auf diesen Abschnitt des Hand-

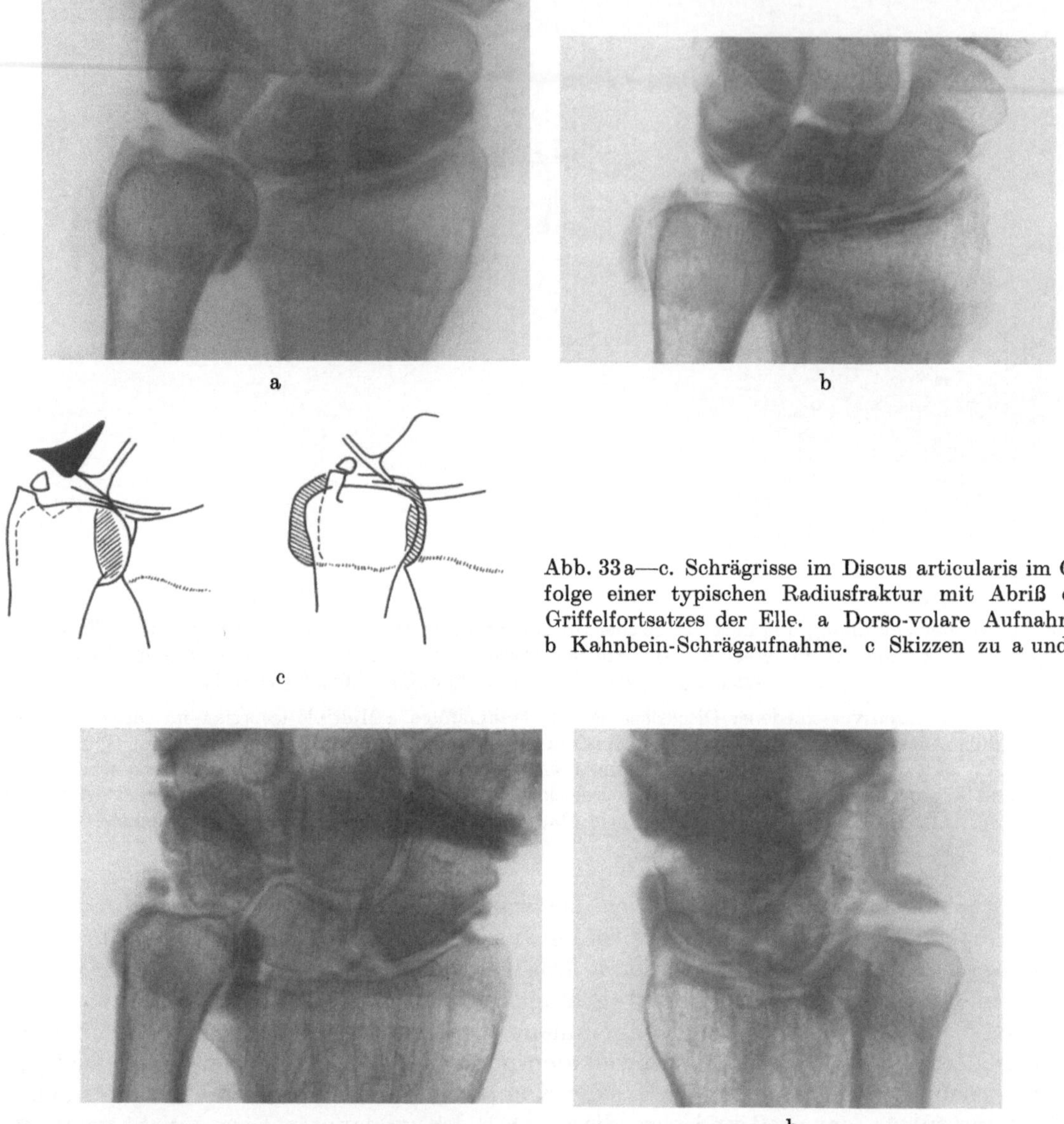

Abb. 33a—c. Schrägrisse im Discus articularis im Gefolge einer typischen Radiusfraktur mit Abriß des Griffelfortsatzes der Elle. a Dorso-volare Aufnahme. b Kahnbein-Schrägaufnahme. c Skizzen zu a und b

Abb. 34a u. b. Hochstand der Ulna nach Fraktur (erworbene Plusvariante). Der Discus ist nicht mehr zu erkennen. a Dorso-volare Aufnahme. b Überkipptes seitliches Bild mit Darstellung des Erbsenbeingelenks

gelenks auswirken. Es kommt daher zu einer später auftretenden Arthrosis deformans. Die Funktionsausfälle und Beschwerden können größtenteils dadurch erklärt werden. Auch im distalen Radio-ulnargelenk tritt eine arthrotische Veränderung auf, da auch diese Gelenkabschnitte nicht mehr aufeinander passen.

Skizzen von Querrupturen bzw. Einrissen des Discus articularis soll Abb. 32 zeigen. Ob es sich bei den Bildern a und b (Beobachtungen von KESSLER u. SILBERMAN) um eine völlige Zertrennung des Discus articularis handelt, ist aufgrund der Arthrogramme nicht gut zu entscheiden. Die Kontrastlinien geben lediglich an, daß es hier zu einem Einriß der Knorpelscheibe gekommen ist. In jedem Falle kommt es aber bei einem solchen Einriß zu einer Auffüllung des Recessus sacciformis, unabhängig davon, ob eine solche Verbindung zuvor normalerweise bestand oder nicht. Unserer Erfahrung nach verlaufen die Risse mehr in radio-ulnarer Richtung. Abb. 33 z.B. zeigt den Zustand nach Fraktur des

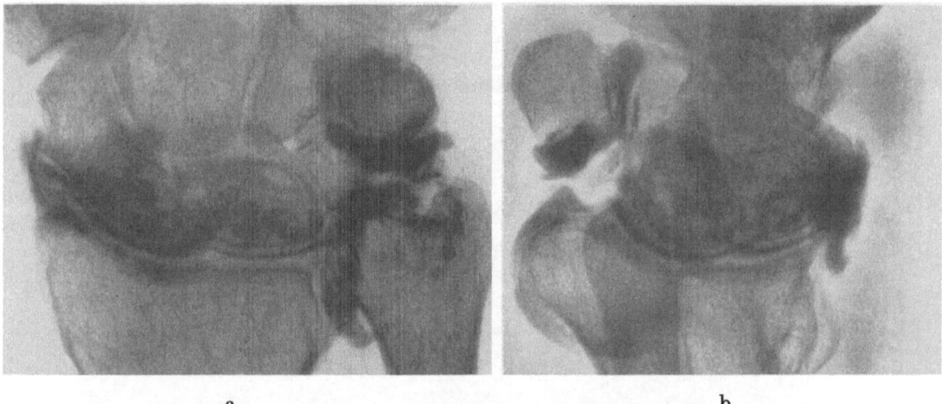

a b

Abb. 35a u. b. Zustand nach Radiusfraktur mit traumatischer Plusvariante der Ulna und Abriß der Griffelfortsatzspitze. Risse in dem nach ulnar retrahierten Discus articularis (a). Füllung des Recessus sacciformis. b Die überkippte Aufnahme zeigt den abgerissenen Griffelfortsatz außerhalb des Gelenkverbandes

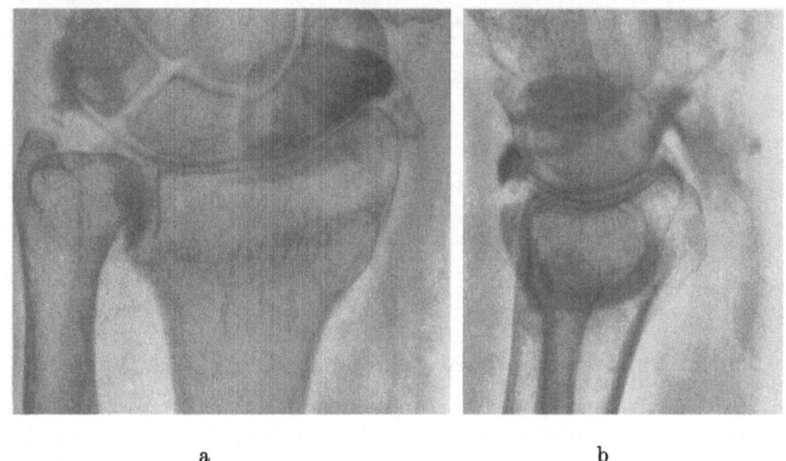

a b

Abb. 36a u. b. Zustand nach typischer Radiusfraktur ohne wesentliche Fragmentverschiebung. a Sagittales Bild mit feinsten radial gelegenen Kontrastlinien als Ausdruck eines lymphogenen Abtransportes. b Seitliche Aufnahme mit volarem Kontrastmitteldepot. Kapselriß mit subcutanen kontrastgefüllten Lymphbahnen

Radius und Abriß des Processus styloideus ulnae (4 Wochen nach Trauma). Bei der Arthrographie füllte sich neben dem Radiokarpalgelenk auch das Erbsenbein- und das Radioulnargelenk auf. Im breiten lateralen Anteil des Discus articularis verlaufen nach radial spitzwinkelig konvergierende Kontrastmittellinien, die sowohl im dorso-volaren Strahlengang als auch auf der Schrägaufnahme zur Abbildung gelangen. Eine Ruptur des Recessus sacciformis ist nicht zu sehen. Den Endzustand nach Radiusfraktur zeigt die Abb. 34a und b. Das Ulnaköpfchen überragt den Radius erheblich in Form einer Plusvariante. Die Bewegung im distalen Radio-ulnargelenk war deutlich eingeschränkt. Bei der Arthrographie sieht man neben einer Füllung des Radiocarpalspaltes und des Erbsenbeingelenks eine Kontrastanfärbung des Recessus sacciformis. Der Discus articularis ist nicht mehr zu differenzieren. Eine Aussparung im übrigen Gelenkraum ist nicht zu sehen. Es scheint zu einer restlosen Atrophie des Discus gekommen zu sein. — Gleichfalls mit einer mäßigen Plusvariante ist die Radiusfraktur in Abb. 35a und b ausgeheilt (Zustand 7 Jahre nach Fraktur). Hier kann man noch Rißbildungen im Discus articularis erkennen. Das ausgerissene Knochenfragment aus dem Processus styloideus ulnae ist auf der überkippten Aufnahme zwischen Os pisiforme und dem Ulnaköpfchen außerhalb des Kapselraumes sichtbar. Auch hier resultiert eine ausgesprochen schmerzhafte Bewegungseinschränkung

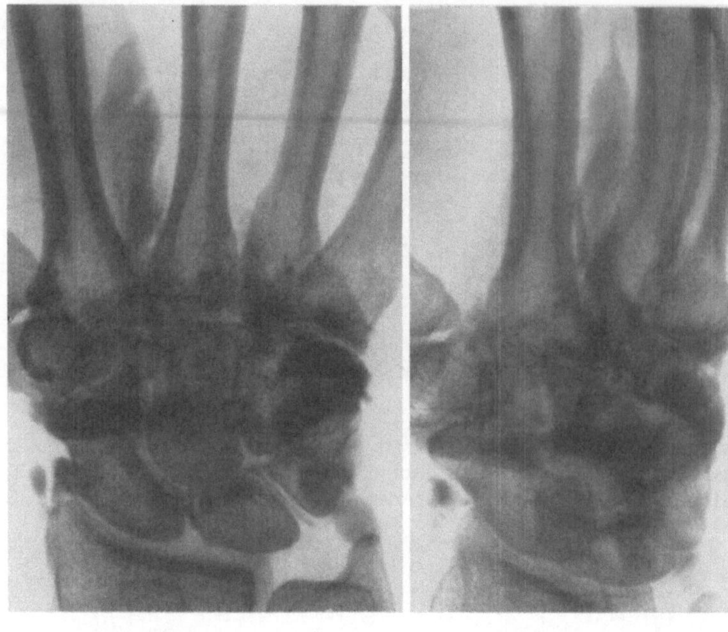

Abb. 37a u. b. Ruptur der Kapsel zwischen II. und III. Mittelhandknochen. Breite, massive und gefiederte Kontrastanfärbung in den Weichteilen. Füllung von Handgelenk, Handwurzel und Erbsenbeingelenk

im distalen Drehgelenk. Eine Zerreißung des Recessus sacciformis war so lange nach dem Trauma nicht mehr nachweisbar.

b) Kapselrisse

Die Gelenkkapsel wird bei massiven knöchernen Verletzungen durch die innige Verbindung im Bereich zwischen Radius und den proximalen Handwurzelknochen in Mitleidenschaft gezogen. Inwieweit die ziemlich starken Bänder zwischen den einzelnen Knochenabschnitten an der volaren und dorsalen Begrenzung mit betroffen sind, läßt sich arthrographisch schwer oder gar nicht beurteilen. Aber auch Distorsionen ohne knöcherne Verletzungen können zu Kapselläsionen führen.

Arthrographisch äußern sich Kapselrisse durch Kontrastmittelaustritte an den geschädigten Abschnitten des Gelenkverbandes in die umgebenden Weichteile. Bei Eröffnungen von Lymphspalten kann es zu einer Darstellung der Lymphgefäße durch das Kontrastmittel kommen (Abb. 36). Über die Ruptur des Recessus sacciformis mit Kontrastmittelaustritt in die interossären Weichteile des Unterarmes ist im vorhergehenden Kapitel schon berichtet worden (Abb. 31).

Risse der Gelenkkapsel im Carpo-Metakarpalbereich sind sehr selten anzutreffen. Abb. 37a und b zeigt einen Fall, wo sich durch die Kontrastmitteleinspritzung ein Klaffen zwischen Mittelhandknochen II und III mit massivem Kontrastmittelausfluß in das Spatium interosseum ergeben hat, ohne daß knöcherne Traumafolgen zu erkennen gewesen wären. Solche Veränderungen sind allerdings nur dann arthrographisch zu erfassen, wenn entsprechend den präformierten Verbindungen überhaupt eine Kontrastfüllung an sie herangelangt. Die demonstrierte Zerreißung der Kapsel hätte sich der Diagnose entzogen, wenn nicht vom Handgelenkspalt eine Füllung der Handwurzelgelenkspalte stattgefunden hätte.

c) Interkarpal-Ligamente

Die Diagnose eines Verlustes der Verbindung der Handwurzelknochen untereinander ist durch normale Röntgenaufnahmen nur zu vermuten, wenn sich nämlich die Spalte

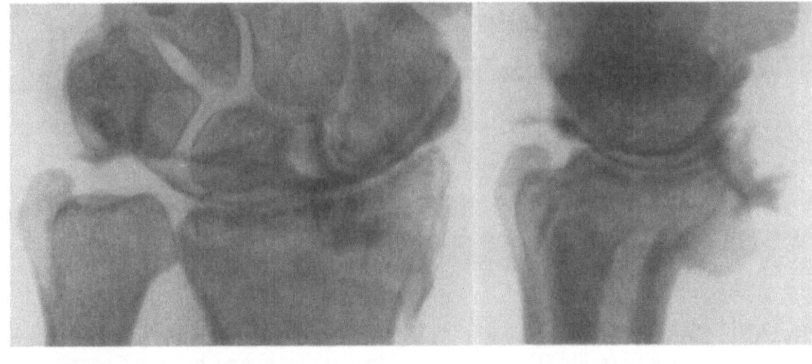

a b

Abb. 38a u. b. Radiusfraktur und Dislokation des körperfernen Fragmentes nach radial und volar. a Sprengung der Bandverbindung zwischen Kahnbein und Mondbein mit breiter Kontrastansammlung. b Seitenaufnahme mit volarem Kontrastaustritt in die Weichteile

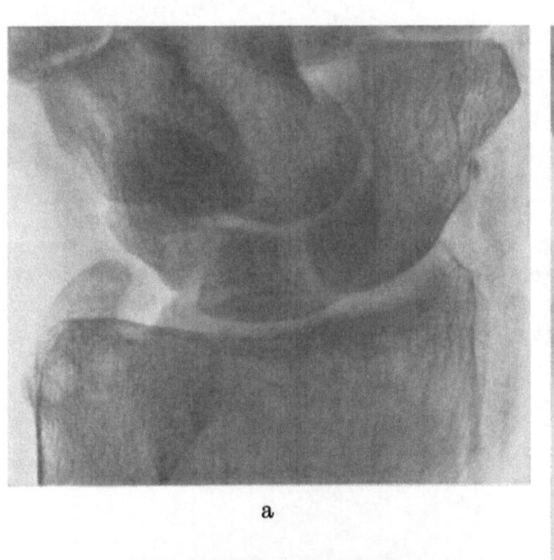

a

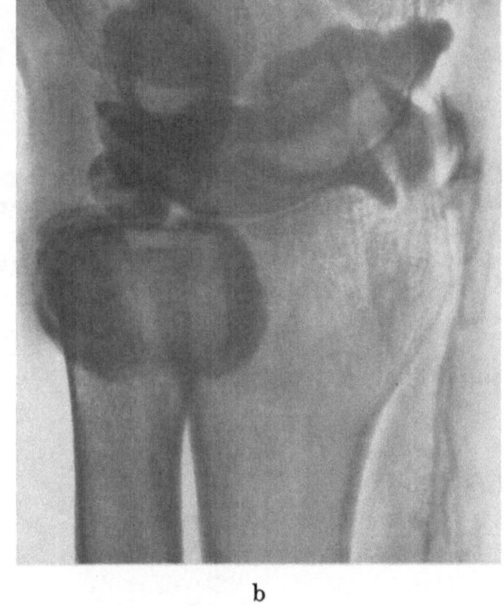

b

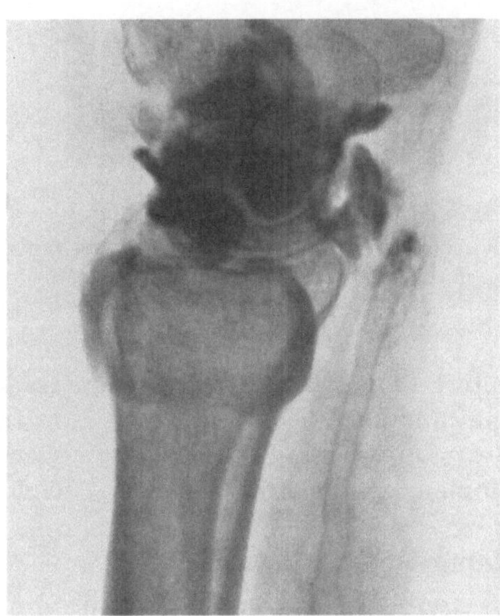

c

Abb. 39a—c. Drei Wochen alte Kahnbeinfraktur mit feiner Aufhellungslinie. a Sagittale Übersicht. b Arthrogramm in der gleichen Einstellung wie die Übersicht mit Kontrastmittelabtransport auf dem Lymphwege und Austritt des Kontrastmittels in die Weichteile. c Seitliche Aufnahme mit Auffüllung der Lymphgefäße

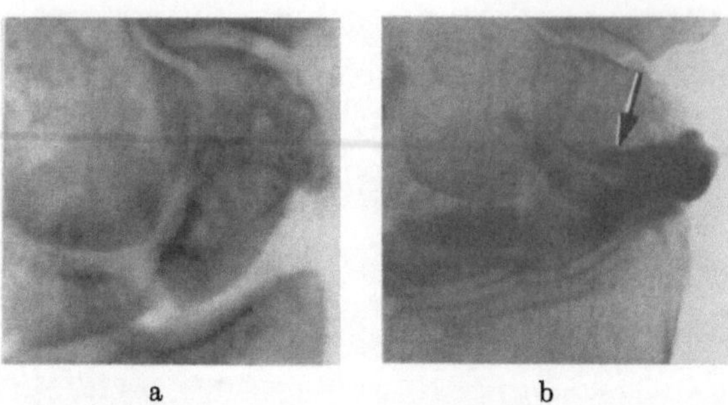

a b

Abb. 40a u. b. Kahnbeinpseudarthrose. a Leichte Verschiebung der Fragmente gegeneinander. b Arthrogramm mit Einlagerung von Kontrastmittel zwischen den Bruchstücken bis zur fibrösen Brücke (→)

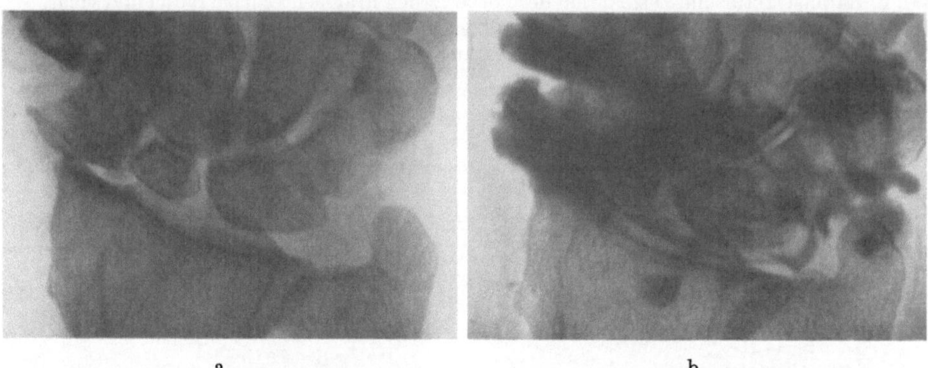

a b

Abb. 41a u. b. Ausgeprägte Kahnbeinpseudarthrose mit reaktiver Arthrose im radialen Handgelenkspalt. a Übersichtsbild. b Schrägaufnahme der Arthrographie. Die Kontrastlinien der Gelenkspalte zwischen den Karpalia reichen nicht an das Radiokarpalgelenk heran. Die Auffüllung der Handwurzelspalte muß daher im Kahnbeinbereich erfolgt sein. Diagnose: Nearthrose

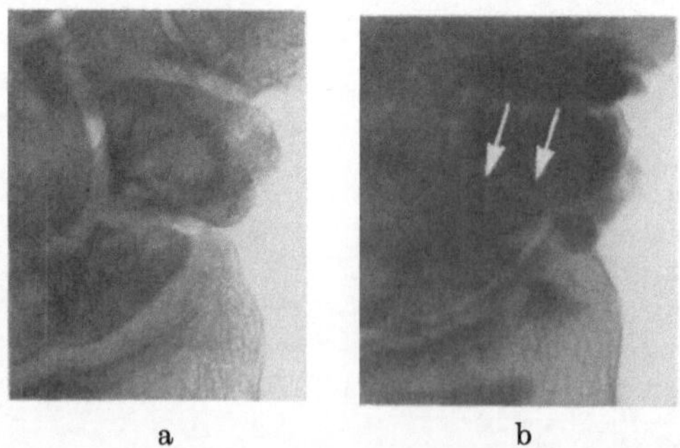

a b

Abb. 42a u. b. Kahnbeinpseudarthrose mit cystischen Veränderungen an beiden Fragmenten. a Übersichtsaufnahme. b Arthrogramm, auf dem die Kontrastlinie zwischen den Fragmenten orthograd getroffen und daher sichtbar ist (→). Die Diagnose ist durch die Operation bestätigt worden

zwischen den Karpalia über die Norm erweitert haben. Im Arthrogramm ist statt des feinen, glatt begrenzten Kontraststreifens eine plumpe Ansammlung von Kontrastmittel im klaffenden Spalt erkennbar. Durch die Gewalteinwirkung muß es gezwungenermaßen auch zu einer gleichzeitigen Kapselruptur kommen, wie sie Abb. 38a und b zeigt.

d) Frakturen der Handwurzelknochen

Isolierte Frakturen oder Absprengungen treten vornehmlich am Kahnbein, Mondbein oder Dreiecksbein auf. Dabei werden Brüche an den beiden letztgenannten Knochen nur selten beobachtet. Arthrographien bei Absprengungen am Mond- und Dreiecksbein haben unseres Wissens bisher keinerlei krankhafte Bilder des Weichteilapparates gezeigt.

Bei frischen Kahnbeinfrakturen kann es zu entzündlich-ödematösen Reaktionen am Gelenk mit Weitstellung der Gefäße und auch der Lymphspalte kommen. So ist z. B. die Darstellung der radialen tiefen Lymphabflußwege in Abb. 39a—c 3 Wochen nach Navicularefraktur zu erklären.

Zur radiologischen Unterscheidung zwischen Pseudarthrose und Nearthrose als Folge einer Kahnbeinfraktur kann die Arthrographie gelegentlich beitragen. Die fehlende Füllung der Handwurzelgelenkspalte bedeutet, daß ein Abschluß der Handwurzel gegen das Radiokarpalgelenk vorliegt. Damit ist eine Neugelenksbildung ausgeschlossen. Auch die Breite der fibrösen Verbindung zwischen den beiden Kahnbeinfragmenten kann u. U. beurteilt werden. Lagert sich Kontrastmittel zwischen die Bruchstücke, so fehlt an dieser Stelle die fibröse Brücke (Abb. 40a und b).

Ist die Handwurzel kontrastgefüllt, gestaltet sich die Beurteilung weitaus schwieriger. Die Beachtung der Verbindungsstraßen (Kahnbein-Mondbein-Straße und Mondbein-Dreiecksbein-Straße) läßt Rückschlüsse auf das Vorliegen einer Nearthrose zu. Sind die Gelenkspalte zwischen den Carpalia der proximalen Reihe nicht bis zum Radiokarpalspalt sichtbar, dann ist die Füllung über den Frakturspalt bzw. über die Nearthrose erfolgt (Abb. 41a und b). Dabei ist die Erkennung der Kontraststraße zwischen den Fragmenten nicht unbedingt erforderlich.

Bei Darstellung anderer Füllungswege ist eine Differenzierung als reiner Zufall anzusehen. Dann nämlich muß die Verbindung, die zwischen den beiden Fragmenten vom Handgelenkspalt zum Zwischenhandwurzelgelenk führt, orthrograd getroffen und weitgehend von Überlagerungen durch kontrastgefüllte Recessus frei sein (Abb. 42a und b).

13. Degenerative Veränderungen

a) Discus articularis

Degenerative Veränderungen sind wie an allen übrigen Geweben so auch am Discus articularis zumindest histologisch nachweisbar. Als Zeichen eventueller reversibler degenerativer Schäden an den Disci sind Verfettungen (herdförmige oder diffuse Fettbestäubung) und herdförmige Homogenisierung (Kernverarmung, Hyalinisierung) der dicht gepackten kollagenen Fasern, die die Hauptmasse der Organe bilden, anzusehen. Histopathologisch wird die feintropfige Verfettung als häufigste pathologische Veränderung an den Gelenkzwischenscheiben angesehen. Bei der sog. fettigen Degeneration handelt es sich um Fettstoffe, die offenbar teilweise aus den Körpersäften des Discusgewebes diffundieren. Sie sollen dabei mehr oder minder mobilisierbar sein und zu einer Strukturumwandlung keineswegs Anlaß geben müssen. Die sog. mucoide Degeneration bedingt jedoch eine Veränderung der Gewebsstruktur. Diese Erfahrungen sind vornehmlich an den Kniegelenkmeniscen gewonnen. Histologische Untersuchungen wurden von Kessler u. Silberman sowie Haage u. Cornelius durchgeführt. Dabei zeigte sich, daß die leichteren degenerativen Veränderungen mit feintropfiger Verfettung bei all den Fällen nachgewiesen wurden, die von älteren Personen stammten. Kessler u. Silberman fanden diese Gewebsumwandlungen vornehmlich in dem Bereich um die Perforationsstelle des Discus articularis an seiner dünnsten Stelle.

Arthrographisch brauchen diese Disci articulares keinerlei pathologisches Aussehen zu haben. Man beobachtet hier eher eine glatte Begrenzung der Knorpelscheibe ohne Eindringen von Kontrastmittel in das Gewebe (Abb. 43). Die typische Perforation, die sowohl von Kessler u. Silberman als auch von dem Anatomen B. Grant beschrieben wurde, ist in Abb. 12, 23 und Abb. 44a—c zu sehen. Wenngleich Abb. 44 noch zusätzlich eine mäßige Degeneration an der proximalen Discusbegrenzung zeigt, so findet sich doch hier die lochartige Verbindung zwischen dem Handgelenkspalt und dem distalen Radioulnargelenk. Man erkennt hier, daß die Knorpelscheibe an dieser Stelle auf ein Minimum

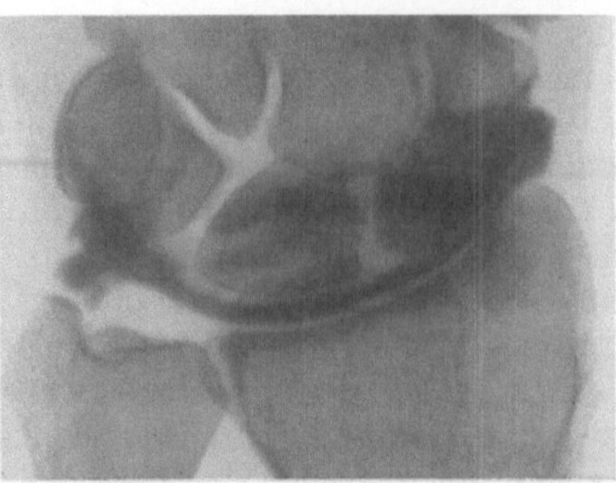

Abb. 43. Arthrogramm einer Leichenhand. Der Discus ist unauffällig. Keine Füllung des distalen Radio-ulnargelenks. Histologisch ergab sich eine herdförmige Fettbestäubung, unregelmäßig verteilte kernarme Bezirke und einzelne kernlose Bezirke, lokale Erweichungen und einzelne schmale Verflüssigungsspindeln mit örtlicher Faserdehiszenz und Spaltbildung. Aktivierung von Uferzellen bei mäßiger Sproßbildung einzelner Gefäße im kapselartigen Weichgewebe

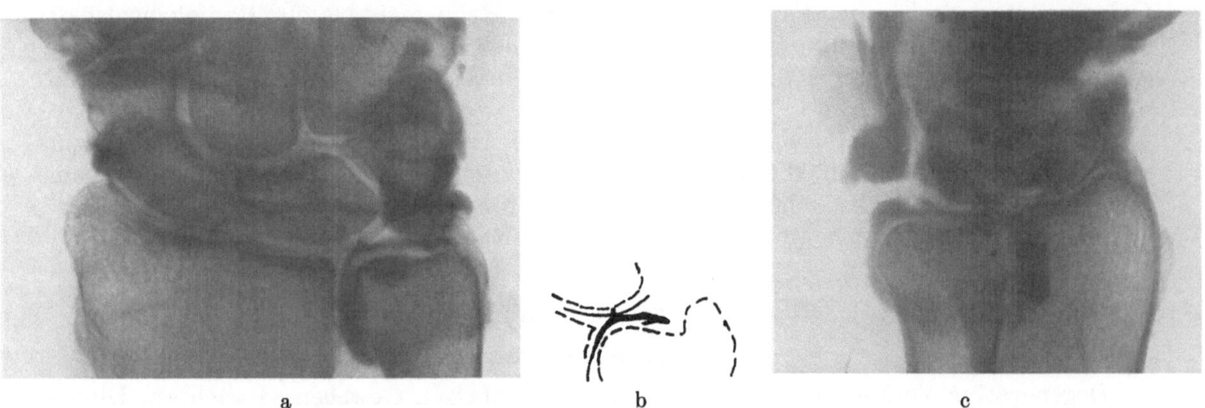

Abb. 44a—c. Breite Perforation im radialen Anteil der Dreiecksscheibe. Unregelmäßige proximale Discusbegrenzung. a Sagittale Aufnahme mit erheblicher Überlagerung des lateralen Discusanteils durch den Recessus articularis. b Skizze zu a. c Überkipptes Seitenbild mit Rißbildung im Dreiecksknorpel

verdünnt sein muß, da sich die Knorpelflächen des Ulnaköpfchens und des Os lunatum maximal einander genähert haben. Eine Verschmälerung der Knorpelschicht ist an den genannten Knochenabschnitten noch nicht nachzuweisen.

Nach den an den Menisceen gewonnenen Erfahrungen ist es wahrscheinlich, daß am Beginn der mucoiden Degeneration das kolloidale Gefüge der intracellulären und intrafibrillären Substanz den physiologischen Belastungen nicht mehr genügt. Diese Zustandsänderung bewirkt eine Art Verflüssigung der Kittmasse — Überführung des Gelzustandes in den Solzustand —, die jetzt an schleimartige Stoffe erinnert und in einschlägigen Untersuchungen mit den Ausdrücken wie feinmolekularer Zerfall, Homogenisierung, Verquellung und Verflüssigung näher charakterisiert wird. Die Folgen hiervon sind Entleimung des Fasergefüges, Faserdehiszenz, Spaltbildung, Dissoziation der Grundsubstanz und Fragmentierung der kollagenen Fasern. Außerdem kommt es zu nachweisbaren Ablagerungen von eisenpositivem Pigment, die auf vorausgehende Kreislaufstörungen, in der Regel auf Blutextravasate hindeuten. Von namhaften Untersuchern (LANG u. THURNER) wird die sog. mucoide Degeneration als die typische Form der Degeneration der Gelenkzwischenscheiben angesehen und als morphischer Ausdruck einer Gewebsermüdung schlechthin bewertet.

In solchen Fällen zeigt sich nun arthrographisch nicht nur die vorerwähnte relativ scharf begrenzte Verbindungsstraße zwischen Radiokarpalgelenk und distalem Radio-

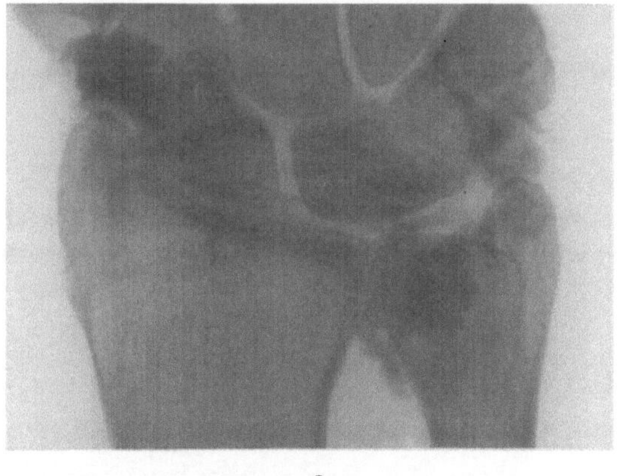

a

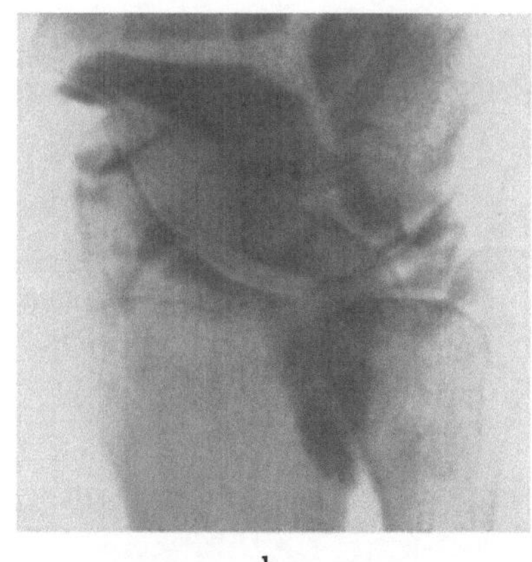

b

Abb. 45. a Massive Zerstörung des Discus radial und ulnar mit breiter Kontrastansammlung und mit Rißbildung. b Durch die Drehung ist die Ablösung vom Griffelfortsatz der Ulna deutlich erkennbar

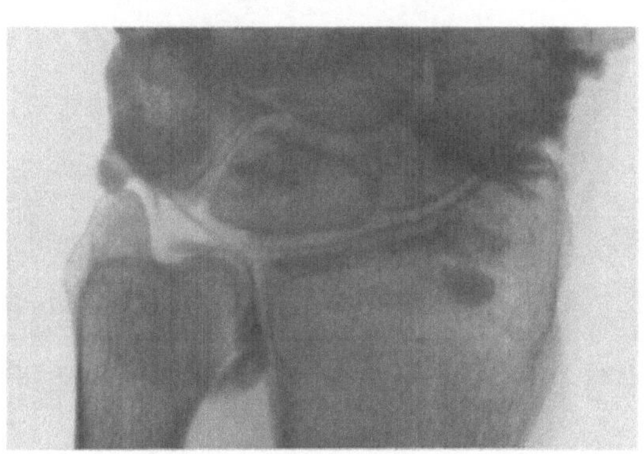

Abb. 46

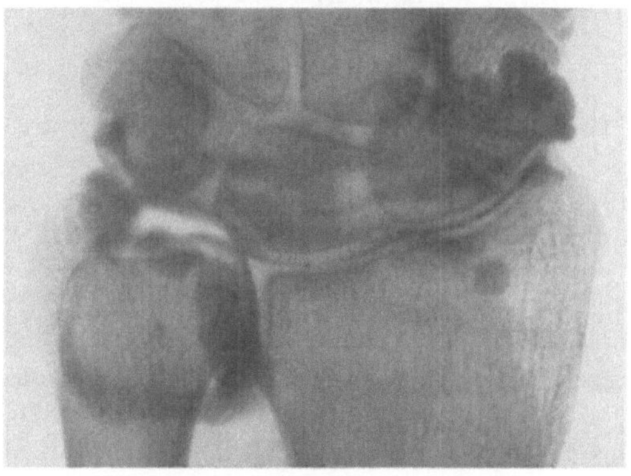

Abb. 47

Abb. 46. Normale distale Discusbegrenzung. Knorpelschicht des Mondbeines regelrecht. Beginnende Ablösung des Discus articularis vom Griffelfortsatz der Ulna. Doppelkonturierung der proximalen Grenze der Knorpelscheibe. Verschmälerter Knorpelsaum des Ulnaköpfchens

Abb. 47. Deutliche Verschmälerung der Knorpelschicht am Mondbein mit Distalverlagerung des Discus. Kleine Schrägrißbildung im Discus articularis radial. Knorpelbelag des Ellenköpfchens normal

ulnargelenk, sondern es kommt zu einem Eindringen des Kontrastmittels in den übrigen Anteil des Discus articularis an den Stellen, die durch den Gewebsuntergang eine Verbindung mit einem dieser beiden Gelenke gefunden haben. Längs-, schräg- und querverlaufende Kontrastmittellinien durchziehen dann den Discus articularis. Der Discus kann zudem zweigeteilt sein; dann findet sich eine breite Kontrastmittelverbindung zwischen den beiden Gelenken, meist mit einer unregelmäßigen Begrenzung (Abb. 45a und b). Ablösungen vom Griffelfortsatz der Ulna können gleichfalls festgestellt werden (Abb. 46).

In Fällen, in denen der Discus articularis einem erheblichen Gewebsuntergang anheim fällt, scheint eine Verdünnung der Knorpelscheibe zu resultieren, insbesondere ist der Spalt zwischen Ulnaköpfchen und proximaler Discusbegrenzung erweitert. Arthrographisch findet dies seinen Ausdruck in einer verstärkten Kontrastanfärbung dieses Spaltes, der normalerweise als feine Kontrastmittellinie imponiert. Mitunter kann es auch zu einer Aushöhlung und Unterminierung des Discus articularis kommen, die nach den arthrographischen Befunden vornehmlich an der dünnsten Stelle des Discus ihren Ausgang nimmt (Abb. 47).

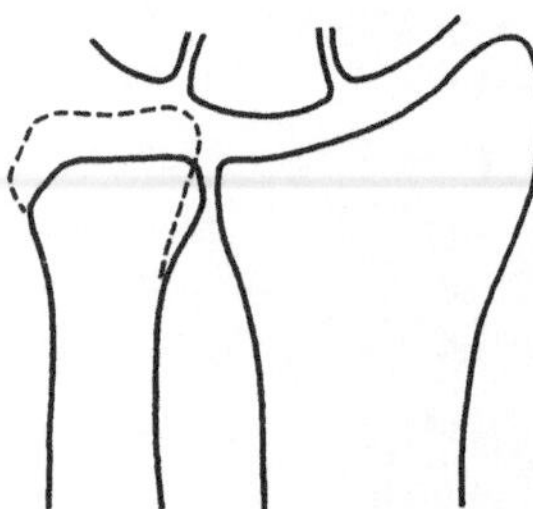

Abb. 48. Verschiebung von Ulna gegen Radius beim Andruck mit dem Preßlufthammer. Röntgenpause. (Aus LAARMANN: Der Preßluftschaden. Leipzig: G. Thieme 1944)

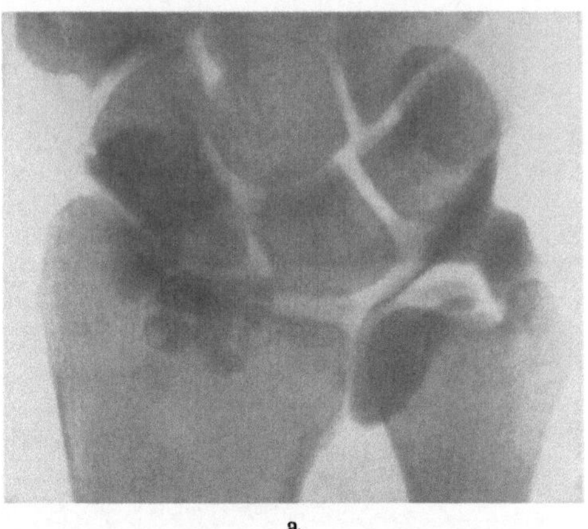

a

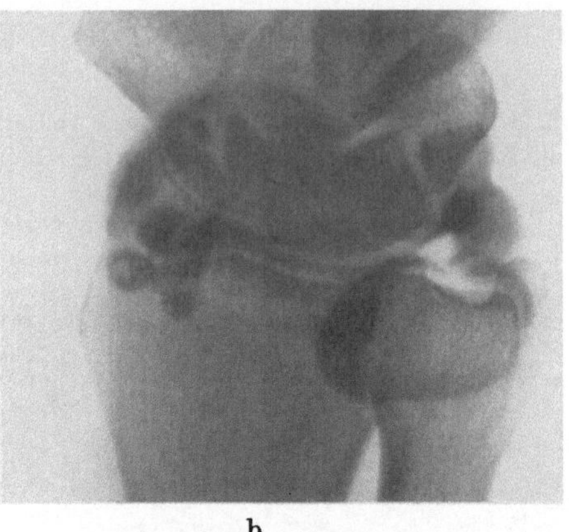

b

Abb. 49a u. b. Discusdegeneration. a Sagittales Bild mit Eindringen des Kontrastmittels in den proximalen Discusbereich. b Die Schrägaufnahme zeigt den Riß, der vom Ellenköpfchen ausgeht, sehr deutlich. Histologisch liegen hier beträchtliche systematische degenerative Veränderungen des Discus mit deutlicher proliferativer Reaktion des Mesenchyms vor. Grobfleckige Nekrosen nachweisbar

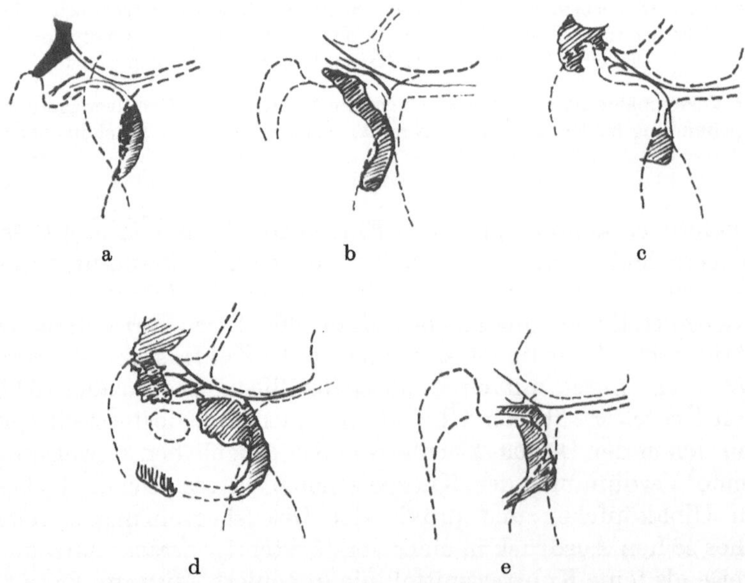

Abb. 50a—e. Skizzen verschiedener degenerativer Discusrisse. a Weit ulnar gelegener Riß mit unregelmäßigen Konturen. b Verschmälerter und eingerissener ulnarer Discusanteil. c V-förmiger Riß im ulnaren Anteil. d Multiple Rißbildungen im lateralen Discusbereich. Schmale Knorpelschicht des Os lunatum. e Winkelige Rißbildung im ulnaren Bereich

Es hat sich jedoch gezeigt, daß nicht bei allen Handgelenken, die einer schweren Belastung ausgesetzt sind, solche degenerativen Veränderungen nachgewiesen werden können. Der Verfasser hatte das Glück, seine Untersuchungen an einem großen Kollektiv von Bergarbeitern durchzuführen, bei denen sich in vielen Fällen solche Zeichen einer Degeneration des Discus articularis auffinden ließen. Die spezielle Tätigkeit des Bergmannes mit der häufigen Arbeit mit dem Preßlufthammer legte den Verdacht nahe, daß es sich um einen besonderen Mechanismus handeln muß, der zu diesen Umwandlungen an der Knorpelscheibe führt. LAARMANN hat 1944 gezeigt, daß bei der typischen Arbeit mit dem Preßlufthammer die Kraftübertragung von der Handwurzel auf die distalen Unterarmknochen in der Längsachse des Unterarmes erfolgt. Daß hierbei die Kraft vom Os lunatum übernommen wird, wird durch die Herausstellung der Lunatummalacie als typische entschädigungspflichtige Berufserkrankung unterstrichen. Dabei artikuliert das Os lunatum jedoch nicht nur mit dem distalen Radiusanteil, sondern z.T. auch mit der Ulna, wobei hier der Discus articularis als ausgleichendes Element zwischengeschaltet ist. Röntgenuntersuchungen des Handgelenks in Ruhestellung und beim Andruck des Abbauhammers ließen erkennen, daß sich durch den Andruck Radius und Ulna gegeneinander verschieben. Das Ulnaköpfchen tritt über die normale Grenze weiter nach distal heraus (Abb. 48).

Berücksichtigt man diesen Mechanismus, so kann man sich unschwer vorstellen, daß der Discus articularis, der am ulnaren Rand des Radius ansetzt, über das Ulnaköpfchen nach proximal gezogen wird. An dieser Stelle drückt nun das Os lunatum ganz erheblich gegen die faserknorpelige Scheibe. Die kurzen, ständig wiederkehrenden Stöße und Zerrungen, die bei der Preßlufthammertätigkeit auf den Discus einwirken, mögen eine Erklärung für die vorzeitige Degeneration dieser Gelenkzwischenscheibe sein (Abb. 49a und b; Abb. 50).

Der träge Stoffwechsel in den Disci articulares, der z.T. mit der relativ geringen Gefäßversorgung zusammenhängen dürfte, ist offenbar ein wesentlicher Grund für die früh einsetzenden Abnutzungserscheinungen, die gemeinhin als Entartung oder Degeneration bezeichnet werden. Hierzu ergibt sich die Frage, ob degenerative Veränderungen in jedem Falle als krankhafter Zustand zu bezeichnen sind, und ob nicht etwa noch eine gewisse „normale" Verschleißspanne zu berücksichtigen ist, der in irgendeiner Form alle Gewebe mehr oder minder unterliegen. Damit wäre aber gerade für Gelenkzwischenscheiben die Bezeichnung Degeneration hinsichtlich ihres Krankheitswertes abgeschwächt; man hat also kritisch zu prüfen, ob bradytrophe Gewebe vom Typ der Disci articulares (wie auch der Kniegelenkmeniscen) schon bei geringen degenerativen Störungen als krank bezeichnet werden können. Ausschlaggebend scheint der *Grad* und die *Art* der jeweiligen Degeneration zu sein (HAAGE u. CORNELIUS).

Nach den bisher gewonnenen Erfahrungen kann daher gesagt werden, daß arthrographisch intakt erscheinende Faserknorpelscheiben noch nicht so weit degenerativ verändert sind, daß sie ihrer Funktion nicht ausreichend nachkommen könnten. Den gleichen Standpunkt vertritt man auch bei der Beurteilung der Meniscen am Kniegelenk, die ebenfalls einer subtilen radiologischen Beurteilung zugängig sind.

b) Lunatum-Malacie

Es ist hier nicht der Ort, über Einzelheiten der Mondbeinnekrose zu sprechen. Wichtig ist aber, daß dieser Prozeß nicht allein am knöchernen Anteil des Mondbeines abläuft, sondern auch seine Knorpelschicht in Mitleidenschaft zieht. Bei der Frage des Zusammenhanges zwischen Ursache und Wirkung kann die Arthrographie u.U. klärend eingreifen. Bei der Degeneration des Knochens, die im Verlaufe einer Lunatum-Malacie stattfindet, darf man nach den Übersichtsbildern annehmen, daß insgesamt eine Verkleinerung des Mondbeines erfolgt. Wie die Arthrographie zeigt, scheint es jedoch gelegentlich zu einem Ausgleich durch Neubildung von Bindegewebe zu kommen, da in praktisch allen Fällen die radiale und ulnare Begrenzung des Os lunatum an den Artikulationsflächen zum

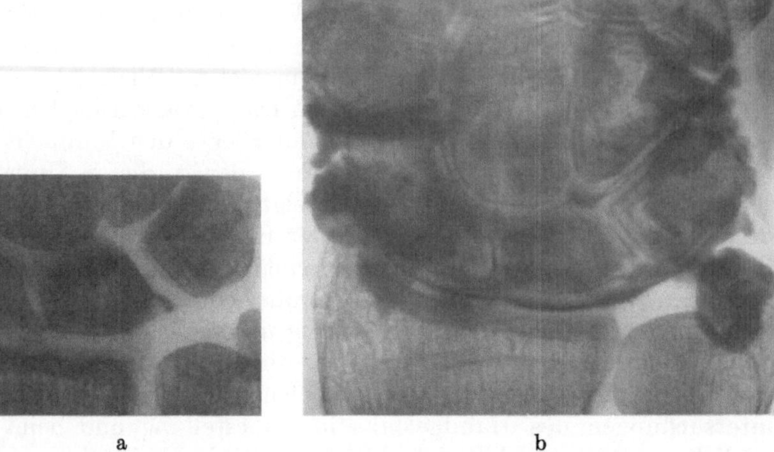

Abb. 51. a Übersichtsbild bei Lunatum-Malacie mit mäßiger Deformierung und Entkalkung des Mondbeines ulnar. b Die Kontrastfüllung zeigt einen leicht verbreiterten Radiokarpalspalt, jedoch einen zarten Kontrastsaum zwischen Mond- und Dreieckbein

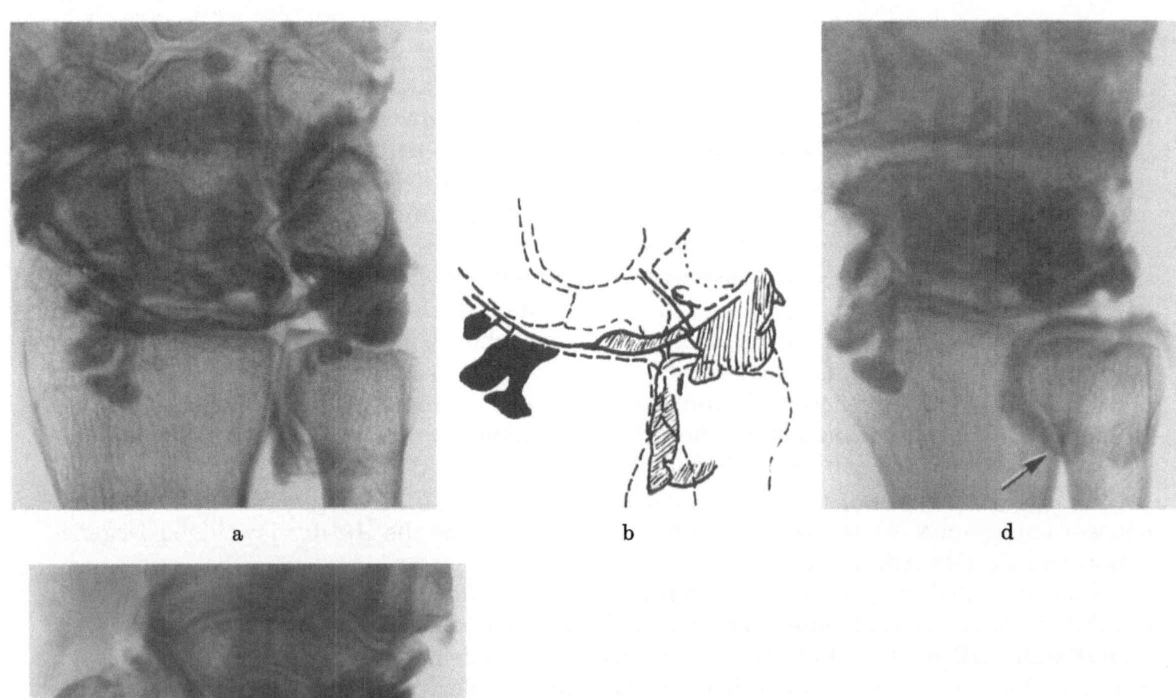

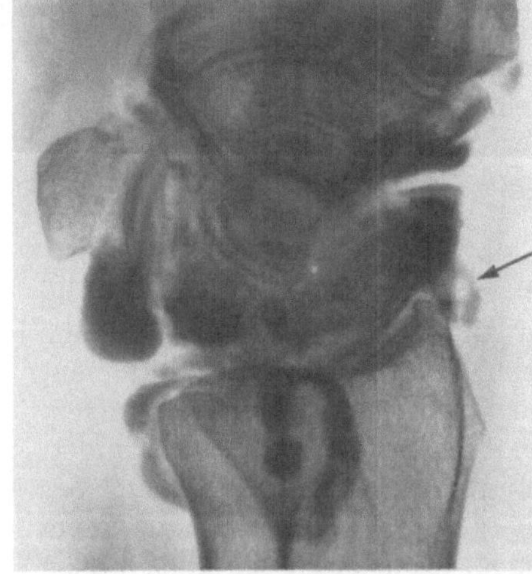

Abb. 52a—d. Lunatum-Malacie mit freien Körpern (?) in den Recessus. a Sagittalbild. Alle Gelenke dargestellt. Mäßiger Knorpelschwund am Os lunatum proximal. Breite, aber nicht sicher pathologische Verbindung zum Recessus sacciformis. Man beachte die Kontrastlinien um das knöchern verkleinerte Lunatum. b Skizze zu a. c Überkipptes Seitenbild: Aussparung im Recessus dorsalis durch einen freien Körper. Weitere Füllungsdefekte im Recessus sacciformis. Chondromatose? d Schrägaufnahme, die gleichfalls die Defekte in der Kontrastfüllung des Blindsackes erkennen läßt (→)

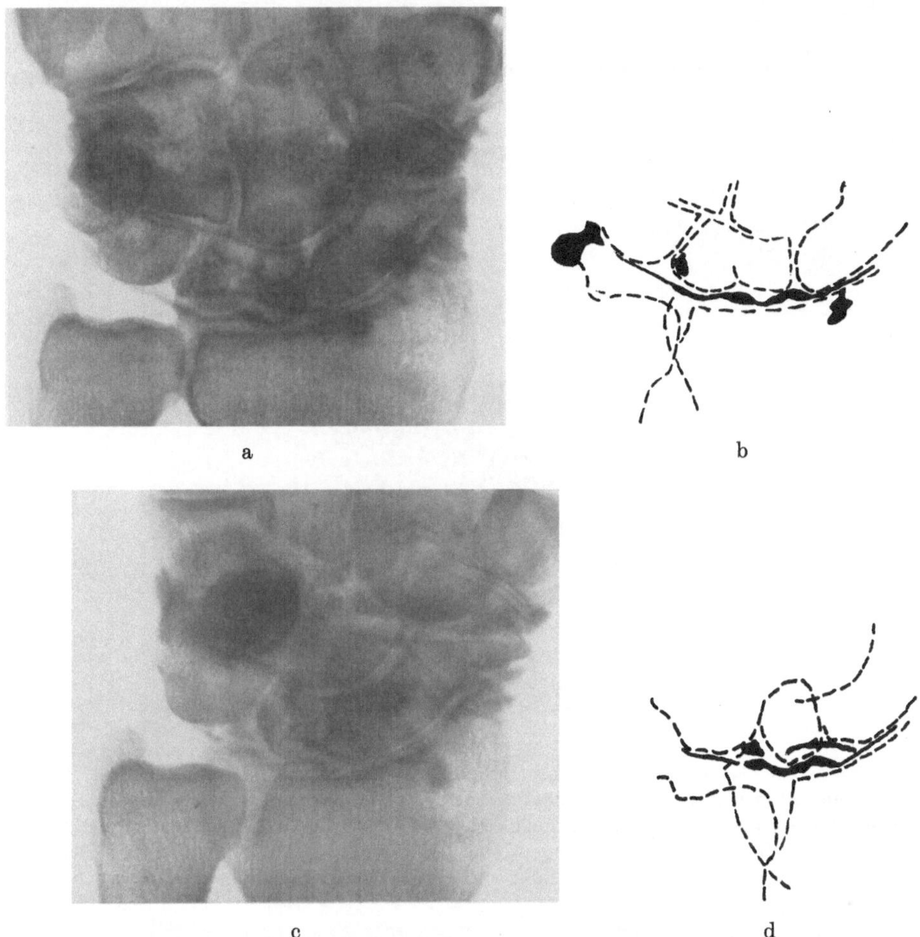

Abb. 53a—d. Weitgehend ausgeheilte Lunatum-Malacie ohne Discusveränderungen. a Die Zerstörung der Knorpelschicht mit Einbrüchen in das Os lunatum wird durch knotige Kontrastmassen erkennbar, die am proximalen Mondbeinrand liegen. b Skizze zu a. c Die Schrägaufnahme zeigt einen freien Raum zwischen Mond- und Dreieckbein, der von Kontrastmittel ausgefüllt ist. Das Mondbein ist an dieser Stelle deutlich zusammengesintert. d Skizze zu c

Kahnbein und Dreieckbein glatt begrenzt erscheinen (Abb. 51a und b; Abb. 54). Hingegen ist an der proximalen Begrenzung durch den destruierenden Prozeß die Knorpelschicht meistens geschädigt. Dies ist besonders im Hinblick auf die Druckübertragung zum distalen Unterarm als verständlich anzusehen (Abb. 52a—d, 53a—d).

In Fällen von Lunatum-Malacie, die als Folge von Preßluftarbeit bei Bergleuten zu finden ist, beobachtet man auch regressive Veränderungen am Discus articularis mit Teilzerstörung dieser Knorpelscheibe und Auffüllung des distalen Radio-ulnargelenks mit Kontrastmittel. Da nach Ansicht von Laarmann das Lunatum in einer Kraftachse liegt, die sich im Discus articularis und den distalen Unterarmknochen fortsetzt, kann sowohl das Os lunatum als auch der Discus articularis der locus minoris resistentiae sein. Es ist jedoch ohne weiteres denkbar, daß beide Komponenten den Anforderungen nicht genügen — es kommt zur Lunatum-Malacie und wohl auch gleichzeitig zu einer erheblichen Degeneration des Discus articularis (Abb. 54a—c).

Interessant in diesem Zusammenhange ist das Auftreten freier Gelenkkörper als Folge der Lunatum-Malacie. Aufgrund der Übersichtsbilder muß angenommen werden, daß es sich hier um Sequestrierung und Abstoßung von Knochen- oder Knorpelelementen des

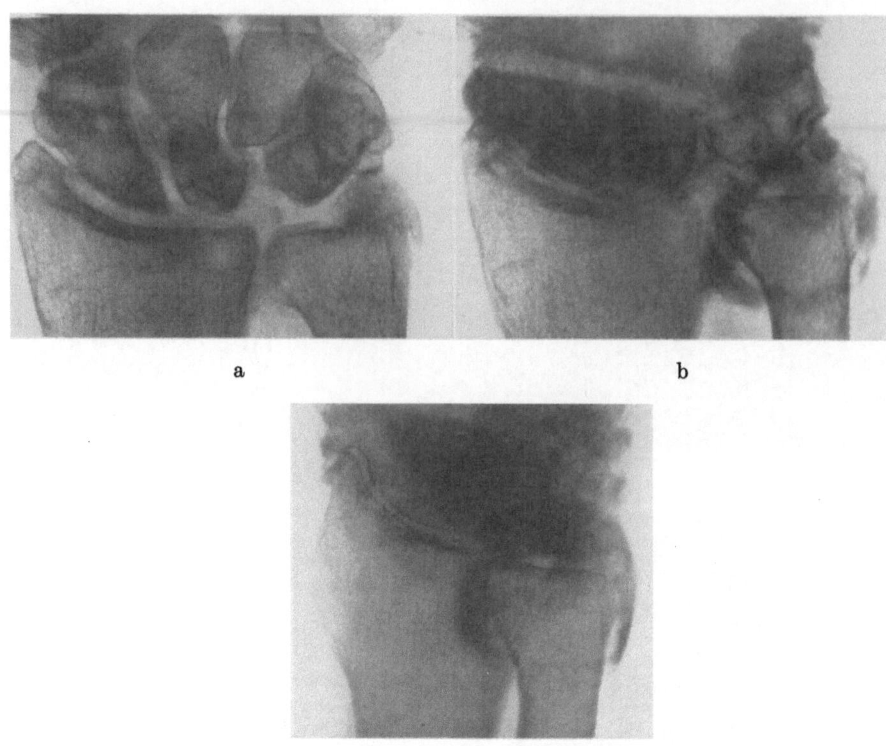

Abb. 54a—c. Ausgeprägte Lunatum-Malacie mit erheblicher Zerstörung des Mondbeines. a Übersichtsaufnahme. b Sagittales Arthrogramm. Unregelmäßige Kontrastansammlung zwischen Mond- und Dreieckbein. Der Discus articularis ist nicht beurteilbar. Unregelmäßige Füllung des Recessus sacciformis mit Kontrastaussparungen. c Schräge (Kahnbein-)Einstellung: Keine Beurteilung der Mondbein- oder Discusverhältnisse möglich. Auffüllung einer ulnar und dorsal situierten Sehnenscheide

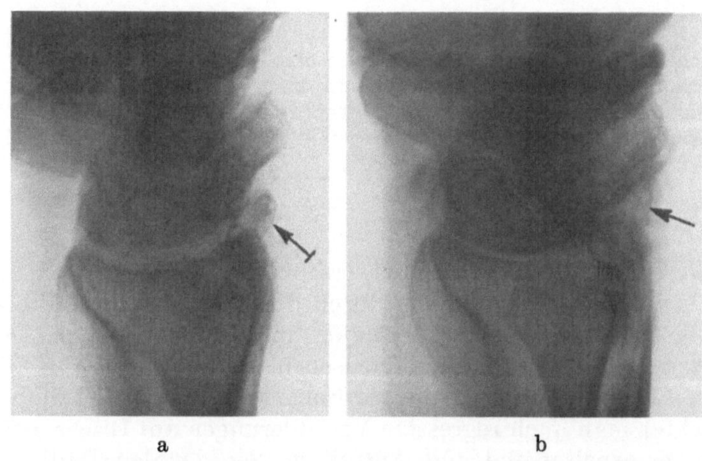

Abb. 55a u. b. Freie Knochenelemente bei Lunatum-Malacie. a Seitliche Übersichtsaufnahme: zwischen Radius und Mondbein fügt sich dorsal ein linsengroßer Knochenkörper ein. Distal davon 2 weitere kleine Knöchelchen. b Seitliches Arthrogramm: der große freie Körper liegt außerhalb des durch die Kontrastlinien angezeigten Gelenkraumes (→)

Mondbeines handelt. Es wäre ohne weiteres möglich, daß diese freien Elemente aus dem normalen Knochenverband herausgelöst werden (Abb. 55a und b; Abb. 56a und b).

Wie die Arthrographie jedoch eindeutig zu zeigen in der Lage ist, liegen diese knöchernen Elemente teilweise außerhalb der Gelenkkapsel, so daß es in diesem Fall offen bleiben

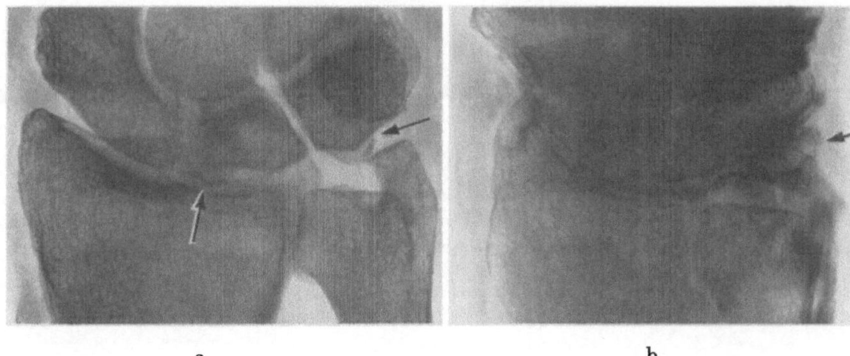

Abb. 56a u. b. Gleicher Fall wie in Abb. 55. Das dorsal gelegene freie Element (→) im Sagittalbild (a) wiederum zu sehen. In Höhe des Griffelfortsatzes der Ulna liegt ein weiteres Knöchelchen (→), das auf dem Kontrastbild in Kahnbeineinstellung von einem zarten Kontrastmittelsaum umgeben ist. Intraartikuläre Lage. Füllung einer pathologisch veränderten ulnaren Sehnenscheide

muß, ob es sich tatsächlich um freie Körper handelt, die vom Os lunatum stammen, oder ob diese freien Körper nicht als Antwort auf eine Reizung des umgebenden Gewebes (Sehnenverkalkung ?) anzusehen sind. Eine endgültige Antwort ist aufgrund der Arthrographie zur Zeit nicht möglich.

14. Entzündliche Veränderungen

Frische entzündliche Gelenkprozesse werden klinisch diagnostiziert. Röntgenologisch zeigen sich an den knöchernen Gelenkabschnitten noch keine Veränderungen. Kommt es zu einer Gelenkschwellung mit Verdacht auf Ergußbildung, so kann eine Punktion auch am Handgelenk indiziert sein. In solchen Fällen läßt sich unter strengster Beachtung der

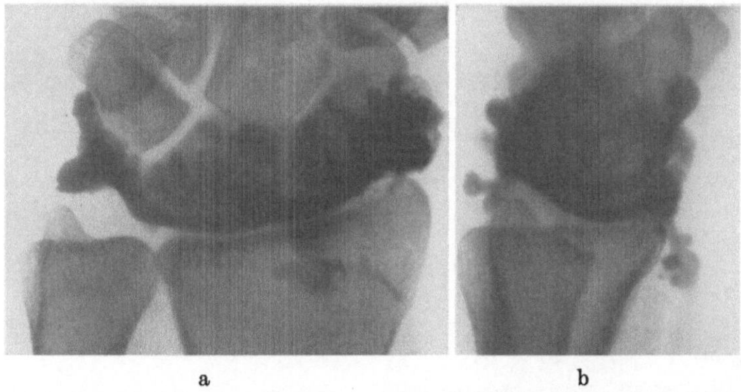

Abb. 57a u. b. Gelenkerguß mit weitgestelltem Radiokarpalspalt. Glatte Konturen, fragliche mäßige Knorpelverminderung. Klinisch Entzündung ohne faßbare Ursache. Arthrographisch keine Klärung möglich

Sterilität eine Kontrastfüllung anschließen, da die intraartikuläre Lage der Nadelspitze durch die Aspiration der Gelenkflüssigkeit gewährleistet ist. Unklare, chronisch-rezidivierende Schwellungen über dem Radiokarpalgelenk ohne röntgenologisch nachweisbare Veränderungen, wie solche mit Zeichen einer Entkalkung oder subchondraler Cystenbildung, sind gleichfalls eine Indikation zur Arthrographie.

Bei Ergüssen im Bereich des Radiokarpalgelenks sieht man arthrographisch vielfach eine Verbreiterung des Gelenkspaltes, die durch einen breiteren Kontrastmittelsaum charakterisiert ist. Weitere auffällige Veränderungen brauchen nicht vorzuliegen. Die Abb. 57a und b stammt von einem 19jährigen Mann, bei dem ohne ersichtliche Ursache seit einigen Wochen eine Schwellung über dem linken Handgelenk bemerkt wurde. Es lag

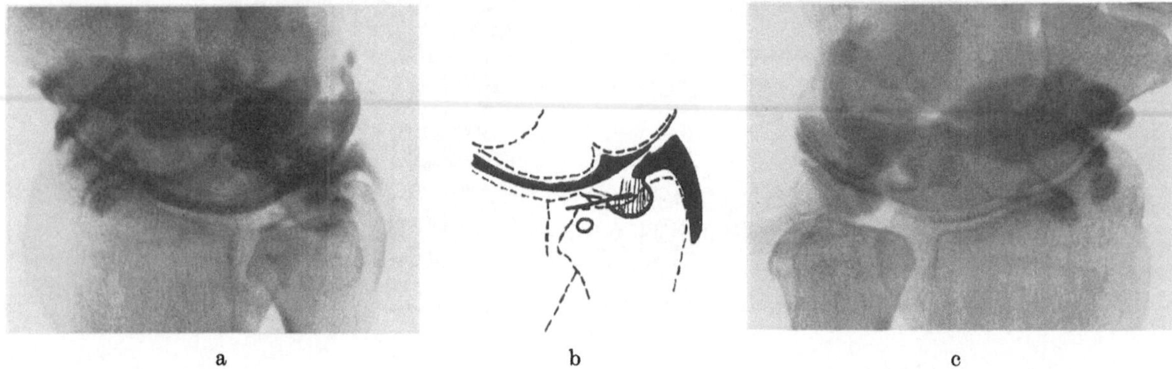

a b c

Abb. 58a—c. Gelenkerguß der rechten Hand bei Discusläsion. a Verbreiterter Radiokarpalspalt. Schrägrisse im Discus articularis ohne Auffüllung des distalen Radio-ulnargelenks. Großer, atypisch nach dorsal ziehender Recessus ulnaris. Arthrose im Radio-ulnargelenk und subchondrale Cysten im Ulnaköpfchen. b Skizze zu a mit den Discusrissen. c Vergleichsaufnahme der linken Hand ohne pathologische Veränderungen im Arthrogramm

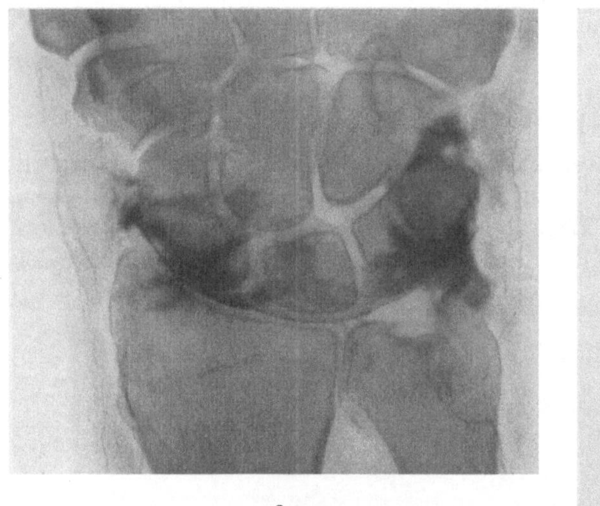

a

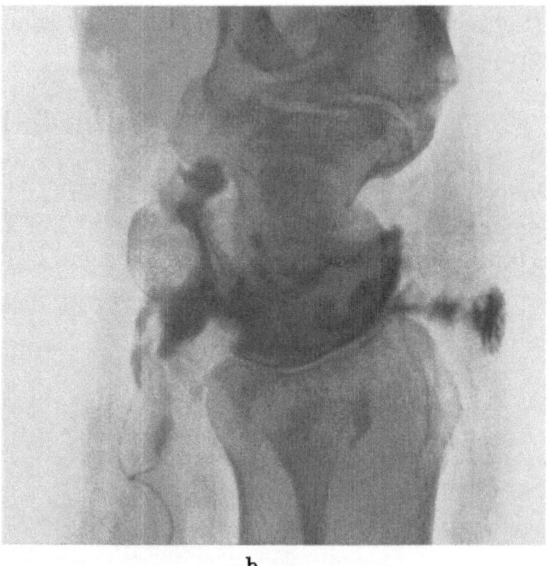

b

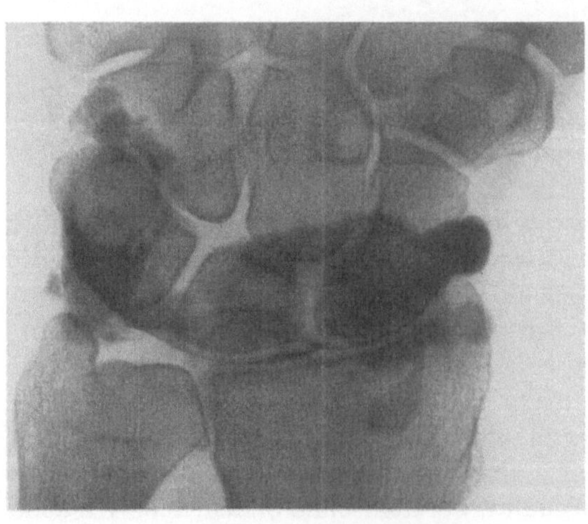

c

Abb. 59a—c. Handgelenksentzündung rechts ohne Erguß, aber mit deutlichem Ödem, beginnender Osteoporose und subchondraler Cystenbildung. a Sagittalbild: Der Radiokarpalspalt ist zart und nicht verbreitert. Die Recessus volares und der ulnare Recessus wie auch die Bursae des Erbsenbeingelenks sind unscharf begrenzt. Feinste, z. T. gewundene Kontrastlinien laufen radial und ulnar sowohl in proximaler als auch in distaler Richtung. b Überkippte Seitenaufnahme: die unscharfe Begrenznug der Bursa des Erbsenbeingelenks kommt anschaulich zur Darstellung; die feinen Kontraststreifen sind als Lymphgefäße anzusprechen, die sich auch von dem Kontrastmittel im Stichkanal im Handrücken auffüllen. c Sagittales Vergleichsbild der linken Hand mit normalem Befund; zarte Begrenzung der Recessus

eine schmerzhafte Bewegungseinschränkung vor. Die Übersichtsaufnahmen zeigten keinerlei verdächtige Knochenveränderungen. Bei der Punktion fand sich ein Erguß von etwa 10—12 ml seröser, klarer und nicht fadenziehender Flüssigkeit, die bei weiteren Laboruntersuchungen keinen Hinweis auf die Art der Erkrankung ergab. Es zeigte sich ein deutlich verbreiterter Handgelenkspalt mit glatter Begrenzung. Die vom Radiokarpalspalt ausgehenden Recessus waren zart und wohlgeformt. Man hatte jedoch den Eindruck, daß die Knorpelschicht inbesondere an der proximalen Handwurzelreihe etwas verschmälert war.

Erguß ohne entzündliche oder mit nur geringen inflammatorischen Veränderungen kann auch durch einen degenerierten Discus articularis entstehen. Abb. 58a und b zeigt eine mäßige Verbreiterung des Gelenkspaltes und die proximale Begrenzung des Discus articularis sowie 2 feine Kontrastlinien, die spitzwinkelig vom Ulnaköpfchen zum Os lunatum ziehen. Die Vergleichsaufnahme der anderen Hand zeigt eine normale Weite des Gelenkspaltes und keine pathologischen Veränderungen am Discus articularis, obgleich hier bei Zustand nach Fraktur mit großem deformiertem und isoliertem Griffelfortsatz der Ulna pathologische Reaktionen erwartet werden konnten (Abb. 58c).

Entzündliche Veränderungen müssen jedoch nicht immer zu einem Erguß mit Verbreiterung des Handgelenkspaltes führen. Sie können sich bemerkbar machen durch unscharfe Begrenzung und inhomogene Füllung der Handgelenksrecessus. Wahrscheinlich als Folge einer Weitstellung der Gefäße im entzündeten Bereich sind die in Abb. 59 dargestellten feinen Kontrastmittellinien zu deuten, die feinsten Lymphabflußwegen entsprechen. Die Bilder stammen von einem 62jährigen Mann, der seit 3 Wochen ohne ersichtlichen Grund eine teigige Schwellung des distalen Unterarmes und des Handrückens aufwies. Die Leeraufnahme zeigte schon kleinere subchondrale cystische Aufhellungen sowie eine mäßige diffuse Entkalkung der abgebildeten Knochen. Im Arthrogramm war neben einer Discusdegeneration eine starke Anfärbung von Lymphwegen zu sehen. Eine übermäßige Kontrastmittelinjektion ist in diesem Falle als ausgeschlossen anzusehen. Die Vergleichsuntersuchung der anderen Hand läßt völlig normale Verhältnisse erkennen, obwohl hier wesentlich mehr Kontrastmittel injiziert wurde (Abb. 59a—c).

15. Accessoria — freie Körper — Osteochondromatose

Die Frage, ob sog. freie Körper im Bereich der Handwurzel und des Handgelenks tatsächlich vorkommen, ist nur dann mit einiger Sicherheit zu beantworten, wenn eine Arthrographie und/oder eine operative Inspektion durchgeführt wird. Freie Körper können innerhalb des Gelenks ihre Lage wechseln, soweit ihre Größe und die Weite des Gelenkraumes dies erlaubt, während im Gegensatz hierzu die Accessoria an definierter Stelle liegen und ihre Position nicht ändern.

Die Frage, was ein Accessorium überhaupt ist, hat Trolle versucht in einer Definition niederzulegen. Es soll daher wörtlich zitiert werden: „Accessory bones are all inconstant, independent, well-defined bones — in an otherwise normally developed extremity (foot)— the existence of which is not due to a recent minor fracture or other definitely pathological condition, no matter wether these bones bear no, or less or more intimate relationship to the constant bones or entirely replace them because of a division of the latter into several segments."

Er betont ausdrücklich, daß es eine sehr umfassende Definition sei, die er nach seinen Untersuchungen aber nicht anders ausdrücken könne.

Im Bereich der Handwurzel sind eine erhebliche Zahl akzessorischer inkonstanter Knochenelemente beschrieben. Eine Beurteilung aller in Frage kommender akzessorischer Knochen ist in diesem Rahmen nicht möglich. Einige wenige, bei denen auch eine arthrographische Beurteilung erfolgte, sollen jedoch hier erwähnt werden.

Os radiale externum. Dieses Knochenelement ist nicht immer von einer kleinen traumatischen Absprengung des Kahnbeines zu differenzieren (Pfitzner; de Cuveland;

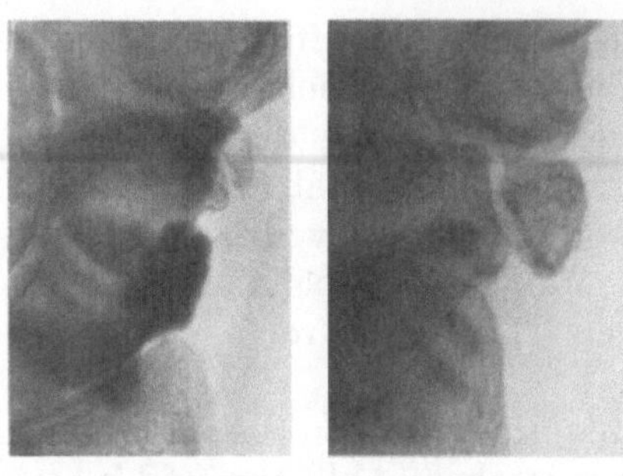

Abb. 60 Abb. 61

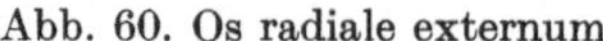

Abb. 60. Os radiale externum

Abb. 61. Großes Os radiale externum, von Cysten durchsetzt

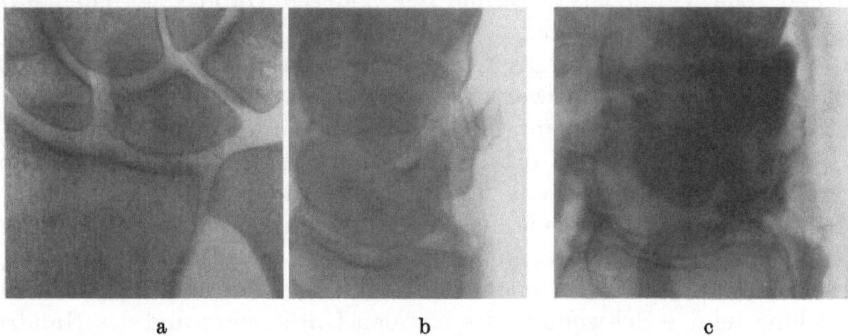

a b c

Abb. 62a—c. Os epilunatum im sagittalen (a) und seitlichen Strahlengang (b). c Im seitlichen Arthrogramm erkennt man den Knochenkörper außerhalb der das Gelenk abgrenzenden Kontrastansammlungen

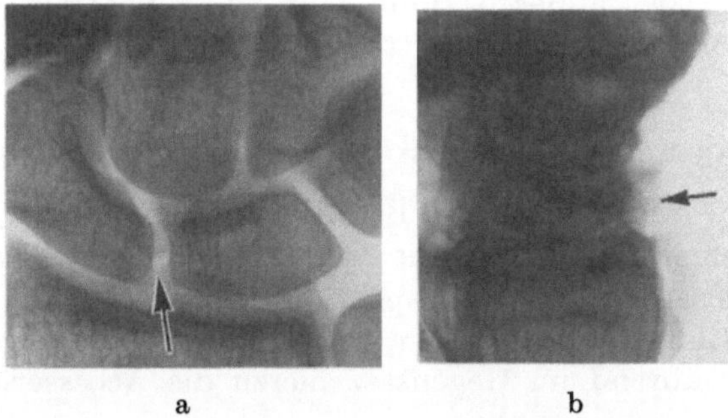

a b

Abb. 63a u. b. Sagittales Bild (a) mit kleinem Os epilunatum (→) zwischen Kahnbein und Mondbein. Im Arthrogramm (b) findet sich das Accessorium außerhalb des Gelenks

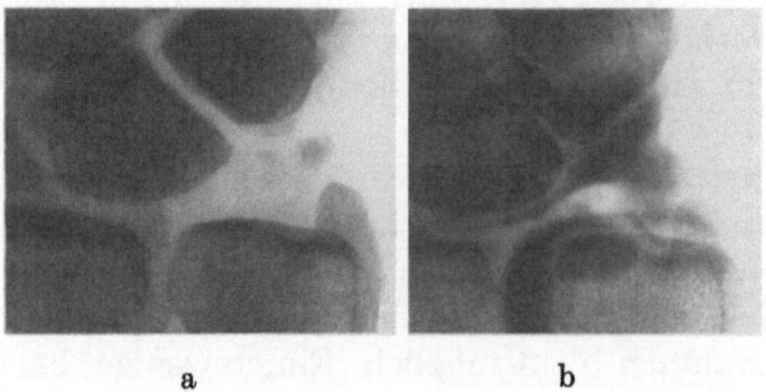

a b

Abb. 64a u. b. Die Leeraufnahme (a) zeigt 3 Verkalkungen mit Knochenstruktur, die zwischen Handwurzel und Griffelfortsatz der Elle gelegen sind. Ossa triangularia? b Das Arthrogramm läßt diese Knöchelchen im Recessus ulnaris erkennen. Osteochondromatose?

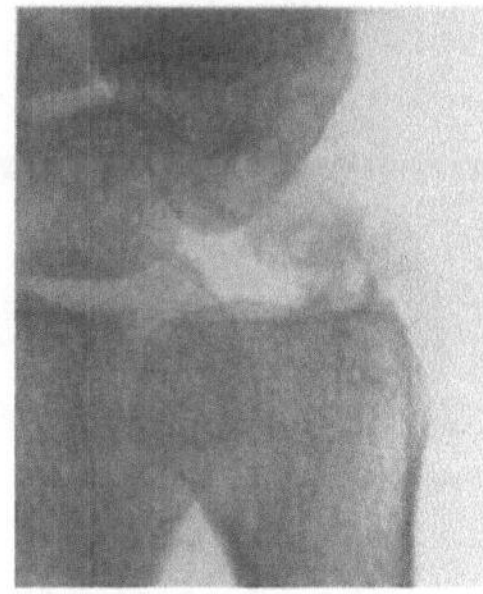

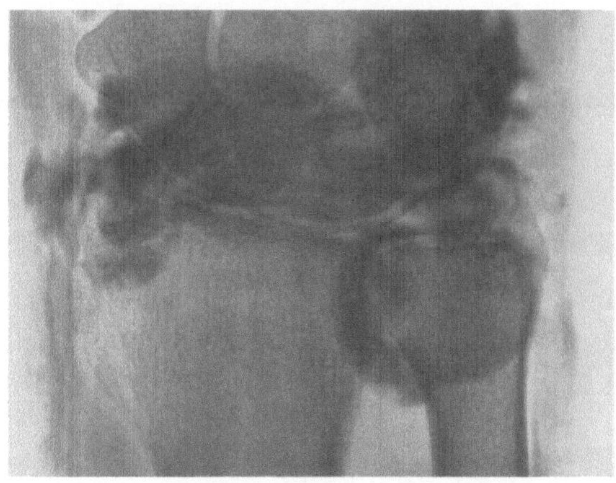

a b

Abb. 65. a Die Übersichtsaufnahme zeigt einen erbsgroßen knochenstrukturierten Körper mit kleinen Cysten zwischen dem cystisch veränderten Os triquetrum und dem Proc. styloideus ulnae. Os triangulare? b Arthrogramm mit entzündlichen Komponenten, Lymphabfluß radial und ulnarer Sehnenscheidenfüllung. Das freie Element ist von Kontrastmittel umflossen und liegt im Recessus ulnaris

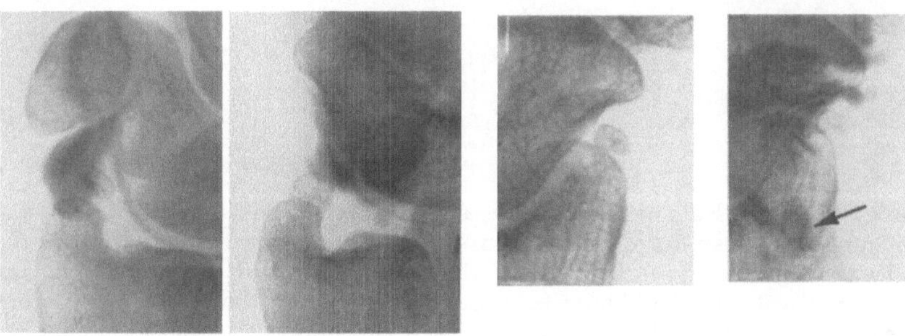

Abb. 66a u. b Abb. 67a u. b

Abb. 66a u. b. Arthrogramm in verschiedenen Drehstellungen, die die abgerissene Griffelfortsatzspitze deutlich außerhalb des Recessus ulnaris erkennen läßt

Abb. 67a u. b. Isolierte Kernanlage (alte Absprengung?) des Proc. styloideus radii. a Schrägaufnahme. b Arthrogramm in gleicher Position. Das Knochenelement liegt außerhalb des Gelenks. Rundliche Aufhellung im Recessus volaris (→). Gelenkchondromatose?

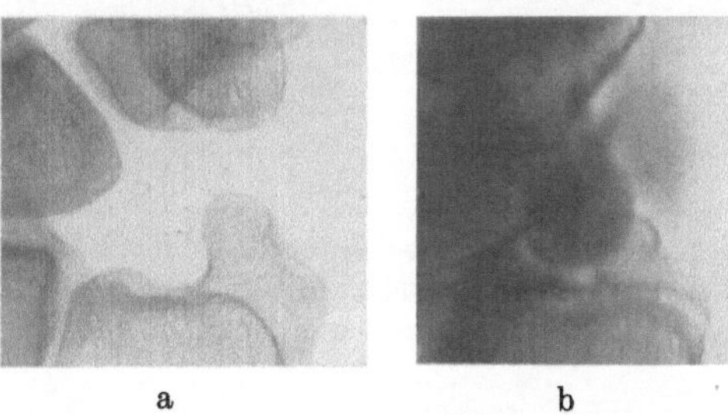

a b

Abb. 68. a Stecknadelspitzgroße Verkalkung zwischen dem Ellengriffel und dem Dreieckbein. b Schrägaufnahme nach Kontrastfüllung. Die Verkalkung liegt eindeutig in den Weichteilen extraartikulär

HEIMSOTH; ZIMMER) (Abb. 60). Die Arthrographie zeigt bei Vorliegen des kleinen, radial an typischer Stelle liegenden, annähernd dreieckigen Knöchelchens, daß es eindeutig außerhalb des Radiokarpalspaltes als auch extracapsulär gelegen ist. Ein weiteres großes Knochenelement, das z.T. unregelmäßig begrenzt ist und arthrotisch verändert aussieht,

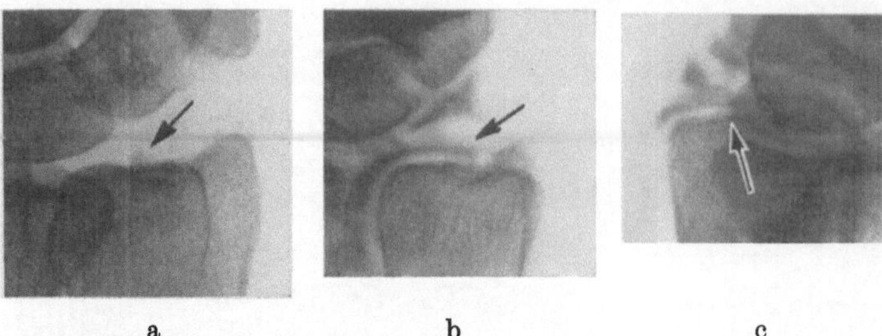

Abb. 69. a Kleine Knochenleiste — oder freier Körper — in Anlehnung an das Ulnaköpfchen. b Schrägeinstellung nach Kontrastfüllung. Der Knochenhöcker liegt im Niveau der Knorpelschicht des Ellenköpfchens. c Auch die überkippte Seitenaufnahme läßt die gleiche Lokalisation erkennen

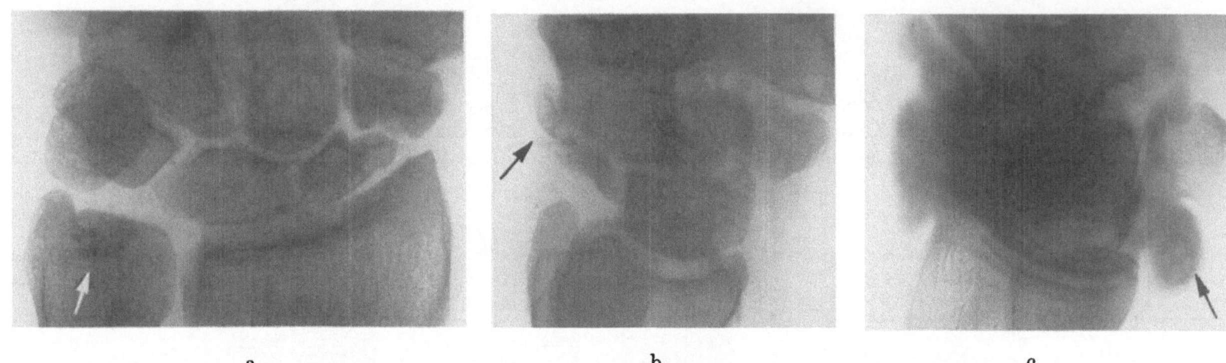

Abb. 70a—c. Freie Körper bei Kahnbeinpseudarthrose. a Sagittalbild mit unregelmäßig cystisch veränderter erbsgroßer Verkalkung im Niveau des Ellenköpfchens (→). b Seitenbild mit freien Körpern dorsal der Handwurzel in Höhe des Os capitatum (↦). Cystische Veränderungen des Multangulum majus, des Os capitatum und der Navicularefragmente. c Überkipptes seitliches Arthrogramm: die ulnare Verkalkung liegt in einer großen proximalen Bursa des Erbsenbeingelenks (→), die kleinen dorsalen Elemente finden sich im schlaffen Kapselsack distal des Lig. arcuale dorsale

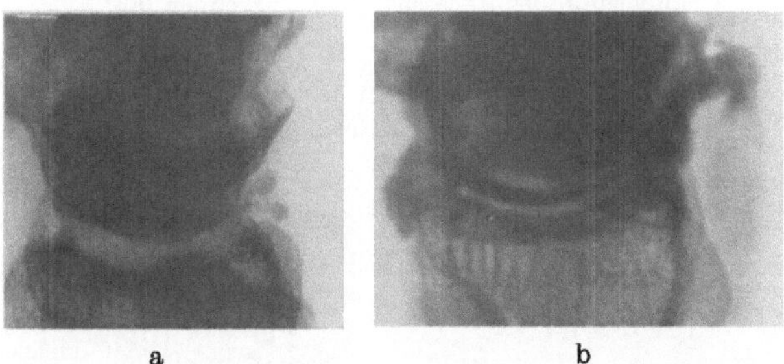

Abb. 71a u. b. Kleine dorsal gelegene freie Körper bei Lunatum-Malacie (s. auch Abb. 51). a Seitliche Übersicht mit kleinen feinen verkalkten Ausläufern von den Verkalkungen nach volar. b Seitliches Arthrogramm: die Elemente werden von Kontrastmittel umflossen und liegen somit innerhalb des Gelenks

demonstriert Abb. 61. Auch hier läßt die Arthrographie einen sicheren Zusammenhang mit der Gelenkkapsel nicht erkennen.

Os epilunatum. Dieses Knochenelement liegt dorsal an den Handwurzelknochen etwa in Höhe der Gelenkverbindung zwischen Os naviculare und Os lunatum (Abb. 62a und b). Bei der Arthrographie hat sich neben dem Handgelenkspalt glücklicherweise auch die gesamte Handwurzel mit angefärbt, so daß auch die dorsalen Kapselverhältnisse relativ gut studiert werden können. Wie die seitliche Aufnahme eindeutig erkennen läßt, liegt dieses Knochenelement außerhalb des Gelenkverbandes bzw. außerhalb der Kapsel. Es ist lediglich an seiner volaren Seite von Kontrastmittel umflossen (Abb. 62c und 63b).

Ossa triangularia. Bei diesen Knochenelementen handelt es sich um singulär oder multipel auftretende kleinere Knochenelemente, die sich zwischen Os triquetrum und das Ulnaköpfchen bzw. den Griffelfortsatz der Ulna einfügen. Eine sichere Zuordnung dieser Knöchelchen war bisher nicht möglich gewesen. KÖHLER-ZIMMER schreibt, daß das Os triangulare in den meisten Fällen traumatischer Genese sei. PFITZNER hat es jedoch beschrieben, und RIVA (1949) hat dieses Element gleich doppelseitig gefunden, ohne daß ein Trauma in der Anamnese bekannt gewesen wäre. — Eine Verkalkung im Discus articularis wird von ZIMMER differentialdiagnostisch erwähnt.

Solche Knochenelemente finden wir in Abb. 64a. Die Kontrastdarstellung des Handgelenks zeigt nunmehr eindeutig, daß diese 3 knochenstrukturierten, relativ scharf abgesetzten Verkalkungen innerhalb des Recessus ulnaris des Handgelenks liegen, womit sie in den volaren Abschnitt zu lokalisieren sind. Es kann sich somit nur um freie Gelenkkörper handeln, die einerseits im Recessus ulnaris entstanden sind, andererseits sich dorthin verlagert haben können (Abb. 64a und b.)

Ein weiterer fraglicher freier Körper im Recessus ulnaris wird durch Abb. 65a und b demonstriert. Hier handelt es sich um ein fast linsengroßes, knochenstrukturiertes, scharf begrenztes Gebilde, das sich zwischen Proc. styloideus ulnae und Os triquetrum projiziert. Beide angrenzenden Knochenabschnitte lassen cystisch-degenerative Veränderungen erkennen.

Im Arthrogramm wird dieses Knochenelement eindeutig von Kontrastmittel umgeben und liegt im Recessus ulnaris des Handgelenks. Des weiteren sind die volaren Handgelenksrecessus unförmig und man erkennt in ihnen eine Anzahl kleinerer Aufhellungen. Da auf der Übersichtsaufnahme knöcherne Elemente in diesem Bereich nicht zu differenzieren sind, dürfte es sich um noch nicht verkalkte freie Gelenkkörper handeln, wie sie bei der Chondromatose der Gelenke beschrieben werden (Abb. 65b). Zudem sieht man eine Ableitung des Kontrastmittels in feinen streifigen Linien radial, den tiefen radialen Lymphbahnen. Eine ulnare Sehnenscheide hat sich aufgefüllt.

Ein typischer Abriß des Griffelfortsatzes der Elle soll hier differentialdiagnostisch eingefügt werden (Abb. 66a und b). Durch das Arthrogramm läßt sich eindeutig entscheiden, daß dieses abgesprengte und inzwischen wohlgeformte Knochenstück außerhalb des Gelenkbereiches zu liegen kommt. Eine Beziehung zum Recessus ulnaris besteht mit Sicherheit nicht.

Um eine isolierte Kernanlage des Processus styloideus radii handelt es sich in Abb. 67a und b. Differentialdiagnostisch ist jedoch eine alte, traumatisch bedingte Isolierung des Griffelfortsatzes zu diskutieren. Bei der Arthrographie wird dieses Gebilde ulnar und proximal von Kontrastmittel umspült, die Recessus volares und die Handgelenkkapsel trennen es vom Handgelenkverband. Weitere kleinere, auf der Übersichtsaufnahme z.T. erkennbare Accessoria (?) lassen sich arthrographisch nicht weiter zuordnen.

THOMS hat 1962 mit Hilfe der Arthrographie eine Verkalkung im Discus articularis als solche bestätigen können. Verkalkungen im Handgelenkbereich sind aufgrund der Übersichtsaufnahmen nur sehr schwer zu lokalisieren. Abb. 68a und b zeigt distal der Griffelfortsatzspitze der Elle eine stecknadelspitzgroße Verkalkung, von der man annehmen könnte, daß sie im Recessus ulnaris gelegen sei. Durch die Arthrographie wird sie eindeutig außerhalb der Handgelenkkapsel in die dorsalen Weichteile projiziert. — Ein dem Ellenköpfchen direkt angelagertes knöchernes Höckerchen ist durch die Arthrographie zum Capitulum ulnae gehörig anzusprechen, zumindest liegt es im Niveau der Knorpelschicht des Ulnaköpfchens (Abb. 69a—c).

Schon zuvor wurde die Gelenkchondromatose erwähnt. Es wurde aufgezeigt, wie schwierig es ist, solche von freien Körpern bei anderweitigen pathologischen Prozessen der Handwurzelknochen abzugrenzen. Abb. 70a und b zeigt den Zustand bei Kahnbeinpseudarthrose mit cystischer Degeneration der Frakturfragmente. Das sagittale Bild

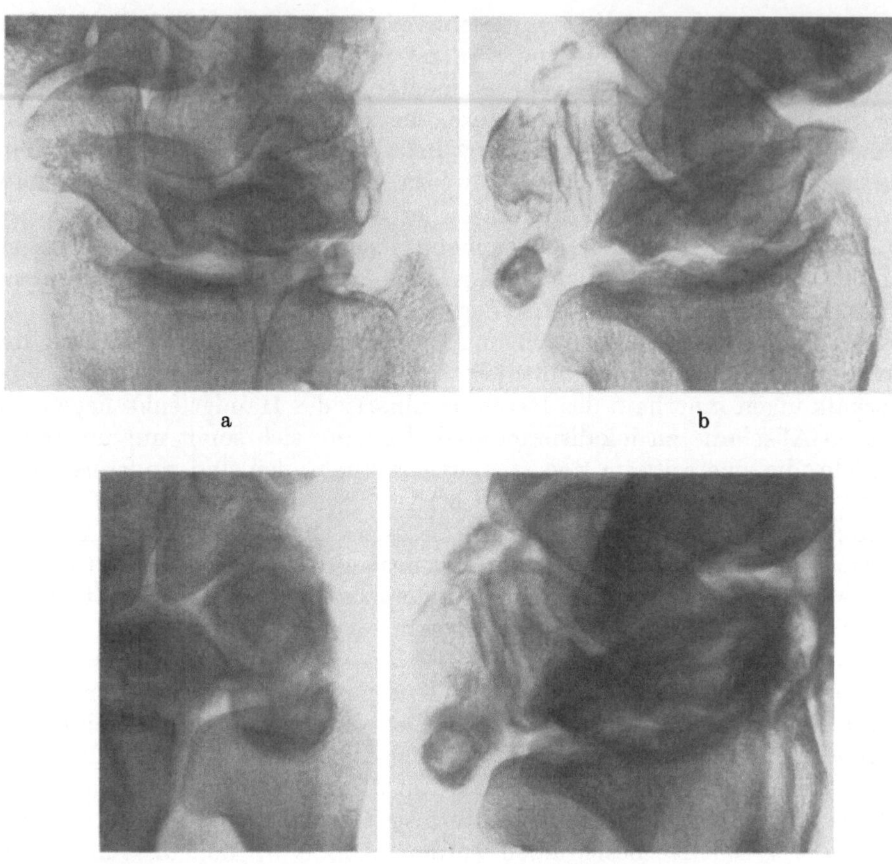

Abb. 72a—d. Osteochondromatose bei gleichzeitig bestehender Lunatum-Malacie. a Schrägaufnahme und überkippte Seitenaufnahme (b) mit multiplen freien Körpern, die unregelmäßig begrenzt sind und cystische Veränderungen aufweisen. Vornehmlich volare und ulnare Lokalisation. c und d Arthrogramm mit Lage der Elemente in der großen und schlaffen Bursa des Erbsenbeingelenks, sowohl distal als auch proximal des Os pisiforme. — Die Lunatum-Malacie ist nicht mit einer Discusläsion vergesellschaftet. Artefizielle Füllung der dorsalen Sehnenscheiden

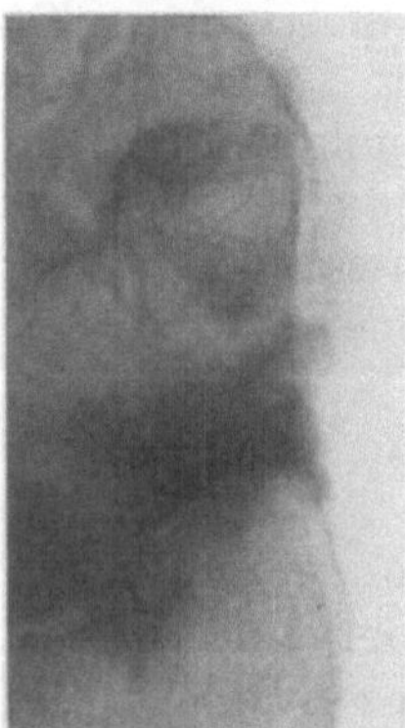

Abb. 73. Extraartikulär gelegene Verkalkungen radial und volar der Handwurzel als Zustand nach schwerer Verstümmelung der Mittelhand und teilweiser Synostose der Carpalia

läßt einen unregelmäßig begrenzten freien Körper im Niveau des Ellenköpfchens, das seitliche Bild mehrere kleinere dorsal gelegene Knochenelemente erkennen. Im Arthrogramm (Abb. 70 c) sind diese Knochenelemente alle innerhalb des Gelenkraumes nachzuweisen.

Bei einer abortiven Form der Lunatum-Malacie (Abb. 71a) finden sich dorsal in Höhe des Os lunatum zwei kleine stecknadelkopfgroße Verkalkungen, die mit dem Os lunatum noch in Zusammenhang zu stehen scheinen. Das seitliche Arthrogramm ergibt hier keine eindeutige Klärung. Die beiden Elemente sind als feine Aussparungen in dem kontrastgefüllten Recessus dorsalis nachzuweisen (Abb. 71b).

Gelenkchondromatose

Multiple freie Gelenkkörper in einer sehr weiten schlaffen Kapsel des Erbsenbeingelenks zeigt Abb. 72a—d. Auch hier ist nicht endgültig zu entscheiden, ob es sich um eine Gelenkchondromatose sui generis oder um freie Gelenkkörper nach Lunatum-Malacie oder etwa gar um eine pathologische Irritation der Gelenkkapsel durch den Reiz der Mondbeinnekrose handelt.

Auch traumatische Verkalkungen der Weichteile im Handwurzelbereich können durch die Arthrographie zugeordnet werden. Bei einer erheblichen Verstümmelung der Hand sieht man radial unregelmäßig z.T. strichförmige, teilweise ovoide Kalkeinlagerungen, die nach dem Arthrogramm außerhalb des Gelenkbereiches gelegen sein müßten (Abb. 73).

Literatur

Bouno, M. S. del: Unveröffentlichte Untersuchungen. Radiodiagnostisches Institut der Universität Zürich; Kantonsspital.

Braus, H., Elze, C.: Anatomie des Menschen, Bd. I. Berlin: Springer 1929.

Corning, H. K.: Lehrbuch der topographischen Anatomie. Berlin-Göttingen-Heidelberg: Springer 1946.

Cuveland, E. de: Os radiale externum. Fortschr. Röntgenstr. **97**, 392 (1962).

Fick, R.: Handbuch der Anatomie des Menschen, Bd. 2, Abt. 1, Teil 1. Jena 1904.

Fick, R.: Handbuch der Anatomie des Menschen, Bd. 2, Teil 3. Jena 1911.

Gartland, J. J., Werley, Ch. W.: Evaluation of healed colle's fractures. J. Bone Jt Surg. **33**a, 895—907 (1951).

Grant, B. J. C.: A method of anatomy. Baltimore: Williams & Wilkins Co. 1948.

Haage, H.: Die Arthrographie des Handgelenks. I. Mitt. Das normale Gelenk und seine Variationen. Radiologe **6**, 50—57 (1966).

Haage, H.: Arthrographie des Handgelenks. Habilitationsschrift, Kiel (1969).

Haage, H.: Lymphgefäßfüllung bei der Arthrographie mit positivem Kontrastmittel. Fortschr. Röntgenstr. **112**, 485—498 (1970).

Haage, H., Cornelius, H.: Die Arthrographie des Handgelenks. II. Mitt. Der pathologische Discus articularis. Radiologe **6**, 58—63 (1966).

Haage, H., Vollmer, K. W.: Resorptionsverhältnisse von radioaktiv markiertem Kontrastmittel aus dem Kniegelenk. Nucl.-Med. (Stuttg.) **1**, 390—396 (1961).

Hafferl, A.: Lehrbuch der topographischen Anatomie, II. Aufl. Berlin-Göttingen-Heidelberg: Springer 1957.

Heimsoth, G.: Os radiale externum. Fortschr. Röntgenstr. **96**, 306—307 (1962).

Hultén, O.: Über anatomische Variationen der Handgelenkknochen. Acta radiol. (Stockh.) **9**, 155—168 (1928).

Kessler, J., Silberman, Z.: An experimental study of the radiocarpal joint by arthrography. Surg. Gynec. Obstet. **112**, 33—40 (1961).

Köhler, A., Zimmer, E. A.: Grenzen des Normalen und Anfänge des Pathologischen im Röntgenbilde des Skelettes, 10. Aufl. Stuttgart: G. Thieme 1956.

Laarmann, A.: Der Preßluftschaden. Leipzig: G. Thieme 1944.

Laarmann, A.: Die chirurgischen Berufskrankheiten. Stuttgart: F. Enke 1956.

Lang, F.: Das distale Radioulnargelenk. Mschr. Unfallheilk., Beiheft **36**, 1—85 (1942).

Lang, F. J., Thurner, J.: Lehrbuch der speziellen pathologischen Anatomie, 11. u. 12. Aufl., Bd. II, S. 1996. Berlin-Göttingen-Heidelberg: Springer 1962.

Lanz, T. von, Wachsmuth, W.: Praktische Anatomie, 2. Aufl., Bd. I, 3. Teil. Berlin-Göttingen-Heidelberg: Springer 1959.

Mayer, J. H.: Colle's fracture. Brit. J. Surg. **27**, 629—642 (1940).

Ollier: Zit. nach v. Lanz u. Wachsmuth.

Pfitzner, W.: Schwalbes morph. Arb. 6 (1894). Zit. nach Köhler-Zimmer.

Poirier-Charpy: Traité d'anatomie humaine. Tome 1, p. 732. Paris 1911. Zit. nach v. Lanz u. Wachsmuth.

Ranawat, Ch. S., Freiberger, R. H., Jordan, L. R., Straub, L. R.: Arthrography in the rheumatoid wrist joint. J. Bone Jt Surg. A **51**, 1269—1281 (1969).

Renner, E.: Entwicklung einer Synostose zwischen Lunatum und Triquetrum der rechten Hand. Fortschr. Röntgenstr. **102**, 716—719 (1965).

Riva, G.: Ein Fall von doppelseitigem Os triangulare carpi. Radiol. clin. (Basel) **18**, 78—82 (1949).

Rösli, A.: Die Arthrographie, ein Beitrag zur Handgelenksdiagnostik. Schweiz. med. Wschr. **93**, 892—894 (1963).

Rosenthal, A.: Die Verletzungen des Discus articularis bei der typischen Radiusfraktur. Langenbecks Arch. klin. Chir. **262**, 390—403 (1949).

SCHALLOCK, G.: Untersuchungen zur Morphologie der Kniegelenksmenisci an Hand von Messungen und histologischen Befunden. Virchows Arch. path. Anat. **304**, 559—590 (1939).

SOBOTTA, J.: Atlas der deskriptiven Anatomie des Menschen. I. Teil. Berlin: Urban & Schwarzenberg 1948.

STUCKMANN, E.: Die normale Anatomie und Histologie des Kniegelenksmeniskus. Anat. Anz. **95**, 86—106 (1944).

TAYLOR, G. W., PARSONS, C. L.: The rôle of the discus articularis in colle's fracture. J. Bone Jt Surg. **20**, 149—152 (1938).

TESTUT, L.: Tratado de anatomie humana. Barcelona: Casa Editorial P. SALVAT 1921. Zit. nach KESSLER u. SILBERMAN.

THOMS, J.: Calcification of the triangular fibrocartilage in the wrist-joint. Arthrographic study of a case. Brit. J. Radiol. **35**, 429—431 (1962).

TROLLE, D.: Accessory bones of the human foot. Copenhagen: Einar Munksgaard 1948.

WIRTH, H.: Die Arthrographie. In: SCHINZ. Stuttgart: G. Thieme 1965.

D. Arthrographie der kleinen Hand- und Fingergelenke

Von

H. Haage

Mit 10 Abbildungen in 16 Einzelabbildungen

Wie schon bei der Arthrographie des Handgelenks beschrieben, werden durch die Kontrastmittelfüllung der Handwurzel die Carpo-Metacarpalgelenke II—IV mit dargestellt. Besondere diagnostische Aussagekraft besitzt sie nicht, kann jedoch im Falle einer isolierten Kapselruptur weitere Hinweise ergeben (s. Abb. 37a u. b in Kap. Arthrographie des Handgelenks, S. 378).

1. Carpo-Metacarpalgelenk I

Eine Ausnahmestellung hat das Carpo-Metacarpalgelenk I, auch Daumensattelgelenk genannt. Es ist nach v. LANZ und WACHSMUTH ein völlig selbständiges Gelenk. Auch FICK hat auf diese völlige Isolation hingewiesen. Diese Ansicht bedarf einer Korrektur, da bei 329 Handarthrographien mit insgesamt 163 Füllungen auch der Handwurzelgelenkspalte 2mal (1,2%) eine Darstellung dieses Sattelgelenks erfolgte (HAAGE).

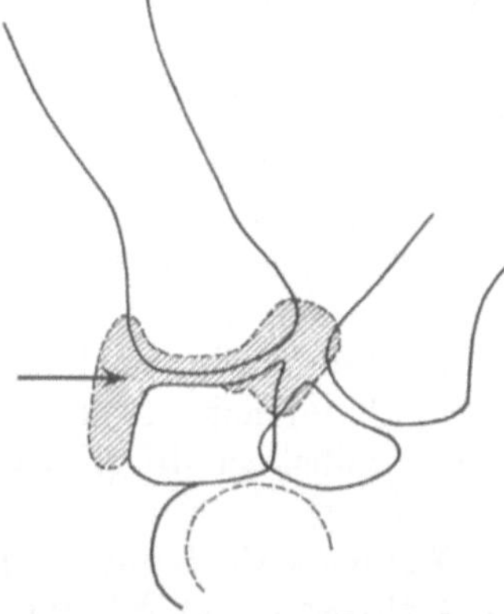

Abb. 1. Skizze des Carpo-Metacarpalgelenks I. Die Ausdehnung der Gelenkkapsel ist hier angegeben, die Punktionsstelle durch einen Pfeil markiert

Anatomisch handelt es sich bei diesem Gelenk nicht wie bei den übrigen Carpo-Metacarpalgelenken um ein Wackel- sondern um ein Sattelgelenk. Im Gegensatz zu den übrigen Fingern ist beim Daumen der Ort der stärksten Beweglichkeit um eine Stufe weiter proximalwärts gerückt.

Die Gelenkkapsel ist relativ weit und schlaff und läßt dadurch ausgiebige Bewegungen zu. Die Kapsel wird dorsoradial durch besondere Faserzüge verstärkt. Nur unter den Sehnen der langen Daumenmuskeln ist sie schwach.

Die Kontrastmitteldarstellung dieses Gelenks wird nur extrem selten verlangt oder angewendet. Literaturhinweise existieren nicht. Aus dem eigenen Krankengut besitzen wir nur einen einzigen Fall, bei dem klinisch eine ausgesprochene Subluxationsstellung imponierte.

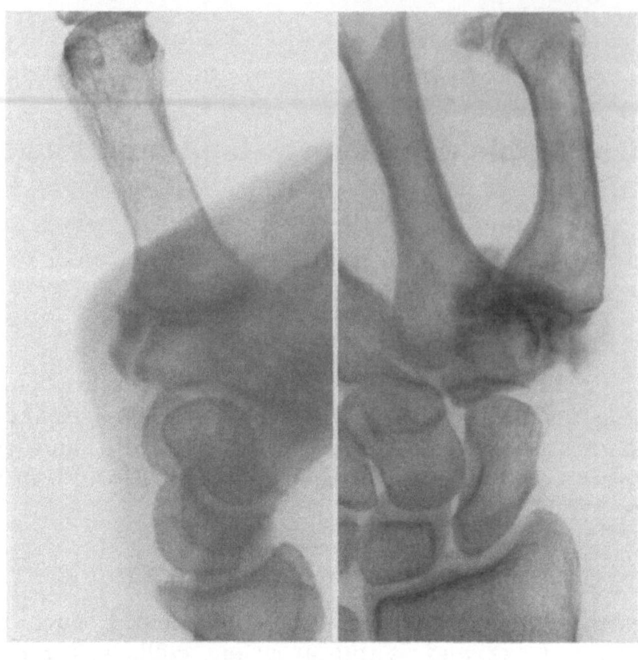

Abb. 2a u. b. Arthrographie des Carpo-Metacarpalgelenks I. a Volo-dorsale Aufnahme, die eine weit nach proximal ausladende Gelenkkapsel entlang des radialen Randes des Os multangulum majus erkennen läßt. b Seitliche Aufnahme des Gelenks mit schlaffer weiter Kapsel nach radial und ulnar. Man beachte die Subluxationsstellung des Metacarpale I

Die Punktion in Lokalanaesthesie ist nicht schwierig. Die Basis des I. Mittelhandknochens ist gut zu tasten, so daß man von radial und volar unter Verwendung einer feinen Injektionskanüle unschwer den Gelenkspalt erreichen kann (Abb. 1). 0,5 ml 60%iges Kontrastmittel genügen, um das Gelenk ausreichend zu füllen. In dem vorliegenden Fall ist die Gelenkkapsel ausgesprochen weit und schlaff (Abb. 2). Sie ist nach ulnar wie nach radial erweitert und zieht sich fast bis an die proximale Begrenzung des Trapeziums hin. Ein pathologischer Kontrastmittelaustritt als Hinweis auf eine Ruptur ist nicht zu sehen. Der Gelenkspalt selbst ist durch seine unregelmäßige Oberfläche nur bedingt beurteilbar.

Die Arthrographie des Carpo-Metacarpalgelenks I dürfte indiziert sein bei Fragen der Subluxation, bei Vorliegen von Arthrosen und schmerzhaften Zuständen in diesem Gelenk. Verkalkungen in der Umgebung dieses Gelenks, die möglicherweise als freie Körper in Frage kämen, sind ebenfalls als Indikation zu einer solchen Kontrastdarstellung anzusehen.

2. Daumengrundgelenk (Articulatio metacarpo-phalangea pollicis)

Dieses Gelenk ist vom traumatologischen Gesichtspunkt aus sehr interessant. Die Verrenkung nach dorsal ist verhältnismäßig häufig. Mit 4,9% aller Verrenkungen steht es nach v. LANZ und WACHSMUTH an der Spitze aller Gelenke.

Es handelt sich um ein reines Scharniergelenk. Durch die besondere Breite der Ligg. collateralia ist die seitliche Führung bei jedem Grad der Beugung gewährleistet. Die beiden Seitenbänder setzen nämlich sowohl vor als auch hinter der Beugeachse an (Abb. 3 und 4). Sie sind daher jeweils entweder in ihren dorsalen oder in ihren volaren Zügen gespannt. So sichern sie in jeder Stellung eine straffe Führung.

Die Kapsel selbst ist dorsal widerstandsfähiger als volar. Auf beiden Seiten ist sie durch die Sehnen der langen Daumenmuskeln verstärkt und seitlich auch durch jene der

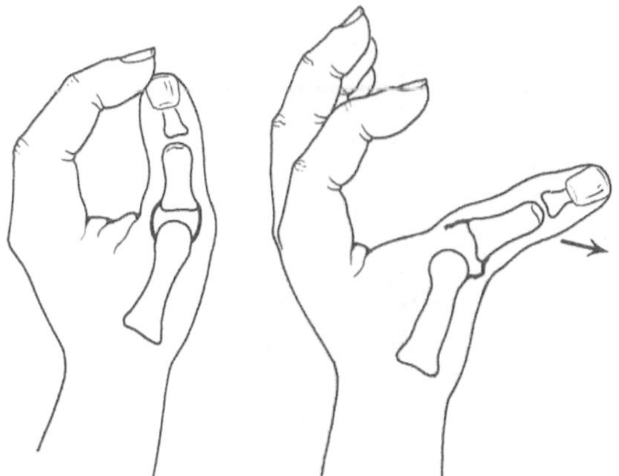

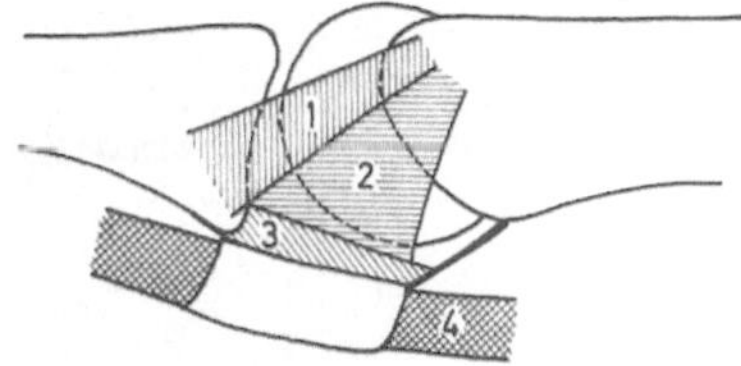

Abb. 4. Bandverhältnisse am Daumengrundgelenk. *1* Lig. collaterale, *2* Lig. collaterale accessorium, *3* Fibrocartilago volaris, *4* Beugesehne

Abb. 3. Skizze der Kollateralbänder des Daumengrundgelenks. Veranschaulichung der Hyperabduktion und des Daumens bei kompletter Ruptur des ulnaren Seitenbands. (Nach KESSLER und HELLER)

kurzen Daumenmuskeln. Diese strahlen in die Kapsel ein. — Da die volaren Kapselanteile an ihrem Ansatz am Mittelhandknochen proximal der Knorpelplatte (Fibrocartilago volaris) relativ schwach sind, können sie bei starker Überstreckung hier abreißen (Abb. 4).

Auf die Bedeutung der exakten Diagnostik des empfindlichen Gelenks zur Vermeidung von Spätschäden haben vor allem MOBERG, ENDERS, SCHARIZER, KESSLER und HELLER sowie FLEISCHER hingewiesen. KESSLER und HELLER wie auch FLEISCHER und später HAAGE haben neben gehaltenen Aufnahmen auch die Arthrographie zur weiteren Diagnostik eingesetzt.

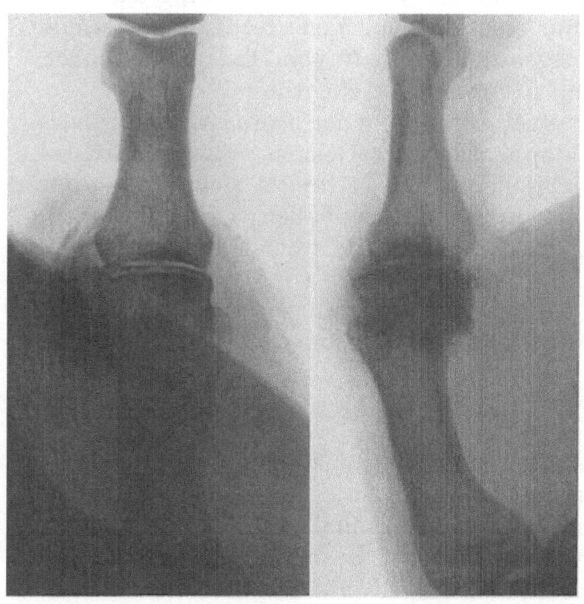

Abb. 5a u. b

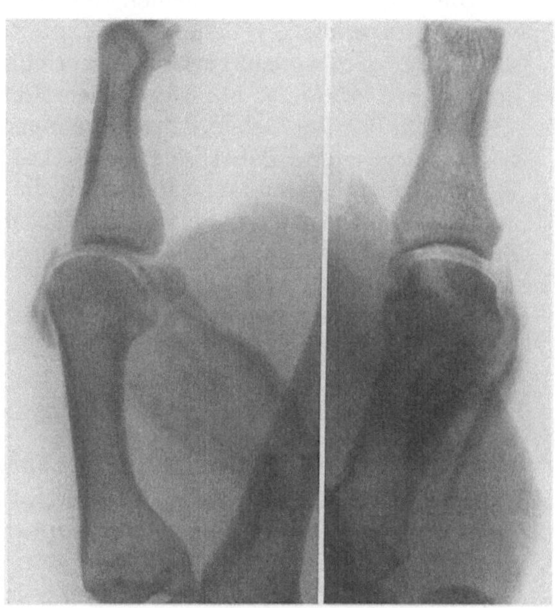

Abb. 6a u. b

Abb. 5. Arthrogramm des rechten Daumengrundgelenks. Inkomplette Ruptur des ulnaren Seitenbandes mit Kontrastmittelaustritt in die Weichteile. Zarter Gelenkspalt. Guter Abschluß in Höhe des radialen Seitenbandes

Abb. 6. Arthrogramm des rechten Daumengrundgelenks. Ruptur des radialen Seitenbandes und der Fibrocartilago volaris. Massiver fächerförmiger Austritt des Kontrastmittels in die volaren Weichteile des Daumenballens. Dorsal ist eine Ruptur nicht zu erkennen

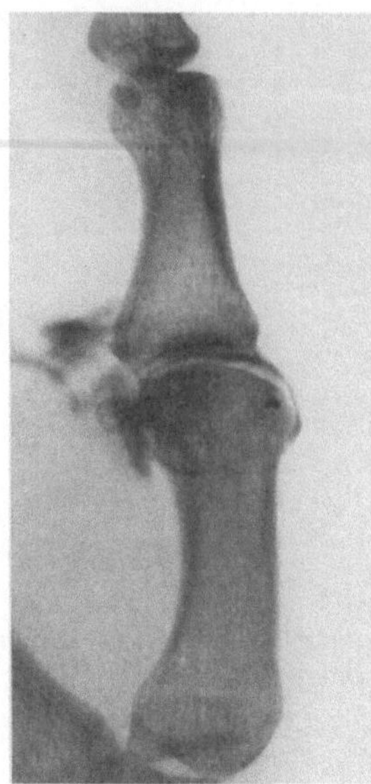
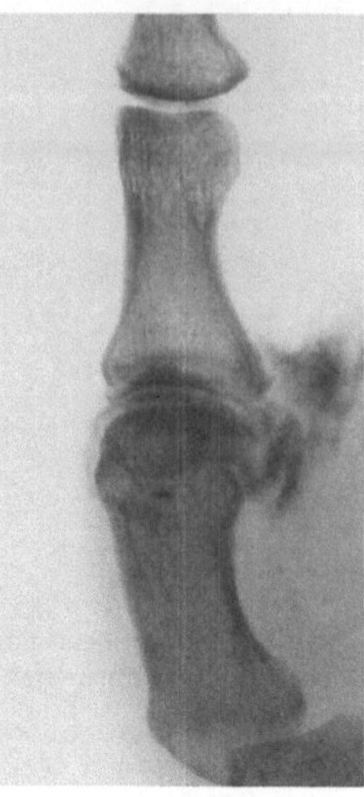

Abb. 7. Technischer Fehler bei der Injektion in das linke Daumengrundgelenk. Das Gelenk ist intakt. Ein Teil des Kontrastmittels ist paraartikulär injiziert und liegt unregelmäßig verteilt im Verlaufe der Einstichstelle

Technik der Gelenkpunktion.

In Lokalanaesthesie wird das Gelenk von streckseitenellenwärts mit einer feinen Kanüle aufgesucht. Bei einem intakten Gelenk genügen schon 0,5 ml Kontrastmittel, um ein erhebliches Spannungsgefühl auszulösen. Ist die Kapsel rupturiert, lassen sich mühelos 1,0 ml injizieren, ohne daß Schmerzen geäußert werden.

Die Aufnahmen in 2 Ebenen reichen nach FLEISCHER zur Diagnostik völlig aus. Das normale unverletzte Gelenk ist zart und läßt nur eine feine gebogene Kontrastmittellinie sehen, die dem Gelenkverlauf entspricht. Gelegentlich verläuft vom Gelenkspalt nach dorsal noch ein feiner bursaähnlicher Hohlraum in proximaler Richtung.

Bei Ruptur der Gelenkkapsel, die meist mit einer Zerreißung der Fibrocartilago volaris kombiniert ist und daher eine verstärkte Aufklappbarkeit des Gelenks erlaubt, tritt das Kontrastmittel mehr fächerförmig in die Weichteile aus. Es verbreitet sich entlang der langen Daumenbeugesehne und in der Muskulatur des Daumenballens (Abb. 5 und 6). Zur Demonstration soll auch die Ausbreitung des Kontrastmittels bei Fehlinjektion gezeigt werden (Abb. 7).

FLEISCHER hat die bei solchen Rupturen häufige Mitbeteiligung des ulnaren Seitenbandes bei seinen arthrographierten Fällen nicht beobachten können.

3. Fingergrund-, Mittel- und Endgelenke

Sind schon die Darstellungen der vorgenannten Gelenke nur äußerst selten, so wird bei diesen kleinen Gelenken an die Arthrographie zur Diagnostik einer Verletzung nicht mehr gedacht. Die Füllungen beschränken sich daher auf Einzelfälle. Bei der Durchsicht der Literatur wird diesen Gelenken arthrographisch keinerlei Beachtung geschenkt.

Die Punktion eines solchen Gelenks ist nur mit feinsten Kanülen durchzuführen und zeigt im Endeffekt nur den schmalen zarten Gelenkspalt (Abb. 8) und — bei Kapselzerreißungen — einen Kontrastmittelaustritt an der Rupturstelle (Abb. 9). Eine bursaähnliche Ausweitung des Gelenkspaltes nach dorsal-proximal von nicht erwartetem Ausmaß konnte der Verfasser einmal beobachten (Abb. 10).

Als Indikation zur Arthrographie solch kleiner Gelenke wird man eine extreme Beweglichkeit der Gelenke mit schmerzhaften Veränderungen ohne traumatische Ursache,

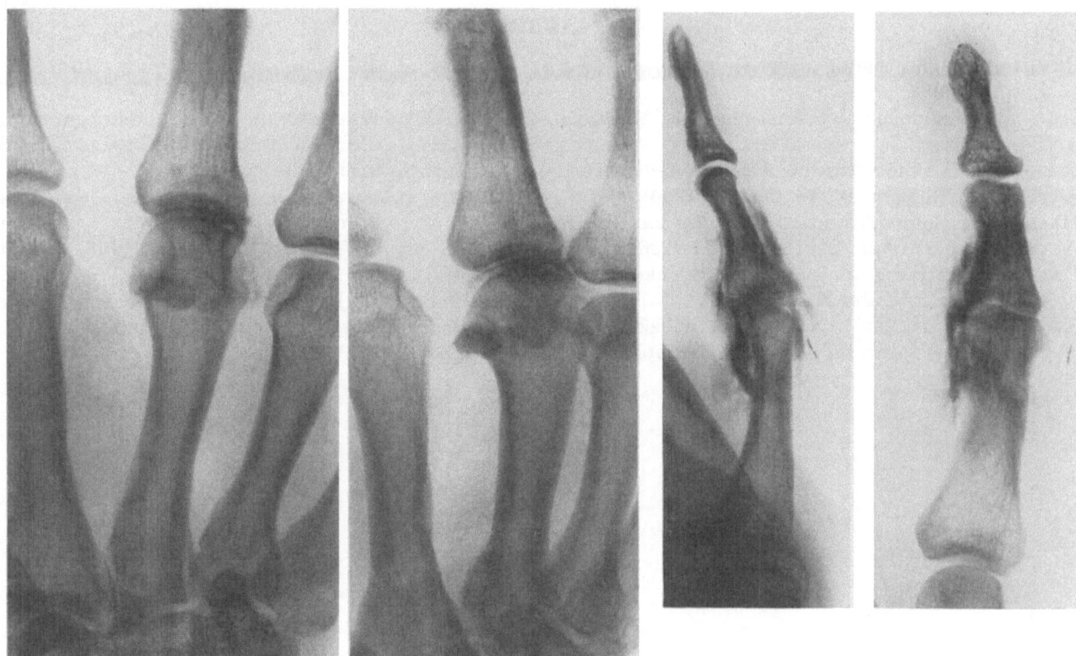

Abb. 8 Abb. 9a u. b

Abb. 8. Arthrogramm des Grundgelenks 3. Finger rechts. Normale Weite des Gelenkspaltes ohne pathologischen Kontrastmittelaustritt. Kein Anhalt für Kapselruptur

Abb. 9. Arthrogramm Mittelgelenk 5. Finger rechts. Zarter Gelenkspalt. Ausgeprägte Kapselzerreißung mit massivem Kontrastmittelaustritt in die Weichteile volar, dorsal und radial

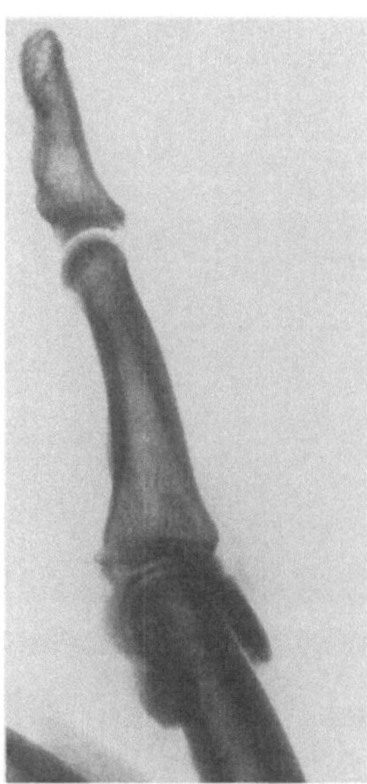

Abb. 10. Seitliches Arthrogramm Mittelgelenk 3. Finger rechts. Ungewöhnlich große, nach volar und dorsal proximal ausladende Gelenkkapsel. Kein krankhafter Befund

die Frage der Zugehörigkeit von periartikulären Verkalkungen zum Gelenk oder zur Gelenkkapsel und gelegentlich die Frage einer Ruptur ansehen. Wie schon erwähnt, dürfte diese Untersuchung jedoch nicht als Routinemethode in Frage kommen, sondern lediglich speziellen Fragestellungen vorbehalten bleiben.

Literatur

ENDERS, J.: Chirurgie der Handverletzungen. Wien: Springer 1956.

FICK, R.: Handbuch der Anatomie des Menschen, Bd. 2, Abt. 1, T. 1. Jena 1904.

FLEISCHER, H.: Die Arthrographie des Daumengrundgelenkes. Röntgen-Bl. **18**, 64—66 (1965).

HAAGE, H.: Methodik und Indikationen zur Arthrographie. Med. Welt **17**, 1313—1317 (1966).

HAAGE, H.: Arthrographie des Handgelenks. Habilitationsschrift, Univ. Kiel 1969.

KESSLER, J., HELLER, J.: Complete avulsion of the ligamentous apparatus of the metacarpophalangeal joint of the thumb. Surg. Gynec. Obstet. **116**, 95—98 (1963).

LANZ, T. v., WACHSMUTH, W.: Praktische Anatomie, II. Aufl., Bd. I, 3. Teil. Berlin-Göttingen-Heidelberg: Springer 1959.

MOBERG, E., STENER, B.: Injuries to the ligaments of the thumb and the fingers. Diagnosis, treatment and prognosis. Acta chir. scand. **106**, 166—186 (1953).

SCHARIZER, E.: Die frischen geschlossenen Bandverletzungen des Daumengrundgelenkes. Chir. Praxis **6**, 205—215 (1962).

E. Arthrographie des Hüftgelenks

Von

J.-W. Weiss

Mit 66 Abbildungen

1. Zur Geschichte der Arthrographie

Im Gegensatz zu den anderen Gelenken spielen am Hüftgelenk Unfallfolgen für die Indikation zur Arthrographie keine Rolle. Das Hauptanwendungsgebiet ist hier zweifellos die angeborene Hüftgelenkverrenkung. Gocht hat als erster 1908 an einem anatomischen Präparat ein luxiertes Hüftgelenk mit Sauerstoff gefüllt und nach der Reposition eine nach dorsocranial gerichtete Kapselfaltung beschrieben. Ebenfalls an der Leiche zeigten Borak und Goldhammer 1925 mit großen Mengen Jodkalium (bis 160 ml) erstmalig den sogenannten Limbus, die knorpelige Pfannendachecke. Sie wiesen außerdem auf die durch die Zona orbicularis hervorgerufene Kontrastmittel(KM)-Abschwächung sowie die lateral davon gelegene Ansammlung von KM bis zur Umschlagsfalte der Gelenkkapsel hin. 1927 wurde die Hüftgelenkarthrographie fast gleichzeitig von Bronner und Sievers für den klinischen Gebrauch empfohlen. Bronner ging unter Durchleuchtungskontrolle von vorn in die leere Pfanne ein und instillierte filtrierte Luft. Bei seinen Fällen war aber auch manchmal noch zusätzlich die Technik von Sievers erforderlich, der von der Gegend des großen Rollhügels aus, den Schenkelhals entlang, das Hüftgelenk mit Jodipin füllte. Es wurden verschiedene Luxationsgrade und das Verhalten der Gelenkkapsel, besonders der sogenannte Isthmus beschrieben. Ohne es bildlich darzustellen, glaubte Sievers die Limbusinterposition sehen zu können. Er differenzierte die Fovea capitis femoris und das Ligamentum teres. Seiner Meinung nach war die Arthrographie der Luxationshüfte, eventuell unter Zuhilfenahme stereoskopischer Aufnahmen, in der Lage, für den Einzelfall die beste Behandlungsart aufzuzeigen. 1933 empfahl Bückart 35 %iges Uroselektan B und das Doppelkontrastverfahren für das Hüftgelenkarthrogramm.

Die Franzosen Leveuf und Bertrand haben in zahlreichen Arbeiten seit 1937 ihre großen Erfahrungen mit der Arthrographie bei der Hüftverrenkung mitgeteilt. Leider sind auf ihren Abbildungen durch zu große Mengen positiver Kontrastmittel Überlagerungen entstanden, die eine Beurteilung von Einzelheiten unmöglich machen. Sie unterschieden durch die Einrollung des Limbus die Luxation von der Subluxation und hielten, gestützt auf arthrographische Befunde vor und nach der Reposition, für die echte Luxation mit Limbusinterposition allein ein operatives Vorgehen für aussichtsreich.

Nur ein Jahr später wies in Deutschland Faber (1938) in seiner Monographie eine bis dahin nicht erreichte Vervollkommnung der Methode auf. Bemerkenswert war bei der Punktionstechnik der Zugang von caudal in Lorenzposition. Eine systematische Untersuchung des gesunden und pathologisch veränderten Hüftgelenks ergab eine klare Darstellung aller auch heute noch gültigen Kriterien bzw. Merkmale.

Oberholzer schilderte 1938 seine Versuche, mit Hilfe des Doppelkontrastverfahrens beim Erwachsenen eine Früherkennung der Arthrosis deformans des Hüftgelenks zu ermöglichen. Da die Coxarthrose aber bereits vor ihrer klinischen Manifestation signifikante ossäre Veränderungen im normalen Röntgenbild aufweist, ist der praktische Wert dieser Methode gering.

Der Schwede Severin beschrieb 1941 Besonderheiten des arthrographischen Bildes bei Normalhüften. Mit Hilfe von Ausgußpräparaten aus einem Gemisch von Celloidin und

Zinnober stellte er einen ventromedialen und einen dorsolateralen Recessus in den unteren Partien der Gelenkpfanne. medial vom Ligamentum transversum, dar. Er beobachtete außerdem bei der Hüftluxation häufig eine primär ungenügend tiefe Einstellung nach der Reposition, die sich bei arthrographischer Kontrolle nach einigen Monaten meistens spontan gebessert hatte oder die Indikation zur offenen Reposition stellen ließ. Sein Landsmann WIBERG (1941) stellte die Bedeutung der relativen Inkongruenz zwischen Kopf und Pfanne für das Auftreten eines „Kontrastsees" am Pfannenboden auch beim gesunden Hüftgelenk heraus. Sie trete beim Übergang aus der fetalen Flexionshaltung zur Streckhaltung, bedingt durch Achsendrehung bei ellipsoider Pfannen- und Kopfgestalt, in Erscheinung (BÖHM; ROHLEDERER). Zur Abgrenzung einer Normalhüfte von einer Subluxation komme demnach der von FABER geforderten, nur strichförmigen Ausbreitung des Kontrastmittels am Pfannenboden weniger Bedeutung zu als den übrigen Zeichen. Entscheidend sei die Projektion der Limbusecke in unmittelbarer Nachbarschaft der Horizontalen durch die Y-Fuge und die Umfassung des Hüftkopfes von der knorpeligen Pfanne um mehr als die Hälfte (FABER).

1950 wies FÜRMAIER auf die Schwierigkeiten der Abgrenzung der Subluxation von normalen Hüftgelenken und Luxationen im üblichen Röntgenbild hin. Eine Entscheidung sei nur mit Hilfe der Arthrographie möglich. Gleichzeitig sei damit die günstigste Zentrierung des Hüftkopfes in der Pfanne zu erkennen, die bei der Subluxation in einer zwanglosen Lorenz-Position bestehe.

SOMERVILLE wiederholte 1953 nochmals, daß sich die komplette Luxation stets durch eine Inversion des Limbus im Arthrogramm zu erkennen gebe. Der eingeschlagene Limbus sei ein wichtiger, wenn nicht sogar der wichtigste Grund für die Mißerfolge der Reposition.

In den letzten Jahren wird die Meinung vertreten, die Hüftgelenkarthrographie als Routineverfahren anzuwenden (BOCCHI und ORLANDINI, 1961; HEUBLEIN, GREENE und CONFORTI, 1952; MONTICELLI und TUCCI, 1956; WORZFELD, 1955). WEISS hat dagegen in seiner Monographie 1964, in der er zu allen mit der Arthrographie des Hüftgelenks im Zusammenhang stehenden Fragen Stellung nimmt, hervorgehoben, daß diese spezielle Untersuchungsmethode niemals ein Routineverfahren sein kann, sondern die Indikation stets unter dem spezifischen Blickwinkel unseres ärztlichen Auftrages für jeden Einzelfall neu gestellt werden müsse.

So fällt es schwer, die 1967 von J. EICHLER und W. SCHWETLICK ausgeführten Röntgenkinematographien am arthrographisch dargestellten Hüftgelenk als klinisch relevante Methode anzuerkennen. Dagegen kann die exakte Analyse des Bewegungsablaufes wissenschaftlich sehr wertvolle Möglichkeiten eröffnen. Die Methode sei reproduzierbar und für die Dokumentation geeignet. Einzelbilder können in Ruhe analysiert und Einzelheiten erkannt werden. Der Film könne schließlich im Zeitlupentempo ablaufen.

2. Notwendigkeit und Wert der Arthrographie des Hüftgelenks

Notwendigkeit und Wert der Arthrographie des Hüftgelenks lassen sich speziell am Krankheitsbild der kongenitalen Hüftgelenksverrenkung ablesen und stehen in unmittelbarem Zusammenhang mit den drei heute allgemein anerkannten Forderungen, die zur Verbesserung der Behandlungsergebnisse führen:

1. schonende Reposition,
2. zwanglose, möglichst kurzfristige Retention,
3. uneingeschränkte Frühestbehandlung.

Noch 1920 hielt ADOLF LORENZ die Behandlung der Hüftgelenkluxation dann für angebracht, wenn sich das Leiden durch die Gehstörung zweifellos zu erkennen gab. ALBERT LORENZ erklärte die „merkwürdige konservative" Einstellung seines Vaters mit einer Antipathie gegenüber Röntgenstrahlen. Kinder, die noch nicht laufen konnten, rührte er nicht an, am liebsten operierte er bei einem Alter von 2—4 Jahren. Der Behauptung LUDLOFFS, wonach nur jene Fälle einer Restitutio ad integrum fähig seien, deren Verbandbehandlung vor dem 2. Lebensjahr abgeschlossen sei, entgegnete er, daß auch das 3. Lebensjahr noch ziemlich unvermindert günstige Aussichten für die Heilung biete. Dieser verzögerte Behandlungsbeginn wurde lange Jahre von zahlreichen Autoren vertreten. So hielt BRAU-TAPIE eine Behandlung vor dem Alter von $1^1/_2$ Jahren für sinnlos. HASS bezweifelte Dauererfolge der Frühbehandlung und reponierte im 2.—3. Lebensjahr. Noch 1935 wurde dieses Repositionsalter von SPRINGER und GARRE-BORCHARD-STICH empfohlen. LEVEUF (1948) bevorzugte bei seinen offenen Hüftgelenkeinrenkungen das Alter von 2—3 Jahren.

Demgegenüber hat JOACHIMSTHAL bereits 1908 die uneingeschränkte Frühestbehandlung gefordert, sie sollte möglichst noch vor Vollendung des ersten Lebensjahres erfolgen. Im gleichen Sinne äußerten sich schon sehr früh CALOT, FRAUENTHAL, GOCHT, HORVATH, NARATH und PUTTI, später F. BAUER, v. HABERLER, HILGENREINER, KREUZ und LINDEMANN sowie im letzten Jahrzehnt BÄTZNER und ANSEL, BECKER, CHIARI, MCFARLAND, HEIPERTZ, MASSIE und BECKETT. Am eindrucksvollsten aber wurde uns die Forderung einer möglichst frühen Behandlung in den großen Sammelstatistiken von HOHMANN und M. LANGE (1930) vor Augen gehalten.

Die theoretische Begründung der Sofortbehandlung angeborener Mißbildungen, und damit auch der Hüftluxation, sieht HANS DEBRUNNER in zwei Gesetzen. Nach dem ersten Gesetz sind die primären Äußerungen der Lebenskraft, die als Wachstum und Gestaltung der Form sonst in Erscheinung treten, bei Beginn des Individuallebens (Befruchtung) am regsten und nehmen in nach und nach langsamem Verebben bis zum vollkommenen Stillstand (Tod) ab. Die zweite Regel stellt eine Erweiterung des Gesetzes von MURK JANSEN dar und besagt, daß die sich vermehrenden Zellen äußeren Reizen gegenüber eine höhere Empfindlichkeit zeigen als ältere und differenzierte Zellen. So können „beim Jugendlichen mit kleinen Reizdosen kräftigere Reaktionen" erzielt werden. Bei der Behandlung von Mißbildungen kommt uns das Wachstum als solches entgegen, insofern, als wir am wachsenden Individuum in der Lage sind, Gestaltungstendenzen unfertiger Gewebsverbände auszunutzen, wenn wir sie in die richtige Bahn leiten. Diese Wuchslenkung besteht bei der angeborenen Luxationshüfte in einem formativen Reiz des reponierten Hüftkopfes auf die Entwicklung der dysplastischen Pfanne bis zur Ausbildung eines idealen Gelenks in voller Übereinstimmung von Form und Funktion. So können wir häufig im ersten Lebensjahr sogar von einer anatomischen Heilung (Gruppe I nach LINDEMANN) sprechen. Bei späterem Behandlungsbeginn überwiegen die nur funktionellen Heilungen mit anatomischen Abweichungen von der Norm oder gar die Mißerfolge.

Wir haben an den schlechten Dauerergebnissen gelernt, daß jedes primär mangelhafte Resultat zwangsweise zu sekundären Verschleißerscheinungen und Verformungen führt (BECKER; DEUTSCHLÄNDER; FRITZSCHE; GICKLER und MEURER; HAUBERG; HOHMANN; LINDEMANN (1934); SCHEDE (1934); SEVERIN (1934). Während LORENZ im Jahre 1900 als Kriterium für die Heilung nur forderte, daß der Kopf annähernd im Pfannenniveau unter einem knöchernen Pfannendach gestützt sei, wird heute nach der Einteilung von LINDEMANN verlangt, daß die eingerenkte Hüfte im Röntgenbild nicht von einer Normalhüfte zu unterscheiden sei. Diese vollkommene anatomische Heilung wurde nachdrücklich von DEUTSCHLÄNDER, DREHMANN, MAX LANGE und SCHEEDE (1952) verlangt. Auch aus Untersuchungen von FABER (1935) und HORVATH wissen wir, daß ein in die Erfolgsgruppe I einzuordnendes Frühergebnis berechtigte Aussicht auf eine Dauerheilung hat. Besonders SCHEDE (1952) hat mit allem Nachdruck darauf hingewiesen, daß diesen Hüftgelenken die Gefahrenklippe der Pubertätsbelastung nicht viel anzuhaben vermag. Nach seinen Erfahrungen in der Leipziger orthopädischen Universitätsklinik könne eine wesentliche Verbesserung der Dauerergebnisse erzielt werden durch Aufklärung der Bevölkerung, Schulung der Ärzte zur Früherkennung des Leidens und strenge organisatorische Erfassung der Kranken auf der einen Seite, schonende Repositon und lange, intensive Nachbehandlung auf der anderen Seite. Die Richtigkeit seiner Behauptung, daß bei rechtzeitiger, womöglich vorbeugender Behandlung etwa 50% Dauererfolge zu erzielen sind, wird nicht nur durch Arbeiten aus seiner Klinik gestützt. 1958 hat HEIPERTZ aus der Klinik LINDEMANNS über ähnliche Ergebnisse berichtet. Seiner Meinung nach wird eine Verbesserung, neben anderem, durch eine Vervollkommnung der Diagnostik und Kontrastdarstellung zu erreichen sein.

Während bei FABER, WIBERG und SEVERIN (1941) vorwiegend die deskriptive Seite der Arthrographie Vorrang hatte, haben LEVEUF und BERTRAND besonders die therapeutischen Belange verfolgt. Sie haben von dem Ergebnis der Arthrographie eine Antwort auf die Frage nach der konservativen oder operativen Behandlung abhängig gemacht. LEVEUF hatte anfangs (1946) jede Luxation von der konservativen Behandlung ausgeschlossen und sofort operiert. BERTRAND hat sich 1962 nicht mehr in dieser kategorischen Weise geäußert, sondern macht die Entscheidung von dem Ergebnis eines Repositionsversuches abhängig. Er unterschied zwischen gelungener Reposition, die der üblichen konservativen Behandlung zugängig sei, und der unvollkommenen Einstellung, die einen operativen Eingriff verlange. MONTICELLI und TUCCI beschrieben 1956 eine Lateralisation des Hüftkopfkernes im normalen Röntgenbild durch Hypoplasie des Kernes und Projektionsfehler, die eine Interposition vortäuschte. Ebenso wie MOTTA halten sie deshalb gerade beim Repositionsversuch die Kontrastdarstellung für erforderlich. Auch HEUBLEIN, GREENE und CONFORTI sahen den Vorteil nicht nur in der Möglichkeit der Unterscheidung zwischen Subluxation und Luxation, sondern in der Kontrolle des Repositionsergebnisses. Bei der geschlossenen Reposition falle das Rätselraten weg. Außerdem sei die Art und Dauer der Ruhigstellung besser zu bestimmen. Die Forderung nach einer möglichst frühzeitigen Mobilisierung könne nur erfüllt werden, wenn die Reposition sicher nachgewiesen ist.

Dagegen räumten GUARINI und CONTESSA, ORTOLANI und BÖSCH der Arthrographie bei der Behandlung der Hüftgelenksluxation keinen besonderen Platz ein. ORTOLANI sah in der Gelenkdarstellung nur einen Vorteil bei besonderen Fällen, die sich mit seiner prophylaktischen Behandlung im frühesten Säuglingsalter nicht heilen ließen. Er möchte zwischen den extremen Auffassungen von LEVEUF, der jede Luxation offen reponierte, und SEVERIN, der stets primär konservativ vorging, vermitteln. Ihm erschien es von Bedeutung, den Zeitpunkt festzustellen, wann eine Hüftluxation perfekt wurde und einen Isthmus zwischen den Gelenkteilen entwickelte. Ein enger Isthmus bei der Geburt oder in den ersten Lebensmonaten spreche gegen die Erfolgsaussicht einer konservativen Therapie. Dagegen hielt er die Überwindung des Repositionshindernisses für möglich bei Fällen, die erst später erfaßt wurden. Hier könne eine spätere Entstehung des Isthmus angenommen werden.

Ganz allgemein wird heute eine möglichst frühzeitige und endgültige Beurteilung des Behandlungsergebnisses angestrebt, um notwendige Korrekturen bald anzubringen. Warten wir erst eine weitgehende Knochenbildung ab, so sind häufig schon die formativen Kräfte fehlgeleitet oder erschöpft. Gerade im ersten Lebensjahr sind aber noch große Teile des Hüftgelenks im normalen Röntgenbild nicht zu erkennen. Die zur Hüftluxation gehörende Dysplasie läßt nicht selten sogar jede Verknöcherung der Epiphyse lange Zeit vermissen. Die Sichtbarmachung der gelenkbildenden Teile mittels Arthrographie allein ermöglicht eine sichere Beurteilung der schlüssigen oder mangelhaften Gelenkbindung. DEUTSCHLÄNDERS Forderung nach der exakten konzentrischen Reposition des Schenkelkopfes am primären Pfannenort und FRITZ LANGES Hinweis auf eine möglichst „tiefe“ Kopfeinstellung bestehen sicher zu Recht, sie lassen sich aber letztlich nur durch die Arthrographie beweisen.

3. Das Risiko der Hüftgelenkarthrographie

PALMEN (1961) wandte die Arthrographie bei der Hüftgelenkluxation nicht an. Er sprach ganz allgemein von einem Risiko im Zusammenhang mit der Notwendigkeit einer Narkose. Ein spezielles Risiko für die Hüftgelenkdarstellung im Arthrogramm wurde von ihm nicht hervorgehoben. Er behandelte vorwiegend Neugeborene und betonte, daß in diesem Lebensabschnitt die Diagnose durch die klinische Untersuchung zu stellen und die Röntgenuntersuchung einzuschränken sei. Dem können wir ohne weiteres zustimmen. Auf der anderen Seite darf die Furcht vor Strahlenschäden nicht überhand nehmen. Zu diesen Fragen hat WEISS in einem eigenen Abschnitt seiner Monographie Stellung bezogen. In einem gesonderten Kapitel wird die Punktionstechnik mit Fragen der mechanischen Schädigung von Gefäßen, Nerven und Gelenkknorpel abgehandelt. Von größerer Bedeutung sind Wirkungen des Kontrastmittels selbst und unspezifische Gelenkentzündungen durch Keimverschleppung von der Haut mittels Punktionsnadel. Mit der Einführung wäßriger Jodlösungen sind Reizerscheinungen der Gelenke selten geworden. BÖSCH berichtete 1967 über 232 Hüftgelenkdarstellungen mit 50%iger wäßriger Jodlösung, die etwa 15—20 Jahre zurücklagen. Bei diesem Material seien 7 Ankylosen und 2 nahezu vollständige Versteifungen aufgetreten. Er führte weiter aus, daß die Asepsis zwar heute bei Tageslicht unter dem Bildwandler leichter zu wahren sei, aber es dürfte sich bei den Schäden nicht nur um bakterielle, sondern auch um Jodwirkungen gehandelt haben.

Zur Frage der Gelenkschädigung durch Kontrastmittel hat WEISS (1963) zusammen mit FICHTNER tierexperimentelle Untersuchungen durchgeführt. Am Kniegelenk der Ratte wurde die Wirkung einer 76%igen Urografinlösung mit einer 50%igen Glucoselösung histologisch verglichen. Die Reaktion des Kapselapparates und des pericapsulären Gewebes auf eine intraartikuläre Injektion hochprozentiger Lösungen setzte bei Glucose zwar mit geringer Verzögerung ein, war dann aber intensiver ausgeprägt als bei der Urografinapplikation und mit einem deutlichen Übergang in ein chronisches Stadium gekennzeichnet. Die Präparate der mit Urografin injizierten Gelenke zeigten eine früh einsetzende leukocytäre Infiltration im Kapselapparat. Nach Übergang in einen leichten pericapsulären Reizzustand boten sich nach zwei und vier Tagen wieder völlig normale Verhältnisse.

Trotz aller Vorbehalte, die bei einer Übertragung der Ergebnisse tierexperimenteller Untersuchungen auf den menschlichen Organismus angebracht sind, kann doch mit einiger Berechtigung angenommen werden, daß durch die intraartikuläre Applikation von Kontrastmitteln Gelenkreaktionen möglich sind. Sie sind jedoch im ganzen geringer als bei weniger konzentrierten Glucoselösungen und lassen vor allen Dingen den Übergang in eine chronische Entzündung vermissen. Die relativ rasch ablaufenden Reaktionen halten sich in engen Grenzen und scheinen keine nachteiligen Folgen zu hinterlassen. Dementsprechend hatte der Autor bis zur Veröffentlichung seiner Monographie 1964 nach der Arthrographie des Hüftgelenks klinisch keinerlei Reaktionen beobachtet.

Das könnte einmal mit der dicken Weichteilbedeckung des Hüftgelenks, zum anderen und wesentlichen aber mit der nur sehr geringen Kontrastmittelmenge begründet werden. In den letzten Jahren konnte er diese Erfahrung nur bestätigen. Lediglich in einem einzigen Falle bei mehr als 1000 Arthrographien in fast 20jähriger Anwendung kam es zu einem vorübergehenden Reizzustand des Hüftgelenks mit temporärer Bewegungseinschränkung.

Die Wirkung des Kontrastmittels kann nur dem ganzen Molekül zugesprochen werden und nicht mit einer Jodwirkung verglichen werden. Es handelt sich offensichtlich um konzentrationsabhängige Reaktionen. Bei allen Erwägungen über die Vor- und Nachteile jodierter Kontrastmittel ist die Anwesenheit freien Jods zu vernachlässigen, da die Bindung des Jods im Molekül bei den heute üblichen Röntgenkontrastmitteln außerordentlich fest ist und *in vitro* nur durch eingreifende Maßnahmen gesprengt werden kann. Damit entfällt auch, wie WEISS zeigen konnte, eine echte bactericide Wirkung. Die beobachtete inhibitorische Wirkung auf Mikroorganismen wird als unspezifischer konzentrationsabhängiger Effekt im Sinne einer Bacteriostase gedeutet. Als Folgerung seiner bakteriologischen Untersuchungen hält der Autor sorgfältiges sterile Vorgehen für unerläßlich. Es bleibt das Risiko einer Keimverschleppung durch die Punktionsnadel von der Haut in das Gelenk.

Völlig isoliert steht die Meinung von LARSEN und JANSEN, die 1962 in Kopenhagen eine Röntgenserie von Hüftgelenken demonstrierten, deren Schäden sie auf eine früher durchgeführte Arthrographie bezogen. Sie fanden herdförmige Nekrosen oder Entwicklungsstörungen des Hüftkopfes sowie Wachstumsstörungen an der Epiphysenfuge. Nicht die Einmaligkeit dieser Behauptung, sondern mangelnde Vergleichsmöglichkeit zu den übrigen Behandlungsmethoden und -ergebnissen einerseits und der Hinweis auf ähnliche Beobachtungen bei nicht arthrographierten Hüftgelenken andererseits müssen uns die Zusammenhangsfrage zwischen Arthrographie und den genannten Schäden kritisch stellen lassen.

4. Technik der Arthrographie

a) Die Punktion des Hüftgelenks

α) Punktion von vorn

Die versteckte Lage des Hüftgelenks bereitet bei der Punktion Schwierigkeiten. Es ist daher berechtigt, sich mit den dabei auftretenden Problemen auseinanderzusetzen. Oberholzer hält von sämtlichen Gelenken die Punktion des Hüftgelenks für die schwierigste,

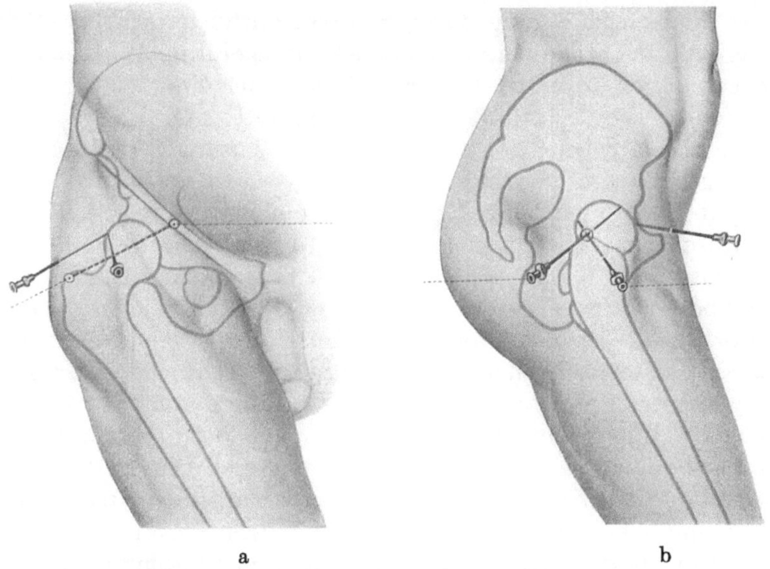

Abb. 1a u. b. Klassische Punktion des Hüftgelenks. a Von ventral und b von lateral. (Aus Lanz-Wachsmuth)

sie sei relativ am sichersten und leichtesten von vorn vorzunehmen. Dieser Zugang (Calot) hat die meisten Anhänger gefunden (Bocchi u. Orlandine; Böhm; Bronner; Fischer; Franceschelli; Glauner; Guarini und Contessa; Heublein et al.; Kaiser und Uibe; Kenin und Levine; Lindblom; Monticelli und Tucci; Motta; Pais; Severin; Strakker; Wiberg u.a.).

Bei der Punktion von ventral wird übereinstimmend die Arteria femoralis als Bezugspunkt angenommen. Nur Motta hält sich nicht daran, da er im Gegensatz zu den anderen Autoren bewußt das Gelenk in unmittelbarer Nähe des Hüftkopfes punktiert und nicht die Urpfanne zu erreichen sucht. Nach seiner Beschreibung faßt der Operateur mit der Hand das obere Femurende des Patienten, so daß die Daumenkuppe auf dem Hüftkopf und die dreigliedrigen Finger auf dem Trochanter major liegen. Mit der anderen freien Hand wird zuerst das Knie des zu füllenden Beines gefaßt und das Hüftgelenk in Beuge- und Außendrehstellung gebracht. Gleichzeitig wird das Bein leicht nach fußwärts gezogen. Auf diese Weise wird der Raum zwischen Hüftkopf und Os ilium verbreitert. Die Vermehrung der Anteversion des Hüftkopfes und des Schenkelhalses, durch die Außendrehung bedingt, hat den Vorteil, daß der Hüftkopf besser zu spüren ist und gleichzeitig der vordere Anteil der Hüftgelenkkapsel zwischen Hüftkopf und Urpfanne an der Stelle der Punktion gespannt wird. Dadurch erreicht man, daß der darunterliegende Gelenkraum erweitert wird und die Spitze der Kanüle mehr Raum zur Verfügung hat.

Jetzt wird das Knie von einem Assistenten gehalten, um die Hände des Operateurs, die rechte bei der rechten und die linke bei der linken Hüfte, für die Punktion frei zu halten. Diese erfolgt im Bereich der inneren Begrenzung des Kopfes, knapp unterhalb des Lig. inguinalis. Man verwendet eine ziemlich lange 12er Kanüle, die auf eine mit Kochsalzlösung gefüllte Spritze gesetzt wird. Die Kanüle wird leicht nach unten geneigt.

Das Vorspritzen einer nicht schattengebenden Flüssigkeit und das Zurücktropfen aus der Kanüle nach Abnahme der Spritze kann nicht als sicheres Zeichen der intraartikulären Lage der Kanülenspitze gewertet werden, hat jedoch den Vorteil, am größeren Widerstand bei der Injektion festzustellen, daß die Nadel nicht frei im Gelenkraum liegen kann. Damit und mit der Kontrolle der Nadellage unter Röntgensicht können parartikuläre Kontrastmittelüberlagerungen eingeschränkt werden. Von GUARINI und CONTESSA wurde empfohlen, dem Kontrastmittel 1 ml einer 1 %igen Novocainlösung zuzusetzen, um Arthralgien nach der Füllung zu verhindern.

β) Punktion von lateral

In ihrer orthopädischen Operationslehre haben VULPIUS und STOFFEL neben der Hüftpunktion von ventral auch den Zugang von lateral beschrieben. Er wurde ebenfalls gern benutzt (GLAUNER und MARQUARDT; LEVEUF und BERTRAND; MONTICELLI und TUCCI; SIEVERS; VAN DE STADT; VIRENQUE und PASQUIE). In den einschlägigen Standardwerken wurden allein diese beiden Methoden zur Erreichung bzw. Punktion des Hüftgelenks mit unterschiedlicher Bevorzugung empfohlen.

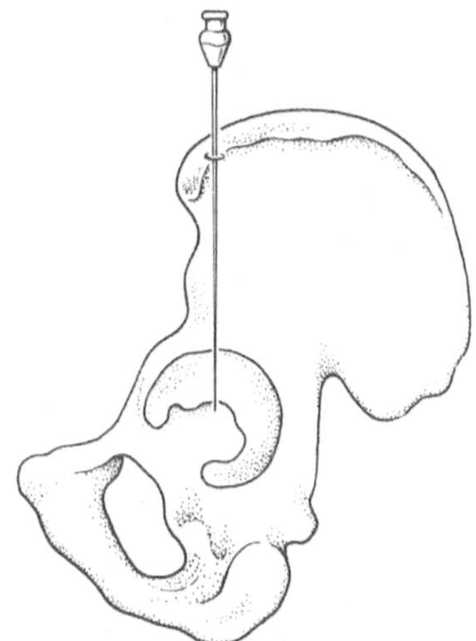

Abb. 2. Punktion des Hüftgelenks von cranial. (Nach MITCHELL)

Die Mehrzahl der Autoren stach die Punktionsnadel direkt in den Knorpel des Hüftkopfes. Vereinzelt wurde der Kapselraum am Schenkelhals als Injektionsort angestrebt. SEVERIN legte Wert auf die Vermeidung von Knorpelverletzungen. Zur Lagebestimmung des Hüftkopfes werde das Bein im Hüftgelenk rotiert. HEUBLEIN et al. wandten das gleiche Verfahren an und meinten, daß man den Hüftkopf unter der Nadel rotieren fühle. Man kann sich vorstellen, daß dabei Knorpelläsionen nicht immer zu vermeiden waren. Bei der Punktion des Kapselraumes am Schenkelhals muß man mit Verletzungen der Collumgefäße rechnen, außerdem liegt hier die Gelenkkapsel dem Knochen dicht an. VIRENQUE und PASQUIE versuchten, durch Innenrotation eine Kapselerschlaffung der vorderen Gelenkabschnitte und damit eine Erweiterung des Gelenkraumes zu erzielen. Sie gingen dicht vor dem Trochanter maior von lateral nach innen oben vor.

γ) Punktion von cranial

Als einziger in der uns erreichbaren Literatur hat GEORGE P. MITCHELL aus Edinburgh das Gelenkcavum von oben zu erreichen versucht. Mit einer kurzgeschliffenen Lumbalpunktionsnadel stach er etwa 1/2 inch hinter der Spina iliaca anterior superior ein und führte die Nadel medio-caudal am Os ilium entlang bis zum Kontakt mit dem Pfannendach. Mit leichtem Druck trete die Nadel in die Pfanne ein (Abb. 2).

δ) Punktion von caudal

Selbst bei der paracephalen Punktion ist eine mechanische Läsion des Hüftkopfes noch nicht mit genügender Sicherheit zu vermeiden. Dies gelingt erst bei der Punktion der leeren Gelenkpfanne. Von lateral ist der Weg durch den vorgelagerten Hüftkopf versperrt. Der ventrale Zugang ist möglich, bereitet aber durch die Nähe der Arteria femoralis nicht selten Schwierigkeiten. Ein unnötiges großes Trauma stellt die Perforation des Pfannendaches bei der Technik von Mitchell dar.

Die reflektorische Entspannungslage der Oberschenkel, wie wir sie bei entzündlichen Schmerzzuständen der Hüftgelenke beobachten, besteht in einer Beugung, Abspreizung und Außendrehung. In dieser Stellung ist durch Entspannung der Kapsel das Fassungsvermögen des Hüftgelenks am größten. Mit dem Ziel einer Sicherung des aufrechten Standes kommt es umgekehrt bei der Hüftstreckung zu einer Anspannung der schraubig verlaufenden Gelenkbänder. Der Hüftkopf wird in die Pfanne gepreßt, die Bänderschraube zugedreht, das Gelenk festgestellt (Benninghoff). Es ist demnach beim normalen oder gering dislozierten Hüftgelenk eine Kapselerschlaffung in der abgeschwächten Lorenz-Position, die annähernd mit der Entlastungshaltung verglichen werden kann, zu erwarten.

Faber hat erstmalig die Punktion des reponierten Hüftgelenks von caudal in Lorenz-Position vorgenommen, um die zur Reluxation führende Streckstellung zu vermeiden. Im übrigen bevorzugte er noch die Injektionstechnik von Sievers. Bertrand empfahl 1952 den caudalen Zugang in abgeschwächter Lorenz-Stellung, nachdem er 1937 mit Leveuf die laterale Gelenkpunktion als seine Methode angegeben hatte. Wir sehen darin einen Beweis für die technischen Schwierigkeiten der Gelenkfüllung von lateral her und eine Anerkennung der Methode Faber's. Einen ähnlichen „perinealen" Zugang hat noch Franceschelli beschrieben.

Trotz ihrer großen Vorteile wurde diese Methode außer einer kurzen Mitteilung von Thomas und Müller vor der 1964 veröffentlichten Beschreibung von Weiss überhaupt nicht erwähnt.

Die Arthrographie ist grundsätzlich in Lokalanaesthesie möglich, sie wird jedoch wegen der Uneinsichtigkeit und Unruhe der Kleinkinder in Vollnarkose ausgeführt. Die Narkose ist ohnehin meistens wegen der erforderlichen Reposition notwendig. Das Kind liegt auf dem Rücken, die Oberschenkel um 90° gebeugt, ca. 50° abduziert und leicht außenrotiert. Der Gonadenschutz bei Mädchen wird am Kreuzbein befestigt, der untere Rand darf nicht ganz bis an das obere Ende der Rima ani reichen. Bei Knaben verwenden wir Hodenkapseln. Sorgfältige Desinfektion der Haut, Abdecken der Anal- und Genitalregion durch ein schmales Tuch. Abtasten des Tuber ossis ischii. Dicht latero-ventral davon ist meistens die Punktionsstelle durch eine Grube gekennzeichnet, die ventral von den straff angespannten Adductoren und dorsal von der ischiocruralen Muskelgruppe begrenzt ist (Abb. 3).

Bei Luxationen ist diese Grube regelmäßig schon mit dem Auge wahrzunehmen, zu tasten ist sie jedoch immer. In der Tiefe fühlt man den unteren Pfannenrand oder die leere Hüftpfanne. Von der Punktionsnadel sind nur die Adductoren zu passieren. Wir verwenden kurzgeschliffene, dünne, aber möglichst starre Nadeln, die mit 2 ml-Spritzen armiert sind. Die Nadel wird an der tiefsten Stelle der Grube, stets unmittelbar lateroventral vom Tuber ossis ischii angesetzt und genau parallel zur Tischebene und Körperlängsachse vorgestoßen.

Nach wenigen Zentimetern spürt man deutlich den Widerstand der unteren Kapselabschnitte, die mit dosierter Kraft vorsichtig durchstoßen werden. Ein kurzer Durchleuchtungsstoß mit kleinstem, vorher genau zentriertem Bildausschnitt orientiert über die Lage der Nadelspitze. Zur Vermeidung intravasaler Applikation des Kontrastmittels wird der Spritzenstempel leicht zurückgezogen. Ebenfalls unter Sichtkontrolle injizieren wir wenige Teilstriche eines Kubikzentimeters Kontrastmittel; es genügen meistens 0,2—0,5 ml, bei fortgeschrittener Dislokation größerer Kinder macht der erweiterte Kapselraum gelegentlich Mengen bis zu 2,0 ml erforderlich. Nach Entfernen der Nadel erfolgen ausgiebige Bewegungen der Oberschenkel zur gleichmäßigen Verteilung des Kontrastmittels.

Die Topographie des Punktionsweges wird an einem anatomischen Präparat deutlich gemacht. Abb. 4a zeigt auf der rechten Seite die Haut, Subcutis und Fascie bis in die Nähe der Gesäßfalte entfernt. Der Glutaeus maximus wurde medial in der Schnittebene eingekerbt und nach latero-dorsal gedrängt. Die von dem dorso-lateralen Anteil des Tuber ossis ischii abgehende ischiocrurale Muskulatur wurde isoliert und leicht nach medial verzogen. Der Sitzbeinhöcker ist punktförmig markiert. Der Nervus ischiadicus hebt sich als dunkleres Band deutlich in seinem ganzen Verlauf hervor. Im ventromedialen Abschnitt

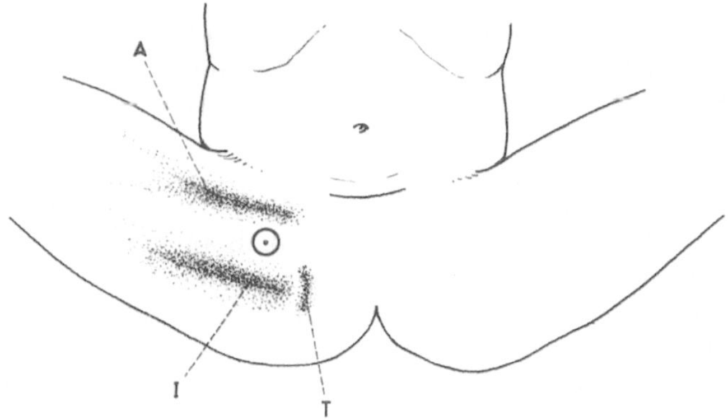

Abb. 3. Einstichstelle zur Punktion des Hüftgelenks von caudal in der Grube zwischen den Adductoren und der ischiocruralen Muskelgruppe unmittelbar ventro-lateral vom Tuber ossis ischii

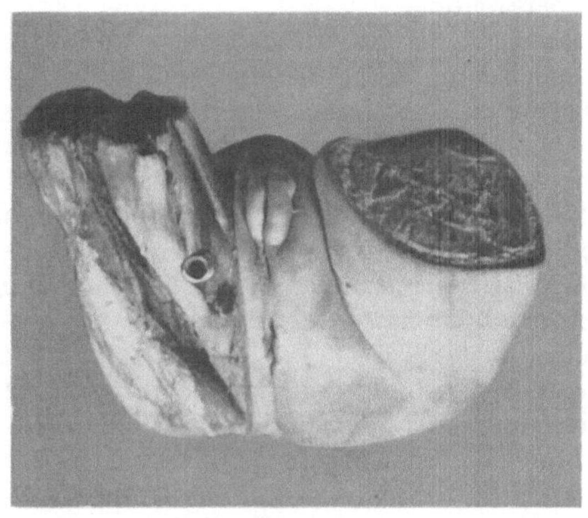

a

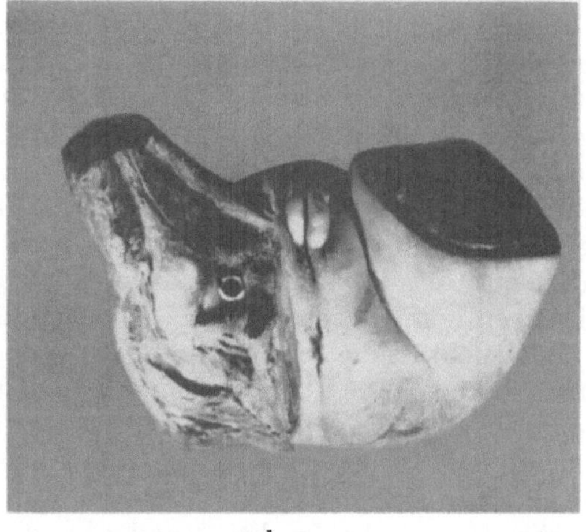

b

Abb. 4a u. b. Anatomisches Präparat. a Oberflächlicher Situs der Muskulatur, die Kanüle am Punktionsort. b Situs in der tiefsten Lage mit Eröffnung des Hüftgelenks, Kanüle im Gelenkspalt

des Präparates erkennen wir den vorspringenden Musculus gracilis. Zwischen den bei weiterer Abduktion noch stärker vorspringenden ventralen Adductoren und der ischiocruralen Muskulatur dehnt sich der Adductor magnus aus. Er wird von der Punktionskanüle, unmittelbar latero ventral vom Tuber ossis ischii, perforiert. Eine Verletzung des Nervus ischiadicus erscheint bei Kenntnis der topographischen Anatomie ausgeschlossen. Bei der klinischen Anwendung sind die Beine wesentlich weiter abduziert, so daß der Ischiadicus noch mehr nach dorso-lateral ausweicht. Den Situs in den tiefsten Lagen stellt Abb. 4b dar. Wir erkennen nach Entfernung der Adduktoren, der ischiocruralen Muskulatur und weitgehender Entfernung des M. glutaeus maximus den an seiner Austrittsstelle resezierten und dunkel getönten Ischiasnerv. Dorsal davon liegt der M. piriformis, nach ventral die übrige pelvitrochantere Muskelgruppe. Latero-ventral vom stark markierten Sitzbeinhöcker liegt die Kanüle im eröffneten Hüftgelenk. Ventral davon zieht der M. iliopsoas zum kleinen Rollhügel.

Über den caudalen Zugang in Lorenzposition bei der offenen Einrenkung der angeborenen Hüftluxation berichtete 1908 K. Ludloff. Der Eingriff ist als nahezu unblutig bekannt und erfolgt am lateralen Rand des M. adductor magnus in direkter Richtung auf die Incisura acetabuli. Wie die anatomische Präparation gezeigt hat, gelangt man, unabhängig von einer eventuellen Dislokation des Hüftkopfes, auf direktem Wege in das

Gelenkinnere, wenn dicht neben und ventral vom Tuber ossis ischii eingegangen und die Punktionsnadel exakt parallel zur Tischebene, aber auch parallel zur Körperlängsachse vorgeschoben wird.

Die Punktion ist dadurch wesentlich erleichtert, daß der Hüftkopf bei einer Luxation oder Subluxation stets die caudalen Gelenkabschnitte zuerst verläßt. Mit Ausnahme des weit medial liegenden Ligamentum rotundum ist der untere Kapselabschnitt frei von Verstärkungsbändern. An dieser Stelle finden ja auch am häufigsten traumatische Luxationen statt. Die knöcherne Gelenkpfanne weicht schließlich caudal als Incisura acetabuli weit nach medial zurück und läßt die Punktionsnadel unbehindert passieren. Andererseits bietet die mehr oder weniger weit lateral vorspringende Tragfläche der Fossa acetabuli mit ihrem knöchernen und knorpeligen Pfannendach ein sicheres Widerlager. Eine unkontrollierbare tiefe Punktion ist damit zu verhüten. Im ungünstigsten Falle könnte der von ventral in den Adductor magnus einstrahlende Ramus profundus des Nervus obturatorius oder der durch die Incisura acetabuli in das Ligamentum capitis femoris ziehende arterielle Ramus acetabuli, aus dem Ramus profundus der Arteria obturatoria, verletzt werden. Es sind somit Schäden wichtiger Gebilde nicht zu befürchten.

Einen wesentlichen Vorteil für die Beobachtungen der Punktionsnadel mittels Bildverstärker sah auch Schwetlick in ihrer zur Tisch- und damit Bildebene parallelen Verlaufsrichtung. Alle Projektionsfehler bei schräger Nadellage fallen weg. Es ist ferner bei Verwendung ausreichend langer Nadeln eine ungehinderte Manipulation außerhalb der Röntgenapparatur möglich. Die Strahlenbelastung der Hände des Untersuchers wird reduziert, das Bild nicht gestört. Eine paraartikuläre Injektion gehört zu den Seltenheiten. Sollte sie doch einmal auftreten, so geschieht dies in den diagnostisch unwesentlichen caudalen Gelenkpartien. Störende Kontrastmittel-Überlagerungen der zur Beurteilung wichtigen cranialen und medialen Gelenkabschnitte können vermieden werden.

Vielleicht ist die geringe Abweichung der Punktionstechnik bei P. G. Schneider (1966) dafür verantwortlich zu machen, daß auf all seinen abgebildeten Originalarthrographien Kontrastmittel-Depots extraartikulär zu finden sind. Er punktiert lateral (nicht *ventro*-lateral) vom Tuber ossis ischii. Eine Ausdehnung des Kontrastmittels bis in das kleine Becken wird kaum zu beobachten sein, wenn es sich nur um einen Reflux in den Stichkanal nach Entfernen der Injektionsnadel handelt. Es ist vielmehr an eine Injektion in die dorsale Gruppe der pelvitrochanteren Muskulatur zu denken. Die Treffsicherheit der Gelenkpunktion von caudal ist nur gewährleistet, wenn die wenigen Regeln der Technik exakt eingehalten werden.

Huwyler hat durch wiederholte Gelenkpunktionen schwere Deformierungen im Sinne einer Arthrosis deformans bei jugendlichen Tieren erzielt. Ähnliche Veränderungen konnten in eigenen Versuchen bei operativ gesetzten oberflächlichen Knorpeldefekten am Kniegelenk von Kaninchen beobachtet werden. Stets heilen Knorpelwunden nur durch ein minderwertiges bindegewebiges Ersatzgewebe aus. Wir sollten jede zusätzliche Traumatisierung des ohnehin dysplastischen Hüftgelenks bei der Luxation vermeiden. Es gelingt häufig die Kontrastmittelfüllung des luxierten Hüftgelenks, ohne daß die Punktionsnadel den Gelenkknorpel berührt. Um keine Schleifverletzungen zu setzen, wird während der Punktion jede Bewegung im Hüftgelenk unterlassen. Alle nicht zu vermeidenden, nur punktförmigen Knorpelläsionen liegen beim caudalen Zugang in unbelasteten Zonen des Hüftkopfes, so daß bemerkenswerte Schäden nicht zu erwarten sind. Demgegenüber scheint die Punktion von vorn und lateral, besonders wenn der Hüftkopf bewußt angestochen wird oder an der Punktionsnadel bei Rotationsbewegungen des Beines entlangreibt, weniger schonend.

Schwetlick benutzt den caudalen Zugang, da er mit der Punktion von lateral oder ventral nicht zufrieden war, ebenso wird von Heimgartner-Hauser die Punktion nach Faber bevorzugt, da besonders bei der hohen Luxation andere Wege erhebliche Schwierigkeiten bieten. In fast allen Arbeiten sind trotz sicher sorgfältigster Auswahl nach der Schönheit der Arthrogramme z. T. erhebliche paraartikuläre Kontrastmittelüberlagerungen zu sehen. So war van de Stadt unter 16 Hüftgelenksfüllungen, von lateral über den großen Rollhügel, trotz Röntgenkontrolle der Nadellage zweimal keine Darstellung des Gelenks möglich. In einem Falle kam es nach zahlreichen Punktionsversuchen zu einem Hautabsceß. In allen Abbildungen seiner Arbeit sind zum Teil erhebliche Kontrastmittelmengen paraartikulär injiziert.

HEUBLEIN et al. schrieben 1952, bei Benutzung des ventralen Zuganges, daß die Hüftgelenkpunktion leichter beschrieben als ausgeführt sei. Genau das Gegenteil behauptet WEISS für die Punktion des Hüftgelenks von caudal. Die sehr einfache und fast absolut sichere Methode habe noch jeden Beobachter von den Vorteilen gegenüber den sonst gebräuchlichen Verfahren überzeugt.

b) Besondere Kontrastmittelfragen

Kontrastmittelfragen sollen im Rahmen dieses Beitrages nur insoweit abgehandelt werden, als sie spezielle Probleme der Hüftgelenkdarstellung betreffen. So zog HEPP, angeregt durch die guten Luftarthrogramme von STEWART, die Luftfüllung der positiven Kontrastdarstellung aus therapeutischen Überlegungen vor. Die negative Kontrastdarstellung mit Luft lege die Weichteile des Gelenkraumes frei. 1956 zwang eine tödliche Luftembolie mit Luftnachweis in der rechten Herzkammer HEPP zu einer Änderung der Technik. Sie bestand seitdem in einer Peristonfüllung des Gelenks, das erst nach sicherem

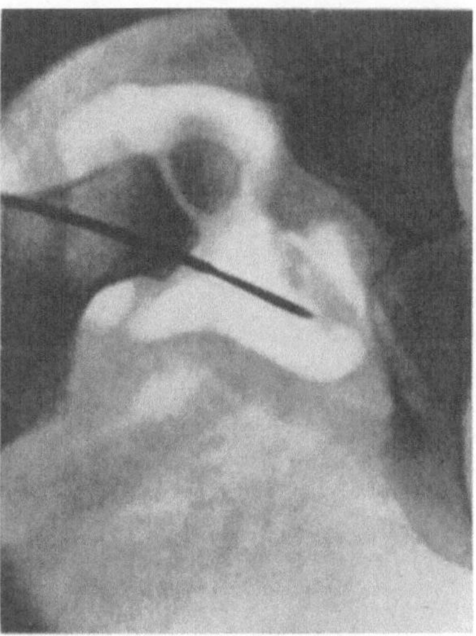

Abb. 5. Negative Kontrastdarstellung mit CO_2. Segelartige Verwachsung zwischen Gelenkkapsel und medialer Kopf-Hals-Grenze. (Nach KOCH)

Reflux von Periston aus der Punktionskanüle mit 10 cm³ Luft unter Druck gefüllt wurde. Da es trotz dieser Maßnahme zu leichten Luftembolien mit Atem- und Kreislaufdepressionen kam, wurde auf Vorschlag von KOCH seit 1967 nur noch CO_2 zur Arthrographie des Hüftgelenks verwendet. Für die sterile CO_2-Entnahme stehe das von Dr. FRANGENHEIM zur Laparaskopie entwickelte Drägergerät „CO_2-Insufflator“ zur Verfügung. Mit einer 20 cm³-Rekordspritze lasse sich der Gelenkraum durch die Entfaltung der Kapsel unter gleichmäßigem Gasdruck zur Darstellung bringen. Besonders eindrucksvoll lassen sich die nicht seltenen segelartigen Verwachsungen an der medialen Kopf-Hals-Grenze auf diese Weise hervorheben (Abb. 5).

J. STRAUSS meint, daß die Arthrographie des Hüftgelenks mit negativem Kontrastmittel ein transparenteres und vielfältigeres Bild ergibt, als die Darstellung mit positivem Kontrastmittel und die Gefahr der Luftembolie durch die Verwendung von Kohlendioxyd umgangen werde.

Zweifellos besteht die Gefahr, bei Verwendung positiver Kontrastmittel Einzelheiten zu verdecken, wenn das Gelenk wirklich gefüllt wird (Abb. 6). Zweckmäßiger ist es, mit dem Kontrastmittel äußerst sparsam umzugehen und nur ein Beschlagbild anzustreben. Die von SCHNEIDER injizierten 2—4 cm³ 45%igen Perabrodil-M erscheinen in diesem

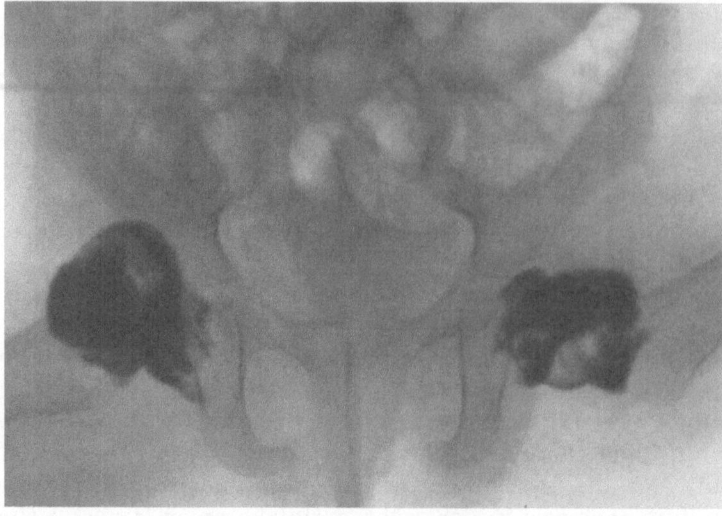

Abb. 6. Unzweckmäßig starke Füllung mit positivem Kontrastmittel

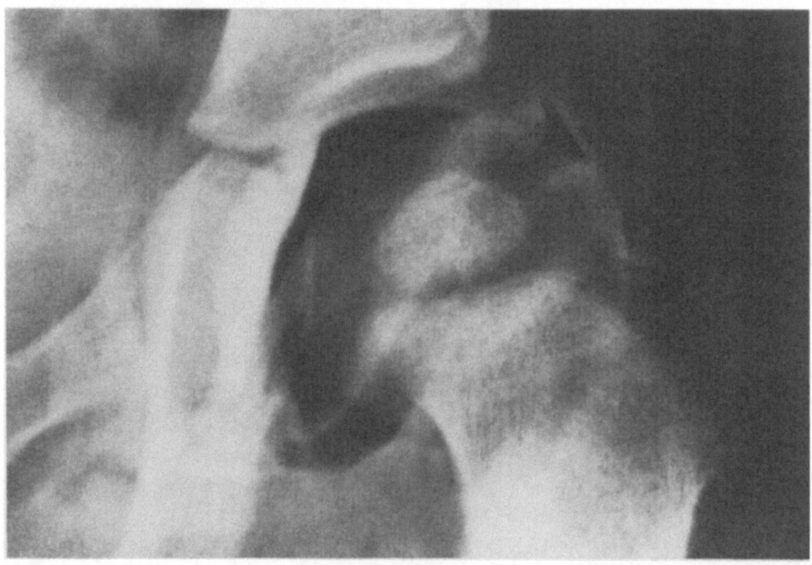

Abb. 7—9. Doppelkontrast-Arthrographie nach SCHWETLICK und MUNDORF. Primäre Instabilität (MITCHELL) durch Luftsichel über dem Hüftkopf (Abb. 8) nachgewiesen. Verwachsung zwischen Hüftkopf und Kapselhaube (Abb. 9)

Zusammenhang etwas reichlich. Es mag damit zusammenhängen, daß er den Einstellungsvorgang in mehreren Positionen direkt auf dem Fernsehschirm beobachten und das Verhalten der Weichteile im einzelnen präzise analysieren möchte. WEISS dagegen begnügt sich mit einer kurzen Orientierung in den jeweiligen Positionen und legt größten Wert auf gute Röntgenaufnahmen zur Dokumentation und als Unterlage eingehender Betrachtungen ohne Zeitdruck.

Da bereits nach wenigen Minuten das Kontrastmittel resorbiert ist, erscheint es überflüssig, diese geringen Kontrastmittel-Mengen wieder nach der Arthrographie absaugen zu wollen, wie es von HEIMGARTNER-HAUSER vorgeschlagen wird. Wir fürchten die Gefahren, die dadurch entstehen, daß die Punktionsnadel während der Arthrographie und damit auch während der Bewegungen im Gelenk verbleiben muß.

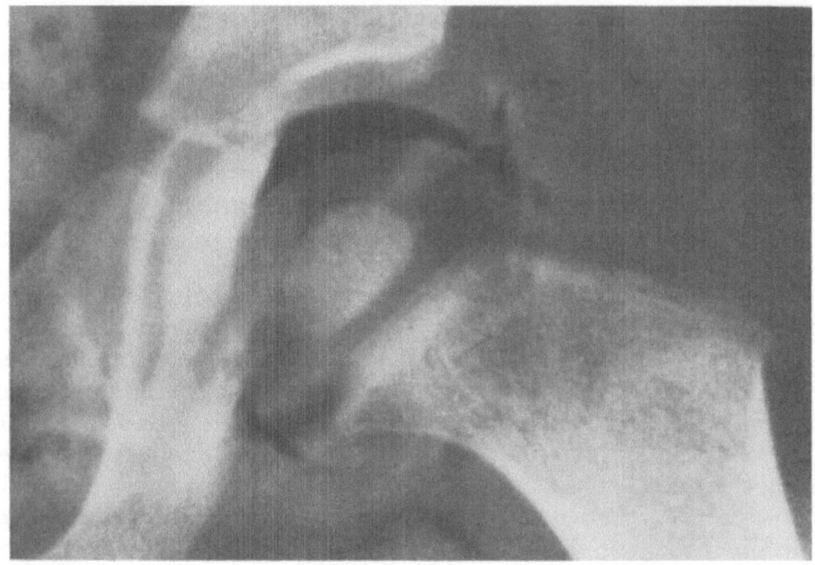

Abb. 8

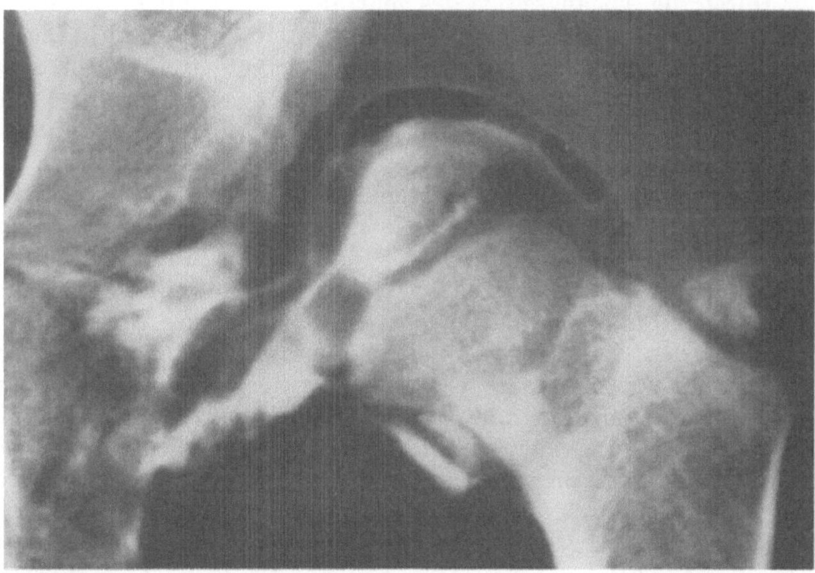

Abb. 9

Im Gegensatz zur Anwendung am Kniegelenk sind Doppelkontrastarthrographien des Hüftgelenks nur vereinzelt vorgenommen worden. 1968 hat SCHWETLICK zusammen mit MUNDORF mitgeteilt, daß der Limbus in einer Deutlichkeit dargestellt werden könne, wie er es bei positiver Kontrastdarstellung nicht gesehen habe. Bei Injektion einer größeren Luftmenge (20 cm³) kam es bei der Luxationshüfte zur ballonartigen Auftreibung des Kapselschlauches und manchmal zur Lösung von Verwachsungen der Kapselinnenwände. In der seinem Beitrag entnommenen Abb. 9 weist er auf Verwachsungen der Kapselhaube mit dem Kopf hin, die so fest waren, daß eine Luftsprengung nicht erfolgte.

Die von G. P. MITCHELL nachgewiesene primäre Instabilität funktionsgefährdeter Gelenke läßt sich besonders eindrucksvoll im Doppelkontrastverfahren nachweisen. Mit dem Pumpphänomen stellt sich zwischen Hüftkopf und Pfanne eine Luftsichel dar.

Motta hat die Erfahrungen der Orthopädischen Universitätsklinik Heidelberg 1965 mitgeteilt. Obwohl festgestellt wurde, daß unter Umständen bei Zugabe von Luft bessere Bilder entstehen konnten, hat man diese Methode wegen der zusätzlichen technischen und interpretativen Schwierigkeiten trotzdem nicht weiter angewandt.

5. Das normale Arthrogramm

a) Zur Anatomie des Hüftgelenks

Im Hüftgelenk ist der Oberschenkel mit dem Os coxae, dem Becken, verbunden. Alle 3 Anteile des Hüftbeines beteiligen sich am Aufbau der Hüftpfanne. Sie stoßen im Pfannengrund zusammen und bilden hier während des Wachstums die y-förmige Knorpelfuge. Die knöcherne Pfannenbegrenzung weicht am unteren Ende als Incisura acetabuli nach medial zurück. In unmittelbarer Nachbarschaft ist der knorpelfreie Boden der Fossa acetabuli von einem Fettpolster, dem Pulvinar, bedeckt. Die mit hyalinem Knorpel versehene Tragfläche der knöchernen Gelenkpfanne erhält dadurch eine sichel- oder halbmondförmige Gestalt (Facies lunata). Durch das Ligamentum transversum acetabuli, eine Bandverstärkung zur Überbrückung der Incisur, wird die knöcherne Hüftpfanne zu einer halben Hohlkugel vervollständigt. Das Ligamentum capitis femoris (=Ligamentum teres s. rotundum) entspringt vom Rand der Incisura acetabuli und zweizipfelig vom Ligamentum transversum. Durch die Abgangsstelle des zentralen Kopfbandes wird der Pfannenraum in seinen medio-caudalen Partien in 2 Recessus getrennt (Severin). Diese sogenannten Recessus acetabuli gestatten bei stärkerer Belastung ein Ausweichen des Fettpolsters. Das Ligamentum teres inseriert in der Fovea capitis des Oberschenkelkopfes. Die knöcherne Hüftgelenkpfanne wird ergänzt durch das faserknorpelige Labium articulare, das reifenförmig angelegt ist. Im klinischen Sprachgebrauch hat sich die Bezeichnung Limbus eingebürgert. Der dem Schenkelhals aufsitzende Hüftkopf hat eine Gelenkoberfläche von etwa 2/3 einer Kugel. Er ist mit Ausnahme der Fovea capitis von hyalinem Knorpel bedeckt. Etwa 2/3 des Hüftkopfes werden von der Gelenkpfanne, einschließlich Limbus, bedeckt, so daß ein Nußgelenk entsteht. Die Gelenkkapsel entspringt vom knöchernen Rand der Pfanne, der Limbus ragt also, mit Ausnahme in der Gegend des Ligamentum transversum, frei in den Gelenkraum hinein. Es entsteht so der für die arthrographische Beurteilung des freien Limbusrandes wichtige Recessus articularis superior, von Francillon auch Limbusrecessus genannt. Die nahezu den ganzen Schenkelhals umgebende Gelenkkapsel wird durch 4 Ligamente verstärkt: Ligamentum ileofemorale, pubocapsulare, ischiocapsulare und die Zona orbicularis (Ringband). Das letztere legt sich wie ein enger Kragen, dicht neben dem Labium articulare, um die engste Stelle des Schenkelhalses. Dadurch erscheint im Arthrogramm eine bandförmige Aussparung des Kontrastmittels.

Nach arthrographischen und histologischen Studien von Laurenson ändern sich während der fetalen Entwicklung weder die Tiefe noch die Gestalt von Pfanne und Femurkopf in ihrem Verhältnis zueinander. Im Beobachtungszeitraum von der 14. Fetalwoche ab zeigen sich praktisch die gleichen groben anatomischen Verhältnisse wie bei der Hüfte eines reifen Neugeborenen. Die Verknöcherung der Pfanne geht einmal perichondral spornartig vor sich, wobei der mediale Sporn stets etwas weiter distal reicht als der laterale Sporn perichondraler Verknöcherung. Die enchondrale Ossifikation geht langsamer vonstatten und richtet sich ebenfalls stärker nach medial aus. So kommt es zum bekannten Phänomen der Pfannendachsteilstellung in der normalen Röntgenanatomie des Neugeborenen.

Postnatal erfolgt nach Bedouelie das Wachstum der normalen Hüfte in 3 Zeitabschnitten. Während des 1. Lebensjahres kommt es zu einer Senkung des knöchernen Pfannendaches, im 3. und 4. Lebensjahr bildet sich der Pfannendacherker aus, während die endgültige Verknöcherung der Hüftpfanne vom 7. Lebensjahr bis Ende der Pubertät stattfindet.

Bei der Luxationshüfte wird die Beurteilung des Röntgenbildes durch eine Ossifikationsverzögerung noch mehr erschwert. Die Ossifikation hinkt in allen Altersstufen der gesunden Seite nach (STRIEGLER). Der normalerweise etwa im ersten Halbjahr auftretende Epiphysenkern des Femurkopfes kann in einzelnen Fällen bis in das 4. Lebensjahr ausbleiben (Abb. 59). Besonders bei Nichtbehandlung wird die Hypoplasie des Kerns der kranken Seite immer beträchtlicher.

b) Normales Arthrogramm des Kindes

Die Verhältnisse werden durch die Abb. 10—18 deutlich. Dabei stellt Abb. 10 einen Frontalschnitt durch ein Hüftgelenk, entsprechend der im vorigen Abschnitt gegebenen Definition, dar. In den Abb. 12 und 13 ist das normale linke Hüftgelenk im Originalarthrogramm einer etwas schematisierten Zeichnung gegenübergestellt. Von entschei-

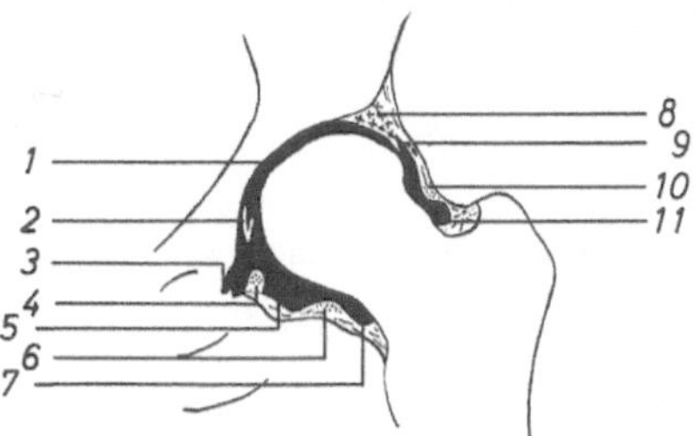

Abb. 10. Schematische Zeichnung eines Frontalschnittes durch das Hüftgelenk (nach FISCHER in SCHINZ-BAENSCH). *1* Recessus capitis (Gelenkspalt); *2* Ligamentum teres; *3* Recessus acetabuli; *4* Impressio lig. transversi; *5* Recessus articularis inferior; *6* Impressio zonae orbicularis; *7* Recessus colli; *8* Labium artic. (Limbus); *9* Recessus articularis superior; *10* = 6; *11* = 7

Abb. 11—18. Angelika O., geb. 5. 4. 60. Gegenüberstellung einer normalen und luxierten Hüfte im Normalbild, der Originalarthrographie und schematischer Zeichnung

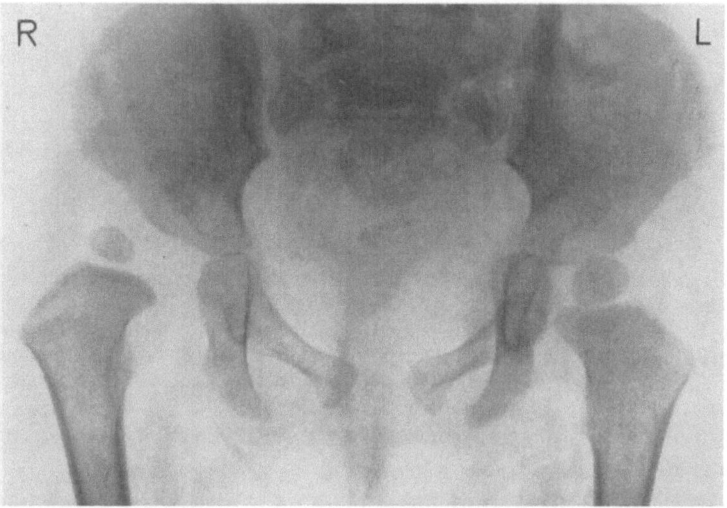

Abb. 11. Beckenübersicht vom 27. 10. 61. Subluxation oder Luxation des rechten Hüftgelenks

dender Bedeutung ist der kongruente Gelenkschluß, die ausreichende Deckung des Hüftkopfes durch den oberen Limbusrand und damit im Zusammenhang die ausreichende Umfassung der Kopfepiphyse. Nach FABER soll das Kontrastmittel am Pfannenboden nur als feiner Strich zu erkennen sein. WIBERG hat demgegenüber darauf hingewiesen, daß auch eine geringfügige Kontrastmittelansammlung in den medialen Partien zwischen Kopf

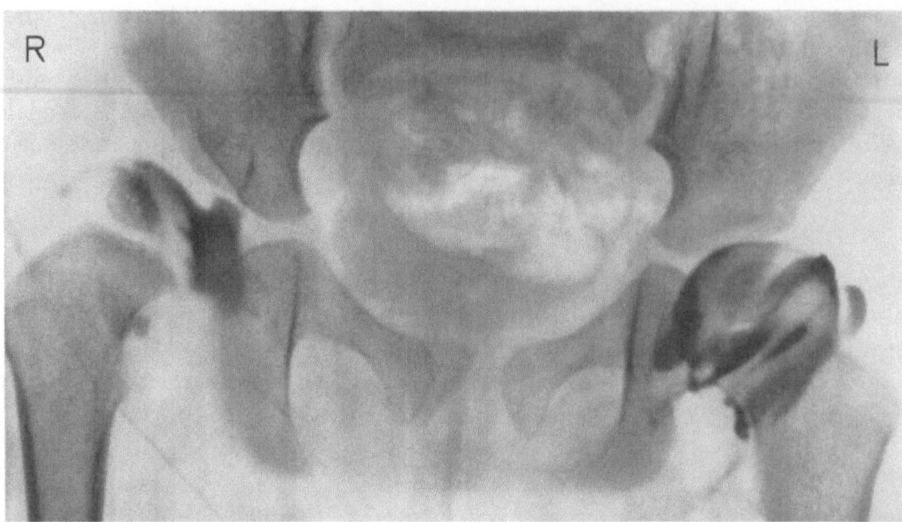

Abb. 12. Originalarthrogramm vom 2. 11. 61. Links normale Verhältnisse, rechts totale Luxation mit Limbuseinrollung

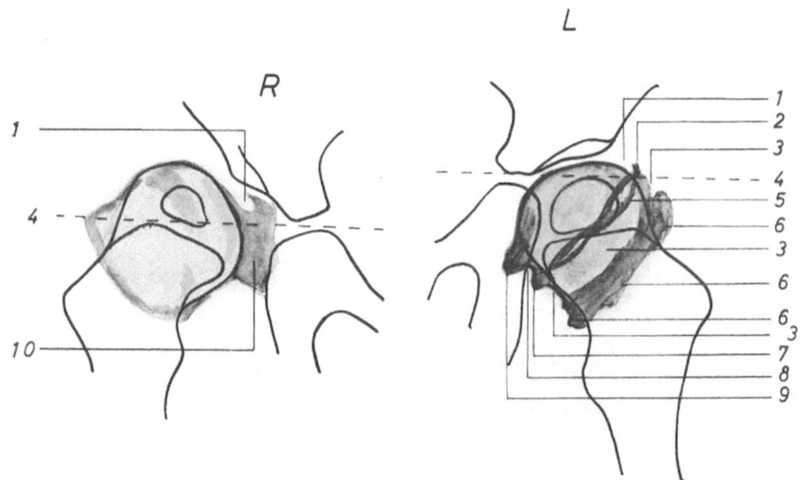

Abb. 13. Schematische Zeichnung des Arthrogramms der Abb. 12. Links physiologische Gelenkbeziehungen. *1* Limbus; *2* Limbusrecessus; *3* Zona orbicularis; *4* Horizontallinie durch die Y-Fuge; *5* Pfanneneingangsebene, freier Knorpelrand; *6* Recessus colli; *7* Recessus articularis inferior; *8* Ligamentum transversum; *9* Recessus acetabuli. Rechts eindeutige totale Luxation mit eingerolltem Limbus (*1*) und „Kontrastsee" am Pfannenboden, die leere Pfanne anzeigend (*10*). Hüftkopf nach cranial weit über die horizontale Verbindungslinie durch die Y-Fuge disloziert

und Pfannenboden noch mit dem Bild einer normalen Hüfte zu vereinbaren sei. Dieser Zwischenraum entstehe durch eine relative Inkongruenz beim Übergang von der fetalen Flexionslage in Streckstellung. Sie beruhe auf der ellipsoiden Form des Hüftkopfes und der Gelenkpfanne. Die Differenz zwischen Längs- und Querachse sei bei Normalhüften am geringsten und werde mit zunehmenden Graden der Dislokation bis zur echten Luxation größer. Damit wird klar, daß größere Kontrastmittelansammlungen („Kontrastsee") auf pathologische Gelenkverhältnisse hinweisen.

Einen wesentlichen Beitrag zur Anatomie des gesunden Hüftgelenks in der arthrographischen Darstellung hat Erik Severin 1941 geliefert. Er füllte die Hüftgelenke von

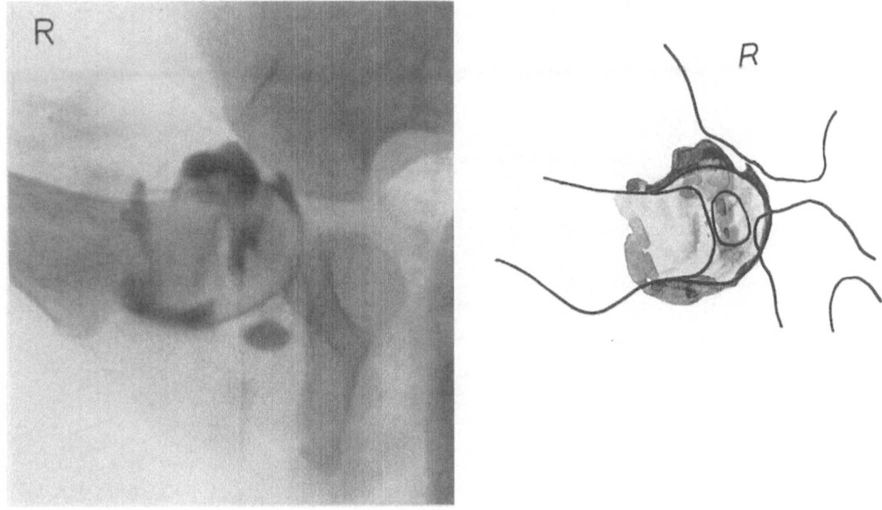

Abb. 14 Abb. 15

Abb. 14. Originalarthrographie vom 2. 11. 61 unmittelbar nach Überführen in Lorenz-Stellung

Abb. 15. Schematische Zeichnung der Abb. 14. Gute Zentrierung des Hüftkopfes. Limbus interponiert (refoulé)

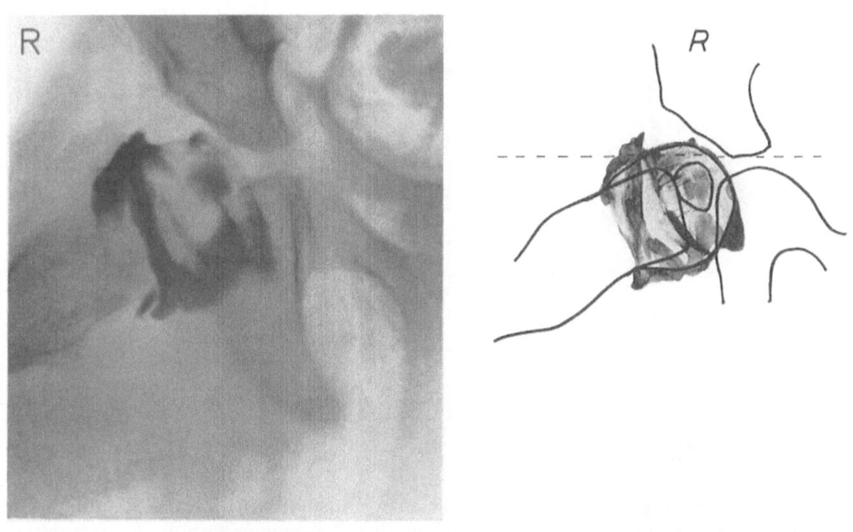

Abb. 16 Abb. 17

Abb. 16. Kontrollarthrographie vom 11. 1. 62

Abb. 17. Schematische Zeichnung der Abb. 16. Entfaltung des Limbus und normale Ausdehnung in Beziehung zur Horizontalen durch die Y-Fuge. Limbusrand noch abgerundet, plump, craniale Stufenbildung

ausgetragenen Totgeburten mit einem Gemisch aus Zelloidin mit Zinnober. An diesen Ausgußpräparaten waren außer der Zona orbicularis und dem knorpeligen Pfannendach mit dem Limbus speziell die Einzelheiten in unmittelbarer Nachbarschaft des Ligamentum transversum besonders deutlich zu erkennen. Durch den Abgang des Ligamentum teres entsteht in den untersten Partien der Gelenkpfanne medial vom Ligamentum transversum ein ventromedialer und ein dorsolateraler Recessus. Die von Severin gewählte Bezeichnung dorsolateral ist etwas irre führend, da beide Recessus medial vom Ligamentum transversum liegen. Im klinischen Gebrauch ist eine Differenzierung dieser beiden

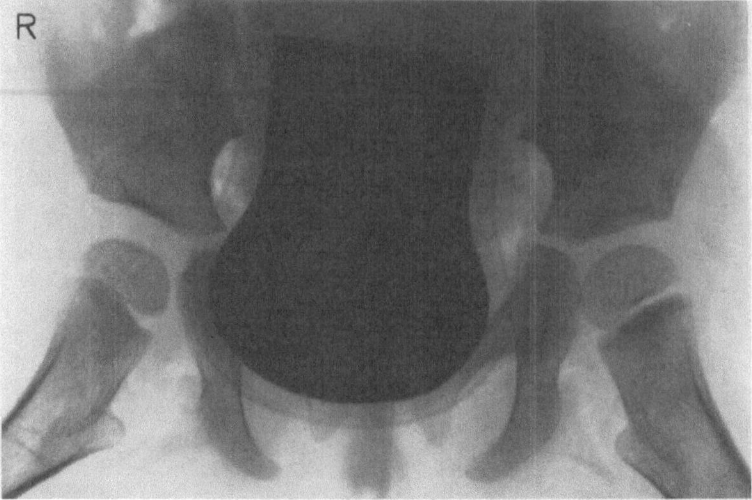

Abb. 18. Röntgenaufnahme vom 27. 2. 63. Beide Hüftköpfe am physiologischen Ort, gute Pfannendachentwicklung

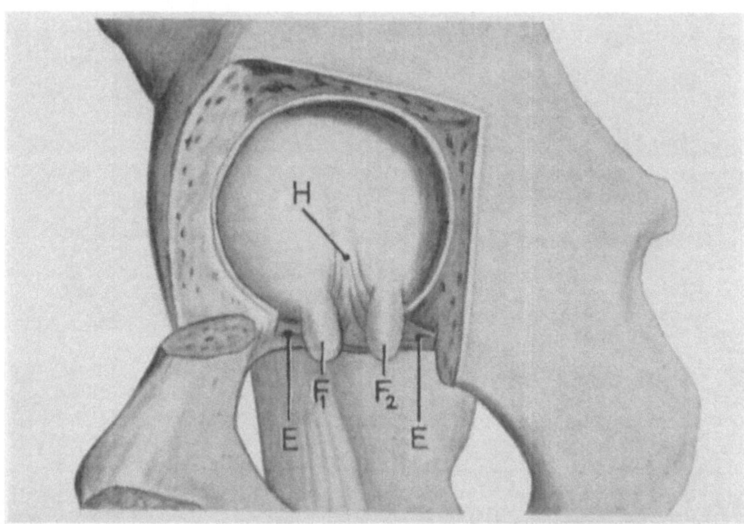

Abb. 19. Schematische Zeichnung des rechten Hüftgelenks, Ansicht von der Beckeninnenseite aus. (Nach E. SEVERIN.) *E* Ligamentum transversum, F_1 ventromedialer Recessus acetabuli, F_2 dorsolateraler Recessus acetabuli, *H* Ligamentum teres

Räume jedoch nicht notwendig, es genügt, wenn man sie zusammen als Recessus acetabuli erkennt.

Überragende Bedeutung kommt der Form und Lage des Limbus zu. Unter normalen Verhältnissen vervollkommnet der Limbus die Pfannenkontur ohne Unterbrechung in einem gleichmäßigen Bogen. Die spitz zulaufende Limbusecke soll nach FABER eine Verbindungslinie durch die Y-Fugen tangieren oder sich nur unwesentlich von ihr entfernen. Vom oberen Limbusrecessus verläuft ein strich- oder bandförmiger Kontrastmittelschatten als Doppelkontur, häufig in Form einer Schleife, zum unteren Limbusrand in der Gegend des Ligamentum transversum acetabuli. Damit ist der freie Pfannenrand dargestellt und eine Beurteilung der Umschließung des Hüftkopfes möglich. Unter normalen Verhältnissen sollen etwa 2/3 des Hüftkopfes gedeckt sein.

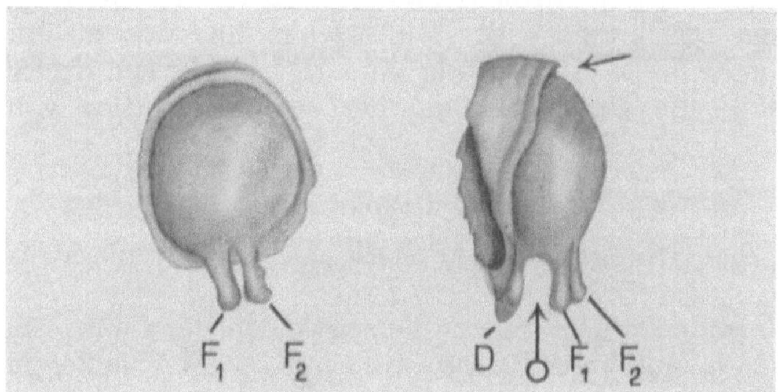

Abb. 20a u. b. Ausgußpräparat des rechten Hüftgelenkes in der Ansicht von medial (a) und ventral (b). (Nach E. SEVERIN.) D Kontrastschatten lateral vom Ligamentum transversum, F_1 ventromedialer Recessus acetabuli, F_2 dorsolateraler Recessus acetabuli, ← Limbusecke, ○→ Ligamentum transversum

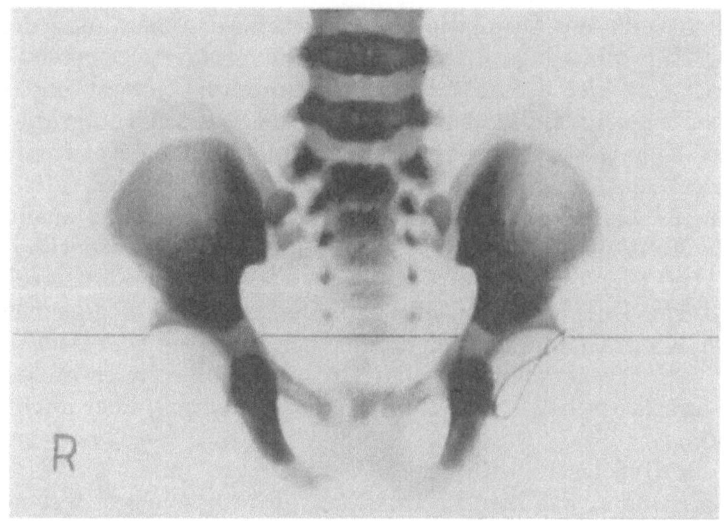

Abb. 21. Röntgenbild des Beckenpräparates eines Neugeborenen. (Nach FABER)

Die Abb. 21 zeigt das nun schon klassische Präparat von FABER, in dem der freie Knorpelrand der linken Hüfte eines Neugeborenen mit Aluminiumbronze markiert ist.

Das Ligamentum teres ist unter normalen Bedingungen meistens nicht dargestellt. Es zeigt sich höchstens als strichförmige Aufhellung im unteren Drittel des Gelenkspaltes. Dagegen wird es bei dislozierten Hüften mit Verlängerung und Dickenzunahme des Kopfbandes meistens zu einer deutlichen Darstellung kommen.

Der Femurkopf zeigt eine sphärische Gestalt mit glatter Oberfläche, gelegentlich in der Gegend der Fovea centralis capitis leicht abgeflacht.

6. Pathologische Arthrogramme

a) Luxationshüfte

Im normalen Röntgenbild ist eine sichere Beurteilung der Gelenkverhältnisse bei Kindern nicht möglich. Der Begriff „Luxationshüfte" bietet die Möglichkeit, alle Grade, von einer einfachen Dysplasie über die Subluxation bis zur echten Luxation, zu erfassen. Selbst die oft noch unvollständigen Verhältnisse während oder nach Abschluß der Behandlung (residuäre Subluxation, Kopfdeformierungen, Flachpfanne) lassen sich unter den Begriff der Luxationshüfte einordnen. Abgesehen von den Schwierigkeiten, die sich bei der Beurteilung von Standardröntgenaufnahmen im frühen Säuglingsalter ergeben, sind Dysplasien oder Dislokationen des Hüftgelenks eindeutig zu erkennen. Schwierigkeiten bereiten hingegen die Abgrenzung einer Dysplasie von der Subluxation und in noch größerem Maße die Unterscheidung der echten Luxation von der Subluxation (FÜRMAIER).

α) *Dysplasie*

ORTOLANI hat die arthrographischen Merkmale der Dysplasie folgendermaßen geschildert:

1. Rundung, Verschmälerung, zuletzt Verschwinden der Limbusspitze, die durch die Kontrastmittelansammlung in der Tasche zwischen Kapsel und äußerem Rand des Limbus dargestellt wird.
2. Bildung eines halbmondförmigen Kontrastmittelschattens zwischen Hüftkopf und Pfannengrund (Seebildung).
3. Verstärkte Darstellung des Lig. transversum durch Ansammlung des Kontrastmittels im unteren Kapselrecessus.

Für BERTRAND stellt die Dysplasie eine schwächere Ausprägung der Luxationsmißbildung dar. Der Hüftkopf sei gering oder gar nicht verlagert. Der sonst schmale Gelenkspalt könne durch eine kleine Kontrastmittelansammlung ersetzt und das Dach etwas nach oben verschoben sein. Im wesentlichen aber zeige die Arthrographie die annähernd unversehrte Knorpelmatrix im Gegensatz zur unvollständigen Entwicklung der knöchernen Anteile. Diese Feststellung hat bereits FABER gemacht. Seiner Auffassung, daß es sich lediglich um eine fehlende knöcherne Formsicherung der regulär zueinander stehenden knorpeligen Gelenkteile handele, schloß sich WEISS mit der Forderung an, daß bei der Dysplasie eines Hüftgelenks im Arthrogramm kein wesentlicher Unterschied zur Normalhüfte bestehen dürfe. Dem wird von MOTTA widersprochen, aber gleichzeitig zugegeben, daß auch mit der Kontrastfüllung nicht immer der Unterschied zwischen einer Dysplasie und einer Subluxation erkennbar sei. Den Grund dafür sieht er in der Umwandlungsmöglichkeit der dysplastischen Hüfte zur spontanen Heilung, aber auch zur Subluxation oder gar Luxation.

Der Begriff der Dysplasie wird aber auch noch ganz anders aufgefaßt. Er entspricht für manche Autoren dem, was hier als Luxationshüfte bezeichnet wurde und umfaßt die Deformierungen sämtlicher Gruppen und Schweregrade der Luxationsmißbildung.

Wenn man sich entschließen könnte, auf diesen unverbindlichen, übergeordneten Begriff der Dysplasie zu verzichten, müßte lediglich eine Abgrenzung zur Subluxation vorgenommen werden. Es erscheint zweckmäßig, *jede* Verschiebung des Hüftkopfes aus der Normallage bereits als Subluxation zu bezeichnen. Wo sollte sonst die Grenze vernünftigerweise gezogen werden? Die Verdrängung des freien Limbusrandes nach cranial und das damit verbundene Auftreten eines Kontrastmittelsees zwischen Kopf und Pfanne können folgerichtig nicht mehr als reine Dysplasie aufgefaßt werden, sondern gehören zu den typischen Merkmalen der Subluxation.

Einen Kompromiß erfordern die Fälle, bei denen allein der Gelenkspalt etwas verbreitert dargestellt wird.

Nach BÖHM u. a. sind die Hüftpfanne und der Femurkopf während der Fetalzeit elliptisch. WIBERG zeigte, daß diese elliptische Gestalt auch bei hüftgesunden Neugeborenen zu finden ist. Während in der fetalen Beugestellung der Hüftgelenke eine völlige Kongruenz zwischen Kopf und Pfanne vorliegt, geht diese verloren, wenn der Oberschenkel gestreckt wird. Diese leichte Inkongruenz der Gelenkkörper läßt den Hüftkopf vom Pfannenboden etwas abrücken und führt zur Kontrastmittelanreicherung im Gelenkspalt. Von einem eigentlichen Kontrastmittelsee sollte man dabei nicht sprechen, da dieser Terminus den Fällen vorbehalten bleiben sollte, bei denen der Hüftkopf seine normale Stellung aufgegeben hat und in Subluxation steht. Dieser Befund ist dem Begriff der Dysplasie zuzuordnen, stellt aber noch keinen pathologischen Arthrographiebefund dar.

Als Kriterium der Hüftgelenkdysplasie im Arthrogramm gilt demnach eine praktisch normale Darstellung der knorpeligen Gelenkanteile im Gegensatz zur mangelhaften knöchernen Formsicherung. Zu unterstellen ist eine Schlaffheit des Kapselbandapparates mit zunächst nicht grob sichtbar veränderter Knorpelmatrix.

β) Subluxationen

Primäre Subluxation. Bei den Subluxationen stehen immer noch Teile des Hüftkopfes mit der Hüftpfanne in Kontakt. Der Hüftkopf steigt nach cranial und, entsprechend der Schrägstellung der Pfanne, nach lateral. Der Limbus wird dabei nach oben und medial ver-

Abb. 22—25. Ute N., geb. 14. 12. 59. Primäre Subluxation rechts, Dysplasie links

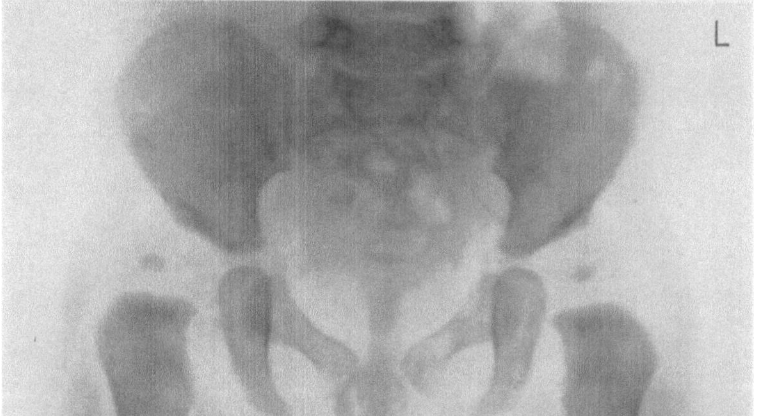

Abb. 22. Röntgenaufnahme des Beckens vom 5. 7. 60. Beiderseits Pfannendysplasie. Luxation oder Subluxation rechts ?

drängt, so daß er den Hüftkopf nicht mehr bogenförmig umgreift, sondern tangential anliegt. Manchmal läßt sich der Limbus in Mittelstellung nicht erkennen und kommt erst bei Abspreizung und Innenrotation (Lagestellung) zur Darstellung. Darauf hat schon MITCHELL hingewiesen. Der Grund dafür ist in der vermehrten Spannung zu suchen, die in Normalstellung eine Füllung des Limbusrecessus, des Spaltes zwischen Limbusaußenfläche und Kapsel, verhindert.

LEVEUF und BERTRAND führten aus therapeutischen Überlegungen eine scharfe Abgrenzung zur Luxation durch und orientierten sich dabei am Verhalten des Limbus. Entgegen der Luxation gibt es hierbei keine Trennung in Kopf- und Pfannenkammer; der Kopf hat bei der Subluxation den Limbus zwar hochgedrängt, die Pfanne aber noch nicht verlassen. Demgegenüber verneint ORTOLANI die Möglichkeit einer Unterscheidung zwischen Luxation und Subluxation aufgrund der Limbuslage. Er beschreibt die Verhältnisse bei Neugeborenen und sehr jungen Säuglingen und prägt den Begriff des sog. *sekundären Limbus,* der sich in der Knorpelfläche der Facies lunata als vorspringende Abgrenzung zwischen der ursprünglichen Pfanne und dem neugebildeten Kopflager zeigt.

Eine Erweiterung und Deformierung der Pfanne findet sich bei älteren Fällen stets, besonders ausgeprägt bei hochstehenden Subluxationen als sog. Gleitpfanne. In Analogie zeigt der Hüftkopf ebenfalls Formveränderungen und Größenunterschiede. LEVEUF hielt die Hypertrophie des Kopfes für ein Charakteristicum der Subluxation; BERTRAND fand dieses Merkmal jedoch inkonstant und deutete es als sekundären Anpassungsvorgang.

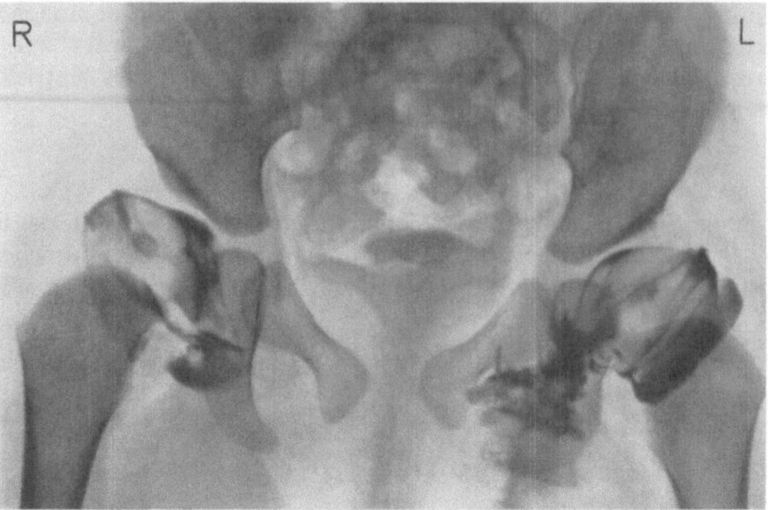

Abb. 23. Originalarthrographie vom 8. 7. 60

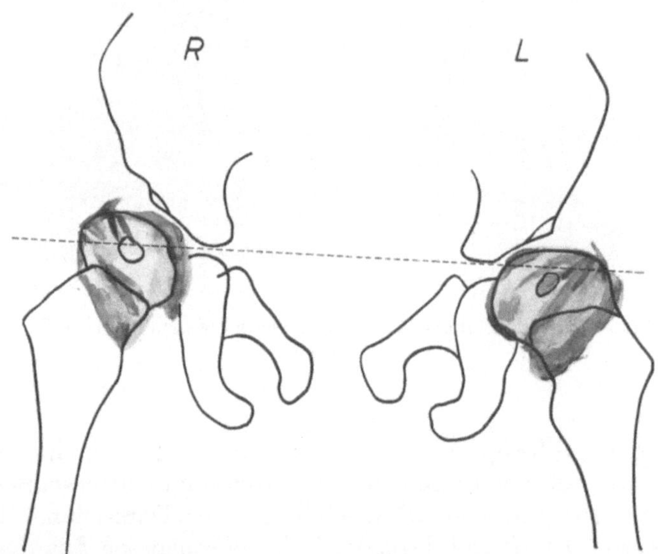

Abb. 24. Schematische Zeichnung der Abb. 23. Eindeutige Subluxation rechts. Hochgedrängter Limbus, Kontrastsee. Links praktisch normale Arthrographieverhältnisse = Dysplasie

Die Kontaktfläche zwischen Kopf und Pfanne wird verringert, der Gelenkspalt mehr oder weniger verbreitert, so daß es zur Ausbildung eines größeren Kontrastmittelsees am Pfannenboden kommt. Hier ist der Kontakt zwischen Hüftkopf und inneren Pfannenteilen verlorengegangen. Der mangelhafte Gelenkschluß kann außerdem an der Lage des freien Knorpelrandes abgelesen werden. Die Umschließung des Hüftkopfes beträgt nicht mehr $^{2}/_{3}$, sondern ist auf die Hälfte oder noch weniger vermindert. Von einer Subluxation ist die Rede, solange der Hüftkopf noch unter dem Limbus steht, selbst wenn der Kontakt nur noch auf einen schmalen Abschnitt beschränkt ist. In weitgehender Übereinstimmung konnten Fürmaier und Weiss in etwa 40% ihrer Fälle mit stärkerer Dislokation nachweisen, daß es sich um Subluxationen und nicht um die nach dem normalen Röntgenbild zu vermutende totale Verrenkung des Hüftkopfes handelte. Somit konnten durch die

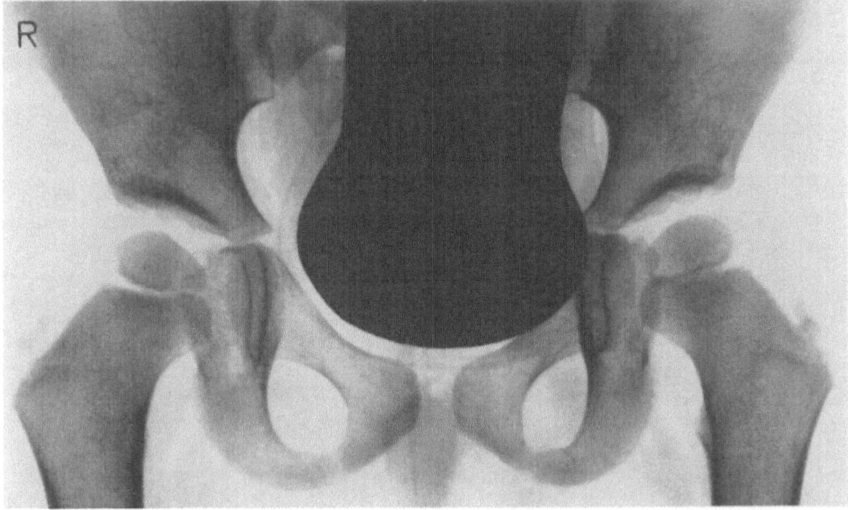

Abb. 25. Röntgenkontrollaufnahme des Beckens vom 3. 5. 63. Gute Stellung der Hüftköpfe, nachholende Pfannendachentwicklung

Abb. 26 u. 27. Dirk H., geb. 4. 1. 62. Residuäre Subluxation links nach konservativer Behandlung einer totalen Luxation im Alter von 4 Jahren

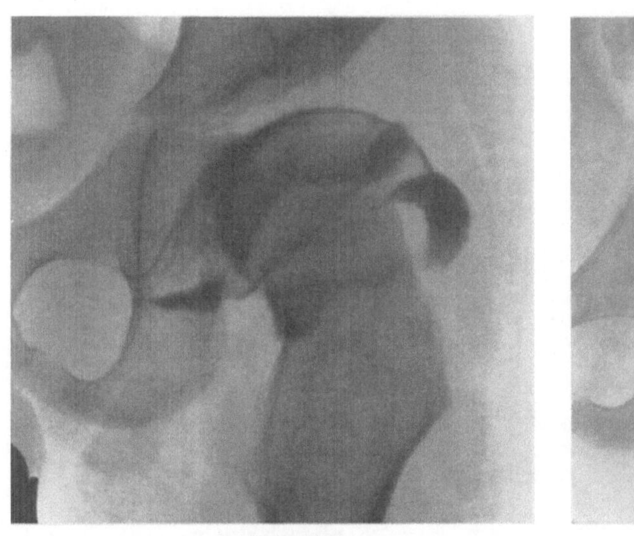

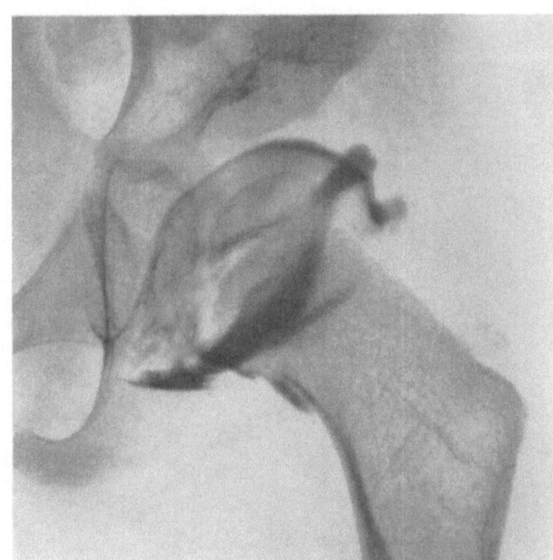

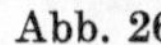

Abb. 26 Abb. 27

Abb. 26. In Mittelstellung starke Coxa valga mit Subluxation des Hüftkopfes

Abb. 27. Durch Abspreizung und Innenrotation stellt sich der Hüftkopf besser in der Pfanne ein, der Kontrastsee verschwindet. Indikation zur Varisation-Detorsions-Osteotomie, da keine Interposition!

Arthrographie unnötige Repositionsmanöver und damit verbundene Schädigungsmöglichkeiten vermieden werden.

Residuäre Subluxation. Grundsätzlich kann im Bild der Arthrographie nicht zwischen primärer und sekundärer Subluxation unterschieden werden. Besser erscheint der Ausdruck residuäre Subluxation. Darunter sind alle unvollkommenen Gelenkbeziehungen zu verstehen, die nach einer operativen oder auch konservativen Luxationsbehandlung verbleiben. Den Übergang aus einer angeborenen Luxation in eine residuäre Subluxation bei

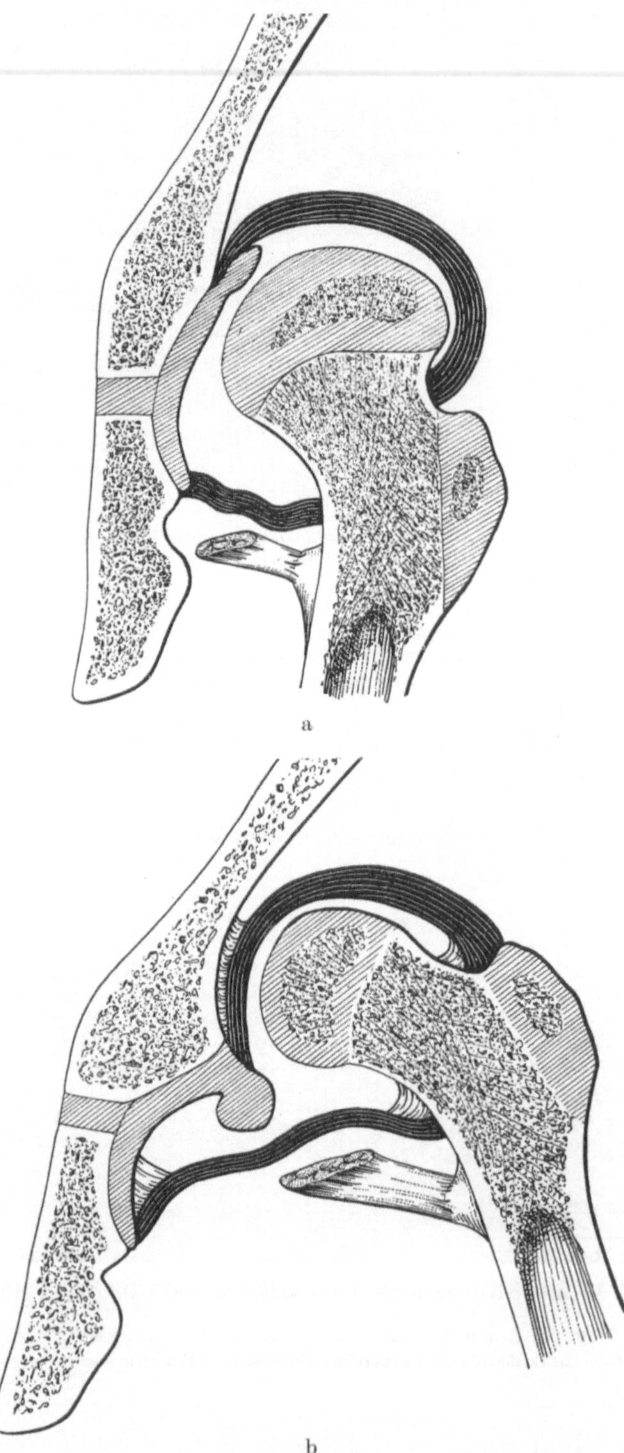

Abb. 28a u. b. Schematische Zeichnung einer Subluxation (a) und Luxation (b). (Nach BERTRAND)

konservativer Behandlung hat SEVERIN in der Arthrographie beobachtet. GUARINI und CONTESSA (1960) sehen in der Schenkelhalsantetorsion die alleinige Ursache einer verbliebenen Subluxation nach der Einrenkung.

Die Möglichkeiten einer konservativen Therapie sind bei der residuären Subluxation gleich Null. Die wesentlichen pathologisch-anatomischen Veränderungen liegen in der Fehlstellung des Schenkelhalses, Steilheit der Pfanneneingangsebene bei Flachpfanne und Disproportion zwischen den Gelenkkörpern begründet. Hier ist nur mit einer Umorientierung des Schenkelhalses oder einer Pfannendachplastik die Situation zu beeinflussen. Es erscheint selbstverständlich, sich vor Durchführung solcher Operationen ein klares Bild zu verschaffen. Dies ist besonders in den Fällen angezeigt, die eine Lateralisation und Deformierung des Epiphysenkernes aufweisen. Nach eigenen Erfahrungen reicht die normale Röntgenaufnahme in Innenrotation und Abduktion zur Beurteilung der Erfolgsaussichten einer intertrochanteren Osteotomie nicht aus. In dieser Stellung wird in jedem Falle der subluxierte Hüftkopf in die Pfanne gezwängt. Es kann stets ein tieferes Eintreten des Hüftkopfes in die Pfanne festgestellt werden. Durch die Arthrographie ist zu klären, ob es sich dabei auch um eine bessere Anpassung der Gelenkverhältnisse handelt oder ob nicht etwa doch eine Weichteilinterposition vorliegt. Die Enttäuschung ist sonst groß, wenn trotz der ausreichenden Varisation und Rückdrehung des Schenkelhalses eine Subluxation des Hüftkopfes, mindestens aber eine Lateralisation resultiert. Der Anpreßdruck der Muskulatur in der Aufnahme in Langestellung ist eben nach der Osteotomie nicht mehr wirksam. Die Indikation zur intertrochanteren Osteotomie wird auch von CHRISTENSEN (1968) mit Hilfe der Arthrographie gestellt. Der Autor meint, daß der mangelhafte Gelenkschluß nicht allein durch die Fehlstellung des Schenkelhalses bedingt sei, sondern ebenfalls durch eine eventuell stärkere Ventralkippung der Pfanneneingangsebene. Es habe deshalb keinen Sinn, die Fehlstellung des Schenkelhalses exakt in Graden zu messen, da eine entsprechende Möglichkeit für die Darstellung des Acetabulums nicht bekannt sei. Aus diesem Grunde könne allein mit Hilfe der Arthrographie das Zusammenwirken der beiden Faktoren abgelesen werden, indem sich bei einer bestimmbaren Innenrotation der Gelenkschluß vervollständige. Dieses werde sichtbar am Verschwinden des Kontrastmittelsees am Pfannenboden.

Die gleiche Bedeutung messen wir der Arthrographie vor der Entscheidung zu einer Pfannendachplastik zu. Darüber hinaus kann die Art der Operation im Einzelfalle besser bestimmt werden, wenn das Verhältnis der knöchernen Gelenkanteile zu ihrer knorpeligen Matrix exakt dargestellt wird.

γ) Die Luxation

Bei der echten Luxation ist der Kontakt zwischen Kopf und Pfanne völlig verlorengegangen. Während SEVERIN die Entwicklung einer Subluxation zur totalen Verrenkung als normalen Vorgang ansah, glaubte BERTRAND, zwei völlig verschiedene Krankheiten vor sich zu haben. Einigkeit herrscht darüber, daß als konstantes Zeichen der totalen Luxation der Limbus sich entsprechend seiner Elastizität zwischen Kopf und Pfanne in den oberen Pfannenraum einrollt und nach mediocaudal verlagert. Die gestörte funktionelle Beanspruchung des Limbus führt zwangsläufig zur Deformierung, es ist regelmäßig eine Hypertrophie und Verplumpung zu beobachten. Die außerordentlich formbare Gelenkkapsel folgt dem hochsteigenden Kopf und umgibt ihn in der sog. *Kopfkammer*. Hier beurteilen wir die Größe und Form des Femurkopfes, die auf der normalen Röntgenaufnahme nur höchst ungenau durch den Epiphysenkern angegeben werden. Häufig ist der Hüftkopf etwas kleiner und kann medio-caudal eine Abflachung aufweisen, die von BERTRAND mit der Spannung des Ligamentum rotundum in Zusammenhang gebracht wird. Öfter erscheint der Hüftkopf an seiner Kontaktstelle mit der Sekundärpfanne abgeflacht. Trotz seiner Hypoplasie kann der Femurkopf gelegentlich für die dysplastische Pfanne zu klein sein. Diese echten Hypoplasien der Pfanne sind jedoch selten, meistens erscheint die *Pfannenkammer* nur durch die Einrollung des hypertrophierten Limbus und die Vacatfettwucherung des Pulvinar zu klein. Das Mißverhältnis ist also nur scheinbar. Bei älteren Dislokationen kann das Pfannencavum vom wuchernden Pulvinar und Binde-

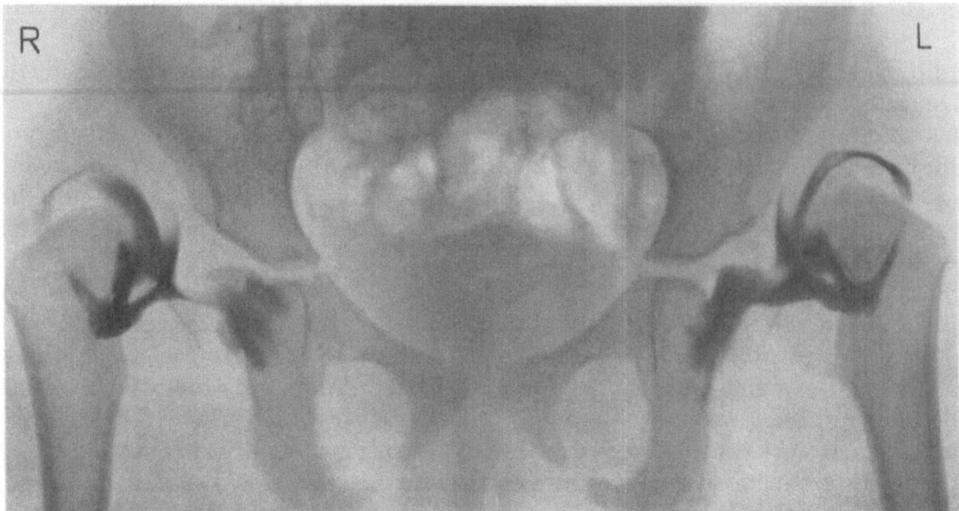

Abb. 29. Bettina N., 2 Jahre. Beiderseits totale Luxation mit extremer Isthmusstenose — offene Einstellung

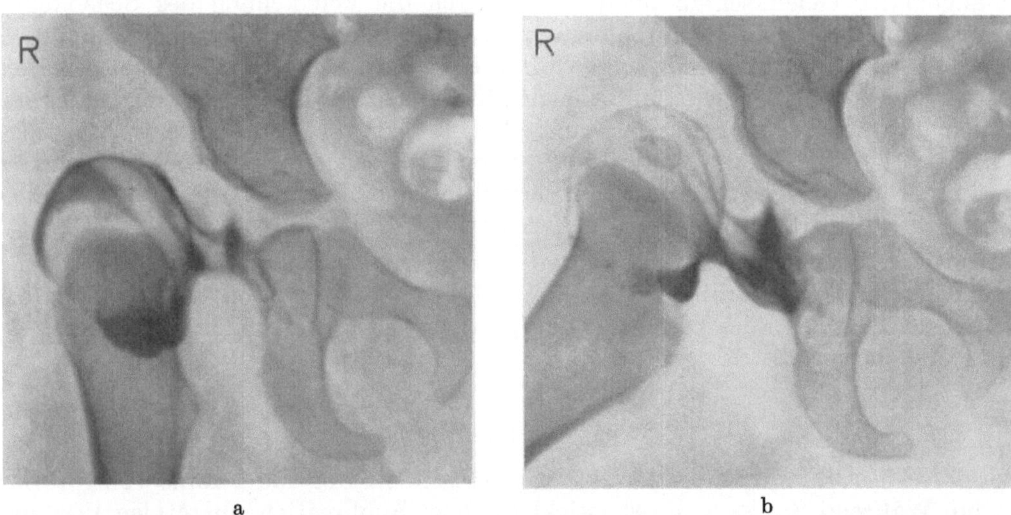

Abb. 30a u. b. Manuela B., $1^1/_2$ Jahre. Totale Luxation des rechten Hüftgelenks mit eingerolltem, hypertrophem Limbus, breitem Ligamentum teres und Isthmusstenose (a), die sich in Lorenz-Stellung (b) relativ erweitert

gewebe völlig ausgefüllt sein, kenntlich an der entsprechenden Abdrängung des Kontrastmittels vom Pfannenboden.

Zwischen der Kopfkammer und Pfannenkammer liegt die mehr oder weniger verengte Durchgangszone, der *Isthmus*. Bei jeder stärkeren Dislokation kommt es regelmäßig zu dieser sanduhrartigen Einschnürung des Kapselschlauches, dem „Isthme très étroit" der Franzosen, im Extremfalle von der Weite eines Stiletts. Die Enge wird erzeugt durch den Pfannenrand mit dem verformten, hypertrophen Limbus von cranial und dem stark angespannten M. iliopsoas von caudal. Wichtig ist die Tatsache, daß sich der Isthmus in Lorenzstellung erweitert, was auf das Nachlassen der umschlingenden Spannung des M. iliopsoas bei der Beugung zurückzuführen ist. Eine völlige Trennung der Primärpfanne und der Kopfkammer durch Schrumpfung und Verwachsung des Isthmus ist möglich (FISCHER; GOCHT) (Abb. 31). Häufiger wird das Lumen vom Ligamentum teres ausgefüllt,

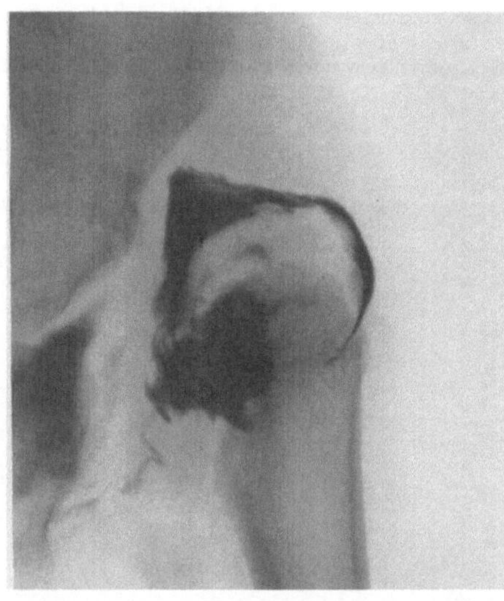

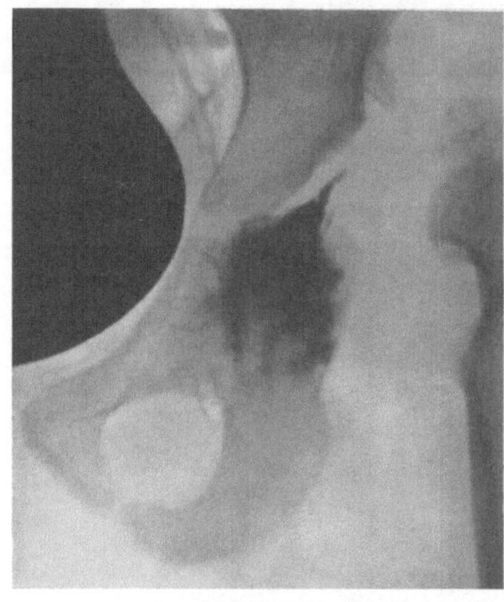

a b

Abb. 31a u. b. Traute K., 3 Jahre. Absolute Isthmusobliteration nach mehrfachen insuffizienten Operationen. Zunächst (a) füllt sich nur die leere Pfanne. Spanreste nach Pfannendachplastik. Erst bei einer zweiten Punktion (b) stellt sich auch die Kopfkammer dar

das sich bei der Luxationshüfte regelmäßig als hypertroph erweist (PUTTI). Im Arthrogramm zieht das Ligamentum teres als bandförmige Kontrastmittel-Aussparung aus der Pfannenkammer durch den Isthmus bis in die Kopfkammer und richtet sich gegen den höchsten Punkt des Kopfes. MOTTA hat darauf hingewiesen, daß Verwechslungen des Ligamentum teres mit sog. Torsionsfalten der Kapsel im Isthmusbereich möglich sind. Gelegentlich fehlt das zentrale Hüftkopfband völlig.

Besonders nach unzweckmäßigen Behandlungsversuchen, aber auch primär, kommen Kapselverklebungen und segelartige Verwachsungen zwischen den beiden Kapselblättern pericephal vor. Ihre Darstellung gelingt besonders eindrucksvoll mit dem negativen Kontrastverfahren, bei dem z.B. CO_2 unter Druck zur Entfaltung der Gelenkkapsel führt (Abb. 5). Die von PUTTI beschriebenen Kapselverklebungen an der Außenfläche des Darmbeines (Abb. 28b) sind arthrographisch nicht direkt nachzuweisen.

Außer dem fast regelmäßig beschriebenen Ligamentum capitis femoris seu Ligamentum rotundum seu Ligamentum teres spielt das Ligamentum transversum acetabuli eine nicht zu unterschätzende Rolle als Repositionshindernis. Meistens zeigt sich bei der offenen Reposition die Notwendigkeit, dieses Band zu durchtrennen. MOTTA sah, daß dieses Band in Lorenz-Stellung besser in Erscheinung tritt, weil dann der untere Anteil der Gelenkkapsel verzogen sei. Durch die Spannung des Ligamentum transversum bilde sich auf dessen Außenseite eine Kapseltasche, die mit Kontrastmittel gefüllt werde, so daß das Ligament als Aussparung deutlicher hervortrete.

W. M. DÖRR hat makroskopisch-anatomische Untersuchungen an 8 Luxationsbecken der Sammlung ORTOLANI vorgenommen und ist dabei zu einer Einteilung der Pfannenveränderungen in 5 Typen gekommen. Außer der Dysplasie, Subluxation und Intermediärform nennt er zwei besondere Arten der Luxation, die sich beide durch eine deutliche Trennung von Primär- und Sekundärpfanne auszeichnen. Der Unterschied der beiden Luxationstypen liege im Verhalten der Gelenklippe begründet. DÖRR möchte die Gelenklippe selbst, das Labrum acetabuli, nicht generell mit dem Limbus identifizieren. Nach seiner Auffassung ist der Limbus eine Vorwölbung in die Gelenkhöhle, die von Teilen der Gelenklippe ausgehen kann. Bei der hochstehenden Luxation, bei der die Sekundärpfanne an der Außenseite der Darmbeinschaufel zu finden sei, könne eine Gelenklippe nicht abgegrenzt werden.

Abb. 32a u. b u. 33. Gitta A., geb. 10. 5. 62. Konservativ behandelte totale Hüftgelenkluxation links mit hypertrophem Ligamentum teres (↑) und Pulvinarhypertrophie (o→)

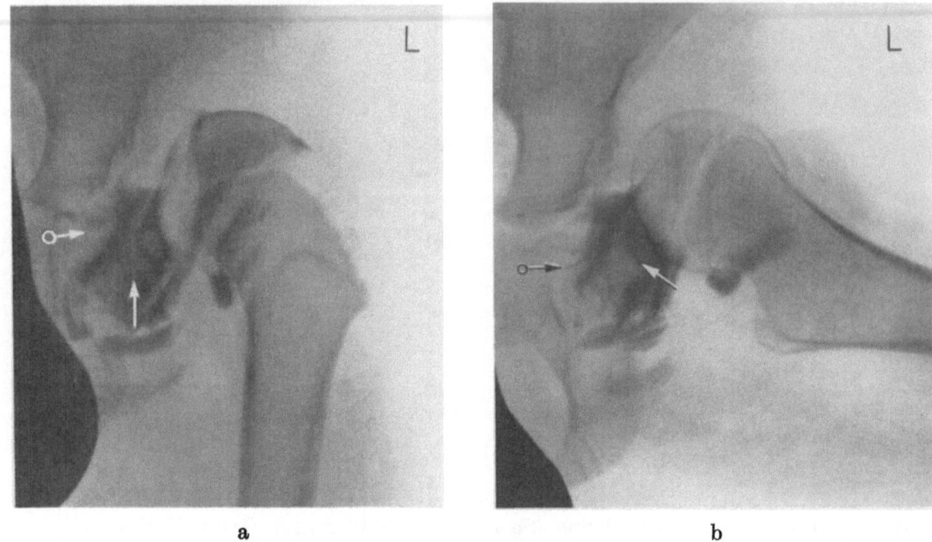

Abb. 32a u. b. Arthrographie vom 6. 8. 64 in Mittelstellung (a) und Lorenz-Position (b)

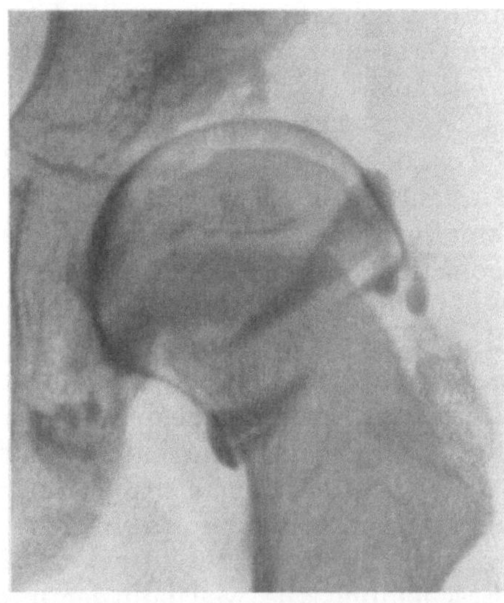

Abb. 33. Arthrographie vom 24. 11. 66. Absolute Kongruenz der Gelenkflächen, weder das Pulvinarfettgewebe noch das Ligamentum teres wirken als Interpositum. Mangelhafte knöcherne Formsicherung des Pfannendaches

Beim zweiten, weniger hochstehenden Luxationstyp werde die Sekundärpfanne von Teilen der Gelenklippe gebildet. Am Übergang von der Primär- zur Sekundärpfanne finde sich der Limbus oder nach der Benennung von Ortolani der Primärlimbus. Er gehe vom oberen Teil der Gelenklippe aus. Seine Spitze sei nicht identisch mit dem freien Band der Gelenklippe, sondern durch eigenes Wachstum entstanden, da bei vergleichender Betrachtung der Präparate die Deutung des Limbus als eingeschlagener freier Rand der Gelenklippe nicht haltbar sei.

Je länger die Dislokation besteht, desto größer sind die sekundären Veränderungen, die eine genaue Differenzierung der Gebilde um den Limbus erschweren. Ziemlich rasch findet eine bindegewebige Vacatwucherung des Pulvinar, aber auch des Limbus statt.

Abb. 34—38. Gudrun H., geb. 20. 1. 58. Intermediärform einer linksseitigen Hüftgelenkluxation

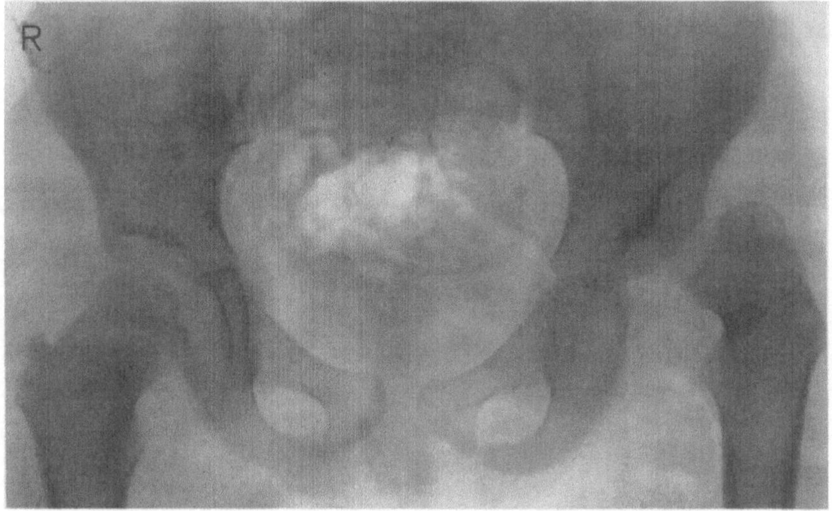

Abb. 34. Röntgenaufnahme des Beckens bei Behandlungsbeginn am 24. 8. 61

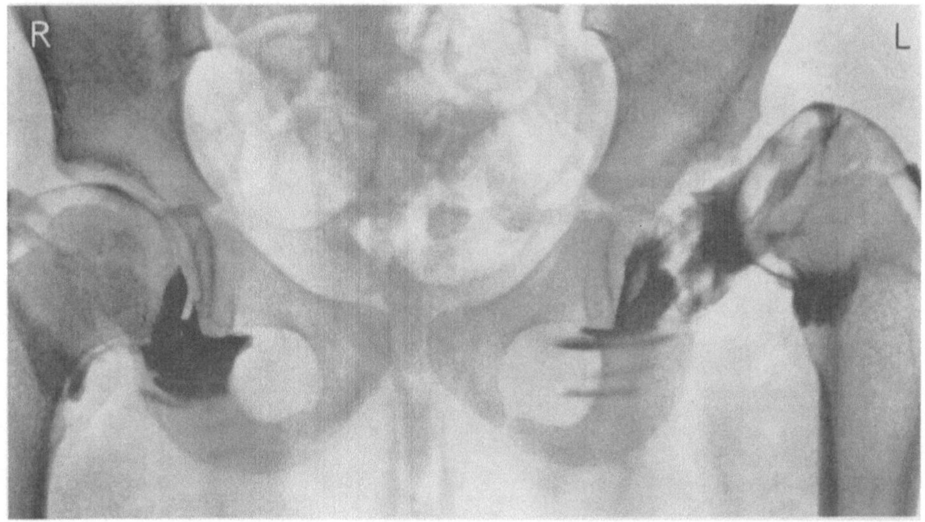

Abb. 35. Arthrographiebefund am 31. 8. 61 in Mittelstellung. Der nicht dargestellte Limbus bildet das Widerlager für den abgeplatteten Hüftkopf

Diese Limbushypertrophie stellt aber keinen Grund dar, von etwas anderem als vom hypertrophierten Limbus zu sprechen. Sicher sind seine Form, seine funktionelle Leistung und im Zusammenhang mit der feingeweblichen Struktur auch die Erwartungen einer induktiven Wirkung auf das Pfannendachwachstum nicht mit der Norm zu vergleichen, aber den Namen Limbus braucht man deswegen nicht aufzugeben.

δ) Intermediärform

Von BERTRAND 1962 beschrieben, werden der Intermediärform sowohl Merkmale der Subluxation als auch der echten Luxation zugesprochen. Damit ist das starre Schema der älteren Publikationen von LEVEUF und BERTRAND, die nur die Unterscheidung zwischen der Subluxation und der Luxation gelten ließen, durchbrochen. Auch TH. ECONOMU u. Mitarb. verwenden 1961 den Begriff der Intermediärform.

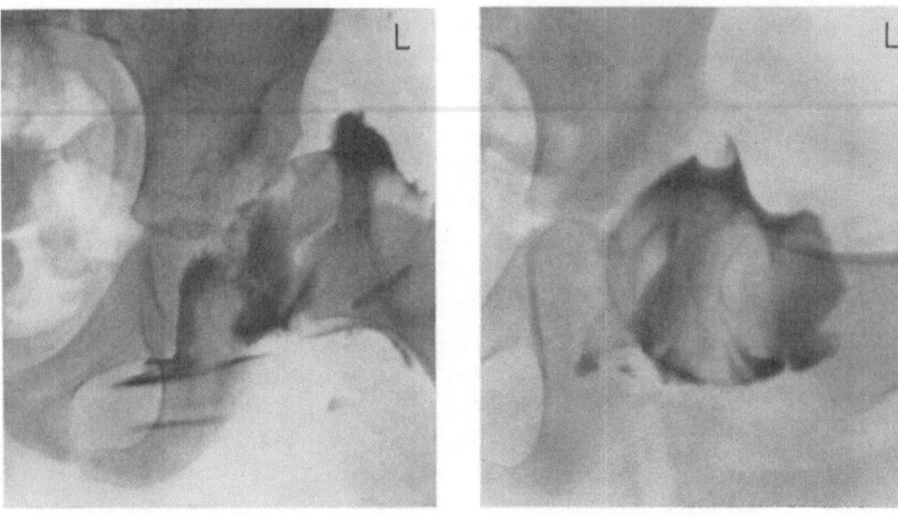

Abb. 36 Abb. 37

Abb. 36. In Lange-Stellung erscheint der Limbus, wird aber vom Kopf bedrängt

Abb. 37. In Lorenz-Stellung tritt der Hüftkopf tief in die Pfanne ein und entlastet den Limbus (Limbus flottant)

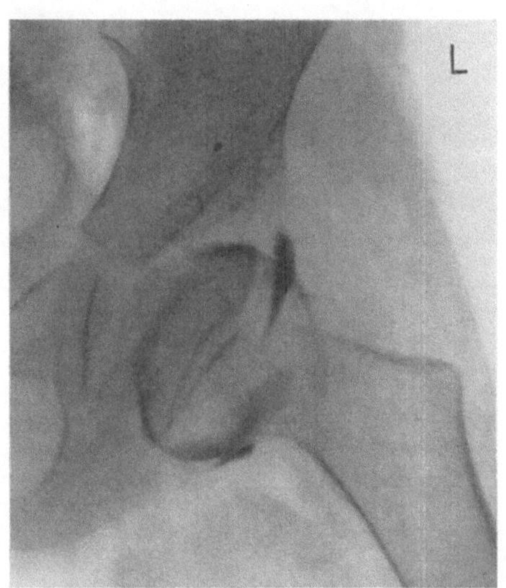

Abb. 38. Kontrollarthrographie vom 15. 3. 62. Gute Formangleichung zwischen Kopf und Pfanne durch Limbusentfaltung

Die Cranialverschiebung des Hüftkopfes überschreitet dabei nicht den knöchernen Pfannenrand. Die Kopf- und Pfannenkammer behalten eine breite Verbindung miteinander. Ein Limbusrecessus stellt sich nicht dar, der an seiner medialen Seite abgeflachte Hüftkopf artikuliert in einer kleineren Sekundärpfanne, deren Boden vom deformierten und verdrängten Limbus gebildet wird. Es erscheint möglich, die von MITCHELL als „tight dislocation" bezeichneten Fälle den Intermediärformen zuzuordnen, wenn man sie nicht sogar als Subluxationen auffassen will.

Besonders häufig fand BERTRAND bei Kindern mit Intermediärformen eine Abflachung des Hüftkopfkernes in seinen medialen Partien, wenn sie älter als $2^1/_2$ Jahre waren. Es entstand eine birnenförmige Kopfepiphyse mit dem breiten Ende lateral, die oft mit einer Verlagerung des Hüftkopfkernes nach lateral und einer horizontalen Einstellung der Epiphysenfuge gekoppelt war.

DÖRR hält die Erkennung der Intermediärform deshalb für notwendig, da ebenso wie bei der Dysplasie und Subluxation ein echtes Einrenkungsmanöver nicht erforderlich ist.

b) Das reponierte Hüftgelenk

Während LEVEUF und BERTRAND in älteren Arbeiten den Standpunkt vertraten, daß jede echte Luxation nur durch einen chirurgischen Eingriff zu behandeln sei, nimmt BERTRAND gleichzeitig mit der Beschreibung der Intermediärform auch einen vermittelnden Standpunkt ein. Er hält in jedem Falle einen Repositionsversuch für notwendig mit dem prognostischen Hinweis, daß die Wahrscheinlichkeit einer guten Reposition um so geringer wird, je höher die Luxation und je enger der Isthmus ist. Von einer *guten Reposition* erwartet BERTRAND die wesentlichen Merkmale des normalen Arthrogramms.

1. Die Spitze des Daches hat sich gesenkt und erreicht ungefähr die Höhe der Y-Linie.
2. Die Kontrastmittelansammlung in der Pfannenkammer ist verschwunden und durch einen dünnen Kontrastmittelstreifen ersetzt.
3. Der Kopf ist um mehr als die Hälfte vom freien Pfannenrand umschlossen.

Aber auch folgende kleine Mängel läßt er noch gelten: Geringe Kontrastseebildung, geringe Umschließung des Hüftkopfes, unvollständige Senkung des Pfannendacherkers.

Bei der *teilweisen Interposition* bleibt der Kopf von der Pfanne entfernt, durch eine Kontrastmittel-Ansammlung getrennt. Die wesentlichen Merkmale der Pfannenkammer mit der Einengung durch den Limbus lassen sich noch nachweisen. Der Oberschenkelkopf hat den Limbus mit seiner größten Circumferenz noch nicht überschritten, obwohl er bereits über den Pfannenrand vor die Pfannenkammer getreten ist. Zutreffend werden die Unterschiede von GUILLEMINET bezeichnet: der Femurkopf ist „eingetreten", aber noch nicht „durchgetreten".

Bei der *vollständigen Interposition* ist die Pfannenkammer in ihren Merkmalen unverändert. Bei der Reposition ist ein Repositionsgeräusch meist nicht wahrzunehmen. Der Kopf gleitet vielmehr mitsamt seiner Kapselhaube unterhalb und außerhalb der Pfannenkammer, so daß die Außenfläche der Kapsel beider Kammern aufeinander liegen. BERTRAND zieht aus seinen Differenzierungen folgende therapeutische Schlüsse: Bei teilweiser oder vollständiger Interposition wird wegen der Gefahr einer Reluxation und der Osteochondrosis des Femurkopfes sofort blutig eingerenkt oder, falls das Kind noch zu jung ist, ohne jede Behandlung bis zum günstigsten Operationsalter gewartet. In Zweifelsfällen wird die Indikation zur operativen Behandlung ausgeweitet. Eine Erfolgsstatistik liegt nicht vor, es kann auch nicht beurteilt werden, zu welchem Ergebnis man mit einer mehr konservativen Therapie gekommen wäre, wie sie z.B. von SEVERIN geübt wurde. Er hat systematisch Kontrollarthrographien nach der Reposition ausgeführt und festgestellt, daß der Kontakt zwischen Hüftkopf und Pfannenboden gewöhnlich anfangs nur partiell sei. Erst nach einer gewissen Zeit komme es zum Vordringen des Hüftkopfes bis zum Pfannenboden, charakterisiert durch eine dünne Kontrastmittellinie. Es ist bemerkenswert, daß bei dieser extrem konservativen Therapie die Endergebnisse nur in 33% als gut zu bezeichnen sind.

GUILLEMINET u. Mitarb. haben als erste das therapeutische Vorgehen vom Ergebnis des Repositionsversuches schematisch aus dem arthrographischen Bild abgeleitet. Sie unterschieden das Verhalten des Hüftkopfes gegenüber dem Limbus und sprachen vom *Tête passée*, wenn der Limbus völlig ausgekrempelt erschien und der Kopf den Pfannenboden berührte, entsprechend der guten Reposition BERTRANDs.

Tête engagée entspricht einer teilweisen Interposition des Limbus, wobei der Hüftkopf den Pfannenboden noch nicht erreicht und mit seiner größten Circumferenz den Pfanneneingang noch nicht überwunden hat. Der Limbus bleibt zwischen Pfannendach und Kopf. Stellt sich der Limbus jedoch zwischen Pfannen*grund* und Hüftkopf, liegt nach BERTRAND eine totale Interposition vor, die nur operativ behandelt werden kann. GUILLEMINET dagegen hält bei dieser *Tête presentée* genannten Position eine konservative Therapie

Abb. 39—44. Ute H., geb. 11. 4. 58. Beispiel einer sofortigen vollständigen Limbusentfaltung unmittelbar nach der Reposition bei hochstehender beiderseitiger Hüftverrenkung

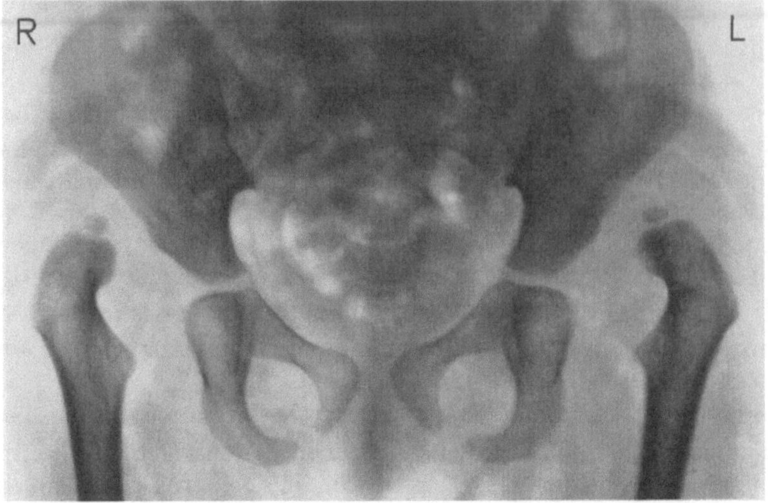

Abb. 39. Beckenaufnahme vom 7. 1. 60. Iliacale Luxation beider Hüftgelenke

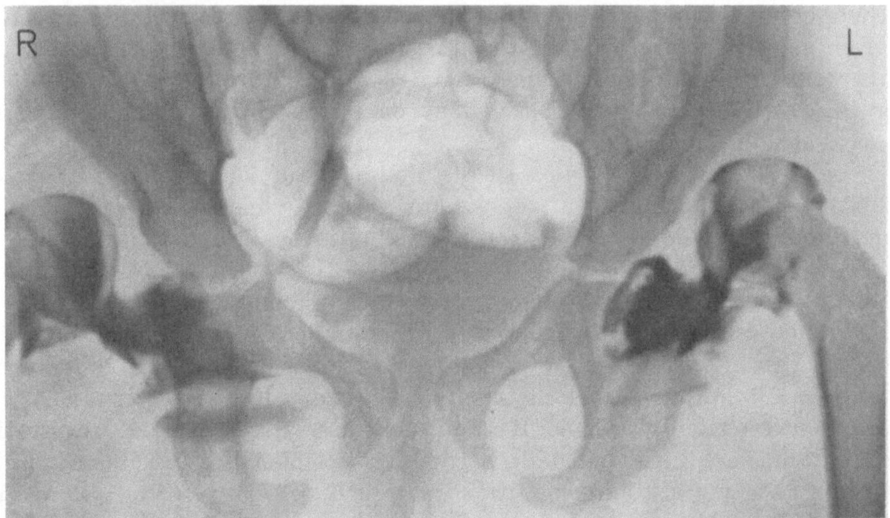

Abb. 40. Originalarthrographie vom 3. 3. 60. Limbus hypertroph und eingerollt, Isthmusstenose

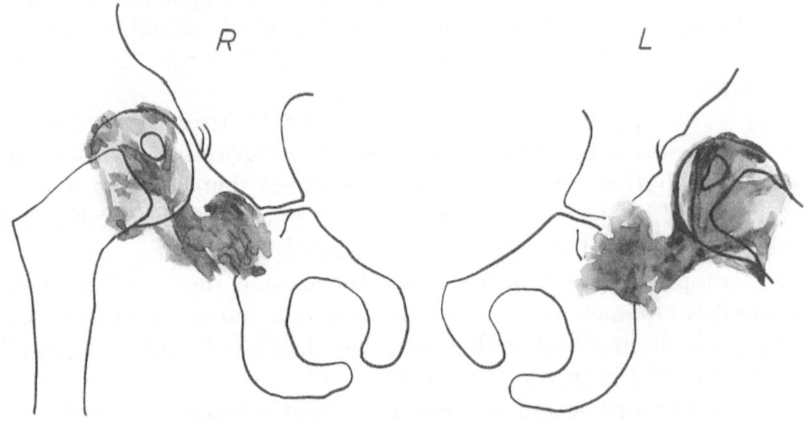

Abb. 41. Schematische Zeichnung der Abb. 40

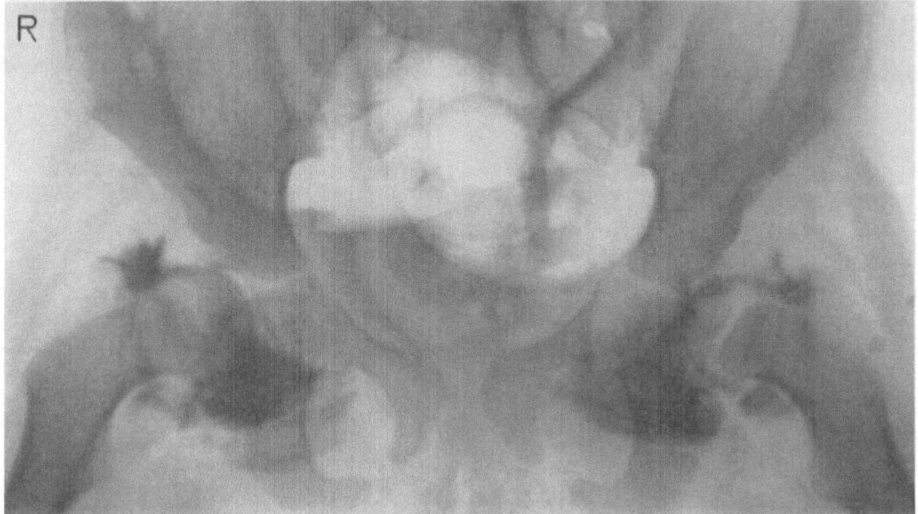

Abb. 42. Originalarthrographie vom 3. 3. 60 unmittelbar nach der mühelosen Reposition. Der Limbus ist beiderseits voll entfaltet und der Hüftkopf am physiologischen Ort (Tête passée, Limbus passée)

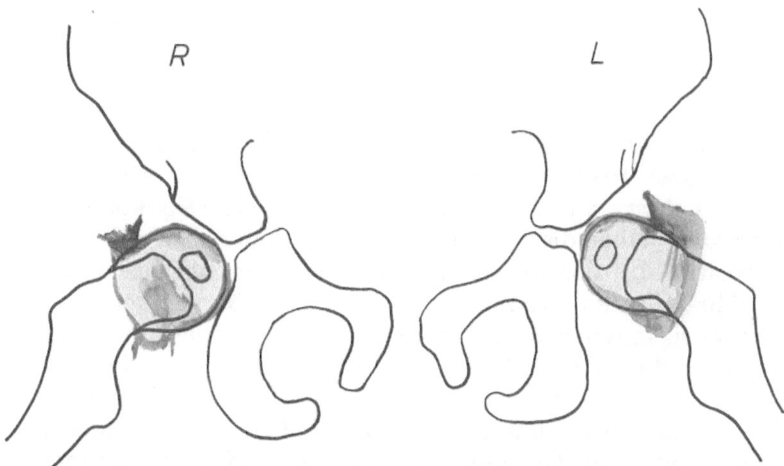

Abb. 43. Schematische Zeichnung der Abb. 42

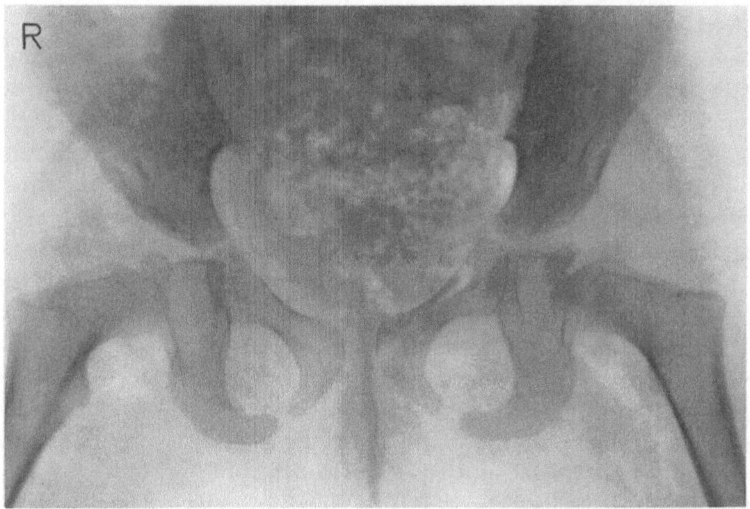

Abb. 44. Röntgenkontrolle des Beckens vom 27. 7. 60. Unverändert gute Stellung beider Hüftköpfe

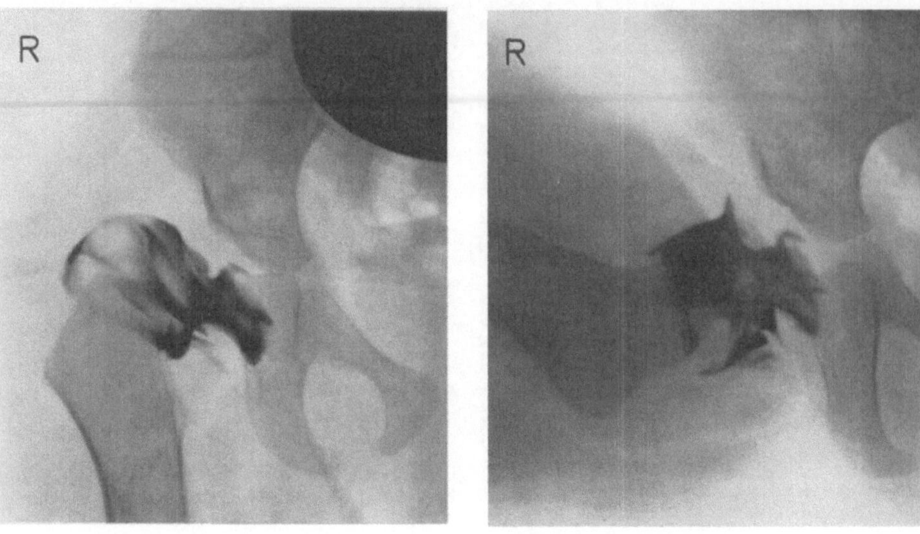

Abb. 45 Abb. 46

Abb. 45. Totale Luxation rechts. Relativ breiter Isthmus

Abb. 46. In Lorenz-Stellung vorgetäuschte Reposition. Der Hüftkopf steht hinter dem Niveau der Gelenkpfanne, kenntlich an der Kontrastmittelüberdeckung des Kopfes (mauvaise position)

ebenfalls noch für aussichtsreich. Erst wenn der Kopf sich überhaupt nicht vor der Pfanne einstellen lasse *(mauvaise position)*, müsse operiert werden. Es erscheint wichtig, daß nicht nur der Limbus, sondern auch Kapselfalten interponiert sein können. Weder GuillEMINET noch Bertrand haben diese Unterschiede hervorgehoben. Die Voraussetzungen für eine Spontanreposition bei der totalen Interposition von Limbus und Kapselteilen sind nicht gegeben, während eine reine Limbusinterposition überwunden werden kann. Häufig ergeben sich Schwierigkeiten beim Repositionsversuch in der Beurteilung der Lage des Hüftkopfes in Lorenz-Stellung. Es besteht der Anschein, als ob der Kopf in Präsentierstellung vor der Pfanne liegt, während er in Wirklichkeit hinter der Pfanne verblieben ist. Diese vorgetäuschte Reposition kann man, worauf Motta hingewiesen hat, an der Kontrastmittelansammlung in der Gelenkkapsel vor dem Hüftkopf erkennen.

Die Indikation zur offenen Einrenkung sieht Motta nicht nur im Unvermögen der Reposition, sondern ebenso bei der Feststellung eines auch in Lorenz-Stellung völlig eingeschlagenen und nicht ausgekrempelten Limbus.

Fleissner berichtete 1964, daß 20% aller konservativen Repositionsversuche ein positives Einrenkphänomen und einen guten primären Halt aufwiesen, obwohl eine Weichteilinterposition vorlag. Für die therapeutischen Konsequenzen spiele es keine Rolle, daß die röntgenologische Differenzierung zwischen einem eingeschlagenen Limbus und einer Kapselfalte nicht immer möglich sei. Er fand bei 76 operativen Repositionen die Befunde der präoperativen Sauerstoffarthrographien voll bestätigt. Er fordert deshalb eine Arthrographie vor jeder Reposition, um alle Fälle einer Weichteilinterposition der operativen Behandlung zuzuführen. Dagegen hielt Rasch 1959 eine arthrographische Darstellung des luxierten Hüftgelenks nur dann für erforderlich, wenn nach einem vorsichtigen Repositionsversuch der Hüftkopf noch pfannenfern stehenbleibe. Noch weniger Aussagemöglichkeit schrieb C. Sanguinetti 1963 der Arthrographie zu. Er ist der Ansicht, daß die Arthrographie zur üblichen klinisch radiologischen Untersuchung nichts Neues hinzufügt. Besonders könne die Arthrographie nicht die Therapie beeinflussen, da sie nur über intracapsuläre Schwierigkeiten bei der Reposition Auskunft gebe.

Rennert hat sich in einer Dissertation 1964 der dankenswerten Aufgabe unterzogen, am Material der Orthopädischen Universitätsklinik Münster die Luftarthrogramme mit den Befunden bei der operativen Einstellung zu vergleichen. Weitgehende Übereinstimmung (ca. 95%) zeigte sich bei der Abgrenzung von Luxationen zu Subluxationen. Dagegen war das Verhalten des Limbus nur in 90% im Arthrogramm zutreffend erkannt worden. Diese Zahlen können als Beweis für die fast absolute Richtigkeit der Deutung der Arthrographiebefunde gelten, da der Begriff der Intermediärform noch nicht verwendet wurde, in diese Gruppe aber gerade die schwierig zu deutenden Fälle einzuordnen sind. Bemerkenswert ist, daß ein Vergleich der Isthmusweite nicht zustande kam, da in den Operationsprotokollen keine Angaben dazu gemacht wurden. Daraus ist zu entnehmen, daß der arthrographisch so hervorragende Befund unter der Operation mit der Spaltung des Kapselschlauches bereits seine Existenz verloren hat oder aber niemals als echter Engpaß zu gelten hatte. Bei räumlicher Betrachtung erweist sich die Verbindung zwischen Kopf- und Pfannenkammer oft als längsgestellter dorsoventraler Raum, der nur bei pfeilrechter Betrachtung durch die Kontrastmittelverdrängung des Limbus so eng erscheint.

Damit wird klar, daß einige der beschuldigten Repositionshindernisse nicht absolut sind, sondern überwunden werden können. Mehrere Autoren haben dies für den interponierten Limbus und die Isthmusstenose bewiesen. Ebenso stellt eine Hypertrophie des Ligamentum teres und des Pulvinargewebes keine absolute Operationsindikation dar.

Als Repositionshindernisse hat Rasch 1959 angegeben:

1. Eine Verengung des Kapselisthmus.
2. Ein eingeschlagener Limbus, der oft hypertrophisch sein kann.
3. Kapselteile, die mit dem Hüftkopf oder dem Pfannengrund verwachsen sind.
4. Ein hypertrophisches Pulvinar.
5. Ein geschrumpftes Ligamentum iliofemorale.
6. Ein stark hypertrophes Ligamentum capitis femoris.
7. Der Musculus iliopsoas.

Der Vollständigkeit wegen seien noch erwähnt: Verklebungen der Kapselhaube mit dem Darmbein, Mißverhältnisse zwischen Kopf und Pfanne sowie die Verlegung der caudalen Pfannenpartie durch das hochgezogene Ligamentum transversum acetabuli (Motta).

Wenn auch Schneider nicht zugestimmt werden kann, daß alle von ihm dargestellten Repositionshindernisse eine operative Reposition erforderlich machen, so ist doch seine Warnung zu beherzigen. Eine gewaltsame Einstauchung des Hüftkopfes mittels forcierter Lorenz-Stellung mit der Absicht, das in der Pfanne liegende Weichteilinterpositum wegzudrücken und eine Druckatrophie zu erzielen, sollte nie erzwungen werden.

c) Das Verhalten des Limbus

Über den Wert der Arthrographie bei der Unterscheidung einer Subluxation von der wahren oder echten Luxation sind sich alle Untersucher einig (Bocchi; Faber; Fürmaier; Heublein; Leveuf und Bertrand; Severin; Sievers; Somerville; Wiberg u.a.). Als konstantes Zeichen der Luxation wird die Einrollung des Limbus immer wieder hervorgehoben, seinem Verhalten während der Behandlung besondere Beachtung geschenkt. Faber beschrieb unmittelbar nach der „Reposition" von Subluxationen den knorpeligen Pfannenanteil in seinen Beziehungen zum Hüftkopf als normal und belegt dies auch mit mehreren Bildern. Severin hielt ein gleiches Verhalten des Limbus bei der echten Luxation für unmöglich. Dagegen hat Weiss auch für die ausgeprägte Luxation nachgewiesen, daß eine sofortige ideale Reposition möglich ist. Dies stellt jedoch nicht die Regel dar. In der überwiegenden Mehrzahl seiner Beobachtungen erfolgte die Normalisierung der Gelenkbeziehungen, besonders das Verhalten des Limbus in Form und Ausdehnung, protrahiert. Der Faserknorpel benötigt eine gewisse Zeit, um sich von der vorher pathologischen Druckbeanspruchung und Verformung zu erholen. Die fast regelmäßig zu beobachtende Verplumpung und Hypertrophie des Limbus bildet sich in Wochen und Monaten

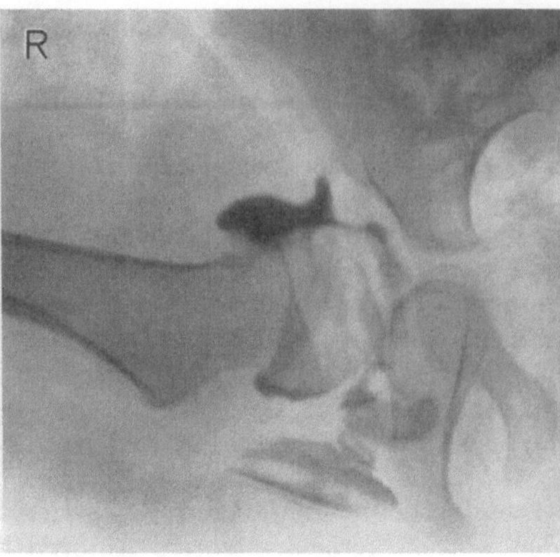

Abb. 47. Kathrin K., 1 Jahr. Arthrographiebefund nach Reposition in Lorenz-Stellung. Limbus hypertroph, nicht voll entfaltet (Limbus en position intermédiaire)

zurück. Während Bocchi und Ortolani, Guilleminet und insbesondere Bertrand sofort operieren, falls nach dem Repositionsversuch die Limbusverhältnisse nicht ideal sind, hält Motta einen konservativen Behandlungsversuch nur dann nicht für gerechtfertigt, wenn der Limbus auch in Lorenz-Stellung voll interponiert bleibt. Die sekundären Lageänderungen eines zunächst total eingeschlagenen Limbus (Limbus refoulé) beobachtete Weiss mehrfach bei abgeschwächter Lorenz-Position und führt dies auf die selbst im Gipsverband möglichen Dreh- und Stoßbewegungen des Hüftkopfes zurück. Der Hüftkopf darf nicht unter Druck stehen, sondern sollte sich durch dauernde „Nuckel"-Bewegungen, ohne Schaden zu nehmen, am Limbus vorbei einstellen. Die volle Lorenz-Stellung entspricht dagegen einer Zwangshaltung. Einen konservativen Behandlungsversuch halten die meisten Autoren für angebracht (Fürmaier; Heipertz; Greene und Conforti; Heublein; Kaiser und Uibe; Kiepurska; Severin; Stracker; Weiss; Worzfeld). Bis zur vollen Entfaltung des Limbus zur Normallage (Limbus passée) nimmt der Faserknorpel eine Intermediärstellung ein (Limbus en position intermédiaire), er kann aber auch bei Entlastung der Pfannendachecke völlig frei im oberen Gelenkraum flottieren (Limbus flottant).

H. Oelkers (1960) hielt eine operative Behandlung im Sinne der Frühpfannendachplastik angezeigt bei einem Fall, der unmittelbar nach der Reposition im Sauerstoffarthrogramm unregelmäßige Gelenkflächen und eine Kopfdeformierung aufwies und keine Voraussetzungen für einen primären Halt erkennen ließ. Oelkers sprach von einem „eingekrempelten Limbus", meinte aber offensichtlich, wie auch die Darstellung des anatomischen Präparates im histologischen Übersichtsbild erkennen läßt, einen deformierten Limbus. Er rennt offene Türen ein, wenn er auf Grund seiner histologischen Untersuchungen des abgebildeten Präparates zum Schluß kommt, daß die Bezeichnung „eingekrempelter Limbus" den wirklichen Verhältnissen nicht ganz gerecht werde, da die Deformierung und faserige Umwandlung des äußeren Pfannenrandes im Vordergrund stehe. Dagegen ist festzustellen, daß der Begriff des eingekrempelten Limbus bei der totalen Luxation sowohl vom Operationsbefund als auch vom Arthrogramm her nicht nur seine Berechtigung hat, sondern zu den wesentlichsten Merkmalen dieser Deformierung gehört. Für Oelkers stellte sich die Frage, ob sich der Limbus bei guter und tiefer Einstellung des Hüftkopfes in der Pfanne normalisiert und eine normale Verknöcherung des Pfannendaches zuläßt oder reseziert werden muß, um der Pfannendachverknöcherung bessere Chancen zu bieten.

Abb. 48—55. Angelika CZ., geb. 9. 3. 61. Beispiel einer verzögerten spontanen Limbusentfaltung bei totaler beiderseitiger Luxation

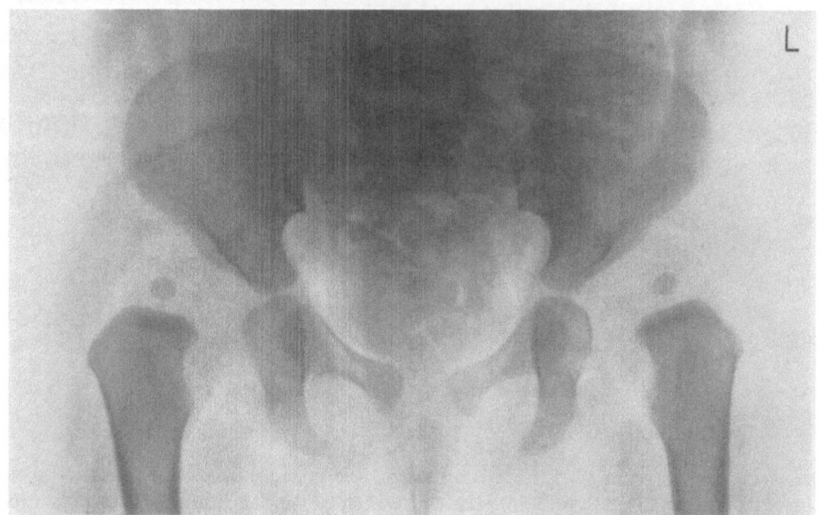

Abb. 48. Röntgenaufnahme vom 7. 12. 61. Dislokation beider Hüftköpfe mit Gleitpfanne. Subluxation?

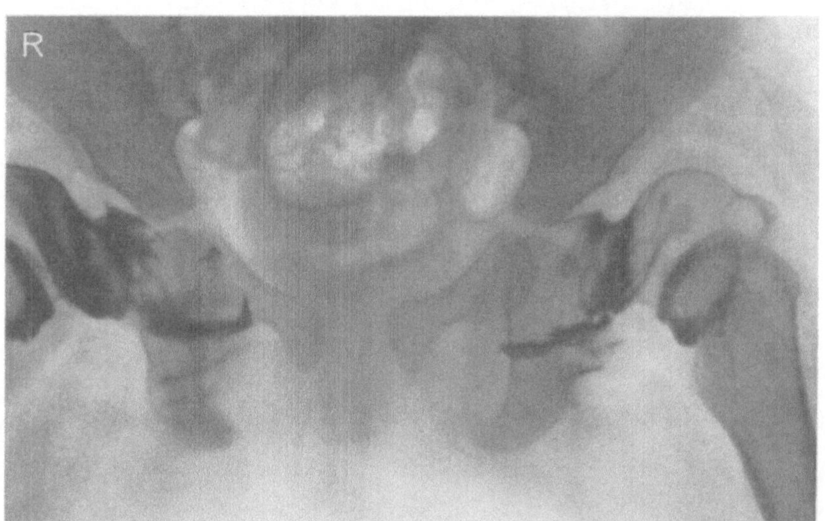

Abb. 49. Originalarthrographie vom 18. 1. 62. Totale Luxation beiderseits

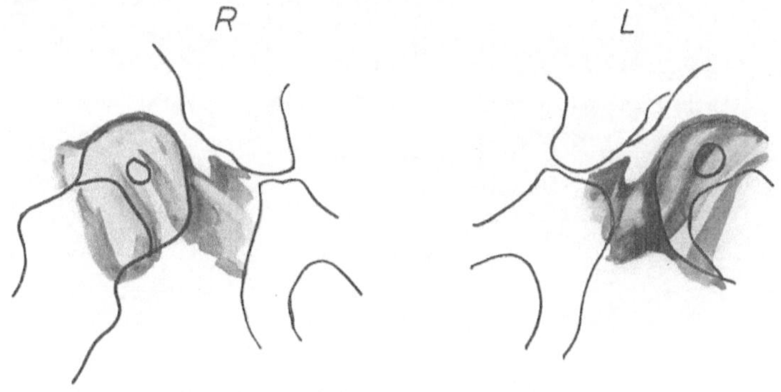

Abb. 50. Schematische Zeichnung der Abb. 49

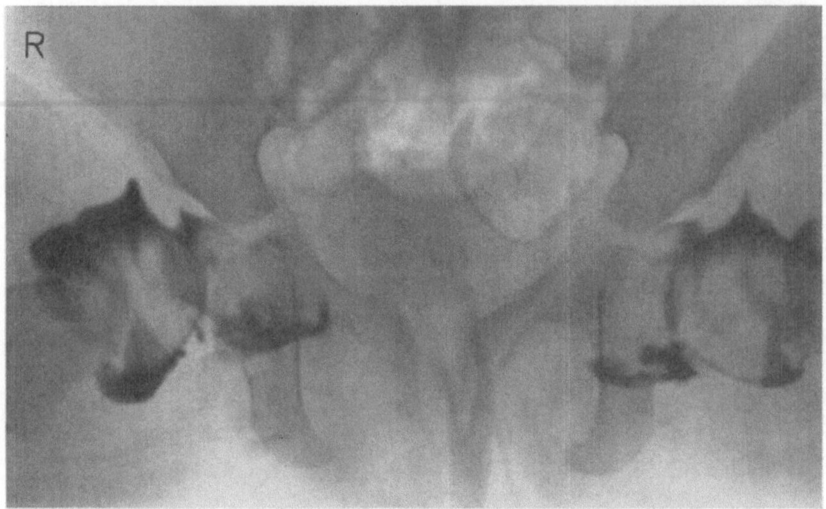

Abb. 51. Originalarthrographie vom 18. 1. 62, nach Überführen in abgeschwächte Lorenz-Position. Der Limbus beiderseits noch interponiert (Limbus refoulé). Hüftkopf rechts vor der Pfanne (Tête présentée), links bereits eingetreten (Tête engagée)

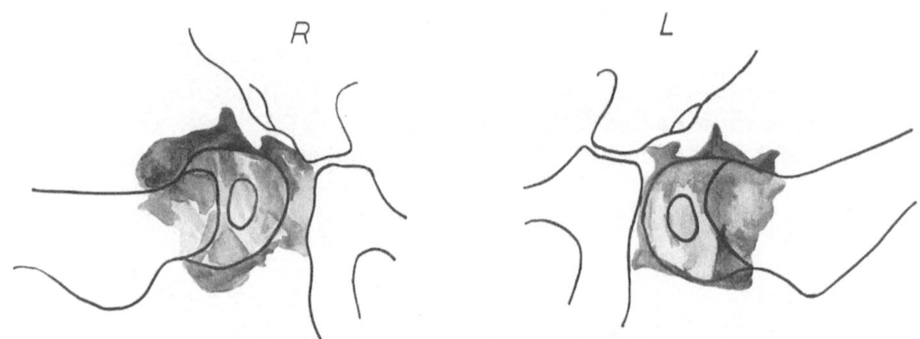

Abb. 52. Schematische Zeichnung von Abb. 51

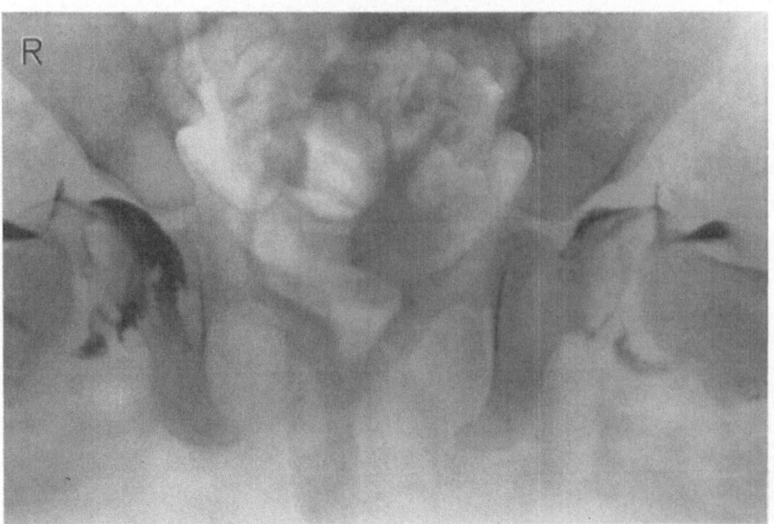

Abb. 53. Originalarthrogramm vom 5. 3. 62. Der Limbus ist beiderseits entfaltet, noch etwas plump (Limbus passée)

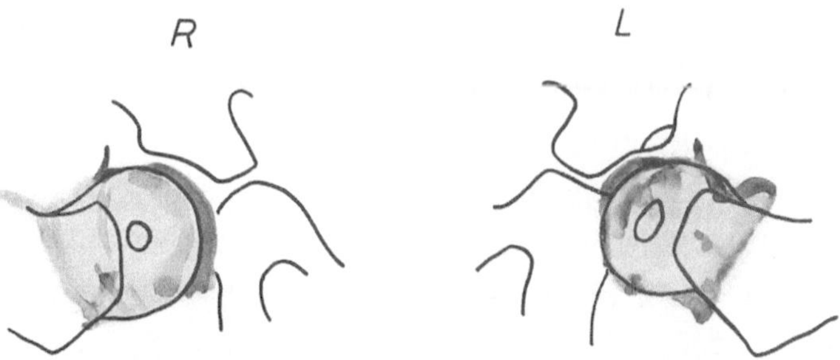

Abb. 54. Schematische Zeichnung der Abb. 53

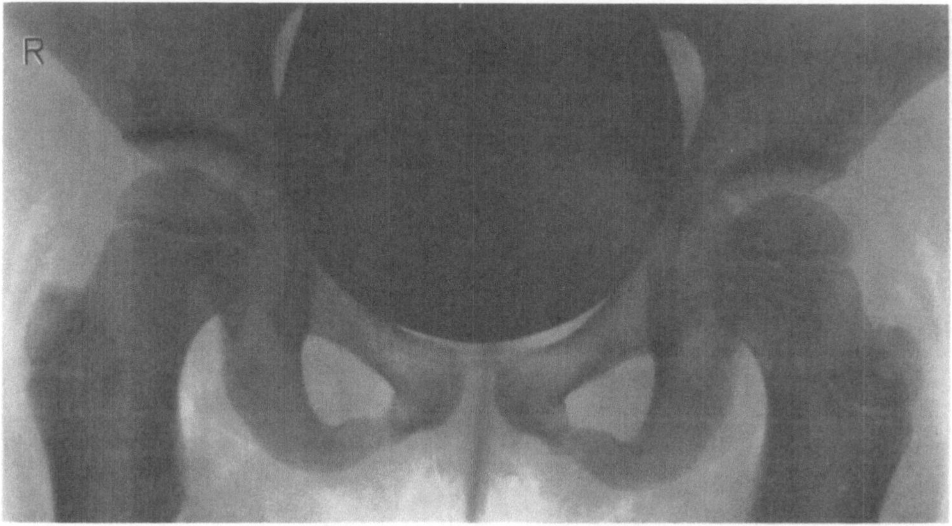

Abb. 55. Kontrollröntgenaufnahme vom 10. 7. 68. Ausreichende Pfannenentwicklung. Coxa valga beiderseits

Bösch (1967) hat die Gelenkverhältnisse bei 54 Sekundärfüllungen an 35 ehemaligen Luxationen untersucht. Dreimal beobachtete er eine Reluxation, und eine 4. Hüfte zeigte den Grad der Limbusinterposition unverändert. Zwei Hüften zeigten wohl wieder einen keilförmigen Limbusschatten an der richtigen Stelle und keine Interposition mehr. Aber bei der Operation, die wegen Lateralstand im konventionellen Röntgenbild gemacht wurde, fand man beide Male den Limbus papierdünn ausgewalzt, er reichte etwa 15 mm ins Gelenk hinein und lag der Pfanne hier so völlig an, daß der capilläre Spalt dazwischen sich in einem Fall gar nicht, im anderen nur am freien medialen Rand des plattgedrückten Limbus noch etwas füllte. In den restlichen 48 Füllungen verhielt sich die Darstellung des Limbus wieder normal.

Die Limbusauskrempelung konnte von Bösch in einem Falle verfolgt werden, als beide Hüften nacheinander gefüllt und reponiert wurden. Voraussetzung war offensichtlich eine starke axilläre Flexion, bei der der Limbus nicht zwischen Kopf und Pfanne eingezwickt wurde. Die Kongruenz der Gelenkkörper, im Füllungsbild gut dokumentiert, ist ein erwünschtes Ziel, jedoch nicht der einzige Faktor, der das spätere Schicksal bestimmt.

In seinem Referat zur Pfannenentwicklung auf dem Kongreß der Deutschen Gesellschaft für Orthopädie und Traumatologie 1969 in Wien hat Otte darauf hingewiesen, daß neben der oft zu Unrecht angenommenen Limbusauskrempelung durch pannusartige

Abb. 56—58. Gerlinde K., geb. 21. 10. 62. Verhalten des Limbus bei einer linksseitigen Hüftgelenksluxation im Originalarthrogramm (a), der schematischen Zeichnung des Arthrogramms (b) und der schematischen Zeichnung eines Frontalschnitts (c) nach Vorstellungen von Otte

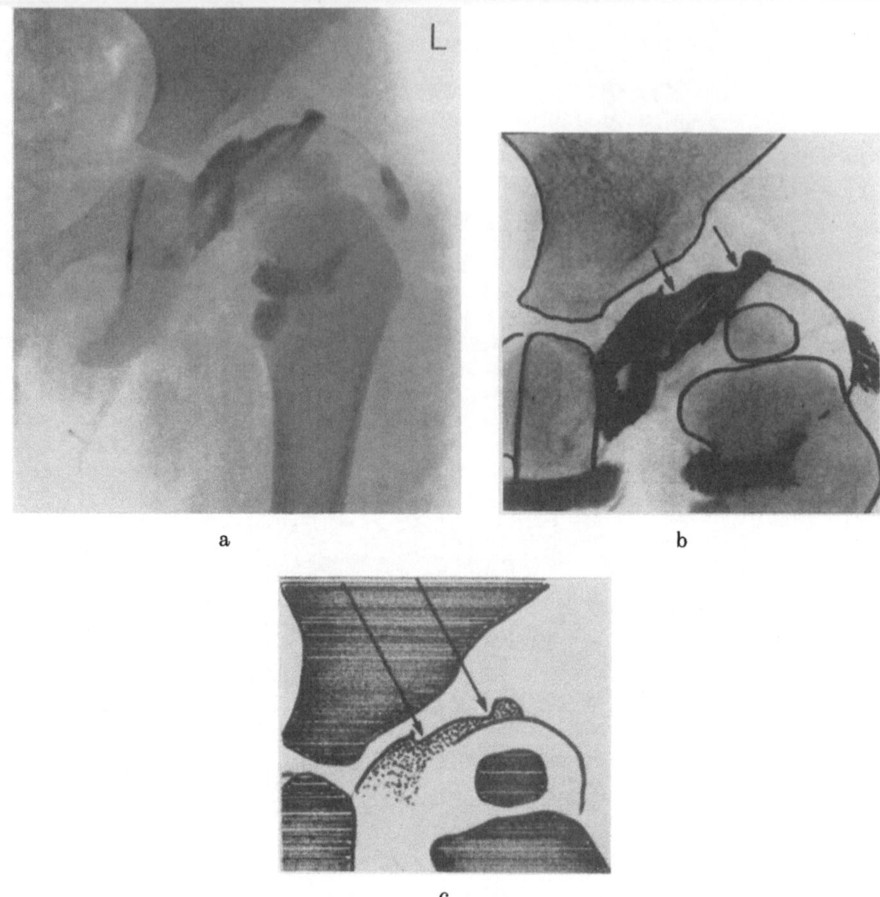

Abb. 56 a—c. In Mittelstellung am 30. 4. 64 totale Luxation

Bindegewebswucherung eine proliferative Formangleichung des Limbus möglich sei. Eine solche, im Arthrogramm nicht differenzierbare primitive Ersatzbildung stelle aber weder für die Ossifikation die geeignete Matrix noch könne sie die Perichondr um-Umwandlung in Periost induzieren. Daraus erkläre sich die Diskrepanz zwischen ossärer Flachpfanne bei chondraler Normalpfanne. Seine Vorstellungen von der direkten Umformung des Limbus unmittelbar nach der Reposition und der dann innerhalb von Wochen bis Monaten einsetzenden bindegewebigen Vacatwucherung mit dem radiologischen Aspekt einer imitierten Limbusauskrempelung sind an einem Beispiel aus unserem Material deutlich gemacht (Abb. 56—58).

d) Coxa vara

In seiner Monographie gab Bertrand 1962 ein schönes Beispiel für die differentialdiagnostischen Schwierigkeiten bei der Abtrennung der Hüftgelenkverrenkung von der Coxa vara vor dem Auftreten des Hüftkopfkernes. Auch der klinische Befund mit Hinken, Prominenz und Hochstand des Trochanter maior sowie die Abduktionsbehinderung können zur Verwechslung mit der Luxationshüfte Anlaß geben. Die Coxa vara congenita wird als geringe Ausprägung des kongenitalen Femurdefektes aufgefaßt und fordere in frühen Stadien aus prognostischen und therapeutischen Gründen eine arthrographische Darstellung der Verhältnisse.

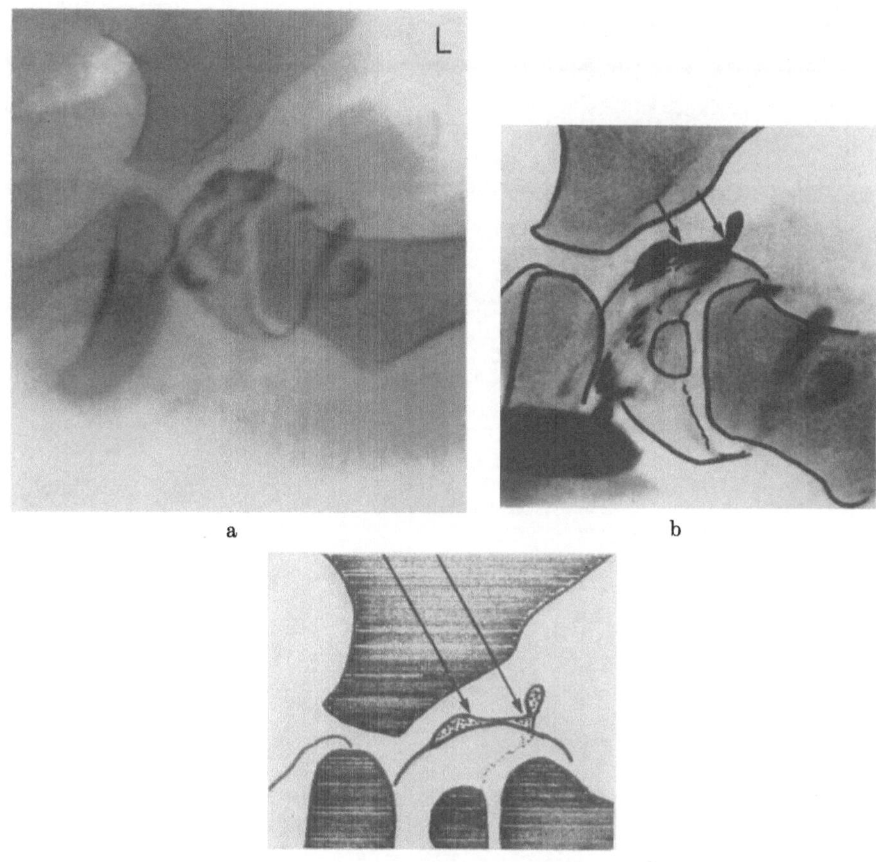

a b c

Abb. 57 a—c. Sofort nach Überführen in Lorenz-Stellung findet eine direkte Umformung des Limbus statt

Lloyd-Roberts und Stone beschrieben einen Fall, bei dem das Röntgenbild das völlige Fehlen des coxalen Femurendes vermuten läßt, während die Arthrographie einen normal geformten Hüftkopf zeigt.

Im Falle einer symptomatischen Coxa vara während der Behandlung von Luxationshüften wird manchmal eine Arthrographie in der Lage sein, unnötige und damit schädliche Interventionen zu vermeiden (Abb. 59—61).

Von Fischer, Heublein, Greene und Conforti und Zwierzchowski wurde die Arthrographie benutzt, um zwischen der Coxa vara, Schenkelhalsfrakturen, Destruktionsluxationen und der kongenitalen Luxation zu unterscheiden.

e) Coxa plana

Bei der aseptischen Nekrose des Hüftkopfes, dem Morbus Legg-Calvé-Perthes, wird mittels Arthrographie festzustellen sein, daß die Veränderungen sich nicht gleichsinnig am Knochen und Knorpel abspielen. Erst im Endstadium vermag die normale Röntgenaufnahme Aufschluß über die Verformung des Hüftgelenks zu geben.

Bereits 1936 hat Eyre-Brook versucht, die verschieden starke Abplattung des Hüftkopfes bei der Coxa plana mit Zahlen zu erfassen. Sein Epiphysenindex errechnete sich aus dem Verhältnis

$$\frac{\text{Höhe}}{\text{Breite}} \times 100.$$

Für Kinder bis zum Alter von 7 Jahren sollte ein Wert von 45—55 normal sein. Nach dem 7. Lebensjahr fiel der Normalwert auf 35—45 ab. Die gleiche Meßmethode wandte

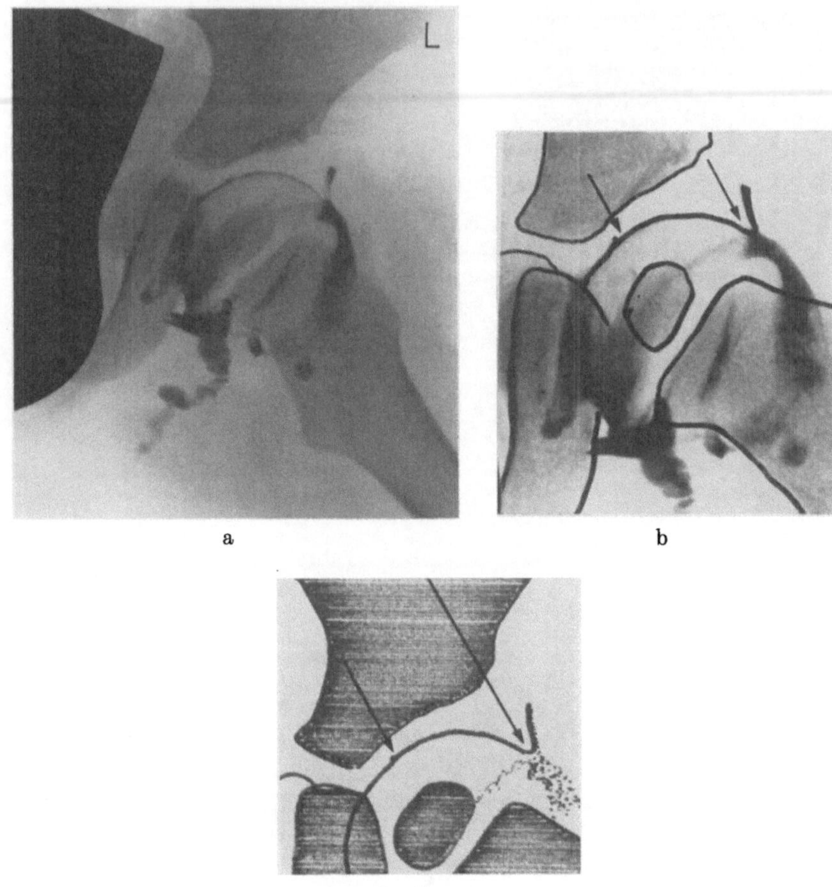

Abb. 58a—c. Am 26. 11. 64 zeigt sich eine ideale Gelenkkongruenz durch proliferative Formangleichung des Limbus

Abb. 59—61. Andreas E., geb. 27. 9. 58. Nach konservativer Behandlung einer beiderseitigen Hüftgelenkverrenkung

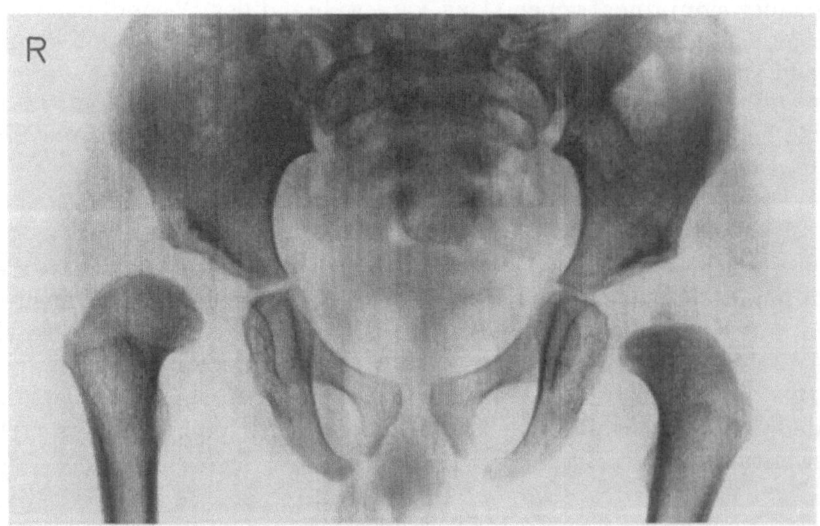

Abb. 59. Röntgenaufnahme des Beckens im 4. Lebensjahr. Rechts ist noch kein Kopfkern zu erkennen und eine Subluxation zu vermuten

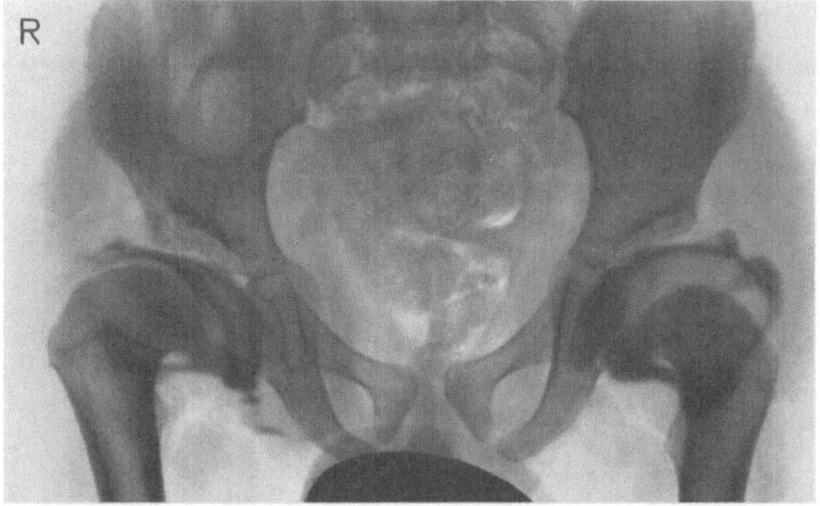

Abb. 60. Die Arthrographie zeigt beiderseits kongruenten Gelenkschluß bei hochgradiger Coxa vara rechts

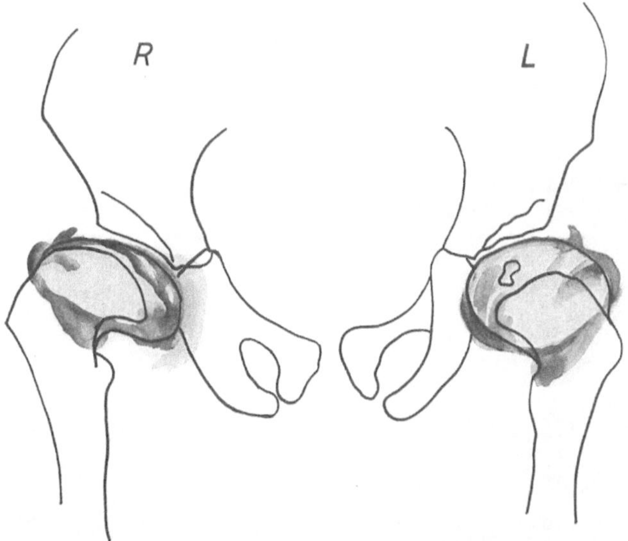

Abb. 61. Schematische Zeichnung der Abb. 60

1942 Sjövall an. Gleich 4 Quotienten verwendeten Heyman und Herndon 1950 bei ihren Messungen des coxalen Femurendes und der Hüftpfanne.

1953 legte Stig Jonsäter aus der Orthopädischen Klinik des Karolinska Institutes Stockholm eine umfassende Vergleichsstudie histopathologischer und arthrographischer Untersuchungen der Coxa plana vor. Es wurden systematisch nach der Hüftgelenkfüllung beide Hüftgelenke in a.p. Sicht und axial in der sogenannten Froschstellung dargestellt. Jonsäter betrachtet nicht die Epiphyse allein, sondern bezieht mit seinem Femurkopfindex auch die metaphysären Anteile des Hüftkopfes mit ein. Im Arthrogramm hat der gesunde Hüftkopf annähernd Kugelgestalt, während sich bei der Coxa plana mehr die Form einer Ellipse ergibt. Der Kopf-Index wird bestimmt, indem zunächst die größte Breite zwischen 2 tangierenden parallelen Linien gemessen wird. Senkrecht dazu wird die Höhe des Hüftkopfes in der Mitte zwischen den parallelen Tangenten bestimmt.

Abb. 62—64. Eckehard H., geb. 2. 9. 62. Coxa plana beiderseits, rechts Sklerosierungsstadium, links Fragmentationsstadium

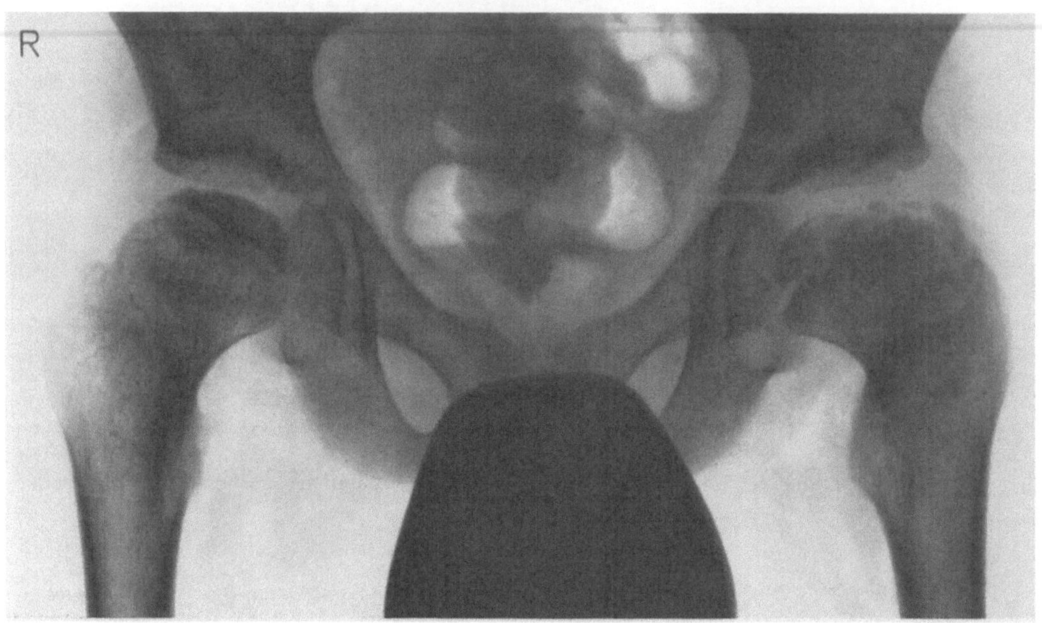

Abb. 62. Beckenübersicht vom 29. 6. 70

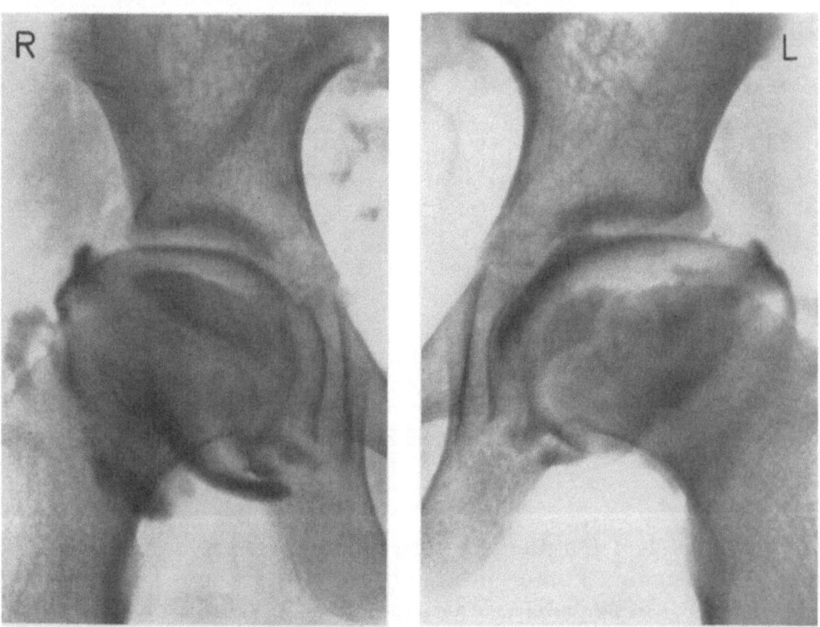

Abb. 63. Arthrographie vom 14. 6. 70 in Mittelstellung

Unter Femurkopf-Index versteht JONSÄTER das Verhältnis

Kopfhöhe : $^1/_2$ Kopfbreite.

Bei einem gesunden, runden Hüftkopf liegt der Index um 1. Das Ergebnis seiner Untersuchungen bei 44 Coxae planae kann folgendermaßen zusammengefaßt werden:

In der Mehrzahl der Fälle behält der Kopf im Initialstadium seine runde Gestalt.

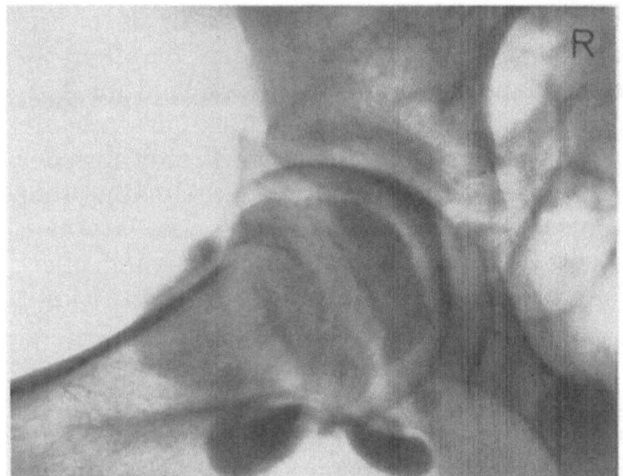

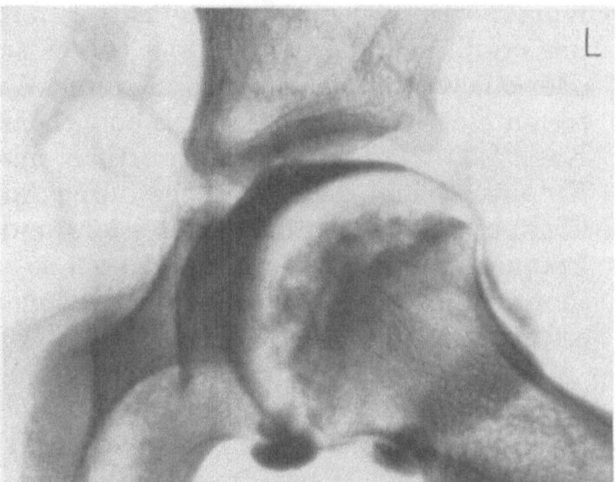

Abb. 64. Arthrographie in Lauenstein-Stellung

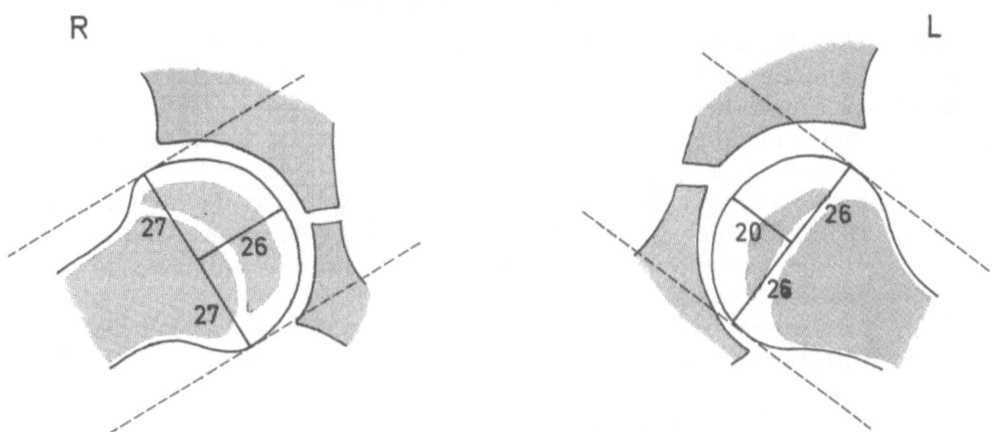

Abb. 65. Schema der Bestimmung des Kopfindex nach Jonsäter am Beispiel der Abb. 64

Das Fragmentationsstadium zeigt nur unbedeutende Abweichungen von der normalen Kopfform trotz der markanten Veränderung des Hüftkopfkernes durch Schrumpfung und Fragmentation. Im Arthrogramm findet sich die Erklärung dieser Tatsache, indem nämlich der Gelenkknorpel an den Stellen wächst, die vom Knochenkern geräumt werden.

Im Reparationsstadium allein fand Jonsäter eine deutliche Kopfdeformierung, die später von der knöchernen Epiphyse eingenommen wird. Im Endstadium finden keine weiteren Kopfdeformierungen mehr statt, sondern die Knorpeldecke wird auf eine gleichmäßige Dicke reduziert.

Die arthrographischen Untersuchungen ließen schließlich für ein wichtiges Frühstadium bei der Coxa plana eine Erklärung finden. Die Vergrößerung des röntgenologischen Gelenkspaltes in der üblichen Röntgenaufnahme, meßbar am größeren Abstand des Hüftkopfes vom Pfannenboden, konnte auf eine Schwellung der Weichteile in der Fossa acetabuli einschließlich des Ligamentum teres bezogen werden.

Weitere Einzelheiten im Ablauf der aseptischen Knochennekrose des Hüftkopfes hat Katz 1968 arthrographisch an 25 Hüftgelenken dargestellt. Er fußt auf der Meßmethode von Jonsäter und stimmt auch seinen Befunden insgesamt zu. Im Fragmentationsstadium wurde darüber hinaus am Knorpel der Hüftgelenkpfanne eine Verschmälerung der lateralen Partien und eine Erweiterung medial beobachtet und als Ausdruck einer beginnenden, eventuell nur passageren Inkongruenz gedeutet. Gelegentlich fand er den

Kopfknorpel gleichmäßig verdickt, so daß der Kopfindex sogar größer wurde als 1. Für uns ergibt sich damit die Frage, ob es sich um ein Ödem der knorpeligen Kopfkalotte oder eine echte Dickenzunahme durch Wachstum handelt. Für den Unterschied im Auftreten einer Kongruenz oder Inkongruenz bei der Verbreiterung des Hüftkopfes möchte KATZ den Zeitfaktor verantwortlich machen. Bei einer langsamen Verbreiterung der Epiphyse bleibt die Kongruenz durch Anpassung der Pfanne erhalten. Regelmäßig aber komme es zur Limbuskompression und zunehmender Verschmälerung des lateralen Pfannenknorpels, wenn der Hüftkopf so breit wird, daß er die Pfannenbegrenzung überschreitet. Stärkere Deformierungen zeigen sich schließlich als Impression am Hüftkopf selbst.

Auch H. ZWIERZCHOWSKI (1967) wendet in Einzelfällen bei dieser Erkrankung des Hüftgelenks die arthrographische Darstellung an.

Gelegentlich sind die Deformierungen des Hüftkopfes bei den perthesähnlichen Vorgängen der Luxationshüfte so ausgeprägt, daß die Arthrographie zur besseren Erkennung der Gelenkverhältnisse zu Hilfe genommen werden muß (WEISS 1964, Beobachtung 6).

f) Coxitis im Kindesalter

Anhaltspunkte für eine entzündliche Erkrankung oder gar für einen tiefliegenden Absceß beim Säugling lassen diese Diagnose leicht stellen, zumal im Röntgenbild außer den Zeichen einer pathologischen (Destruktions-) Luxation auch noch weitere Hinweiszeichen zu finden sind. Aber diese Zeichen können fehlen. Im Röntgenleerbild zeigt sich eine normale Gelenkpfanne, im Arthrogramm stellt sich dagegen die Pfanne mangelhaft oder gar nicht dar, während die Veränderungen der Epiphyse deutlich herauskommen (BERTRAND, 1962). Bei der Infektarthritis der Hüftgelenke von Kindern wurde von J. C. MADGWICK die Arthrographie angewandt, um festzustellen, wieviel von Kopf und Hals zerstört worden sind (1966).

Auch H. ZWIERZCHOWSKI (1967) brachte als Beispiel der Anwendung der Arthrographie des Hüftgelenks u. a. pathologische Destruktionsluxationen.

7. Arthrographie im Erwachsenenalter

Während die Arthrographie des Kindes verbreitet und oft beschrieben ist, wird die Arthrographie der Hüfte des Erwachsenen in der Literatur nur selten erwähnt. Eine dieser Ausnahmen ist JOHN E. BULLOCK, der gleich eine ganze Reihe von Fällen nennt, bei denen er im Erwachsenenalter die Hüftarthrographie mit Nutzen angewandt hat. Zunächst hat er im Leichenversuch den Einfluß der Stellung des Hüftgelenks, die Druckeinwirkungen der benachbarten Strukturen und die Folgen der Injektion unter hohem Druck demonstriert. Innenrotation und Streckung des Femur führe zur Straffung der Gelenkkapsel und Verengung des Kontrastmittelschattens um den Schenkelhals. Meistens verursache der Musculus iliopsoas im Arthrogramm einen Schatten. Durch hohen Injektionsdruck werde eine retrograde Gefäßfüllung erzielt.

An der voluminösen Kapselverdickung mit ausgezacktem Rand gibt sich eine hypertrophe Synovitis zu erkennen. Bei einer Hüfte mit Schenkelhalsfraktur und einer Aufhellungszone im Schenkelhals bei einem Patienten mit Knochenmetastasen eines Prostatacarcinoms zeigte sich die verdächtige Stelle durch Kontrastmittelansammlung als osteolyt'scher Herd. Das Arthrogramm einer arthritischen Hüfte enthüllt die Unregelmäßigkeiten in der Gelenkpfanne und den Knorpelschwund am Hüftkopf. Bei einer Austin-Moore-Endoprothese des Hüftkopfes fiel der sehr enge Gelenkspalt auf. Die gleiche Verengung des Spaltes zur Gelenkkapsel zeigte sich bei einer Hüftkopfepiphysenlösung. Die unregelmäßige, gezackte Begrenzung des Kontrastmittels zeigte dabei vielleicht eine Synovitis an.

Im historischen Abriß der Arthrographie wurde auf die Versuche von OBERHOLZER (1938) verwiesen, mit Hilfe des Doppelkontrastverfahrens die Arthrosis deformans mög-

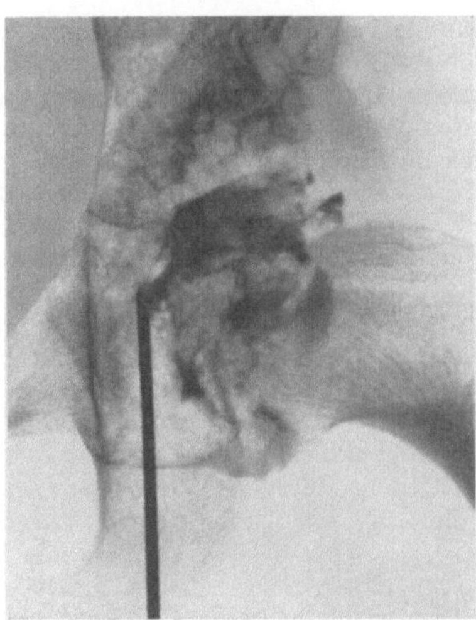

Abb. 66. Atypisches Arthrographiebild eines Jugendlichen nach mehrfachen Hüftgelenksoperationen mit weitgehender Bewegungseinschränkung. Fibröse Ankylose

lichst früh zu erkennen. Da jedoch die Coxarthrose in der Regel erst dann Beschwerden verursacht, wenn Gelenkveränderungen sich im normalen Röntgenbild bereits deutlich zu erkennen geben, besteht kaum eine Notwendigkeit, die Arthrographie aus diagnostischen Gründen heranzuziehen. Dagegen kann die Hüftgelenkarthrographie bei der Behandlung von Coxarthrosen hilfreiche Dienste leisten. In jüngster Zeit wurden Medikamente entwickelt, die kausal gegen den Knorpelverschleiß wirken. Unabdingbare Voraussetzung ihres Erfolges ist, daß die Injektion in das Gelenklumen erfolgt. Mit Sicherheit kann dies angenommen werden, wenn mit Hilfe geringer Mengen eines Kontrastmittels die intraartikuläre Nadellage nachgewiesen ist.

Literatur

Bätzner, K., Ansel, R.: Die Extensions- und Schienenbehandlung der angeborenen Hüftluxation. Z. Orthop. **91**, 527 (1959).

Bauer, F.: Die neue Behandlung der angeborenen Hüftverrenkung mit dem Spreizband. Med. Klin. **31**, 110 (1935).

Becker, F.: Beitrag zu den Endergebnissen der unblutig behandelten angeborenen Hüftverrenkung. Dtsch. Z. Chir. **241**, 273 (1933).

Bedouelle, J.: Le dévelopment du cotyle normal, étude radiologique. Rev. Orthop. **40**, 526 (1954).

Benninghoff, A.: Lehrbuch der Anatomie des Menschen, 3. Aufl., Bd. 1. München-Berlin: Lehmann 1944.

Bertrand, P: Malformations luxantes de la hanche. Paris: Doin 1962.

Bocchi, L., Orlandini, I.: L'artrografia nella lussazione congenita dell'anca. Riv. ital. Ortop. Traum. **2**, 114 (1961).

Böhm, M.: Die Darstellung des Gelenkknorpels und der Epiphyse im Röntgenbild. Z. orthop. Chir. **55**, 126 (1932).

Böhm, M.: Weitere Untersuchungen über die Entwicklung des Hüftgelenkes und die Entstehung der angeborenen Hüftverrenkung. Z. Orthop. **60**, 401 (1934).

Bösch, J.: Die Kontrastfüllung bei der angeborenen Hüftluxation. Z. Orthop. **102**, 243—249 (1967).

Borak, J., Goldhammer, K.: Experimentelle Beiträge zur Röntgenanatomie und -Pathologie der Gelenke. Fortschr. Röntgenstr. **33**, 341 (1925).

Brau-Tapie: Luxations congénitales de la hanche. Arch. franco-belg. Chir. **35**, 122 (1935/36).

Bronner, H.: Der diagnostische Wert der Luftfüllung des Gelenkraumes bei der angeborenen Hüftverrenkung. Zbl. Chir. **54**, 3237 (1927).

Bückart, K.: Kontrastdarstellung der Gelenke. Zbl. Chir. **60**, 2185—2186 (1933).

Bullock, John E.: Arthrography of the adult hip joint. J. Bone Jt Surg. A **47**, 853 (1965).

Calot: Über neue Anschauungen in der Pathologie der Hüfte auf Grund der Arbeiten der letzten Jahre. (Deutsch von Mayer.) Z. orthop. Chir. **51**, 134 (1923).

Chiari, K.: Ergebnisse der Frühestbehandlung der angeborenen Hüftgelenksverrenkung. Arch. orthop. Unfall-Chir. **45**, 644 (1952/53).

Christensen, I.: Anteversion deformity and derotation osteotomy in congenital dislocation of the hip. Acta orthop. scand. **40**, 62—71 (1969).

Debrunner, H.: Zur Sofortbehandlung der angeborenen Mißbildung. Schweiz. med. Wschr. **1935**, 97.

Deutschländer, K.: Der Umbau des Hüftgelenkes nach der blutigen Radikaloperation der angeborenen Hüftverrenkung. Z. Orthop. **67**, 116 (1937).

Dörr, W. M.: Zur makroskopisch-pathologischen Anatomie der sog. angeborenen Hüftgelenksluxation. Verh. Dtsch. Orthop. Ges. Kongr. 1969. Stuttgart: Enke 1970.

Drehmann, F.: Zur Frage der Spontanheilung der angeborenen Hüftverrenkung. Z. Orthop. **69**, 410 (1939).

Economu, Th., Botez, R., Gavrilita, N.: Arthrografia in luxatia congenitalà a soldului la copi i. Chirurgia (Buc.) **10**, 549—557 (1961).

Eichler, J., Schwetlick, W.: Röntgenkinematographische Untersuchungen mit dem Bildverstärker. Arch. orthop. Unfall-Chir. **62**, 256—262 (1967).

Eyre-Brook, A.: Zit. nach Jonsäter, St.

Faber, A.: Über die funktionelle Entwicklung des Hüftgelenkes nach Einrenkungen. Münch. med. Wschr. **1935**, 1260.

Faber, A.: Zur Prognose der unblutig reponierten angeborenen Hüftluxation. Z. Orthop. **62**, 358 (1935).

Faber, A.: Untersuchungen über die Ätiologie und Pathogenese der angeborenen Hüftverrenkung. Leipzig: Thieme 1938.

Fischer, F. K.: Arthrographie. In: Lehrbuch der Röntgendiagnostik von H. R. Schinz, W. E. Baensch, E. Friedel, E. Uehlinger. Stuttgart: Thieme 1952.

Fleissner, H. K.: Diskussionsbemerkung zur Kontrastdarstellung der Luxationshüfte. Beitr. Orthop. Traum. **11**, 589—590, Erfurt (1964).

Franceschelli, N.: Zit. nach Bocchi.

Francillon, M. R.: Über die Entwicklung des Pfannendaches und ihre Bedeutung für die Entstehung der luxatio coxae congenita. Schweiz. med. Wschr. **1938**, 341.

Frauenthal, H. W.: A revolution in the treatment of congenital dislocation of hip in young children. J. Amer. med. Ass. **74**, 80 (1920).

Fritzsche, K.-H.: Spätergebnisse der angeborenen Hüftverrenkung. Z. Orthop. **82**, 228 (1952).

Fürmaier, A.: Die Bedeutung der Kontrastdarstellung des kindlichen Hüftgelenkes für die Diagnose und Therapie der Subluxation. Z. Orthop. **79**, 469—475 (1950).

Garré-Borchard-Stich: Lehrbuch der Chirurgie, 8. Aufl. Berlin: F. C. W. Vogel 1935.

Gaugele: Zur Anatomie und Röntgenologie des oberen Femurendes. Z. orthop. Chir. **38**, 35 (1918).

Gickler, H., Meurer, J.: Untersuchungen und Dauerresultate nach der unblutigen Reposition der angeborenen Hüftverrenkung. Z. Orthop. **67**, 235 (1938).

Glauner, R., Marquardt, W.: Röntgendiagnostik des Hüftgelenkes. Stuttgart: Thieme 1956.

Gocht, H.: Weitere pathologisch-anatomische Untersuchungen aus dem Bereiche des kongenital verrenkten Hüftgelenkes. Z. orthop. Chir. **22**, 252 (1908).

Guarini, A., Contessa, A.: Sull indicazione e la valutazione dell' artrografia vel trattamento dell' anca diplastica. Clin. ortop. **12**, 39—50 (1960).

Guilleminet, P., Stagnara, R., Faysse, Bertrand, L.: Le Traitement orthopédique des luxations congénitales de la hanche controlé par l'arthrographie. Rev. Orthop. **38**, 476 (1952).

Haberler, G. v.: Zur Frühbehandlung der angeborenen Hüftverrenkung. Münch. med. Wschr. **1936**, 967.

Hass: Wann soll die Behandlung der angeborenen Hüftverrenkung beginnen? Wien. klin. Wschr. **1924**, 9.

Hauberg, G.: Spätbefunde unblutig behandelter angeborener Hüftverrenkungen. Kritik der Behandlung und ihre Folgerungen. Z. Orthop. **81**, 109 (1952).

Heimgartner-Hauser, V.: Unsere Erfahrungen mit der Arthrographie bei der Behandlung der kongenitalen Dysplasie des Hüftgelenkes. Z. Orthop. **107**, 276—287 (1970).

Heipertz, H.: Früh- und Spätergebnisse der sog. angeborenen Hüftverrenkung unter Berücksichtigung der jeweiligen Behandlung. Z. Orthop. **89**, 328—341 (1958).

Hepp, O.: Die Indikation zur blutigen Einrenkung der sog. angeborenen Hüftluxation auf Grund von Luftarthrogrammen. Tagg d. Med. Wiss. Ges. f. Orthop., Leipzig 1957.

Heublein, G. W., Greene, G. S., Conforti, V. P.: Hip joint arthrography. Amer. J. Roentgenol. **68**, 736 (1952).

Heyman, C. H., Herndon, C. H.: Legg-Perthes-Disease. J. Bone Jt Surg. A **32**, 767—778 (1950).

Hilgenreiner, H.: Weiterer Beitrag zur Lehre und Behandlung der angeborenen Hüftverrenkung. Fort mit dem Gipsverband! Z. Orthop. **70**, 212 (1940).

Hohmann, G.: Bericht über die Sammelforschung über die Spätresultate der Behandlung der angeborenen Hüftluxation. Verh. Dtsch. Orthop. Ges. 39. Kongr. 1951, Beilageheft. Z. Orthop. **81**, 140 (1952).

Horvath, M.: Beiträge zur Pathologie und Therapie der angeborenen Hüftverrenkung. Z. orthop. Chir. **22**, 441 (1908).

Huwyler, J.: Die Wirkung der Streptomycin und PAS auf das Gewebe bei intraartikulärer Injektion am gesunden Meerschweinchen. Z. Orthop. **91**, 308 (1959).

Joachimsthal: Über die frühzeitige Diagnose der angeborenen Hüftluxation. Verh. Ges. dtsch. Naturf. Ärzte **2**, 186 (1908).

Jonsäter, S.: Coxa plana. Acta orthop. scand., Suppl. **12** (1953).

Kaiser, G., Uibe, P.: Die blutige Reposition der angeborenen Hüftverrenkung, ihre Anzeigenstellung und Erfolge. Arch. orthop. Unfall-Chir. **48**, 1 (1956).

Katz, J. F.: Arthrography in Legg-Calvé-Perthes-Disease. J. Bone Jt Surg. A **50**, 467—472 (1968).

Kenin, A., Levine, J.: A Technique for arthrography of the hip. Amer. J. Roentgenol. **68**, 107 (1952).

Koch, W.: Die Gasarthrographie des kindlichen Hüftgelenkes mit CO_2. Z. Orthop. **106**, 336—340 (1969).

LANGE, F.: Lehrbuch der Orthopädie. Jena: Fischer 1928.

LANGE ,F.: Die Endresultate der unblutigen Behandlung der angeborenen Hüftverrenkung. Sonderdruck aus Verh. Dtsch. Orthop. 24. Kongr. Stuttgart: Enke 1930.

LANZ, T. VON, WACHSMUTH, W.: Praktische Anatomie, Bd. 1/4, S. 174. Berlin: Springer 1938.

LARSEN, E. H., JANSEN, K.: Risks in the use of arthrography. J. Bone Jt Surg. B **44**, 443 (1962).

LAURENSON, R. D.: Development of the acetabular roof in the fetal hip. J. Bone Jt Surg. A **47**, 975—983 (1965).

LEVEUF, J.: Luxations et subluxations congénitales de la hanche, leur traitment basé sur l'arthrographie. Paris: Dion 1946.

LEVEUF, J.: Results of open reduction of „true" congenital luxation of hip. J. Bone Jt Surg. A **30**, 875 (1948).

LEVEUF, J., BERTRAND, P.: L'arthrographie dans la luxation congénitale de la hanche. Presse méd. **45**, 437—440 (1937).

LINDBLOM, K.: Arthrography. J. Fac. Radiol. (Bristol) **3**, 151 (1952).

LINDEMANN, K.: Über den Heilungsbegriff der angeborenen Hüftverrenkung und die Bewertung der Ergebnisse. Verh. dtsch. orthop. Ges. **37**, 116—120 (1949).

LLOYD-ROBERTS, G. C., STONE, K. H.: Congenital hypoplasia of the upper femur. J. Bone Jt Surg. B **45**, 557—560 (1963).

LORENZ, A.: Die sogenannte angeborene Hüftverrenkung. Stuttgart: Enke 1920.

LORENZ, A.: Wenn der Vater mit dem Sohne... Erinnerungen an Adolf Lorenz, 2. Aufl. Wien: Deuticke 1955.

LUDLOFF, K.: Zur blutigen Einrenkung der angeborenen Hüftluxation. Z. orthop. Chir. **22**, 272 (1908).

MADGWICK, J. C.: Infective arthritis of the hip in infancy. J. Bone Jt Surg. B **48**, 181 (1966).

MASSIE, W. K., BECKETT, H., M.: Congenital dislocation of the hip. Part II. Results of open reduction as seen in early adult period. J. Bone Jt Surg. A **33**, 171 (1951).

MASSIE, W. K., BECKETT, H., M.: Congenital dislocation of the hip. Part. III. Pathogenesis. J. Bone Jt Surg. A **33**, 190 (1951).

MCFARLAND, BR.: Some observations on congenital dislocation of the hip. J. Bone Jt Surg. B **38**, 54 (1956).

MITCHELL, G. P.: Arthrography in congenital displacement of the hip. J. Bone Jt Surg. B **45**, 88—95 (1963).

MONTICELLI, G., TUCCI, R.: Indicazioni e limiti dell' artrografia nella lussazione congenita d'anca. Ortop. app. motore **24**, 415—434 (1956).

MOTTA, C.: Möglichkeiten und Grenzen der Kontrastfüllung bei der sogenannten angeborenen Hüftluxation. Arch. orthop. Unfall-Chir. **58**, 115—144 (1965).

MÜLLER, E. M.: Die hüftnahen Femurosteotomien. Stuttgart: Thieme 1957.

NARATH: Zit. nach HORVATH.

OBERHOLZER, J.: Röntgendiagnostik der Gelenke mittels Doppelkontrastmethode. Leipzig: Thieme 1938.

OELKERS, H.: Die Sauerstofffüllung zur Diagnostik und Indikationsstellung bei der angeborenen Hüftluxation. Verh. d. Dtsch. Orthop. Ges., S. 327—329. Stuttgart: Enke 1961.

ORTOLANI, M.: Les stades préparatoires de la luxation congénitale de la hanche. Rev. Orthop. **35**, 61 (1949).

ORTOLANI, M.: Symptomes et évolution de la malformation luxante de la hanche. Rev. Chir. orthop. **44**, 75—83 (1958).

OTTE, P.: Zur Pfannenentwicklung. Verh. Dtsch. Orthop. Ges. Kongr. 1969. Stuttgart: Enke 1970.

PAIS, C.: Zit. nach BOCCHI.

PALMEN, K.: Reluxation of the hip joint. Acta paediat. (Uppsala) **50**, Suppl. 129 (1961).

PUTTI, V.: Die Anatomie der angeborenen Hüftverrenkung. Übersetzt von G. A. WOLLENBERG und H. WOLFF. Stuttgart: Enke 1937.

RASCH, G.: Darstellung von Knie- und Hüftgelenken mit Falitrast. Beitr. Orthop. Traum. (Erfurt) **6**, 319—325 (1959).

RENNERT, J.: Die Bewertung der Luftarthrographie bei der kongenitalen Hüftverrenkung auf Grund eines Vergleiches der Arthrogrammbefunde und der Befunde bei der operativen Einstellung. Diss. med. Fakultät Münster (1964).

ROHLEDERER: Das entwicklungsmechanische Geschehen der sogenannten angeborenen Hüftgelenkverrenkung. Beilageheft Z. Orthop. **79**, 58 (1950).

SANGUINETTI, C.: Valore dell' artrografia nella lussazione congenita dell' anca. Arch. Putti Chir. Organi Mov. **18**, 340—349 (1963).

SCHEDE, FR.: Zur Frage der Endergebnisse der reponierten Hüftluxation. Z. Orthop. **60**, 474 (1934).

SCHEDE, FR.: Die Ergebnisse der Luxationsbehandlung. Z. Orthop. **82**, 1 (1952).

SCHNEIDER, P. G.: Die Arthrographie der kindlichen Dysplasiehüfte. Chir. Praxis **10**, 59—66 (1966).

SCHWETLICK, W.: Die Doppelkontrastarthrographie des kindlichen Hüftgelenkes mit Uromiro 300. Z. Orthop. **105**, 265—267 (1969).

SCHWETLICK, W., MUNDORF, D.: Ein Beitrag zur Doppelkontrastfüllung kindlicher Hüftgelenke. Arch. orthop. Unfall-Chir. **63**, 123—126 (1968).

SEVERIN, E.: Arthrography in congenital dislocation of hip. J. Bone Jt Surg. **37**, 304—313 (1939).

SEVERIN, E.: Contribution to the knowledge of congenital dislocation of the hip joint. Suppl. **63**, Acta chir. scand., Stockholm (1941).

SEVERIN, E.: Spätresultate unblutiger Behandlung von Luxatio coxae congenita. Z. Orthop. **74**, 52 (1943).

SIEVERS: Röntgenographie der Gelenke mit Jodipin. Fortschr. Röntgenstr. **35**, 16—28 (1927).

SOMERVILLE, E. W.: Open reduction in congenital dislocation of the hip. J. Bone Jt Surg. B **35**, 363 (1953).

SPRINGER, O.: Endresultate der unblutigen Einrichtung bei der angeborenen Hüftverrenkung. Münch. med. Wschr. **1935**, 402.

Stadt, F. R. van de: Arthrography of hip-joint in congenital dislocation of hip. Ned. T. Geneesk. **83**, 4736 (1939).

Stewart: Zit. nach Hepp.

Stracker, O. A.: Die Behandlung der Mangelergebnisse nach Reposition der angeborenen Hüftluxation. Med. Klin. **51**, 2085 (1956).

Stracker, O. A.: Die angeborene Hüftluxation. Beilageheft Z. Orthop. **95** (1961).

Strauss, J.: Zur Technik der Hüftgelenksarthrographie bei kongenitaler Hüftgelenksluxation. Bücherei des Orthopäden **3**, 246—247 (1969).

Striegler, F.: Über das Verhalten des Femurkopfepiphysenkernes bei angeborenen Hüftverrenkungen im 1. Lebensjahr. Z. Orthop. **69**, 51 (1939).

Thomas, G.: Zur Technik der Arthrographie des Hüftgelenkes bei der Lux. cox. congenitalis. Z. Orthop. **92**, 306 (1960).

Virenque, J., Pasquie, M.: A Propos de la technique de l'arthrographie de la hanches. Rev. Orthop. **38**, 200 (1952).

Vulpius, O., Stoffel, A.: Orthopädische Operationslehre. Stuttgart: Enke 1920.

Weiss, J. W.: Die Athrographie der Luxationshüfte. Stuttgart: Hippokrates 1964.

Weiss, J. W., Fichtner, H. J.: Zur Frage der Gelenkschädigung durch Kontrastmittel. Bruns' Beitr. klin. Chir. **207**, 164—171 (1963).

Wiberg, G.: Studien über das normale Arthrographiebild des Hüftgelenkes bei Kleinkindern. Z. Orthop. **72**, 35 (1941).

Worzfeld, K.: Indikation zur Pfannendachplastik bei der sog. angeborenen Hüftverrenkung. Arch. orthop. Unfall-Chir. **47**, 412 (1955).

Zwierzchowski, H.: Artrograficzne badanie stawu biodrowego. Pol. Przeg. radiol. **31**, 481—490 (1967).

F. Arthrographie des Kniegelenks

Von

O. Fischedick

Mit 136 Abbildungen in 295 Einzeldarstellungen

1. Vorbemerkungen

a) Geschichte der Arthrographie des Kniegelenks

Bereits wenige Jahre nach Entdeckung der Röntgenstrahlen berichteten 1905 Werndorff und Robinson auf dem 4. Kongreß der Deutschen Orthopädischen Gesellschaft über die Röntgenuntersuchung des Kniegelenks nach Luftfüllung.

Ein weiterer Bericht aus dem Jahre 1906 stammt von Wollenberg. Auch Hoffa äußerte sich im gleichen Jahr über die Methode, verwandte aber an Stelle von Luft Sauerstoff. Rauenbusch veröffentlichte 1906 drei Fälle in den „Fortschritten auf dem Gebiet der Röntgenstrahlen" mit ausgezeichneten Röntgenbildern, deren Qualität auch heute noch imponiert. Weitere Arbeiten stammen von Albir, Martina und Kleinberg (1907). Nachdem drei Zwischenfälle durch Gasembolie von Holzknecht sowie Kleinberg und Jakobsohn, davon ein Todesfall durch versehentliche Punktion einer Vene, mitgeteilt wurden, werden die Berichte über erfolgreiche Gelenkfüllungen seltener. 1914 hat Ulrichs noch einige Beobachtungen publiziert.

Goetjes (1914) hält in einer kritischen Stellungnahme über den damaligen Stand der Diagnostik und Therapie der Meniscuserkrankungen die Röntgendiagnostik für keine besonders nützliche und Erfolg versprechende Untersuchungsmethode.

Erst mit den zwanziger Jahren beginnt das Interesse für die Röntgenkontrastdarstellung wieder aufzuleben. Es hat nicht an Versuchen gefehlt, andere diagnostische Methoden, wie die Gelenkendoskopie (Bircher), einzuführen. Diese Methode hat 1969 Ohnesorge wieder aufgenommen. Besondere Bedeutung haben zu diesem Zeitpunkt die Arbeiten der Franzosen Terracol und Colaneri sowie Chauvin und Bourde (1925) erlangt, womit die Diskussion über den Wert der Kontrastdarstellung wieder beginnt. Sommer berichtet von vielen ablehnenden Stimmen wie Katzenstein, Konjentzny, Kriss, Schaedel, woraus zu schließen ist, daß die Arthrographie offenbar immer wieder versucht und geübt wurde. So erwähnt Schwarz hartnäckige Synovitiden nach Sauerstoffeinblasung. Riese und Grzywa zeigen brauchbare Bilder. König ist zu dieser Zeit der Ansicht, daß trotz guter Röntgenbilder die Kniebinnenverletzungen nicht in ihrem gesamten Umfang festgestellt werden und damit das Verfahren für die Klinik unbrauchbar sei.

Eine neue Periode der Arthrographie beginnt mit der Anwendung flüssiger positiver Kontrastmittel. Zuerst werden ölige Kontrastmittel wie Lipiodol und Jodipin von Kreuscher und Kelikian (1930), später von Knoll und Matthies (1931) sowie Burmann, Tumick und Pomeranz (1932) angewandt. Nach Zwischenfällen (Burmann) wird vor ihrem weiteren Gebrauch gewarnt. Es folgt die Zeit der Anwendung wäßriger Kontrastmittel. 1932 berichten Michaelis und Schüler über das Uroselektan, Epstein (1932) über Abrodil und Nagy und Polgár (1932) über das Perabrodil. Es erscheinen eine Reihe von bedeutenden Arbeiten über die Arthrographie mit Hilfe positiver Kontrastmittel (Böhm; Buus; Boyd; Canigiani und Pirker; Bürckart; Clausen; Colp und Klingenstein; Galland; Lagergren, Leveuf und Bertrand; Meyer-Wildisen; Schaer; Stark; Stocker; Stör u.a.). Neben der Luftfüllung und der Methode mit positivem Kontrastmittel entwickeln Bircher und Oberholzer eine weitere Möglichkeit, eine

Kombination der Anwendung von Luft und wäßrigem Kontrastmittel: die Doppelkontrastmethode. Oberholzer hat 1938 darüber eine Monographie vorgelegt.

Gleichzeitig wird das Untersuchungsverfahren, unabhängig von der Art des Kontrastmittels, verfeinert, die Einstelltechnik verbessert; die Durchleuchtung tritt an die Stelle der ungezielten Aufnahme, die Tomographie wird versucht (Bayer; Jelinek; Klami und Kurkipää). Nachdem Bildverstärker und Fernsehen in der Klinik in Gebrauch kommen, werden ihre Möglichkeiten für die Arthrographie überprüft.

So werden, etwa seit dem Jahre 1940, drei Methoden angewandt. Hervorragende Röntgenologen, Chirurgen und Orthopäden haben Beiträge zur Anatomie, Physiologie und zur Pathologie des Kniegelenks im Röntgenbild veröffentlicht und ihre Ergebnisse z.T. mit großem Zahlenmaterial publiziert. Zur Kontrastdarstellung mit Luft oder Sauerstoff sind die Arbeiten von Schum; Möhlmann; Andersen; Hamilton, Hauck; Kaiser, Pacini; Serra de Oliveira; Sommerville sowie Smillie zu nennen. Die Methode der Untersuchung mit wäßrigem positivem Kontrastmittel ist von K. Lindblom (1948) in seiner bekannten Monographie ausführlich geschildert und mit einem außerordentlich großen Untersuchungsgut belegt. Eine weitere gründliche Darstellung hat seine Methode 1956 durch den französischen Radiologen und Chirurgen Ficat erfahren. Fischer hat das Untersuchungsverfahren im Lehrbuch von Schinz-Baensch-Friedl (1952) ausführlich beschrieben.

Das von Oberholzer und Bircher entwickelte Doppel-Kontrastverfahren hat in van de Berg und Crevecoeur, Croonenberghs und Rombouts, Candardjis, Catolla, insbesondere aber durch die neue Monographie von Ricklin, Rüttimann und del Buono Anhänger gefunden.

b) Zur normalen und pathologischen Anatomie des Kniegelenks

Über die normale und pathologische Anatomie des Kniegelenks liegen zahlreiche zusammenfassende Darstellungen vor. Sie werden jedoch nicht immer den Wünschen gerecht, die an sie bei der Beurteilung von Kontrastfüllungen des Kniegelenks gestellt werden müssen. Entweder erscheinen im Röntgenbild die anatomischen Verhältnisse anders oder es finden sich Veränderungen, die anatomisch bedeutungslos sind und daher in den Atlanten keine besondere Würdigung erfahren haben, deren Deutung aber im Röntgenbild schwierig ist (Abb. 1—4).

Im Kniegelenk artikulieren Femur, Tibia und Patella, jedoch nicht das Fibulaköpfchen. Die Patella gleitet auf einer sattelförmigen Gelenkfläche zwischen beiden Femurkondylen. Die Kondylen selbst sind rollen- oder radförmig und schräg gegeneinander geneigt. Der mediale Kondylus ist im Längsdurchmesser kleiner als der laterale, welcher gelegentlich eine schrägverlaufende Furche (Lindblom) erkennen läßt. Auch die Gelenkflächen der Tibia sind nicht symmetrisch, aber flacher und senken sich dorsalwärts etwa um 8—10°. Die Gelenkflächen der Tibia sind durch die knorpelfreie Fossa intercondylaris anterior bzw. posterior und der dazwischenliegenden Eminentia intercondylaris geschieden. Das Kreuzbandhöckermassiv hat einen lateralen, medialen und häufig einen dritten vorderen oder auch einen vierten hinteren Sproß.

Der Knorpelüberzug ist an der Kniescheibe am stärksten ausgeprägt, an den Oberschenkelrollen etwa gleich dick, an den Schienbeinpfannen medial dicker als lateral. Hier mißt er 4—5 mm, an den Seiten nur 1—2 mm.

Durch die Eminentia intercondylaris ist das Gelenk in eine innere und äußere Hälfte unterteilt, durch die Meniscen in eine obere und untere Hälfte.

Die Meniscen, die entwicklungsgeschichtlich aus kleinen Scheiben entstanden sind — für die Pathologie recht bedeutungsvoll — bestehen aus Bindegewebsfasern. Sie stellen Halbringe dar und wurzeln mit ihrem vorderen bzw. hinteren Ende in der knorpelfreien Zwischenzone des Tibiakopfes. Sie sind im Querschnitt keilförmig, wobei die breite Basis mit der Gelenkkapsel in Verbindung steht. Der Innenrand läuft gelenkwärts mit einer

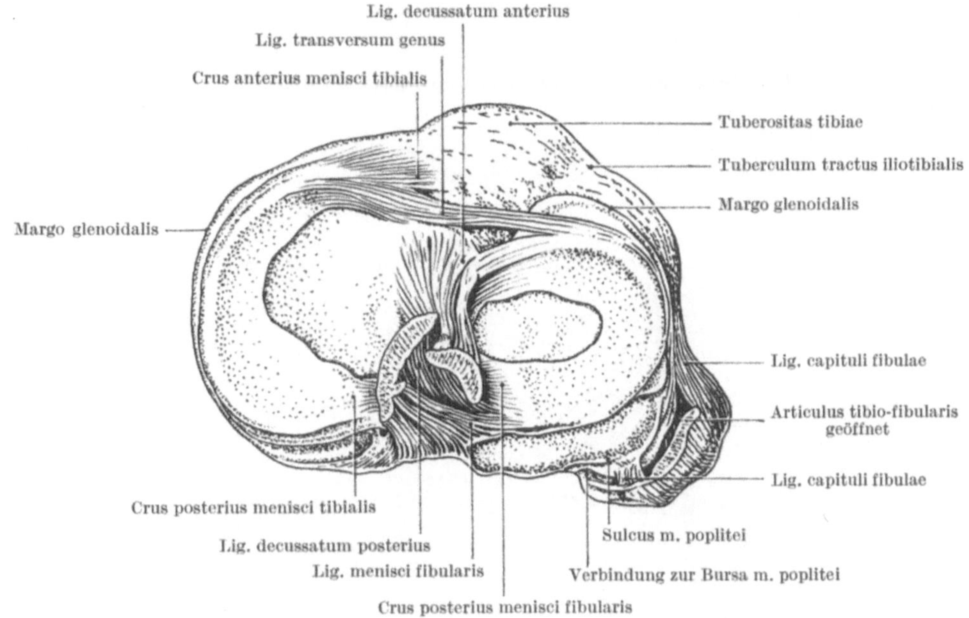

Abb. 1. Schienbeinkopf, Menisci und Kreuzbänder von oben

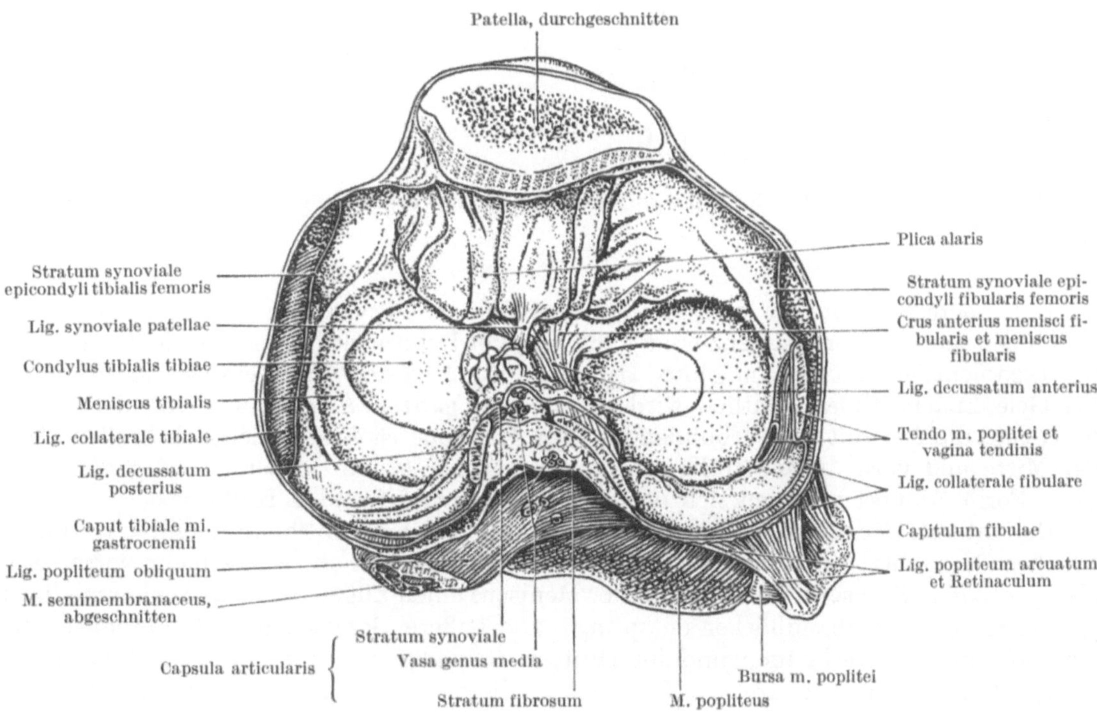

Abb. 2. Pfanne des Kniegelenks mit Weichteilen, in der Mitte der Kniescheibe quer durchgeschnitten

freien Kante schmal aus. Trotz der Anheftung sind die Zwischenscheiben auf der Schienbeingelenkfläche verschieblich, die laterale stärker als die mediale und dienen als Ausgleich bzw. Puffer zwischen den nicht kongruenten Gelenkflächen des Ober- und Unterschenkels. Innen- und Außenmeniscus haben verschiedene Form, Höhe, Größe und Gestalt.

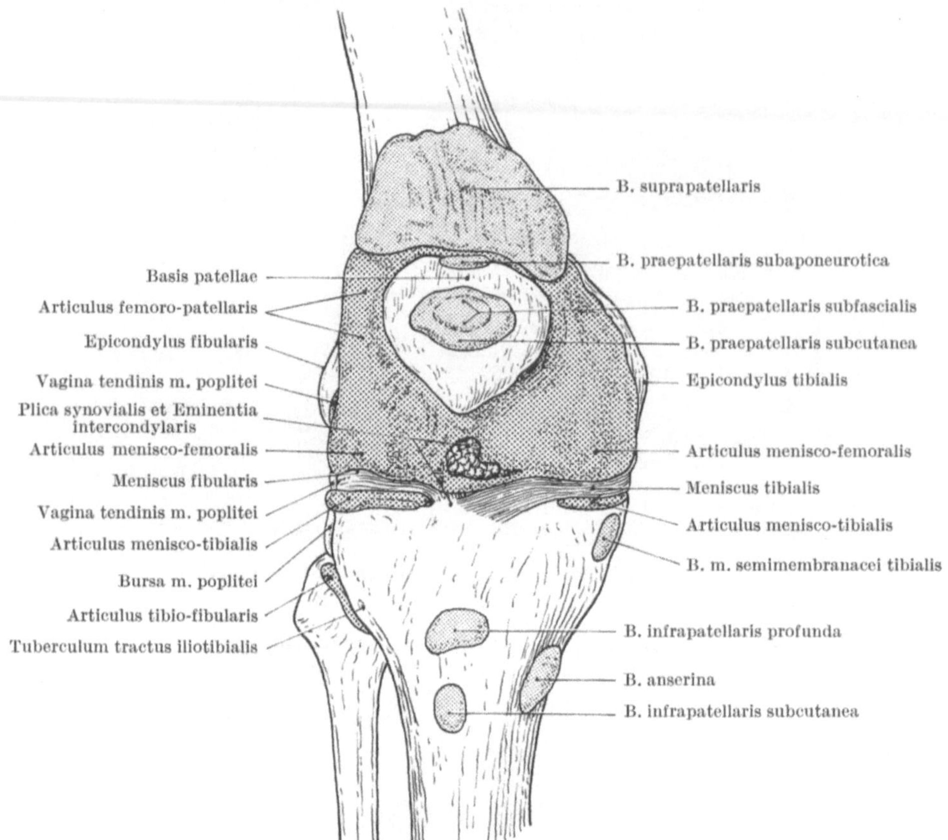

Abb. 3. Corpus adiposum und Stratum articuli genus

Der innere Meniscus ist vorn mit der Gelenkfläche verwachsen, jedoch bestehen Beziehungen zum vorderen Kreuzband und zum Vorderhorn des lateralen Meniscus durch das Ligamentum transversum genus. Hinten ist der Meniscus durch ein faseriges Band an die Gelenkfläche fixiert, seitlich wird er in seiner ganzen Ausdehnung von der Kapsel umgeben, die fest mit ihr verbunden ist. Der Meniscus ist hinten deutlich breiter als in der Mitte und vorne. Seine Höhe schwankt zwischen 14 mm hinten bis zu 6 mm vorn, seine Form erinnert an einen sich nach vorn zu etwas öffnenden Halbkreis.

Der laterale Meniscus ist ringförmig, nur von der Eminentia intercondylaris unterbrochen. Vorn sitzt die Zwischenscheibe dem Tibiaknochen an, etwas mehr dorsalwärts als der mediale Meniscus. Hinten zeigt der Meniscus einen Zügel, der schmal vom medialen und lateralen Kreuzbandhöcker entspringt. Die äußere Bandscheibe ist nur locker mit der Gelenkkapsel verbunden und im Hinterhorn völlig von der Kapsel gelöst, so daß dieser Meniscusabschnitt frei im Gelenkraum liegt. Der Spalt zwischen dem hinteren Abschnitt des Außenmeniscus und der Kapsel wird von einer Tasche ausgefüllt, die sich cranial öffnet und nach distal häufig mit dem Gelenkspalt des Tibio-Fibulargelenks in Verbindung steht. Diese Tasche, die von Wieser und Heim sorgfältig untersucht worden ist, wird von Gelenkinnenhaut ausgekleidet und von dem Knorpelrand der Tibia, der hinteren äußeren Begrenzung des lateralen Meniscusabschnittes sowie nach außen von der Gelenkkapsel begrenzt. In dieser Tasche, deren Tiefe schwankt, liegt die Sehne des M. popliteus, die deutlich als strangartige Ausbuchtung zu erkennen ist. Die Sehne ist nicht von der Synovia umschlossen und es handelt sich mehr um einen Recessus als um eine Bursa, so daß der Name Bursa m. poplitei irreführend ist. Dieser Recessus dient

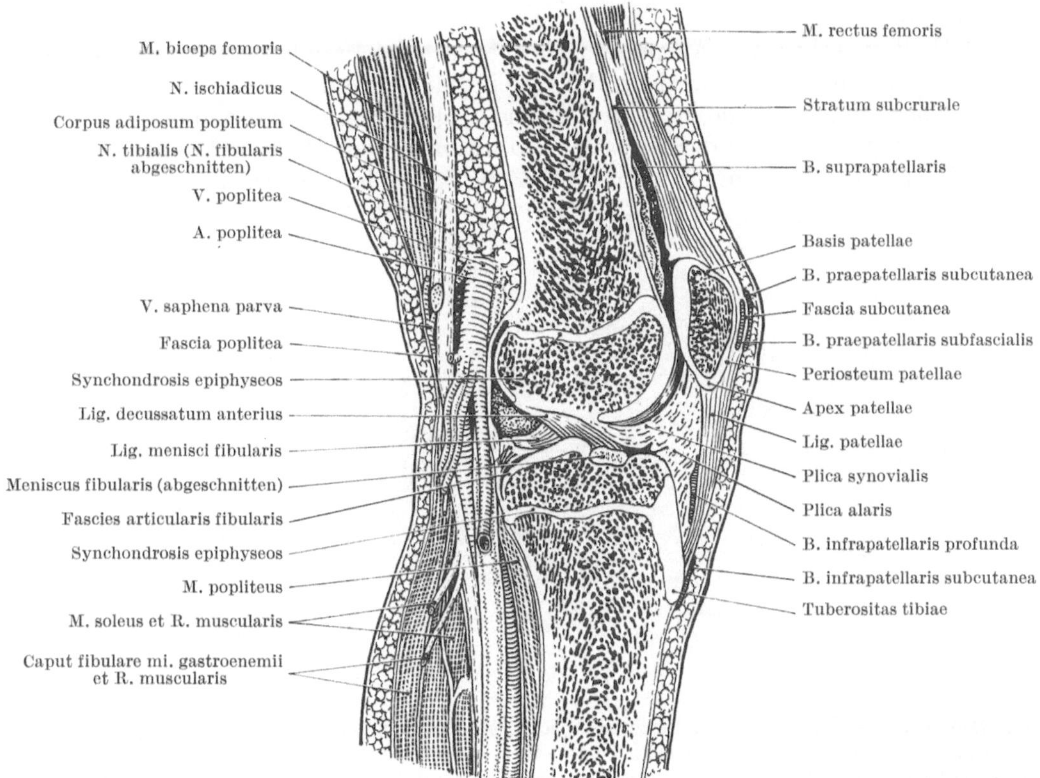

Abb. 4. Längsschnitt durch das rechte Kniegelenk eines 15jährigen Jungen, von außen her betrachtet. Schnitt trifft den Innenrand der fibularen Schienbeinpfanne. Fibulare Wand der Fossa intercondylaris eben noch erhalten

nicht als Sehnenscheide für die Sehne des M. popliteus, sondern hat die Aufgabe, die Bewegung des lateralen Meniscus im hinteren Anteil unabhängig von der Gelenkkapsel zu halten. Es gibt verschiedene Formen dieses Recessus. Man kann nach WIESER und HEIM eine breite Verbindung mit dem Tibiaplateau finden. Die Verbindung kann tief, eng, tunnelartig sein — dabei ist der Meniscus straff fixiert. Als seltenere Variation findet sich keine Verbindung zwischen dem Recessus und dem Tibiaplateau, so daß eine Art Doppelrecessus entsteht (Abb. 5 und 26).

Beide Menisceu sind auf der Tibiagelenkfläche verschieblich, bei der Streckung nach vorn und bei der Beugung nach hinten. Ihre Bewegstrecke beträgt etwa 1 cm.

Histologisch besteht der Meniscus aus 3 Zonen. Dreiviertel des Meniscus wird von einer knorpeligen gefäßlosen Zone eingenommen. Die parameniscale Zone besteht aus lockerem Bindegewebe. Überzogen sind die Menisci ober- und unterflächig von einer 0,1 mm dicken Faserknorpelschicht.

Die Gefäßversorgung erfolgt vom Rand aus durch die mediale und laterale A. genus distalis, die Äste zu der parameniscalen Zone aussendet, welche blut- und gefäßreich ist, wogegen das mittlere und innere Drittel des Meniscus eine schlechte Blutversorgung zeigen.

Beide Menisceu haben ihre besondere Form und Höhe. Die Höhe unterliegt individuellen Schwankungen. Ein schmaler Meniscus ist in allen Teilen schmal. Vorder- und Hinterhörner können gestreckt, verschmälert, bauchig oder angedeutet kugelig sein.

Die Beurteilung des Röntgenbildes des kontrastgefüllten Kniegelenks wird durch das Vorhandensein verschiedener Hohlräume erschwert. Diese Ausbuchtungen sind nicht immer konstant und nicht immer von gleicher Größe. Ihre Kenntnis ist daher wichtig und notwendig.

Die Gelenkkapsel ist, mit Ausnahme des oberhalb der Patella befindlichen Abschnittes, etwa 1—$1^1/_2$ cm ober- und unterhalb des Gelenkflächenrandes fixiert und überzieht auch die Basis der Meniscuskeile, mit Ausnahme des Hinterhornabschnittes vom Außenmeniscus. Größe und Weite der Kapseln sind normalerweise Schwankungen unterworfen. Mit der Gelenkkapsel kommunizieren regelmäßig folgende Bursae:

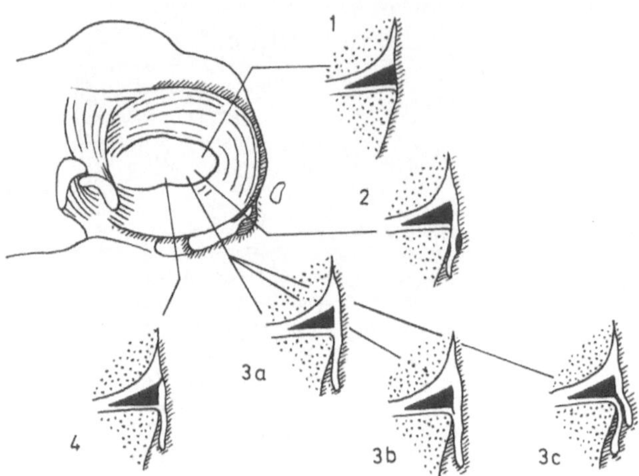

Abb. 5. Schematische Darstellung des hinteren Abschnittes des lateralen Meniscus und seiner *Variationen* im Arthrogramm. *Oben links:* Aufnahmerichtungen (1—4), 1. bis zum Übergang zum hinteren Drittel ist auch der laterale Meniscus an der Gelenkkapsel adherent; 2. unmittelbar dorsal vom lat. Seitenband löst sich der Meniscus unter Bildung eines Recessus post. lat. von der Kapsel ab. Eindellung dieses Recessus durch Popliteussehne; 3. Form und Ausdehnung des Recessus lat. post. bilden im wesentlichen *3 Typen* (I—III): 3a. Typ I., häufigste Form: breiter Recessus mit breiter Verbindung zum Tibiaplateau; Hinterhorn rel. beweglich; 3b. Typ II., enge tunnelartige Verbindung zwischen Tibiaplateau und Recessus; Meniscus straff fixiert, 3c. Typ III., seltener; keine Verbindung zwischen dem Recessus lat. post. und Tibiaplateau, dadurch Art Doppelrecessus, 4. Gegen das Hinterhorn zu ist der Meniscus durch ein straffes Segelband an die Gelenkkapsel zurückfixiert. (Aus: Fortschritte Röntgenstrahlen, WIESER u. HEIM)

1. Bursa suprapatellaris, oberhalb und seitlich von der Patella gelegen, der Vorderfläche des Oberschenkels aufsitzend.

2. Vagina bzw. Bursa m. poplitei, die schon erwähnt und von HEIM und WIESER näher untersucht wurden.

3. Bursa m. semimembranosagastrocnemia: sie liegt regelmäßig zwischen der Sehne des M. semimembranosus und dem Caput tibiale des M. gastrocnemius. Sie kommuniziert in $^1/_3$ der Fälle mit der

4. Bursa capitis tibialis med. m. gastrocnemii, welche eine Verbindung für die tibiale und dorsale Hälfte des Kniegelenkraumes darstellt. Der Hals dieser Bursa ist bei der Beugung weit, bei der Kniestreckung eng. Bei der Kniestreckung wird die Bursa komprimiert, so daß der Inhalt der Bursa in das Gelenk fließen kann (Abb. 128a und b).

Neben diesen größeren Hohlräumen gibt es eine Reihe von Schleimbeuteln, die gelegentlich mit dem Gelenk kommunizieren können, so die Bursa lig. collateralis tibialis und die vorn gelegene Bursa infrapatellaris profunda.

Von den Bändern des Kniegelenks sind die Seiten- und Kreuzbänder zu nennen. Das vordere und hintere Kreuzband — Ligg. cruciata anterior bzw. posterior — sind von der Gelenkinnenhaut überzogen. Sie entspringen in der Area intercondylaris des Tibiakopfes und ziehen, sich überkreuzend, zur Fossa intercondylaris des Oberschenkels. Das vordere Kreuzband entspringt zwischen den Vorderhörnern der Menisci. Der Ursprung des hinteren Kreuzbandes liegt vor dem Hinterhorn des Innenmeniscus. Beide Bänder haben den Zweck, die Bewegung von Ober- und Unterschenkel gegeneinander einzuschränken.

Das innere Seitenband, Lig. collaterale tibiale, ist in die Kapsel gewebt und auch mit dem Meniscus fest verwachsen. Das äußere Band, Lig. collaterale fibulare, ist selbständig und von der Gelenkkapsel durch Fett, Blutgefäße und der Sehne des M. popliteus getrennt. Beide Bänder entspringen an der tibialen bzw. fibularen Kante des Schienbeins bzw. Wadenbeinköpfchens und ziehen zu den Gelenkknorren des Oberschenkels.

Der Hoffasche Fettkörper (Corpus adiposum genus) und die Plicae alares schließen das Gelenk nach vorn und unten ab. Cranial ist die Gelenkfläche der Patella gelenkbildend. Der Fettkörper liegt zwischen der unteren Begrenzung der Patella und der Tuberositas tibiae und erstreckt sich seitlich mit seinen Plicae alares flügelförmig über den vorderen unteren Gelenkraum. Der Fettkörper unterfüttert die Sehnenanteile des Gelenks und stellt den vorderen Gelenkschluß caudal von der Kniescheibe her. Die hintere Begrenzung des Gelenks wird z. T. von einem Fettkörper gebildet, der dorsal von den Kreuzbändern gelegen ist.

2. Methoden, Technik, Fehler und Fehlerquellen

a) Die drei Methoden der Kontrastdarstellung

Die älteste Methode, das negative Kontrastverfahren oder die Kontrastdarstellung mit Luft, hat in Möhlmann und Schum ihre bedeutendsten Vertreter gefunden. Während bis dahin fast ausschließlich Aufnahmen in 2 Ebenen durchgeführt wurden, hat Dyes 1932 auf die gezielte Untersuchung aufmerksam gemacht. Daher wurden die Untersuchungen auf dem Durchleuchtungstisch durchgeführt und nach Luftfüllung unter Sicht des Auges Aufnahmen beider Meniscen, oft unter gleichzeitiger Ab- und Adduktion sowie Rotation vorgenommen.

Das von Bircher und Oberholzer eingeführte Doppelkontrastverfahren, welches vor allem von van de Berg und Crevecoeur, Croonenbergh, Candardjis, besonders aber von Rüttimann und del Buono aus der Schinzschen Klinik gepflegt wird, ähnelt der ersten Methode mit reiner Luft. Zusätzlich zur Luftinsufflation werden 3—4 cm² eines wäßrigen, handelsüblichen Kontrastmittels in das Kniegelenk eingebracht. Dadurch wird ein besserer Beschlag des Kniebinnenraumes erreicht und die Absorptionsunterschiede zwischen den Kniegelenkweichteilen und der Luft verstärkt.

Die Untersuchungstechnik beider Methoden ist sehr ähnlich: Auf dem Durchleuchtungstisch wird das Kniegelenk nach Rasur von außen punktiert. Ein Erguß muß völlig abpunktiert werden, auch wenn es sich um wenige Kubikzentimeter handelt. Die Luftmengen schwanken zwischen 60 und 100 cm³. Gegebenenfalls wird Kontrastmittel hinzugefügt. Die Nadel wird entfernt und die Untersuchung unter gezielter Durchleuchtung durchgeführt, wobei nach Rüttimann 8 Aufnahmen vom medialen, 6 Aufnahmen vom lateralen Meniscus angefertigt werden sowie seitliche Kniegelenksaufnahmen zur Darstellung der Kreuzbänder; eventuell wird eine axiale Aufnahme der Patella hinzugefügt.

Die Zeitspanne für die Durchleuchtung und die Anfertigung der gezielten Aufnahmen soll nur einige Minuten betragen, wobei darauf geachtet werden muß, daß der meniscotibiale Gelenkspalt möglichst frei projiziert wird. Anschließend wird durch nochmalige Punktion die Luft entfernt. Der Kranke soll eine halbtägige Bettruhe einhalten. Andere Untersucher (Möhlmann; Nidecker; Höffken; Thiemann) führen die Arthrographie fast ausschließlich ambulant durch.

Das von uns geübte Verfahren mit positivem Kontrastmittel stimmt im Hinblick auf die Durchführung der technischen Untersuchung weitgehend mit den anderen Methoden überein. Ist ein größerer Erguß vorhanden, wird er schon aus therapeutischen Gründen abpunktiert, ein kleinerer Erguß kann belassen werden, da sich das Kontrastmittel sehr schnell mit der Gelenkflüssigkeit mischt. Eine zweite Punktion ist nicht notwendig. So einleuchtend die Gründe für die Durchführung einer gezielten Untersuchung unter Durchleuchtung zu sein scheinen, so hat die Erfahrung an vielen tausend Untersuchungen mit der positiven Untersuchung gezeigt, daß eine Durchleuchtung nach dem Verfahren, wie Lindblom es 1948 ausgebaut und angegeben hat, nicht notwendig ist. Dagegen werden stereoskopische Aufnahmen angefertigt. Der Vorteil ist Zeitersparnis, da der Arbeitsaufwand für Ärzte und technische Assistentin bei weitem geringer ist. Der Filmverbrauch ist jedoch größer.

Welche Gesichtspunkte für eine bestimmte Methode sprechen, hängt deshalb nicht nur von der persönlichen Einstellung, sondern auch von den jeweiligen örtlichen bzw. personellen Gegebenheiten ab. In unserer Klinik zwingen die knappe Personallage und die große Zahl der Untersuchungen, die einen Durchleuchtungsraum bei Anwendung der anderen Methoden für einige Stunden blockieren würden, dazu, einen höheren Aufwand an Filmen in Kauf zu nehmen. Die entscheidenden Kriterien für jede Untersuchungsmethode sind die diagnostische Ausbeute und die Treffsicherheit. Diese ist bei allen drei Methoden etwa gleich hoch. Trotzdem scheinen die drei Untersuchungsverfahren bei einzelnen Krankheitsbildern bestimmte Vor- oder Nachteile zu haben, auf die an anderer Stelle eingegangen wird.

b) Die Technik der Arthrographie

Die nachfolgenden Ausführungen über die Punktion und Aufnahmetechnik des Kniegelenks sind als *Standardregeln* anzusehen, insbesondere soll die Füllungstechnik nur in ganz begründeten Ausnahmefällen abgewandelt oder geändert werden. Dadurch wird das Auftreten unbeabsichtigter Fehler oder Zwischenfälle weitgehend verhindert. Sollten dennoch Zwischenfälle auftreten, so läßt sich der Fehler leichter finden, weil der *Untersuchungsgang rekonstruiert* werden kann. Dieser strengen Regel ist es zuzuschreiben, daß innerhalb von 15 Jahren bei uns keine Zwischenfälle oder Infektionen aufgetreten sind.

α) Vorbereitung, Instrumentarium, Punktions- und Füllungstechnik

Der Kranke kommt mit einem rasierten Knie auf den Untersuchungstisch (ohne Rasur keine Untersuchung). Das Kniegelenk wird zuerst mit Alkohol abgewaschen, später mit Jod oder einer jodähnlichen Desinfektionslösung bestrichen. Ferner soll der Gummistöpsel der Ampulle mit dem Anaesthesiemittel und die Kontrastmittelampulle unter Aufsicht des Arztes gereinigt werden, ebenso die zur Ampullenöffnung benutzte Säge.

Dem Untersucher werden sterile Handschuhe gereicht, und er legt sich für die Untersuchung folgende sterile Instrumente zurecht:

1. eine Spritze mit 5 oder 10 ml Volumen,
2. zwei Spritzen mit 20 ml Volumen,
3. mehrere Nadeln von 1,2 mm Durchmesser,
4. eine dicke und lange Punktionskanüle zur Aspiration des Kontrastmittels aus der Ampulle,
5. eine Flasche mit Anaesthesiemittel (1%iges Novocain o.ä.),
6. 20 cm^3 wäßriges Kontrastmittel (wir bevorzugen 60%iges Urografin),
7. eine elastische Binde,
8. ein steriles, kleines Operationstuch mit Ausschnitt.

Nach nochmaliger Desinfektion des Kniegelenks mit einem sterilen Tupfer wird die Patella mit der linken Hand erfaßt und nach außen geschoben. Das Bein muß völlig entspannt sein. Die Nadel wird etwa 2 cm dorsalwärts von der Mitte der Patella eingestochen und eine Hautquaddel gesetzt. Dann wird die Nadel unter Vorspritzen des Anaestheticums tiefer eingestochen in Richtung auf die Patellaunterfläche. Häufig hat man einen gewissen Widerstand zu überwinden, dann geht die Injektion überraschend leicht — ein Zeichen, daß die Nadelspitze intraartikulär liegt. Die Spritze wird abgesetzt, das Gelenk mit beiden Händen umfaßt und ausgedrückt. Entleert sich aus der Nadelöffnung leicht ein

Erguß, wird eine große Spritze angesetzt und der Erguß abgesaugt bzw. durch Kompression entfernt. Farbe und Menge werden notiert und später im Röntgenbefund vermerkt; eventuell wird eine Laboratoriumsuntersuchung vorgenommen. Nur überschüssige, leicht entfernbare Synovialflüssigkeit wird entleert, einen Rest kann man belassen. Dann wird das Kontrastmittel (10—15 ml) mit der dicken Nadel aus der Ampulle aufgezogen, wobei die Nadel nicht mit dem Rand der Ampulle in Berührung kommen soll. Beim Einspritzen des Kontrastmittels ist darauf zu achten, daß die Injektion leicht vonstatten geht. Ist die Nadel zu stark cranialwärts geneigt, gelangt das Kontrastmittel in die Bursa suprapatellaris, aus der es nur schwer entfernt werden kann. Diese Fehlinjektion wird erst bei der Röntgenuntersuchung auffallen, nachdem die ersten Aufnahmen bereits angefertigt worden sind. Liegt die Nadel zu weit dorsal, so kann sie mit der Spitze in den Hoffaschen Fettkörper gelangen (Abb. 19, 36). Die Injektion ist dann sehr schwer und schmerzhaft. Nach Abschluß der Injektion wird die Nadel entfernt, ein steriler Tupfer auf die Punktionsstelle gelegt und das Kniegelenk in mehreren Touren mit einer elastischen Binde umwickelt, damit die Bursa suprapatellaris möglichst von Kontrastmittel entleert wird. Das Kniegelenk wird jetzt passiv gebeugt, gestreckt, innen- und außenrotiert, etwa 2—3 min. Anschließend wird der Kniegelenkspalt palpiert und die Lage auf der elastischen Binde markiert. Die Röntgenuntersuchung kann jetzt folgen.

β) Aufnahmetechnik

Zur Untersuchung genügt ein einfacher Flachblendentisch mit beweglichem Streustrahlenraster. Das von LINDBLOM benutzte Schädelgerät nach LYSHOLM ist zwar vorteilhafter, aber nicht notwendig.

Der Patient liegt zur Untersuchung auf dem Rücken bzw. sitzt mit möglichst weit durchgestrecktem Kniegelenk. Besteht eine Streckhemmung, muß die Untersuchung in Bauchlage, zumindest für die Position I, durchgeführt werden. Es werden je zwei Aufnahmen auf Filmgröße 13/18 cm mit 6° unterschiedlicher Röhrenneigung angefertigt (Abb. 6—11).

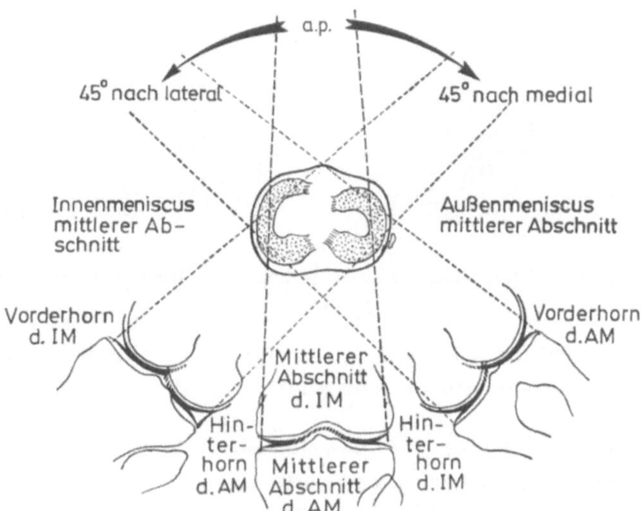

Abb. 6. Schematische Darstellung der drei Einstellungen: Vergleich zwischen Röntgenbild und Anatomie. (Nach FICAT)

Pos. I: Knie in Streckstellung, Strahlengang a.p., Zentralstrahl wird 3° und 9° fußwärts geneigt.

Pos. II: Bein in Streckstellung. Körper und Bein machen eine Außenrotation um 45°. Der Zentralstrahl wird von 3° auf 9° fußwärts geneigt.

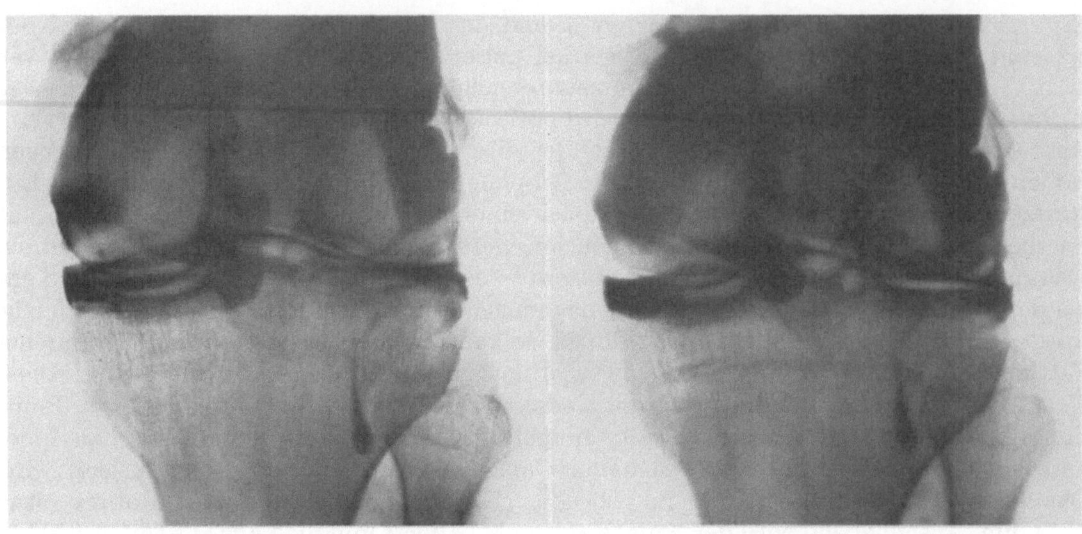

Abb. 7. Normales Arthrogramm (stereoskopisch), mittleres Segment des Innenmeniscus und Außenmeniscus

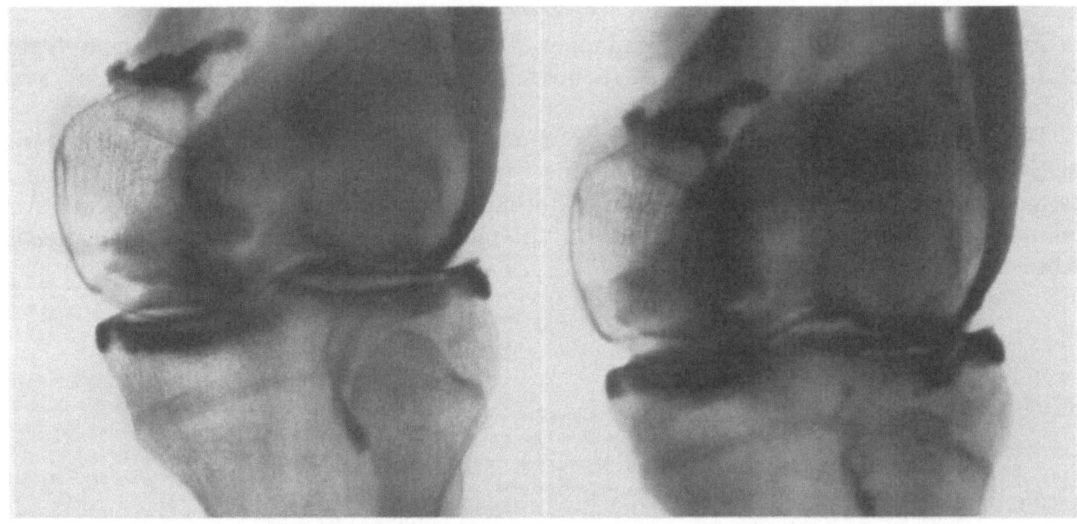

Abb. 8. Normales Arthrogramm (stereoskopisch), Hinterhorn des Innenmeniscus, Vorderhorn des Außenmeniscus

Pos. III: Das Bein wird um 45° nach innen gedreht. Dabei wird der Fuß unterstützt, damit eine planparallele Lage zur Tischfläche erreicht wird. Zentralstrahl von 0—6° fußwärts geneigt.

Pos. IV: Hier liegt der Patient auf dem Bauch. Das Knie ist um 30° gebeugt und unterstützt. Der Zentralstrahl wandert von + 3° zu —3° fußwärts.

Pos. V: Das Knie wird rechtwinklig 60—90° gebeugt. Der Patient liegt in Seitenlage. Das Bein darf nicht überkippt werden, damit beide Kondylen parallel liegen. Der Zentralstrahl wird von + 3° zu fußwärts —3° geneigt.

Von dieser Aufnahmetechnik sind einige bemerkenswerte Abweichungen angegeben worden. Ficat fügt in gewissen Fällen eine a.p. Aufnahme in forcierter Abduktion bzw. Adduktion hinzu, um Läsionen der Kapsel bzw. der Bänder nachzuweisen (Abb. 12). Gelegentlich wird eine axiale Aufnahme der Patella oder eine seitliche größere Aufnahme in leichter Beuge- bzw. Streckstellung zur Darstellung der mit dem Gelenk kommunizierenden Bursae angefertigt.

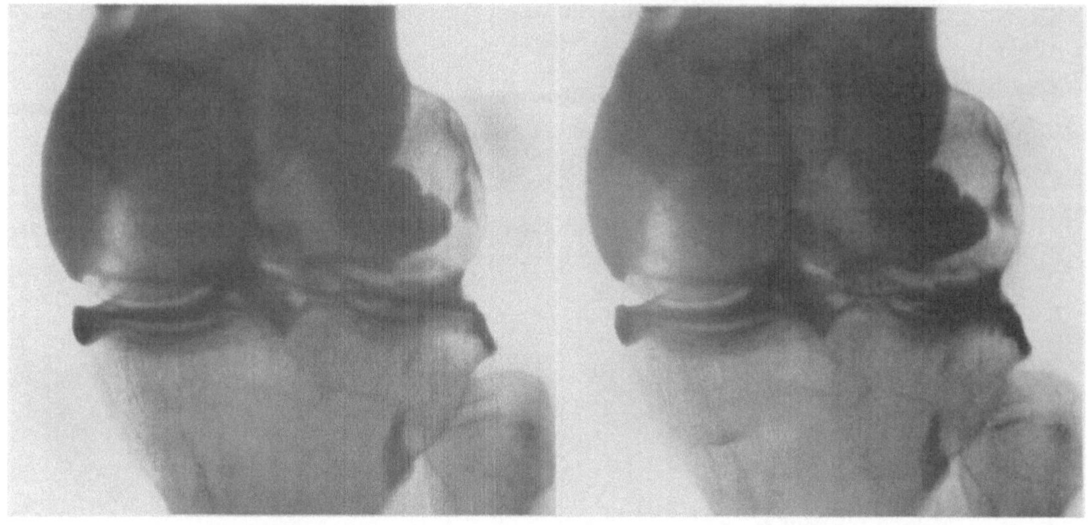

a b

Abb. 9. Normales Arthrogramm (stereoskopisch), Vorderhorn des Innenmeniscus, Hinterhorn des Außenmeniscus

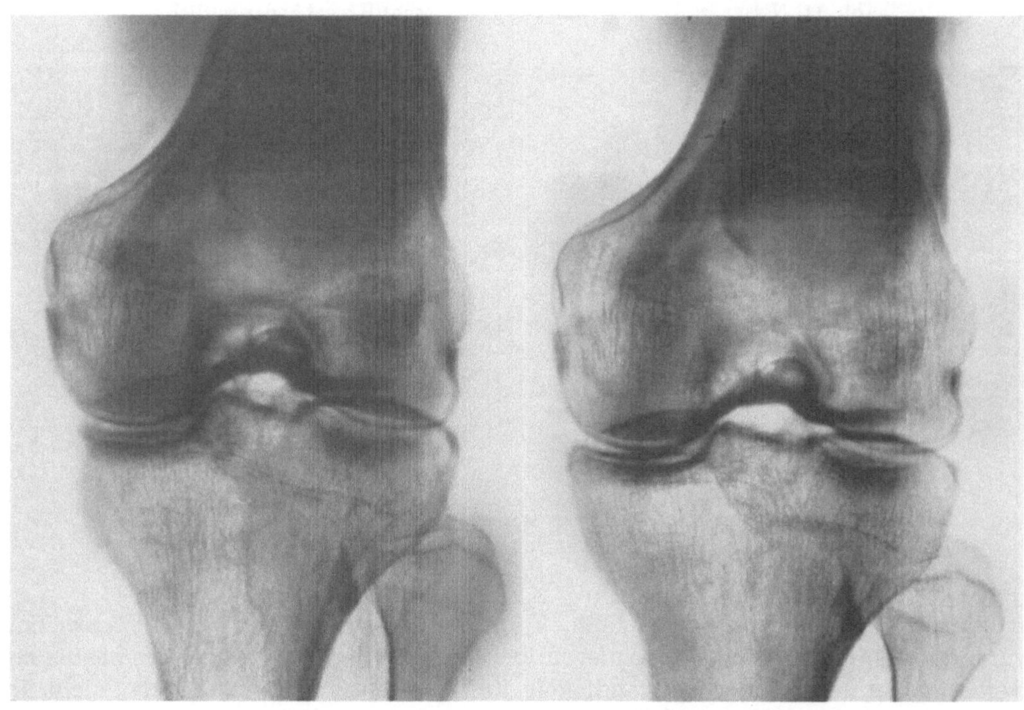

a b

Abb. 10. Normales Arthrogramm (stereoskopisch), Kreuzbänder a. p.

Lindvall u. Mitarb. empfehlen, zur besseren Darstellung des vorderen Kreuzbandes routinemäßige Aufnahmen des Kniegelenks bei 60—90° Beugestellung mit und ohne Anwendung des Schubladenphänomens vorzunehmen.

Kessler, Silbermann und Nissim schlagen vor, die Innenrotation auf 70° zu erweitern, um den Innenmeniscus und den vorderen Anteil des Vorderhorns besser überblicken zu können. Auch wird die Winkelstellung von 6 auf 10—15° erweitert. Heiser u.

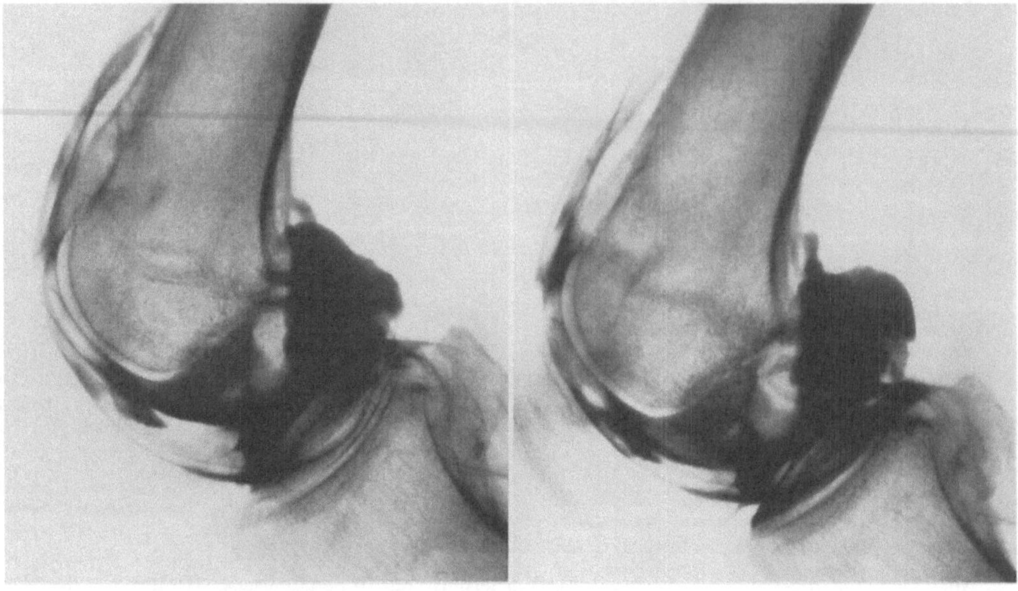

a b

Abb. 11. Normales Arthrogramm (stereoskopisch) Kreuzbänder seitlich

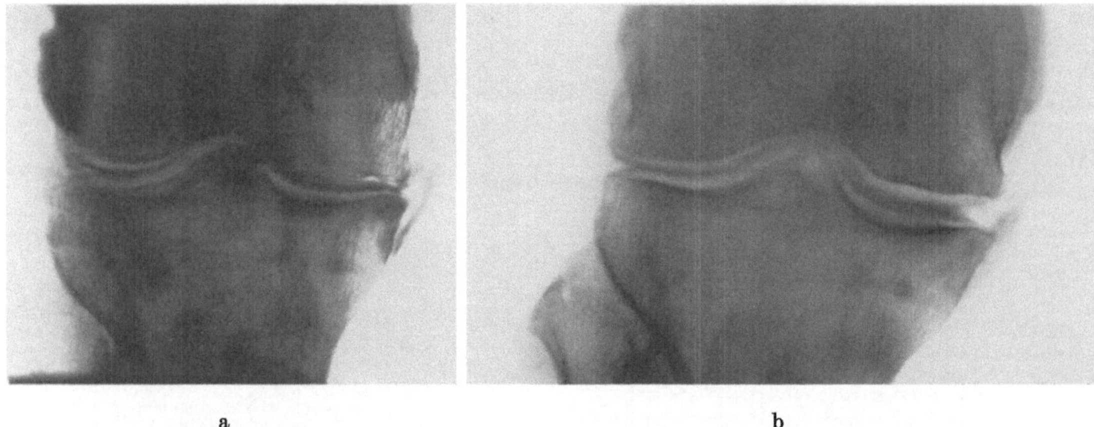

a b

Abb. 12. a Ausgeprägte Läsion der Kapsel und des Innenbandes. b Das Ausmaß der Innenbandläsion wird deutlicher bei Aufnahme mit leicht gebeugtem Knie und Abduktion des Unterschenkels

Mitarb. führen nach der Kontrastmittelinjektion Testaufnahmen mit 0°, 5°, 9° Abweichung fußwärts durch, um den Winkel festzulegen, bei dem sich der Gelenkspalt am besten zeigt. Wir selbst haben uns von der Notwendigkeit, die Einstelltechnik abzuändern, nicht überzeugen können, wenn auch zusätzliche Aufnahmen, wie von Ficat angegeben, gemacht werden. In letzter Zeit haben wir versuchsweise die Innenrotation des Kniegelenks auf 70° erhöht.

Da es sich bei unseren Patienten hauptsächlich um Bergleute mit degenerativen Meniscusschäden und weniger um unfallbedingte Erkrankungen handelt, haben wir auf die Aufnahme in Position IV zur Darstellung der Kreuzbänder verzichtet und uns mit den seitlichen Aufnahmen begnügt, die hinreichend Aufschluß über Kreuzbandverletzungen geben.

Die Durchführung stereoskopischer Aufnahmen ist jedoch besonders wichtig. Dabei steht die stereoskopische Betrachtung selbst nicht im Vordergrund. Vielmehr läßt sich durch die Darstellung mit unterschiedlichem Einstellwinkel erreichen, festzustellen, ob fragliche Schattengebilde intra- oder extracapsulär liegen, ob sie dem Meniscus angehören oder auf den Meniscus projiziert werden. Auch ist der wahre Gelenkspalt besser zu beurteilen und eine fragliche Meniscusruptur wird sicher, wenn sie sich auf beiden Aufnahmen nachweisen läßt. Bei den verschiedenen Projektionen werden die Recessus und Kapselanteile besser dargestellt und klarer abgrenzbar.

Die *Belichtungszeiten* sind bei Pos. I—IV 60 kV, 30 mAS; Pos. V 67 kV, 30 mAS, FHD 90 mm. Die Gonadenbelastung beträgt nach eigenen Messungen beim Mann etwa 5 mR, nach Messungen von LARSSON, TURNER u. Mitarb. beim Mann bis 6,5 mR und bei der Frau 1—2 mR.

Die *Resorption des Kontrastmittels* findet schnell statt. 15—20 min p.i. werden die Ränder der Menisceu und die Taschen unscharf, als Zeichen der Kontrastmittelresorption (Abb. 18a und b). Die Kontrastmitteldichte nimmt deutlich ab. In unserer Klinik haben HAAGE und VOLLMER mit Hilfe von radioaktiv-markiertem Urografin die Resorptionsverhältnisse überprüft: nach weniger als 1 Std war weit mehr als die Hälfte des Kontrastmittels aus dem Kniegelenk resorbiert und auf dem Blutweg abtransportiert. Die Blutaktivität erreichte ihr Maximum nach 45 min.

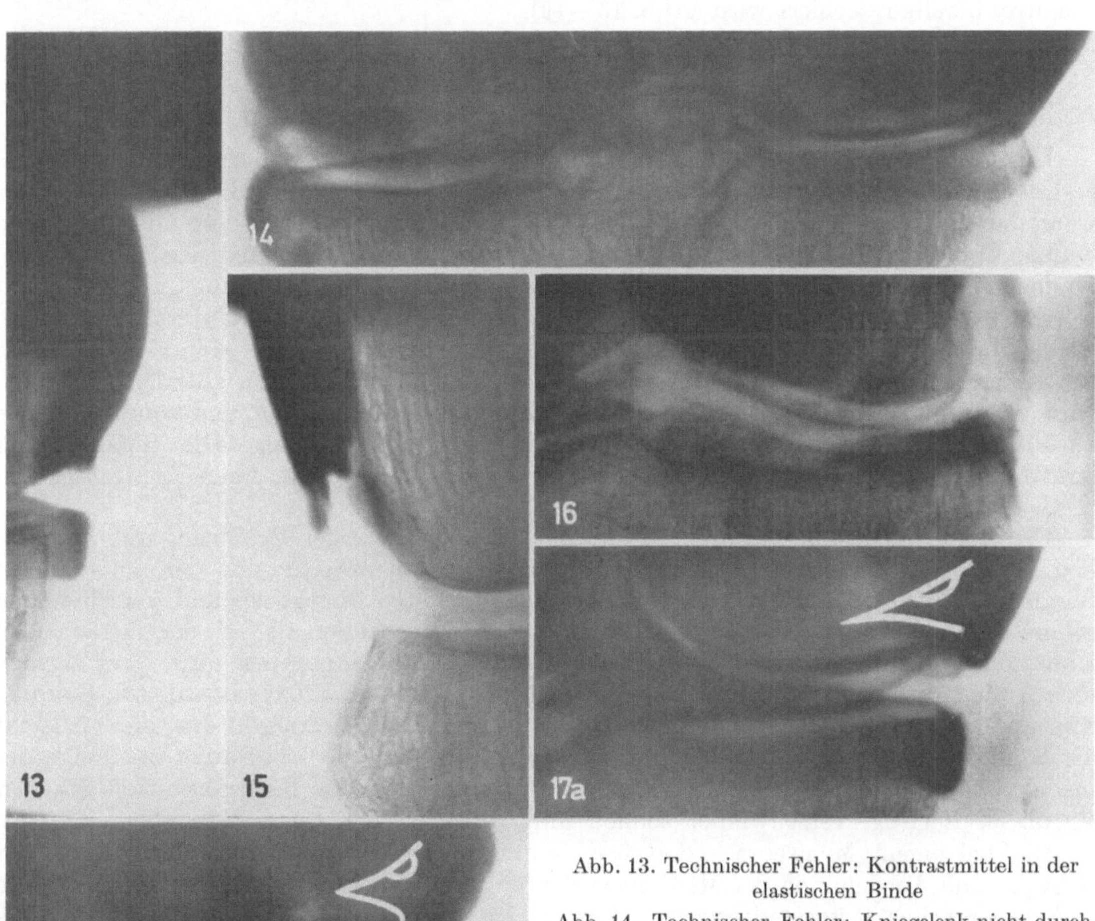

Abb. 13. Technischer Fehler: Kontrastmittel in der elastischen Binde

Abb. 14. Technischer Fehler: Kniegelenk nicht durchgestreckt

Abb. 15. Technischer Fehler: Kontrastmittel paraartikulär, lateral überwiegend in der Gelenkkapsel liegend. Keine Kontrastfüllung des Kniegelenks

Abb. 16. Überlagerung des Hinterhorns des Innenmeniscus durch die B. cap. med. des M. gastrocnemius

Abb. 17a u. b. Die nicht vollständig gefüllte Bursa kann eine Ruptur vortäuschen

c) Fehler und Fehlerquellen

Folgende *technische Fehler* können vorkommen:

1. Extraartikuläres Kontrastmitteldepot (Abb. 13, 15).
2. Zu starke Verdünnung des Kontrastmittels durch ungenügende Entleerung der Synovialflüssigkeit.
3. Intraartikuläre Luftblasen infolge Luftaspiration beim Spritzenwechsel.
4. Unvollständige Darstellung des Kniebinnenraumes, entstanden durch
   a) mangelhafte Gelenkbewegung,
   b) Injektion des Kontrastmittels in die Bursa suprapatellaris oder den Hoffaschen Fettkörper (Abb. 19),
   c) zu geringe Kontrastmittelmengen,
   d) Mangelhafte Streckung (Abb. 14).
5. Schlechte Entfaltung des Gelenkspaltes bei kommunizierender Bursa semimembranosa-gastrocnemica (Hinterhorn innen) oder großen Recessus, die den Gelenkspalt überlagern (Abb. 16 u. 17).
6. Zu spät oder nicht schnell genug durchgeführte Aufnahmen, bei denen das Kontrastmittel bereits resorbiert wird (Abb. 13—19).

3. Indikationen zur Arthrographie

Die Arthrographie ist eine Untersuchungsmethode, die heute den anderen röntgenologischen Verfahren gleichberechtigt zur Seite gestellt werden kann. Sie wird angewandt, wenn der klinische Befund es erfordert. Sie soll die klinische Fragestellung mitentscheiden helfen. Es hängt von der Erfahrung und der persönlichen Einstellung des Klinikers ab, ob die Arthrographie überhaupt und wie sie sinnvoll in den Untersuchungsgang eingebaut werden kann. Die Arthrographie anzuwenden setzt voraus, daß der Untersucher ein gewisses Maß an Erfahrung besitzt und die Methode beherrscht so wie es in gleicher Weise für andere röntgenologische Untersuchungsmethoden und Verfahren zutrifft. Nur dann wird der Kliniker Nutzen aus dem Untersuchungsverfahren ziehen, und somit sind alle Diskussionen über den Wert der Kontrastdarstellung überflüssig. Die Gefahren der Arthrographie sind nicht größer, vielleicht sogar geringer als bei anderen Kontrastmittelmethoden.

Die Möglichkeit einer Kniegelenksinfektion ist nach heutiger Erfahrung außerordentlich gering und liegt unter 1:1000, vorausgesetzt, man arbeitet mit der notwendigen Sorgfalt. Schmerzen werden bei der Untersuchung selten angegeben und verschwinden schnell. Die Gefahr einer Kontrastmittelreaktion ist geringer als bei der intravasalen Injektion, da das Kontrastmittel langsamer in die Blutbahn abgegeben wird. Nach eigenen Erfahrungen und nach Mitteilung anderer Autoren (Fischer, Ficat, Lindblom, Schöllner und Seyss) tritt in 10—20% der Untersuchungen ein Reizerguß aus, der vielleicht als Kontrastmittelreaktion betrachtet werden kann, vielleicht aber auch die Folge der mechanischen Bewegung des Kniegelenkes zur Verteilung des Kontrastmittels ist. Der Erguß ist flüchtig, verschwindet schnell und verzögert den operativen Eingriff nicht.

Die bei einem Meniscusschaden fast immer auftretende Arthrosis hängt von der Schwere und Ausdehnung der Meniscusverletzung ab. Daher soll der Meniscusschaden so früh wie möglich festgestellt werden. Hierbei hat die Arthrographie ihre besondere Bedeutung (Chapchal).

Die Indikation zur Arthrographie des Kniegelenks ist gegeben (Ricklin u. Rüttimann):

1. Wenn unklare Kniegelenksbeschwerden mit oder ohne Trauma in der Anamnese bestehen, besonders bei Sportlern und bei beruflich belasteten Kranken, die knieende Arbeiten verrichten, vor allem bei Bergleuten, Gärtnern, Pflasterern, Fliesenlegern usw.

2. Wenn zwischen dem klinischen Befund und den Klagen der Patienten auffällige Unterschiede bestehen.

3. Wenn die Seitenlokalisation unklar ist, medial oder lateral.

4. Wenn nach Bänderrissen, Kreuzbandrupturen usw. die Beschwerden lange Zeit bestehen bleiben.

5. Bei rezidivierenden Gelenksergüssen und negativem Röntgenbild.

6. Wenn nach Meniscektomie noch lange Zeit Beschwerden geäußert werden.

7. Wenn in Begutachtungsfällen Zweifel über vorausgegangene Eingriffe am Kniegelenk bestehen oder die Beschwerden nicht zu klären sind.

8. Bei allen operativen Eingriffen am Meniscus, insbesondere wenn nur eine Teilresektion vorgenommen werden soll.

9. Bei alten Kniegelenksbrüchen, die lange Zeit Beschwerden machen und bei denen gleichzeitig Meniscusverletzungen mit Abriß eines Meniscusteils möglich sind.

10. Bei Verdacht auf kongenitale Fehlbildung und bei degenerativen Erkrankungen, die sich auf den üblichen Übersichtsaufnahmen nicht nachweisen oder klären lassen.

Auf besondere Veränderungen an der Tibia als Zeichen einer Meniscusschädigung hat RAUBER (1944) hingewiesen. Von JONASCH (1967) und BARUCHA (1960) sind diese Zeichen bei einer großen Anzahl von Operierten überprüft, und JONASCH hat noch weitere, seiner Ansicht nach typische Zeichen hinzugefügt.

Nach RAUBER bildet sich 4—7 Monate nach der Meniscusläsion ein konsolenartiger Vorsprung an der medialen oder lateralen Tibiakante, manchmal auch nur eine leichte Sklerosierung der Corticalis. JONASCH, der sich ganz eingehend mit diesen Veränderungen beschäftigt hat, gibt als weitere Zeichen eine umschriebene Aufhellung und eine Kombination von Konsolenbildung und Aufhellung bzw. von Konsolenbildung und Verdichtung an.

BARUCHA konnte feststellen, daß das Raubersche Zeichen bei 92% der von ihm operativ kontrollierten Innenmeniscusschäden, bei Außen- und Innenmeniscusschäden insgesamt bei 87,2% zu finden war. JONASCH konnte mindestens zwei dieser und seiner Zeichen bei 91,5% der Innen- und Außenmeniscusschäden nachweisen. Von beiden Autoren wurden die Veränderungen an der medialen Tibiakante häufiger als an der lateralen festgestellt.

LÖWE, SPRINGORUM, UNGER, RAHRIG und ZIPPEL haben den Wert dieser Zeichen bezweifelt.

Wir selbst haben die Ergebnisse von BARUCHA und JONASCH an unseren Kranken, die uns zur Arthrographie wegen Verdacht auf einen Meniscusschaden überwiesen wurden, kontrolliert (RODE u. FISCHEDICK). Bei 250 Kranken, die einen positiven arthrographischen Befund hatten und wegen eines Meniscusschadens daraufhin operiert worden sind, ließen sich die von RAUBER und JONASCH angegebenen Zeichen bei Innen- und Außenmeniscusschäden mit insgesamt 88,4% bestätigen.

Bei 250 Patienten, bei denen zwar klinisch der Verdacht auf Meniscusschaden ausgesprochen, deren Arthrographiebefund aber negativ war, fanden wir allerdings mindestens zwei dieser Zeichen in 49,4%.

Wir halten daher die Zeichen von RAUBER und JONASCH, die ja erst 4—7 Monate nach der stattgehabten Läsion auftreten, nicht für spezifisch. Nach unseren Beobachtungen können auch eine abnorme Beweglichkeit des Meniscus, ganz leichte Innenbandschädigungen und geringe Blutungen im Innenband derartige Veränderungen hervorrufen.

Durch forcierten Zug am Kniegelenk läßt sich u.U. eine Darstellung des Meniscus erreichen (MAGNUSSON, 1937; NORDHEIM, 1938; DITTMAR, 1942; FELSENREICH, KROGDAHL, KROHNBACH, RAVELLI, ROMANIUK und THOMAS).

Es entsteht durch Zug ein relatives Vakuum, wodurch in 70% der Untersuchungen der Innenmeniscus, weniger häufig der Außenmeniscus, sichtbar wird. Die Darstellung des Meniscus soll beweisen, daß kein Erguß vorliegt (NORDHEIM). Jedoch können trotzdem pathologische Prozesse am Meniscus selbst oder am Gelenkknorpel vorliegen (Meniscuscysten, Rupturen, Arthrosis deformans).

4. Das normale Arthrogramm des Kniegelenks

Bei der Betrachtung eines normalen Arthrogramms in *Position I* kann man in Anlehnung an FICAT zwei Regionen unterscheiden (Abb. 20a und b).

1. Die zentrale Region. Sie umfaßt das Gebiet der Fossa intercondylaris des Oberschenkels, cranialwärts und caudalwärts das Gebiet der Eminentia intercondylaris tibiae. Sie ist von anatomischem Interesse, weil hier die Kreuzbänder entspringen und funktionell die Stabilität des Kniegelenks und die Beweglichkeit in anteriorer und posteriorer Richtung unterstützt bzw. begrenzt werden. Vom klinischen Standpunkt aus handelt es sich um eine stumme Zone, in der aber nicht selten freie Körper liegen.

2. Die periphere Zone umfaßt das Gebiet bis zur inneren und äußeren Kapselansatzstelle. Der innere Abschnitt dieses Gebietes entspricht der Knorpelzone, da hier die knorpeligen Anteile von Ober- und Unterschenkel sich berühren. Der äußere Abschnitt ist der Sitz der beiden Menisceen. Die Knorpelzone zeigt einen horizontalen, den Menisceen benachbarten Anteil und einen schräg nach aufwärts ziehenden Anteil, der sich in der Eminentia intercondylaris bzw. in der Fossa intercondylaris verliert. Diese Zone hat nur klinisches Interesse bei degenerativen oder traumatischen Veränderungen. Der äußere Abschnitt besteht aus dem dreieckigen Meniscuskeil, dem menisco-femoralen bzw. meniscotibialen Gelenkspalt und dem mit Synovia umkleideten Recessus, von dem man zwei Arten unterscheidet: die meniscalen und die marginalen Recessus (Abb. 21—24d).

Die Recessus meniscales sind inkonstant, klein und finden sich an den Insertionsstellen des Meniscus an der Kapsel, cranial und caudal.

Ihre Begrenzung ist im allgemeinen glatt und scharf, jedoch können sich diese Hohlräume derart vertiefen, daß ein frischer oder alter Abriß des Meniscus von der Kapsel-

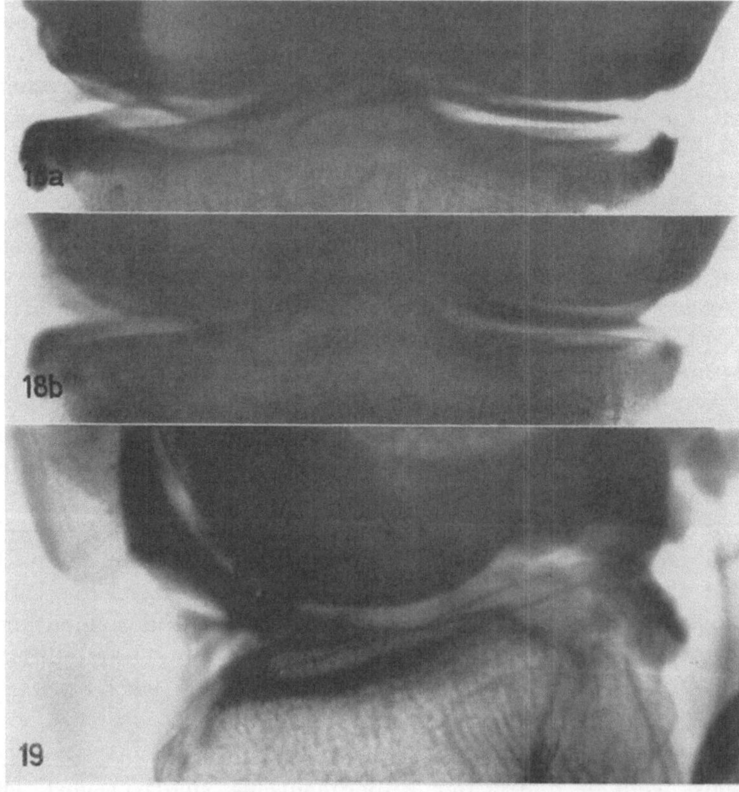

Abb. 18a u. b. Wiederholung der Aufnahme 18a zeigt, daß 20 min nach Injektion des Kontrastmittels die Kontrastmittel-Resorption bereits eingetreten ist. Menisceen- und Knorpelbegrenzungen sind unscharf gezeichnet

Abb. 19. Fehlinjektion des Kontrastmittels: ein Teil des Hoffaschen Fettkörpers dargestellt

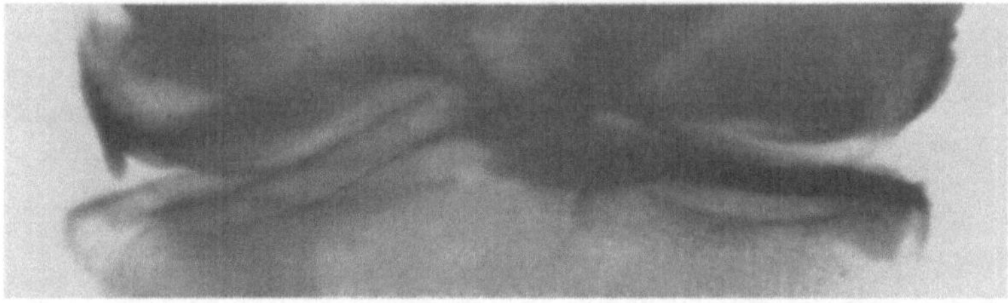

Abb. 20a. Kontrastmitteldarstellung des jugendlichen Kniegelenks: beachte die breiten Knorpelgelenkzonen

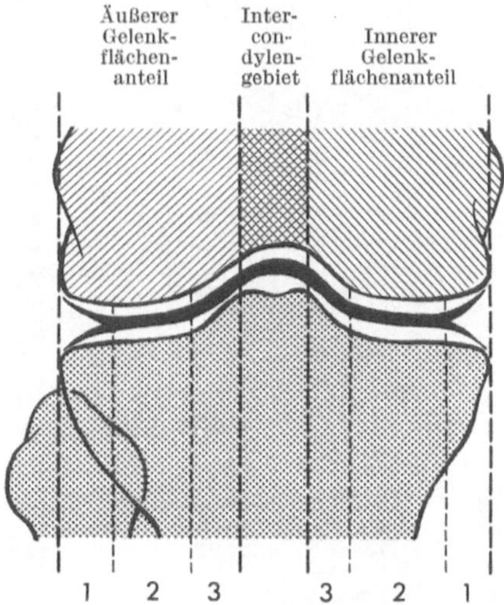

Abb. 20b. Topographie der femero-tibialen Gelenkverbindung: *1* Meniscusbereichzone. *2* und *3* Knorpelbereichzone. *2* Horizontales Segment: Stützzone. *3* Schräges Segment; Gelenkzone. (Nach FICAT)

ansatzstelle vorgetäuscht werden kann. Vielleicht ist hierdurch auch eine vermehrte Beweglichkeit des Meniscus bedingt. Man findet diese Recessus selten im Vorderhorn des Innenmeniscus, meist liegen sie medial und hinten und sind 1—3 mm tief.

Die marginalen Recessus entwickeln sich an den Ansatzstellen der Kapsel am Ober- und Unterschenkel und liegen am Oberschenkel mehr seitlich und hinten, während sie am Unterschenkel als seitliche Aussackung der Plicae alares erscheinen. An der medialen Seite des Oberschenkels findet sich die Femurgelenkkapsel gelegentlich mit der Bursa lig. collaterale tibiae verbunden. An der medialen Tibiakante kann ein derartiger Recessus recht weit sein und einen freien Körper oder ein luxiertes Meniscusfragment verbergen.

Lateral können die femoralen und tibialen Recessus eine besondere Größe erreichen, liegen aber sehr viel häufiger an der tibialen Ansatzstelle, vorn und medial (Abb. 25a—d). Der tibiale Recessus am Außenmeniscus kann mit dem Popliteusschlitz bzw. dem hinteren Recessus kommunizieren. Der Popliteusschlitz, dessen Anatomie bereits geschildert wurde, ist besonders wichtig, weil das röntgenologische Bild variabel ist und zu Fehldeutungen Anlaß geben kann. Er liegt, wie beschrieben, im lateralen Hinterhorn zwischen dem Meniscus und dem inneren Kapselrand. Man findet nach HEIM und WIESER fast immer eine Verbindung mit dem Gelenkspalt des menisco-tibialen Gelenks. Eine weitere anatomische Besonderheit zeigt sich darin, daß der craniale hintere Rand des lateralen Meniscus durch ein kräftiges Segelband an die Gelenkkapsel fixiert wird, in welche die medialen Muskelfasern des M. popliteus einmünden (LAST). Der Popliteusschlitz kann durch seine enorme Größe einen weiten Anteil des lateralen Meniscus überdecken. Als Folge der Eindellung durch die Popliteussehne kann eine zügelähnliche Doppelkonturierung im Kontrastbild entstehen. Je nach Lage der Sehne kann der Popliteusschlitz recht-

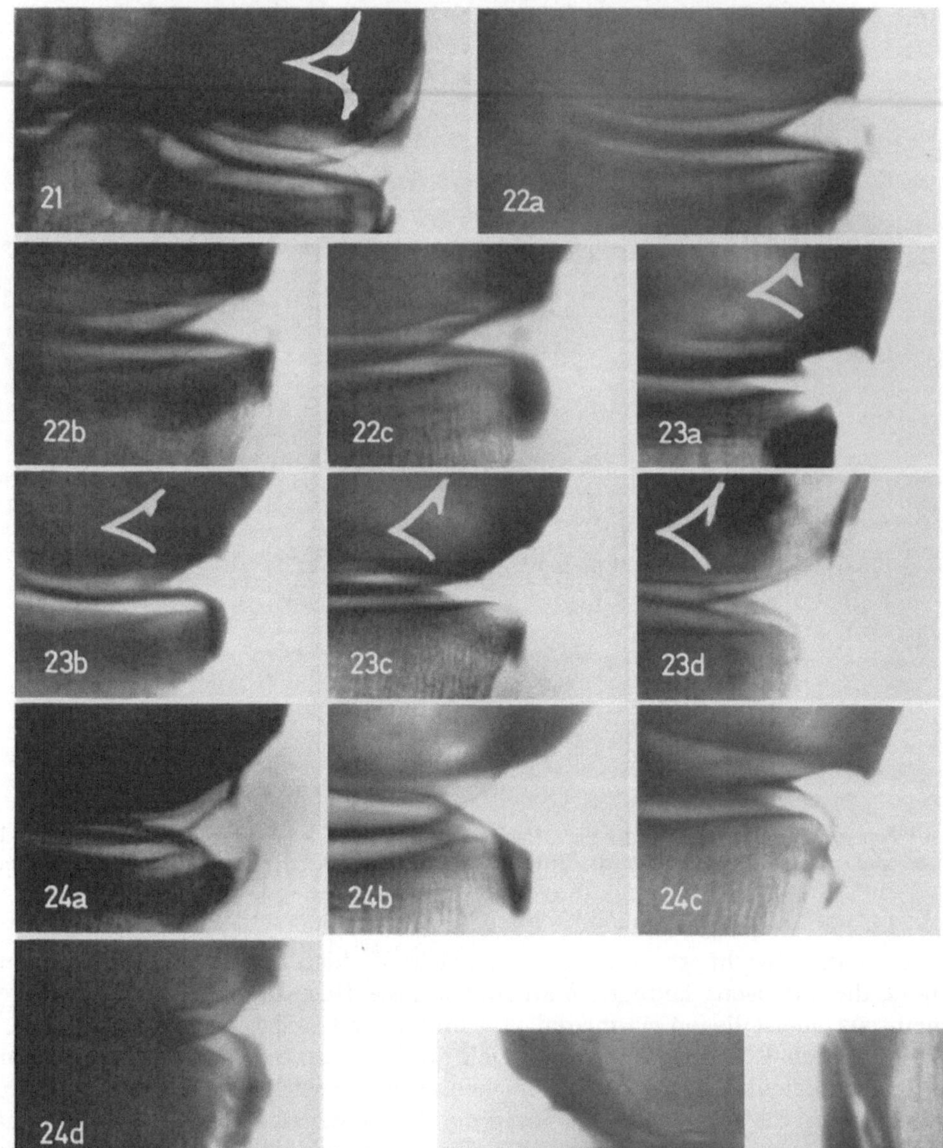

Abb. 21. Innenmeniscus. Größerer Kapselrecessus femoral und tibial sowie kleiner tibialer Meniscusrecessus

Abb. 22a—c. Innenmeniscus. Großer tibialer, kleiner femoraler Meniscusrecessus in 3 Positionen

Abb. 23a—d. Innenmeniscus. Verschiedene Formen des femoralen Meniscus- und tibialen Kapselrecessus

Abb. 24a—d. Innenmeniscus. Verschiedene Formen des tibialen Kapselrecessus

Abb. 25a—d. Außenmeniscus. a Femoraler und tibialer Kapselrecessus im mittleren Drittel. b Beide Recessus im vorderen Drittel. c Beide Recessus im hinteren Drittel. d Kapselrecessus hinten mit Bursa m. popl.

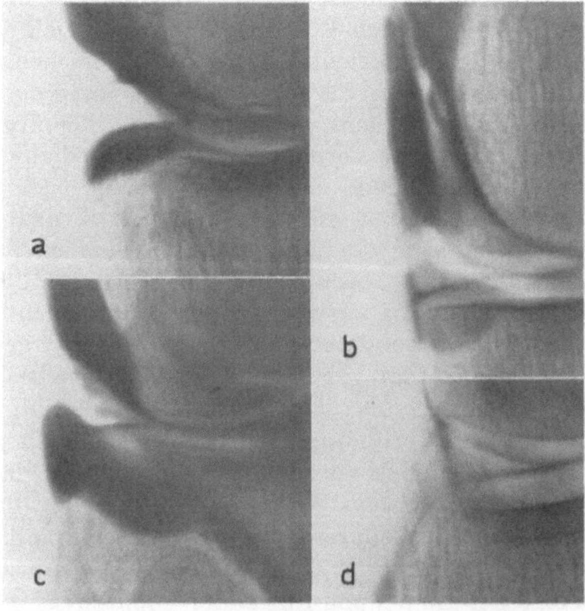

Abb. 25a—d

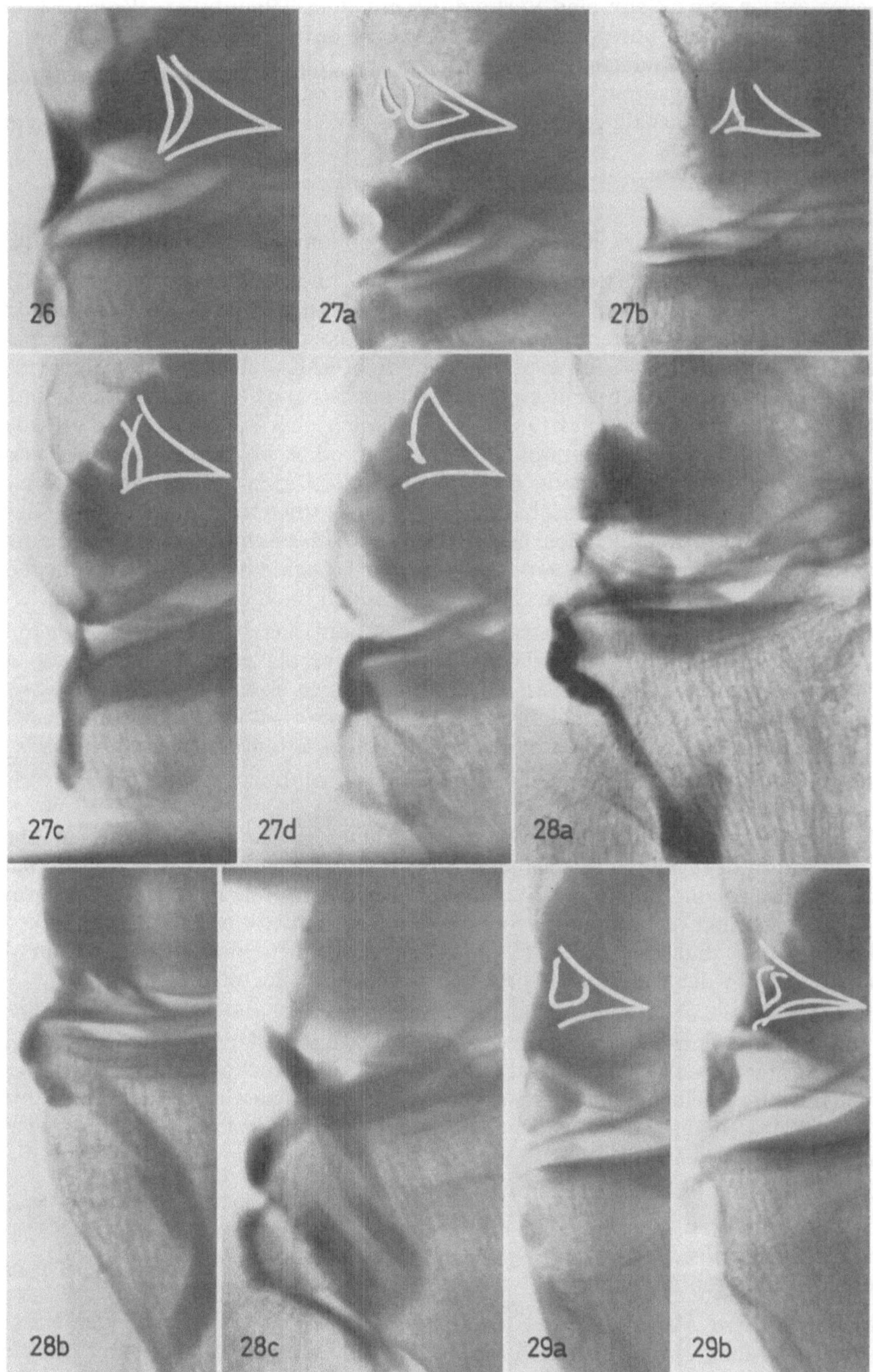

Abb. 26. Isolierte Darstellung der Bursa m. poplitei (s. auch Abb. 5, 3c)
Abb. 27a—d. Verschiedene Formen der Bursa m. poplitei mit Impression der Bursa durch die Sehne des M. popliteus
Abb. 28a—c. Bursa m. poplitei mit Verbindung zum Tibiofibulargelenk
Abb. 29a u. b. Bursa m. poplitei in Position I und III (mittleres Segment und Hinterhorn des Außenmeniscus)

eckig bis ovalär sein. Wenn eine Verbindung mit dem Tibiofibulargelenk besteht, findet sich ein großes, ganz unregelmäßig begrenztes Kontrastmitteldepot, welches bis zum tibiofibularen Gelenkspalt reicht. Auch kann die Impression der Sehne ein längliches Schattengebilde hervorrufen, welches cranial außen beginnt, nach medial unten bis zum tibio-fibularen Gelenkspalt reicht und auf diese Weise eine Meniscusruptur vortäuscht (Abb. 26—29).

a) Besonderheiten des Kniebinnenraumes bei den verschiedenen Einstellungen

Position I zeigt den mittleren Anteil des Innen- und Außenmeniscus. Man sieht schon auf diesen Aufnahmen die Sehne des M. popliteus an der lateralen Seite als schwache Aufhellung innerhalb des Meniscusschattens. Die Knorpelschichten sind als zarte parallelverlaufende Aufhellungsstreifen zwischen dem dichten Knochen und dem Kontrastmittelbeschlag zu erkennen. Der keilförmige Meniscus ist ganz scharf begrenzt und überall glatt (Abb. 30a und b). Medial und lateral können sich verschiedene Recessus zeigen. Ihr Ursprung und ihre Ausdehnung läßt erkennen, ob es sich um vom Meniscus oder von der Kapselansatzstelle ausgehende Recessus handelt. Der laterale Condylus femoris zeigt häufig die von LINDBLOM beschriebene zentrale Delle, die eine Unterbrechung bzw. Überschneidung zweier Corticalislinien hervorruft. Die Bursae capitis med. tibialis und semimembranosa-gastrocnemia können sich als scharf begrenztes, hinten mehr medial gelegenes Schattengebilde darstellen. Sie erweitern sich nach caudal sackförmig.

Position II zeigt das Hinterhorn des Innen- und das Vorhorn des Außenmeniscus. Der Innenmeniscus ist im Hinterhorn häufig breiter als medial, der laterale Meniscus meist etwas schmäler als im mittleren Abschnitt. Die Sehne des M. popliteus wandert zentralwärts. Die Bursa semimembranosa-gastrocnemia ist jetzt am Rand des Condylus medialis femoris zu finden und überdeckt nicht allzuselten den medialen Meniscus.

Position III. Hier zeigt sich das Vorderhorn des Innen- und das Hinterhorn des Außenmeniscus.

Das Vorderhorn des Innenmeniscus ist fast immer kleiner als seine übrigen Abschnitte, das Hinterhorn des Außenmeniscus meist länger. Der Gelenkspalt des Tibiofibulargelenks ist frei projiziert, der Popliteusschlitz überlagert einen großen Teil des Außenmeniscus. Die Bursa semimembranosa-gastrocnemia wandert zentralwärts.

Positionen II und III stellen die hinteren Abschnitte der Gelenkkapseln dar. Der äußere Abschnitt der Gelenkkapsel ist meist weiter als der mediale Teil.

Position IV erlaubt durch die Beugung um 30° einen besseren Einblick in die zentrale Region und die hinteren zentralgelegenen Abschnitte beider Menisken. Die Bursa semimembranosa-gastrocnemia wird caudal von der Knorpelzone projiziert, und die Kreuzbänder erscheinen an und in der Nähe der Ansatzstelle an der Eminentia intercondylaris. Durch die Beugung des Kniegelenks wird der Popliteusschlitz etwas nach außen verlagert.

Position V. Man kann 3 Partien unterscheiden:

a) einen vorderen,
b) einen zentralen,
c) einen hinteren Abschnitt.

a) Der vordere Abschnitt des Kniebinnenraumes wird cranial von der Bursa suprapatellaris begrenzt. Ihr schließt sich die Patella mit ihrer Gelenkfläche an, die sich in die Begrenzung des Hoffaschen Fettkörpers fortsetzt. Caudal begrenzt die Tibiagelenkfläche den vorderen Abschnitt des Kniegelenks mit dem Vorderhorn des Innenmeniscus.

b) Der zentrale Abschnitt wird von den Kreuzbändern gebildet, die sich dachgiebelförmig oder umgekehrt v-förmig als eine etwa 5—8 mm breite Aussparung des Kontrastmittels erkennen lassen. Das hintere Kreuzband ist in seiner gesamten Ausdehnung zu

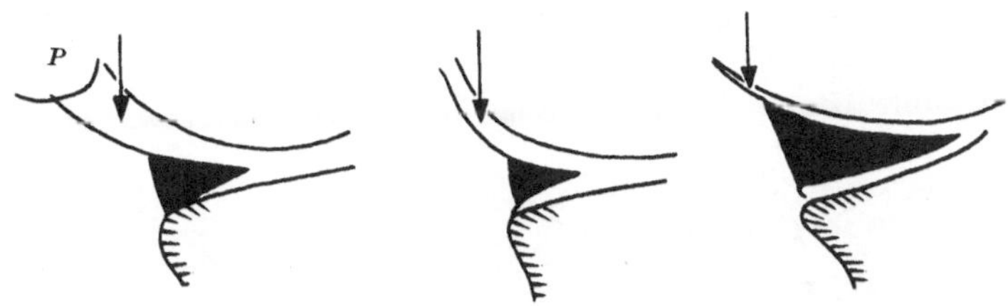

	Vorderhorn	Mittlere Zone	Hinterhorn
Meniscus	relativ schmal	relativ schmal	breit
Oberer Kapselraum	breit	eng	spaltförmig
Tibiakopfrand	konvex	flach	konkav
Patellarrand	sichtbar (*P*)		

a

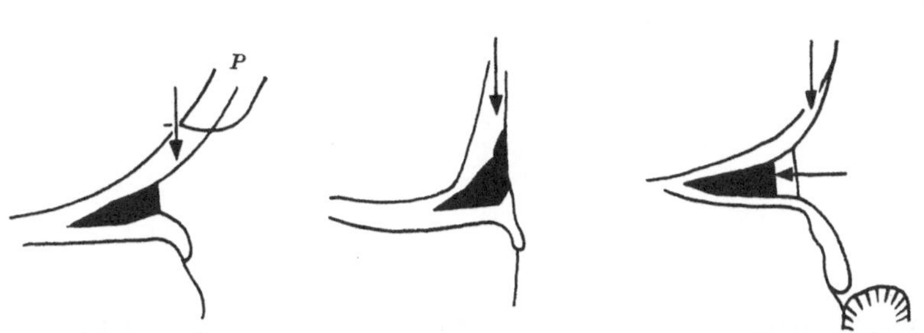

	Vorderhorn	Mittlere Zone	Hinterhorn
Meniscus	breit	hoch	—
Oberer Kapselraum (Pfeil)	breit Patellarrand sichtbar (*P*)	eng unterer Recessus	spaltförmig ± Hiatus popliteus (Pfeil ←) Fiabulaköpfchen (schraffiert)

b

Abb. 30a u. b. a Medialer Meniscus, lokalisatorische Kennzeichen. b Lateraler Meniscus. Lokalisatorische Kennzeichen. (Nach Rüttimann)

überblicken, das vordere Kreuzband nur im cranialen bis mittleren Drittel gut zu beobachten, wobei die Ansatzstelle an der vorderen Tibiagelenkfläche infolge Überlagerung durch Kontrastmittel meist schlechter sichtbar ist (s. S. 505).

c) Der hintere Abschnitt des Gelenkraumes wird von den beiden Recessus posteriores medialis und lateralis gebildet, die mit den Bursae in Verbindung stehen. Caudal von diesen Recessus und unmittelbar hinter der Knorpelgelenkfläche der Oberschenkelrollen findet sich eine kontrastmittelfreie Zone, welche von dem hinteren Fettkörper eingenommen wird (Abb. 31, 32—34).

Ganz weit dorsalwärts und caudalwärts, etwa an der Ursprungsstelle des hinteren Kreuzbandes finden sich nicht selten die Popliteussehne und das Hinterhorn des Innenmeniscus dargestellt.

Auf der axialen Aufnahme des Kniegelenks sieht man neben der Patellagelenkfläche u. U. auch eine Vergrößerung der seitlichen Anteile der Plicae alares.

Die Bursa suprapatellaris ist von verschiedener Größe und am besten auf der seitlichen Aufnahme zu beurteilen. Sie hat nur klinisches Interesse bei Synovialentzündungen oder wenn freie Körper in der Bursa suprapatellaris liegen.

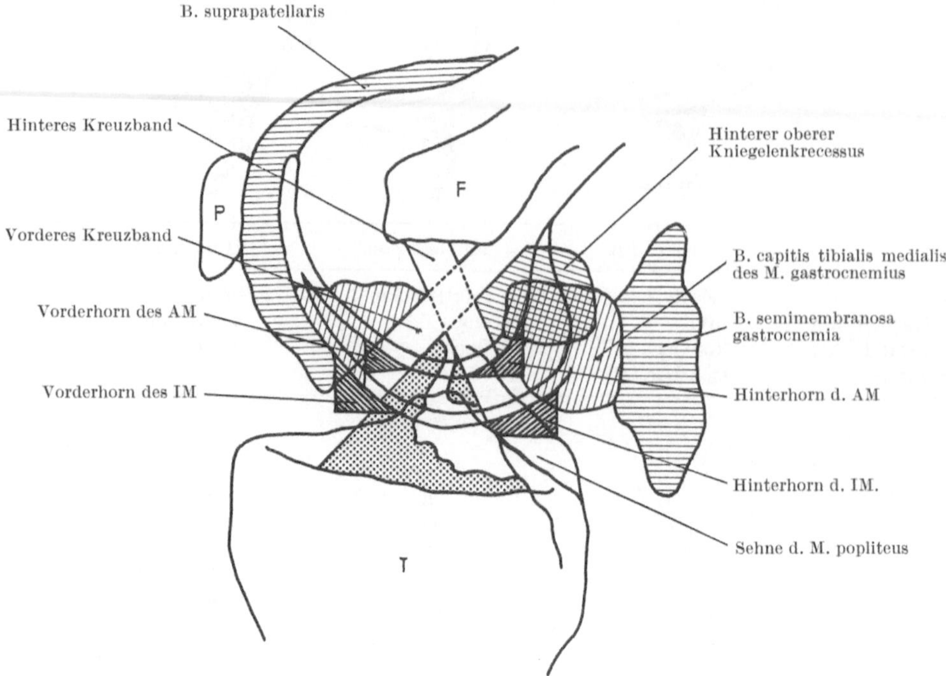

Abb. 31. Arthrogramm seitlich (Nach M. ANTOINE, LESURE et J. J. CREUSOT)

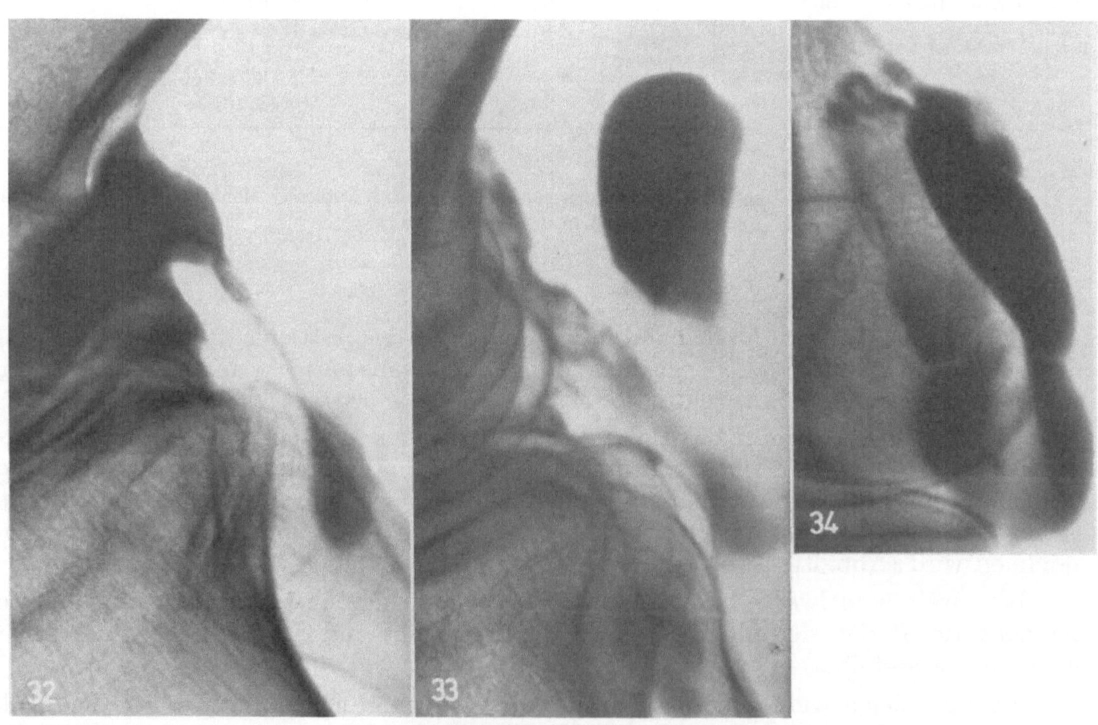

Abb. 32. Bursa capitis tibialis medialis des M. gastrocnemius

Abb. 33. Bursa capitis tibialis medialis des M. gastrocnemius und gleichzeitige Füllung der Bursa semimembranosa gastrocnemia

Abb. 34. Überlagerung des Hinterhorns des Innenmeniscus durch beide Bursae

b) Fehldeutungen des Arthrogramms

Die Überlagerung des Kniebinnenraumes durch verschiedene Recessus, die Bursae, und den Hoffaschen Fettkörper usw. erschwert die Beurteilung. Dazu kommen noch Belichtungs- und Einstellungsfehler, die früh genug korrigiert werden müssen, weil sonst eine Wiederholung der Untersuchung notwendig ist.

Liegt ein fragliches Schatten- oder Aufhellungsgebilde vor, so ist es erforderlich, die beiden mit 6° Winkelverschiebung angefertigten Aufnahmen genau zu betrachten, sodann auch das fragliche Schattengebilde auf den übrigen, zur Serie gehörenden Filmen zu suchen. Schließlich kann man noch seine Zuflucht zu der stereoskopischen Betrachtung nehmen, die aber auch einige Erfahrung voraussetzt. Stereoskopisch sieht man am besten die pathologischen Veränderungen, die schon ohne stereoskopische Betrachtung klar sind, so z.B. Meniscusrupturen in verschiedenen Abschnitten, die aber stereoskopisch in ihrer ganzen Form und Ausdehnung besser nachgewiesen werden können. Auch läßt sich dann fast immer entscheiden, ob ein fragliches Gebilde intra- oder extraartikulär liegt. Gelegentlich hilft aber auch die stereoskopische Betrachtung nicht weiter.

Der Außenmeniscus kann durch den Recessus bzw. die Bursa m. poplitei und die Sehne des M. popliteus verschiedenartig überlagert werden. Die genaue Kenntnis der Bursa schützt demnach vor Fehldeutungen. Bei der Außenrotation des Kniegelenks in Position II kann durch die Doppelkonturierung des lateralen Condylus femoris der Eindruck einer schräg verlaufenden Meniscusruptur entstehen. Ebenso kann die kontrastgefüllte Tasche der Popliteussehne bzw. die mit dem Tibiofibulargelenk kommunizierende feine Kontrastmittelanhäufung eine Meniscusruptur vortäuschen.

Der Innenmeniscus wird in Position II und III nicht selten von den marginalen oder meniscalen Recessus derartig überlagert, daß der Verdacht auf eine von der tibialen Meniscusfläche ausgehende feine Ruptur auftauchen kann. Daher ist es wichtig, den Recessus in allen drei Positionen zu betrachten. Die Bursae können den ganzen Innenmeniscus im Hinterhornbereich überdecken. In diesem Fall muß man eine härtere Aufnahme des Hinterhorns anfertigen oder die Drehung in Position II vergrößern bzw. verkleinern. Außerdem können die Bursae und der Kapselrecessus sich mit ihrer unteren Begrenzung gerade in den Gelenkspalt hineinprojizieren. Da das Kontrastmittel infolge der Verschmälerung des Hohlraumes einen Halbschatten bildet, kann eine schräge oder horizontale Ruptur, auch im Außenmeniscusbereich, vorgetäuscht werden (Abb. 17, 35—37).

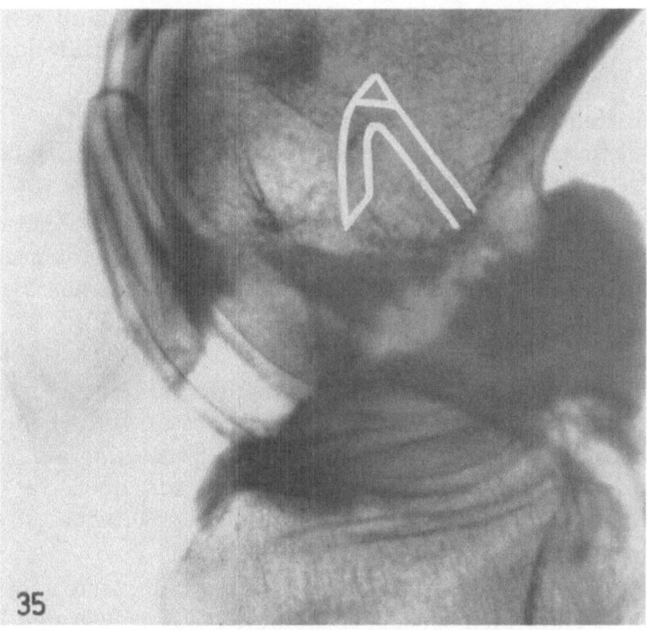

Abb. 35. Hyperthrophie des Hoffaschen Fettkörpers

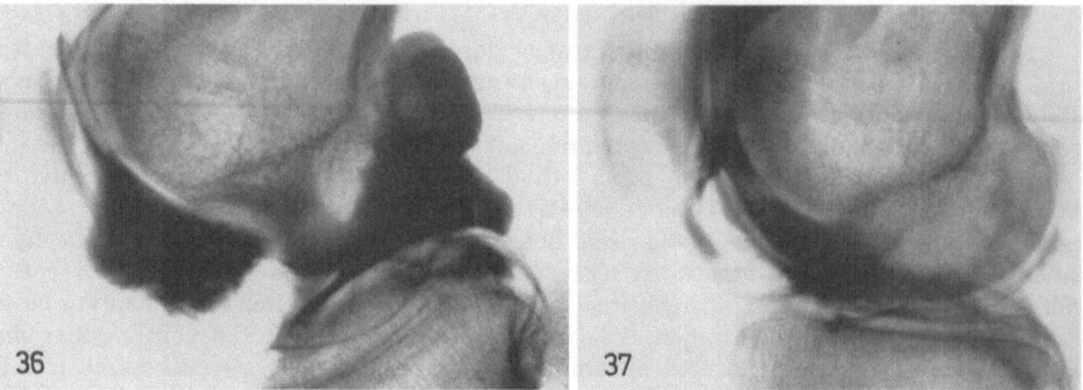

Abb. 36. Kontrastmittelinjektion in den Hoffaschen Fettkörper

Abb. 37. Hoffascher Fettkörper mit Füllung der Bursa infrapatellaris und der Plicae alares

5. Das pathologische Arthrogramm

a) Kongenitale Anomalien

Entwicklungsgeschichtlich bildet sich der Meniscus in 3 Stufen. In der 2. Stufe entsteht ein horizontal gestelltes Septum zwischen der Oberschenkelknorpel- und der Tibiagelenkfläche, wodurch der obere und der untere Kapselraum gebildet werden. In der 3. Stufe bildet sich das Septum zurück. Aus ihm entsteht in der peripheren Zone der Meniscus.

Kommt es nicht oder nur teilweise zur Rückbildung des Septums, resultieren verschiedene Formen von Fehlbildungen des Meniscus. Erfolgt die Rückbildung des Septums über das normale Maß hinaus, kommt es zum angeborenen kleinen unterentwickelten Meniscus.

Je nach Art der Fehlentwicklung entstehen charakteristische Veränderungen, die nur arthrographisch zu diagnostizieren sind. DWYER und TAYLOR, SMILLIE, JEANOPOULOS, RIENAU und FICAT sowie PHILLIPPON haben sich um die Beschreibung und arthrographische Sicherung dieser Fehlbildungen verdient gemacht. Die Röntgenübersichtsaufnahmen zeigen häufig eine erhebliche Verbreiterung des äußeren sog. Gelenkspaltes. Nach FICAT unterscheidet man 6 verschiedene Formen von Mißbildungen (Abb. 38a). Die arthrographische Diagnose hängt von 3 Symptomen ab:

1. Es fehlt der dreieckige Meniscusschatten.
2. Finden sich zwei parallel verlaufende Kontrastmittelstreifen, die sich
3. in der inneren Knorpelknochenzone verlieren.

Diese arthrographischen Zeichen sind fast immer in allen 3 Positionen zu sehen. Wenn diese 3 Zeichen nicht vollständig nachweisbar sind, so erscheint immerhin der Meniscusschatten unregelmäßig, unterbrochen, irregulär, oft von kleinen Rissen durchsetzt.

Von der totalen Scheibenbildung läßt sich der halbmondförmige Scheibenmeniscus (SMILLIE), der infantile Meniscus mit normal ausgebildetem Vorder- und Hinterhorn, jedoch einer Verbreiterung des mittleren Segmentes, unterscheiden. Der dysplastischen Verformung des Vorderhornes allein (Form nach MIDDELTON) steht die dysplastische Verformung des Hinterhorns, die von FICAT und RIEUNAU als „Ménisque en virgule inversée" bezeichnet wird, gegenüber. Schließlich kann noch der ringartige Scheibenmeniscus abgegrenzt werden, bei dem sich ein regelrechter breiter Ring gebildet hat (Abb. 38b).

Die kongenitalen Fehlbildungen führen leicht zu Rupturen verschiedenen Ausmaßes. Unter dem Verdacht einer Meniscusläsion kommen sie auch in der Mehrzahl zur Arthro-

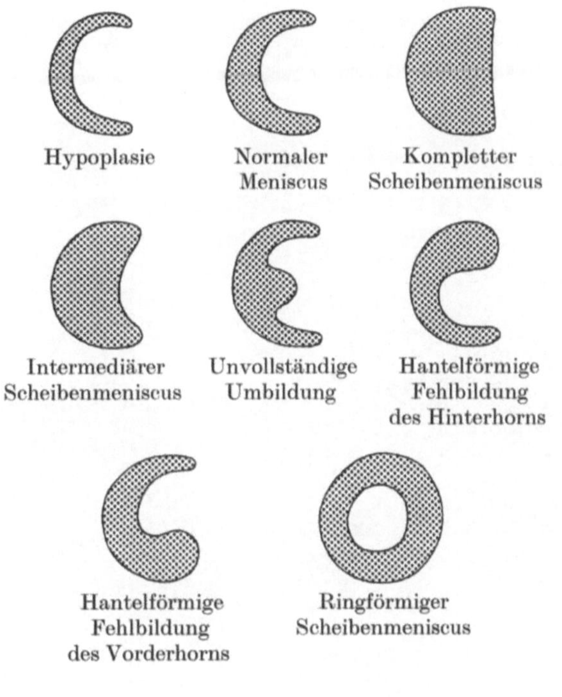

a

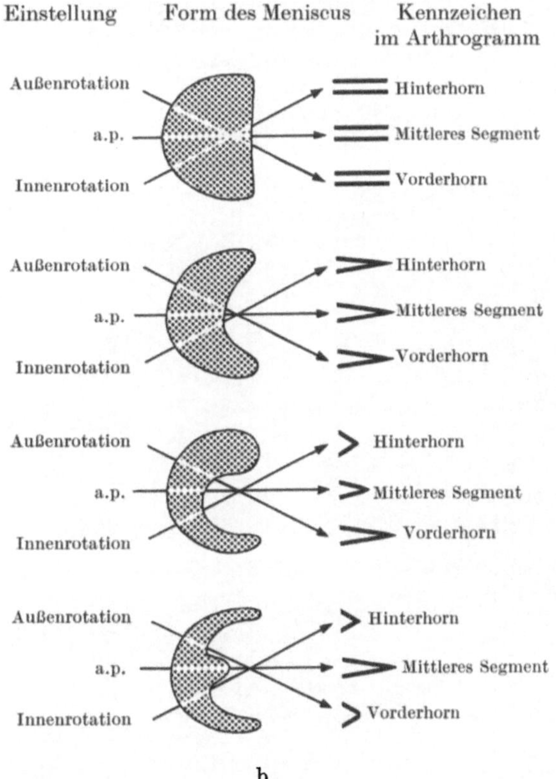

b

Abb. 38. a Verschiedene Formen des Scheibenmeniscus. b Vergleichende Darstellung der Anatomie und der Arthrographie des lateralen Scheibenmeniscus (FICAT)

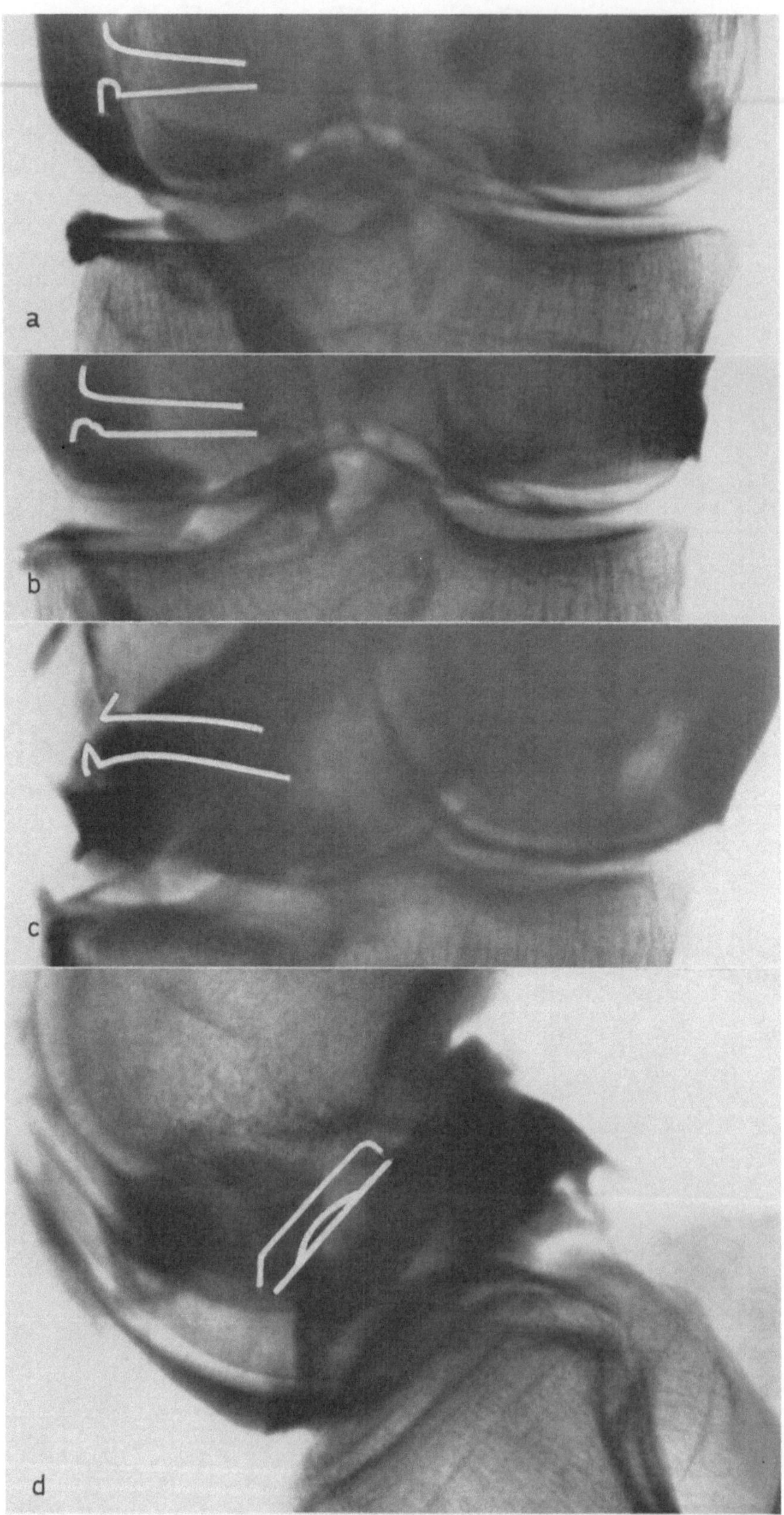

Abb. 39a—d

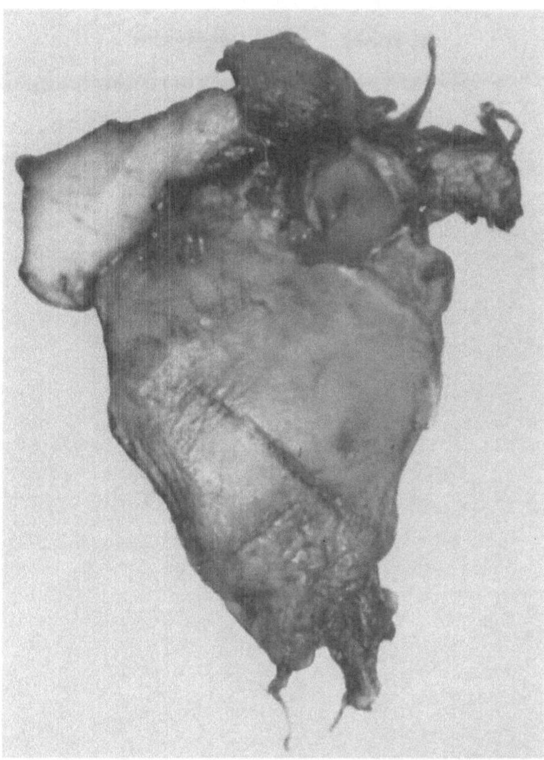

Abb. 40. Operationspräparat zu Abb. 39. Chirurgische Abteilung (Prof. Dr. F. SCHERER) Knappschafts-Krankenhaus Dortmund

graphie. Sie bilden leicht intrameniscale Cysten sowie seitlich gelegene Ganglien. Auf Grund der kongenitalen Anlage entsteht sehr früh eine Arthrosis deformans. Der Scheibenmeniscus findet sich überwiegend im Außenmeniscusbereich. Doppelseitigkeit (innen, außen, beide Kniegelenke) kommt vor (Abb. 39—43).

Der anlagebedingte kleine Meniscus kann mit einem Zustandsbild nach Operation oder mit einem Regenerat verwechselt werden. Diese kongenitale Fehlbildung zeigt ein besonders kleines vorderes und mittleres Segment.

b) Meniscusveränderungen beim Kind

Nicht allzu selten kommen Kinder zur Kontrastdarstellung des Kniegelenks unter dem Verdacht einer Meniscusläsion. Wenn wir auch gelegentlich bei Kindern Meniscusrupturen gesehen haben, so handelt es sich in der Hauptsache doch um kongenitale Fehlbildungen. So konnten VIRENQUE u. Mitarb. bei 21 kindlichen Meniscusverletzungen in mehr als Zweidrittel der Fälle eine Fehlbildung nachweisen, während bei STENSTRÖM, der sich besonders mit der Arthrographie bei Kindern beschäftigt hat, die Zahl der Meniscusverletzungen ohne Fehlbildung überwiegt (Abb. 20a).

Abb. 39a—d. Kompletter Scheibenmeniscus außen des rechten Kniegelenks in 3 Positionen und auf der seitlichen Kniegelenkaufnahme

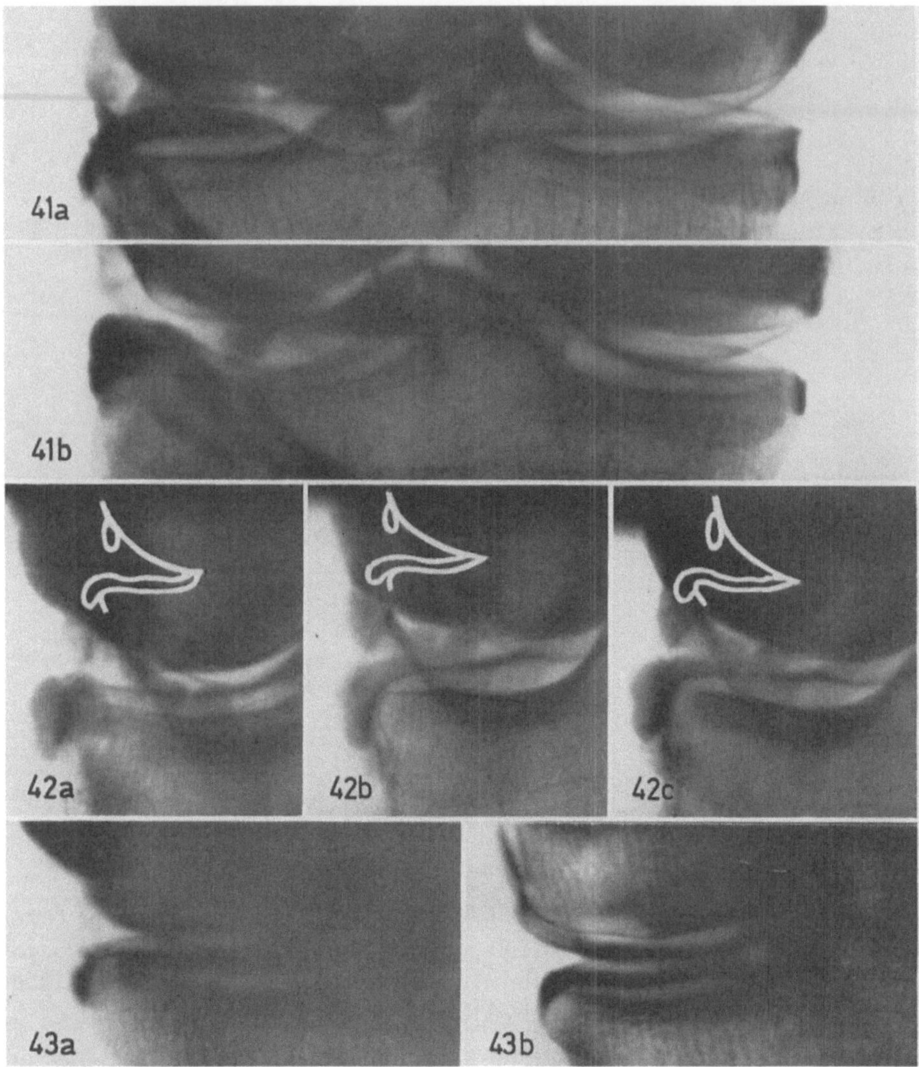

Abb. 41 a u. b. Linkes Kniegelenk desselben Kranken mit komplettem Scheibenmeniscus

Abb. 42 a—c. Inkompletter (intermediarer) Scheibenmeniscus mit Verbreiterung der lateralen Hälfte des Kniegelenkspaltes

Abb. 43. a Normales Vorderhorn des Innenmeniscus. b Dysplasie des Hinterhornes des Innenmeniscus: Ménisque en virgule

c) Die Meniscusverletzungen

Pathologisch-anatomisch wird von der Meniscusverletzung der Meniscusschaden abgegrenzt, welcher durch Abnutzung oder Ernährungsstörung zur Gewebedegeneration geführt hat und vornehmlich beim Bergmann zu finden ist. Arthrographisch kann man häufig, allerdings nicht immer, den primär degenerativen Meniscus von dem durch eine Verletzung erkrankten Meniscus unterscheiden, weil es beim ersteren zu viel umfangreicheren Rißbildungen kommt.

Die in chirurgischen Lehrbüchern und Monographien vorgenommene Einteilung der Meniscusverletzung ist nicht einheitlich. Im wesentlichen unterscheidet man

1. einfache und komplexe Längsrisse,
2. Querrisse,

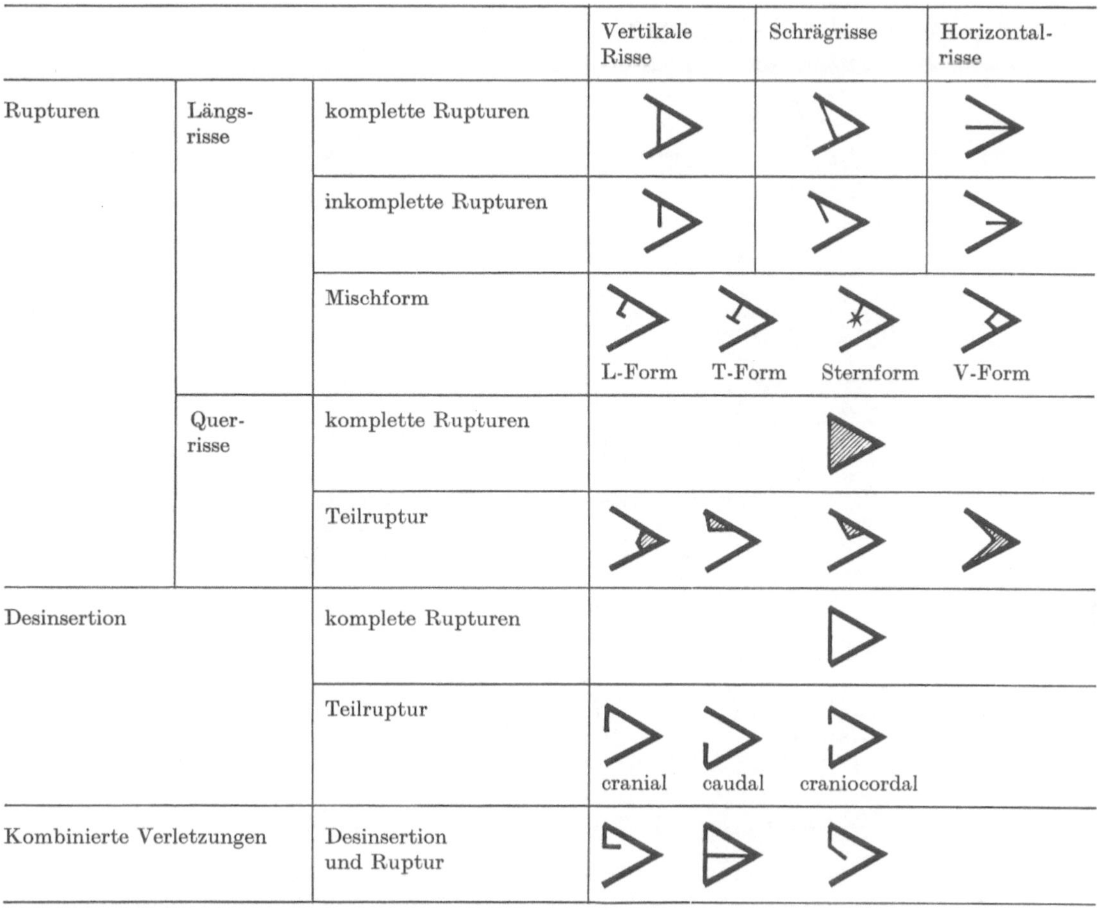

			Vertikale Risse	Schrägrisse	Horizontalrisse
Rupturen	Längsrisse	komplette Rupturen			
		inkomplette Rupturen			
		Mischform	L-Form T-Form	Sternform	V-Form
	Querrisse	komplette Rupturen			
		Teilruptur			
Desinsertion		komplete Rupturen			
		Teilruptur	cranial caudal	craniocordal	
Kombinierte Verletzungen		Desinsertion und Ruptur			

Abb. 44a. Skizze der verschiedenen Formen der Meniscusverletzung (FICAT).

3. kombinierte Risse,
4. Totalabrisse des Meniscus (Desinsertionen),
5. Entwurzelungen.

Arthrographisch ist die Einteilung der Rißform einfacher. Doch macht es dem Kliniker erfahrungsgemäß häufig Schwierigkeiten, die Nomenklatur des Radiologen auf das anatomische Substrat zu übertragen. Der Grund liegt in der unterschiedlichen Beobachtungsweise (Abb. 44a und b). Während der Chirurg den Meniscus in vivo von oben, d.h. von der meniscofemoralen Gelenkfläche aus sieht, betrachtet der Röntgenologe den Meniscus in der Ansicht von vorn. Der Chirurg hat einen halbmondförmigen Meniscus vor Augen, der Röntgenologe geht von der Keilform aus.

So ist das, was der Chirurg als Längsriß bezeichnet für den Röntgenologen ein Vertikal-, Schräg- oder Horizontalriß. Arthrographisch bedeutet der Korbhenkelriß die Amputation der Meniscusspitze. Was der Chirurg Querriß nennt, kann im Röntgenbild je nach Lage einer Teilamputation der Keilspitze oder dem Ausriß eines kleineren Fragmentes aus dem Meniscuskörper entsprechen. Die kapselnahen Längsrisse des Chirurgen sind für den Röntgenologen fast immer Kapselabrisse — eine partielle oder totale Desinsertion —, die außerdem mit einer Rißbildung kombiniert sein kann. Wie chirurgisch, so kann auch röntgenologisch eine Teil- oder Totalluxation zentral- oder kapselwärts unterschieden werden.

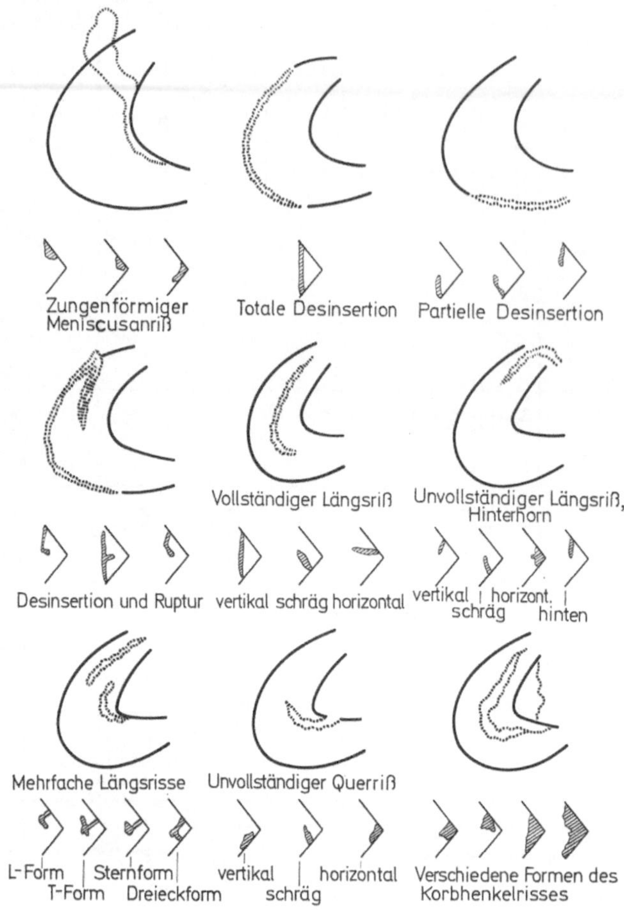

Abb. 44b. Vergleich zwischen Operationspräparaten und der Arthrographie

Die Erfahrung hat gelehrt, daß sowohl bei der Röntgendiagnostik als auch bei der operativen Inspektion „schwache Punkte" vorhanden sind, die bekannt sein müssen, wenn die Zusammenarbeit optimal sein soll.

Chirurgischerseits liegen sie in der Tatsache begründet, daß der Meniscus sich nur von oben betrachten läßt. Das Absuchen der Unterfläche mit einem entsprechenden Häkchen ist unsicher, besonders in Nähe der Kapselansatzstelle. Das Hinterhorn beider Menisken ist schlecht zu übersehen, und gerade hier findet sich die überwiegende Zahl der Rupturen. Auch kleinere umschriebene Einrisse in Nähe der Kapselansatzstelle sind gelegentlich schwer zu sehen. Röntgenologisch entgehen kleine Vertikalrisse im Vorderhorn und kleine Querrisse der Beobachtung, weil sie nicht en face dargestellt werden, sofern sie nicht mit anderen Rißformen kombiniert sind. Lateral gibt es im Arthrogramm Täuschungsmöglichkeiten durch die Bursa bzw. Sehne des M. popliteus. Glücklicherweise sind die meisten Risse im Außenmeniscus Horizontalrupturen, die trotzdem noch übersichtlich dargestellt werden. Andererseits findet der Chirurg gelegentlich ausgedehnte Rißbildungen, die röntgenologisch überhaupt nicht zur Darstellung kommen, so daß man an der chirurgischen Diagnose zweifeln könnte, wenn nicht der Pathologe den chirurgischen Befund bestätigt.

Nicht selten stellt der Röntgenologe einen Vertikalriß des Meniscus fest, während sich intra operationem ein kleinerer oder größerer Korbhenkelriß vorfindet, ein Befund, der nach unseren Erfahrungen nicht selten ist und auch von Ficat beobachtet wurde. Da zwischen der Röntgenuntersuchung und der Operation eine gewisse Zeitspanne liegt und durch die Narkose das Kniegelenk entspannt wird, kann sich eine Änderung des pathologisch-anatomischen Befundes ergeben haben. Dieser Umstand trifft auch für andere Risse zu.

Leider ist der Röntgenologe nicht immer in der Lage, dem Chirurgen das genaue Ausmaß der Rupturen mitzuteilen, wenn es sich nicht um ganz kleine umschriebene Risse handelt. Da es keine festen Grenzen für die einzelnen Abschnitte der Meniscen gibt und damit die ,,Grenzziehung" subjektiv ist, wird sich hier nicht immer eine Übereinstimmung erreichen lassen. Da meistens eine Totalexstirpation des Meniscus vorgenommen wird, sind diese Angaben nur theoretisch wichtig. Soll aber eine Teilresektion durchgeführt werden, so ist es von Bedeutung zu wissen, wo keine Ruptur vorliegt, vor allem, ob das Hinterhorn intakt ist. Intraoperativ können Fissuren im Hinterhorn leicht übersehen werden.

Arthrographische Diagnose der Innenmeniscusverletzungen

Sie können isoliert vorkommen, partiell oder total sein. Ihrer Lokalisation nach unterscheidet man Ein- oder Abrisse im Vorderhorn, im medialen Segment oder Hinterhorn, in 2 Segmenten oder im ganzen Meniscus.

α) Die Längsrisse des Meniscus

lassen sich in

a) horizontale,
b) vertikale,
c) schrägverlaufende Rupturen einteilen.

Zu a) Horizontalrisse im Vorderhorn des Innenmeniscus sind im Gegensatz zu dem Material anderer Autoren (Höffken), aber in Übereinstimmung mit Lindblom, bei uns selten. Fast immer geht der Riß von der tibialen Fläche aus, gelegentlich aber auch femoral. Er reicht selten bis zur Kapselansatzstelle. Setzt er sich aber bis dorthin fort, läßt sich hier ein kleines Ganglion oder eine lokalisierte Ablösung von der Kapsel nachweisen (Abb. 45a—d).

Im medialen Segment geht nur ein kleiner Teil der Risse von der femoralen Fläche aus, es sei denn, es handelt sich um einen kombinierten zungenförmigen Ausriß. Der größte Teil ist zur tibialen Gelenkfläche hin gelegen, und man kann sehr feine, kaum sichtbare Einrisse im Bereich der Spitze des Meniscus finden (Abb. 46a—d).

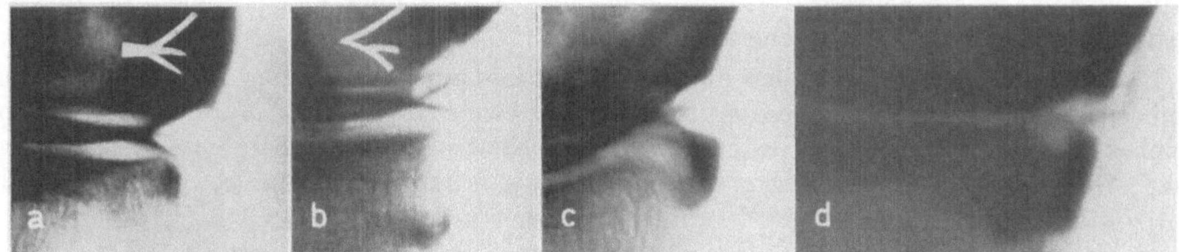

Abb. 45a—d. Verschiedene Rißformen bei Horizontalruptur im Vorderhorn des Innenmeniscus

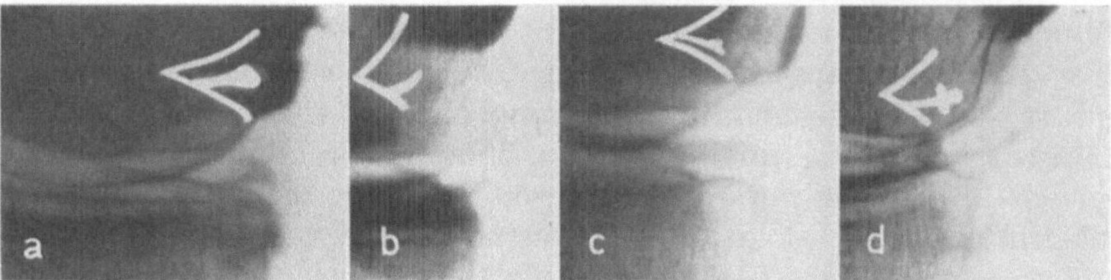

Abb. 46a—d. Horizontalrupturen im mittleren Abschnitt des Innenmeniscus

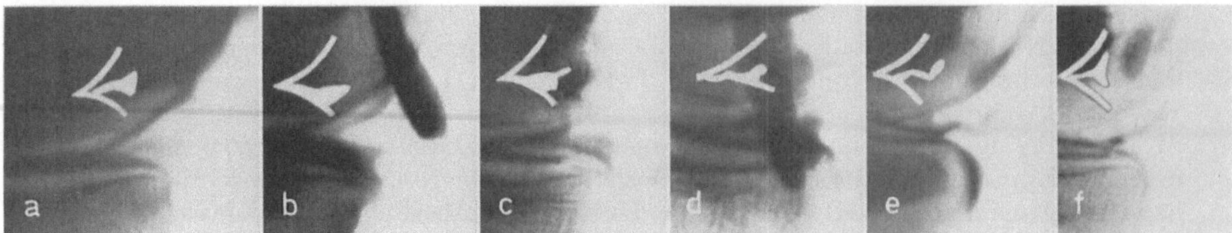

Abb. 47. a—f Horizontalrupturen im Hinterhorn des Innenmeniscus. e—f Besondere Rupturform (Stern-Form, L-Form)

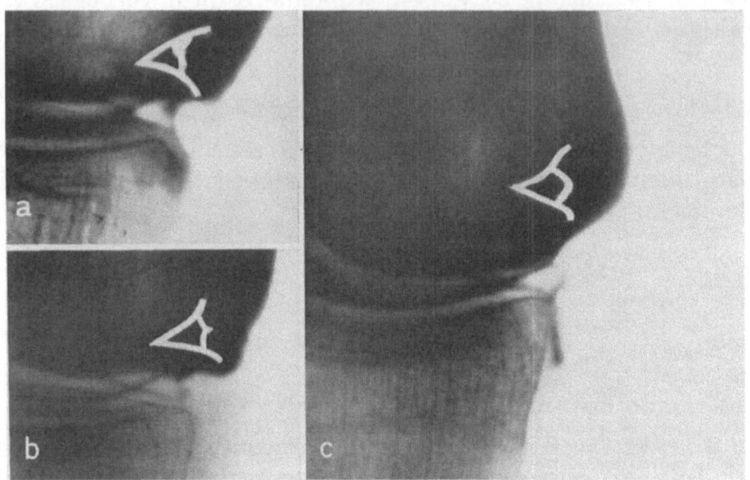

Abb. 48a—c. Vertikalrisse im Vorderhorn des Innenmeniscus

Im Hinterhorn zeigen sich der größte Teil der Horizontalrisse, auch hier mehr zum losen Rand des Meniscus als zur Kapselansatzstelle hin gelegen. Man beobachtet sie häufiger an der tibialen Fläche. Offenbar handelt es sich meist um frische Risse. Werden die Risse älter und bestehen lange Zeit, erweitern sie sich bis zur Kapselansatzstelle. Die Horizontalrisse sind häufig kombiniert mit einem kleinen Einriß an der Kapselansatzstelle oder mit einem Schrägriß in Form eines großen L, T oder V, von denen die meisten wiederum von der tibialen Fläche ausgehen (Abb. 47a—f, 21).

Nach Ansicht von FICAT sollen die Horizontalrisse eher Folge einer vorausgegangenen Meniscusdegeneration sein. Diese Auffassung läßt sich in unserem Material bestätigen, welches sich hauptsächlich aus degenerativen Meniscusschäden bei Bergleuten zusammensetzt. Der größte Teil der hier zur Beobachtung kommenden Meniscusschäden stellt Horizontalrisse und davon überwiegend solche im Hinterhorn dar.

Zu b) Die zweite Gruppe der Längsrisse, die arthrographisch als *Vertikalrisse* erscheinen, sind im Vorderhorn nicht häufig. Sie durchsetzen die Meniscusfläche von cranial nach caudal. Vordere Teilrisse sind in unserem Material kaum zur Beobachtung gekommen. Im medialen Segment zeigen sich die Vertikalrisse von der tibialen Fläche ausgehend, mehr zentral als kapselwärts gelegen. Im hinteren Segment des Innenmeniscus sind die Teilrisse teils durchgehend, teils entspringen sie der tibialen Fläche (Abb. 48—50). Die Vertikalrisse sind häufig mit einem Horizontalriß kombiniert, seltener in einem Meniscussegment allein, fast immer den ganzen Meniscus einnehmend. Kommt es bei einem Vertikalriß zu einer Dislokation der Fragmente, spricht man von der Korbhenkelruptur, die überwiegend total ist. Dabei wird das medial gelegene Fragment kniebinnenwärts verlagert (Abb. 51a—d).

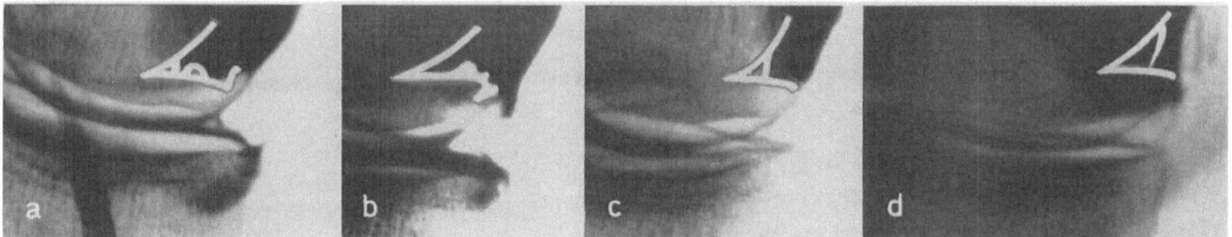

Abb. 49a—d. Vertikalrupturen im mittleren Segment des Innenmeniscus

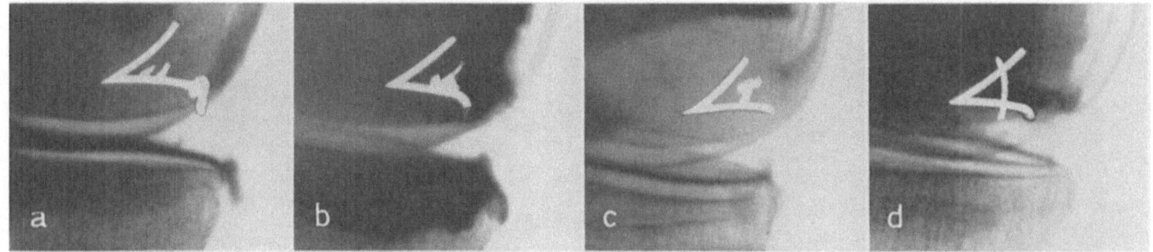

Abb. 50a—d. Vertikalriß im Hinterhorn des Innenmeniscus

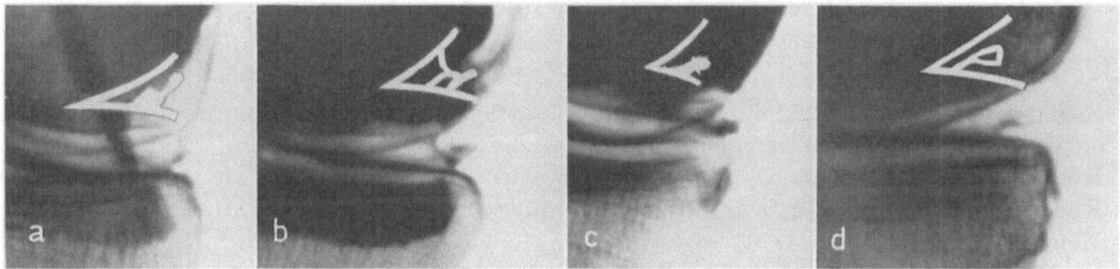

Abb. 51a—d. Vertikal- und Horizontalruptur des Innenmeniscus

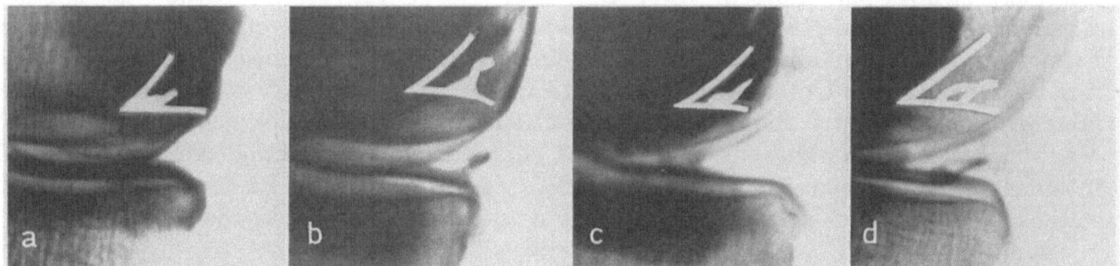

Abb. 52. a u. b Schrägriß im mittleren Segment des Innenmeniscus. c u. d Schrägriß im Hinterhorn des Innenmeniscus

Zu c) Die dritte Gruppe der Längsrisse, die *Schrägruptur*, findet sich fast ausschließlich im mittleren und hinteren Segment des Innenmeniscus, verteilt sich sowohl auf die femorale als auch tibiale Fläche und zeigt sich ebenfalls mehr in der Spitze als kapselnah. Diese Schrägrisse können anatomisch auch schon Querrisse darstellen, bei denen es nicht zu einer Dislokation des eingerissenen Fragmentes gekommen ist (Abb. 52a—d).

Schrägrisse finden sich in Kombination mit anderen Rißformen in allen Segmenten des Innenmeniscus.

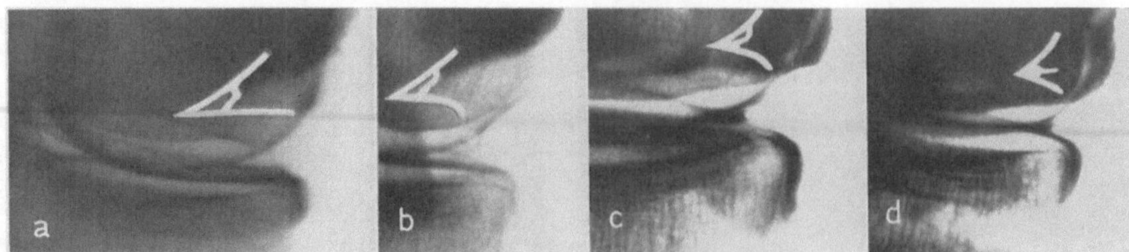

Abb. 53 a—d. Querrisse des Innenmeniscus

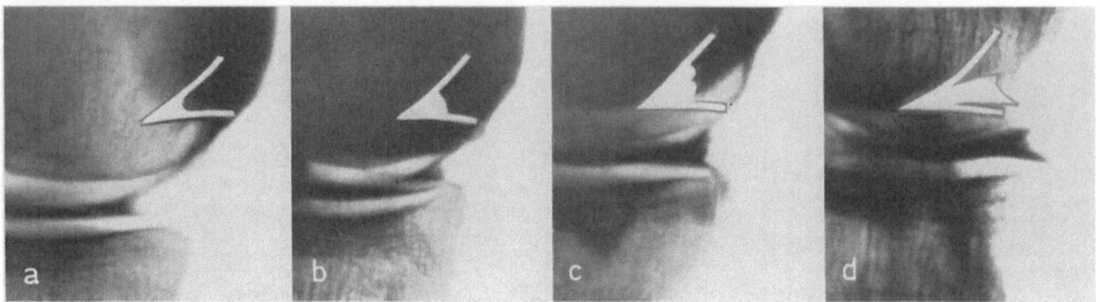

Abb. 54a—d. Korbhenkelruptur des Innenmeniscus mit Amputation der Meniscuskeilspitze

β) Die Querrisse

zeigen arthrographisch eine umschriebene Kontrastmittelansammlung in einem Segment, entweder an der femoralen oder tibialen Fläche oder sehr viel häufiger im Bereich der Keilspitze des Meniscus. Die Spitze des Meniscus erscheint hier wie amputiert. Diese Kontrastmittelansammlung kann sich auf ein Segment beschränken oder den gesamten Meniscus umfassen.

Findet sich nur eine umschriebene Kontrastmittelansammlung, so handelt es sich demnach um einen Querriß (transversale Ruptur).

Die umschriebenen querverlaufenden oder transversalen Rupturen sind arthrographisch schwer zu erfassen. Zwei Ursachen sind dafür verantwortlich zu machen. Einmal werden diese Risse nicht orthograd vom Strahlengang getroffen, zum anderen handelt es sich um lokalisierte Einrisse in einem Segment des Meniscus, so daß die Risse nur bei sehr genauer Untersuchung, wie Lindblom sagt, „en face" nachgewiesen werden können. Vor und hinter den erkrankten Meniscusabschnitten findet sich wieder normales Meniscusgewebe. Als indirektes Zeichen gilt eine auffällige Verschmälerung des Meniscus in einem umschriebenen Abschnitt. Glücklicherweise sind diese Rißformen isoliert sehr selten, meist kommen sie mit anderen Rissen zusammen vor (Abb. 53a—d).

Zum

γ) Korbhenkelriß

gibt es fließende Übergänge, da der Korbhenkelriß nicht selten aus einem Schräg- oder Vertikalriß in einem Segment entsteht und sich in anderen Segmenten zu einem vollständigen Korbhenkelriß umwandelt. Dabei wird das binnenwärts gelegene Fragment in das Knieinnere verlagert, so daß im Arthrogramm die Meniscuskeilspitze nicht mehr nachweisbar ist und das Kontrastmittel diesen Raum einnimmt (Abb. 54—61).

Ist der Riß frisch, so läßt sich eine scharfe Begrenzung des Kontrastmitteldepots nachweisen. Da sich aber das kapselnahe Fragment durch die dauernde Bewegung schnell abschleift, verschwindet die unregelmäßige Begrenzung bald und das kapselnahe Fragment wird abgerundet. Das binnenwärts gelegene Fragment wird schnell abgeflacht, verschmälert, gelegentlich resorbiert. Häufig läßt es sich als Aussparung an der Basis der Eminentia intercondylaris erkennen.

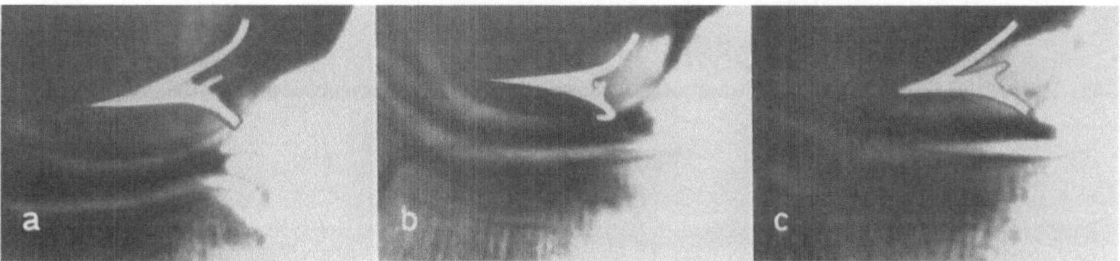

Abb. 55a—c. Totaler Korbhenkelriß des Innenmeniscus. a Vorderhorn; b mittleres Segment; c Hinterhorn

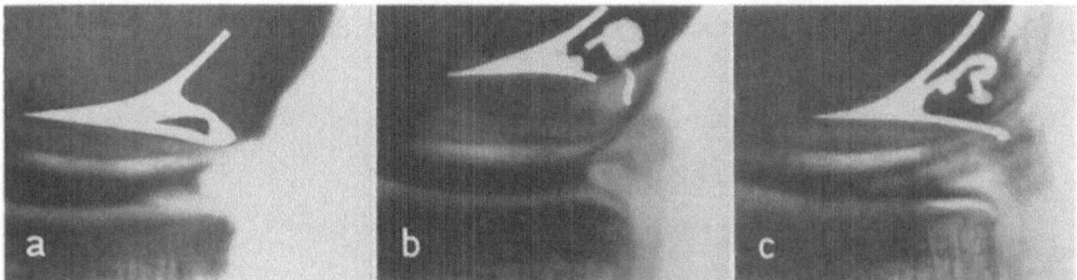

Abb. 56a—c. Korbhenkelriß des Innenmeniscus mit beginnender Degeneration des kapselnahen Fragments. Bei b Meniscusganglion

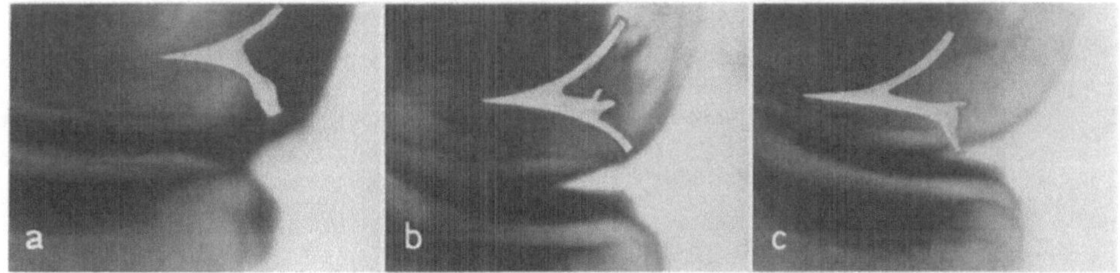

Abb. 57. a Teilkorbhenkelriß im Vorderhorn (Innenmeniscus); b mittleres Segment; c Schrägriß im Hinterhorn

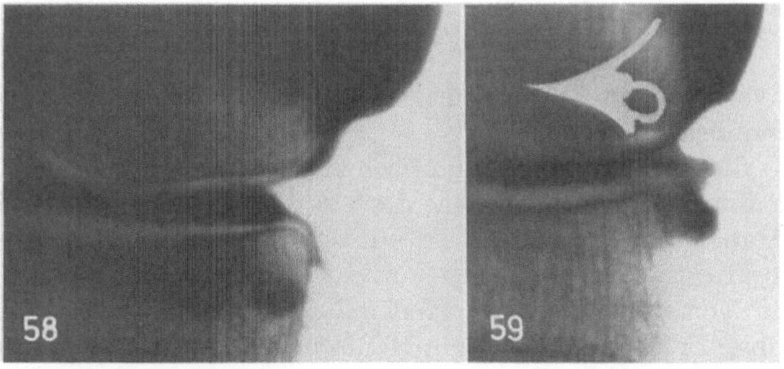

Abb. 58. Korbhenkelriß mit gleichzeitiger erheblicher Verbreiterung der medialen Hälfte des Gelenkspaltes (Innenmeniscus). (Siehe auch Abb. 57a) Bandzeichen

Abb. 59. Korbhenkelriß mit Dislokation eines Fragments in den marginalen Recessus (Innenmeniscus)

Es kann aber auch im menisco-femoralen bzw. menisco-tibialen Gelenkspalt liegen, wobei es eine Eindellung des Meniscusschattens verursacht, die als Impression imponiert. Charakteristisch ist auch die erhebliche Verbreiterung des Gelenkspaltes mit einer fast parallel verlaufenden Kontrastmittelschicht (Bandzeichen). Schließlich kann ein abgerissenes Fragment auch in dem meniscalen Recessus verschwinden. Das kapselnahe Fragment zeigt häufig einen oder mehrere Einrisse, die entweder Folge der Verletzung

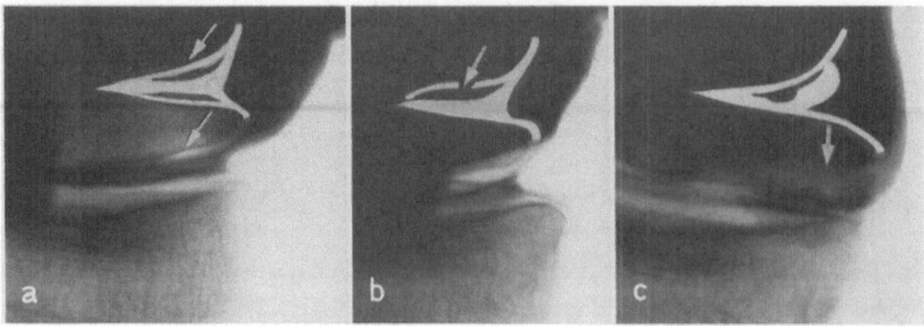

Abb. 60a—c. Korbhenkelriß mit Luxation eines Fragmentes in das Gelenkinnere (Innenmeniscus)

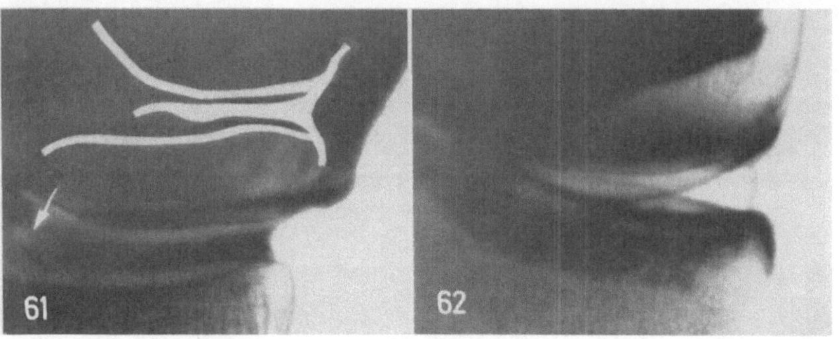

Abb. 61. Korbhenkelruptur mit Luxation eines Fragmentes in das Gelenkinnere (Innenmeniscus)

Abb. 62. Kapselnahe Vertikalruptur des Innenmeniscus

sind, aber auch durch Degeneration des kapselnahen Bruchstückes entstanden sein können. Gelegentlich läßt sich auch eine cystische Degeneration des kapselnahen Bruchstückes finden (Abb. 78).

δ) Kapselabrisse — Desinsertionen

Totalabrisse verursachen so eindeutige klinische Beschwerden, daß sie selten zur Arthrographie kommen (RÜTTIMANN).

Offenbar trifft dies nur für den traumatisch geschädigten Meniscus zu. Der Total- bzw. Teilabriß, der ja auch beim degenerativ geschädigten Meniscus letztlich traumatischer Natur ist, macht aber nicht so eindeutige klinische Symptome. In unserem Krankengut ist er nicht selten anzutreffen.

Man kann die Meniscusabrisse unterteilen in partielle Desinsertionen, die sich nach Ausdehnung (Höhe, Tiefe) mit oder ohne Meniscusläsion von den totalen Desinsertionen unterscheiden. Die partiellen Abrisse können an der cranialen oder caudalen Insertionsstelle des Meniscus oder auch an beiden Stellen auftreten. Sie sind im vorderen, mittleren oder hinteren Meniscussegment lokalisiert. Im Hinterhorn sind sie außerordentlich selten. Sie müssen differentialdiagnostisch von großen Meniscustaschen abgegrenzt werden. Die Taschen erscheinen an der Basis breiter, abgerundeter und wegen ihrer Tiefe stärker mit Kontrastmittel angefüllt. Die Entscheidung ist oft nicht zu treffen. Tiefe Taschen und partielle Abrisse des Meniscus führen zu einer vermehrten Beweglichkeit des Zwischenknorpels, wodurch eine neue Schädigungsmöglichkeit besteht. LINDBLOM hält eine Bursa zwischen dem Meniscus und dem inneren Längsband für pathologisch, da er in einer Reihe von Fällen gleichzeitig Meniscusläsionen gesehen hat.

Die totale Desinsertion des Meniscus geht nicht selten mit einer gleichzeitigen Verletzung des Innenbandes einher. Der Meniscus, der dann nur von seinen Hörnern gehalten

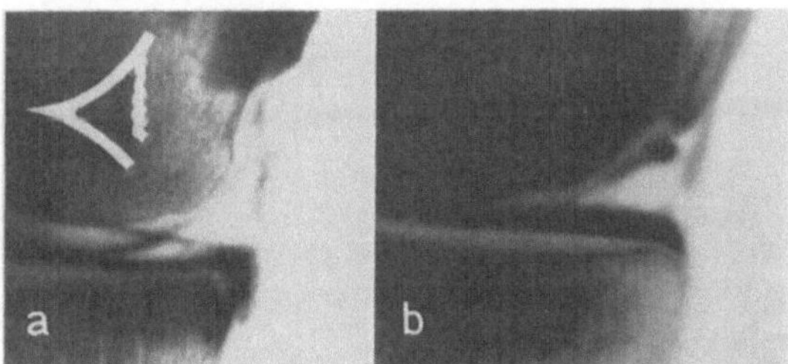

Abb. 63a u. b. Kapselnahe Ruptur oder Desinsertion des Innenmeniscus von der Kapsel: häufig nur operativ zu entscheiden

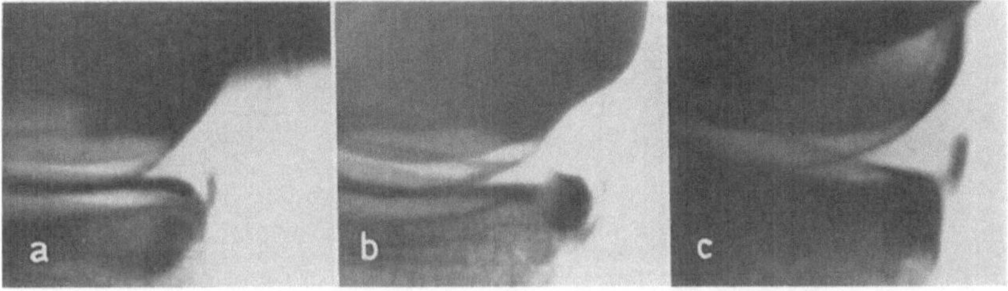

Abb. 64a—c. Teilablösung des Innenmeniscus von der Kapsel caudal

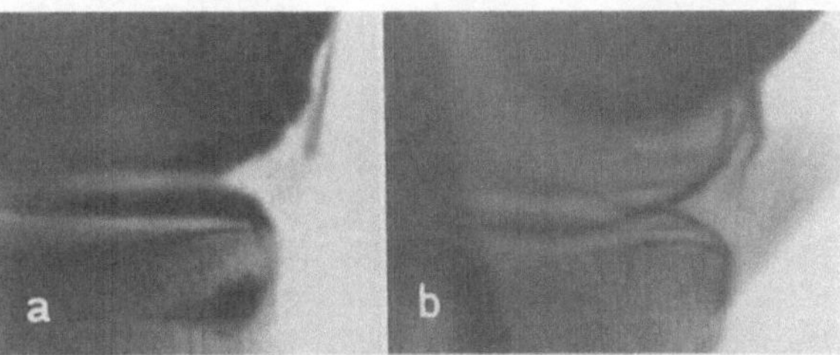

Abb. 65a u. b. Teilablösung des Innenmeniscus cranial

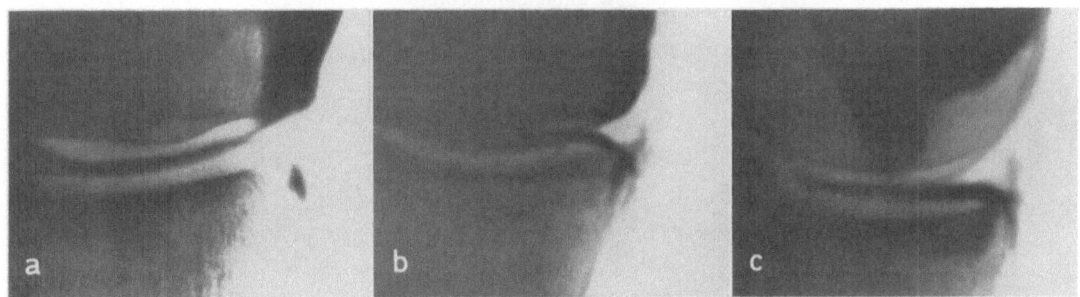

Abb. 66a—c. Differentialdiagnose: Meniscusrecessus oder Teildesinsertion, hier Meniscusrecessus

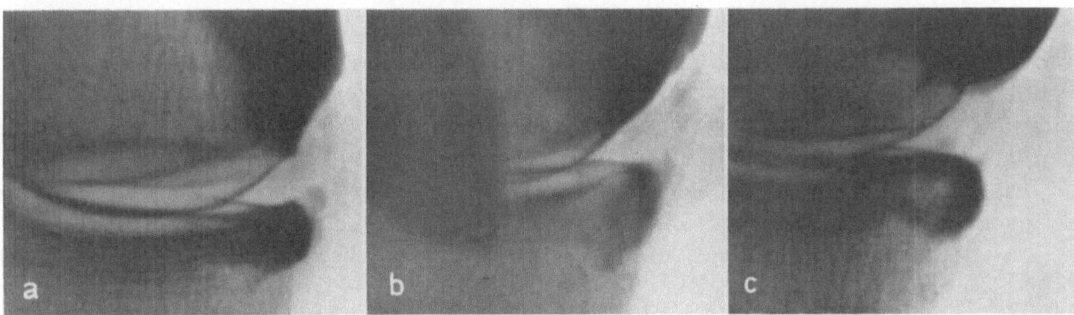

Abb. 67a—c. Unvollständige umschriebene Desinsertion des Innenmeniscus

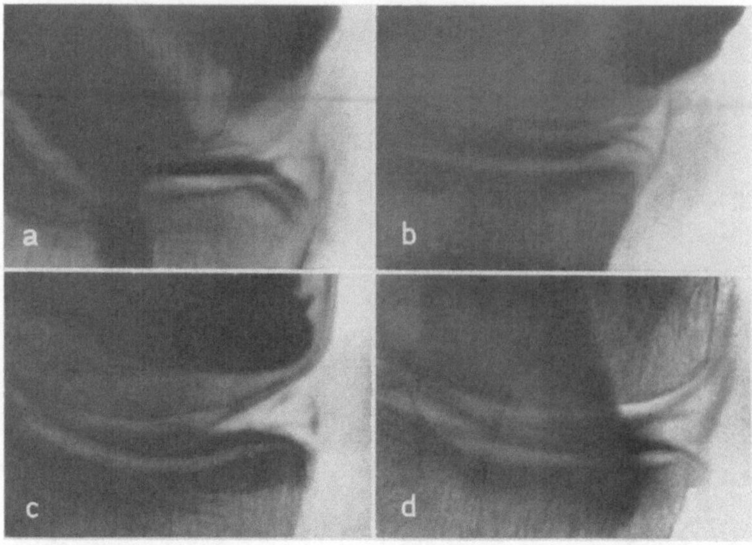

Abb. 68a—d. Desinsertion des Innenmeniscus mit Horizontalruptur in verschiedenen Meniscusabschnitten

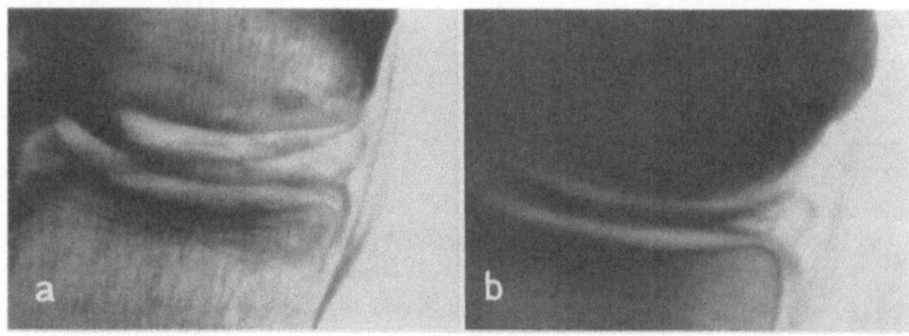

Abb. 69a u. b. Desinsertion des Innenmeniscus mit Horizontalruptur sowie totale Kapsel- bzw. Innenbandläsion

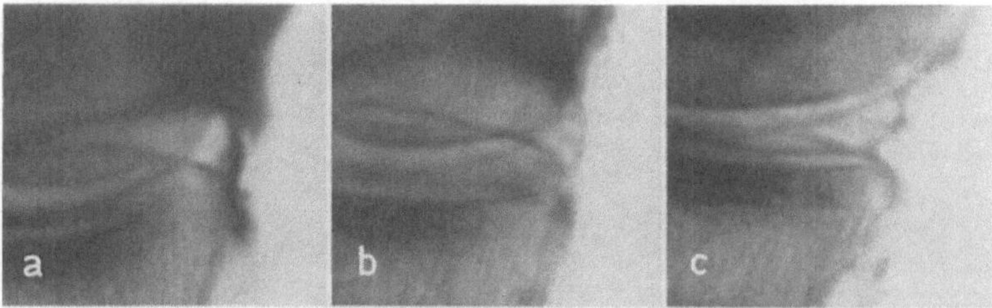

Abb. 70a—c. Vertikalruptur des Innenmeniscus in allen Segmenten und Schräg- und Horizontalruptur in zwei Segmenten des Innenmeniscus

wird, kann sich bei forcierter Bewegung um seine eigene Achse drehen, was, wie auch bei der partiellen Ablösung, zu Einklemmungserscheinungen führt. Auch kann die Kapselablösung mit einer Meniscusverletzung vergesellschaftet sein, die nach unseren Erfahrungen fast immer durch einen Horizontalriß verursacht wird (Abb. 62—70).

Die Schilderungen der verschiedenen im Arthrogramm sichtbaren Zeichen, auch umschriebener Meniscusverletzungen, können zu der Annahme verleiten, daß die Meniscusläsion ein Ereignis ist, welches nur einen bestimmten Abschnitt des Zwischenknorpels betrifft. Das ist aber nur bei einem Teil der Erkrankung der Fall, besonders, wenn es sich um eine traumatische Schädigung handelt. Beim degenerativen Meniscusschaden besteht eine Erkrankung des gesamten Meniscus, so daß hier die Rißbildung sehr viel größer und

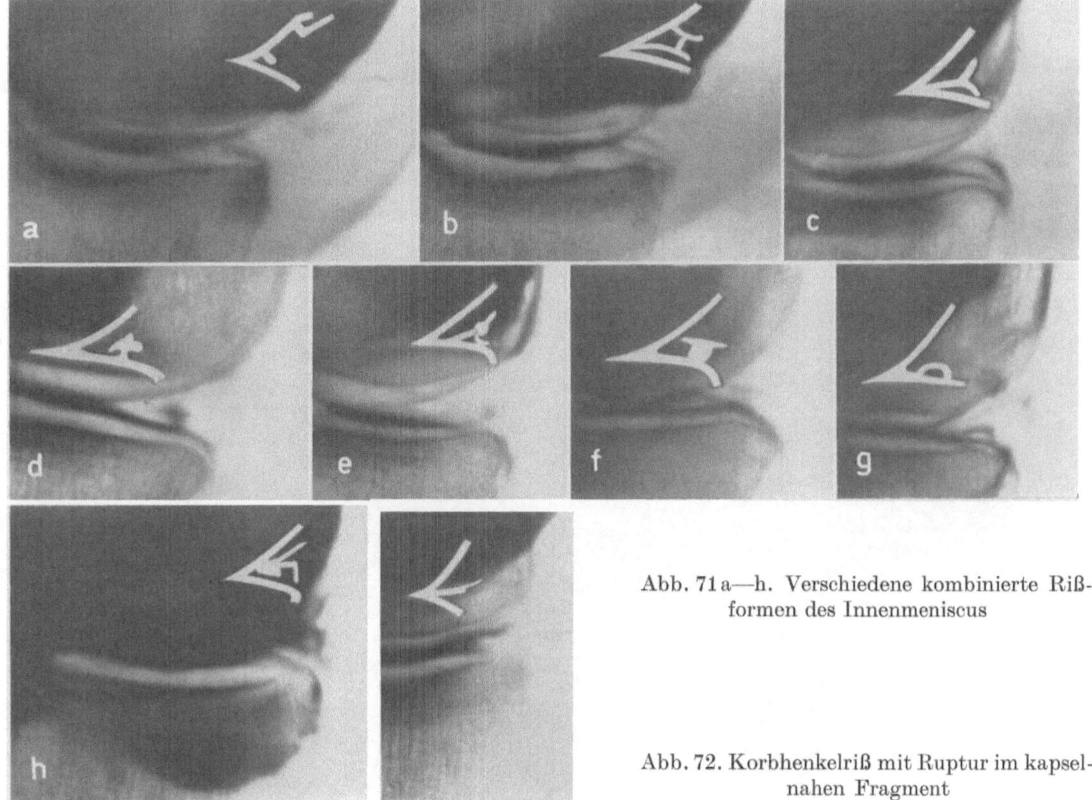

Abb. 71 a—h. Verschiedene kombinierte Rißformen des Innenmeniscus

Abb. 72. Korbhenkelriß mit Ruptur im kapselnahen Fragment

mannigfaltiger zu sein pflegt und nicht selten ausgedehnter ist als man es im Arthrogramm darstellen kann (Abb. 71 und 72).

Verletzungen des Außenmeniscus

Die Läsionen des Außenmeniscus sind nicht so häufig wie die Innenmeniscusverletzungen. Auch hier unterscheidet man die für den Innenmeniscus charakteristischen Rißformen. Es herrscht aber nicht die große Vielfalt der Innenmeniscusrisse vor. Die Zahl der Horizontalrisse ist im Vorderhorn größer (Abb. 73a—d). Das gilt auch für die Schräg- (Abb. 74), jedoch nicht für die Vertikalrisse (Abb. 75). Rupturen im mittleren Segment allein sind selten. Es kommen im Außenmeniscus weniger isolierte Horizontal- oder Schrägrisse, mehr totale Risse des gesamten Meniscus vor.

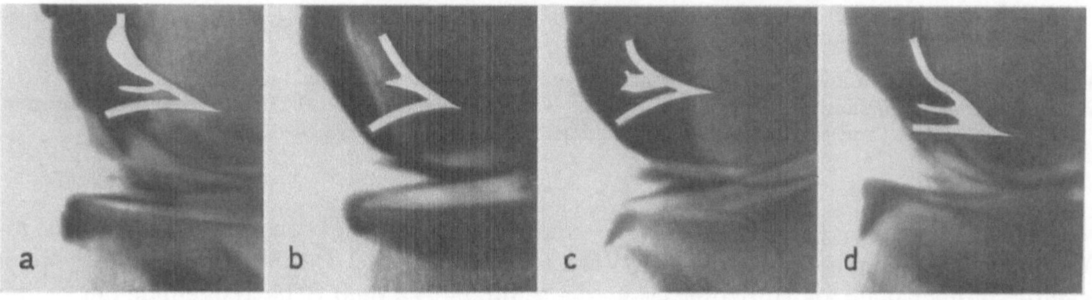

Abb. 73a—d. Verschiedene Formen von Horizontalruptur im Vorderhorn des Außenmeniscus

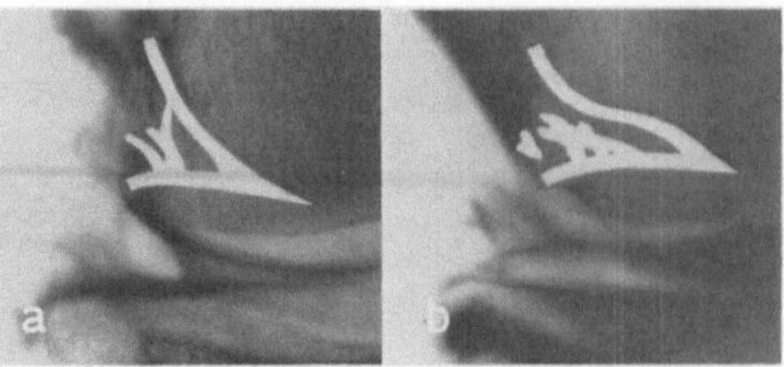

Abb. 74a u. b. Schrägriß im Vorderhorn des Außenmeniscus

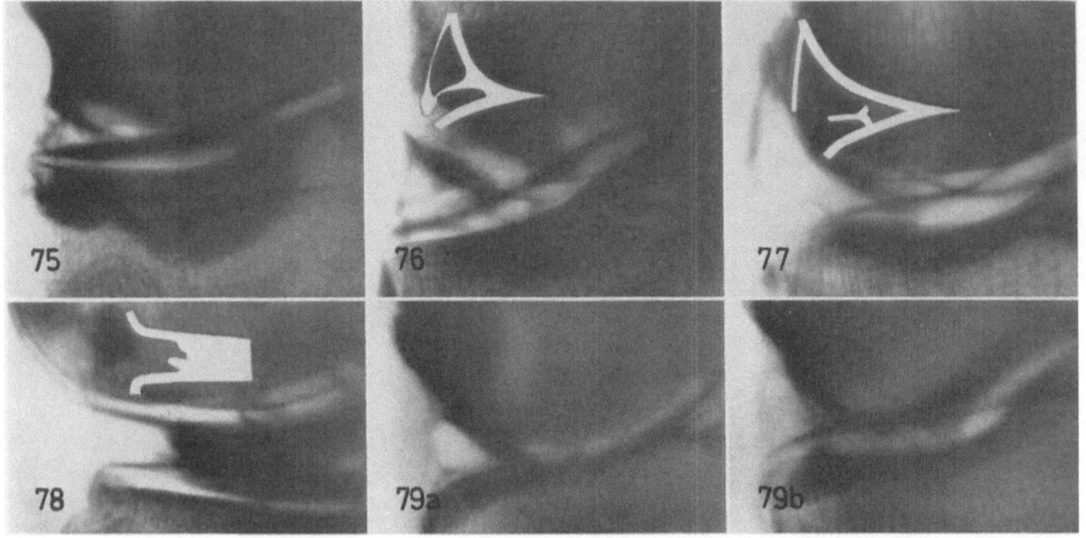

Abb. 75. Vertikalriß im mittleren Segment des Außenmeniscus

Abb. 76. Horizontal- und Vertikalriß im mittleren Segment des Außenmeniscus

Abb. 77. Querriß und Kapselruptur mittleres Segment des Außenmeniscus

Abb. 78. Korbhenkelriß im Vorderhorn des Außenmeniscus mit kleiner Ruptur im kapselnahen Fragment

Abb. 79a u. b. Desinsertion des Außenmeniscus von der Kapsel

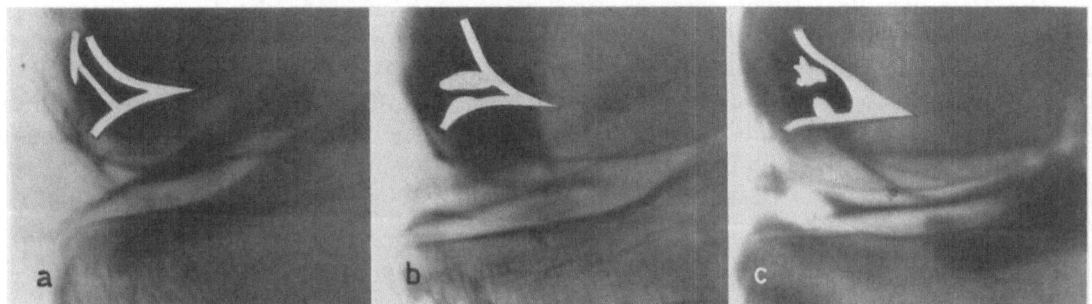

Abb. 80. a Schrägriß im mittleren Segment des Außenmeniscus mit Kapselbeteiligung. b Ausgeprägte Horizontalruptur im Vorderhorn des Außenmeniscus mit Kapselbeteiligung. c Korbhenkelriß mit Vertikalruptur und Kapselbeteiligung im mittleren Segment des Außenmeniscus

Vertikalrupturen, kombinierte Risse und Desinsertionen von der Kapsel sind im Außenmeniscus selten (Abb. 76—80). Vertikalrupturen und Desinsertionen sind jedoch leichter zu übersehen als Horizontalrisse, die senkrecht zu dem Schattengebilde der Sehne und der Bursa m. poplitei verlaufen.

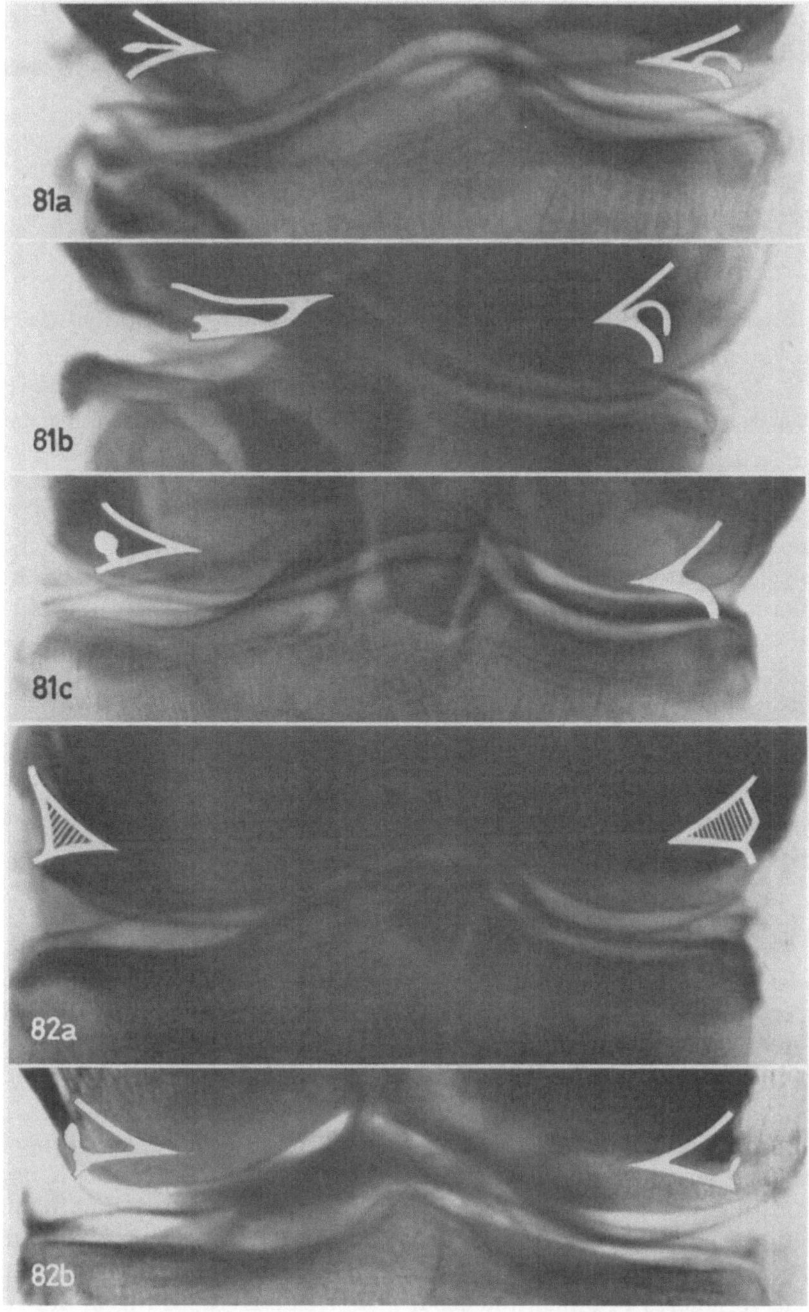

Abb. 81. a Horizontalruptur im mittleren Segment des Innenmeniscus und Außenmeniscus. b Horizontalruptur im Vorderhorn des Außenmeniscus und Hinterhorn des Innenmeniscus. c Korbhenkelruptur im mittleren Segment des Innenmeniscus. Horizontalruptur im gleichen Segment des Außenmeniscus

Abb. 82. a Vertikalruptur des Innenmeniscus mit Desinsertion des Außenmeniscus. b Teildesinsertion des Außenmeniscus, Vertikalruptur des Innenmeniscus mit Kapsel- und Bandläsion

Daher erfordert die Beurteilung des Außenmeniscusschadens ganz besondere Erfahrung und stellt auch den Geübten vor schwierige Probleme.

Bei 5% der Untersuchungen (BOTTA) sieht man eine *Läsion des Außen- und Innenmeniscus* zu gleicher Zeit, aber die klinischen Beschwerden weisen meist nur auf Schädigung eines Meniscus hin, wobei die Risse verschieden alt sein können (Abb. 81a—c, 82a und b).

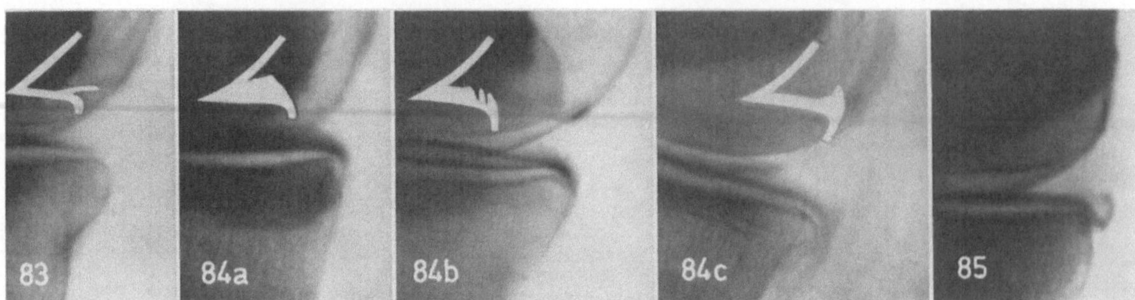

Abb. 83. Umschriebene Rißbildung an der tibialen Fläche des Innenmeniscus im Hinterhornbereich

Abb. 84. a—b Verschiedene Formen der Entwurzelung des Hinterhorns vom Innenmeniscus. c Ähnliche Rißbildung mit Kapselbeteiligung

Abb. 85. Entwurzelung des Innenmeniscus mit Ablösung eines Fragments, welches sich in dem Innenmeniscusrecessus nachweisen läßt

Bei degenerativen Meniscusschäden zeigt sich gelegentlich erst ein Riß an einem und eine gewisse Zeit später eine ähnliche Rißbildung am anderen Kniegelenk. Rupturen an korrespondierenden Stellen beider Kniegelenke sind daher nicht selten.

Die Meniscusluxation

Die Meniscusluxationen sind gleichzeitig Meniscusrupturen, da die Voraussetzung für eine Luxation eine Ruptur des Meniscus entweder in Form eines Horizontalrisses oder einer partiellen bzw. totalen Desinsertion ist. Man unterscheidet eine Luxation des Meniscus nach innen und nach außen.

α) Die Luxation nach innen

kann komplett oder inkomplett sein, wobei der ganze Meniscus oder nur ein zungenförmig ausgerissenes Stück luxiert. Die vollständige Luxation nach innen ist ein sehr seltenes Ereignis. Wenn bei dem schweren klinischen Befund überhaupt eine Arthrographie durchgeführt wird, sieht man an Stelle des dreieckigen Meniscusschattens eine pathologische Kontrastmittelansammlung.

Die *unvollständige Luxation* wird überwiegend beim Korbhenkelriß nachgewiesen, bei dem es zur Verlagerung des ganzen freien Fragmentes zur zentralen Kniepartie kommt. Diese Form ist die häufigste Luxation (50 % im Material der Mayo-Klinik, 36 % bei Ficat). Die arthrographischen Zeichen sind die Amputation der Keilspitze des Meniscus, die Verbreiterung des Kniegelenkspaltes mit einer erheblichen Kontrastmittelansammlung und die durch das verlagerte Fragment sichtbar gewordene Aussparung in der Kontrastmittelfüllung, die aber nicht immer gefunden wird. Bei der Diagnosestellung soll den kapselnahen Fragmenten besondere Aufmerksamkeit gelten. Für Chirurgen, die nur das luxierte Fragment entfernen, ist es entscheidend zu wissen, ob das Kapselfragment in allen Segmenten intakt ist.

Eine andere Form der unvollständigen Luxation stellt der zungenförmige Ausriß des Meniscus dar, besonders bei der Auswalzung und Entwurzelung des Hinterhornes (Andreesen). Hier läßt sich arthrographisch die Diagnose nicht leicht sichern. Man findet eine Abflachung des Meniscuskeilschattens und eine Verbreiterung der knorpelfreien Zwischenzone (Abb. 83, 84a—c). Das Fragment kann außerdem abgerissen sein, wobei es gelenkbinnenwärts verlagert, resorbiert werden kann oder sich im meniscalen Recessus verbirgt (Abb. 85).

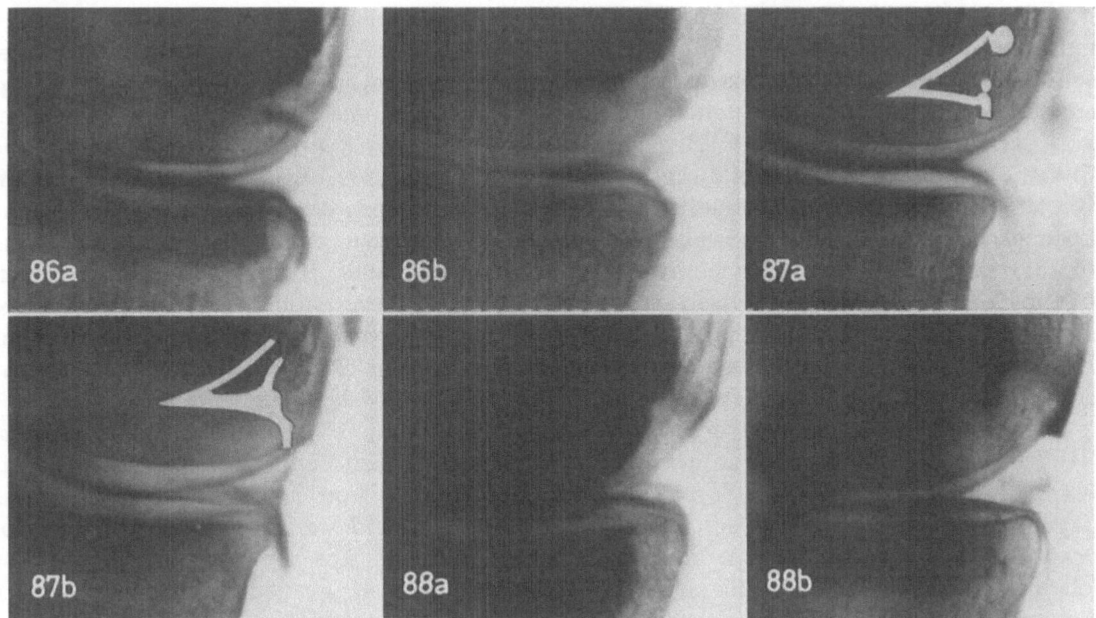

Abb. 86. a Schrägriß im Hinterhorn des Innenmeniscus. b Kontrollarthrographie nach 6 Monaten: die Ruptur hat sich zu einem kombinierten Riß erweitert

Abb. 87. a Kapsel- und Innenbandläsion des Innenmeniscus. b Kontrollarthrographie 4 Monate später: Kapselläsion ähnlich, Vertikalriß im Innenmeniscus mit Entwurzelung des Hinterhorns

Abb. 88. a Schräg- und Horizontalriß im Hinterhorn des Innenmeniscus. b Kontrollarthrographie: $3^1/_2$ Jahre später ist die Ruptur fortgeschritten mit Kapselbeteiligung und Zunahme der Arthrosis

β) Die Luxation nach außen

ist nur selten Gegenstand arthrographischer Untersuchungen, es sei denn, der Meniscus ist vollständig reluxiert. Ist der Unfallhergang frisch, sieht man einen unscharfen und verbreiterten menisco-femoralen bzw. menisco-tibialen Gelenkspalt. Kleine Einrisse können, müssen aber nicht vorhanden sein. Liegt der Unfall schon einige Tage bis Wochen zurück, so läßt sich nach eigenen Erfahrungen gelegentlich die Diagnose nicht stellen. Man muß eventuell durch entsprechende Manipulationen des Unterschenkels versuchen, eine Luxation zu provozieren.

Geringfügige Luxationen des Meniscus kommen bei einer besonders beweglichen Zwischenscheibe (Meniscolisthesis) vor. Sie wird verursacht durch eine Lockerung des Bandapparates bei der Meniscusdegeneration, bei besonders weiten Recessus und auch durch eine alte partielle Ablösung.

Das arthrographische Bild kann auch einen gewissen Hinweis auf das *Alter der Meniscusverletzung* geben. Bei frischen Rissen sind die Ränder der Verletzungen scharf gezeichnet, während bei älteren Verletzungen die Ränder abgerundet, geglättet aussehen und, wenn es sich nicht um einen degenerativen Meniscusschaden handelt, findet sich eine gewisse Resorption und Abflachung der Fragmente (Abb. 86—88).

d) Arthrographische Befunde beim operierten Meniscus

Die Kontrastdarstellung des operierten Kniegelenks gestattet, über Art, Umfang und Folgezustände des operierten Eingriffs verläßliche Aussagen zu machen. Voraussetzung sind jedoch einige Kenntnisse der pathologischen Anatomie und der chirurgischen Operationstechnik. Hinsichtlich der Entfernung des verletzten Meniscus gibt es zwei verschiedene Auffassungen. Besonders von Böhler wird die Teilresektion des Meniscus mit Zurücklassung der gesamten gesunden Anteile empfohlen, während Bürkle de la Camp u.a. die totale Resektion fordern. Die Gründe für das verschiedene Vorgehen mögen hier außer acht gelassen werden, jedoch fällt auf, daß BÖHLER vorwiegend traumatisch geschädigte Menisken, die Befürworter der Totalresektion überwiegend degenerative Meniscusschäden sehen. Von dem stehengebliebenen Rest des Meniscus oder bei Totalresektion, von der paracapsulären Zone (Regeneratszone HENSCHENs), in der sich die Blutgefäße finden, kommt es zur Neubildung von Ersatzgewebe, dem Regenerat, welches jedoch BLUMENSAAT und GOBAT als unechtes Regenerat bezeichnen, da es sich nicht um Faserknorpel, sondern um Bindegewebe handelt. Im allgemeinen nimmt man als Zeitspanne für die Entwicklung des Regenerates 2 Jahre an, wenn auch Regeneratbildungen schon 6 Monate p. op. beschrieben worden sind. Ob es in jedem Falle zur Ausbildung eines Regenerates kommt, scheint noch nicht abgeklärt, ist aber auf Grund arthrographischer Erfahrung dahingehend zu beantworten, daß sich Beispiele finden, in denen der paracapsuläre Rest über Jahre hinaus unverändert geblieben ist.

Durch die Röntgenuntersuchung läßt sich feststellen, inwieweit der Meniscus entfernt ist, ob sich ein Regenerat ausgebildet hat oder ob ein Meniscusrest vorhanden ist. Kann das Ersatzgewebe als funktionstüchtig bezeichnet werden, ist der Restmeniscus degeneriert oder findet sich ein Riß im Restmeniscus, sind weitere Fragen, die arthrographisch beantwortet werden können. Eine verbindliche Aussage auf diese Fragen ist leichter, wenn die Art der Operation bekannt ist und wenn eventuell ein präoperatives Arthrogramm zu Vergleichszwecken vorliegt. Nicht selten bleibt bei der Operation ein

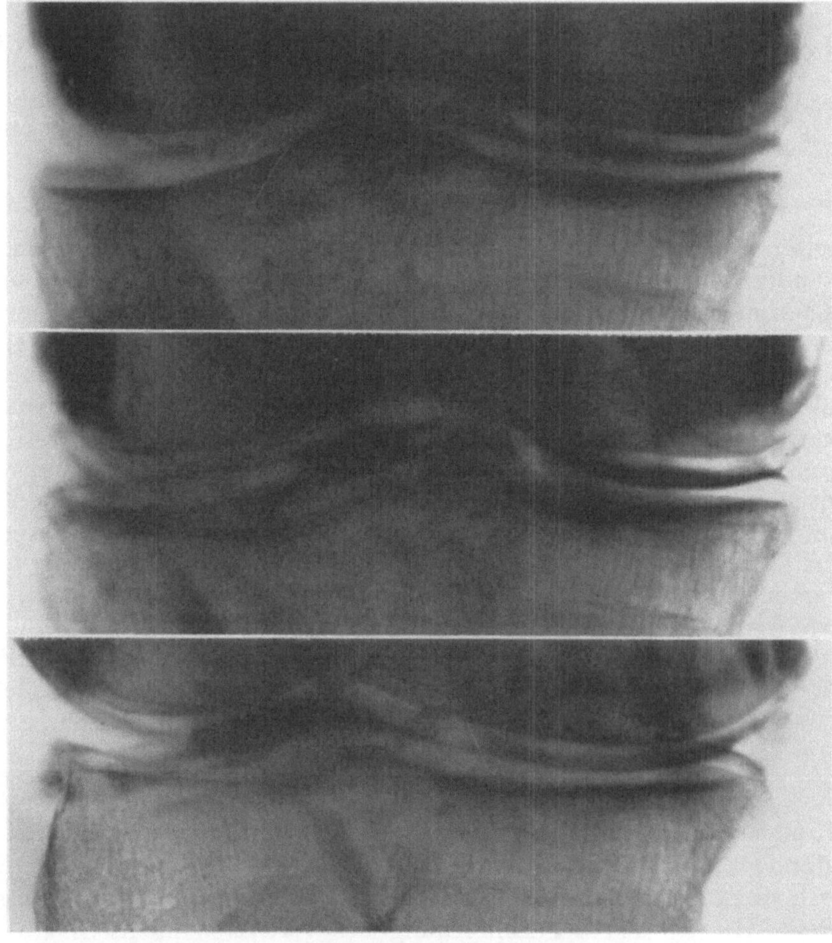

Abb. 89a—c. Zustandsbild nach operativer Entfernung des Innenmeniscus mit kleinem, paracapsulärem Rest. Beachte Gelenkspalterweiterung medial

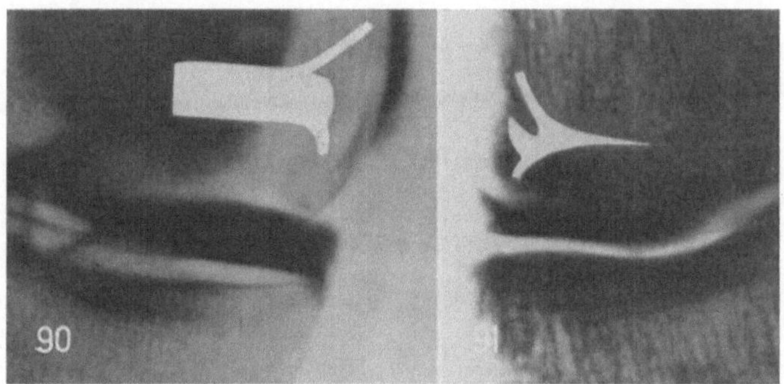

Abb. 90. Zustand nach totaler Ektomie des Innenmeniscus mit Verbreiterung des Gelenkspaltes
Abb. 91. Zustand nach Ektomie des Außenmeniscus (mit Gelenkspaltverbreiterung)

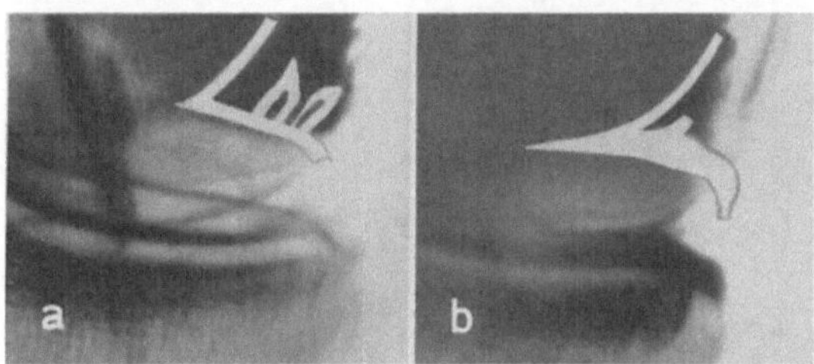

Abb. 92a u. b. Zustand nach Innenmeniscus-Operation (1961); Ruptur im stehengebliebenen Rest des Hinterhorns (1963)

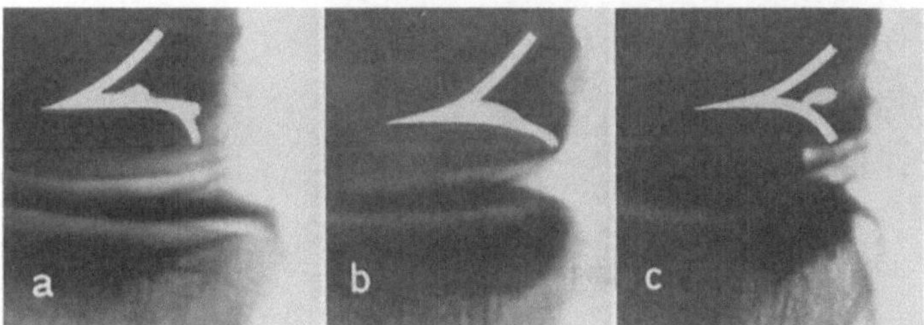

Abb. 93. a Entwurzelung des Innenmeniscus (1962). b Zustand nach Operation 1963, Arthrographie 1963, o. B. c Arthrographie 1964 zeigt Riß im Hinterhorn des Regenerates (?) und Kapselläsion

Stück vom Hinterhorn stehen, in welchem schon ein Riß besteht oder sich später bildet. Die Feststellung eines stehengebliebenen Hinterhornes mit Rißbildung ist die häufigste arthrographische Diagnose nach Meniscektomie.

Normalerweise bildet sich der paracapsuläre Rest in einen kleinen dreieckigen, meniscusähnlichen Schatten um. Von diesem ist der angeborene kleine Meniscus und der paracapsuläre Rest beim Korbhenkelriß zu unterscheiden, der sich nach einiger Zeit ähnlich umbildet wie ein kleiner Meniscus. Beide Möglichkeiten sind durch die Anamnese auszuschließen.

Der paracapsuläre Teil kann verschieden groß sein, je nach Art des operativen Vorgehens. Es ist jedoch kaum möglich, einen großen, paracapsulären Rest von einem regenerierten Meniscus zu unterscheiden, es sei denn, Form, Größe und Aussehen weichen erheblich von dem normalen paracapsulären Rest ab. Auch bei der Teilresektion fällt es schwer, den regenerierten von dem stehengebliebenen Teil zu differenzieren, wenn nicht eine unterschiedliche Größe vorliegt. Über die Beschaffenheit des Regenerats oder des stehengebliebenen Meniscus kann etwas ausgesagt werden, wenn man eine Abflachung, Eindellung, unregelmäßige Begrenzung und Zeichen einer zusätzlichen Gelenkdegeneration mit Verschmälerung des knorpeligen Anteils bzw. Verbreiterung des Zwischengelenkraumes findet als Hinweis auf eine neuerliche Läsion. Erfahrungsgemäß ist eine Ruptur des Meniscusersatzgewebes außerordentlich selten (Blumensaat) (Abb. 89—96).

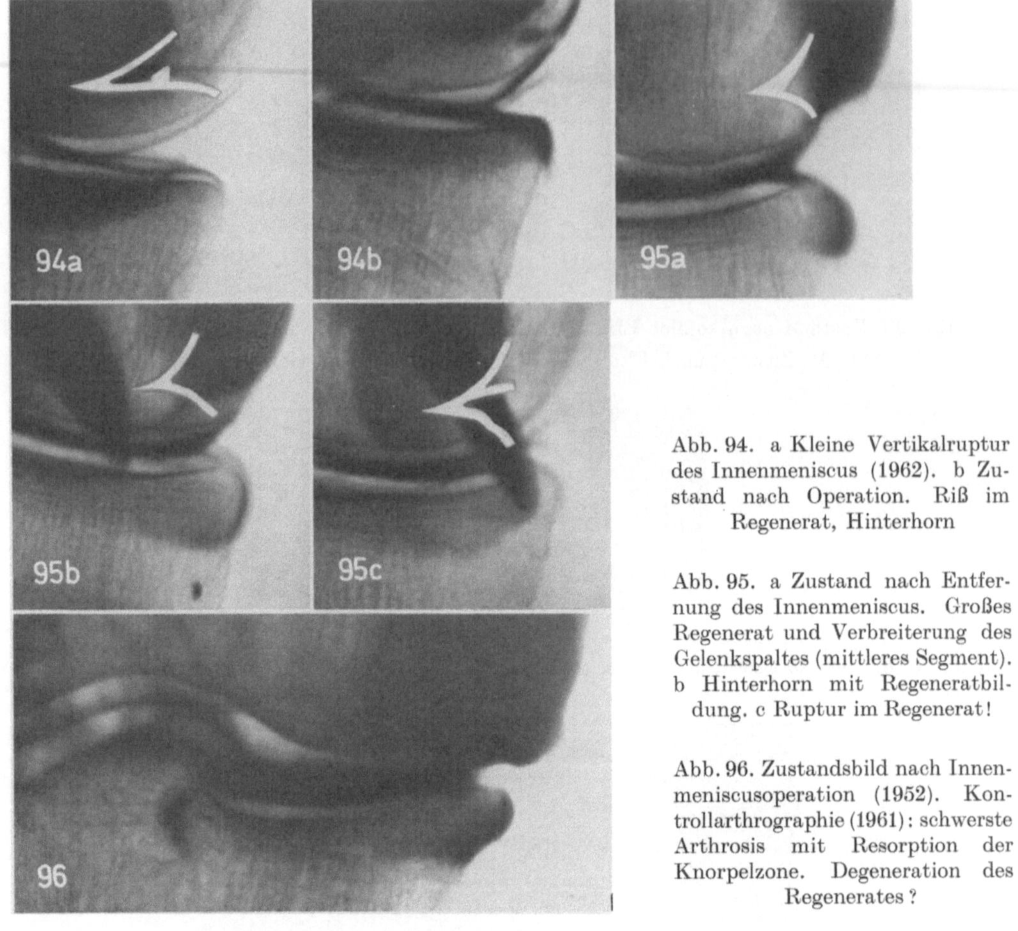

Abb. 94. a Kleine Vertikalruptur des Innenmeniscus (1962). b Zustand nach Operation. Riß im Regenerat, Hinterhorn

Abb. 95. a Zustand nach Entfernung des Innenmeniscus. Großes Regenerat und Verbreiterung des Gelenkspaltes (mittleres Segment). b Hinterhorn mit Regeneratbildung. c Ruptur im Regenerat!

Abb. 96. Zustandsbild nach Innenmeniscusoperation (1952). Kontrollarthrographie (1961): schwerste Arthrosis mit Resorption der Knorpelzone. Degeneration des Regenerates?

e) Die Meniscusdegeneration

Die degenerativen Veränderungen des Meniscus können *Teil einer allgemeinen degenerativen Gelenkerkrankung* z. B. der Arthrose des Kniegelenks sein, aber auch eine eigene Erkrankung darstellen. Wir sprechen dann von einer *Meniscopathie* (Ceelen; Bürkle de la Camp; Andreesen; Laarmann), die, wie schon früher hervorgehoben, durch Mikrotraumen, Ernährungsstörungen, dauernde Tätigkeit in knieender Stellung (Prototyp: bergmännische Arbeit) bedingt ist (Abb. 97).

Die *Meniscopathien* bzw. die Degenerationszeichen am Meniscus sind im Arthrogramm selten im Frühstadium nachweisbar, da makroskopisch höhergradige Veränderungen vorliegen müssen, ehe sie röntgenologisch nachgewiesen werden können. Man kann verschiedene Veränderungen je nach Schwere des Befundes beobachten (Ficat, Schnauder). Zuerst kommt es zu einer Imbibition mit unscharfer Begrenzung des Meniscus, der unebene, gezackte Randkonturen haben kann. Der Zwischenknorpel erscheint anfänglich, infolge seiner Aufquellung, größer, später beginnt er zu schrumpfen, flacht ab, verkleinert sich. Der Gelenkspalt des menisco-tibialen bzw. menisco-fibularen Gelenks wird größer, vor allem aber der untere Kapselraum (Abb. 98—102). Bei Zunahme der Veränderungen wird die Keilform wellig, unregelmäßig von kleinen Einrissen und Höhlen durchsetzt. Ein derartig veränderter Meniscus reißt an mehreren Stellen ein. Die Risse scheinen übereinander zu liegen. Nicht selten beobachtet man Cystenbildungen (Meniscuscysten). Der hier beschriebene Vorgang ist aber nicht in der Regel im Arthrogramm zu sehen. Ehe alle diese Erscheinungen sichtbar geworden sind, ist der Meniscus schon an

Arthrographie			Übersichtsaufnahmen
Arthrogramm	Knorpel	Meniskus	
Stadium I Veränderung des Knorpels	diskrete Verschmälerung des Gelenkknorpels mit Verbreiterung der Kontrastmittelbegrenzung	normal	normal
Stadium II Veränderung des Meniskus	Knorpeldicke vermindert, Kontrastmittel vermehrt (Bandzeichen)	abgeflacht und subluxiert	Gelenkflächenverdichtung, geringe Osteophytenbildung
Stadium III Veränderung des Knochens	Verlust der Knorpelgelenkfläche	Meniskus zerstört oder luxiert	Gelenkspalt weitgehend geschwunden, fortgeschrittene Arthrose

Abb. 97. Schematische Darstellung der Entwicklung der Arthrosis deformans (FICAT)

Abb. 98. Meniscusdegeneration. Verbreiterung des menisco-tibialen Gelenkspaltes mit unscharfer Begrenzung der tibialen Meniscusfläche

Abb. 99a—c. Ausgefranzte Kontur der tibialen Fläche des Innenmeniscus im Hinterhorn bei kleiner Rißbildung (b u. c)

Abb. 100. Verschmälerung des Innenmeniscus bei Degeneration

Abb. 101a u. b. Cystische Degeneration des Innenmeniscus

Abb. 102. Multiple Rißbildungen im degenerierten Innenmeniscus

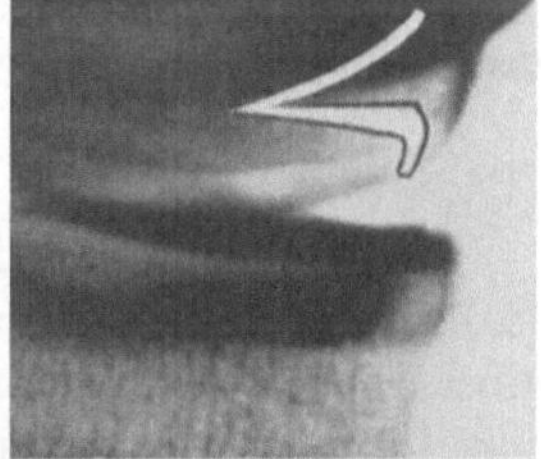

Abb. 98

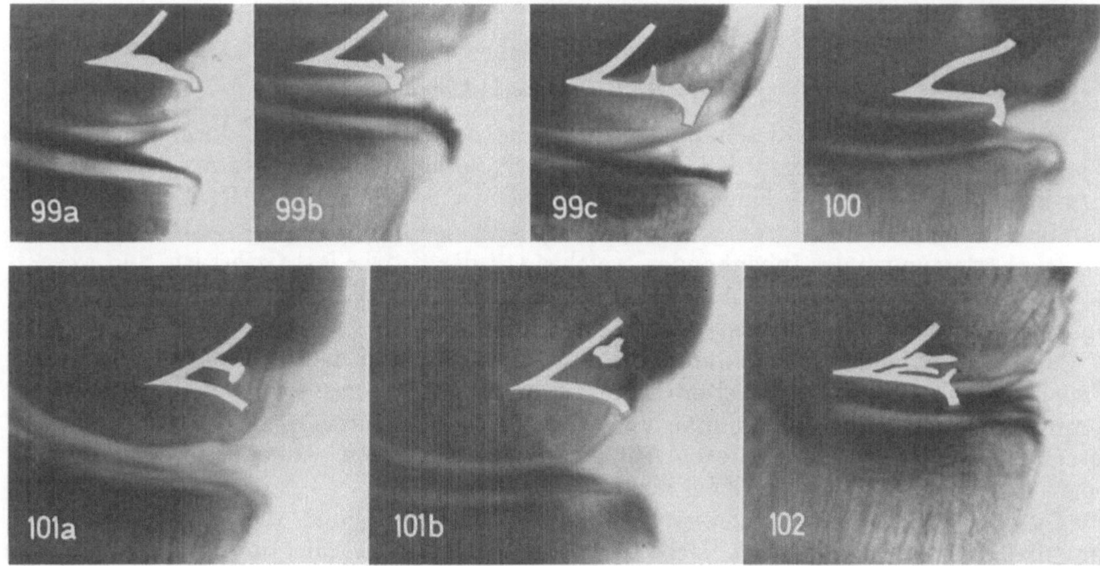

irgendeiner Stelle eingerissen und es zeigt sich im Arthrogramm kein nennenswerter Unterschied zu dem traumatisch geschädigten Meniscus älteren Datums. Jedoch gibt es eine Reihe von Beobachtungen, in denen die vorbeschriebenen Zeichen der Degeneration zu finden sind (Fehlen der Meniscusbegrenzung).

Das Ganglion (Meniscuscyste)

Die Entstehung der Meniscuscyste ist noch nicht geklärt. Die meisten Autoren (JONASCH) nehmen eine mucoide Degeneration an. Man unterscheidet die extracapsuläre Cyste von den intracapsulären. Die Cysten sind gestielt und der Stiel geht von der Kapsel aus. Das Kontrastmittel füllt einen großen Teil der Cystenhöhle. Die intracapsulären Cysten können bei degenerativen Veränderungen, bei der Dysplasie sowie bei der Degeneration mit Arthrose beobachtet werden. Die Cyste findet sich aber auch bei völlig intaktem Meniscus, führt dann aber durch die von ihr ausgehende Druckerscheinung zur Meniscusdegeneration, so daß Ursache und Folgen nicht immer auseinander gehalten werden können.

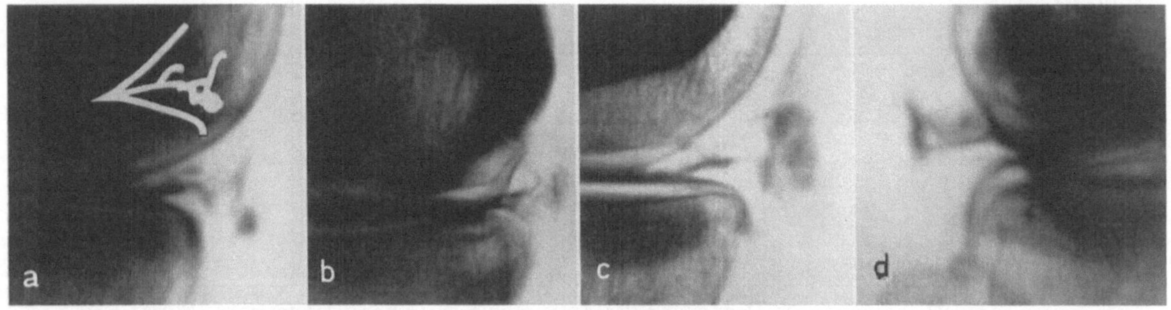

Abb. 103. a Intra- und extracapsuläre Cyste des Innenmeniscus bei Degeneration. b u. c Extracapsuläre Cyste des Innenmeniscus (mucoide Degeneration). d Extracapsuläre Cyste des Außenmeniscus (mucoide Degeneration)

Im Arthrogramm ist charakteristisch die Vielzahl feiner horizontaler Fissurlinien, die in einem unregelmäßigen Kontrastmitteldepot münden. Die Kapsel und das Längsband sind abgehoben, leicht mit Kontrastmittel angefärbt. Der Durchbruch der Cyste durch das Längsband läßt sich im Arthrogramm nachweisen (Abb. 103a—d).

f) Pathologie des Bandapparates

α) Der Seitenbandschaden

Die Verletzung der Knieseitenbänder ist eine der häufigsten der durch ein Trauma bedingten Schädigungsfolgen des Kniegelenks. Sie kommt isoliert oder mit anderen Verletzungen des Gelenks — Knochenausrissen, Meniscusverletzungen, Kapselrupturen — kombiniert vor.

Die Verletzungen des Innenbandes, welches mit der Kapsel fest fixiert ist, sind wesentlich häufiger als die des Außenbandes bzw. der äußeren Kapselanteile. Innenbandschädigungen sind immer auch Kapselschäden.

Mit einer einfachen Röntgenuntersuchung ist der Befund meist zu klären. In frischen Fällen findet sich eine Verbreiterung der inneren Hälfte des sog. Gelenkspaltes über 5 mm, bei unter 5 mm spricht man von einer Seitenbandzerrung. Besser kann die Verletzung demonstriert werden durch Aufnahmen in Abduktion, wobei es zweckmäßig ist, beide Kniegelenke auf einem Film abzubilden (Abb. 12).

Die Außenbandverletzungen werden in Adduktionsstellung dargestellt. Bei alten Innenbandverletzungen findet sich der bekannte Stieda-Pellegrini-Schatten an der

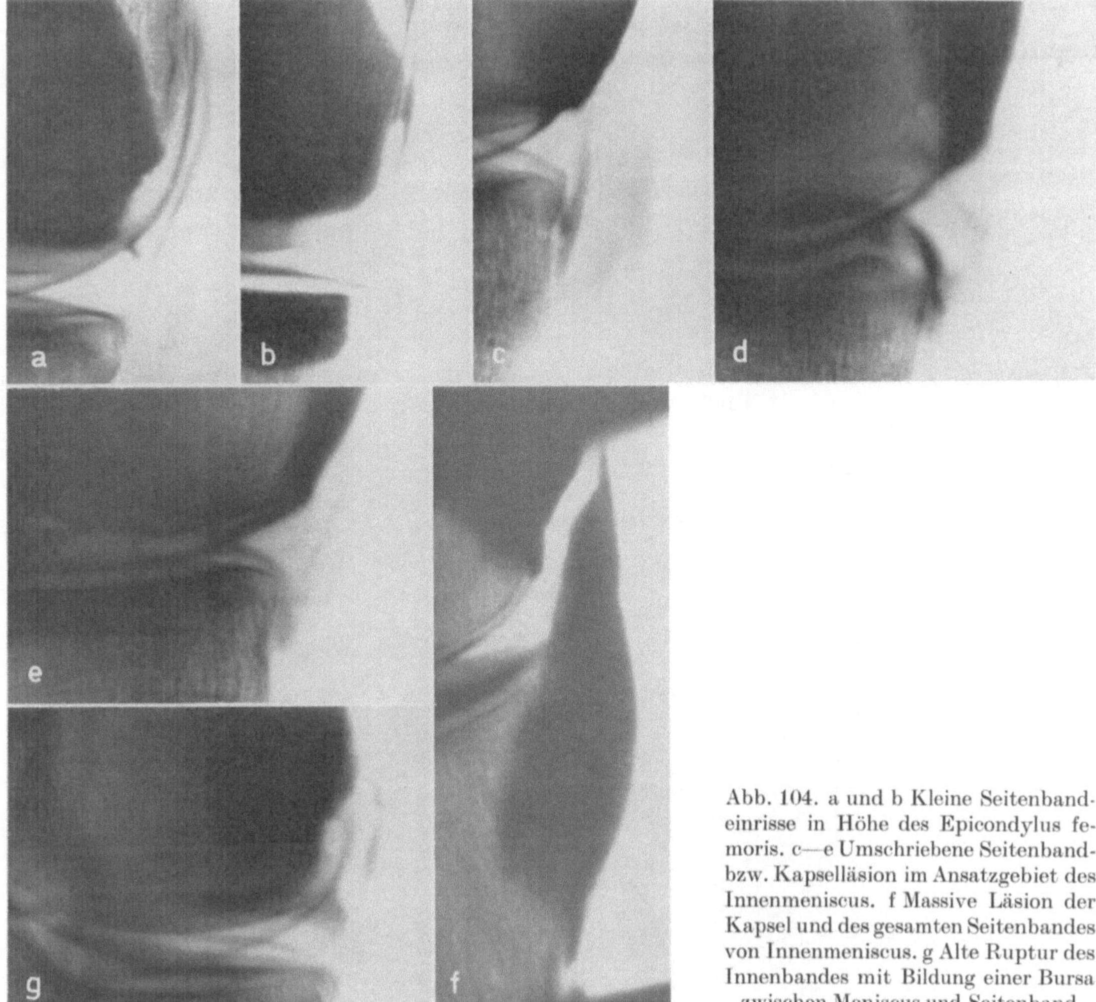

Abb. 104. a und b Kleine Seitenbandeinrisse in Höhe des Epicondylus femoris. c—e Umschriebene Seitenband- bzw. Kapselläsion im Ansatzgebiet des Innenmeniscus. f Massive Läsion der Kapsel und des gesamten Seitenbandes von Innenmeniscus. g Alte Ruptur des Innenbandes mit Bildung einer Bursa zwischen Meniscus und Seitenband

oberen Ansatzstelle des inneren Gelenkbandes, im Bereich des Epicondylus femoris tibialis. Bei der Arthrographie läßt sich dann keine Innenbandläsion mehr nachweisen. Das Seitenband kann aber auch an anderer Stelle einreißen, ohne daß es zu einer Verkalkung kommt. Der Einriß des inneren Seitenbandes am Tibiakopf führt auch zu Knochenresorptionszonen.

Das Seitenband kann umschrieben (cranial, in Höhe des Meniscus, caudal) oder total einreißen (Abb. 104). Eng umschriebene Einrisse, die nur eine ganz geringe flaue Kontrastmittelanfärbung zeigen, entsprechen dem klinischen Bild einer Zerrung.

Die arthrographische Diagnose wird durch den Austritt des Kontrastmittels aus dem Kniebinnenraum gesichert, wobei gleichzeitig eine Kapselläsion vorliegen muß. Bei alten Rissen entsteht gelegentlich eine Bursa zwischen Meniscus und innerem Längsband (Abb. 104g, 105). Außer diesen entscheidenden arthrographischen Zeichen ist die Verbreiterung des Gelenkspaltes mit einer Vermehrung des Kontrastmittelsaumes verdächtig.

Das dritte, jedoch inkonstante Zeichen stellt die Verbreiterung des menisco-femoralen, seltener des menisco-tibialen Gelenkspaltes auch auf der kontralateralen Seite dar. Der menisco-tibiale Gelenkspalt wird weniger häufig betroffen, da die Verbindung des Meniscus mit der tibialen Gelenkfläche fester ist.

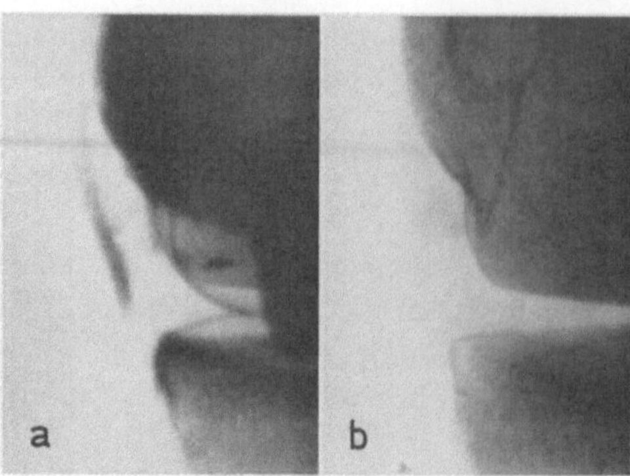

Abb. 105a und b. Läsion des Innenbandes. Zwei Jahre später Verknöcherung an der Ansatzstelle des Innenbandes in Höhe des Epicondylus femoris

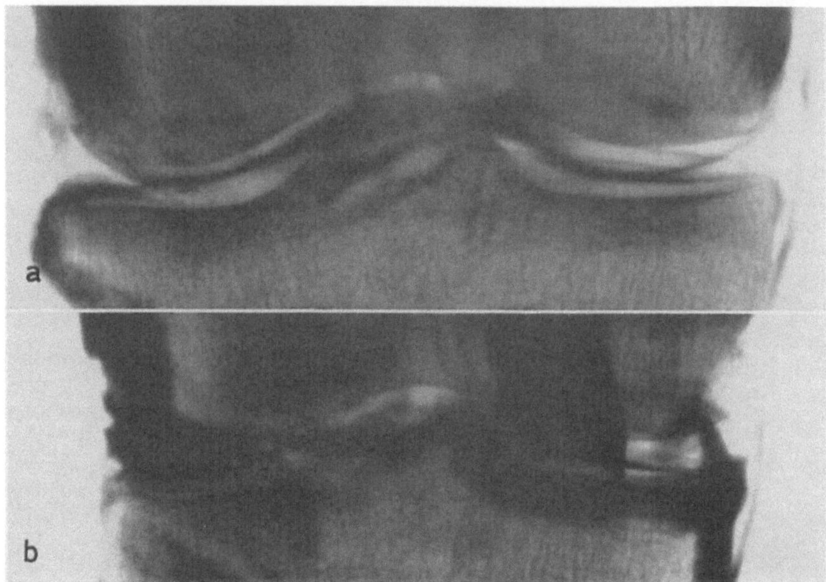

Abb. 106. a Seitenbandschaden medial und Kapselruptur lateral. b Seitenbandschaden medial und Luxation des Außenmeniscus

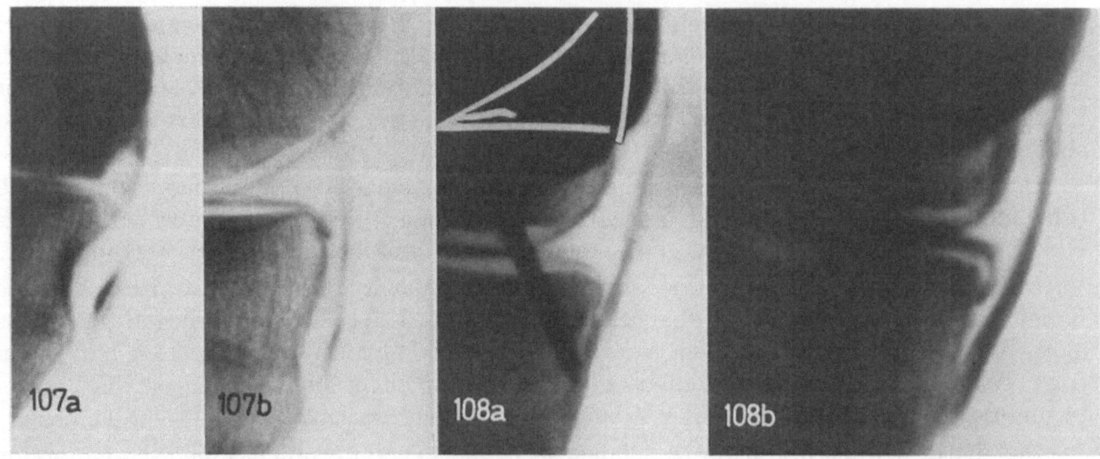

Abb. 107a und b. Ruptur des Innenbandes mit Resorptionszone an der Corticalis des Tibiakopfes

Abb. 108. a Medialer Seitenbandschaden mit Meniscusruptur. b Zustand nach Meniscektomie. Seitenbandschaden bleibt bestehen

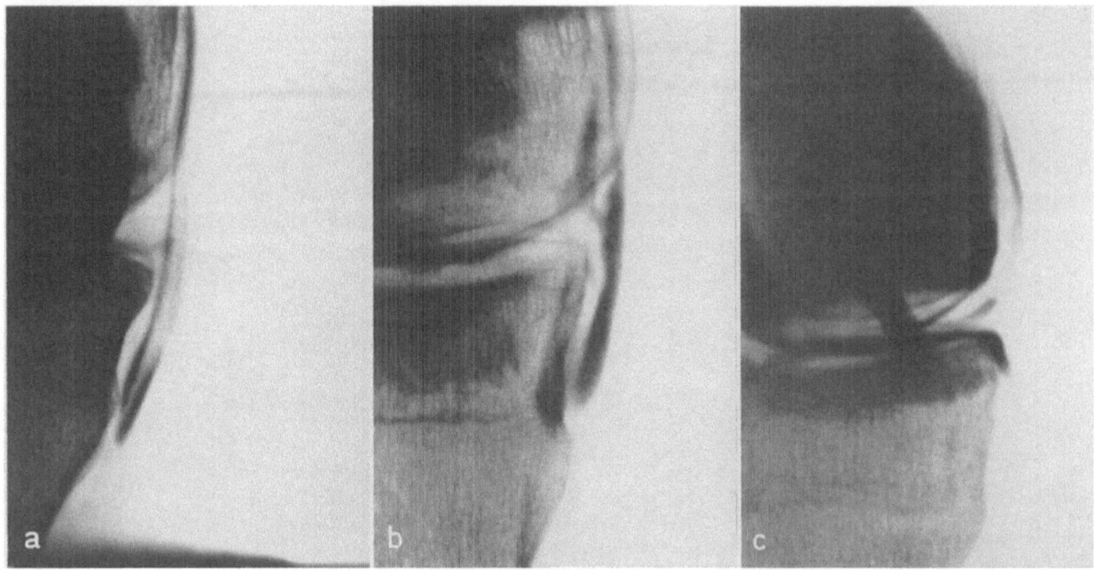

Abb. 109 a—c. Kombinationen von Innenbandschädigung und Meniscusruptur

Lateral sind Seitenbandrupturen im Arthrogramm kaum beschrieben worden, weil die anatomischen Verhältnisse andere als auf der Innenseite sind.

Seitenbandrupturen sind nicht selten kombinierte Verletzungen. Es kann gleichzeitig eine Läsion des Meniscus mit Desinsertion, häufiger aber, entsprechend dem Unfallmechanismus, mit einem Horizontalriß bestehen. Gleichzeitige Verletzungen oder Zerrungen der Gelenkkapsel und Zerreißungen der Bursa semimembranosa-gastrocnemia kommen vor. Die Mitverletzung dieser Bursa ist nicht so selten wie bisher angenommen. Hier kann durchaus die Ursache langdauernder Beschwerden liegen (Abb. 106—109).

Auch durch ältere Innenbandverletzungen kann ein degenerativer Meniscusschaden verursacht werden, weil sich die zerrissenen und frei flottierenden Fasern des Innennandes bzw. der Kapsel zwischen Gelenkfläche und Meniscusoberfläche legen und den Faserknorpel auf diese Weise schädigen.

β) Kreuzbandläsionen

kommen selten isoliert vor, machen dann wenig klinische Beschwerden, wenn es sich um totale Abrisse handelt. Nach LINDVALL werden etwa 50 % der Kreuzbandrupturen klinisch nicht erkannt. In der Regel sind Kreuzbandläsionen Teilverletzungen einer Läsion des Seitenbandes oder der Menisce. Nach Angaben von BIRCHER, LINDBLOM, SCHAER und SMILLIE sollen 20 % der Innenmeniscusläsionen mit einer Schädigung des vorderen Kreuzbandes kombiniert sein. So konnte LEMAIRE bei 38 von 150 Patienten, die von ihm menisceektomiert wurden und noch Beschwerden hatten, einen bis dahin übersehenen Riß des vorderen Kreuzbandes feststellen. BRUCKNER u. Mitarb. fanden bei 45 Patienten mit einem Seitenbandschaden 21mal einen operativ nachgewiesenen Kreuzbandschaden.

Auf der Röntgenübersichtsaufnahme zeigt sich gelegentlich ein Abriß der Spitze des inneren Kreuzbandhöckers.

Arthrographisch läßt sich der Kreuzbandschaden nur unter gewissen Voraussetzungen sichtbar machen. Dazu müssen seitliche Aufnahmen, möglichst stereoskopisch, bei einer Beugung des Kniegelenkes zwischen 60 und 90° vorgenommen werden. Die gleiche Ein-

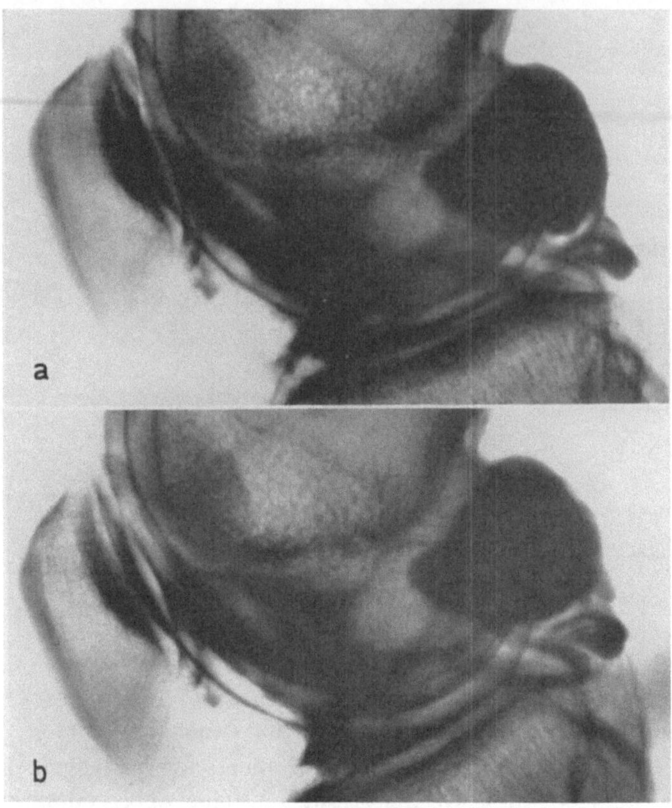

Abb. 110a und b. Darstellung des vorderen Kreuzbandes mit und ohne Schubladenphänomen

stellung ist zu wiederholen, wobei der untersuchende Arzt versuchen muß, das Schubladenphänomen auszulösen. Diese Aufnahmen stellen das vordere Kreuzband in seiner gesamten Länge scharf begrenzt und beurteilbar dar. Gleichzeitig wird dabei der vordere untere Recessus des Kniegelenkes ausgepreßt, welcher sonst einen Teil des vorderen Kreuzbandes überlagert (Abb. 110).

Während NICHOLAS u. Mitarb. berichten, daß sie bei der üblichen Durchführung der Doppelkontrastmethode 50% der operativ kontrollierten Kreuzbandschäden nicht gesehen haben, konnte LINDVALL bei seiner Technik die arthrographische Diagnostik des Kreuzbandschadens so verbessern, daß die Fehlerquote nicht mehr als 7,5% betrug. Daher sollte der von LINDVALL vorgeschlagene Untersuchungsgang nicht unterlassen werden. Die normalen Kreuzbänder, die sich auf den seitlichen gut durchexponierten Aufnahmen finden, zeigen sich als dachgiebelförmige Aussparungen. Das hintere Kreuzband ist immer gut zu sehen, das vordere besonders gut bei der beschriebenen Lindvall-Technik.

Zu unterscheiden sind frische von alten Verletzungen, komplette Rupturen von Teilabrissen (Abb. 111a und b). Ist die Diagnose unklar, sollte die Untersuchung in Anaesthesie wiederholt werden. Bei frischen Rupturen finden sich häufig Blutcoagula am sog. Dachgiebel und rufen eine größere unregelmäßige Kontrastmittelaussparung hervor. Ein vollständiger oder unvollständiger Riß des vorderen Kreuzbandes ist dadurch gekennzeichnet, daß an Stelle der normalen Aussparung Kontrastmittel nachweisbar wird (Abb. 112a und b). Beim hinteren Kreuzbandriß finden sich die gleichen Zeichen, jedoch ist der isolierte Riß des hinteren Kreuzbandes eine recht seltene Verletzung (Abb. 113a und b).

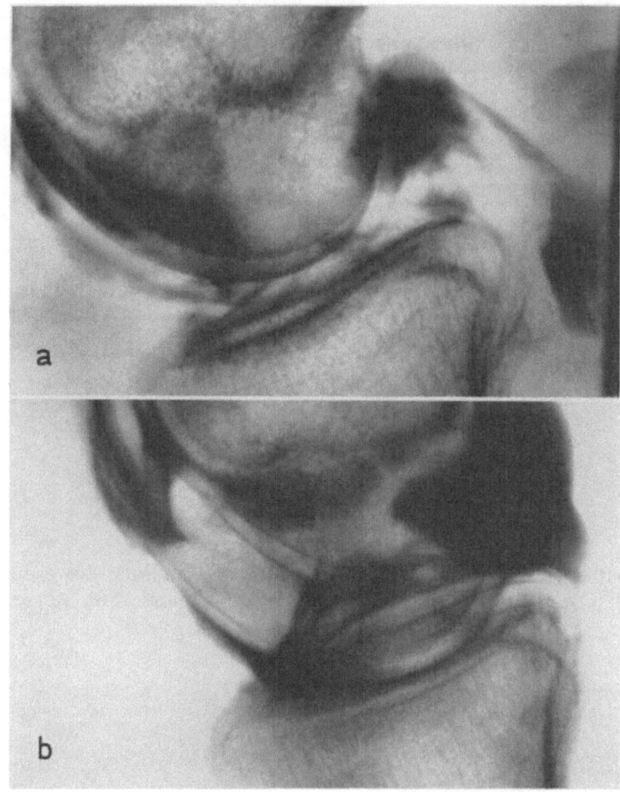

Abb. 111. a Frische Ruptur des vorderen Kreuzbandes. b Alte Ruptur des vorderen Kreuzbandes

g) Kapselverletzungen

Diese können isoliert oder kombiniert vorkommen, je nach Schwere der Gewalteinwirkung auf das Kniegelenk. Isolierte Risse finden sich medial und lateral am vorderen Umfang der Kapsel, oberhalb der Meniscusansatzstellen, gelegentlich auch hinten und seitlich. Treten bei umfangreicheren Zerreißungen größere Kontrastmittelmengen aus dem Gelenkinnern aus, so folgt das Kontrastmittel dem Verlauf der Muskellogen; sind aber gleichzeitig Muskelrupturen vorgekommen, so findet sich ein ganz unregelmäßiger Verlauf des Kontrastmittels, welches sich weit nach distal erstrecken kann. ECOIFFIER hat Kontrastmitteldepots in Höhe der Malleolengabel beschrieben.

Risse in der hinteren Kniegelenkskapsel scheinen auch ohne Trauma vorzukommen. Wir konnten eine Reihe solcher Fälle beobachten, bei denen sich Kontrastmitteldepots in den Weichteilen der Kniekehle fanden. Differentialdiagnostisch sind sie sehr schwer von erworbenen und angeborenen Kapselerweiterungen zu trennen. Ein Teil der Kapselzerreißungen ist durch die fächerförmige Kontrastmittelanfärbung (Abb. 114 u. 115) zu diagnostizieren.

Weitere Hinweise finden sich in dem Abschnitt über kommunizierende Bursae des Kniegelenkes (S. 517).

h) Hoffasche Krankheit

Die 1904 von HOFFA beschriebene fibröse Hyperplasie des retropatellaren Fettkörpers ist wohl Teilerscheinung einer allgemeinen Synovitis (BÜRKLE DE LA CAMP),

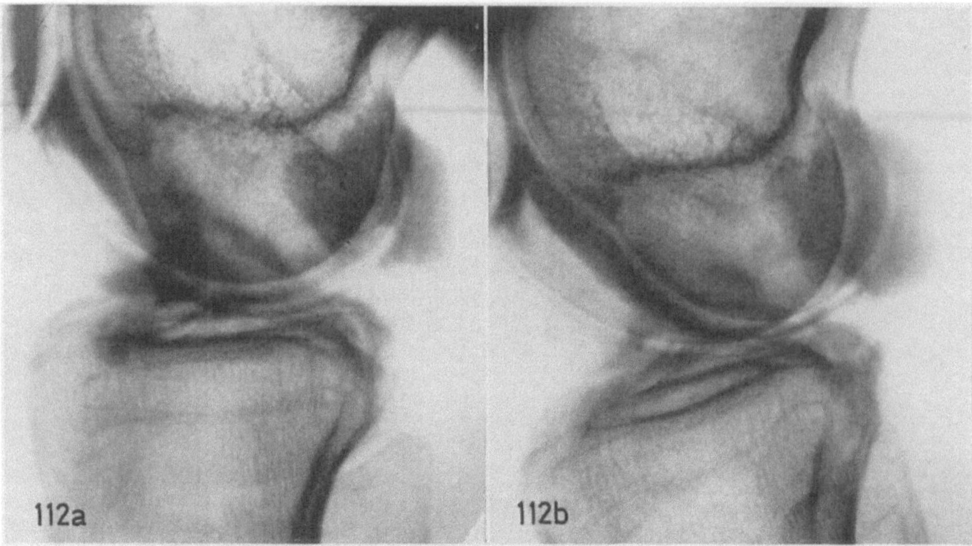

Abb. 112a und b. Ruptur des vorderen Kreuzbandes mit Darstellung des Schubladenphänomens (Drawing Sign). (Karolinska-Krankenhaus Stockholm, Prof. Lindblom)

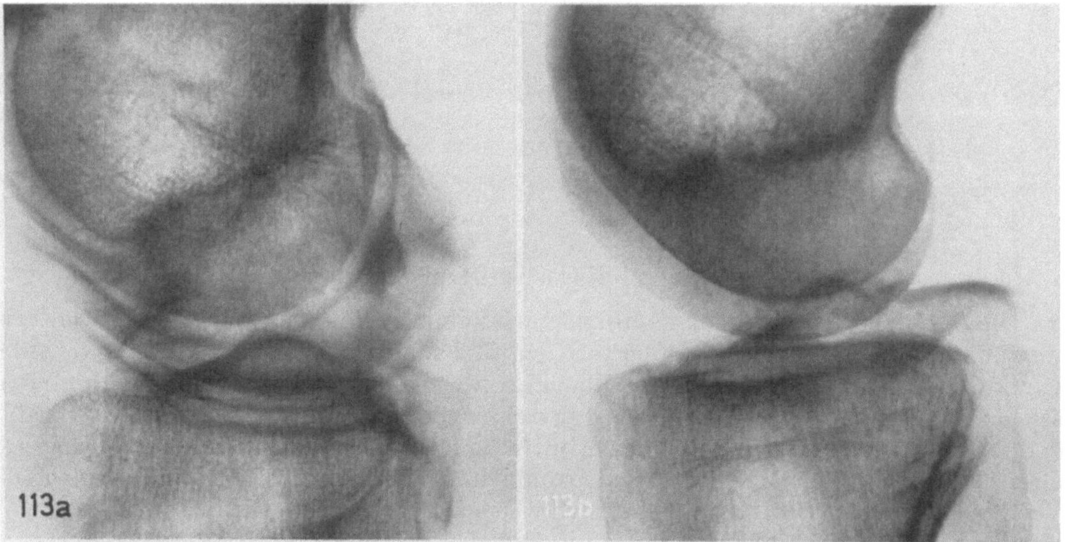

Abb. 113. a Ruptur des hinteren Kreuzbandes. b Schalenförmige Knochenaussprengung mit Abriß des hinteren Kreuzbandhöckers. (Karolinska-Krankenhaus Stockholm, Prof. Lindblom)

weniger eine eigenständige Erkrankung. Der Fettkörper ist vergrößert, gerötet, seine Oberfläche ist zottig verändert. Hierdurch können Einklemmungserscheinungen hervorgerufen werden. Bei Meniscusverletzungen, von denen sie differentialdiagnostisch abgegrenzt werden müssen, lassen sich häufig Veränderungen am Fettkörper nachweisen. Gelegentlich sieht man als Folge alter Blutungen im Hoffaschen Fettkörper auf den üblichen Übersichtsaufnahmen Verkalkungen. Im Arthrogramm zeigt sich die Hypertrophie des Fettkörpers als eine zum Gelenkinnern gerichtete konvexe Vorwölbung. Liegen hypertrophierte Zotten vor, so findet sich eine unregelmäßige Kontrastmittelansammlung zwischen den Zotten (Abb. 35).

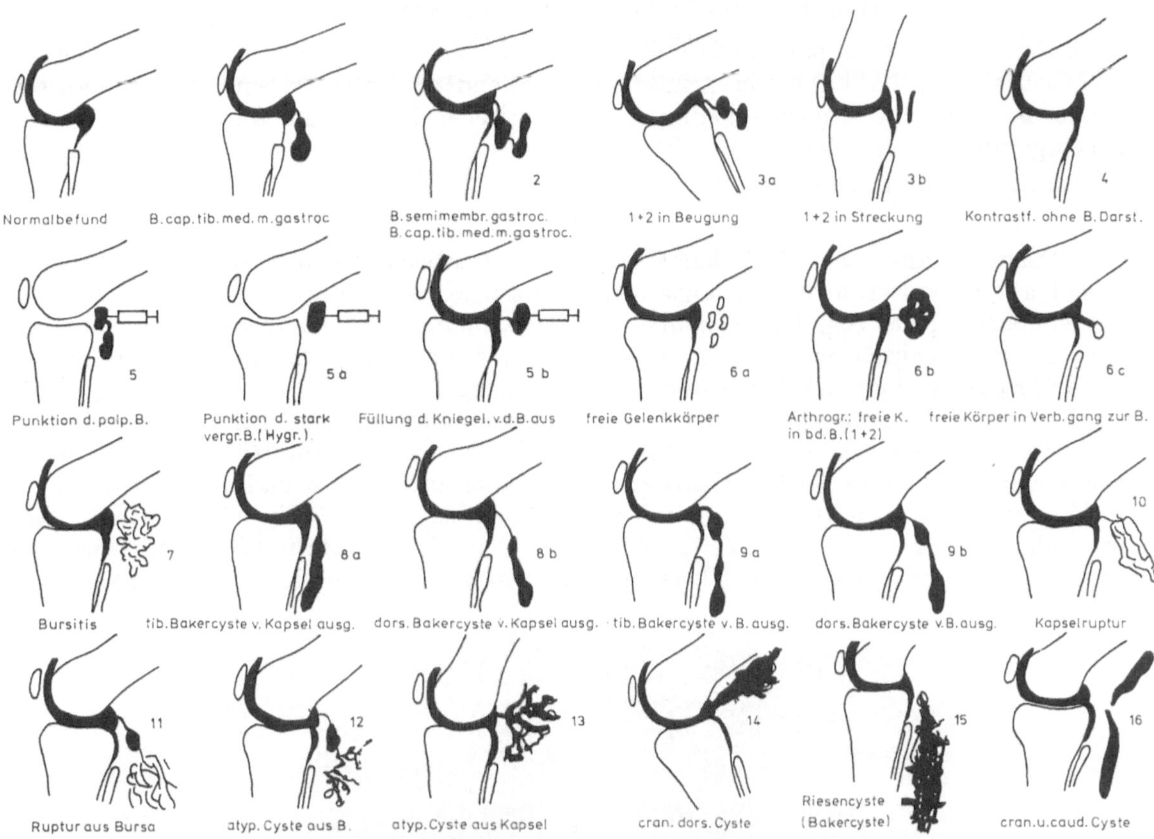

Abb. 114. Skizze der verschiedenen Möglichkeiten der Kapsel- und Bandveränderungen

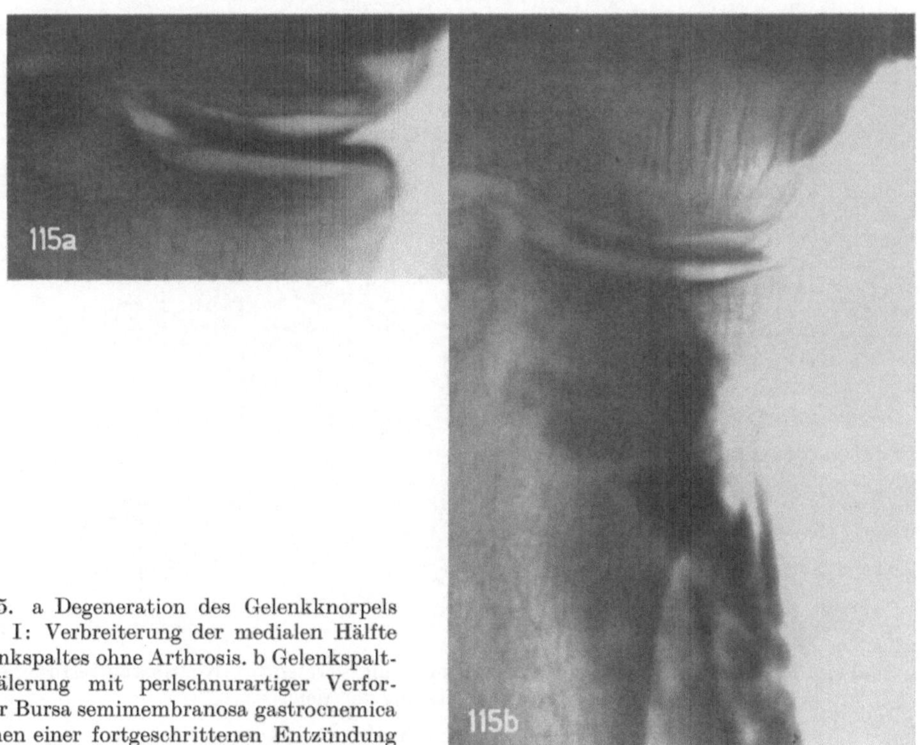

Abb. 115. a Degeneration des Gelenkknorpels Stadium I: Verbreiterung der medialen Hälfte des Gelenkspaltes ohne Arthrosis. b Gelenkspaltverschmälerung mit perlschnurartiger Verformung der Bursa semimembranosa gastrocnemica als Zeichen einer fortgeschrittenen Entzündung

i) Krankhafte Veränderungen des Gelenkknorpels

Entsprechend den pathologisch-anatomischen Veränderungen unterscheidet man Knorpelläsionen, die durch eine primäre oder sekundäre Arthrosis, eine Osteochondritis dissecans sowie eine Knorpelschädigung traumatischer Natur oder durch Fremdkörper hervorgerufen worden sind.

Im Arthrogramm läßt sich

α) die Arthrosis

als Gesamterkrankung von Lokalerkrankungen (statisch, traumatisch) nicht unterscheiden. Die typischen röntgenologischen Kennzeichen der Arthrosis deformans wie die Verschmälerung des sog. Gelenkspaltes, die Ausziehungen der Spitzen der Kreuzbandhöcker, die Gelenkflächensklerosierung und die marginalen Knochenappositionen finden im Arthrogramm ihre Erklärung und ihre Ergänzung (Abb. 97).

Auch wenn der *Kniegelenkspalt* noch nicht verschmälert ist, zeigt sich arthrographisch eine Verbreiterung der Kontrastmittelzone zwischen den Gelenkflächen (Stadium I). Diese wird durch eine leichte Usurierung der Knorpelzone, die dadurch eine gewisse Höhenminderung erfährt, hervorgerufen. Die Meniscen sind noch völlig intakt. Sie übernehmen aber von diesem Zeitpunkt an eine gewisse Stützfunktion. Im zweiten Stadium, das sich auf dem Übersichtsbild als Verschmälerung des Gelenkspaltes

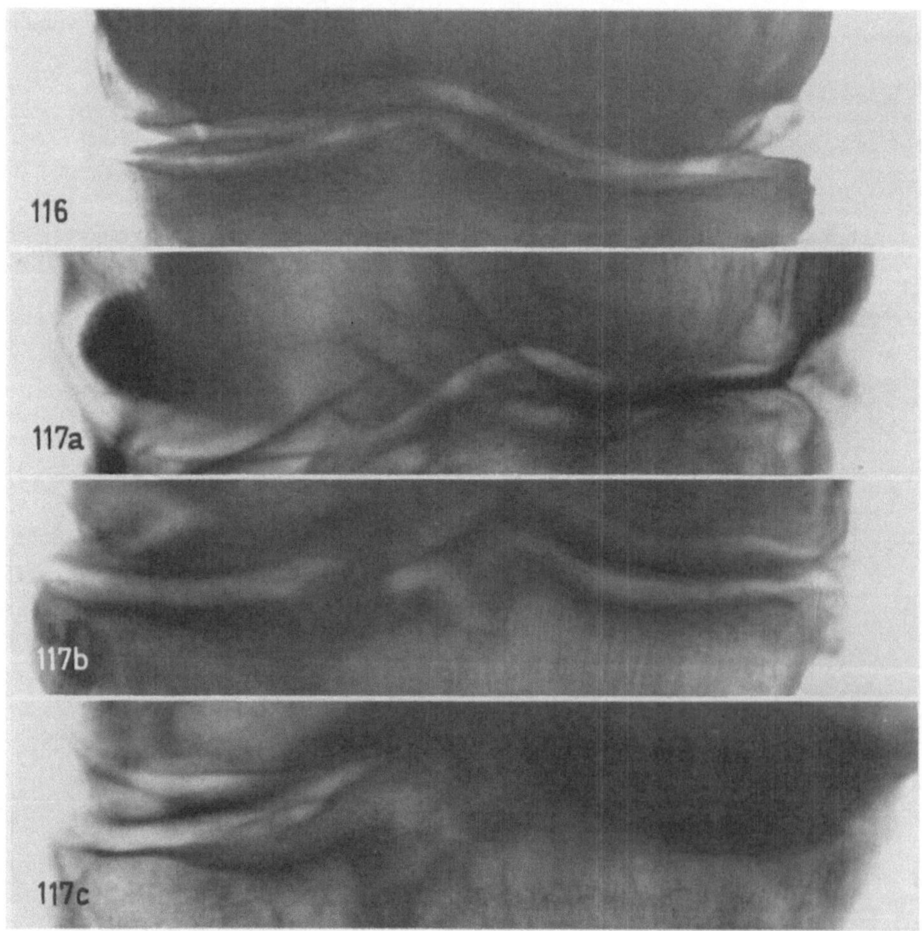

Abb. 116. Stadium II. Verschmälerung der Knorpelzone mit vermehrter Kontrastmittelansammlung im Gelenkspalt. Verschmälerung der Meniscen

Abb. 117a—c. Verschiedene Formen schwerer Gelenkdegenerationen

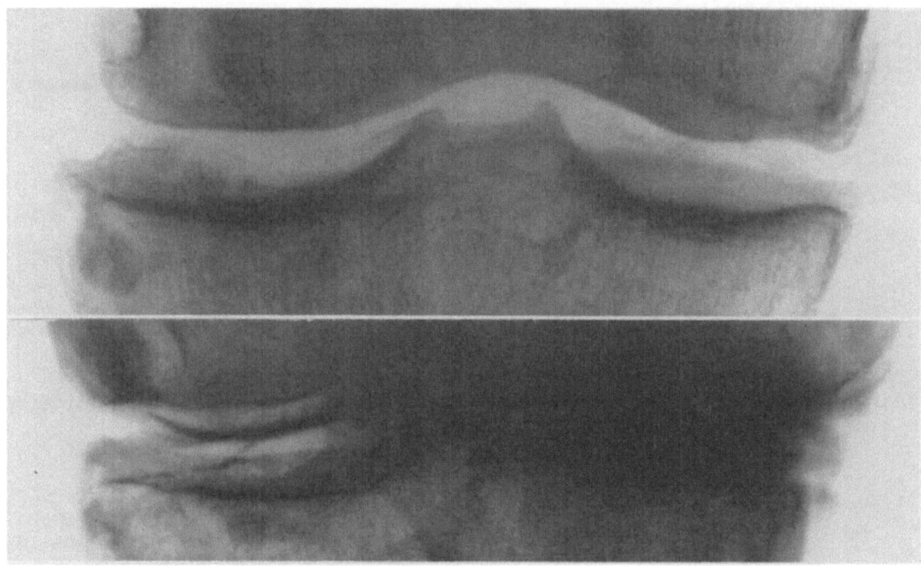

Abb. 118a und b. Übersichtsbild und Arthrogramm: schwere Arthrosis im Stadium III. Keine Darstellung des meniscofibularen Gelenkspaltes lateral

zeigt, erweist sich arthrographisch, daß die Verbreiterung des Kontrastmittelsaums bestehen geblieben, sogar größer geworden ist auf Kosten des Gelenkknorpel, der an Höhe sehr deutlich abgenommen hat. Jetzt kommt es auch zu Veränderungen der Meniscen, sei es, daß die Entzündung auf sie übergegriffen hat, sei es, daß sie der Belastung durch die Condylen nicht mehr gewachsen sind. Die keilförmigen Meniscen werden unregelmäßig, flachen sich ab, verformen, reißen ein und zeigen das Bild einer Degeneration (Abb. 116). Von diesem Zeitpunkt ab läßt sich arthrographisch nicht mehr entscheiden, welcher Vorgang der Degeneration der primäre war — die Arthrosis deformans oder die Zwischenknorpeldegeneration. Beide zeigen das gleiche Bild im Endstadium. Bei fortschreitendem Krankheitsprozeß und zunehmender Läsion des Knorpels bzw. Verschwinden des Kniegelenkspaltes entsteht eine Subluxation des degenerierten Meniscus kapselwärts (Stadium III). Die Meniscen können cystisch entarten und *Ganglien* bilden (Abb. 117a—c). Arthrographisch treten charakteristische Zeichen auf: mit der Kontrastmittelfüllung gelingt es nicht, den *menisco-tibialen Gelenkspalt* mit aufzufüllen, so daß eine Seite des Meniscuskeilschattens nicht sichtbar wird (Abb. 118a und b). Hier besteht differentialdiagnostisch eine Täuschungsmöglichkeit mit der Dysplasie.

Der oben erwähnten vermehrten Kontrastmittelansammlung im Gelenkspalt haben Romaniuk und Thomas eine eigene Bezeichnung gegeben: ,,Bandzeichen". Die Autoren fanden es in 25% aller pathologischen Kniegelenkbefunde, insbesondere bei Meniscusrupturen und den degenerativen Arthropathien sowie bei Mißbildungen und nach Meniscektomien.

Das ,,Bandzeichen" weist daher auf eine gestörte ,,Gelenkarchitektur" hin und muß Veranlassung geben, sorgfältig nach weiteren pathologischen Zeichen im Arthrogramm zu fahnden.

Das *Femoro-Patellargelenk* läßt sich am besten auf einer zusätzlichen axialen Aufnahme der Patella bei der Arthrographie untersuchen (Abb. 119). Bei degenerativen Erkrankungen sieht man auch hier eine Verschmälerung des Femoro-patellaren Gelenkspaltes mit einer Verbreiterung der Kontrastmittelzone. Bei der *Chondromalacie der Patella* kommen in fortgeschrittenem Stadium auch die Defekte der Knorpelgelenkfläche zur Darstellung. Eine einseitige Verschmälerung des V-förmigen Gelenkspaltes mit einer

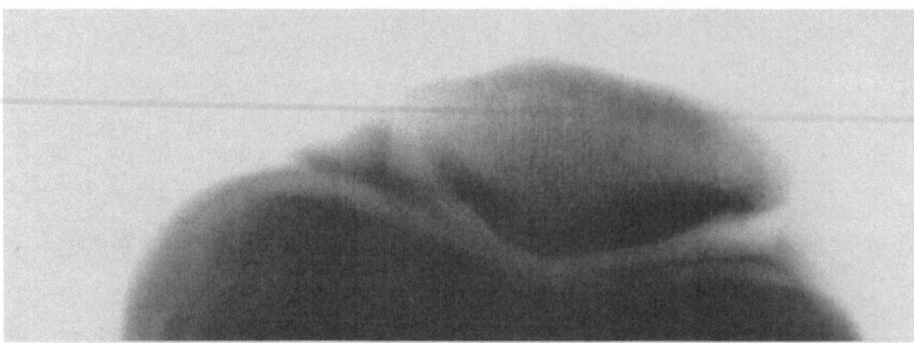

Abb. 119. Axiale Aufnahme der Patella im Arthrogramm. Differentialdiagnose: freier Körper oder Patella multipartita. Arthrogramm zeigt die Schattenherde außerhalb des Gelenkspaltes als Beweis für eine Patella multipartita

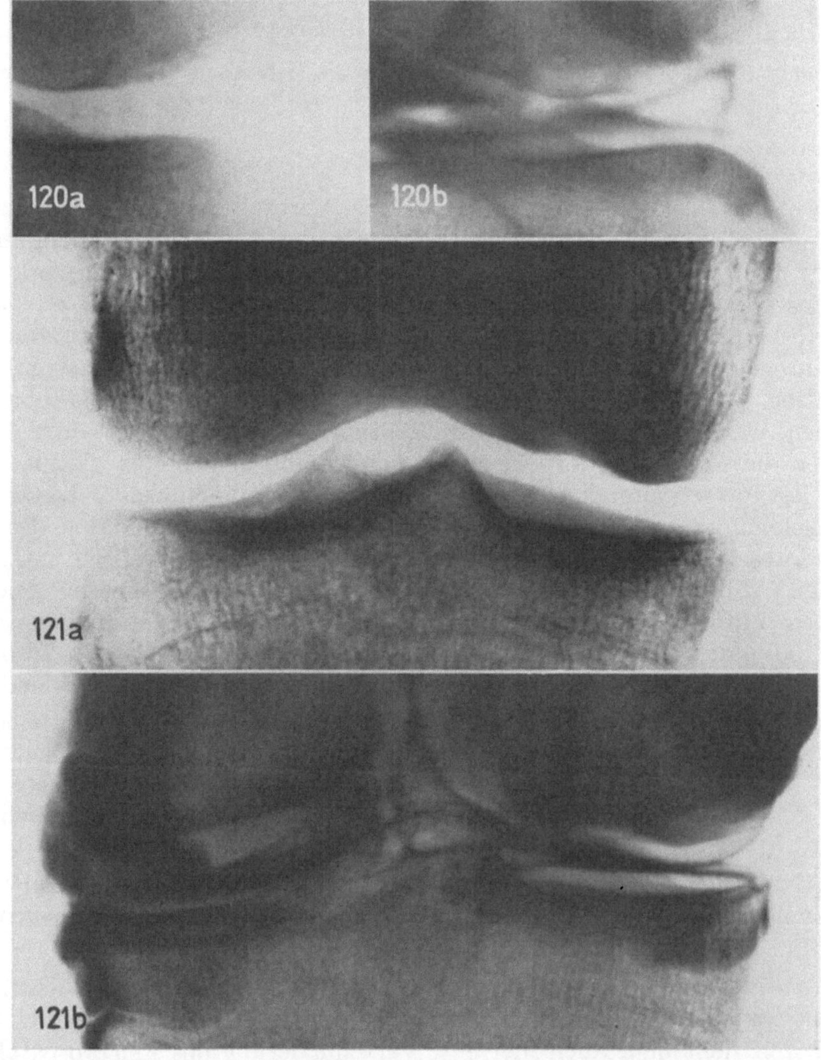

Abb. 120. a Osteochondritis im medialen Condylus femoris. b Knorpelgelenkfläche im Arthrogramm noch intakt

Abb. 121. a Osteochondritis im medialen Condylus femoris. b Kontrastmittel im Mausbett als Zeichen des Gelenkknorpeleinbruchs

Arthrosis ist häufig mit einer Arthrosis des kontralateralen *Femur-tibialgelenks* kombiniert (FICAT).

β) *Die Osteochondritis dissecans*

Die Diagnose einer Osteochondritis dissecans kann fast immer aus den üblichen Übersichtsaufnahmen gestellt werden; es finden sich im Röntgenbild charakteristische Veränderungen. In den Gelenkkonturen der Femurkondylen läßt sich eine unregelmäßige, bizarr geformte, etwas kalkdichte Aussparung nachweisen. Schreitet der Prozeß weiter, dann bildet sich die Gelenkmaus, die lange im Mausbett verbleiben kann, ehe sie sich löst und als freier Körper im Gelenk zu finden ist.

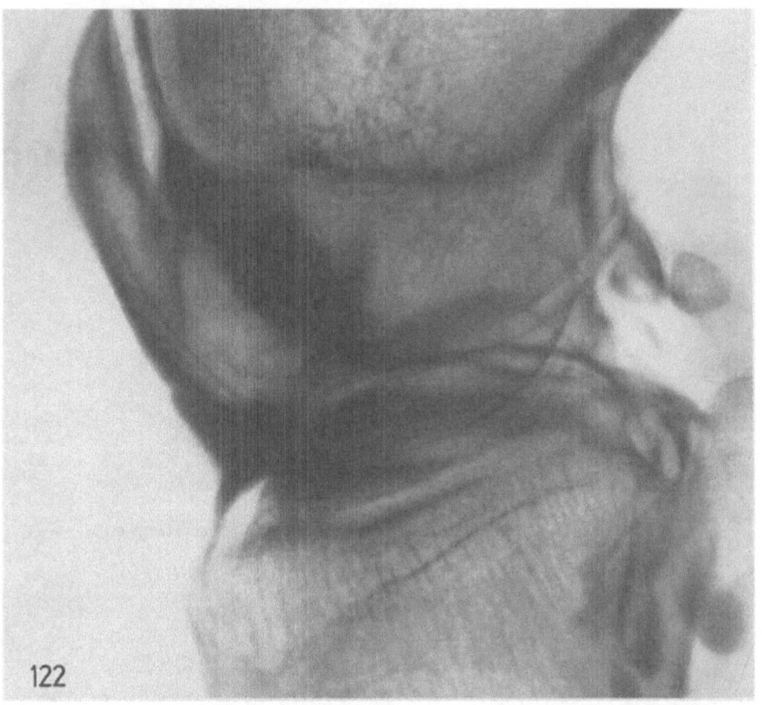

Abb. 122. Lage der Fabella zur Kniegelenkskapsel im Arthrogramm

Durch die Arthrographie ist festzustellen, ob die Oberfläche des Knorpels noch intakt ist oder ob schon eine Verbindung zum Mausbett besteht. Damit wäre die Ablösung des Knorpelknochenstücks zu gegenwärtigen. Fließt das Kontrastmittel in das Bett, besteht bereits eine Verbindung mit der Gelenkhöhle. Ist keine Verbindung vorhanden, sieht man als feine Aufhellungszone den noch intakten Knorpel zwischen dem Kontrastmittel und der knochendichten Zone (Abb. 120, 121).

j) Freie Gelenkkörper

Eine Kniegelenkblockade kann u.U. auch durch freie Gelenkkörper entstehen. Sind diese auf den Übersichtsaufnahmen sichtbar, so ist die Ursache geklärt. Gelegentlich kommen aber nichtschattengebende, strahlendurchlässige Corpora libera vor. Freie Körper können eine ungewöhnliche Lage haben, so daß der Verdacht auf eine Ablagerung in einer Bursa oder einem Recessus entsteht. Hier kann durch die Arthrographie der Befund geklärt werden (Abb. 122—124b).

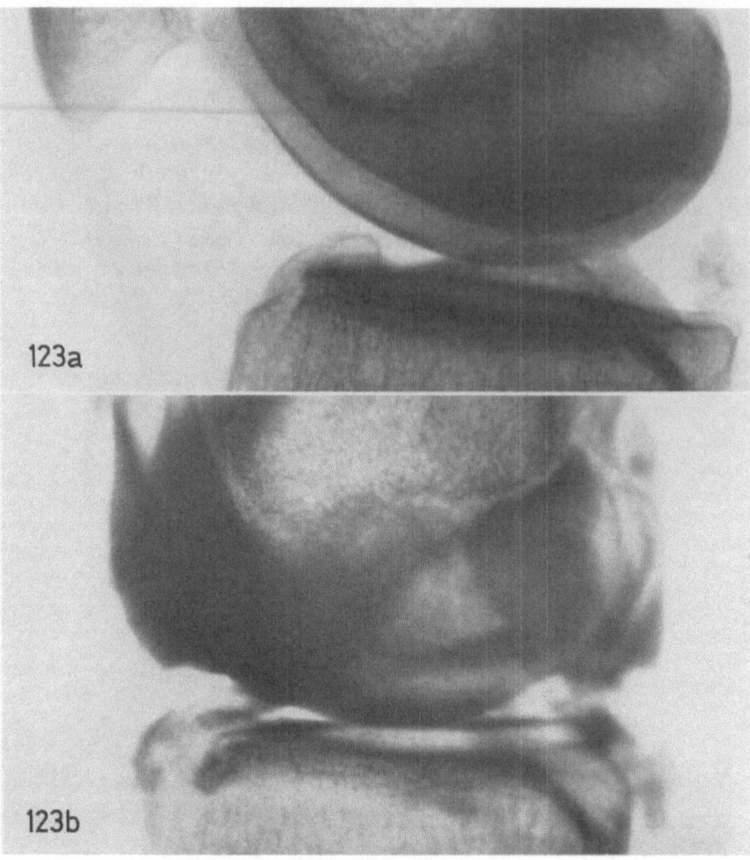

Abb. 123a und b. Corpus liberum im hinteren Recessus

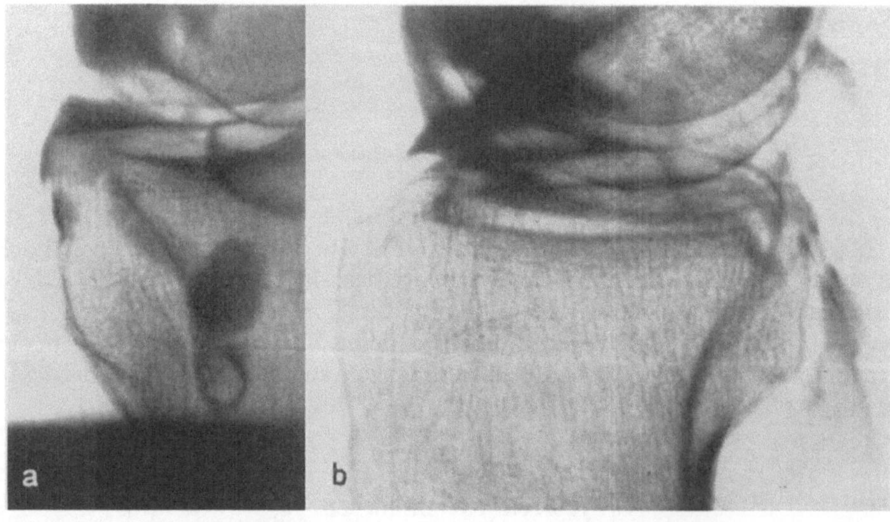

Abb. 124a und b. Corpus liberum in der Artic. tibiofibulare

k) Traumatische Knochenveränderungen im Kniegelenk

Es besteht nicht selten eine Indikation, bei einer traumatischen Schädigung des Kniegelenks die Kontrastdarstellung anzuwenden. Bei frischen Verletzungen kann sie durchaus

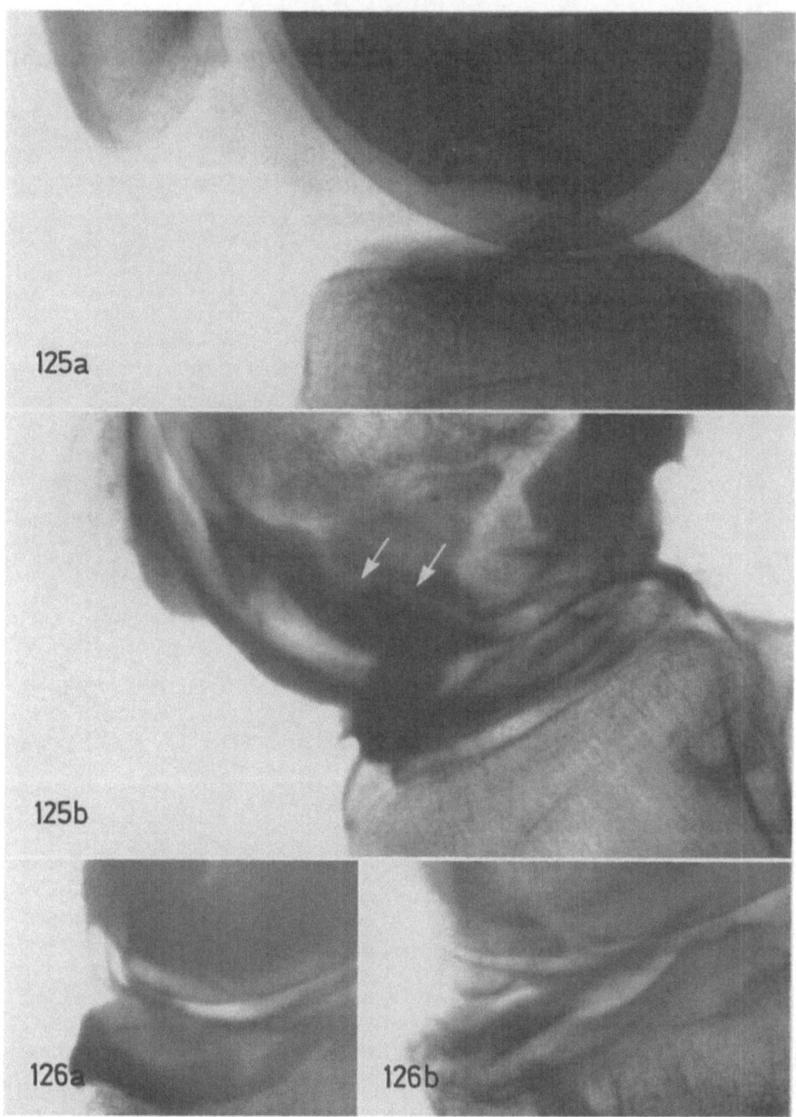

Abb. 125. a Schalenförmiger Knochenausriß aus dem lateralen Condylus. b Seitliche Kniegelenksaufnahme im Arthrogramm zeigt die Größe des Knochenausrisses

Abb. 126. a Alte laterale Tibiakopffraktur mit Verbreiterung des menisco-fibularen Gelenkspaltes und Meniscusdegeneration. b Ähnliche Fraktur mit Horizontalriß im Außenmeniscus

von Nutzen sein, wenn eine kleine Knochenschale aus der Femurkondylenrolle ausgesprengt ist und die Stelle der Fraktur auch mit Hilfe von Schichtaufnahmen nicht nachgewiesen werden kann. Hier kann durch die Arthrographie wie bei der Osteochondritis dissecans der Verletzungsort lokalisiert werden (Abb. 125a und b). Größeres Interesse beansprucht aber die Arthrographie bei Tibiakopffrakturen. Nur sie kann genaue Auskunft über den Zustand der meist mitverletzten Meniscen, über die Art der Verletzung der Knorpelgelenkfläche und über zusätzliche Schädigung der Bänder und der Kapsel geben. Dadurch wird der Umfang der Verletzung präzisiert und die Behandlung kann gezielt durchgeführt werden (Abb. 126a und b).

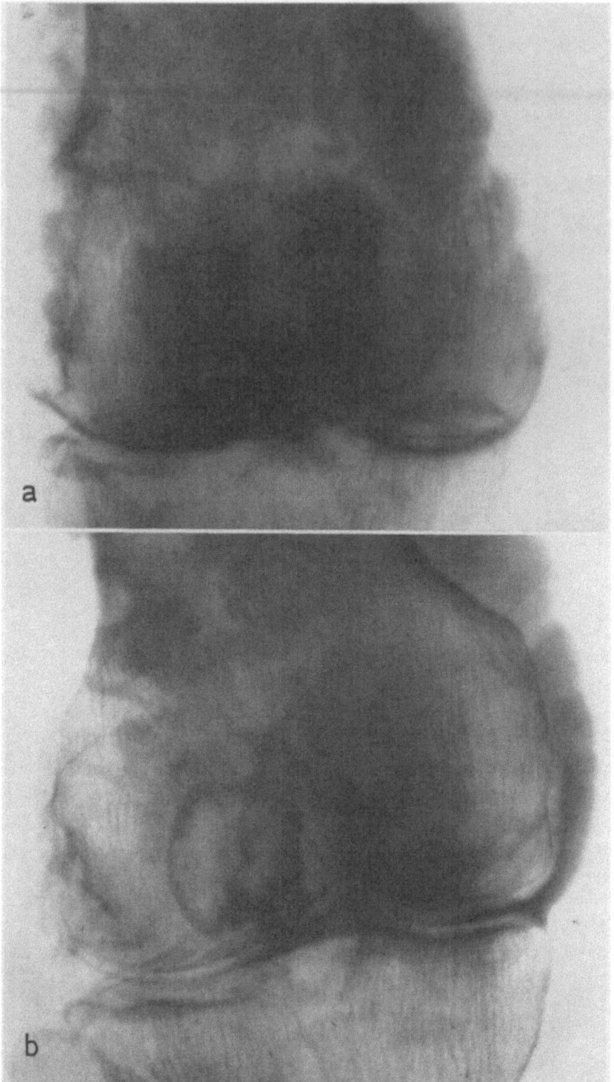

Abb. 127a und b. Synovitis tuberculosa

l) Die Pathologie der Synovia

Als Folge von Traumen, Fremdkörpern, Meniscusläsionen, entsteht eine Reizung der Synovia mit einem Gelenkerguß, der im allgemeinen schnell wieder abklingt. Bleibt der Erguß jedoch bestehen und kommt es zur Ausbildung eines chronischen Hydrops, so werden der Gelenkkapselraum, die Bursae und Recessus erheblich erweitert. Die Synovia verdickt sich, die Menisken können durch Fibrinauflagerung verändert werden.

Läßt sich die Ursache durch die übliche Untersuchung nicht klären, kann die Arthrographie indiziert sein. Sie ermöglicht durch Darstellung des vergrößerten Kapselhohlraumes und Nachweis von Meniscusschäden, Kapselläsionen oder freien Körpern die Diagnose, zumal der chronische Erguß nicht allzuselten Beschwerden wie ein Meniscusschaden macht. Arthrographisch findet sich eine deutliche Aussackung der Gelenkkapsel mit unregelmäßigen, fast polycyclisch anmutenden Excavationen der Kapselwand. Die Begrenzung der Menisken ist nicht selten unscharf und unregelmäßig. Gelegentlich wird die chronische Synovitis durch eine Synovialtuberkulose hervorgerufen; nach eigenen Erfahrungen und Literaturberichten (Lindblom; Rüttimann; Ficat) ist hierbei eine Verschlimmerung durch die Arthrographie nicht zu erwarten (Abb. 127a und b).

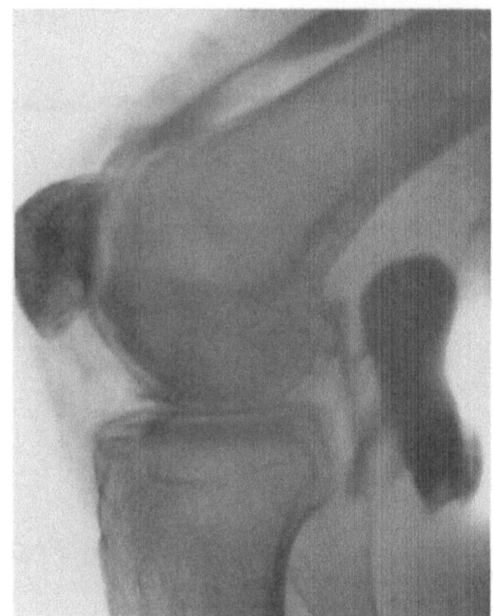

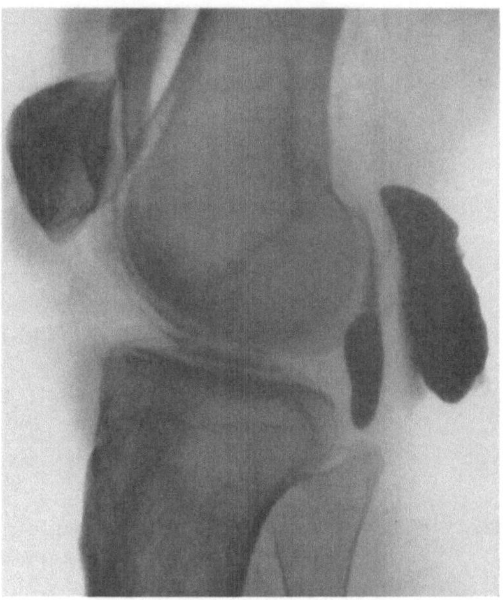

Abb. 128. a Bursa capitis tibialis medialis und Bursa semimembranosa-gastrocnemica in Beugung. b Beide Bursae entleeren sich bei der Streckung des Kniegelenks

m) Veränderungen der hinteren Kniegelenkkapsel im Arthrogramm

Über die Lage und Form der beiden wichtigsten *Bursae* der Kniekehle, der Bursa capitis tibialis medialis des m. gastrognemius sowie die größere und mit ihr in 30% kommunizierende Bursa semimembranosa-gastrocnemica ist bereits berichtet worden. Bei der Beugung des Kniegelenks füllen sich die beiden Bursae mit Flüssigkeit auf, bei der Streckung entleeren sie sich zum großen Teil, wobei der Verbindungsweg zum Kniegelenk durch Muskelzug verschlossen wird (Abb. 128). Bei einer vermehrten pathologischen Flüssigkeitsansammlung im Kniegelenk kommt es auch zu einer stärkeren Füllung der Bursae. Ist die schlauchartige Verbindung durch Degeneration oder eine Entzündung verschlossen, bleibt die starke Füllung der Bursae zurück. Der Inhalt kann sich eindicken und in eine gallertartige Masse umwandeln. Hieraus wird die Bezeichnung *Kniegelenkganglion oder Hygrom* verständlich. MORSCHER hat *cystische Tumoren* in der Kniekehle beschrieben, die sich auf Grund eines akuten Kniegelenkergusses gebildet haben. Er hat sie Semimembranaciuscysten genannt. MOSER hat ähnliche Befunde als traumatische, kommunizierende Arthrocele bezeichnet. Sie sollen durch eine plötzliche Anspannung der Quadricepssehne entstehen. Echte *traumatische Arthrocelen* hat COLOMBO beobachtet. Diese sollen durch einen schichtweisen Einriß der Kapselhinterwand und Bildung einer sackartigen Höhle hervorgerufen werden.

Im anglo-amerikanischen Schriftgut steht den deutschen Bezeichnungen die der „*Bakercyste*" gegenüber, die zuerst von ADAMS (1840) beschrieben und später von WILD genauer untersucht worden ist.

Nach neueren Untersuchungen von PALLADRY u. Mitarb. sowie von LAPAYOWKER u. Mitarb. sollte der Begriff Bakercyste für solche geschwulstartige sackförmige Erweiterungen reserviert werden, die nicht den beiden vorgenannten Bursae entsprechen.

Diese nicht präformierten Hohlräume bilden sich entweder aus der Kniegelenkkapsel selbst, oder aus den beiden Bursae. Sie können sich caudalwärts in Nähe des Tibiaschaftes oder mehr dorsal entwickeln, so daß man eine retrotibiale und eine posteriore Gruppe unterscheidet. Eine weitere Gruppe, die aber wohl ausschließlich aus den beiden präformierten Bursae entsteht, erstreckt sich cranio-caudal in Richtung auf den Oberschenkel. Die präformierten Hohlräume können verschiedene Größe und Form haben:

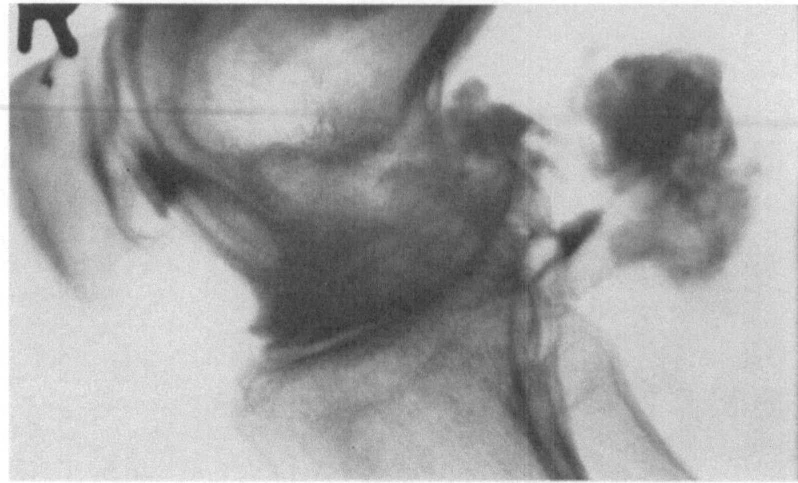

Abb. 129. Chronische Polyarthritis. Vergrößerung des Hoffaschen Fettkörpers, Verschmälerung des Gelenkspaltes. Chronische Entzündung der Bursa semimembranosa-gastrocnemica

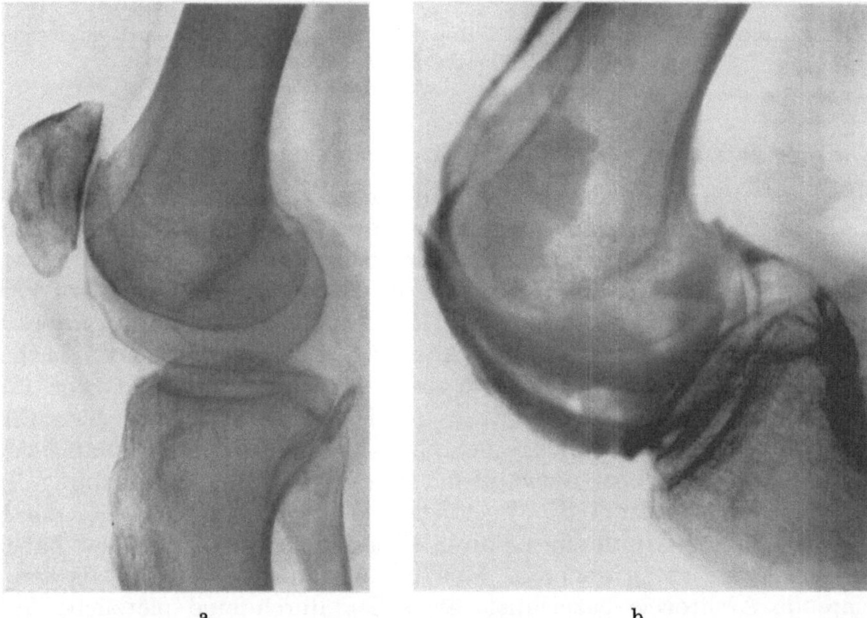

a b

Abb. 130a und b. Corpus liberum im Verbindungsgang zur Bursa capitis tibialis medialis

schmal, hantelförmig, bis kleinapfelgroß, mit dem größten Umfang immer unterhalb der Tibiagelenkfläche gelegen. In diesen Bursae können sich entzündliche Veränderungen abspielen, so daß französische Autoren von einer *Bursitis* sprechen. Außerdem können sich freie Körper in den Bursae entwickeln. Die präformierten Hohlräume stehen frei in Verbindung mit dem Kniegelenk oder man muß sie von der Kniekehle aus punktieren, um sie darzustellen. Dabei kann der ursprüngliche Verbindungsweg durch Spritzendruck wieder geöffnet werden.

Ficat unterscheidet zwei Gruppen von *Erweiterungen*, solche, die sich allein durch Punktion von der Kniekehle und solche, die sich im gewöhnlichen Arthrogramm darstellen lassen. Sehr große cystische Erweiterungen, die sich bis zur Mitte des Unterschenkels erstrecken, geben Anlaß zu Verwechslungen mit Einrissen der Kapsel, bei denen sich das Kontrastmittel in die Muskellogen ergießt. Die Unterscheidung ist häufig sehr

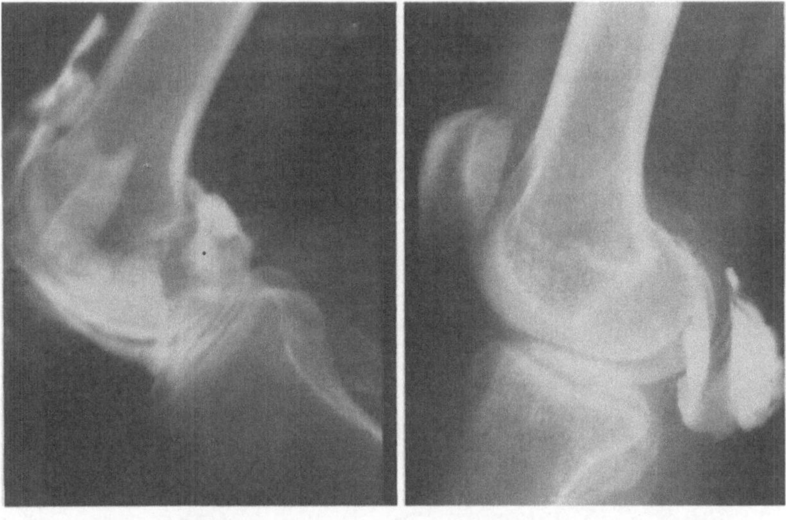

Abb. 131. a Keine Verbindung zwischen Kniegelenk und der vergrößerten Bursa im Arthrogramm. b Darstellung der Bursa durch Punktion

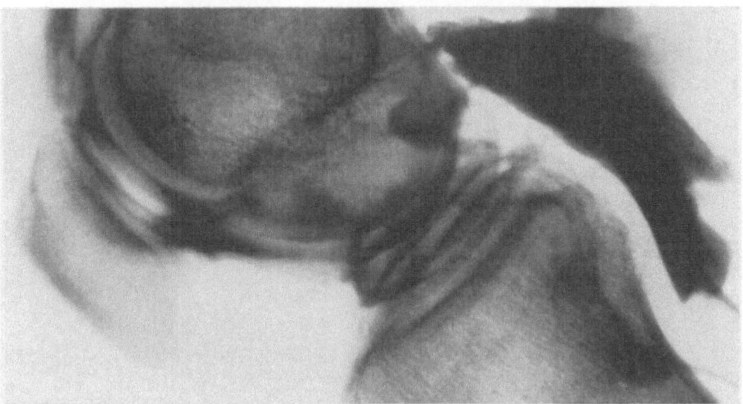

Abb. 132. Ruptur der hinteren Kniegelenkkapsel

schwierig, weil einmal die Bursae entzündlich verändert sein können oder das Kontrastmittel nicht ausreicht, sich genügend mit dem Inhalt der Bursae zu vermischen, so daß die Hohlräume nicht in der gesamten Ausdehnung dargestellt werden. Charakteristisch für eine Ruptur und freie Kontrastmittelmenge in den Weichteilen des Unterschenkels ist eine fächerförmige Konturierung der Weichteile (Abb. 114).

In neuerer Zeit ist darauf hingewiesen worden, daß derartige Bursae auch von klinischem Interesse sind, weil sie sehr leicht eine tiefe Venenthrombose vortäuschen können, durch ihren Druck auf die Unterschenkelgefäße Durchblutungsstörungen verursachen oder durch Rupturen schmerzhaft werden. Sie sollen auch häufig im Verlauf einer chronischen Polyarthritis auftreten (Abb. 129—136).

Kürzlich hat Weston über den Fettkörper in der Kniekehle berichtet. Diesen Fettkörper kann man auf den seitlichen Aufnahmen relativ gut abgrenzen. Es scheint mir aber nicht sicher, ob die Weichteilverschattung in der Kniekehle allein durch den Fettkörper oder die vorgenannten Bursae gebildet werden. Zu dieser Frage ist sicherlich eine Arthrographie notwendig. Bemerkenswert ist aber die Mitteilung von Weston über die Verlagerung der Fabella bei einer Flüssigkeitsansammlung im Kniegelenk oder auch in einer der vorgenannten Bursae, auf die jedoch Weston in seiner Arbeit nicht eingegangen ist.

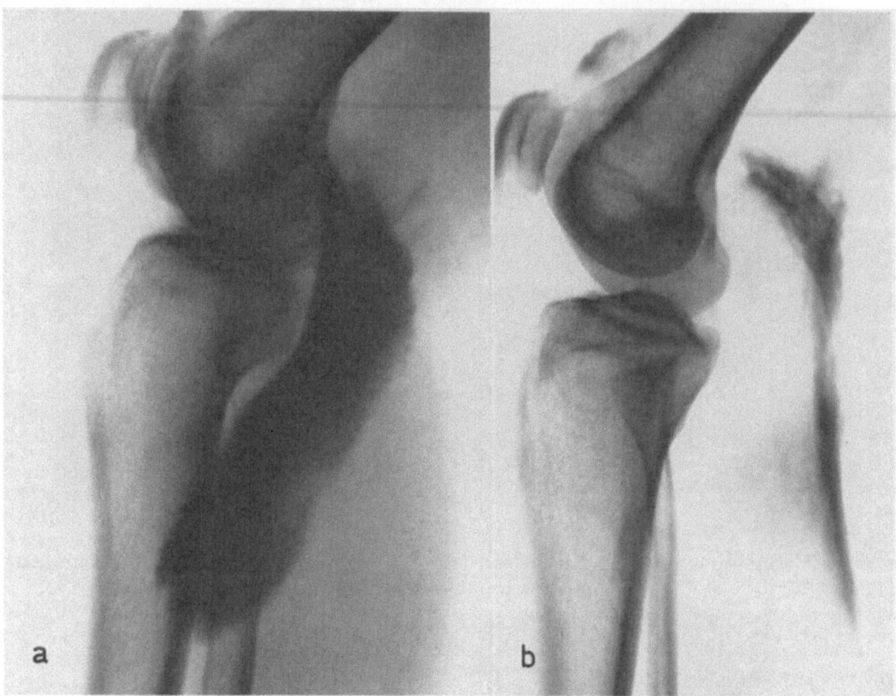

Abb. 133a und b. Bakercyste. a Tibial, b dorsal

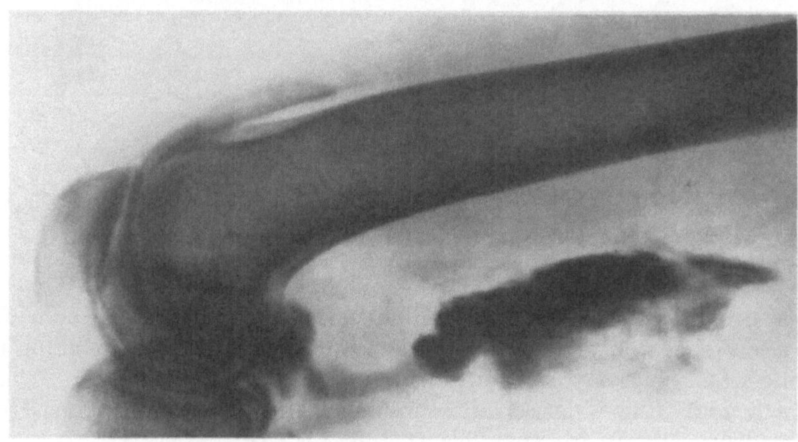

Abb. 134. Cranio-caudale Cyste

n) Die Tumoren des Kniegelenks

Geschwulstähnliche Bildungen gutartiger Natur sind im Kniegelenkbereich selten und spielen auch differentialdiagnostisch keine Rolle. Eigene Erfahrungen liegen hierzu nicht vor. Tumorbildungen können nur von der Gelenkkapsel oder von den Meniscen stammen. Stedtfeld beschrieb zwei echte Lipome, die vom Meniscus ausgingen. Weitere Mitteilungen über Lipome. Fibrome, Enchondrome und xantomatöse Riesengeschwülste liegen von Guinard, Henschen, Marzegalli, Nigst, Rüttimann und Tobler vor.

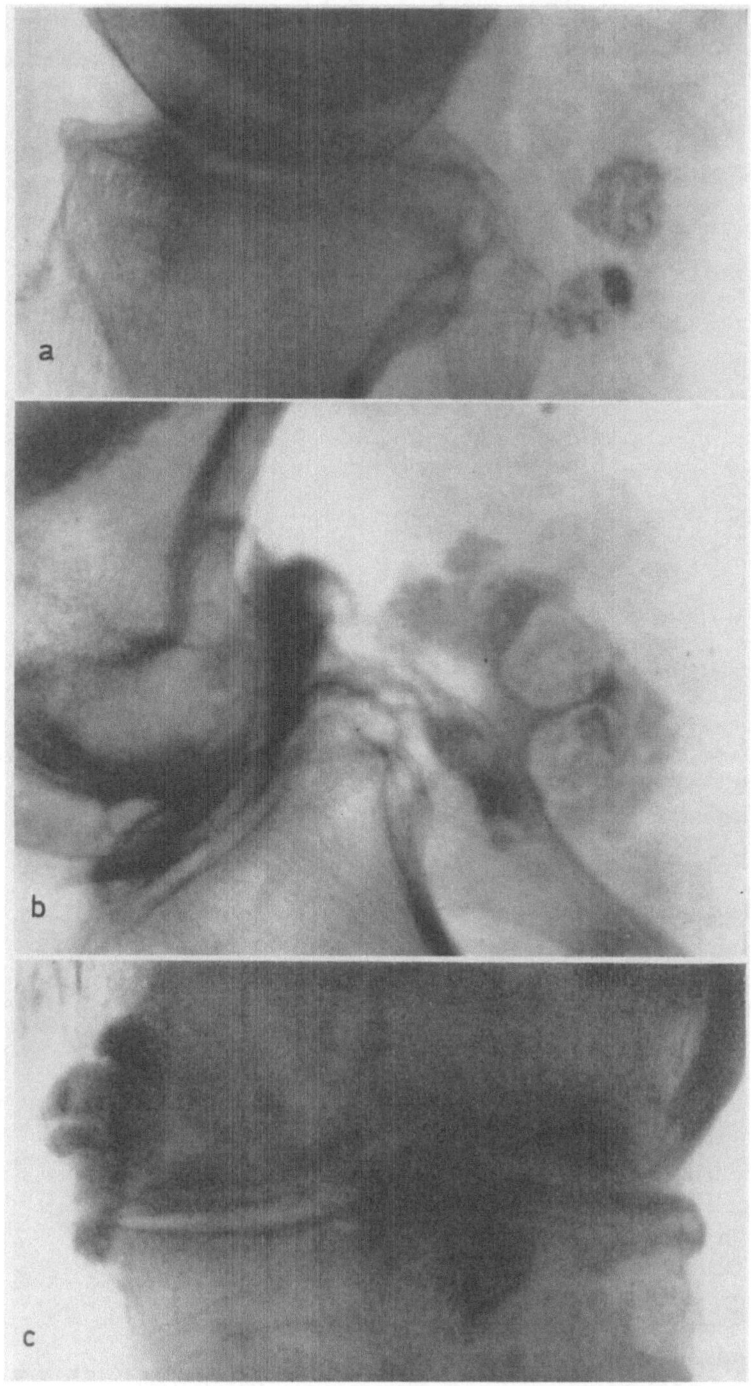

Abb. 135a—c. Krümelige Kalkschatten dorsal des Tibiakopfes. Arthrogramm zeigt, daß es sich um freie Körper in der Bursa semimembranosa gastrocnemica handelt

6. Systematik der pathologischen Merkmale im Arthrogramm

Nachstehend wird versucht, in Anlehnung an FICAT, im Arthrogramm nachweisbare normale und krankhafte Veränderungen des Kniebinnenraumes unter verschiedenen Gesichtspunkten zusammenzustellen.

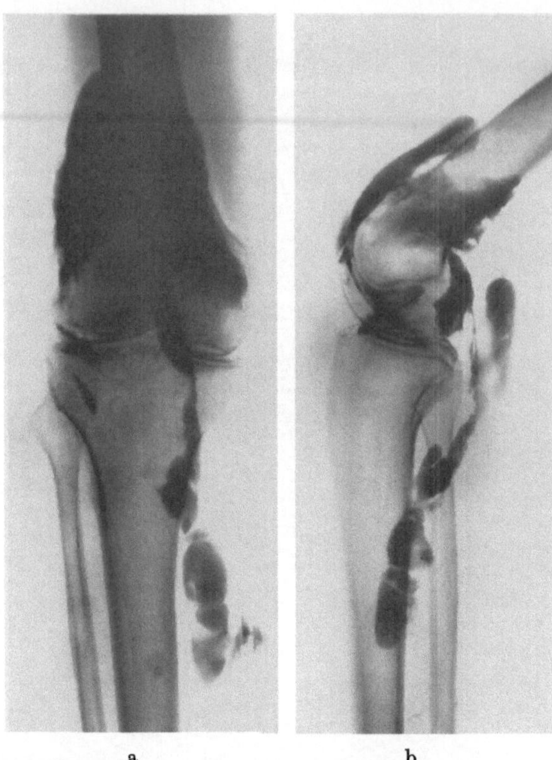

Abb. 136a u. b. Starke Erweiterung der Bursa suprapatellaris, Darstellung der B. cap. med. des M. gastrocnemius und sehr große Bakercyste, die sich medial und tibial bis zur Mitte des Unterschenkels erstreckt und hier eine Verbindung mit den Knieweichteilen hat

A. Form des Meniscuskeilschattens:	Gelenkspalt	Gelenkknorpel
1. Kleiner Meniscus:		
angeborene Hypoplasie	normal weit	normal
paracapsulärer Meniscusrest	leicht erweitert	normal
Meniscusregenerat	leicht erweitert	normal
Korbhenkelriß	erweitert	normal
Meniscusdegeneration	normal bis erweitert	normal bis verschmälert
2. Großer Meniscus:		
angeborene Fehlbildung verschiedenen Typs	erweitert	normal
subluxierter Meniscus bei Arthrosen und schwerer Degeneration	erweitert	stark verschmälert
B. Fehlen des Meniscuskeilschattens:		
1. Totale Meniscektomie	erweitert	verschmälert
2. Komplette Luxation	verbreitert	normal
3. Angeborene Fehlbildung	parallel verlaufend	normal

C. Streifenförmige Kontrastmittelansammlung im Meniscus:

1. Horizontal-, Vertikal-, Schrägriß
2. Überschneidungsphänomene
3. Popliteussehne
4. Überprojektion durch Recessus, Bursa usw.

D. Streifenförmige Kontrastmittelansammlung an der Basis des Meniscus:
1. Desinsertion, partiell oder total
2. Meniscusrecessus
3. Popliteusschlitz im Hinterhorn des Außenmeniscus

E. Umschriebene Kontrastmittelansammlung innerhalb des Meniscus:
1. Querriß
2. Intrameniscale Cyste
3. Korbhenkelruptur
4. Bursaüberlagerung

F. Fehlen der Meniscusbegrenzung:
1. technische Fehler bei der Füllung
2. Meniscusdegeneration

G. Verbreiterung des Gelenkspaltes:
1. beginnende Arthrosis
2. geringe Interposition bei Vorderhornabriß
3. technischer Fehler (Gelenk nicht durchgestreckt in Position I)
4. Banderschlaffung
5. Meniscusläsion

H. Verbreiterung des Gelenkspaltes mit Verschmälerung der Knorpelzone:
1. Arthrosis = Meniscus luxiert oder abgeflacht
2. Korbhenkelriß = Meniscus amputiert
3. Komplette Luxation oder Meniscektomie

J. Verbreiterung des Gelenkspaltes bei normaler Knorpelzone:
1. luxiertes Meniscusfragment
2. freie Körper

Zusammenfassend ist festzustellen, daß die Arthrographie erfahrungsgemäß bei bestimmten Läsionen unsichere Ergebnisse liefert. Dem arthrographischen Nachweis können insbesondere die Ablösung des Vorder- bzw. Hinterhornes, kleine Querrisse und Luxationen entgehen.

Partielle Abrisse, wenn sie ganz umschrieben sind, winzige Einrisse in der Keilspitze, besonders tibialwärts, sowie ein luxiertes Fragment können nicht immer sicher erkannt werden.

7. Fehldiagnosen

Auch wenn ein großes Maß an Erfahrung in der Beurteilung von Arthrogrammen vorhanden ist, werden sich Fehldiagnosen nicht gänzlich vermeiden lassen. Ihre Zahl läßt sich vermindern, wenn die technische Durchführung der Untersuchung immer einwandfrei ist und der Arzt hierbei keine Konzessionen macht. Neben mangelhafter Füllungstechnik ist eine schlechte Einstelltechnik der häufigste Grund für Fehlbeurteilungen. Das Kniegelenk wird entweder nicht genügend durchgestreckt oder die Drehung des Gelenks in die verschiedenen Ebenen entspricht nicht den Anforderungen. Wenn sich das Kniegelenk bei der vorherigen klinischen Untersuchung nicht völlig durchstrecken läßt, sollte man lieber auf die Untersuchung verzichten als eine mögliche Fehldiagnose in Kauf zu nehmen oder nachher feststellen zu müssen, daß eine Beurteilung der Bilder infolge mangelnder Einsicht in den Kniegelenkspalt nicht möglich ist. Die Zahl der Fehldiagnosen ist im Außenmeniscusbereich sicher größer als im Bereich des Innenmeniscus, zumindest was die kleinen Einrisse des Meniscus angeht, weil die übersichtliche Darstellung des Außenmeniscus infolge der Überlagerung durch die Bursa m. poplitei schwieriger ist.

8. Kontrollarthrographien

Eine Wiederholung der Arthrographie wird notwendig, wenn die erste Untersuchung technisch nicht einwandfrei war oder ein fraglicher Befund erhoben wird, der durch eine nochmalige gezielte Untersuchung geklärt werden könnte. Man kann durchaus die Untersuchung am folgenden Tag noch einmal durchführen. Wir pflegen aber eine Pause von mindestens 48 Std zwischen der ersten und zweiten Untersuchung einzulegen.

Mehrfache Kontrollen sind notwendig, wenn ein degenerativer Meniscusschaden besteht. Auf die Schwierigkeit der Früherkennung degenerativer Meniscusläsionen ist hingewiesen worden.

Nach unserer Erfahrung wird man erst nach 4—6 Monaten eine Veränderung des arthrographischen Befundes erwarten können. Nicht selten findet sich Gelegenheit, schon bekannte Meniscusrupturen arthrographisch zu kontrollieren, da sie nicht operiert wurden, entweder, weil die klinischen Erscheinungen dem Chirurgen noch zu gering waren oder weil der Patient die Operation verweigerte. Es muß mindestens eine Zeitspanne von 12 Monaten vergehen, ehe man einen wesentlichen Unterschied in der Ausdehnung der Rißbildung sieht, es sei denn, es hat sich ein erneuter Unfall ereignet.

9. Arthrographische Befunde beim Bewegungsablauf im Kniegelenk

Während der Unfallmechanismus bei Meniscusverletzungen, Kreuz- und Seitenbandrupturen pathologisch-anatomisch wohl bekannt und in den chirurgischen Lehrbüchern sowie den Monographien von Ricklin, Rüttimann, del Buono, Krömer, Schaer und vielen anderen beschrieben ist, finden sich Mitteilungen über arthrographische, funktionelle Befunde außerordentlich selten. Nur Möhlmann und Madlener haben in einer Arbeit darüber berichtet. Bisher galt die Aufmerksamkeit aller Untersuchungen den morphologischen Befunden.

10. Ergebnisse der arthrographischen Untersuchungen

Die vorliegende Arbeit ist das Ergebnis einer langjährigen Beschäftigung mit der Arthrographie des Kniegelenks bei etwa 8000 Kranken. Eine Gesamtstatistik liegt nicht vor, jedoch sind in verschiedenen Jahren statistische Erhebungen durchgeführt worden. Diese konnten mit den Ergebnissen anderer Autoren, die die gleiche Untersuchungsmethode anwenden, verglichen werden. Die Zahl der positiven Untersuchungsbefunde hängt weniger von den Erfahrungen des Radiologen als von der Indikationsstellung des überweisenden Arztes ab.

66% positive Untersuchungen bei uns und 63% positive Ergebnisse bei dem Franzosen Ducloux u. Mitarb. weisen darauf hin, daß die Indikationsstellung im Vergleich zu vielen anderen röntgenologischen Untersuchungsverfahren nicht zu weit gestellt wurde. Wenn Lindblom aus dem Jahre 1948 nur 50% positive Befunde angibt, so spiegelt sich hierin die Einstellung und Entwicklung der chirurgisch tätigen Ärzte wieder.

Die Kontrastdarstellung wurde in gleicher Zahl am rechten und linken Kniegelenk durchgeführt. Bircher gibt ein Verhältnis von 3:2 zwischen rechts und links, Ficat ein geringes Überwiegen des rechten im Vergleich zum linken Kniegelenk an. Aufschlußreich ist die Zahl der Innenmeniscusschädigung gegenüber der Außenmeniscusläsion. Sie beträgt bei Lindblom 4:1, bei Ficat 4:1, bei Seyss 6:1; frühere eigene Untersuchungen zwischen 1954 und 1958 ergaben ein Verhältnis von 7:1, jetzt ein solches von 5:1.

Unter den Innenmeniscusläsionen verdienen zwei Verletzungsarten besonderes Interesse. Korbhenkelrisse fanden sich bei Ficat in 36%, bei Ducloux u. Mitarb. in 40%, im eigenen Untersuchungsmaterial in 30% der Fälle.

Besonders interessant sind die Ergebnisse über die Läsionen im Hinterhorn des Innenmeniscus, welche Chapchal bei 350 Untersuchungen mit 13,5% angibt, in der eigenen

Untersuchungsreihe sind es 28%. Nach FICAT sind die Hinterhornläsionen des Innenmeniscus am zahlreichsten. Vorderhornrisse des Innenmeniscus hat er in 11% gefunden, eine Zahl, die in unserem Untersuchungsgut wesentlich niedriger liegt. Im Außenmeniscusbereich sind auch nach unseren Untersuchungen die Vorderhornrisse am zahlreichsten, wobei es sich beim überwiegenden Teil der Risse um Horizontalrupturen handelt. Desinsertionen im Außenmeniscus sollen nach SMILLIE und JACK 12% betragen.

11. Ergebnisse bei verschiedenen Untersuchungsmethoden

Bei Durchsicht der in der Literatur mitgeteilten Ergebnisse ist festzustellen, daß die vorgelegten Untersuchungszahlen unterschiedlich groß sind. Als aussagekräftig kann man nur Publikationen mit 400—500 Untersuchungen anzusehen, da bei kleinem Zahlenmaterial, unabhängig von der Untersuchungsmethode, die Fehlerquote zu groß ist. Schlechte Resultate sind sicher die Folge fehlender Erfahrung.

In der Art der Untersuchungsmethode läßt sich ein gewisser Wandel erkennen. Während früher eine größere Zahl von Ärzten die Luftarthrographie durchgeführt hat, sind heute viele Untersucher zur positiven Kontrastmitteluntersuchung übergegangen oder bevorzugen das Doppelkontrast-Verfahren. Welche Gründe dafür eine Rolle spielen, wird nicht mitgeteilt, zu vermuten ist jedoch, daß einerseits die schlechten Resultate die Hauptursache des Methodenwechsels gewesen sind, andererseits aber die Untersuchungsmethoden mit positivem Kontrastmittel bzw. die Doppelkontrast-Methode schönere Bilder und scheinbar bessere Aufnahmen ergeben. In verschiedenen Publikationen wird darauf hingewiesen, daß die gezielte Untersuchung mit Darstellung der einzelnen Meniscusabschnitte unter der Durchleuchtung, entsprechend allgemeiner röntgenologischer Erfahrung, vorteilhafter sei. Dies müßte sich auch in den Ergebnissen der verschiedenen Untersuchungsmethoden niederschlagen. Das ist aber nicht der Fall. Die Fehlerquote bei den verschiedenen Untersuchungsmethoden ist, bei größerer Untersuchungsfrequenz, etwa gleich.

So berichten zur Arthrographie mit positivem Kontrastmittel z.B. CHAPCHAL über 3%, FICAT über 5%, LINDBLOM über 3%, ROMANIUK und THOMAS über 5% Fehldiagnosen. In unseren verschiedenen Untersuchungsreihen ergab sich eine Fehlerquote von 3—5%.

MÖHLMANN berichtet von 5% Fehldiagnosen bei reiner Luftfüllung, andere Untersucher von bis zu 9%. Radiologen, welche die Doppelkontrastmethode bevorzugen (VAN DE BERG, RÜTTIMANN usw.), geben eine Fehlerquote von etwa 5% an. Bei allen drei Untersuchungsmethoden gibt es jedoch auch Berichte über größere Fehlerquoten, z.B. werden 10% (HEISER u. Mitarb.), 16% (DURANTI) bei der positiven Kontrastmethode angegeben. Bei den übrigen Untersuchungsmethoden werden gleich hohe oder noch höhere (RAUSCH 21%) Fehlerzahlen mitgeteilt.

Wichtig sind auch die Untersuchungsergebnisse von LEROUX und COLLETTE, die 131 Patienten mit der Methode nach LINDBLOM und der Doppelkontrastmethode untersuchten und beide Verfahren miteinander verglichen haben. Es handelt sich also um die gleichen Patienten, bei denen beide Methoden angewendet wurden. Dabei haben sich beide Verfahren als etwa gleichwertig erwiesen. Die Methode nach LINDBLOM hat die feinen horizontalen Risse deutlicher erkennen lassen, während durch das Doppelkontrastverfahren die einzelnen Meniscusfragmente wesentlich besser dargestellt werden.

12. Schlußbemerkungen

Die Kontrastdarstellung des Kniegelenks ist eine einfache, ungefährliche und sichere Methode, um die verschiedenen Erkrankungen des Kniebinnenraumes zu erkennen. Da eine Früherkennung des Meniscusschadens die später auftretende Arthrosis in ihrer Entstehung und Ausbildung verlangsamt, spielt die Kontrastdarstellung eine entscheidende

Rolle bei der Früherfassung des Kniebinnenschadens. Es ist fraglich, ob die Fehlerquote von 5% sich noch wesentlich senken läßt. Bei der Beurteilung krankhafter Kniegelenkbeschwerden nach Operation, nach Traumen und Entzündungen sowie zur Abgrenzung degenerativer Erkrankungen ist die Arthrographie die einzige sichere Methode, durch die unabhängig von den geklagten Beschwerden und dem klinischen Befund Objektives über die wahren Verhältnisse des Kniebinnenraumes ausgesagt werden kann.

Eine besondere Verpflichtung ist es dem Autor, dem leider zu früh verstorbenen Ordinarius für Röntgenologie der Universität Stockholm und Direktor des Zentralröntgeninstitutes des Karolinska-Krankenhauses Prof. K. Lindblom, zu danken, der zu jeder Zeit schriftlich und mündlich bei der Deutung der arthrographischen Befunde behilflich war. Ebenso gebührt Dank Herrn Prof. N. P. G. Edling aus dem gleichen Institut, der auch einige Abbildungen zur Verfügung gestellt hat.

Literatur

Aarstrand, T.: Treatment of meniscal rupture of the knee joint. A follow-up examination of material where only the ruptured part of the meniscus has been removed. Acta chir. scand. **107**, 146 (1954).

Adams: Zit. nach H. Moser.

Adams, R.: Chronic rheumatoid arthritis of the knee joint. Dublin J. med. Sci. **17**, 520 (1840).

Alber: Röntgendiagnostischer Wert der Sauerstoffeinblasungen in das Kniegelenk. Ref. Münch. med. Wschr. **1907**, Nr. 21.

Albert, E.: Veränderungen im Röntgenbild durch Meniskusganglien. Fortschr. Röntgenstr. B **82**, 282—283 (1955).

Alexander, C.: Erosion of the femoral shaft due to patello-femoral osteoarthritis. Clin. Radiol. **9**, No 2, 110—113 (1960).

Amako, T.: On the injuries of the menisci in the knee joint of Japanese. J. Jap. orthop. surg. Soc. **33**, 1289—1322 (1960).

Amorth, G., Pasquinelli, T.: Artrografia con mezzo di contrasto idrosolubile e sua utilità nella diagnosi delle lesioni meniscali. Scritti in onore di R. Balli, Coop. Tip., Modena 1955.

Andersen, K.: Pneumoarthrography of the knee joint with particular reference to the semilunar cartilages. Acta orthop. scand., Suppl. **4**, 1, 108 (1948).

Andreesen, R.: Die Meniskusbeschädigungen bei Sport und Arbeit. Ergebn. Chir. Orthop. **30**, 24 (1937).

Andren, L., Wehlin, L.: Double-contrast arthrography of knee with horizontal roentgen ray beam. Acta orthop. scand. **29**, 307—314 (1960).

Anguenot, G.: L'arthrographie du genou. Comparaison des méthodes d'exploration des ménisques. Mém. C. Et. Spéc. E. R., Paris 1955.

Antoine, M., Lesure, J., Creusot, J.-J.: Les possibilités actuelles de l'arthrographie du genou par contraste opaque. Rev. méd. Nancy **80**, 814—833 (1955).

Antoine, M., Lesure, J, Creusot, J.-J.: L'arthrographie du genou par contraste opaque (A propos de 38 cas). J. Radiol. Électrol. **36**, No 3—4, 215—219 (1955).

Anzilotti, A.: Tumore primitivo della sinoviale articolare. Comunicazione al XVIII Congr. Soc. Ital. di Ortopedia. Bologna 1927.

Apley, A. C.: The diagnosis of meniscal injuries. J. Bone Jt Surg. **29**, 78 (1947).

Apley, A. C.: The patello-femoral joint. Methods of diagnosis: clinical disorders und their treatment. Postgrad. med. J. **36**, 36—44 (1960).

Archimbaud, J.: L'arthrographie du genou. J. Radiol. Bruxelles **34**, 623—633 (1953).

Arct, W.: O łąkotce torbielowatej. Chir. Narząd. Ruchu **23**, 47 (1958).

Arens, A., Bernstein, M.: Diagnostic inflation of the knee joint. A clinical radiological study. Radiology **7**, 500 (1926).

Arens, W.: Ein Beitrag zur Lagebestimmung von abgesprengten Knochenstücken im Kniegelenk durch Darstellung des Gelenkinneren. Mschr. Unfallheilk. **54**, 17—19 (1951).

Attilj, S.: L'indagine radiologica delle lesioni meniscali del ginocchio. Stud. med. chir. sport. **2**, 47 (1948).

Aye, R. C., Dorr, T. W., Drewry, G. R.: Arthrography of the knee in office practice. Radiology **80**, 829 (1963).

Aye, R. C., Dorr, T. W., Drewry, G. R.: Arthrographie des Knies in der Allgemeinpraxis. Radiology **80**, 829—836 (1963).

Baker, W. M.: Formation of synovial cysts in legs in connection with disease of knee joint. St. Bart. Hosp. Rep. **13**, 245 (1877).

Baker, W. M.: Formation of abnormal synovial cyst in connection with joints. St. Bart. Hosp. Rep. **21**, 177 (1883).

Balensweig, J., Irving, G.: Loose body in knee joint demonstrated by pneumoarthrosis. Surg. Gynec. Obstet. **39**, 235 (1934).

Ballerait, G.: Contribution au diagnostic tomographique des fractures du plateau tibial. Thèse Paris 1957.

Ballerio, A.: L'anatomofisiologia del ginocchio nello studio della gangliogenesi e della degenerazione de menisco esterno. Minerva ortop. **7**, 413—419 (1956).

Banks, S. W., Laufman, H.: An atlas of surgical exposures of the extremities. Philadelphia: W. B. Saunders 1953.

Bartkowiak, E.: W sprawie lăkotki tarczowatej. Chir. Narząd. Ruchu **28**, 65 (1963).

BARUCHA, E.: Unsere Erfahrungen über den Wert des Rauberschen Röntgenzeichens bei der Meniskus-Diagnose. Mschr. Unfallheilk. **63**, 370 (1960).

BAUMGARTL, F.: Das Kniegelenk — Erkrankungen, Verletzungen und ihre Behandlung mit Hinweisen für die Begutachtung. Berlin-Göttingen-Heidelberg: Springer 1964.

BAUMGARTL, F., DAHM, A.: Zur Pathogenese der Osteochondritis dissecans. Zbl. Chir. **87**, 1916 (1962).

BAYER, O.: Das horizontale Schichtbild der Kniegelenkmenisci. Röntgen-Bl. **6**, 248—256 (1953).

BEATTY, D. C.: Rheumatoid cysts of the calf. Proc. roy Soc. Med. **52**, 1106—1108 (1959).

BEEK, F. A.: The X-ray picture of swelling of the capsule of the knee joint. J. belge Radiol. **38**, No 4, 535—545 (1955).

BEMELMANS-HUBERT, ARLETTE: Les méniscographies du genou par la méthode de l'arthrographie mixte en série. Mém. C. Et. Spéc. E. R., Paris 1955.

BERG, R. F.: An improved air injection apparatus for the inflation of joints. Amer. J. Surg. 8, 1277 (1930).

BERG, F. VAN DE, CREVECOEUR, M.: La méniscographie en série du genou. J. belge Radiol. **34, 7** (1951).

BERG, F. VAN DE, CREVECOEUR, M.: La méniscographie en série du genou. Acta orthop. belg. **19**, 293—306 (1953).

BERG, F. VAN DE, CREVECOEUR, M.: La méniscographie en série du genou (après 1000 examens). J. Radiol. Électrol. **36**, 389 (1955).

BERNSTEIN, M. A., ARENS, R. A.: Diagnostic inflation of the knee joint: a clinical radiological study. Radiology **7**, 500—505 (1926).

BESSLER, W.: Die diagnostischen Möglichkeiten der Doppelkontrast-Arthrographie des Kniegelenkes. Fortschr. Röntgenstr. **101**, H. 5, 512 (1964).

BESSLER, W.: Die Arthrographie des Kniegelenkes. Röntgenpraxis **19**, 169—182 (1966).

BESSLER, W.: Die diagnostischen Möglichkeiten der Doppelkontrast-Arthrographie des Kniegelenkes. Fortschr. Röntgenstr. **101**, 511—517 (1969).

BESSLER, W., RÜTTIMANN, A.: Die Röntgensymptome der Synovitis villosa des Kniegelenks. Fortschr. Röntgenstr. **99**, 343—353 (1963).

BESSON, J.: Mise au point technique sur la méniscographie du genou par la méthode de la pneumoarthrographie simple, mesures du rayonnement et moyen de protection. Mém. Cert. Et. Spéc. E. R. Paris 1959.

BETTINELLI, G., PALEAVI, G. L.: La nostra esperienza sull'artrografia des ginocchio. Arch. Ortop. (Milano) **73** 992—1009 (1960).

BETINELLI, G., PALEARI, G. L.: Persönliche Erfahrungen mit der Radiographie des Kniegelenkes. Arch. Ortop. (Milano) **73**, 992—1009 (1960).

BIERBAUM, B. E.: Double contrast knee arthrography. A safe and reliable aid to diagnosis of internal deragement. J. Trauma **8**, 165—176 (1968).

BIN, P.: Contribution au diagnostic des lésions méniscales par l'arthrographie opaque. Thèse Paris 1958.

BIONDETTI, P.: Opaque Arthrographie des Kniegelenkes. Minerva med. **50**, 3611—3616 (1959).

BIRCHER, E.: Pneumoradiographie des Knies und anderer Gelenke. Schweiz. med. Wschr. **63**, 1210—1211 (1931).

BIRCHER, E.: Pneumoradiographie des Kniegelenkes. Dtsch. Ges. Chir. Sitzg 19.—22. 4. 1933. Zentr.-Org. ges. Chir. **62**, 509 (1933).

BIRCHER, E.: Die Kniegelenkkapsel im Pneumoradiographie-Bild. Acta radiol. (Stockh.) **15**, 452—466 (1934).

BIRCHER, E., OBERHOLZER, J.: Die Kniegelenkkapsel im Pneumoradiographiebild. Acta radiol. (Stockh.) **15**, 452 (1934).

BIRKNER, R.: Kritisches zur Frage der röntgenologischen Kontrastmitteldiagnostik. Chirurg **19**, 529—541 (1948).

BLUMENSAAT, C.: Meniskusregenerat und Berufskrankheit, Nr. 26 Mschr. Unfallheilk. **61**, H. 2, 32 (1958).

BÖHM, H.: Die Darstellung des Gelenkknorpels und der Epiphysen im Rö-Bild. Verh. A. Ges. Orth. Berl. Z. orthop. Chir. 56, 1932 (55, 58, 1933) (126).

BONATI, D., BUSI, F.: Sulla bursolitiari del ginocchio. Minerva radiol. fisioter radiobiol. (Torino) 8, 463—472 (1963).

BONATI, D., BUSI, F.: Sulla bursolitiasi del ginocchio. Minerva Radiol. 8, 11, 463—472 (1963).

BONNIN, I. G.: Cysts of the semilunar cartilages of the knee joint. Brit. J. Surg. **40**, 558 (1953).

BONNIN, I. G., Boldero, J. L.: Air arthrography of the knee joint. Surg. Gynec. Obstet. **85**, 64—70 (1947).

BOOS, O.: Traumatische Veränderungen des Kniegelenks. In Handbuch der Orthopädie, Bd. IV, Teil I. Stuttgart: Georg Thieme 1957.

BOROW, L. S.: Arthrography II. The evaluation of pneumoarthrography. Brit. J. Radiol. **25**, 129—134 (1952).

BOURDON, R., BESSON, J., BARD, M., CEDAHA, J.: Dispositif de pneumo-arthrographie du genou. J. Radiol. Électrol. **39**, No 9—10 689—590 (1958).

BOURDON, R., BESSON, J., MASSARE, C., BARD, M.: Pneumo-arthrographie du genou avec le M.A.P.L.: Méniscope à projection intégrale technique et résultats. Projection d'un film cinématographique. J. Radiol. Électrol. **41**, No 10, 617 (1960).

BOYD, D.: Knee joint visualization. A roentgenographic study with iopax. J. Bone Jt Surg. **16**, 671—680 (1934).

BREITENFELDER, H.: Die Begutachtung des Unfallzusammenhanges der Meniskusschäden. Berlin-Göttingen-Heidelberg: Springer 1958.

BRINKBOK, G. CH.: Anomalie congénitale du genou. J. belge Radiol. **44**, No 3, 355—356 (1961).

BRO, G.: Kontrastdarstellung des Kniegelenkes zur Diagnostik des Meniskusschadens. Zbl. Chir. 88, 1627 (1963).

BROOKS, H.: Pneumoroentgenography with oxygen in the diagnosis of internal derangements of the knee joint. Amer. J. Roentgenol. **54**, 462—469 (1945).

BRU, A., PAILLÉ, J., BRUNNER-FERRÉ, R.: Exploration radiologique de l'échancrure intercondylienne sans l'utilisation d'un film courbe. J. Radiol. Électrol. **31**, No 11—12, 775 (1950).

Bruchholz, H.: Knie-Meniskusverkalkung im Röntgenbild. Röntgenpraxis 1, 888 (1929).

Bückart, K.: Kontrastdarstellung der Kniegelenke. Zbl. Chir. 1933, 2185.

Bürkle de la Camp, H.: Meniskusverletzungen und Meniskusschäden. Therapiewoche 8, 106 (1957).

Bürkle de la Camp, H.: Meniskusverletzung und Meniskusschaden. Wien. med. Wschr. 1957, 896—899.

Bürkle de la Camp, H.: Bänder- und Binnenschäden des Kniegelenkes. Chirurg 30, 374 (1959).

Bürkle de la Camp, H., Ahrens, V., Balthasar, A., Beck, W., Betzel, F. R.: Die Meniskusbeschädigung im Kniegelenk im Handbuch der gesamten Unfallheilkunde, Bd. II, S. 284. Stuttgart: Ferdinand Enke 1956.

Burlesson, R. J., Bickel, H. W., Dahlin, C. D.: Popliteal cyst. J. Bone Jt Surg. A 38, 1265 (1956).

Burlesson, R. J., Bickel, W. H., Dahlin, D. C.: Popliteal clinico pathologic survey. J. Bone Joint Surg. 38, 1265—1274 (1956).

Burman, M.: The injection of lipiodol into the knee joint. A warning against its use. Amer. J. Roentgenol. 28, 787—795 (1932).

Burmann, M. S.: The injection of eosin into the knee joint. Arch. Surg. 32, 524—527 (1936).

Burton, Rein, J., Bilodeau, P., Johanson, P.: Arthrography and arteriography in pigmented villonodular synovitis of the knee. Amer. J. Roentgenol. 92, 1322—1327 (1964).

Butt, W. P., Mc. Intyre, J. L.: Double-contrast arthrography of the knee. Radiology 92, 487—499 (1969).

Cabot, J. R.: La neumografia en el diagnostico de los traumas meniscales de la rodilla. Med. esp. 7, 327 (1946).

Cabot, J. R.: Traumatologia de los meniscos de la rodilla. Editorial Paz Montalvo. Madrid 1951.

Cabot, J. R.: Resultados de la menisceetomia en los 800 primeros casos. Med. clin. (Barcelona) 20, 19 (1953).

Caffarelli, F.: Le ossificazioni post-traumatiche pararticolari del ginocchio (M. di Pellegrini) nella radiologia infortunistica. Radiol. prat. No 1, 13—23 (1956).

Camli, N.: Die Erkennung von Meniskusläsionen mit der Kontrast-Arthrographie. Tip. Fak. mec. (Instanbul) 22, 358—365 (1959).

Candardjis, G., Saegesser, F.: L'arthrographie du genou par la méthode du double contraste. Radiol. clin. (Basel) 22, 521—528 (1953).

Cane, P., Salvagni, A.: Le lesioni traumatiche dei menischi del ginocchio osservate all'Instituto Rizzoli dal 1899 al 1959 (443 casi). Considerazioni clinico-statistische e risultati a distanza. Minerva ortop. 12, 259—268 (1961).

Canigiani, T.: Röntgenologisches zur Kontrastarthrographie des Kniegelenkes. Fortschr. Röntgenstr. 62, 202 (1940).

Canigiani, T., Pirker, H.: Die Kontrastfüllung des Kniegelenkes zur Diagnostik der Meniskusschäden in der Praxis. Münch. med. Wschr. 1935, 47.

Canigiani, T.: Die Kontrastfüllung des Kniegelenkes zur Diagnostik der Meniskusschäden in der Praxis. Münch. Med. Wschr. 1935 II, 1871.

Capener, N.: Opaque arthrography of the knee joint. J. Bone Jt Surg. 30 B, 729 (1948).

Carlostella, F.: La pneumoartrostratigrafia nelle lesioni traumatiche dei menischi del ginocchio. Riv. Infort. Mal. prof. 45, 465—482 (1958).

Carnera, G.: Contribution à l'étude de la luxation congénitale du genou. Arch. Putti Chir. Organi Mov. 17, 97—107 (1962).

Castellana, A.: Le lesioni delle cartilagini meniscali del ginocchio (Studio Clinico statistico). Minerva ortop. 5, 97 (1954).

Catolla Cavalcanti, G.: Ricerche artrografiche con mezzo di contrasto combinato nelle lesione meniscali del ginocchio. Minerva fisioter. 4, 185—195 (1959).

Catolla Cavalcanti, G., Farinet, G.: Alcune considerazioni sull'incidenza e sul trattamento fisioterapeutico delle ossificazioni paracondiloidee femorali mediali in rapporto a traumatismi gravi. Minerva fisioter. 3, 20 (1958).

Catolla Cavalcanti, G., Farinet, G.: Ricerche artrografiche con mezzo di contrasto combinato nelle lesioni meniscali del ginocchio. Minerva fisioter. 4, 185 (1959).

Catolla Cavalcanti, G., Farinet, G.: Diagnosi clinica e radiologica delle fratture meniscali del ginocchio. Ed. Minerva Medica. Torino 1963.

Catolla Cavalcanti, G., Farinet, G.: Diagnosi clinica e radiologia delle fratture meniscali del ginocchio. Ed. Minerva Medica Torino 1963.

Cattaneo, F.: Pneumartrografia diagnostica in un caso di frattura del menisco ed in un altro con lipoma arborescente del ginocchio. Boll. Special. med. chir. 3, 44 (1929).

Caughey, D. E., Bywaters, E. G. L.: Joint fluid in chronic knee effusion. Ann. rheum. Dis. 22, 106—109 (1963).

Cauverghe, R. van: Arthrographie du genou et lésions méniscales traumatiques. Rev. méd. Liège 16, 421—426 (1961).

Cavalletti, V., Memmi, R.: Contributo al rilievo radiografico delle lesion dei imenischi'del ginocchio. Ortop. Traum. Appar. mot. 6, 163 (1934).

Cave, E. F.: Combined anterior-posterior approach to the knee joint. J. Bone Jt Surg. 17, 427 (1935).

Cavina, C., Borghi, A., Dalla Palma, L., Toccafondi, R., Giusti, G.: Su un particolare aspetto radiografico del ginocchio riscontrabile nella cosidetta sindrome di Turner. Nunt. radiol. (Roma) 28, No 11, 892—906 (1962).

Ceelen, W.: Pathologische Anatomie der Meniskusschäden. Arch. orthop. Unfall-Chir. 37, 334 (1937).

Ceelen, W.: Über histologische Meniskusbefunde nach Unfallverletzungen. Zbl. Chir. 68, 1491 (1941).

Ceelen, W.: Zur Meniscus-Pathologie. Ärztl. Wschr. 8, 337 (1953).

Cerwenka, W.: Über röntgenologische Veränderungen im Bereich der eminentia intercondylica tibiae nach Meniskusoperation. Beitr. Orthop. Traum. 6, 470—475 (1959).

Chapchal, G.: Die hintere Meniscusresektion am Kniegelenk. Verh. Dtsch. Orthop. Ges. 43. Kongr. 1955.

CHAPCHAL, G.: Meniscotomia post. Ned. T. Geneesk. **100**, 1113 (1956).

CHAPCHAL, G.: Einige grundsätzliche Erkenntnisse aus der Meniskus-Chirurgie. 12. Tagg Nordwestdtsch. Orthopäden-Ver.igg Juni 1958 in Süchteln.

CHAPCHAL, G.: Grundsätzliche Fragen der Diagnostik und Therapie der Meniskusverletzungen. Sportärztl. Prax. **1**, 17—19 (1958).

CHAPCHAL, G.: La meniscectomia de la rodilla por via post. Acta ortop.-traum. ibér. **4**, Fasc. 1, 193 (1925).

CHAUVIN, E., BOURDE, Y.: Articular pneumoserosa of the knee in the diagnosis of meniscal lesions. Rev. Orthop. **12**, 137 (1925).

CHAUVIN, E., BOURDE, Y.: Die Luftfüllung des Kniegelenkes zur Diagnostik der Meniskusverletzungen. Rev. Orthop. **12**, 137 (1925). Ref. Zentr.-Org. ges. Chir. **31**, 513 (1925).

CHENEL, J.: Les limites de l'arthrographie du genou. Revue des Thèses 1957, Paris.

CHILDRESS, H. M.: Popliteal cysts associated with undiagnosed posterior lesions of the medial meniscus. J. Bone Jt Surg. **36** A, 1233 (1954).

CHILDRESS, H. M.: Diagnosis of posterior lesions of the medial meniscus. Description of a new test. J. Surg. **93**, 782 (1957).

CIPRIANI, G.: Sulle lesioni dei menischi del ginocchio. Arch. Ortop. (Milano) **45**, 120 (1929).

CIRILLO, L., BOSCHIN, E.: Studio della struttura e delle caratteristiche architettoniche del menisco rigenerato. Chir. ital. **11**, 477 (1959).

CLAUSEN, A.: Beitrag zur Frage positives oder negatives Kontrastmittel bei Kniegelenkarthrographien. Fortschr. Röntgenstr. **65**, 76—80 (1941).

COLANERI, L. J.: Possono essere chiarite le lesioni meniscali dal riempimento dell'articolazione mediante ossigeno? Clinique (Paris) **21**, 385 (1926).

COLOMBO, O.: Die Arthrozele des Kniegelenkes. Chir. Praxis **9**, 583 (1965).

CONGIU, A., PIRASTU, E.: Pneumostratigrafia del ginocchio. Comunic. al XVII Congr. It. di Rad. Med. Atti vol. II, p. 275, 1952.

CORREA, T., BOTELHEIRO, J.: L'arthropneumographie pour le diagnostic des lésions traumatiques des ménisques. Gaz. med. port. **1**, No 2, 515—522 (1948).

COURVOISIER, E.: Sur la régénération des ménisques du genou après méniscectomie. Helv. chir. Acta **26**, 358—374 (1959).

CRASSELT, C.: Arthrozelen bei rheumatischen Kniegelenksergüssen. Z. Orthop. **104**, 570 (1968).

CROONENBERGHS, P.: Quelques réflexions a propos de 91 arthrographies mixtes du genou. Acta orthop. belg. **19**, 307—320 (1953).

CROONENBERGHS, P.: Quelques réflexions à propos d'une centaine d'arthrographies mixtes en série du genou. J. belge Radiol. **36**, 481—503 (1953).

CROONENBERGHS, P., ROMBOUTS, R.: Quelques réflexions à propos d'une centaine d'arthrographies mixtes en série du genou. J. belge Radiol. **36**, 481 (1953).

CULLEN, C. H., CHANGE, G. Q.: Air arthrography in lesions of the semilunar cartilages. Brit. J. Surg. **30**, 241 (1943).

CZEKALA, J.: Die doppelkontrast-arthrographische Diagnose des Scheibenmeniscus des Kniegelenkes. Fortschr. Röntgenstr. **101**, 518—521 (1964).

CZEKALA, J.: The diagnosis of the knee joint menisci injuries by means of double contrast arthrography performed using horizontal beam. Pol. Przegl. radiol. **29**, 109—115 (1965)

CZEKALA, Z.: Wartosć artrografii dwukonstrastowej w rozpoznawaniu niektórych zmian patologicznych stawu kolanowego. Rozprawa Doktorska, Kraków 1963.

CZEKALA, Z.: Die doppelkontrastarthrographische Diagnose des Scheibenmeniskus des Kniegelenkes. Fortschr. Röntgenstr. **101**, H. 5, 518—521 (1964).

D'AMORA, T.: Il valore della pneumoartrografia nella diagnosi di lesione meniscale. Minerva ortop. **3**, 27—32 (1952).

DANIEL, E., LAJKÓ, P.: A positiv arthrographia jelentősége a térdizületi porcsérülések diagnosztikájában. Magy. Sebész. **7**/5, 331—339 (1954).

DELANNOY, E.: La pneumarthrographie du genou. Atlas Radiol. clin. Presse méd. **1954**, 1—4.

DELANNOY, E., VANDENDORP, F.: La pneumoarthrographie du genou dans le diagnostic des lésions méniscales. Brux. méd. **44**, 2217—2222 (1953).

DELBARRE, F.: La synoviorthèse. Définition, but et moyens. Rev. Rhum. **35**, No 1—2, 1—5 (1968).

DELBARRE, F., LABROUSSE, C., BRAUN, S.: La synoviorthèse par le thiotépa. Rev. Rhum. **35**, No 1—2, 6—8 (1968).

DEL BUONO, M., RÜTTIMANN, A.: L'artrografia del ginocchio. Il Pensiero Scientifico Editore. Roma 1959.

DEL BUONO, M., RÜTTIMANN, A.: L'Artrografia del ginocchio con doppio mezzo di contrasto. Comunicaz. XXXVI Radun o Gruppo Triveneto, Rovigo **16**, 11, 1958. Radiol. med. (Torino) **1**, 71 (1959).

DELLA SANTA, A.: Sulla visibilità dei menischi del ginocchio. Radiol. med. (Torino) **22**, 929 (1935).

DELVOYE, P.: Le diagnostic des lésions méniscales et la part de la radiologie. Afr. franç. chir. **13**, 507—519 (1955).

DELVOYE, P., PHILIPPON, J., BRISGAND, J.: Le diagnostic des lésions méniscales et la part de la radiologie (Über den Wert der Radiographie bei der Diagnostik der Meniskusschäden). Afr. franç. chir. (Suppl. Algérie méd.) **13**, 507—519 (1955).

DÉTRIE, P.: La meniscectomie de Bosworth. Presse méd. **62**, 1430 (1954).

DIETRICH, H.: Die Regeneration des Meniscus. Dtsch. Z. Chir. **230**, 251 (1931).

DIJIAU, A., GLIMETTE, TH.: Arthrographie du genou. Encyclopédi medico-chirurgial 30430 D 10 6/61.

DITTMAR, O.: Der Kniegelenkmeniskus im Röntgenbilde. Röntgenpraxis **4**, 442—445 (1932).

DIXON, A., GRANT, C.: Synovial effusions and intraarticular pressure during use of the joint. Arthr. and Rheum. **6**, 274 (1963).

DIXON, A., GRANT, C.: Acute synovial rupture in rheumatoid arthritis clinical and experimental observation. Lancet **1964I**, 742—746.

DJIAN, A.: Méniscographie en série du genou. Atlas Radiol. clin. Presse méd. **1959**, 1—4.

Djian, A., Calop, R.: Méniscographie en série du genou. J. Radiol. Électrol. 38, 568 (1957).

Djian, A., Calop, R., Puchot, H.: Méniscographie du genou. Rev. Prat. (Paris) 8, 3045 (1958).

Djian, A., Calop, R., Puchot, H.: Méniscographie en série du genou à double contraste. Atlas de radiologie clinique. Presse méd. 57, 1 (1959).

Djian, A., Calop, R., Puchot, H.: Méniscographie en série du genou. Atlas Radiol. clin. Presse méd. 67, No 17, 1—4 (1959).

Djian, A., Calop, R., Puchot, H.: Chondrography of the knee. The radioclinical diagnosis of chondritis and osteochondritis. Rev. Rhum. 27, 401 (1960).

Djian, A., Calop, R., Puchot, H.: Chondrographie des Kniegelenkes. Rev. Rhum. 27, 401—405 (1960) [französisch].

Djian, A., Calop, R., Puchot, H.: Chondrogr. du genou: le diagnostic radio-clinique de chondritis et osteochondritis. Rev. Rhum. 27, 401 (1960).

Djian, A., Puchot, H., Calop, R.: Ergebnisse der Meniskographie in den letzten Jahren (Technik und Ergebnisse). J. Radiol. Électrol. 41, 341—342 (1960).

Domeniconi, S.: Über Meniscusverknöcherungen. Ref. Z. Orthop. 78, Nr 4, 609 (1949).

Dominguez Navarro, L.: El diagnostico de la fractura de menisco. Rec. Esp. Cir. 3, 40 (1946).

Doppman, J. L.: Baker's cyst and the normal gastrocnemio-semi-membranosus bursa. Amer. J. Roentgenol. 94, 3, 646—652 (1965).

Drucker, M. A.: L'ostéochondromatose du genou (A propos d'un cas inédit). Thèse Médecine Paris 1946, No 84.

Ducloux, J. M., Thomas, J. P., Robert, J., Lagrave, G., Girard, R.: La méniscographie du genou traumatisé. Ann. Radiol. 6, No 7—8, 625—637 (1963).

Dunoyer, J.: Étude des lésions méniscales du genou (d'après 1620 cas). Thèses Médecine Paris 1954, No 664.

Durant, J., Vignon, G., Vauzelle, J. L.: Le problème des ruptures synoviales de la polyarthrite rhumatoïde. Rev. Rhum. 10, 566—577 (1967).

Duranti, M.: Esempi di artrografie del ginocchio eseguite con mezzo di contrasto radiopaco (Tecnica di Lindblom). G. Med. milit. CIV, 177 (1954).

Duranti, M.: Contributo statistico sul valore diagnostico dell' artrografia nelle lesioni meniscali. Chir. gen. (Perugia) 4, 163—179 (1955).

Dyer, F., Taylor, L.: Congenital discoid internal cartilage. Brit. med. J. 1945, 287.

Dyes, O., Nidecker, H. J.: In: Die gezielte Pneumarthrographie des Kniegelenkes. Radiol. clin. (Basel) 22, 10—27 (1953).

Ecke, H.: Diagnostik des Kniebinnenraumes. Diagnostik 2, 115—118 (1969).

Ecoiffier, J.: Arthrografic du genou avec simple et double contraste. France méd. 3, 8 (1955).

Ecoiffier, J.: Arthrografie opaque lours de radiologie a la clinique médicale du pr. loste. France méd. Juin (1955).

Edouard, P.: Etude de la récupération fonctionnelle du genou. Mém. Cert. Et. Spéc. E. R., Paris 1959.

Eggeling, W.: Zur Diagnostik der Meniskusverletzungen unter Berücksichtigung der Pneumoradiographie. Zbl. Chir. 84, 241—247 (1959).

Ekblom, T., Klefenberg, G.: Arthrography in the diagnosis of ruptur of the quadriceps tendon. Opusc. med. (Stockh.) 1, 190 (1956).

Emmola, P., Buzzanca, P., Letizia, G.: Il ginocchio recurvato idiopatico delgi adolescenti. (Tibia recurvata). Arch. Ortop. (Milano) 73, 1072—1081 (1960).

Engelmayer, E., Farkas, V.: Technique et résultats de la méniscographie sans produit de contraste. Cs. Rentgenol. 13, No 3, 153 (1959).

Epstein, J.: Kontrastfüllung des Kniegelenkes. Zbl. Chir. 1931, 2507.

Evans, O. K.: Repeated regeneration of a meniscus in the knee. J. Bone Jt Surg. 45 B, 748—749 (1963).

Evans, W. A.: The roentgenological demonstration of the true articular space, with particular reference to the knee joint and the internal semilunar cartilage. Amer. J. Roentgenol. 43, 860 (1940).

Fagerberg, S.: Tomographic studies on the normal and injured knee. Acta radiol. (Stockh.), Suppl. 138 (1956).

Fagerberg, S.: Tomographic analysis of depressed fractures with the knee joint, and of injuries to the cruciate ligaments. Acta ortop. scand. 27, 3, 219—227 (1958).

Fairbank, T. J.: Modifications de l'articulation du genou après méniscéctomie. J. Bone Jt Surg. 30 B, 664 (1948).

Fairbank, T. J.: Knee changes after Meniscectomy. J. Bone Jt Surg. 30, 666 (1948).

Favero, P. A., Martinoli, F.: Il contributo dell' indagine stratigrafica alla corretta diagnosi precoce della artrite reumatoide. Chirurgia (Milano) 15, 693—716 (1960).

Fehr, A. M.: Differentialdiagnose der Kniegelenksaffektionen. Schweiz. Z. Tuberk. 9, 370 (1952).

Fehr, P.: Die histologische Untersuchung des verletzten Meniskus nach topographischen Gesichtspunkten. Z. Unfallmed. Berufskr. 39, 5 (1946).

Felsenreich, F.: Darstellung des verletzten Meniskus im Röntgenbild bei veralteten Kreuz- und Seitenbandverletzungen. Röntgenpraxis 7, 331 (1935).

Felsenreich, F.: Die Röntgendiagnose der veralteten Kreuzbandläsionen des Kniegelenks. Röntgenfortschr. Röntgenstr. 49, 341 (1934).

Ferrand, J., Pegullo, J.: La résection-arthrodèse du genou sous appareil de compression. Méthode de Key-Charnley. J. Chir. 72, 51—64 (1956).

Ferrero, V.: Le lesioni delle fibrocartilagini semilunari dell'articolazione del ginocchio. Chir. Organi Movi, X. A. 10, 317 (1925/26).

Ferrier, Ch.: Note sur l'innocuité de l'injektion d'Joduron. Praxis 1946, No 23.

Ficat, P.: Contribution à l'étude arthrographique de la gonarthrose. Diplôme d'Electroradiologie, Toulouse 1954.

Ficat, P.: Diagnostic radiologique des arthroses du genou. Rev. Chir. orthop. 41, No 2, 234—251 (1955).

Ficat, P.: Arthrographie opaque du genou. Paris: Masson & Cie. 1957.

FICHTNER, H.: Zur Frage der Gelenkschädigung durch Kontrastmittel. Bruns' Beitr. klin. Chir. **207**, 164—171 (1963).

FICHTNER, H., WEISS, J.-W.: Zur Frage der Gelenkschädigung durch Kontrastmittel. Bruns' Beitr. klin. Chir. **207**, H. 2, 164—171 (1963).

FISCHEDICK, O.: Erfahrungen bei der Arthrographie des Kniegelenkes mit positivem Kontrastmittel. Röntgen-Bl. **13**, H. 11, 337—344 (1960).

FISCHEDICK, O.: Zur Diagnostik des Kniebinnenschadens mit Hilfe der Arthrographie. Med. Klin. **56**, Nr. 51, 2162—2165 (1961).

FISCHEDICK, O.: Die Kontrastdarstellung des Kniegelenkes nach Menisc ektomie. Fortschr. Röntgenstr. **99**, H. 5, 685—691 (1963).

FISCHEDICK, O.: Die Kontrastdarstellung des Kniegelenkes. Z. ärztl. Fortbild. **58**, H. 3, 216—222 (1964).

FISCHEDICK, O.: Welchen Wert hat die Kniegelenksarthrographie? Z. Orthop. **106**, H. 4, 759—765 (1969).

FISCHEDICK, O.: Veränderungen des hinteren Anteils der Kniegelenkskapsel im Arthrogramm. Chirurg **40**, 408—411 (1969).

FISCHEDICK, O.: Zur Pathologie des Band- und Kapselapparates des Kniegelenkes im Arthrogramm. Fortschr. Röntgenstr. (im Druck).

FISCHEDICK, O., SOCHA, P.: Indikation und Ergebnisse der Kontrastdarstellung des Kniegelenkes mit positivem Kontrastmittel. Chirurg **31**, H. 1, 13—19 (1960).

FISCHER, A. W., ROLINEUS, G.: Das ärztliche Gutachten im Versicherungswesen. München: J. A. Barth 1955.

FISCHER, F. K.: In: SCHINZ, BAENSCH, FRIEDL, UEHLINGER, Lehrbuch der Röntgendiagnostik. 5. Aufl. Stuttgart: Georg Thieme 1951.

FISHER, A. G. T.: A new method of approach to the semilunar cartilages of the knee joint. Lancet 1931/II, 1407. Internal Derangements of the knee joint. London: H. K. Lewis 1933.

FIUMICELLI ALIGI: Cisti del menisco. Radiologia (Roma) **14**, 123—125 (1958).

FONTAINE, R., RABER, R., WARTER, P., MULLER, J. N., MONTORSI, W.: L'arthropneumographie du genou. Technique et résultats dans 50 affections méniscales. Rev. Chir. (Paris) **71**, 11—12, 327—347 (1952).

FORSTER, E.: Lésions du genou (Confrontations radio-cliniques). J. Radiol. Électrol. **40**, 418—428 (1959); **41**, 79—82 (1960).

FORSTER, E., MOLÉ, L., PETER, R.: Lésions du genou. J. Radiol. Électrol. **40**, 418—428 (1959).

FORSTER, E., MOLÉ, L., PETER, R.: Die Bedeutung der Tomographie bei Kniegelenksverletzungen mit der Doppelkontrastmethode. J. Radiol. Électrol. **41**, 79—82 (1960) [Franz.].

FOURNIER, A., LAVAURS, G., RANQUE, J., TRANIER, G.: Einflüsse der Technik auf die möglichen Komplikationen der Kniegelenksarthrographie. J. Radiol. Électrol. **41**, 358—359 (1960).

FREYER, B.: Röntgenologisch selten diagnostizierte biartikuläre Chondromatosis synovialis genus. Z. Orthop. **95**, 510—514 (1962).

FRICK, P.: Neue Röntgenuntersuchungen am Kniegelenk. Fortschr. Röntgenstr. **46**, 155 (1932).

FRIGNANI, R., SCOCCIANTI, P.: Sur le traitement chirurgical des lésions traumatiques des ligaments latéraux des genoux. Arch. Putti Chir. Organi Mov. **16**, 246—265 (1962).

FRÜND, G.: Binnenerkrankungen des Kniegelenkes. Zbl. Chir. **64**, 1477—1478 (1937).

FÜRMAIER, A.: In: Handbuch der Orthopaedie, Bd. I, S. 864. Stuttgart: Georg Thieme 1957.

FUIKS, D. M., GRAYSON, C. E.: Vaccum pneumarthrography and the spontaneous occurrence of gas in the joint spaces. J. Bone Jt Surg. **32** A, 933—938 (1950).

FUNKE, T.: Radiography of the knee joint. Med. Radiogr. Photogr. **36**, 1—37 (1960).

GALLAND, M.: Un procedé radiographique rélévateur des cartilages et synoviales articulaires. Rev. Orthop. **22**, 743 (1935).

GALLAND, M.: Hydarthroses tuberculeuses du genou et taches calcaires épiphysaires. (Du processus tuberculeux.) Acta orthop. belg. **17**, 5, 245—252 (1951).

GASCO PASCUAL, J., SALA DE PABLO, J.: L'artrografia de la rodilla para el diagnostico de los traumas meniscales. Rev. clin. esp. **2**, 147 (1940).

GEIST, R. M., WHITSETT, C. C., HUGHES, C. R.: Diodrast arthrography of knee. Cleveland Clin. Quart. **18**, 231—236 (1951).

GEIST, R. M., WHITSETT, C. C., HUGHES, C. R.: Diodrast arthrography of the knee joint. Brit. J. Radiol. **25**, 120 (1952).

GERTSOVSKII, S. L., MIKHAGKIN, M. P.: Kontrastnaia artrografiia pri provrezhdenii meniskov kolennogo sustava. Vestn. Rentgenol. Radiol. **33**, 45 (1958).

GIACOBBE, C.: Il pneumoartro terapeutico nelle lesioni endo-articolari del ginocchio. Chir. Organi Mov. **12**, 433—441 (1928).

GILORMINI, L.: Méniscographies en séries suivant la méthode de MM. Van de Berg et Crèvecoeur. J. Radiol. Électrol. **35**, No 7—8, 678—680 (1954).

GIRAUDI, G., MERZIANI, R.: Sull'impiego dell'uroselectan B nello studio roentgenologico delle articolazioni. Atti II Congresso ital. Radiol. med. **2**, 295 (1934).

GIRAUDI, G., MARZIANI, R.: Nota preventiva sull' impiego dell'uroselectan B nello studio roentgenologico delle articolazioni. Arch. Ortop. (Milano) **50**, 757 (1934).

GLEMOT, BERNARD-ANGE-MARIE: A propos de 143 arthrographies opaques du genou. Thèse Paris 1958, No 131.

GLEMOT, BERNARD-ANGE-MARIE: L'arthrographie opaque du genou. A propos de 143 cas. Mém. Cert. Et. Spéc. E. R., Paris 1959.

GOBAT, Y.: Contribution à l'étude de ménisques du genou chez l'homme. Thèse Lausanne 1945.

GOEDHARD, G., CHAPCHAL, G.: Arthrographie von de knie 1955. Ned. Tijschr. u. Geneeskunde Jahrg. 99, Nr. 44, Bd. IV, S. 3262.

GOETJES, H.: Umschriebene Binnenverletzung des Kniegelenkes. Ergebn. Chir. Orthop. 8, 782—807 (1914).

GOON, A. E.: Rheumatoid arthritis, Baker's cyst and thrombophlebitis. Arthr. and Rheum. **7**, 56—64 (1964).

GORAL' CHIK, I. K.: Zur Röntgentechnik bei Verletzungen der Menisken und der Kreuzbänder. Ortop. Travm. Protez. **22**, 69—71 (1961) [Russ.].

GRADYEVITCH, B.: Arthrographie dans les maladies du genou. J. belge Radiol. **26**, 333 (1937).

GREITZ, T.: Phlebography of the normal leg. Acta radiol. (Stockh.) **44**, 1—20 (1955).

GRISTINA, A. G., WILSON, P. D.: Popliteal cysts in adults and children; a review of 90 cases. Arch. Surg. **88**, 357—363 (1964).

GROH, H.: Der Meniskusschaden des Kniegelenkes als Unfall- und Aufbrauchsfolge. Stuttgart: Ferdinand Enke 1954.

GROSSMANN, J.W., MINOR, H.H.: Roentgen demonstration of the semilunar cartilages of the knee. Amer. J. Roentgenol. **53**, 454 (1945).

GSCHWEND, N.: Die Osteochondritis dissecans tali. Z. Unfallmed. Berufskr. **53**, 293 (1960).

GUINARD, U.: Tumeur solide, ecchondrome du ménisque lateral du genou. Bull. Soc. nat. Chir. **61**, 943—945 (1935).

HAAGE, H., VOLLMER, K. W.: Resorptionsverhältnisse von radioaktiv-markiertem Kontrastmittel aus dem Kniegelenk. Nucl. Med. (Stuttg.) **1**, Nr 4, 390—395 (1961).

HÄUPTLI, O.: Die Pneumoradiographie des Kniegelenkes. Schweiz. med. Wschr. **77**, 549—551 (1947).

HAGGART, G. E.: Posterior hernia of knee joint; cause of internal derangement of knee. J. Bone Jt Surg. **20**, 363—373 (1938).

HAINZL, H.: Verletzungen und Schäden am Kniegelenk. Leipzig: Johann Ambrosius Barth 1958.

HAJEK, V.: Anwendung der Tomographie bei der Arthrographie des Kniegelenkes. Rozhl. Chir. **36**, 525—531 (1957). Ref. Zbl. Chir. **83**, 835 (1959).

HAJEK, V.: Tomoarthrography. Cs. Rentgenol. **12**, 182 (1958).

HALL, A. P., SCOTT, J. T.: Synovial cysts and rupture of the knee joint in rheumatoid arthritis; an arthrographic study. Ann. rheum. Dis. **25**, 32—40 (1966).

HAMANT, P. P., GUILLAUME, L.: Arthropneumographie du genou. J. Radiol. Électrol. **30**, 11—12, 647 (1949).

HARFF, J., WANDSCHNEIDER, H.: Das „Reizknie". Ther. d. Gegenw. **100**, 142—152 (1961).

HARTUNG, F.: Über Ganglienbildung am medialen Kniegelenksmeniscus. Arch. orthop. Unfall-Chir. **47**, 149 (1955).

HARVEY, JR., J. P., CORCOS, J.: Large cysts in lower leg originating in the knee occurring in patients with rheumatoid arthritis. Arthr. and Rheum. **3**, 218—228 (1960).

HASEGAWA, K.: Arthrography of meniscal lesions of the knee joint. Nagoya J. med. Sci. **22**, 85—106 (1959).

HAUCK, P. P.: A comperative study of arthrography of the knee joint. Brit. J. Radiol. **25**, 120—129 (1952).

HAYK, W.: Frühdiagnose des lateralen Meniscuscystoms. Wien, klin. Wschr. **65**, 180 (1953).

HEER, W.: Zur Technik der Arthropneumoradiographie nach BIRCHER, Schweiz. Med. Wschr. **1932**, 18.

HEIM, U.: Fehlbefunde am lateralen Meniscus. Helv. chir. Acta **30**, 110 (1963).

HEISER, S., LABRIOLA, J., MEYERS, M. H.: Arthrography of the knee. Radiology 822—828 (1962).

HÉLÉNON, C., LATASTE, J.: L'arthrographie du genou. Cah. Coll. Méd. Hôp. Paris **2**, 597—605 (1961).

HENCH, P. K., REID, R. T., REAMES, P. M.: Dissecting popliteal cyst simulating thrombophlebitis. Ann. intern. Med. **64**, 1259—1264 (1966).

HENRICHSEN, A.: Meniskusverkalkung im Röntgenbild. Röntgenpraxis **4**, 403 (1932).

HENSCHEN, C.: Die mechanischen Arbeitsschäden des Kniegelenkes. Schweiz. med. Wschr. **59**, 1368 (1929).

HERSCHMANN, H.: Ein Beitrag zur Sauerstoffarthrographie des Kniegelenkes als Hilfsmittel bei der Meniskusdiagnostik. Beitr. Orthop. Traum. **12**, 108—112 (1965).

HERZOG, E. G.: Air arthrography in diagnosis of torn semilunar cartilage. Lancet **1945 II**, 5.

HERZOG, R.: Über Meniskusschäden und Meniskusoperation unter kritischer Würdigung von rund 500 operierten Fällen. Münch. med. Wschr. **95**, 1076 (1953).

HEUN, J.: Die Meniskusläsion und ihre arthrographische Diagnose. Röntgen-Bl. **21**, 185—194 (1968).

HICKMAN, E. A.: Pneumoarthrography. J. nat. med. Ass. (N.Y.) **47**, 25—29 (1955).

HILGENREINER, R.: Zur Frage der Kniegelenksmeniskusdarstellung im Röntgenbild. Zbl. Chir. **59**, 7 (1932).

HÖFFKEN, W.: Persönliche Mitteilung 1964.

HOFFA, A.: Über Röntgenbilder nach Sauerstoffeinblasung in das Kniegelenk. Berl. klin. Wschr. **1906**, 2, 940—945.

HOLMGREN, B. S.: Flüssiges Fett im Kniegelenk nach Trauma. Acta radiol. (Stockh.) **23**, 131 (1942).

HOOPER, R. S., SPRING, W. E.: Popliteal aneurysma after lateral meniscectomy. J. Bone Jt Surg. **35**, 272 (1953).

HOPF, A.: Die Röntgenkontrastdarstellung des Kniegelenks. Zentrierte Aufnahmen in bestimmten Drehstellungen bei gleichzeitiger Ab- oder Adduktion. Z. Orthop. **80**, 3, 358—382 (1951).

HORISBERGER, B.: Über Vorkommen, Entstehung und Behandlung des Meniscusganglions. Helv. chir. Acta **26**, 128 (1959).

HOSFORD, J. P.: Arthrogram to show extent of synovial cavity after Synovectomy. Proc. roy. Soc. Med. **30**, 1264 (1937).

HOULI, H.: Die Röntgenuntersuchung der Osteoarthritis des Knies. (Analyse von 52 Fällen.) Hospital (Rio de J.) **54**, 137—160 (1958).

HUNGER, H.: Kontrastdarstellung des Kniegelenkes in der Diagnostik der Meniskusverletzungen. Mschr. Unfallheilk. **60**, 102 (1957).

HURTER, E.: Echte Lipome des Meniscus. Arch. orthop. Unfall-Chir. **47**, 399 (1955).

IMAI, N., AKASAKA, K., TANAKA, M.: Correlation between the arthrographic and the operative findings in injured meniscus. J. Jap. orthop. Ass. **35**, 1161—1169 (1962).

IMBERT, R.: Arthroscopy of the knee. Sem. Hôp. Paris 37, 854—855 (1961).
JAKOBSOHN, H.: Todesfall bei Sauerstoffinsufflation in das Kniegelenk. III. Kongr. dtsch. Röntgenges. Berlin 1907.
JAKOBY, E.: Erfahrungen bei Meniscusverletzungen beim Scheibenmeniscus und Meniscusganglion. Arch. orthop. Unfall-Chir. 46, 290 (1954).
JAROS, M.: Luxatio genus congenita. Acta Chir. Orthop. Traum. Cech. 28, 215—221 (1961).
JAROSCHY, W.: Der scheibenförmige Meniskus lateralis genu als Ursache des schnellenden Knies. Bruns' Beitr. klin. Chir. 161, 139 (1935).
JEANNOPOULOS, C. L.: Observations on discoid menisci. J. Bone Jt Surg. 32 A, No 3, 699 (1950).
JELASO, D. v.: Positive contrast arthrography of the knee. Amer. J. Roentgenol. 103, 669—673 (1968).
JELINEK, R.: Beitrag zur Diagnose der Meniskusverletzung. Wien. Med. Wschr. Band 107 (1957), Heft 27, S. 547—550.
JELINEK, R.: Über Meniskus-, Seitenband- und Kreuzbandverletzung des Kniegelenkes. (Chir. Abtl., Kaiser-Franz-Joseph-Spit., Wien.) Wien. klin. Wschr. 1955, 931—934.
JENSEN, S. B., ANDERSEN, P. T.: Arthrography as a diagnostic aid in lesions of the knee joint. Acta chir. scand. 103, 303—305 (1952).
JEWSTROPOW, A. P., ABOLINA, A. E.: Neuartige Kniegelenkeröffnung bei Meniscusriß. Zbl. Chir. 86, 1027 (1961).
JONASCH, E.: Schaukasten — Vortäuschung einer Verknöcherung im hinteren Kreuzband und eines Tuberculum intercondyloideum quartum. Fortschr. Röntgenstr. 89, No 4, 493—495 (1958).
JONASCH, E.: Zerreißung des äußeren und inneren Knieseitenbandes. Beih. Mschr. Unfallheilk., H. 59 (1958).
JONASCH, E.: Zur Klassifizierung der Arthrose im Kniegelenk. Verh. dtsch. Ges. 1959, S. 579—580, Beilageh. Z. Orthop. 91.
JONASCH, E.: Schaukasten — Die Erkennung der Interposition eines Knieseitenbandes nach dessen Zerreißung. Fortschr. Röntgenstr. 1959, 91, No 3, p. 403—404, fig. 2.
JONASCH, E.: Über das Auftreten von Knochenveränderungen bei Zysten des lateralen Meniskus des Kniegelenkes. Fortschr. Röntgenstr. 93, Nr. 4, 466—471 (1960).
JONASCH, E.: Die pseudarthrotisch geheilten knöchernen Ausrisse der Knieseitenbänder von den Oberschenkelknorren. Fortschr. Röntgenstr. 99, Nr. 5, 692—694 (1963).
JONASCH, E.: Das Kniegelenk. Berlin: Walter de Gruyter & Co. 1964.
JONASCH, F.: Erkennung und Beurteilung der Meniskusverletzung des Kniegelenks, durch das gewöhnliche Röntgenbild. Hefte zur Unfallkunde, Heft 90. Berlin - Heidelberg - New York: Springer-Verlag 1968.
JOWETT, A. E.: Arthrography as diagnostic aid in knee conditions. J. Bone Jt Surg. 30 B, 394 (1948).
JOWETT, A. E.: Opaque arthrography of the knee joint. Ann. Rheumat. Dis. 8, 149—155 (1949).
JUDET, J., JUDET, R., LAGRANGE, J.: La pneumoarthrographie du genou dans le diagnostic des lésions méniscales. Concours méd. 75, 39, 3183—3191 (1953).
JUDET, R., JUDET, J., LAGRANGE, J.: Cinquante arthropneumographies du genou. Mém. Acad. Chir. 79, 1—2—3, 48—50 (1953).
JÜRGENS, B.: Anwendung von Sauerstoffeinblasung in das Kniegelenk. Zbl. Chir. 56, 9100 (1929).
JUNGHAGEN, S.: La pneumographie du genou, surtout dans des cas de lipoma arborisant. Acta radiol. (Stockh.) 14, 172—183 (1935).
KAARMANN, A.: Die beruflichen Voraussetzungen des Bergmannmeniscus (Berufskrankheit Nr. 26). Mschr. Unfallheilk. 61, 39 (1958).
KAARMANN, A.: Die chirurgischen Berufskrankheiten. Stuttgart: F. Enke 1958.
KAINBERGER, F.: Ergebnisse der Darstellung des Gelenksraumes insbesondere des Kniegelenkes mit Hilfe der Doppelkontrastmethode. Wien. klin. Wschr. 73, 302 (1961).
KAISER, G.: Die Chondropathie des Kniegelenkes. Orthop. Klin. Akad. Erfurt. 1960, S. 10—12.
KARA, D.: Étude comparative des radiographies standard, des radio-agrandissements directs et des tomographies dans l'articulation du genou. Mém. certificat d'études spéciales d'électro-radiol., Paris 1954.
KARCHER, H.: Der Wert der Kniegelenksdarstellung mit Uroselektan B. Chirurg 12, 734—738 (1940).
KEATS, T. E.: Pneumoarthrography of the knee. Surg. Gynec. Obstet. 94, 361—364 (1952).
KEATS, T. E., STAATZ, D. S., BAILEY, R. W.: Pneumoarthrography of knee joint. Surg. Gynec. Obstet. 94, 361—364 (1952).
KEBEKUS, H.: Die Bedeutung der Arthrographie für die Diagnostik der Kniebinnenschäden. Knappschaftsarzt, H. 25, 197—199 (1960).
KELLER, H.: Estudios experimentales en la visualizacion de la rodilla mediante contraste. Proc. Soc. exp. Biol. (N.Y.) 27, 85 (1930).
KESSLER, I., SILBERMAN, Z., NISSIM, F.: Arthrography of the knee. A critical study of errors and their sources. Amer. J. Roentgenol. 86, 359—365 (1961).
KILLORAN, P. J., CARDONA, G.: Arthrography of the knee by double contrast method. Amer. J. Roentgenol. 97, 736 (1966).
KIRPILA, J., RIPATTIN: On Baker's cyst, and its treatment. Acta rheum. scand 4, 296—302 (1958).
KISS, J., MOIR, J. D.: Experience with arthrographic examination of the knee joint. J. Canad. Ass. Radiol. 19, 187—191 (1968).
KLAMI, P., KURKIPÄÄ, M.: Tomoarthrography of meniscal lesions of the knee joint. Acta radiol. (Stockh.) 48, 248—256 (1957).
KLEINBERG, S.: Die diagnostische Sauerstoffüllung der Gelenke. Amer. J. Surg. 35, 256 (1921).
KLEINBERG, S.: Sauerstoffeinblasung in das Gelenk als diagnostisches Hilfsmittel. Arch. Surg. Amer. 8, 827 (1924).
KLEINBERG, S.: Lungenembolie nach Sauerstoffeinblasung ins Knie. J. Amer. med. Ass. 89, 172
KLEINBERG, S.: Pulmonary embolism following oxygen injection of a knee. J. Amer. med. Ass. 89, 172—173 (1927).

KLIEMANN, L.: Die spontane Abbildung des wirklichen Kniegelenkspaltes. Fortschr. Röntgenstr. **76**, 602—606 (1952).

KNOLL, W., MATTHIES, TH.: Darstellung von Gelenken mittels Jodipinfüllungen. Fortschr. Röntgenstr. **43**, 85 (1931).

KÖHLER, A., ZIMMER, E. A.: Grenzen des Normalen und Anfänge des Pathologischen im Röntgenbilde des Skelettes, 9. Aufl. Stuttgart: G. Thieme 1953.

KÖRBEL, K.: Beitrag zur Morphologie und Behandlung der Gelenkchondromatose. Chirurg **32**, 473 (1961).

KÖSTLER, J.: Die Blutgefäßversorgung der Menisken und ihre Bedeutung bei der Heilung von Meniskusrissen. Langenbecks Arch. klin. Chir. **187**, 15 (1936).

KOGSTAD, O.: Baker's cyst. Acta rheum. scand. **11**, 194—204 (1965).

KOHLBACH, L.: Die spontane Abbildung des wirklichen Gelenkspaltes. Fortschr. Röntgenstr. **76**, 602 (1952).

KORTA, S.: Przypadek tarczowatej łąkotki bocznej. Chir. Narząd. Ruchu **13**, 413 (1948).

KREINER, W.: Über Radiographie der Gelenke. Klin. Med. (Wien) **2**, 29—45 (1947).

KREUSCHER, PH., KELIKIAN, H.: The use of iodized oil (lipiodol and iodipin) in the diagnosis of joint lesions. Surgery **50**, 888 (1930).

KRÖKER, P.: Ein Beitrag zur Osteochondritis dissecans. Röntgenpraxis **7**, 455 (1935).

KRÖMER, K.: Pneumoradiographie des Kniegelenkes. Zbl. Chir. **64**, 534—535 (1937).

KRÖMER, K.: Die röntgenologische Darstellung des Kniegelenkinnenraumes durch Kontrastfüllung und die Deutung der Befunde. Chirurg **9**, 449—463 (1937).

KRÖMER, K.: Über die Radiographie der Gelenke. Klin. Med. (Wien) **2**, 29 (1947).

KRÖMER, K.: Der verletzte Meniscus, 3. neubearb. u. erw. Aufl. Wien-Bonn: Wilhelm Maudrich 1955.

KROGDAHL, T.: Röntgenologische Diagnose der Meniskusluxation im Kniegelenk ohne Verwendung von Kontrastmittel. Acta radiol. (Stockh.) **21**, 335—342 (1940).

KROGUNAT, T.: Röntgenologische Diagnose der Meniskusluxation im Kniegelenk ohne Verwendung von Kontrastmittel. Acta radiol. (Stockh.) **21**, 935 (1940).

KÜHNE, W., SCHEID, F.: Beitrag zur Kenntnis großer Schleimbeutelhygrome in der Kniekehle und am Unterschenkel auf Grund der Beobachtung bei einem Patienten mit chronischer Polyarthritis vom Hämagglutinationstyp. Z. Orthop. **96**, 339 (1962).

KUHN, H. H., HEMPHLILL, J. E.: Baker's cyst: posterior herniation of knee joint. Radiology **42**, 237—240 (1944).

KULENDIK, V., KROUPA, J. Z.: Pneumoarthrografie pri poraneni meniskou. Lék. Listy **5**, 24, 727—731 (1950).

LAARMANN, A.: Die Darstellung des Knieinnern im Röntgenbild. Langenbecks Arch. klin. Chir. **187**, 234—251 (1936).

LAARMANN, A.: Der Meniskusschatten im Darstellungsröntgenbild. Langenbecks Arch. klin. Chir. **192**, 697—701 (1938).

LACHOWICZ, A., GOLDMANN, M. M.: Die Pneumoradiographie in der Diagnostik der Kniegelenks-Erkrankungen. Ref. Zentr.-Org. ges. Chir. **83**, 619 (1936).

LAGARDE, C.: De l'arthrographie opaque du genou. J. Radiol. Électrol. **35**, 714—726 (1954).

LAGARDE, C., GANDIN, J., ILLES, J.: De l'arthrographie opaque du genou (étude d'une série de 100 examens). J. Radiol. Élektrol. **35**, No 9—10, 714—726 (á954).

LAGARDE, C., RAVELEAU, R., LE GUIFFANT, M., ESQUIROL, E., LAURENS, G.: Die Arthrographien des Kniegelenkes in den letzten 6 Jahren. J. Radiol. Électrol. **41**, 353—355 (1960) [Franz.].

LAGERGREN, K. A.: Zur Frage der Diagnostizierung von Meniskusschäden mittels Arthrographie. Acta chir. scand. **75**, Fasc. VI, 485—512 (1934).

LANG, F.: Meniscushistologie und unfallmedizinische Beurteilung der Zwischenknorpelläsionen. Z. Unfallmed. Berufskr. **39**, 177 (1946).

LANZ-WACHSMUTH: Praktische Anatomie, Bd. 1. Teil 4: Bein und Statik. Berlin: Springer 1938.

LAPAYOWKER, M. S., CLIFT, M. M., TOURTELOTTE, CH. D.: Arthrography in the diagnosis of lalf pain. Radiology **95**, 319—322 (1970).

LARSSON, L.-E.: Radiation doses to the gonads of patients in swedish roentgen diagnostics. Studies on magnitude and variation of the gonad doses together with dose reducing measures. Acta radiol. (Stockh.), Suppl. 157 (1958).

LAST: Zit. nach RICKLIN, RUTHMANNU. DEL BUORE. Stuttgart: Georg Thieme 1964.

LAUBER: Beobachtungen über die Resorption im Kniegelenk nach kontrastgebenden Mitteln. Zbl. Chir. **58**, 2824—2825 (1931).

LEDESMA HUERTAS, D.: Tratamiento quirurgico de la enfermedad de Hoffa, de la rodilla. Med. Cirug. Guerra **11**, 1, 35—38 (1949).

LEICHS: Beitrag zur Pneumoradiographie der Kniegelenke. Verh. Dtsch. Orthop. Ges. 33. Kongr. **1939**, 359—361.

LEMAIRE, M.: Ruptures anciennes du ligament croisé antérieur du genou. J. Chir. (Paris) **93**, 311 (1967).

LEROUX, G., COLLETTE, J. M.: Arthrographie opaque et mixte simultanée du genou. Etude comparative des images. J. Radiol. Électrol. **41**, 355 (1960).

LEROUX, G., COLLETTE, J. M.: Simultan-Arthrographien des Kniegelenkes mit Kontrastmittel und Doppelkontrast. (Vergleich der Bilder.) J. Radiol. Électrol. **41**, 355—358 (1960) [Franz.].

LEVER, K.: Die Diagnose der Meniskusverletzung ohne und mit Kontrastdarstellung. Inaug.-Diss. Leipzig 1935.

LEWIN, P.: The knee and related structures. Philadelphia: Lea & Febiger 1952.

LEWIS, R. W.: Roentgenographic study of soft tissue pathology in and about the knee joint. Amer. J. Roentgenol. **65**, 2, 200—220 (1951).

LI CASTRI PATTI, L., SALOMONE, G.: Arthrographie des Kniegelenkes mit der Doppelkontrastmethode. Sicilia sanit. **12**, 153—182 (1959).

LICOPPE, G.: Doppelkontrast-Arthrographie: Routineuntersuchungen bei Binnenverletzungen des Kniegelenkes. Acta belg. Arte med. pharm. milit. **112**, 288—295 (1959).

LIDEMANN, S., SIEGEL, T. M.: Meniscal derangemention in the osteoarthritic knee joint. J. Amer. med. Ass. **182**, 626 (1962).

LIDSTRÖM, A.: Trauma and ganglia of the semilunar cartilages of the knee. Acta orthop. scand. **23**, 237 (1954).

LILJEDAHL, S. O., LINDVALL, W., WETTERFORS, J.: Early diagnosis and treatment of acute ruptures of the anterior cruciate ligament. J. Bone Jt Surg. **8**, 1503 (1965).

LILJEDAHL, S. O., LINDVALL, W., WETTERFORS, J.: Roentgen diagnosis of rupture of anterior cruciate ligament. Acta radiol. (Stockh.) **4**, 225 (1966).

LINDBLOM, K.: The arthrographic appearance of the ligaments of the knee joint. Acta radiol. (Stockh). **19**, 582—600 (1938).

LINDBLOM, K.: Arthrography of the knee. Acta radiol. (Stockh.), Suppl. **74** (1948).

LINDBLOM, K.: Arthrographie. In: Modern trends in diagnostic radiology. London: Butterworth & Co. Ltd. 1953.

LINDE, F.: Meniskusschäden bei Bergleuten. Mschr. Unfallheilk. **52**, 129—133 (1949).

LÖHR, HEILPACH: Der Kniegelenkspalt im Röntgenbild. Röntgenforschung **58**, 48.

LÖWE, H.: Beitrag zur Diagnostik der Meniskusverletzungen des Kniegelenkes unter besonderer Berücksichtigung des Rauberschen Röntgenzeichens. Zbl. Chir. **87**, 721—730 (1962).

LÖWE, H.: Die Einschätzung der Sauerstoff-Arthrographie in der Differentialdiagnose von Kniegelenksverletzungen- und -erkrankungen aus orthopädischer Sicht. Beitr. Orthop. Traum. **10**, 533 (1963).

LONG, L.: Non-injection method for roentgenographic visualization of the internal semilunar cartilage. Amer. J. Roentgenol. **52**, 269 (1944).

LUNGMUSS, F.: Die Fabella, ihr Vorkommen und ihre Differentialdiagnose. Zbl. Chir. **79**, 15, 618—624 (1954).

MACEWAN, D. W., DUNBAR, J. S.: Radiologic study of physiologic knock knee in children. J. Canad. Ass. Radiol. **9**, No 4, 59—63 (1958).

MACH, F.: Arthrographie des Kniegelenkes mit kombinierter Füllung. Čas. Lék. Čes. **1957**, 554—558.

MADLENER, B.: Bericht 64. Tagg Dtsch. Ges. Chir. Berlin, März 1940.

MAGNUS, G.: Unsere Stellung in der Meniscusfrage. Zbl. Chir. **65**, 2380 (1938).

MAGNUSSON, W.: Über die Bedingungen des Hervortretens der wirklichen Gelenkspalte auf dem Röntgenbild. Acta radiol. (Stockh.) 18, 733 (1937).

MAIGNIEN, L.-E.-F.: Exostose osteogénique intra-articulaire du genou. Tables des Thèses (Médecine) Paris 1951, No 1002.

MAKOVICKÝ, V., KALMANN, E., SPIŠŠÁK, L.: X-ray changes in the knee joint after meniscectomy. Bratisl. lek. Listy **41 I**, 469—476.

MALAWSKI, S., ZUK, T., GAWLIK, Z.: Torbielowate zwyrodnienie łąkotek stawu kolanoweg. Chir. Narząd. Ruchu **23**, 51 (1958).

MANDL, F.: Rearthrotomie nach Meniskusoperation. Zbl. Chir. **1954**, 1169—1176.

MANFREDI, F.: La stratigrafia nel pneumoartro del ginocchio. Quad. Radiol. **15**, 207 (1952).

MANOLAKIS, P.: Schaukasten — Fettkörperverkalkungen des Kniegelenkes beiderseits. Fortschr. Röntgenstr. **99**, Nr 6, 846—847 (1963).

MARCIN (DE), P., MAQUET, P., FONTAINE, J.: Quelques remarques sur la radiographie des genoux arthrosiques. Utilité des clichés "en charge". Rev. méd. Liège No 18/5, 148—152 (1963).

MARGANO, E., SOLARINO, G. B.: L'artrografia e a doppiro meggo di contrasto nelle lesione delle cartilagni semilunari del ginocchio. Clin. ortop. (Padova) **15**, 34—43 (1963).

MARTIN, C. G., CONNOR, A. C.: Diagnosis of torn meniscus. Amer. J. Surg. **102**, 573 (1961).

MARZANO, E., SOLARINO, G. B.: Die Arthrographie mit doppeltem Kontraststoff bei Meniskusverletzungen des Kniegelenkes. Clin. ortop. (Padova) **15**, 34—43 (1963).

MARZEGALLI, G.: Fibroma del menisco interno del ginocchio destro. Chir. Organi Mov. **26**, 313—317 (1941).

MAU, H.: Die Osteochondritis dissecans und freie Körper des Sprunggelenkes. Z. Orthop. **91**, 582 (1959).

MAUDSLEY, R. H., ARDEN, G. P.: Rheumatoid cysts of the calf and their relation to Baker's cysts of the knee. J. Bone Jt Surg **43** B, 87—89 (1961).

MAUGEIS DE BOURGUESDON, J. A. P.: La gonarthrose. Thèse Médecine Paris 1950, No 280.

MAUGEIS DE BOURGUESDON, J. A. P.: Importance de l'examen radiologique de l'interligne femoro-patellaire dans la gonarthrose. Presse therm. clim. 88, 9—12, 235—239 (1951).

MCGAW, W. H., WECKESSER, E. C.: Pneumarthrograms of the knee. A diagnostic aid in internal derangements. J. Bone Jt Surg. **27**, 432—445 (1945).

MCGAW, W. H., WECKESSER, E. C.: Arthropneumography of the knee, J. Bone Jt Surg. **27**, 452 (1945).

MCMURRAY, T. P.: The semilunar cartilages. Brit. J. Surg. **29**, 407 (1942).

MEIER, F.: Resultate nach Meniskektomien. Schweiz. med. Wschr. **14**, 1099 (1933).

MEIER, F.: Resultate nach Meniskektomien. Nachuntersuchung der in der Kantonalen Krankenanstalt Aarau in den Jahren 1929—1931 menisektomierten Patienten. Schweiz. med. Wschr. **1933**, 41/43.

MEIER-SIEM, M.: Röntgenologisch nachweisbare Weichteilveränderungen im Kniegelenksbereich und ihre Deutung. Fortschr. Röntgenstr. **73**, 4, 479—481 (1950).

MERKE, F.: Richtlinien zur Diagnose der Meniscusverletzung. Schweiz. med. Wschr. **70**, 715 (1940).

MERLE D'AUBIGNÉ, SERRA DE OLIVEIRA, POLONY, CASTAING: Arthrographie du genou pour lésions méniscales (39 cas) Mém. Acad. Chir. **14**, 58 (1953).

MESCHAN, I., MCGAW, W. H.: Newer methods of pneumarthrography of the knee with an evaluation of the procedure in 315 operated cases. Radiology **49**, 675—711 (1947).

MEYER, D.: L'arthrographie du genou dans l'étude des kystes synoviaux poplités. Thèse de Médecine Paris 1968.

MEYERDING, H. W., VAN DEMARK, R. E.: Posterior hernia of knee (Baker's cyst, popliteal cyst, semimembranosus bursitis, medial gastrocnemius bursitis and popliteal bursitis). J. Amer. med. Ass. **122**, 858—861 (1943).

MEYER-WILDISEN, R.: Zur Technik der Gelenk-Luftfüllungen. Schweiz. med. Wschr. **68**, 991 (1938).

MICHAELIS, L.: Über eine neue Art der Kontrastfüllung des Kniegelenkes. Langenbecks Arch. klin. Chir. **162**, 128 (1930).

MICHAELIS, L.: Kontrastfüllung des Kniegelenkes mit Uroselectan. Röntgenpraxis **3**, 320—325 (1931).

MILLBOURN, E.: Ein weiteres Arthrogrammsymptom bei Meniskusschäden. Acta chir. scand. **83**, 91—103 (1939).

MISELLI, L., CORTESI, N.: Documentazione clinicoradiologica sulla terapia di un caso di osteocondrite dissecante del ginocchio. Clin. ortop. **5**, 3, 103—114 (1953).

MÖHLMANN, TH.: Zur Kontrastdarstellung des Kniegelenks, die gesunde und kranke äußere Bandscheibe im Röntgenbild. Bruns' Beitr. klin. Chir. **176**, 1 (1947).

MÖHLMANN, TH., KRABBE, B.: Zur Kontrastdarstellung des Kniegelenkes. Die gesunde und kranke innere Bandscheibe im Röntgenbild, zugleich ein Beitrag zur Röntgendarstellung der Kreuzbänder. Bruns' Beitr. klin. Chir. **173**, 607—650 (1942).

MÖHLMANN, TH., MADLENER, B.: Zur Kontrastdarstellung des Kniegelenkes. Gezielte Aufnahmen bei gleichzeitiger Ab-Adduktion und Rotation. Fortschr. Röntgenstr. **65**, 51—76 (1942).

MOEYS, E. J.: Die Diagnostik der Meniskuslaesion. Ndld. Tschr. Geneesk **1947**.

MONTAGNARD, F.: Etude radiologique des malformations congénitales et des troubles de développement de l'articulation du genou. Diplôme d'Electro-Radiologie Paris **1949**.

MONTANARA, A.: Su di un particolare aspetto della corticale metafisaria nel periodo dell'accrescimento. Nunt. radiol. (Roma) **24**, No 4, 290—296 (1958).

MORALES DUCLAUD, M.: Diagnóstico radiológico precoz en las lesiones de los ligamentos y cartilagos de la rodilla. Rev. mex. Radiol. **17**, 161—168 (1963).

MOREL, J., BASTIEN, P., VANVELCERRABER, P.: La régénération des ménisques du genou après méniscectomie. Rev. Chir. orthop. **38**, 13 (1952).

MORSCHER, E.: Semimembranaceuscysten. Helv. chir. Acta **3**, 266 (1957).

MOSER, E.: Morph. Arb. **1**, 267 (1892).

MOSER, H.: Traumatische kommunizierende Arthrozele in der Kniekehle. Zbl. Chir. **75**, 942 (1950).

MUCCHI, L.: L'artrografia de ginocchio con mezzi di contrasto trasparenti ed opachi. Atti Soc. lomb. Chir. **5**, 1839—1854 (1937).

MUCCHI, L.: L'atrografia del gionocchio con mezzi di contrasto transparenti ed opachi. Atti Soc. lomb. Chir. **5**, 14 (1957).

MÜLLER, LAUBER, Experimentelle Untersuchungen über die Gelenkresorption unter verschiedenen physikalischen Bedingungen. Bruns' Beitr. klin. Chir. **155**, 39 (1932).

MURRAY, R. C.: Transitory eosinophilia localised in the knee joint after pneumarthrography. J. Bone Jt Surg. **32 B**, 74—83 (1950).

MURRAY, R. C., FORRAL, E.: Transitory eosinophilia localised in the knee joint after pneumarthrography. J. Bone Jt Surg. **32 B**, 74—83 (1950).

NAGY, J., POLGÁR, F.: Beiträge zur Röntgenanatomie des kontrastgefüllten Kniegelenkes. Fortschr. Röntgenstr. **45**, 688—692 (1932).

NATALE, L.: Le lesioni traumatiche dei menischi. Sintomatologia, diagnosi, terapia e risultati. Atti Soc. Lombard. Chir. **3**, 1461 (1935).

NICHOLAS, J. A., FREIBERGER, R. H., KILLORAN, P. J.: Double contrast arthrography of the knee. J. Bone Jt Surg. **2**, 203 (1970).

NICOD, L.: Über die angeborene Hypertrophie des äußeren Meniskus. Das schnellende Knie. Rev. méd. Suisse **10** (1940).

NICOLET, A.: La pathogénie et le traitement des lésions du ménisque. Acta orthop. belg. **19**, 281 (1953).

NIDECKER, H.: Die gezielte Pneumarthrographie des Kniegelenkes. Radiol. clin. (Basel) **22**, 10—28 (1953).

NIDECKER, H.: Über den Wert der gezielten Pneumarthrographie. Radiol. clin. (Basel) **22**, 518—521 (1953).

NIGST, P.: Über einen Tumor des Meniscus med. Schweiz. med. Wschr. **63**, 880—881 (1933).

NIGRISOLI, P.: Sul significato della occasionale visualizzatione radiografica dello spazio articolare del ginocchio. Arch. Putti Chir. Organi Mov. 8, 310—318 (1957).

NIKOLAI, N.: Seltene Drehverrenkung der Kniescheibe. Mschr. Unfallheilk. **64**, 107—110 (1961).

NOIX, M.: Etude radiocinématographique des ménisques du genou. J. Radiol. Électrol. **38**, No 5—6, 531—533 (1957).

NORDHEIM, I.: Eine neue Methode, den Gelenkknorpel, besonders die Kniegelenkmenisken, darzustellen (ohne Zuhilfenahme von eingespritztem Kontrastmittel). Fortschr. Röntgenstr. **57**, 479 (1938).

NORDHEIM, Y.: Eine neue Methode, den Gelenkknorpel, besonders die Kniegelenksmenisken, röntgenologisch darzustellen (ohne Zuhilfenahme eingespritzten Kontrastmittels). Fortschr. Röntgenstr. **57**, 479 (1938).

NOVOLODSKII, L. P.: Rentgenologicheskie simptomy povrezhdeniia meniskov kolennogo sustava pri kontrastnoi artrografii. Vestn. Rentgenol. Radiol. **34**, 71 (1959).

OBERHOLZER, J.: Die Arthro-Pneumoradiographie. Bruns' Beitr. klin. Chir. **158**, 113—156 (1933).

OBERHOLZER, J.: Die Technik der Pneumoradiographie des Kniegelenkes nach BIRCHER. Zbl. Chir. **60**, 1522—1526 (1933).

Oberholzer, J.: Einige ausgewählte Pneumoradiographiebilder des Kniegelenkes. Röntgenpraxis **6**, 646—652 (1934).

Oberholzer, J.: Ergänzung zur Technik der Pneumoradiographie der Gelenke und besonders des Kniegelenkes. Zbl. Chir. **63**, 2117—2119 (1936).

Oberholzer, J.: Die Rö-Diagnostik der Gelenke mittels Doppelkontrastmethode. Leipzig: Georg Thieme 1938.

Oestern, H. F.: Die Spontanverkalkungen der Menisken des Kniegelenks. Langenbecks Arch. klin. Chir. **260**, 5—6, 532—543 (1948).

Oggioni, G.: L'arthrografia del ginocchio nella diagnosi di lesione meniscale. Ann. Radiol. diagn. (Bologna) **21**, 77 (1949).

Oliveira, S. de: Arthropneumographie pour lésions méniscales. Rev. Chir. orthop. **40**, 1, 32—39 (1954).

Oliveira, S. de: Ménisques du genou, étude arthropneumographique de leur régénération, apres méniscectomie. Rev. Chir. orthop. **40**, 212 (1954).

Olson, R.: Knee arthrography. Amer. J. Roentgenol. **101**, 897—914 (1967).

Ottonello, P.: I movimento dell'articolazione del ginocchio dal punto di vista radiologico. Nunt. radiol. (Roma) **25**, No 7, 691—697 (1959).

Pacini, D.: Lesioni delle cartilagini semilunari del ginocchio e artrografia. Radiol. Fis. med. **3**, 159—171 (1936).

Palladry, G., Fabre, P., Ledoux-Lebard, G., Delbarne, F.: L'arthrographie du genou dans l'études de bursites et de Kystes synoviaux. J. Radiol. Électrol. **50**, 481—494 (1969).

Palma, A. F. de: Diseases of the knee. Management in medicine and surgery. Philadelphia: J. B. Lippincott 1954.

Palmer, I.: On the injuries to the ligaments of the knee joint. Acta chir. scand., Suppl. 53 (1938).

Pannewitz, G. v.: Sichtbarwerden des wahren Gelenkspaltes. Röntgenpraxis **5**, 809 (1933).

Parisel, F.: L'aspect radiographique du genou dans la coxalgie chez l'enfant. Acta orthop. belg. **16**, 1, 15—25 (1950).

Pascual, G.: Die Arthrographie des Kniegelenkes zur Diagnose der Meniskusschäden. Rev. chir. esp. **1**, 137—143 (1940) [Spanisch]. Ref. Zentr.-Org. ges. Chir. **102**, 432 (1940).

Pega, K.: Pneumo arthrography with tomography, a part of the radiologycal investigation of injurie to the knee joint cartilages. Acta Chir. orthop. Traum. čech. **34**, 480—483.

Perassi, F., Porro, G.: Sull'osteocondrite dissecante di König del ginocchio. Ann. Radiol. diagn. (Bologna) **25**, 4, 272—273 (1952).

Perini, G.: L'artrografia. Radioter. Radiobiol. Fis. med. 293 (1934).

Perri, J. A., Rodman, G. P., Mankin, H. J.: Giant synovial cysts of the calf in patients with rheumatoid arthritis. J. Bone Jt Surg. **50** A, 709—719 (1968).

Peter, R., Schmeltzer, A.: Un sériographe pour arthrographie du genou (Film 16 mm). J. Radiol. Électrol. **43**, No 6—7, 450 (1962).

Petersen, F.: Ossifikationsstörungen an der Tibia und Patella. Fortschr. Röntgenstr. B **84**, H. 2, 259—260 (1956).

Philippon, J.: Appareil et technique smples pour l'amélioration de la pneum-arthrographie du genou. J. Radiol. Électrol. **36**, 9—10, 745—748 (1955).

Philippon, J.: Etude radiologique des ligaments croisés du genou. J. Radiol. Électrol. **38**, No 3—4, 256—260 (1957).

Philippon, J.: Les lesions synoviales du genou et l'arthropneumographie. J. Radiol. Électrol. **43**, No 3—4, 197—199 (1962).

Philippon, J.: Étude des malformations congenitales meniscales par arthropneumographie. J. Radiol. Électrol. **40**, 1—6 (1959).

Philippon, J., Eychenne, A.: Le gonarthrographe. J. Radiol. Électrol. **39**, No 12, 907—908 (1958).

Pietsch, P., Richter, E., Brückner, H.: Ergebnisse plastischer Wiederherstellungsoperationen der Kreuz- und Seitenbänder am Kniegelenk. Mschr. Unfallheilk. **72**, 5, 181 (1969).

Popovic, L.: Beitrag zur Röntgenuntersuchung des Kniegelenkes. Röntgenpraxis **4**, 905—910 (1932).

Pressler, K., Zander, C.: Die Bedeutung der Arthrographie nach Meniscusoperation. SRW-Nachrichten **30**, 2 (1966).

Prip Buus, C.: Über die Röntgendiagnose der Meniskusverletzungen im Kniegelenk. Nord. Med. **1939**, 3185—3189.

Quaintance, P.: Pneumoroentgenography of the knee joint. An analysis of fifty cases. J. Bone Jt Surg. **20**, 353—362 (1938).

Quaranta, M., Senis, G.: L'artrostratigrafia con contrasto opaco nella diagnostica delle lesioni meniscali del ginocchio. Clin. Ortop. 8, 6 (1956).

Rahrig, H.: Wie verläßlich sind die Symptome der Meniskusverletzung? Beitr. Orthop. Taum. **10**, 132—136 (1963).

Rakofsky, M.: Air injection as an aid in the diagnosis of internal derangements of the knee. Amer. J. Roentgenol. **63**, 502—511 (1950).

Rasch, G.: Darstellung von Knie- und Hüftgelenken mit Falistrat-U. Beitr. Orthop. Traum. **6**, 319—323 (1959).

Rauber, A.: Ein wenig bekanntes Röntgensymptom zu älteren Meniscusaffektionen. Z. Unfallmed. Berufskr. **7**, 168—192 (1944).

Rauber, A.: Schließt ein negativer Operationsbefund eine Meniskusverletzung aus? Praxis **46**, Nr. 34, 734 (1957).

Rauenbusch, L.: Zur Röntgendiagnose der Meniskusverletzung des Kniegelenkes. Fortschr. Röntgenstr. **10**, 350—352 (1906/07).

Rausch, E.: Fehlerquellen bei der Beurteilung von Luftarthrogrammen des Kniegelenkes. Verh. dtsch. orthop. Ges. **45**, 468 (1957).

Ravelli, A.: Zum Röntgenbild des menschlichen Kniegelenkes. Fortschr. Röntgenstr. **71**, 4, 614—619 (1949).

Ravelli, A.: Osteochondrolysis dissecans am Kniegelenk. Langenbecks Arch. klin. Chir. **269**, 61—64 (1951).

Ravelli, A.: Das Vakuumphänomen (Ficksches Zeichen). Fortschr. Röntgenstr. **83**, 236 (1955).

Rechtmann, A.: Pneumarthrosis of the knee. Surg. Gynec. Obstet. **49**, 683—687 (1929).

REDINI, G.: Il menisco discoide. Clin. ortop. **5**, 225 (1953).

REDINI, G.: Contributo allo studio delle cisti del menisco. Minerva ortop. **7**, 405 (1956).

REHBEIN, F.: Die Entstehung der Osteochondritis dissecans. Dtsch. Z. Chir. **265**, 69 (1950).

REMEN, D.: Beitrag zur Diagnose und Therapie des Meniscusschadens unter besonderer Berücksichtigung der Doppelkontrastarthrographie. Diss. Zürich 1961.

RETTIG, H.: Verhandlungen dtsch. Ges. für Unfallheilkunde. XXVIII. Tagg Würzburg 1964. Hefte Unfallheilk. 1965, 360.

REUS, H. D. DE: Der Kniegelenksspalt. J. belge Radiol. **44**, 375—388 (1961).

REZEK, J.: Die Arthrographie. Fortschr. Röntgenstr. **89**, 319—331 (1958).

REZEK, J.: Arthrography. Čs. Rentgenol. **12**, 101—113 (1958).

REZEK, J., FILSAKOVÁ, E., ŠVÁB, V.: Arthrografie Kolenniho kloubu. Acta Chir. orthop. Traum. Čech. **19**, 10, 341—344 (1952).

RICKLIN, P., RÜTTIMANN, A., DEL BUONO, M. S.: Die Meniscuslaesion. Stuttgart: Georg Thieme 1964.

RIEUNAU, G.: 114 arthrographies opaques du genou. Mém. Acad. Chir. **80**, 81—85 (1954).

RIEUNAU, G., FICAT, P., ARLET, J., MOREAU, G.: Etude clinique, arthrographique et anatomopathologique des dégénérescence méniscales du genou. Rev. Rhum. **25**, No 4 (1958).

RIEUNAU, G., FICAT, P., DESPEYROUX, L.: 114 arthrographies opaques du genou. Mém. Acad. Chir. **80**, 1—2—3, 81—85 (1954).

RIEUNAU, G., FICAT, P., RIVIÉRE, R.: Arthrographie opaque et lésions traumatiques du genou. Acta orthop. belg. **20**, 421—445 (1954).

RINALDI, C., VACIRCA, M.: La fracture des plateaux tibiaux. Arch. Putti Chir. Organi Mov. **17**, 470—490 (1962).

RINONAPOLI, E.: Les lésions des ménisques dans la fracture du plateau tibial. Arch. Putti. Chir. Organi Mov. **16**, 319—334 (1962).

RISKÓ, T.: The significance of radiological changes in the knee joint in tuberculous coxitis in childhood. Acta med. Acad. Sci. hung. **14**, 1, 1—7 (1959).

RITTER, C.: Der Kniemeniskus im Röntgenbilde. Zbl. Chir. **57**, 1084—1086 (1930).

RITTER, U.: Zur Klinik und Röntgendiagnose der Meniscusverkalkungen. Chirurg **23**, 22—27 (1952).

RITZMANN, K. M.: Ergebnisse der Behandlung von Meniscusschäden in den Jahren 1936—1943. Diss. Zürich 1951.

ROCZEN, U.: 2 bemerkenswerte Fälle von Meniskusläsionen und ihre röntgenologische Erfassung durch Kontrastfüllung. Zbl. Chir. **64**, 627—631 (1937).

RODE, J.: Das Röntgen-Nativ-Bild beim Meniskusschaden. Inaug.-Diss. Münster 1971.

RODE, J., FISCHEDICK, O.: (in Manusskript).

ROJKÓ, A., KERÉNYI, K.: Über die diskoidalen Deformationen des Meniskus. Z. Orthop. **98**, 528—535 (1964).

ROLLO, S.: L'impiego dei mezzi di contrasto nell' esame radiografico dell'articolazione del ginocchio, con speciale riguardo allo studio delle lesioni dei menischi. Chir. Organi Mov. **20**, 463—472 (1934).

ROMANIUK, P. A., THOMAS, G.: Der diagnostische Wert der Arthrographie bei Erkrankungen des Kniegelenkes. Teil I: Die Luftarthrographie. Radiol. diagn. (Berl.) **8**, 3 315 (1967).

ROMANIUK, P. A., THOMAS, G.: Teil II: Die positive Kontrastarthrographie. Radiol. diagn. (Berl.) **9**, 3 377 (1968).

ROMANIUK, P. A., THOMAS, G.: Teil III: Bericht über 135 Doppeluntersuchungen (Luft- und pos. Kontrastarthrogramme am gleichen Gelenk). Radiol. diagn. (Berl.) (im Druck).

ROMANIUK, P. A., THOMAS, G.: Teil IV: Meniskusdysplasie, Meniskusdegeneration und Knorpelverschleiß im positiven Kontrastarthrogramm. Radiol. diagn. (Berl.) (im Druck).

ROMANIUK, P. A., THOMAS, G., LÜNING, M.: Der diagnostische Wert der Arthrographie. Radiol. diagn. (Berl.) **9**, 761—782 (1968).

RONFLE-NADAUD, M.: Contribution à l'étude des différentes méthodes d'arthrographie du genou. Thèse Paris, 1957, No 540.

ROSEN, I. E.: Unusual intrameniscal lunulae. Three case reports. J. Bone Jt Surg. **40** A, 925—928 (1958).

ROSSI, A.: Esiti clinici e radiografici negli operati di meniscectomia del ginocchio. Clin. ortop. **15**, 377—388 (1963).

ROTHASCHER, H.: Ergebnisse nach vollständiger Meniscusentfernung. Langenbecks Arch. klin. Chir. **294**, 118 (1960).

ROY-CAMILLE, R.: Les traumatismes du genou chez les sportifs. Les lésions méniscales. Vie méd. **43**, 39—44 (1962).

ROYER, M.: L'arthrographie du genou. Laval méd. **31**, 1, 57—59 (1961).

RUBASCHOW, S.: Der Kniemeniskus im Röntgenbilde. Zbl. Chir. **56**, 3268 (1929).

RÜTTIMANN, A.: Die Doppelkontrastarthrographie des Kniegelenkes. Röntgenfortschritte **87**, 736—755 (1957).

RÜTTIMANN, A.: Die Doppelkontrastmethode des Kniegelenkes. Thesis. Stuttgart: Georg Thieme 1946.

RÜTTIMANN, A., DEL BUONO, M. S.: Was leistet die Doppelkontrast-Arthrographie in der Kniegelenkdiagnostik. Chir. Praxis **1**, 107—120 (1959).

RUTISHAUSER, E., MAJUO, E.: Les lésions osseuses par surcharge dans le squelette normal. Schweiz. med. Wschr. **79**, 281 (1949).

RUTSCHEIDT, F.: Pneumoradiographische Nachuntersuchungen über Meniskusersatzgewebe. Z. Orthop. 88, 179—189 (1956).

SACCHI, A.: Contributo allo studio radiologico delle parti molli del ginocchio. Radiol. med. (Torino) **38**, No 8, 735 (1952).

SACHS, M., MCGAW, D., WILBERT, H., RIZZO, R.: Studies in the scope of pneumoarthrography of the knee as a diagnostic aid. Radiology **54**, 10—32 (1950).

SALOTTI, A.: Sulla visibilità dei menischi del ginocchio. Nunt. radiol. (Roma) **10**, 309 (1942).

SANDFUHR, H.: Über den Wert des positiven Röntgenkontrastverfahrens zur Darstellung des Knie-

gelenkes mit besonderer Berücksichtigung der Meniskusschäden. Med. Mschr. 8, 739—743 (1954).
SANTIN, G.: Artrografia de la rodilla. Mediante contraste opaco y macro-radiografia. (Arthrographie des Kniegelenkes unter Anwendung von Kontrastmitteln und Rö.-Übersichtsaufnahmen.) Rev. mex. Radiol. **15**, 53, 61—79 (1961).
SAVISTKII, I. u. N., TREISTER, G. N.: Kontrast-Tomographie des Kniegelenkes bei Meniskusläsionen. Vestn. Rentgenol. Radiol. **34**, 40—44 (1959).
SCHÄFER, H. G.: Zur Rearthrotomie des Kniegelenkes, zugleich ein Beitrag zu der Regeneration des Meniskus. Zbl. Chir. **78**, 1048 (1953).
SCHAER, H.: Der Meniscusschaden. Leipzig: Georg Thieme 1938.
SCHÄRER, K.: Die Arthrographie des Kniegelenkes mit positivem Kontrastmittel. Radiol. clin. (Basel) **22**, 528 (1953).
SCHALLOCK, G.: Untersuchungen zur Pathogenese von Aufbrauchveränderungen an den knorpeligen Anteilen des Kniegelenkes. Jena: Gustav Fischer 1942.
SCHARIZER, E.: Fehler bei der Diagnose von Meniskusverletzungen. Mschr. Unfallheilk. **60**, 4—17 (1957).
SCHEIBEL, O.: Über die Pneumoarthroradiographie des Kniegelenkes, besonders über ihre Technik. Hospitalstidende 548—556 (1937). Dänisch. Ref. Zentr.-Org. ges. Chir. **86**, 229 (1938).
SCHELLER, S.: L'ostéochondrite disséquante du genou, est-elle une fracture ostéochondrale? (Résumé) [Texte anglais]. Ann. Radiol. **7**, No 5—6, 351 (1964).
SCHILLING, H.: Vollständige oder teilweise Meniskusentfernung? Mschr. Unfallheilk. **66**, H. 3, 81 (1963).
SCHILLING, H.: Rearthrotomien nach Meniskusoperationen. Mschr. Unfallheilk. **66**, H. 11, 424—438 (1963).
SCHILLING, H.: Das Verhalten von Meniskusresten und Ersatzgewebsbildungen. Mschr. Unfallheilk. **67**, H. 2, 63—74 (1964).
SCHLÄFLI, O.: Die Erfahrungen der Anstalt auf dem Gebiete der Meniscusschäden in den letzten 10 Jahren. Z. Unfallmed. Berufskr. **37**, 223 (1944).
SCHNAUDER, A.: Die Meniskusdegeneration und ihre Bedeutung im Doppelkontrastarthrogramm. Fortschr. Röntgenstr. **96**, 120—128 (1962).
SCHLÜTER, K.: Die einseitige Abflachung des Tuberculum fibulare im Röntgenbild, ein diagnostischer Hinweis auf das Vorliegen eines Scheibenmeniskus. Ergänzende Stellungnahme zur Arbeit W. v. EKESPARRE. Z. Orthop. **87**, 27 (1955). (Der Diskus im Kniegelenk.) Z. Orthop. **87**, 4, 656—659 (1956).
SCHLÜTER, K., BECKER, R.: Fehlform des äußeren Meniscus als Ursache des schnappenden Kniegelenkes. Chirurg **25**, 499 (1954).
SCHLÜTER, K., BECKER, R., BECHTOLD, W.: Zur Ätiologie und Pathogenese der endoartikulären Myxofibrome des Kniegelenkes, sog. „Meniskuszysten". Chirurg **27**, 343—350 (1960).
SCHÖLLNER, D.: Methode, Aussagewert, Ergebnisse und Indikationen der Arthrographie des Kniegelenkes mit positivem Kontrastmittel. Mschr. Unfallheilk. **66**, 266—275 (1963).
SCHOEN: Zur Röntgendiagnostik der Binnenverletzungen des Kniegelenkes. Röntgenpraxis **7**, 49 (1935).
SCHROP, F. J.: Zur Genese der primären Meniscusverkalkung. Fortschr. Röntgenstr. **76**, 2, 202—205 (1952).
SCHÜLER, W.: Das Röntgendoppelkontrastverfahren, eine wesentliche Ergänzung der Kniediagnostik, insbesondere bei Meniskusveränderungen. Wehrmed. Mitt. 1962, 17—19.
SCHÜLLER, J.: Der Wert der Röntgenkontrastdarstellung des Kniegelenkes. Röntgenpraxis **4**, 947—955 (1932).
SCHULTE, F.: Beitrag zur Kenntnis der primären Meniskusverkalkung. Zbl. Chir. **75**, 4, 214—215 (1950).
SCHUM, H.: Die Pneumoradiographie des Kniegelenkes und ihre praktischen Ergebnisse. Dtsch. med. Wschr. **1959**, Nr. 44, 1659—1662 (1933).
SCHUM, H.: Das Pneumoradiogramm des Kniegelenkes. Dtsch. Z. Chir. **238**, 1—56 (1932).
SCHUM, H.: Die röntgenologische Diagnostik der Meniskusverletzung. Röntgenpraxis **9**, 369 (1937).
SCRUFARI, V.: Lo Jodoron negli esami radiologici dell'infanzia. Urologia (Treviso) **14**, fasc. VI (1947).
SERRA DE OLIVEIRA: Arthropneumographie pour lésions méniscales. Rev. Orthop. **40**, 32—39 (1954).
SEVASTIKOGLOU, J.: Diagnostik vid mediala menisks-kador [Swedish]. Nord. Med. **52**, 1047 (1954).
SEYSS, R.: Zur Röntgendiagnostik von Seitenbandverletzungen des Kniegelenkes. Mschr. Unfallheilk. **59**, 353—358 (1956).
SEYSS, R.: Arthrographie des Kniegelenkes. Technik, Erfahrungen, Ergebnisse und Indikation. Arch. orthop. Unfall-Chir. **48**, 403—413 (1956).
SEZE, S. DE, DEBEYRE, J., DJIAN, A., LEVY-LEBHAR, J. P.: Le tomogramme horizontal en rhumatologie. Etudes sur le genou. Pièces anatomiques et sujet normal. Rev. Rhum. No 6—7, 467 (1953).
SEZE, S. DE, DJIAN, A., MAUGEIS DE BOURGUESDON, J.: Etude radiologique cinétique de l'articulation du genou. Rev. Rhum. **18**, 3,1 49—154,7 (1951).
SÈZE, S. DE, DJIAN, A., ROBIN, J., MAUGEIS DE BOURGUESDON, J.: Une incidence peu usitée dans le diagnostic radiologique de la gonarthrose (L'incidence axiale pour l'interligne fémoropatellaire). Rev. Rhum. **17**, 7, 374—376 (1950).
SHINNO, N.: Statico-dynamische Analyse der Kniegelenkbewegung. J. Jap. orthop. Ass. **35**, 557—567 (1961).
SIGEL, B., POPKY, G. L., BOLAND, J. P., Augmentation flow sounds in the ultrasonic detection of venous abnormalities; a preliminary report. Invest. Radiol. **2**, 256—258 (1967).
SIMENACH, B. J.: On the significance of pneumoarthrography in the diagnosis of internal injuries of the knee joint. Vestrc. Rentgenol Radiol. **38**, 327—335.
SIMON, H.: Pneumoradiography of the knee. Radiology **27**, 533—540 (1936).
SIMON, H., HAMILTON, A. S., FARRINGTON, C. L.: Pneumography of the knee; A newer technic demonstrating its value in the diagnosis of semilunar cartilage injury. J. Bone Jt Surg. **28**, 540 (1946).
SLANY, A.: Autoptische Reihenuntersuchungen an Kniegelenken mit besonderer Berücksichtigung

der Meniskuspathologie. Arch. Orthop. **41**, 256 (1941).
SMILLIE, J. S.: Observations on the Regeneration of the semilunar cartilages in man. Brit. J. Surg. **31**, 298 (1944).
SMILLIE, J. S.: Injures of the knee joint. Edinburgh: Livingstome 1946.
SMILLIE, J. S.: The congenital discoid meniscus. J. Bone Jt Surg. **30**, 671 (1948).
SMILLIE, J. S.: Injuries of the knee joint, 2. ed. Edinburgh: Livingstone 1951.
SMILLIE, J. S.: Osteochondritis dissecans. Edinburg & London: Livingstone 1960.
SMITH, A. D.: Osteochondritis of the knee joint. A report of three cases in one family and a discussion of the etiology and treatment. J. Bone Jt Surg. **42** A, 289—294 (1960).
SMITH, F. B., BLAIR, H. C.: Tibial collateral ligament strain due to occult derangements of the medial meniscus. J. Bone Jt Surg. **36**, 88 (1954).
SODDEMANN, H.: Die Begutachtung von Meniscusschäden bei Bergleuten, die außerdem regelmäßig Sport betrieben haben. Mschr. Unfallheilk. **66**, 21 (1963).
SOLERIO, L., TASCA, M.: Sur le diagnostic précoce de l'arthrite tuberculeuse du genou. Etude radioclinique, vol. 1, p. 92. Edit. Turin: Minerva Medica.
SOMMER, R.: Die Meniskusschäden im Kniegelenk. Ergebn. Chir. Orthop. **22**, 387—430 (1929).
SOMMERVILLE, E.: Air arthrography in the diagnosis of internal derangement of knee joint. Proc. roy. Soc. med. **36**, 663—664 (1943).
SOMMERVILLE, E.: Air arthrography as an aid to diagnosis of lesions of the menisci of the knee joint. J. Bone Jt Surg. **28**, 451—465 (1946).
SOUPLET, P., GAIDAMOUR, C., BOULET-GERCOURT, J.: Hydrarthroses du genou. Gaz. méd. Fr. **67**, 845 (1960).
SPIRA, E.: Über die Diagnose und Behandlungserfolge bei Verletzungen der Menisceu. Bruns' Beitr. klin. Chir. **158**, 157 (1933).
SPRINGORUM, P. W.: Die Diagnose der Meniskusläsion. Dtsch. med. Wschr. H. 3, 111—114 (1964).
SPRINGORUM, P. W.: Kontrastdarstellung von Schleimbeuteln. Zbl. Chir. **84**, 721—726 (1959).
SPRINGORUM, P. W.: Meniskuslaesionen bei Jugendlichen. Zbl. Chir. **84**, 1581—1587 (1959).
SPRINGORUM, P. W.: Mehrfachlaesionen der Menisken. Zbl. Chir. **85**, 706—711 (1960).
SPRINGORUM, P. W.: Alter und Meniskusschaden. Mschr. Unfallheilk. **65**, 464—469 (1962).
STACK, J. K., LOCKWOOD, R. C.: Pneumoarthrograms of the knee. Arch. Surg. **63**, 486—495 (1951).
STARK W.: Erfahrungen mit der Röntgen-Kotrastdarstellung des Kniegelenkes. Leipzig: Johann Ambrosius Barts 1941.
STEDTFELD, G.: Echte Lipome des Meniskus. Arch. orthop. Unfall-Chir. **47**, 399—404 (1955).
STENSTRÖM, R.: Arthrography of the knee in children. Acta radiol. (Stockh.), Suppl. 281.
STIRIS, G.: Arthrographie du genou au cours des lésions du cartilage semi-lunaire. T. norske Laegeforen **76**, 3, 73—76 (1956).
STOCKER, H.: Zur Darstellung der Menisci und Kreuzbänder durch die Arthrographie mit Uroselectan B. Dtsch. Z. Chir. **245**, 697—706 (1935).
STÖR, O.: Die Röntgendarstellung der inneren Kniegelenkverletzungen nach BÖHM. Langenbecks Arch. klin. Chir. **177**, 171 (1933).
STÖR, O.: Röntgenologische Gelenkdarstellung. Münch. med. Wschr. **77**, 1075 (1935).
STÖR, O.: Über die Röntgendiagnostik der Kniegelenkbinnenorgane. Bruns' Beitr. klin. Chir. **163**, 513—538 (1936).
STRATA, A.: Un nuovo caso di meniscite del ginocchio. Minerva ortop. **4**, 418 (1953).
STRELL, R.: Spätergebnisse nach partieller Meniscectomie bei 82 Fällen. Chirurg **26**, 97 (1955).
STRELL, R.: Über eine Meniscussonde. Chirurg **27**, 75 (1956).
STRELI, R.: Meniscotom für die partielle Meniscusresektion. Chirurg **27**, 94 (1956).
STRELI, R.: Meniscusverletzung mit und ohne operative Behandlung. (Zugleich ein Spätresultat nach partieller Meniscusresektion.) Chirurg **27**, 6, 260—262 (1956).
STRZESZEWSKI, J.: Injures of the menisci and their treatment. Pol. Przegl. chir. **27**, 985—1002 (1955).
STUHL, L., ORCEL, L., ROUFFIAT, J.: Etude radiologique et anatomo-histologique d'un genou pagétique. J. Radiol. Électrol. **36**, No 9—10, 804—806 (1955).
STUMPFEGGER, L.: Meniscusvernarbung nach Schienbeinkopfbrüchen. Langenbecks Arch. klin. Chir. **189**, 226 (1937).
TAIT, G. B. W., BACH, F., DIXON, A. J.: Acute synovial rupture: further observations. Ann. rheum. Dis. **24**, 273—277 (1965).
TAWAFA, J.: Arthropneumoradiographie des Kniegelenkes. Cir. ortop. Traum. 8, 3—17 (1940) [Spanisch]. Ref. Zentr.-Org. ges. Chir. **102**, 389 (1940).
TAYLOR, A. R.: Arthrography of the knee in rheumatoid Arthritis. Brit. J. Radiol. **42**, 493—497 (1969).
TEICHERT, G.: Schaukasten — Apophyse der vorderen lateralen Tibiagelenkflächenkante. Fortschr. Röntgenstr. **83**, H. 6, 888 (1955).
TEICHERT, G.: Verknöcherung im hinteren Kreuzband eine Verletzungsfolge? (Vorkommen mit einem Tuberculum intercondylicum quartum.) Schaukasten. Fortschr. Röntgenstr. **84**, H. 6, 766—767 (1956).
TEICHERT, G.: Projektionsstudie am röntgenologischen Kniegelenkspalt. Chirurg **27**, 6, 258—260 (1956).
TEMAN, H.: Contribution à la connaissance de l'image méniscographique du genou. Thèse Paris 1957.
TENEFF, S., PISANI, G.: Résection-arthrodèse cunéïforme du genou. Arch. Putti Chir. Organi Mov. **17**, 520—528 (1962).
TERRACOL, J., COLANERI, L. J.: Meniskusverletzungen und Luftaufblähung des Gelenkes. Presse méd. **29**, 113 (1921).
TESCHENDORF, W.: Zur Verwendung eines leicht resorbierbaren Gases (Stickoxydul) für die Darstellung der Gelenke und des Pneumoperitoneums. Fortschr. Röntgenstr. **53**, 476 (1936).

THIEMANN, KL. J., FISCHER, J.: Die postoperative arthrographische Beurteilung von Meniscusresten und Meniscusregeneraten. Fortschr. Röntgenstr. **112**, H. 6 (1970).

THIEMANN, R. J., FISCHER, J., MOLLOWITZ, G.: Der Beitrag der gezielten Doppelkontrastarthrographie für die Indikationsstellung zur Reathrotomie des Kniegelenkes. Chirurg **41**, 365—370 (1970).

THOMMEN, B.: Arthrophyt im Kniegelenk bei Arthrosis deformans. Radiol. clin. (Basel) **18**, 3, 195—196 (1949).

TITZE, A.: Schaukasten — Zur Diagnostik der Seitenbandverletzungen des Kniegelenkes. Fortschr. Röntgenstr. B 85, H. 2, 257—258 (1956).

TITZE, A.: Über einen akzessorischen Knochenschatten im Bereiche des jugendlichen Kniegelenkes. Schaukasten. Fortschr. Röntgenstr. **87**, No 5, 668—669 (1957).

TOBLER, T.: Zur Kenntnis der Meniscustumoren. Bruns' Beitr. klin. Chir. **190**, 545—557 (1927).

TOBLER, TH.: Makroskopische und histologische Befunde am Kniegelenkmeniscus in verschiedenen Lebensaltern. Schweiz. med. Wschr. **56**, 1359 (1929).

TOUSSAINT, J.: Die Verletzungen des Meniskus bei Arbeitsunfällen. Acta chir. belg. **61**, 1039—1067 (1962).

TREMAGLIA, M.: La pneumoartrografia del ginocchio con joduron. Minerva orthop. **2**, 4, 321—322 (1951).

TRENTA, A., FIOCCHI, C.: Contributo allo studio della formazione del gas articolare nel ginocchio. Radiologia (Roma) **14**, 1385—1392 (1958).

TRILLAT, A. Traumatiscbe Schädigung des Innenmeniskus im Bereich des Kniegelenkes. Rev. Chir. orthop. **48**, 551 560 (1962).

TRILLAT, A., MOUNIER, KUHN, A.: Les lésions meniscales chez les sujets de plus de 60. Rev. Rhum. Mai 1963.

TURCO, A.: Il valore del pneumoartro come mezzo diagnostico nelle lesioni dei menischi. Diario radiol. **9**, 149—160 (1930).

TURNER, V., WURTZ, C., BROWN, FL.: Arthrography in the diagnosis of meniscal injuries of the knee. A correlation of the roentgenographic, clinical and operative findings. J. Bone Jt Surg. **41** A, 1213—1220 (1959).

ULRICHS, B.: Röntgenogramme des Kniegelenkes mit Sauerstoffeinblasung. Fortschr. Röntgenstr. **21**, 618—620 (1914).

ULRICHS, B.: Technik und Ergebnisse der Sauerstofffüllung des Kniegelenkes. Fortschr. Röntgenstr. **42**, 53—57 (1930).

ULRICHS, B.: Kniegelenktuberkulose im Sauerstoffbild. Röntgenpraxis **2**, 817 (1930).

UNGER, H.: Kontrastdarstellung des Kniegelenkes in der Diagnostik der Meniskusverletzungen. Mschr. Unfallheilk. **60**, 102—109 (1957).

UTHGENANNT, H.: Über Nutzen und Nachteil der Arthrographie des Kniegelenkes. Bruns' Beitr. klin. Chir. 188, 328—340 (1954).

VALLS: Lesiones traumaticas de los meniscos, ligamentos cruzados, y ligamentos laterales de la rodilla. Buenos Aires: Ed. El Ateneo 1941.

VALLS, J. E.: Arthropathie tabétique du genou. Rev. Ortop. Traum. (B. Aires) **4**, fasc. 3, 203—220.

VANDENDORP, F.: La pneumoarthrographie dans les lésions méniscales du genou. J. Radiol. Électrol. **34**, 186 (1953).

VANDENDORP, F., DU BOIS, R.: L'arthrographie gazeuse dans les lésions meniscales du genou. J. Radiol. Électrol. **41**, 351—353 (1960).

VANCAUVERGHE, R., Denis X.: Arthrographie du genou e lesions méniscales traumatiques. Rev. méd. Liège **16**, 421 (1961).

VESPIGNANI, L.: Valore dell'artrografia opaca del ginocchio nella diagnosi delle lesioni meniscali. Atti **5**, 1—34 (1960).

VESPIGNANI, L., VENTURINI, G., ACERBONI, S.: Reperti artrografici e clinici nelle disinserzioni e nelle lassità meniscali. Radiol. med. (Torino) **48**, No 3, 209—221 (1962).

VESPIGNANI, L., VENTURINI, G., ACERBONI, S.: Arthrographie und klinische Hinweise auf Meniskusabrisse und -lockerungen. Radiol. med. (Torino) **48**, 209—211 (1962).

VESPIGNANI, L., ZORAT, G.: Diagnosi artrografica des menisco discoide. Radiol. med. (Torino) **47**, 208 (1961).

VILLIERS, A.: Sériographe pour pneumarthrographie du genou. J. Radiol. Électrol. **38**, 1085 (1957).

VIRENQUE, J., PASQUIÉ, M., GAUBERT, J., ESCRIEUT, M.: Des lésions méniscales chez l'enfant. Rev. Chir. orthop. **46**, 319—327 (1960).

VIROT, G.: Un cas typique d'ostéochondrite disséсante du genou. J. Radiol. Électrol. **30**, 3—4, 210 (1949).

VITINGOU, J. A.: Znachenie atropneumografii u diagnostike povrezhdenii mrnidkob kolennogo sustava. Vestn. Rentgenol. Radiol. **33**, 49 (1958).

VOIGT, H.-E.: Hoffasche Krankheit und Trauma. Beitr. Orthop. **4**, 181—197 (1957).

VOLLMER, K. W.: Erfahrungen in der Diagnostik des Kniebinnenschadens mit Hilfe der Arthrographie. Sportarzt, H. 12, 396—398 (1962).

VUILLEUMIER, C.: Über Meniskusläsionen. Schweiz. med. Wschr. **93**, 221—223 (1963).

WADI, H.: Über die Anwendung eines einfachen Gerätes bei der Kniegelenksarthrographie. Fortschr. Röntgenstr. **95**, 407—409 (1961).

WAGNER, M.: Zur Diagnostik von Binnenverletzungen des Kniegelenkes durch Kontrastmittel und ihre operative Verifizierung. Diss. Köln 1936.

WEBER, B. G.: Röntgenologischer Nachweis übersehener Knie-Kreuzband-Läsionen. Z. Unfallmed. Berufskr. **56**, 108—113 (1963).

WEESE, W. C., MCCARTHY, D. J.: Spontaneous rupture of the knee joint in Reiter's syndrome. J. Amer. med. Ass. **208**, 825—827 (1969).

WEESE, J. A. DE, ROGOFF, S. M.: Functional ascending phlebography of the lower extremity by serial long film technique; evaluation of anatomic and functional detail in 62 extremities. Amer. J. Roentgenol. 81, 841—854 (1959).

WEISMAN, J.: An improved technic for the roentgen demonstrations of the semilunar cartilages of the knee. Amer. J. Med. **63**, 502 (1950).

WEISS: Der Scheibenmeniskus des Kniegelenkes. Ref. XVI. Tagg Nordwestdtsch. Orthop. Ver.igg. Fortschr. Orthop. **97**, 198 (1963).

WELLER, S., KÖHNHEIM, E.: Die Traumatologie des Kniegelenkes. Stuttgart: Georg Thieme 1962.

WERNDORFF, K. R., ROBINSON, H.: Verh. dtsch. Ges. Orthop. Chirurgie, IV. Kongreß 1905, S. 9—11.

WESTON, W. J.: The extrasynovial and capsular fat pads on the posterior aspect of the knee joint. Brit. J. Radiol. **44**, 277—283 (1971).

WIENER, S. N.: Contrast arthrography of the knee joint: A comparison of positive and negative methods. Radiology **89**, 1083 (1967).

WIESER, C., HEIM, U.: Zur Röntgenanatomie des lateralen Hinterhornes im Kniearthrogramm. Radiol. clin. (Basel) **31**, 264 (1962).

WIESER, C., STEIGER, U., ZINN, W.: Zystische Pseudotumoren der Kniekehle im Kniearthrogramm. Radiol. clin. (Basel) **36**, 233—236 (1967).

WOLLENBERG, G. A.: Apparat zur Einblasung chemisch reinen Sauerstoffes in die Körpergewebe und in die Körperhöhlen. Med. Klin. **2**, 20 (1906).

WOLLENBERG, G. A.: Die normale Anatomie des Kniegelenkes im Röntgenbild nach Aufblasung der Gelenkkapsel. Z. orthop. Chir. **19**, 245 (1908).

WOLTERS, H.: Arthrographie des Kniegelenkes mit dünnflüssigem Kontrastmittel und Stickoxydul. Radiologe **9**, 229—233 (1969).

WÜRDINGER, H., KÄNEL, O. v.: Der Wert der Doppelkontrast-Arthrographie des Kniegelenkes in der Meniskuschirurgie. Chirurg **35**, 212 (1964).

YVES, BOTTA, J.: Inaug.-Diss. Faculté de Médicin Bordeaux 1955, No 21.

ZAKRISSON, U.: Meniscography by van de Berg's double contrast technique. Acta radiol. (Stockh.) **53**, 442—448 (1960).

ZELLWEGER, H., EBNÖTHER, M.: Helv. paediat. Acta **6**, 95 (1951).

ZIPPEL, H.: Über Scheibenmenisci im Kniegelenk. Chirurg **10**, 455—459 (1964).

ZOPPEL, H.: Meniskusschäden und Meniskusverletzungen. Arch. orthop. Unfall-Chir. **56**, 236—247 (1964).

ZORAT, G.: Contributo dell'artografia opaca allo studio della osteocondrite dissecante del ginocchio. Quad. Radiol. **27**, 2, 149—161 (1962).

ZUCCO, C. M.: Articolazioni e lesioni articolari studiate mediante il pneumoartro. Rass. int. Clin. Ter. 437 (1924).

ZÜRCHER, W. O.: Die Arthrographie des Kniegelenkes mit pos. Kontrastmittel. Diss. Zürich 1953.

G. Arthrographie des Sprunggelenks

Von

H. Haage und O. Fischedick

Mit 41 Abbildungen in 81 Einzeldarstellungen

1. Einleitung

Im Vergleich zur Arthrographie des Kniegelenks ist die Kontrastdarstellung des oberen Sprunggelenks eine relativ junge Untersuchungstechnik, wenn man sie im Hinblick auf ihre Anwendung in der Klinik betrachtet. Die ersten Versuche gehen jedoch zurück in das Jahr 1925, als Borak und Goldhamer an Leichen Kontrastmittelfüllungen der verschiedenen Gelenke, u. a. auch der Sprunggelenke, durchführten. Ihr Anliegen betraf jedoch weniger das Gebiet der Diagnostik des Bandapparates; sie suchten vielmehr Aufschluß über die Diffusionsverhältnisse der Gelenkkapsel zu erhalten. Knoll und Mathis verfolgten in ihrer 1931 veröffentlichten Arbeit ähnliche Ziele, als sie mit Jodipin auch das obere Sprunggelenk auffüllten. Sie injizierten dabei weniger Kontrastmittel (8—15 ml) und erhielten einen Überblick über die Kapselverhältnisse, die Gelenkspaltbreite (2—3 mm) und die Formänderung der ventralen und dorsalen Gelenkaussackungen bei Dorsal- bzw. Plantarflexion des Fußes. Das hintere untere Sprunggelenk versuchten sie direkt zu punktieren, was jedoch keine weiteren diagnostischen Informationen erbrachte und augenscheinlich technisch sehr schwierig war.

Erst 1940 berichtete Wolff über die klinische Anwendung der Gelenkdarstellung. Zuvor hatte er an Leichen entsprechende Erfahrungen gesammelt und bei einer größeren Versuchszahl einige Variationen im Füllungsmodus gefunden. So u. a. die Auffüllung des hinteren unteren Sprunggelenkspalts vom Talocruralgelenk aus und auch die Kontrastdarstellung medial verlaufender Sehnenscheiden, die er dem M. flexor hallucis longus zuordnete. Daneben stellten sich aber auch die Sehnenscheiden des M. flexor digiti longus mit Kontrastmittel gefüllt dar. Einige Variationen der Gelenkausbuchtungen fielen Wolff auf, so die V-förmige Ausbuchtung eines dorsalen Recessus für die Sehne des M. hallucis longus und eine über dem Calcaneus nach dorsal ziehende längliche Aussackung des Gelenks.

Wolff betonte, daß die Arthrographie des Sprunggelenks in vielen Fällen einen tieferen Einblick in die „essentielle Nosologie" der Sprunggelenksschäden geben werde. Er brachte zum Ausdruck, daß abnorme Kommunikationen zwischen Sprunggelenk, paraartikulär verlaufenden Sehnenscheiden und Fußwurzelgelenken eine weitaus größere Bedeutung zukomme, als es allgemein für das Verstehen der großen Gruppe von Krankheitszuständen, welche die Sprunggelenkschäden und Fußschmerzen in der „trivialen Chirurgie" ausmachen, bekannt sei.

Bei seinen insgesamt 6 klinischen Gelenkfüllungen fand Wolff auch einmal eine Ruptur der Syndesmosis tibiofibularis. Schon 1941 berichtete Hansson über die Anwendung der Sprunggelenkarthrographie bei 48 Patienten mit frischeren oder älteren Verletzungen. Sie wurde in der gleichen Form wie von Wolff vorgenommen. Die konsequente Anwendung bei allen Verletzungen, Frakturen wie Distorsionen, zeigte ihm eine Vielzahl von pathologischen Veränderungen, vor allem Zerreißungen des Bandapparates, sowohl medial und lateral mit Kontrastmittelaustritten in die umgebenden Weichteile, Zerreißungen der Syndesmosis tibiofibularis, als auch Kontrastmittelfüllungen von Sehnenscheiden, die z.T. auch operativ angegangen und bestätigt wurden. Die Kontrastmittelfüllung der Sehnenscheiden, ob medial oder lateral gelegen, glaubte HANSSON nur dann als pathologisch bezeichnen zu dürfen, wenn weitere krankhafte Veränderungen auf dieser Seite aufzuzeigen waren. Die Darstellung des hinteren unteren Sprunggelenks deutete er als normale anatomische Variante.

Bemerkenswert erscheint, daß ein Teil seiner Patienten auf Grund des arthrographischen Befundes der aktiven chirurgischen Behandlung mit operativer Korrektur der Rupturen zugeführt wurde.

Weitere Beiträge zur Arthrographie erschienen 1941 von PALMER und 1943 von HENDELBERG. 1944 berichteten BERRIDGE und BONNIN über den Vergleich gehaltener Aufnahmen am Sprunggelenk zur arthrographischen Untersuchung. Ihrer Ansicht nach ist der Wert dieser zusätzlichen Untersuchung bei Sprunggelenkverletzungen recht gering und beschränkt sich auf die seltenen Verletzungen, wie Teilruptur des Lig. tibiofibulare, und die Unterscheidung alter von neueren Verletzungsfolgen. Sie geben daher der gehaltenen Aufnahme den Vorzug, vermerken jedoch, daß es sich hierbei um eine schmerzhafte Untersuchungsmethode handelt, die eine Allgemeinnarkose erfordert.

Erst 1953 wird von LINDBLOM die Arthrographie des Sprunggelenks zur Diagnostik von Bandkapselveränderungen kurz wieder erwähnt. ARNER, EKENGREN, HULTING und LINDHOLM berichteten 1957 über arthrographische Ergebnisse an gesunden und verletzten Sprunggelenken. Sie heben die Einfachheit der Untersuchungsmethode hervor und sprechen ihr einen hohen Wert in der klinischen und röntgenologischen Routineuntersuchung zu, besonders im Hinblick darauf, daß Bandverletzungen am Sprunggelenk mit Sicherheit häufig übersehen oder fehlinterpretiert werden. Da nach ihrer Ansicht viele der frischen Verletzungen eine chirurgische Behandlung mit Bandnaht verlangen, sei die Arthrographie von entscheidender Bedeutung.

REZEK (1958) gibt in seiner Übersicht über die Arthrographie auch die Darstellung des Sprunggelenks als diagnostische Maßnahme zur Erkennung von Weichteilverletzungen im oberen Sprunggelenk an. Erst 1965 wird mit weiteren Veröffentlichungen auf die exakte Diagnostik der Kapselbandverletzungen von GLASTRUP, HAAGE, BROSTRÖM u. Mitarb. hingewiesen. Besonders die Arbeitsgruppe um BROSTRÖM, die ihr umfangreiches arthrographisches Material auch großenteils operativ kontrollierte und ihre Diagnosen so bestätigen konnte, verdient hier besondere Erwähnung. Sie wiesen vor allem auf die Gefahren des Übersehens von Bandverletzungen hin, was auch WINDFELD in seiner Publikation 1953 schon herausstellte. Es folgten weitere Arbeiten über die Arthrographie des Sprunggelenks mit Beiträgen zur normalen Anatomie, den normalen Spielarten und röntgenologischen Zeichen von Bandkapselverletzungen von WIRTH (1965), HAAGE (1967), PLAUE (1968), HAAGE und MAY (1968), LÜNING, BÜRGER und BIEDERMANN (1968), OLSON (1969), PLAUE und HINZ (1970), BECHER, HAAGE und MAY (1970) sowie MEHREZ und EL GENEIDY (1970).

2. Anatomie des Sprunggelenks

Das obere Sprunggelenk, und um dieses handelt es sich normalerweise bei der Arthrographie des Sprunggelenks, wird knöchern durch die Malleolengabel und den Talus gebildet. Die Gelenkkapsel, die nach v. LANZ und WACHSMUTH sehr geräumig ist, haftet sowohl dem Sprungbein wie auch der Knöchelgabel entlang den Rändern des Gelenkknorpels fest an. Dabei liegen die Außenflächen der Knöchelgabel außerhalb des Gelenks. Ventral und dorsal sind Ausstülpungen zu erkennen, die je nach Haltung des Fußes eine unterschiedliche Form aufweisen. Die dorsalen Kapselaussackungen stehen nicht selten mit Sehnenscheiden in Verbindung. Gelegentlich kommuniziert der Gelenkraum mit der Bursa sinus tarsi.

Die Gelenkkapsel wird medial wie auch lateral durch einen ausgeprägten Bandapparat verstärkt, der die seitliche Führung zusammen mit Innenknöchel und Wadenbeinspitze garantiert. Die Seitenbänder entspringen beiderseits an der Knöchelspitze und fächern sich zum Talus an der subtalaren Fußplatte auf. Das fibulare Seitenband nimmt seinen

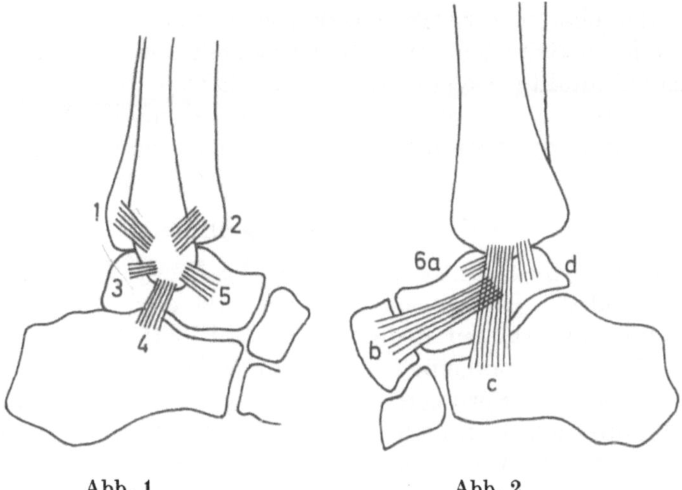

Abb. 1 Abb. 2

Abb. 1 u. 2. Schematische Darstellung der Bandverbindungen am oberen Sprunggelenk: *1* Lig. tibio-fibulare posterius, *2* Lig. tibio-fibulare anterius, *3* Lig. fibulo-talare posterius, *4* Lig. fibulo-calcaneare, *5* Lig. fibulo-talare anterius, *6* Lig. deltoides; *a* Pars tibio-talaris anterior, *b* Pars tibio-navicularis, *c* Pars tibio-calcanearis, *d* Pars tibio-talaris posterior

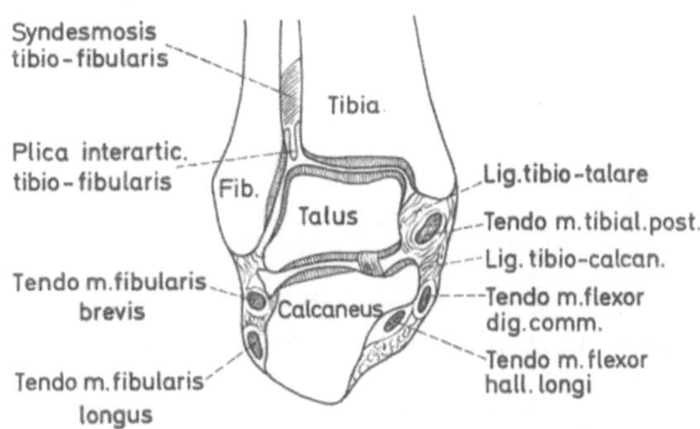

Abb. 3. Halbschematische Skizze: Frontalschnitt durch oberes und unteres Sprunggelenk

Ursprung am Wadenbeinknöchel, in unmittelbarer Nähe der Drehachse des Gelenks. Drei Hauptzüge lassen sich erkennen, das Lig. fibulotalare anterius, das Lig. fibulocalcaneare und das Lig. fibulotalare posterius (Abb. 1 u. 3). Vordere und hintere Bandzüge sind als Verstärkungsbänder in die Gelenkkapsel einbezogen. Hingegen verläuft der Mittelzug des Bandapparates unabhängig von der Kapsel außerhalb davon.

Im medialen Bereich sind die Bandzüge zu einer anatomischen Einheit, dem Lig. deltoides, vereinigt. Es handelt sich hierbei um eine dicke dreieckige Platte. Die Ansatzlinie erstreckt sich vom Kahnbeinhöcker über den Hals des Talus und das Sustentaculum tali zum hinteren Talushöcker. Drei Abschnitte, die alle vom Innenknöchel entspringen, werden nach v. LANZ und WACHSMUTH unterschieden:

1. Pars tibionavicularis;
2. Pars tibiocalcanearis;
3. Pars tibiotalaris posterius (Abb. 2 u. 3).

Die Gelenkkapsel stülpt sich zwischen Tibia und Fibula nach proximal aus und verläuft in unterschiedlicher Ausdehnung zwischen diesen beiden Knochen und dem Lig. tibiofibulare anterius und Lig. tibiofibulare posterius.

Die Sehnenscheiden der medial verlaufenden Sehnen des M. flexor hallucis longus und des M. flexor digiti communis, gelegentlich auch des M. tibialis posterior können über die dorsalen Recessus der oberen Sprunggelenkskapsel miteinander in Verbindung stehen; dies ist auf der fibularen Seite bei den Sehnenscheiden des M. fibularis brevis und des M. fibularis longus bei intakter Gelenkkapsel und intaktem Bandapparat nicht der Fall.

Von anatomischer Seite aus wurde schon vor Anwendung der Arthrographie gelegentlich auch eine Verbindung des oberen Sprunggelenkspalts zum hinteren unteren Sprunggelenk beschrieben.

3. Untersuchungstechnik

Der Patient wird auf einem Untersuchungstisch gelagert. Es ist dabei unwesentlich, ob der Patient während des Untersuchungsganges sitzt oder liegt. Das Bein soll leicht innenrotiert sein. Unter aseptischen Bedingungen wird in Höhe des Gelenkspalts medial der Sehne des M. tibialis anterior möglichst mit einer Injektionskanüle Nr. 1 die Lokalanaesthesie vorgenommen. Der Sprunggelenkspalt ist in den meisten Fällen durch die tastbare ventrale Tibiakante leicht zu finden (Abb. 4a u. b). Da die ventrale Kapselausstülpung bei leicht dorsal-flektiertem Fuß ca. 1 cm tief unter der Haut gelegen ist, gelingt es gewöhnlich sofort, die Kapsel zu punktieren und auch die Nadel in den Gelenkspalt vorzuschieben.

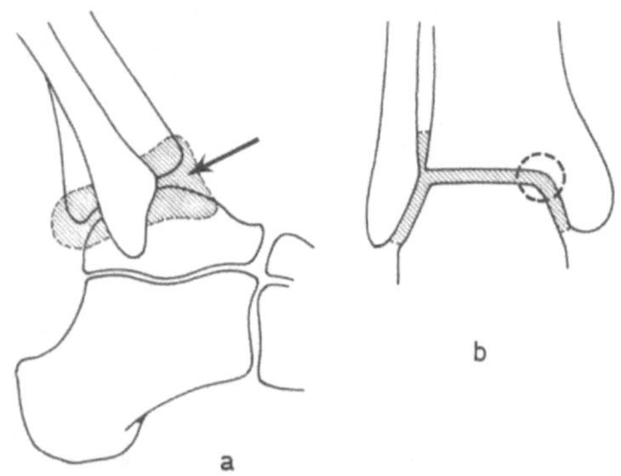

Abb. 4a u. b. Schematische Skizze der Injektionsstelle für das obere Sprunggelenk. a seitlich, b sagittal

Nach Injektion von 1 ml Anaestheticum in den Gelenkspalt wird eventuell vorhandener Gelenkinhalt weitgehend abpunktiert. Daran anschließend werden 4—5 ml 60%iges wasserlösliches trijodiertes Kontrastmittel in das Gelenk injiziert. Dies reicht in fast allen Fällen zu einer optimalen Kontrastdarstellung des gesamten Gelenkraums. Zur Verteilung des Kontrastmittels ist außerdem eine mäßige Bewegung im oberen Sprunggelenk sinnvoll.

Unmittelbar danach werden Aufnahmen im sagittalen und seitlichen Strahlengang sowie in Innen- und Außenrotation angefertigt. Das Maß der Innen- und Außenrotation wird von den einzelnen Untersuchern unterschiedlich angegeben. Wir bevorzugen eine Rotation nach innen oder außen um 30—35°, während ARNER u. Mitarb. lediglich eine Innenrotation bis 25° angeben und auf eine Außenrotationsaufnahme verzichten. Von ihnen, wie auch von BROSTRÖM u. Mitarb., wurden stereoskopische Aufnahmen in diesen Einstellungen angefertigt.

Gelenkpunktion und Einstellung der Aufnahme können normalerweise blind vorgenommen werden. In manchen Fällen ist es jedoch schwierig, den Gelenkspalt aufzufinden, weswegen gelegentlich eine Punktion unter Sicht erforderlich sein kann. Da das üblicherweise verwendete wasserlösliche Kontrastmittel recht schnell aus dem Gelenkraum resorbiert wird, werden die Aufnahmen unmittelbar nach der Kontrastmittelinjektion zur optimalen Darstellung der Gelenkverhältnisse nötig. Später angefertigte Aufnahmen zeigen, daß die Gelenkkonturen durch die schon einsetzende Resorption unscharf werden. Dennoch halten LÜNING u. Mitarb. Aufnahmen bis 20 min nach Injektion für sinnvoll, wenn Kapsel- oder Bandverletzungen vorliegen, um eine endgültige Ausdehnung eines Hämatoms arthrographisch erfassen zu können.

4. Kontrastmittel

Von allen Autoren, die bislang über die Arthrographie des Sprunggelenks berichtet haben, wird ausschließlich positives Kontrastmittel zur Gelenkdarstellung verwendet. Während in früheren Publikationen noch dijodiertes wasserlösliches Kontrastmittel angegeben wurde, werden heute nur noch trijodierte wasserlösliche Kontrastmittel zur Anwendung kommen. Unterschiede bestehen heute lediglich in der Konzentration der Kontrastmittel, die verwendet werden. Diese liegen zwischen 30—60%. Höhere Konzentrationen sind von keinem der Autoren angegeben worden.

Eine Schädigung der Synovia oder des Knorpels durch das Kontrastmittel ist bisher nicht beobachtet bzw. berichtet worden. Im Gegensatz zu anderen Gelenken wurde am Sprunggelenk der Versuch einer Darstellung mit negativem Kontrastmittel oder der Kombination von negativem und positivem Kontrastmittel — Doppelkontrastmethode — nicht unternommen. Da durch die Arthrographie fast ausnahmslos Band-Kapsel-Verletzungen nachgewiesen werden sollen, erscheint der Einsatz negativen Kontrastmittels auch nicht vertretbar. Die Gefahr von Übertritt des negativen Kontrastmittels in eröffnete Blutgefäße ist zu groß, die Darstellung der Ausdehnung eines Hämatoms würde durch das negative Kontrastmittel nicht erfolgen. Der Nachweis einer Gelenkchondromatose im Sprunggelenkbereich dürfte nur selten nötig sein und kann bei der Tiefenausdehnung der Gelenkkapsel in den meisten Fällen auch durch die Darstellung mit positivem Kontrastmittel geschehen.

5. Komplikationen

Nebenwirkungen bei der Sprunggelenkarthrographie sind nicht bekannt. Wie schon erwähnt, ist eine bleibende Irritation von Synovia und Gelenkknorpel nicht beobachtet worden. Hinweise auf Kontrastmittelüberempfindlichkeit bei der intraartikulären Applikation wurden gleichfalls nicht berichtet. Die Infektionsgefahr ist selbst beim Vorliegen eines Hämarthros nicht gegeben, wenn auf eine strenge Einhaltung aseptischer Bedingungen geachtet wird.

Paraartikuläre Kontrastmittelinjektionen sind erfahrungsgemäß ungefährlich, da das Kontrastmittel, wenn auch etwas verzögert, resorbiert wird.

6. Das normale Arthrogramm

Der Gelenkspalt des Talocruralgelenks ist etwa 1 mm breit und zieht sich im Seitenbild konvex zwischen Taluskörper und distaler Tibiafläche nach proximal. Er mündet ventral in einer mehr oder minder großen Tasche, die sich vom Talushals bis zur ventralen Tibiavorderkante erstreckt (Abb. 5a). Die Form der ventralen Gelenkausbuchtung ist variabel und abhängig von der Dorsal- bzw. Plantarflexion des Fußes (Abb. 6a u. b). Die Tasche kann Ausbuchtungen zwischen den Sehnen haben, denen eine pathologische Bedeutung nicht beizumessen ist. Dorsal findet sich ebenfalls eine Erweiterung der Gelenkkapsel mit mehreren, meist finger- oder V-förmigen Aussackungen, die die dort verlaufenden Sehnen umfassen. Auch hier ist eine Formänderung durch Bewegung nachzuweisen. Gelegentlich zieht sich cranial des Calcaneus eine bursa-ähnliche Kontrastmittelansammlung nach dorsal hin, die auch schon von WOLFF beobachtet worden ist (Abb. 7).

Im sagittalen Strahlengang läßt sich der horizontal verlaufende Gelenkspalt in Form einer ebenfalls ca. 1 mm breiten glatt begrenzten Kontrastmittellinie verfolgen (Abb. 5b). Diese liegt ca. 2 mm von der knöchernen Begrenzung der Tibia und des Talus entfernt, wodurch sehr gut die breite Knorpelschicht der gelenkbildenden Knochenanteile demonstriert wird. Leicht bogenförmig zieht der Kontrastmittelstreifen zwischen Talus und Innen- sowie Außenknöchel und endet medial in einer unterschiedlich großen Aufweitung, während

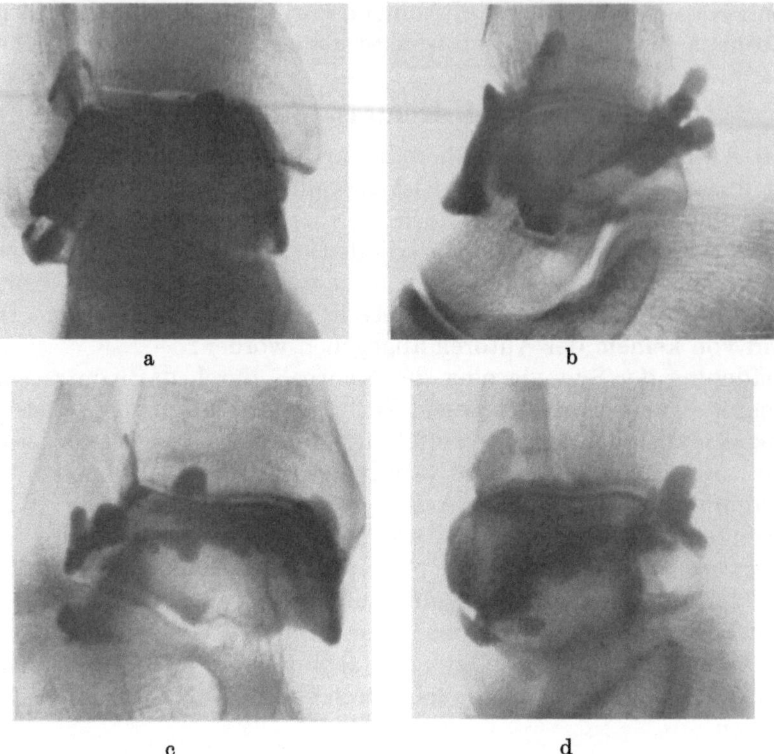

Abb. 5a—d. Normales Arthrogramm. a Sagittales Bild, b seitliches Bild, c Innenrotationsaufnahme, d Außenrotationsbild

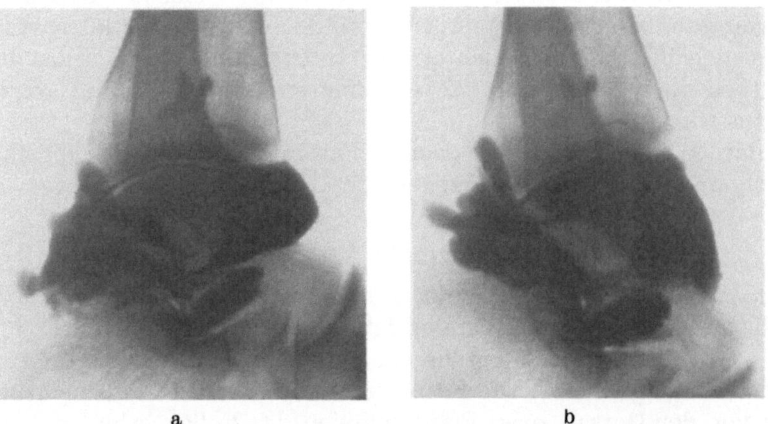

Abb. 6a u. b. Änderung der Kapselform im ventralen und dorsalen Anteil bei Dorsalflexion (a) und Plantarflexion des Fußes (b)

lateral eine Erweiterung relativ selten ist. Die äußeren Anteile der Malleolengabel werden im Normalfalle nicht von Kontrastmittel umflossen. Da sich sowohl medial als auch lateral die Gelenkkapsel ventral und dorsal der Malleolengabel wieder aufweitet, ist gelegentlich im Seitenbild die unterschiedliche Gelenkausdehnung zu sehen (Abb. 8). Die Aufnahmen in Innen- und Außenrotation gestatten, die Ausbuchtungen der Gelenkkapsel ventral und dorsal, die im sagittalen und seitlichen Strahlengang teilweise durch Überlagerung verdeckt sind, näher zu differenzieren. Bei der Innenrotation ist zudem noch die Ausstülpung der Gelenkkapsel bis zur Syndesmosis tibiofibularis, die gelegentlich durch die Plica

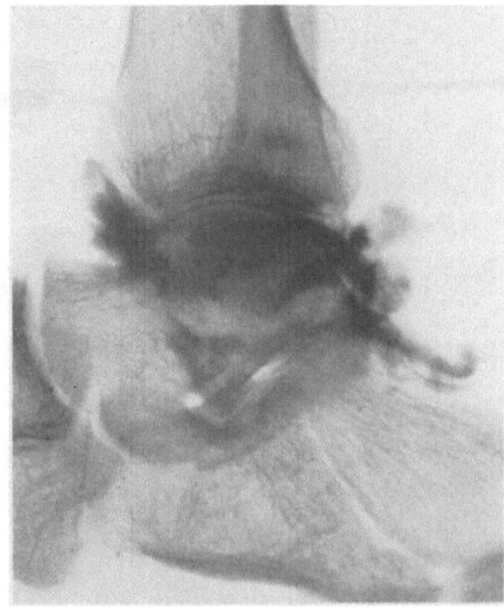

Abb. 7. Seitenbild mit großem supracalcanearem Recessus. Unregelmäßige Kontrastmittelaussparung im volaren Recessus. Keine Kapselruptur, trotz Calcaneusfraktur

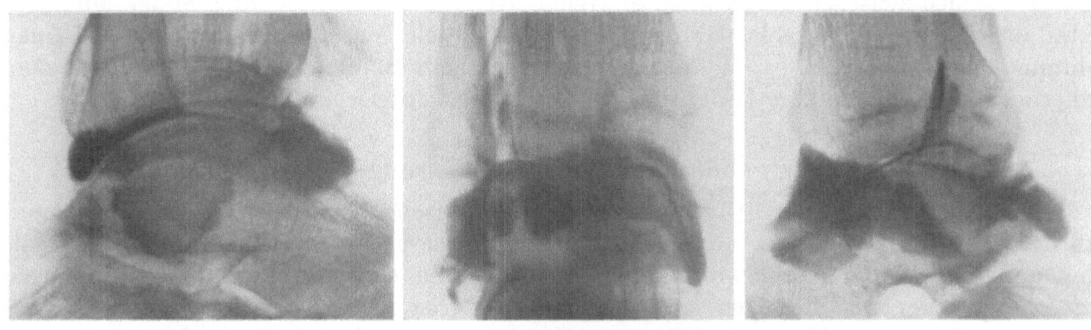

Abb. 8 Abb. 9a u. b

Abb. 8. Einengung des Kapselraumes lateral durch den Außenknöchel

Abb. 9a u. b. Zweiteilung der proximalen Gelenkbucht zwischen Tibia und Fibula durch die Plica. a Sagittal, b seitlich

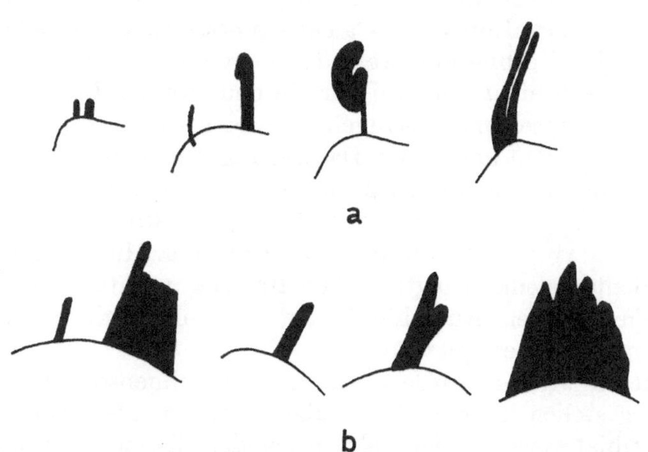

Abb. 10a u. b. Skizze der Variationsmöglichkeiten der Kapselausdehnung bis zur Syndesmosis tibio-fibularis. a Sagittale Ansicht, b Seitliche Ansicht

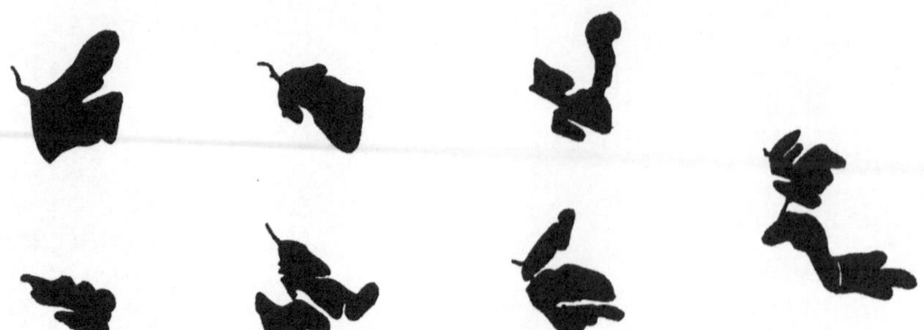

Abb. 11. Skizze der Variationen im dorsalen Kapselbereich

interarticularis tibiofibularis unterteilt ist, genauer zu beurteilen. Eine solche typische Zweiteilung demonstriert Abb. 9. Die Ausdehnung dieser Gelenkausbuchtungen zwischen Tibia und Fibula kann unterschiedliche Weite und Ausdehnung sowohl nach proximal als auch im ventro-dorsalen Verlauf haben. Abb. 10 soll einige Variationen darlegen. Wenn auch durch Dorsal- oder Plantarflexion des Fußes eine Verformbarkeit der Gelenkkapsel ventral wie auch dorsal erfolgen kann, so gibt es dennoch gerade im dorsalen Kapselbereich eine Fülle von Variationsmöglichkeiten in der Aufzweigung und Weite der Kapsel, die sich zwischen den Sehnen erstreckt. Auch hier sollen lediglich einige Möglichkeiten durch Skizzen gebracht werden (Abb. 11). Ähnliche Variationen in Form und Ausdehnung der Kapsel gibt es im lateralen und medialen Bereich, wobei ihnen nach den bisherigen Erfahrungen eine Bedeutung wohl nicht zu unterlegen ist.

7. Variationen außerhalb des oberen Sprunggelenkbereichs

Schon WOLFF konnte 1940 bei seinen arthrographischen Untersuchungen feststellen, daß der obere Sprunggelenkspalt nicht unbedingt isoliert sein muß. Ihm, wie auch fast allen anderen Untersuchern, war aufgefallen, daß eine Kommunikation zum hinteren unteren Sprunggelenk vorliegen kann. Nach REZEK ist diese Variation in 4—5% der Fälle zu finden, nach HAAGE beträgt die Häufigkeit 8%. BROSTRÖM u. Mitarb. gaben einen noch höheren Prozentsatz unter ihren untersuchten Patienten an. Das hintere untere Sprunggelenk zeigt, ebenso wie das obere Sprunggelenk, eine breite Knorpelschicht der beteiligten Knochen und erstreckt sich cranial-konvex plantarwärts bis zum Sustentaculum tali (Abb. 12). Die Ausdehnung des hinteren unteren Sprunggelenkspalts läßt sich am besten entweder im Seitenbild oder auf der Innenrotationsaufnahme beurteilen (Abb. 12b). Gelegentlich steht der hintere untere Sprunggelenkspalt noch mit einer ausgedehnten, sich nach dorsal über den Calcaneus erstreckenden Gelenkausbuchtung in Verbindung (Abb. 12). Die Verbindungsstelle des oberen und des hinteren unteren Sprunggelenks ist arthrographisch nicht nachweisbar. In den meisten Fällen dürfte diese in den ausgedehnten dorsalen Kapselausbuchtungen zu finden sein.

Weitaus schwieriger dürfte neben der Darstellung des oberen Sprunggelenkspalts die isolierte Füllung des vorderen unteren Sprunggelenkbereichs zu erklären sein (Abb. 13). Bisher liegen lediglich Beobachtungen von LÜNING, BÜRGER und BIEDERMANN sowie BECHER, HAAGE und MAY vor. Während bei LÜNING u. Mitarb. zusätzlich auch eine Füllung im Talonaviculargelenk erfolgte, haben BECHER u. Mitarb. diese Feststellung bei ihrem Fall nicht treffen können. Auch hier ist arthrographisch die Verbindung der beiden genannten Gelenke nicht aufgezeigt worden.

Schon im Kapitel Anatomie wurde erwähnt, daß Sehnenscheiden mit dem Sprunggelenk in Verbindung stehen können. Nach übereinstimmenden Aussagen aller Autoren ist die Darstellung tibial verlaufender Sehnenscheiden als eine normale Variante anzusehen. Die Verbindung vom oberen Sprunggelenkspalt zu den Sehnenscheiden erfolgt über die dorsalen Kapselausbuchtungen. Gefüllt werden können hierbei die Sehnenscheiden

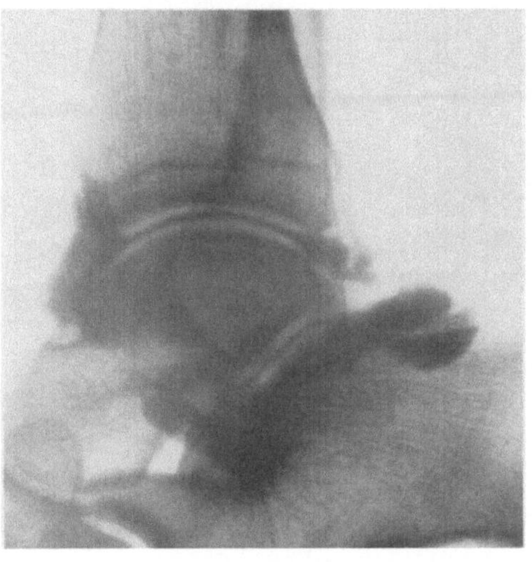

a

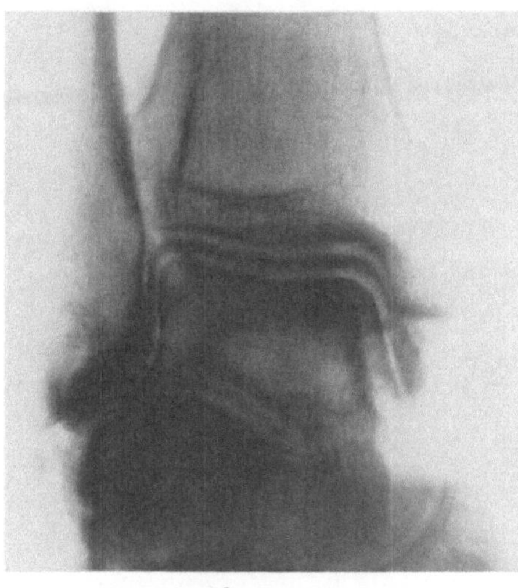

b

Abb. 12a u. b. Auffüllung des hinteren unteren Sprunggelenkspalts. a Seitenbild mit massivem dorsalem Recessus direkt über dem Calcaneus, mit dem unteren Sprunggelenk in Verbindung stehend. b Innenrotationsaufnahme zur Darstellung des dorsalen Talocalcaneargelenks

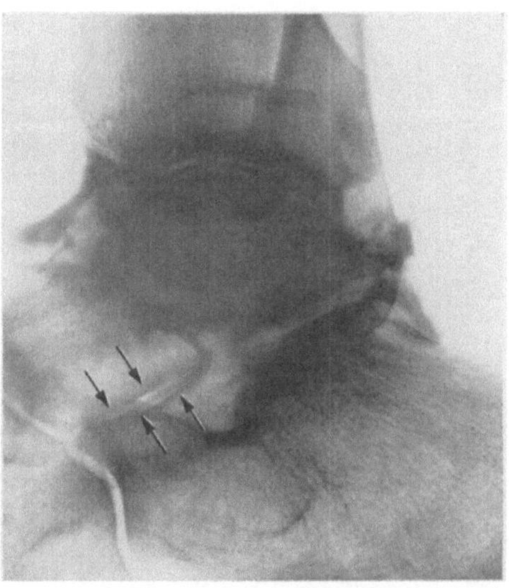

Abb. 13. Leicht überkipptes Seitenbild mit Füllung des oberen und des vorderen unteren Sprunggelenks. Eine Füllung des hinteren unteren Sprunggelenks ist nicht erfolgt

des M. tibialis posterior, des M. flexor digiti communis und des M. flexor hallucis longus (Abb. 14 u. 15). Die Kontrastdarstellung dieser Sehnenscheiden erfolgt fast ausschließlich nach distal, wobei der Verlauf der Sehne als eine Aussparung im Kontrast sichtbar wird. Die Sehne selbst wird umgeben von einem mehr oder minder hülsenförmigen Kontrastmittelsaum. Dieser kann partiell an verschiedenen Stellen ausgeweitet sein. Die Angaben über die Häufigkeit der Füllung medial verlaufender Sehnenscheiden wird unterschiedlich angegeben und kann, wegen des teilweise recht geringen Patientengutes, nicht als absolut gewertet werden; sie schwankt zwischen 10 und 25%.

Meistens kommt es zur Kontrastauffüllung nur einer Sehnenscheide. Hierbei handelt es sich fast ausschließlich um die Sehne des M. flexor hallucis longus (Abb. 16 u. 17). Diese ist am besten daran zu erkennen, daß ihre dorsale Umkleidung in Sprunggelenkhöhe liegt und recht breit erscheint. Im sagittalen Strahlengang liegt sie recht weit fibular. Etwas weniger häufig füllen sich 2 Sehnenscheiden im medialen Bereich auf, die des M. flexor

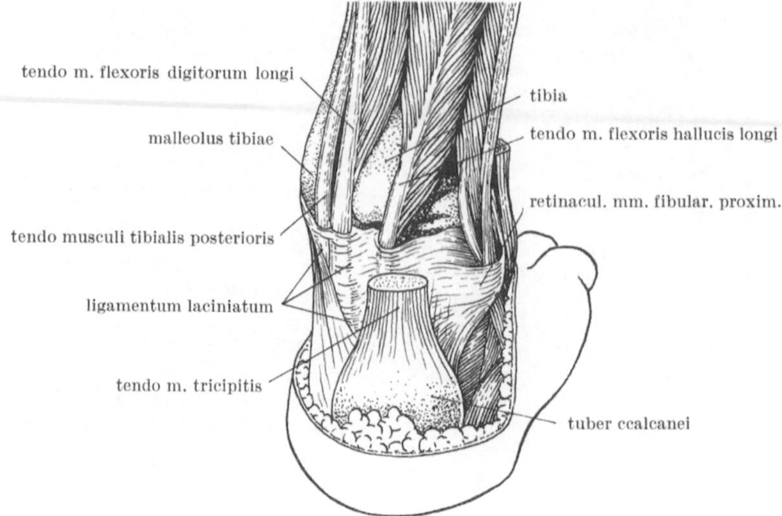

Abb. 14. Dorsalansicht der tieferen Schicht der Wadenmuskulatur. (Nach SOBOTTA)

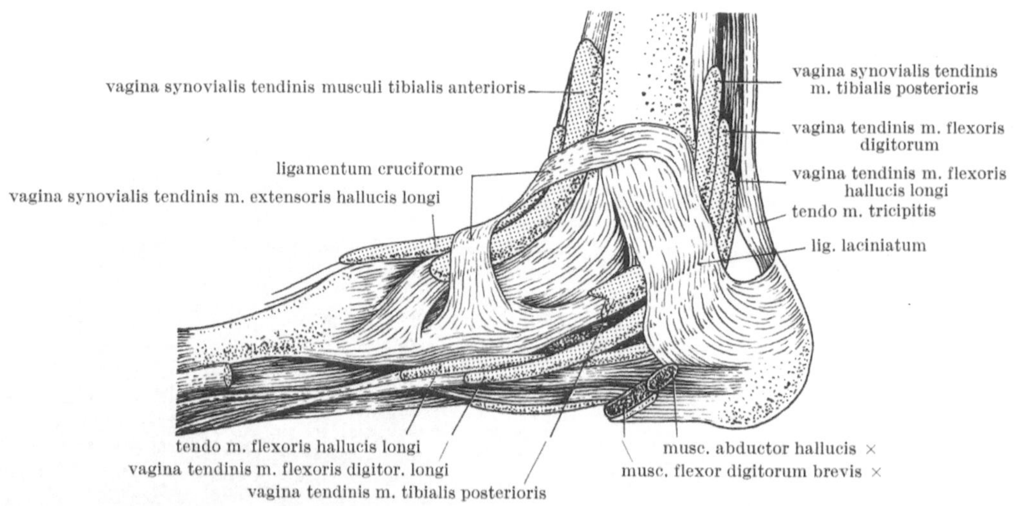

Abb. 15. Sehnenscheiden der tibialen Knöchelgegend. Man beachte Verlauf und Ausdehnung der Sehnenscheiden. (Nach SOBOTTA)

hallucis longus und des M. flexor digiti longi. Die Sehnenscheide des letzteren kann etwas weiter nach proximal reichen, als die des M. hallucis longus. Sie liegt im sagittalen Strahlengang weiter tibial als die Sehnenscheide des Großzehenbeugers (Abb. 18). Zu den großen Seltenheiten gehört die Auffüllung aller 3 tibial gelegener Sehnenscheiden, wobei die des M. tibialis posterior am weitesten medial gelegen ist und auch am weitesten nach proximal reicht. Die Identifizierung der Sehnenscheide des M. tibialis posterior läßt sich dabei auf der sagittalen oder innenrotierten Aufnahme oft besser vornehmen als auf der seitlichen Aufnahme, da sie nach distal nicht sehr weit ausgedehnt ist (Abb. 19). Die Stelle des Kontrastmittelübertritts von dem Gelenkraum des oberen Sprunggelenks zu den Sehnenscheiden bleibt auf den Bildern fast immer verborgen. Durch den Einsatz der Tomographie im sagittalen Strahlengang glauben wir jedoch, in einem einzigen Falle die Verbindungsstelle von den hinteren Kapselrecessus zu einer medialen Sehnenscheide aufgedeckt zu haben (Abb. 20a u. b).

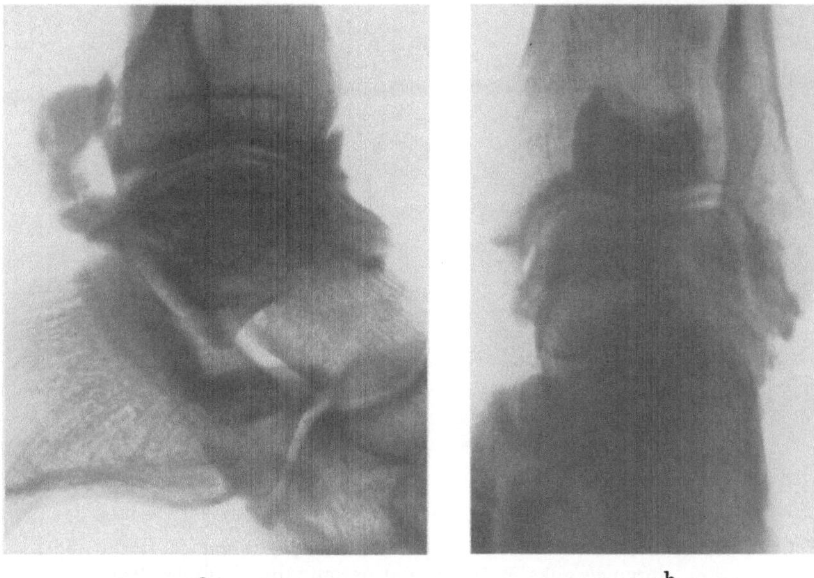

a b

Abb. 16a u. b. Füllung der Sehnenscheide des M. flexor hallucis longus ohne Auffüllung des hinteren unteren Sprunggelenks. a Sagittales Bild mit breit gefiederter proximaler Kontrastmittelansammlung um die Sehnenscheide. b Seitenbild. Die Sehnenscheide ist bis in Höhe des Os cuboides gefüllt

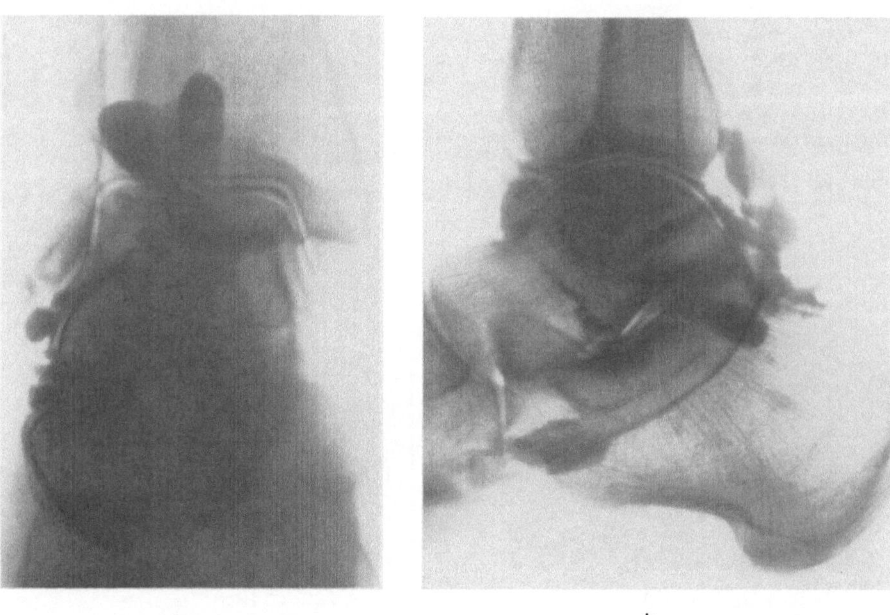

a b

Abb. 17a u. b. Sehnenscheide des M. flexor hallucis longus mit gleichzeitiger Darstellung des hinteren unteren Sprunggelenks und proximaler und distaler Ausdehnung entsprechend der Füllung von Abb. 16. a Sagittalbild, b Seitenbild

Die Kontrastmitteldarstellung von Sehnenscheiden, handele es sich nun um eine oder um die Auffüllung von 2 oder 3 medialen Sehnenscheiden, ist unabhängig von der Mitfüllung des hinteren unteren Sprunggelenks. Man könnte vermuten, daß die Verbindung des oberen mit dem hinteren unteren Sprunggelenk auch gleichzeitig zu einer Auffüllung der Sehnenscheiden führen könne. Als Gegenbeweis soll Abb. 12 dienen. Hier sind beide Gelenkanteile gefüllt, eine Darstellung von Sehnenscheiden ist nicht erfolgt. Es liegen

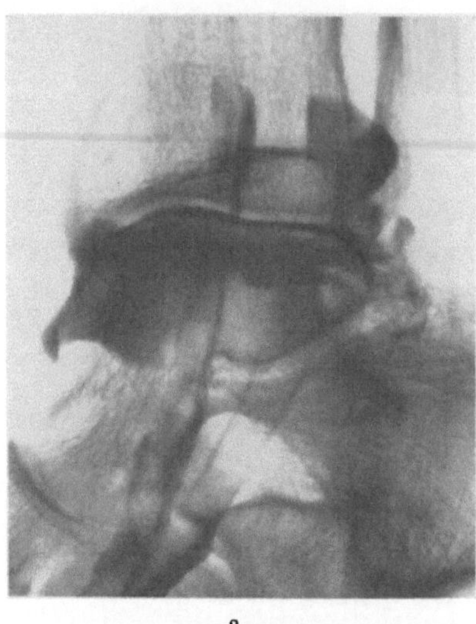

a

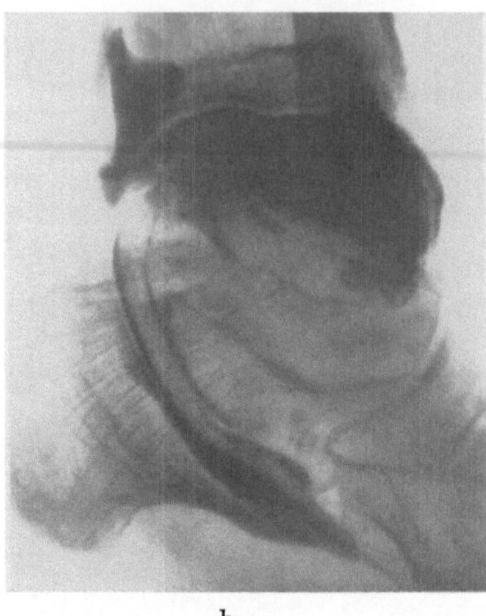

b

Abb. 18a u. b. Füllung der Sehnenscheiden des M. flexor hallucis longus und M. flexor digiti longi ohne Auffüllung des hinteren unteren Sprunggelenks. a Innenrotationsaufnahme: fibular liegt der Großzehenbeuger. Kreuzung mit der Sehnenscheide des M. flexor digiti longi am unteren Bildrand. b Außenrotationsbild

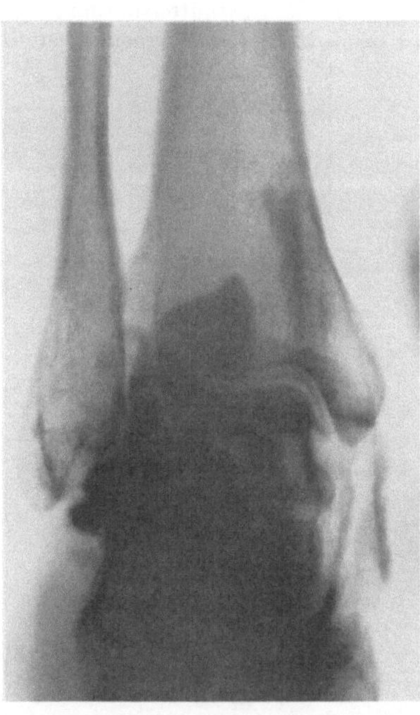

a

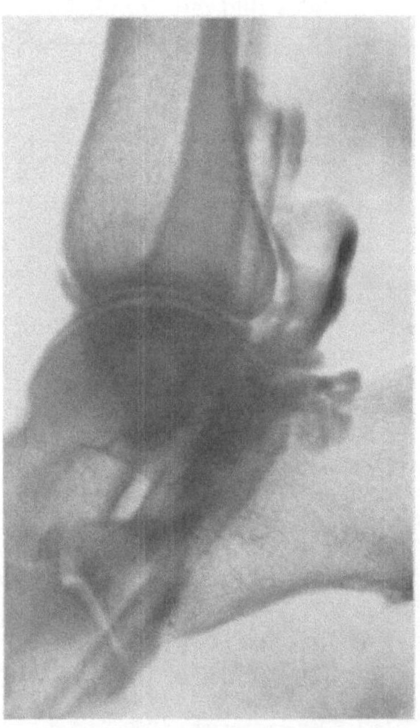

b

Abb. 19a u. b

genügend Beispiele von Kombinationen der verschiedensten Füllungsmodi vor, so daß eine Gesetzmäßigkeit hier ausgeschlossen werden kann.

Auch eine Altersabhängigkeit liegt nicht unbedingt vor. Der jüngste von uns beobachtete Patient mit Füllung einer medialen Sehnenscheide war 20 Jahre alt. Es ist jedoch nicht zu leugnen, daß Sehnenscheidenfüllungen bei Patienten über 40 oder 50 Jahren häufiger auftreten. Dies kann allerdings auch an der Zusammensetzung des Krankengutes liegen.

Wenngleich ARNER u. Mitarb. betonen, daß die Sehnenscheiden des M. flexor hallucis longus und des M. flexor digitorum longus an dünnen Partien der Kapsel vorbeiziehen, so ist doch eine traumatische Ursache der Verbindung zwischen Kapsel und Sehnenscheiden als ziemlich unwahrscheinlich anzusehen, da isolierte Verletzungen der Kapsel in diesem Abschnitt des dorsalen Bereichs bisher noch nicht beobachtet worden sind. Es dürften somit diese Kommunikationen anlagebedingt sein.

Anders verhält es sich bei den fibular verlaufenden Sehnen, die einen unmittelbaren Kontakt mit der Kapsel vermissen lassen und im Normalfalle nicht dargestellt werden. Auf sie soll bei der Besprechung von Band-Kapsel-Läsionen näher eingegangen werden.

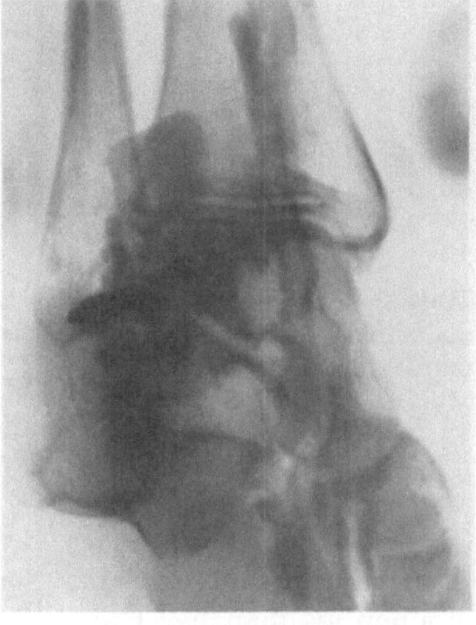

c

Abb. 19a—c. Füllung aller 3 Sehnenscheiden im medialen Bereich. Die Sehnenscheiden des M. flexor digiti longi und des M. tibialis posterior liegen stets eng beieinander. a Sagittales Bild, b Seitenbild, c Innenrotationsaufnahmen. Auf allen Bildern ist die Abgrenzung der Sehnenscheiden etwas schwierig

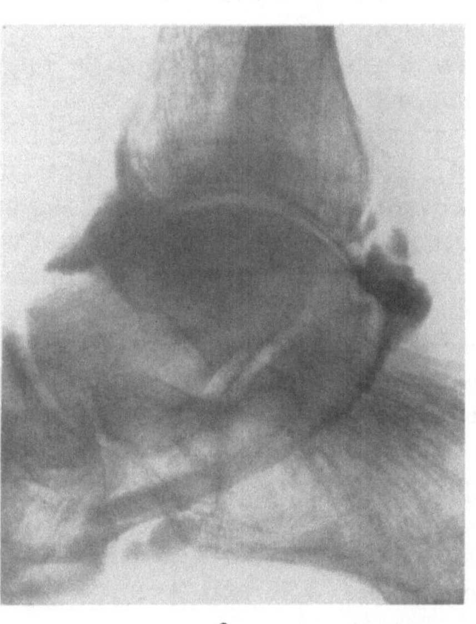

a

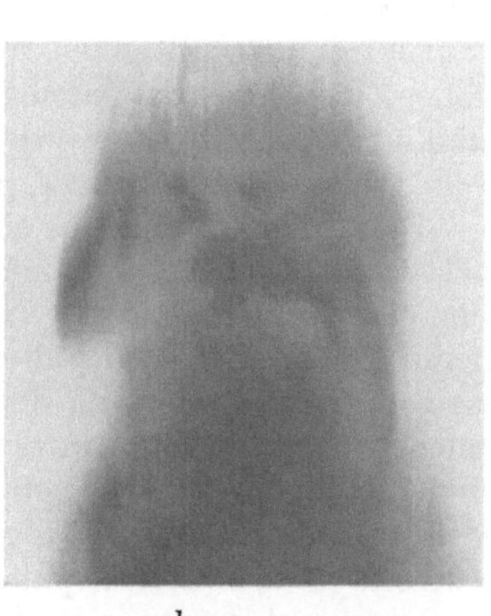

b

Abb. 20a u. b. Füllung der Sehnenscheide des Großzehenbeugers. a Seitenbild. b Sagittales Tomogramm, aus dem die Verbindungsstelle zwischen dorsalem Recessus und Sehnenscheide zu entnehmen ist

8. Traumatische Alterationen

Das Hauptanwendungsgebiet der Arthrographie liegt im Bereich der Traumatologie. Im Gegensatz zu den knöchernen Läsionen werden die Weichteilverletzungen im oberen Sprunggelenkbereich immer noch zu sehr vernachlässigt. Bei der Behandlung der Frakturen, insbesondere aber der Distorsionen, wird ihnen noch zu wenig Beachtung geschenkt. Dabei ist für das spätere funktionelle Ergebnis die Erkennung des Ausmaßes bestehender

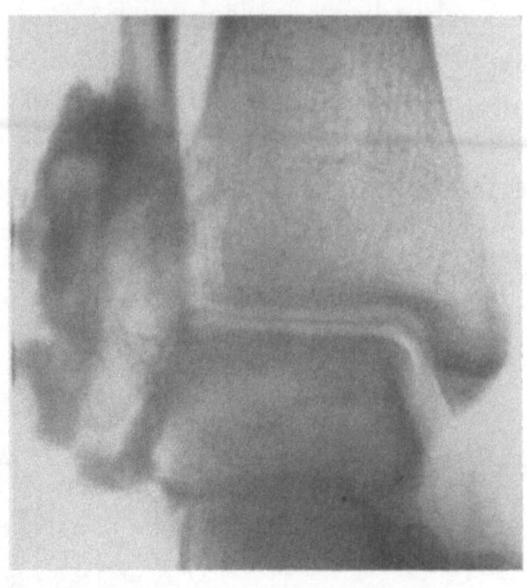

a

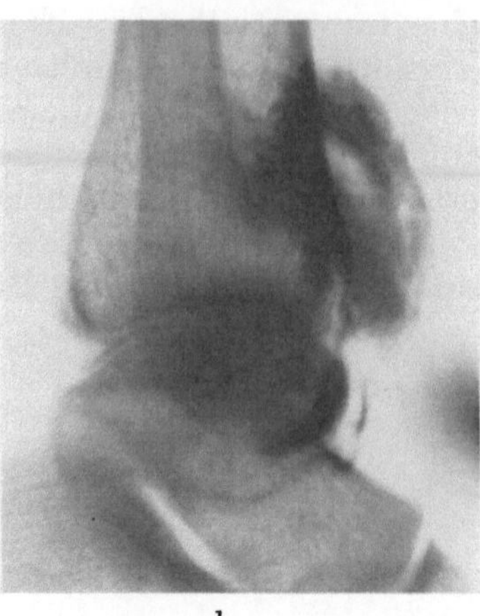

b

Abb. 21a u. b. Isolierte Ruptur des Lig. fibulotalare anterius. a Sagittal erkennt man eine feine Verbindungslinie fibular zu dem Kontrastmitteldepot, das sich lateral des Außenknöchels bis über den Sprunggelenkspalt hinweg nach proximal verfolgen läßt. b Relativ zarte Rißbildung, aus der jedoch ein Großteil des Kontrastmittels in ein ausgedehntes, unregelmäßig konfiguriertes Hämatom proximal zieht

Bandverletzungen jedoch von wesentlicher Bedeutung. Es ist allgemein bekannt, daß reine Verrenkungen im oberen Sprunggelenk länger anhaltende Beschwerden verursachen können als mancher Knöchelbruch.

Eine subtilere Diagnostik bei Sprunggelenkverletzungen, wie sie durch die Arthrographie möglich ist, gestattet, entsprechende therapeutische Konsequenzen zu ziehen, d.h. entweder ausreichend lange Fixation im Gipsverband, erforderlichenfalls operative Versorgung der zerrissenen Ligamente (ARNER, EKENGREN, HULTING und LINDHOLM; BECHER, HAAGE und MAY; BROSTRÖM, LILJEDAHL und LINDVALL; CEDELL; GLASTRUP; HANSSON; HENDELBERG; WEBER; WINDFELD). Insbesondere gilt dies für solche Sprunggelenkläsionen, die ohne röntgenologisch nachweisbare Knochenbeteiligung einhergehen, da diese häufiger bagatellisiert werden. Zu ihrer Diagnostik wurden — und werden noch heute — sog. *gehaltene* Aufnahmen („position under strain" im englischen Sprachgebrauch) angefertigt. Diese bilden zweifellos eine Möglichkeit der Diagnostik, die jedoch mit einer Strahlenbelastung des Personals behaftet ist und nur indirekt eine Auskunft über das Ausmaß der Verletzung gibt. In der Hand des Kundigen haben diese Aufnahmen bestimmt ihren sicheren Platz; aber schon über die Art, wie der Fuß gehalten werden soll, ob die Supination vom Vorfuß oder von der Ferse aus erfolgen soll, besteht keine Einigkeit, so daß erhebliche Schwierigkeiten in der Interpretation auftreten.

Gehaltene Aufnahmen sind nicht schmerzlos zu erzielen, weswegen BERRIDGE und BONNIN diese Untersuchung in Allgemeinnarkose empfohlen haben. BÖHLER hält eine Lokalanaesthesie in den Gelenkspalt für ausreichend, während ARNOLD und BRÜCKNER ohne Anaesthesie auskommen wollen.

Den gehaltenen Aufnahmen haftet jedoch noch ein weiterer Nachteil an; durch angeborene Bandlockerung können Öffnungswinkel bis zu 25° auftreten. Nach HAGEN tritt die habituelle Bandinsuffizienz auch nie einseitig auf, sie kann aber graduelle Seitendifferenzen aufweisen. Damit wäre der Wert der gehaltenen Aufnahme als Beweis für eine Bandläsion erheblich eingeschränkt.

Wenn BÖHLER schon die Anaesthesie des Gelenks empfiehlt, so kann bei intraartikulärer Lage der Nadel auch gleichzeitig nach Abpunktieren eines eventuell vorhandenen Ergusses oder Hämatoms Kontrastmittel injiziert werden, womit — wie im weiteren auszuführen ist — die Arthrographie als einfachste und ungefährlichste sowie schmerzloseste Methode zum Nachweis von Weichteilverletzungen im Sprunggelenksbereich avanciert.

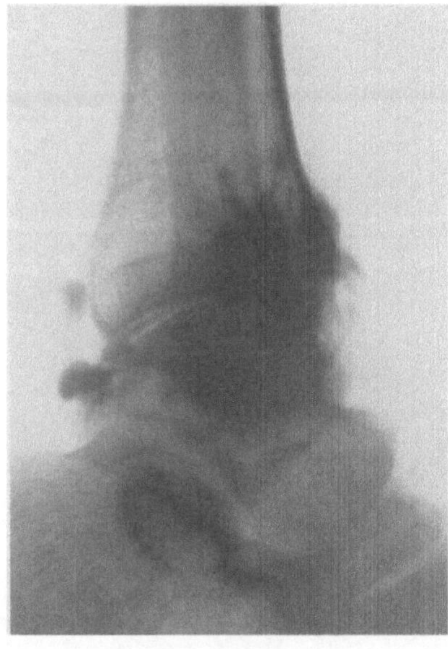

a

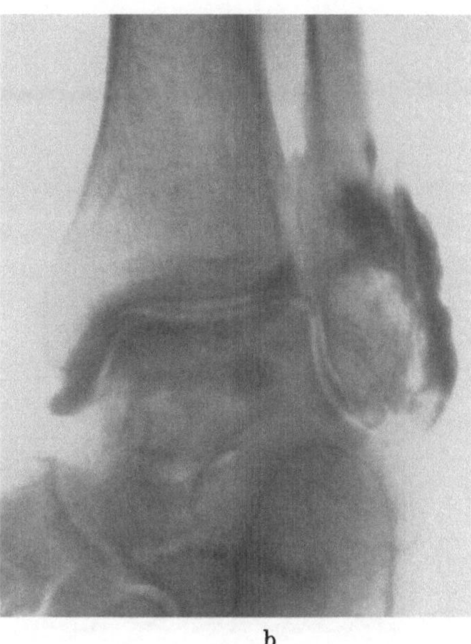

b

Abb. 22a u. b. Ruptur des Lig. fibulotalare anterius mit Ausriß eines Knochenstückes aus der Fibulaspitze. a Innenrotationsaufnahme mit Darstellung des Ausrisses und der Ausdehnung im lateralen Weichteilbezirk. b Ausdehnung des Kontrastmittels lediglich im ventralen Bereich

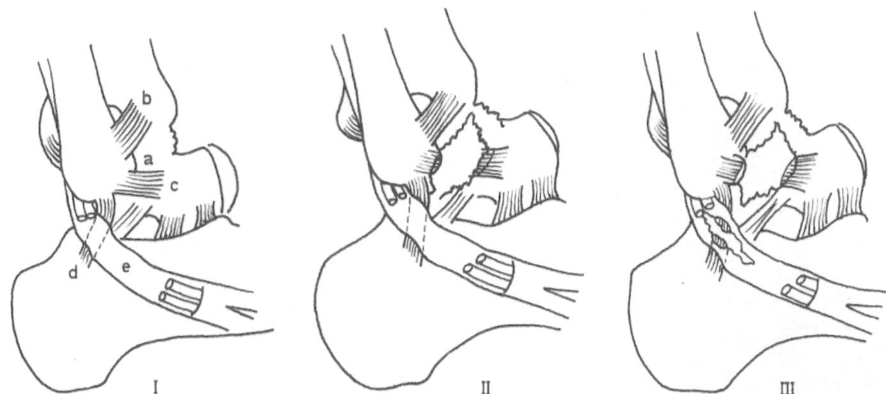

Abb. 23. Skizze der Kapsel-, Band- und Sehnenscheidenverhältnisse im fibularen Bereich. I: *a* Gelenkkapsel, *b* Lig. tibiofibulare anterius, *c* Lig. fibulotalare anterius, *d* Lig. fibulocalcaneare, *e* Fibularis-Sehnenscheiden. II: Riß im Lig. fibulotalare anterius und der Gelenkkapsel. III: Ruptur des Lig. fibulotalare anterius und des Lig. fibulocalcaneare. Der innere Anteil der Peroneussehnenscheide ist zerrissen, und es besteht eine Verbindung zwischen Sprunggelenk und Sehnenscheide. (Nach BROSTRÖM, LILJEDAHL und LINDVALL)

Bei Frakturen und Distorsionen sind die lateralen Bandverbindungen weitaus häufiger lädiert als die medialen, die kräftiger entwickelt sind. Der Häufigkeit nach steht das Lig. fibulotalare anterius an erster Stelle. Bei vielen Distorsionen finden wir in diesem Bereich ein Hämatom, das uns schon klinisch auf eine Ruptur dieses Bandes hinweist. Arthrographisch läßt sich die Breite der Kapsel-Band-Verletzung recht gut beurteilen. Die Ausdehnung des Kontrastmittels entspricht dem in den Weichteilen liegenden Hämatom (Abb. 21 u. 22).

Eine ganz besondere Stellung nimmt das Lig. fibulocalcaneare ein. Es ist nicht, wie die übrigen lateralen Bänder, in die Kapsel als Verstärkung mit einbezogen, sondern zieht isoliert von der Außenknöchelspitze zum Calcaneus. Zwischen Talus und diesem Band

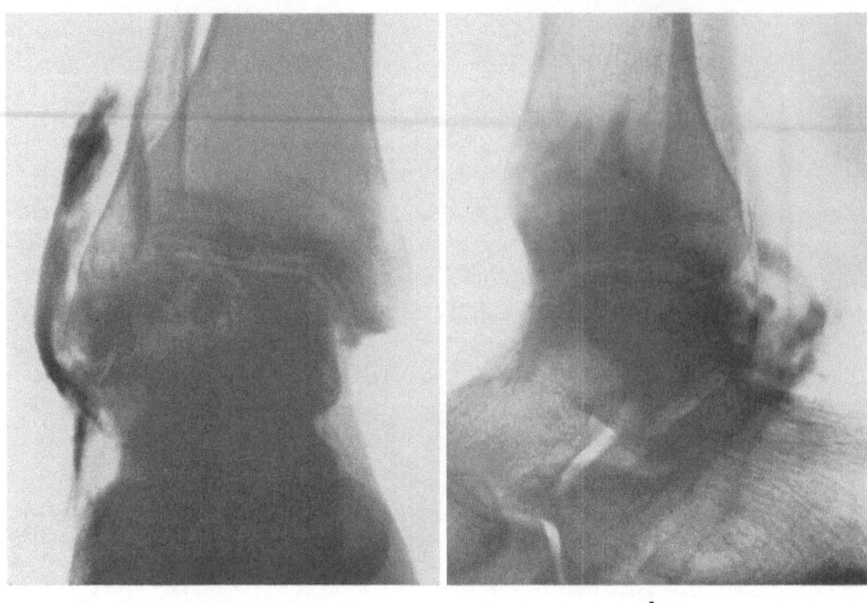

Abb. 24a u. b. Ruptur des Lig. fibulocalcaneare. a Sagittales Bild mit Kontrastmittelausbreitung lateral des Außenknöchels nach proximal und Füllung einer fibularen Sehnenscheide. b Seitenbild mit Darstellung der Sehnenscheide

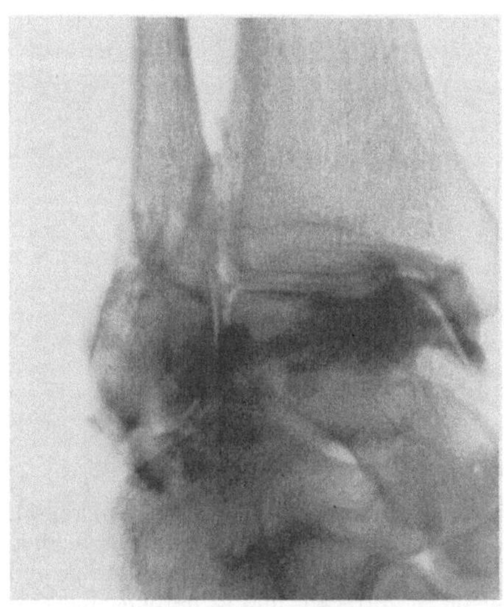

Abb. 25. Innenrotationsaufnahme zur Darstellung des fibularen Gelenkspalts zwischen Talus und Fibula und Nachweis einer Füllung der fibularen Sehnenscheide. Hier handelt es sich um den Zustand nach Außenknöchelfraktur in Höhe des oberen Sprunggelenkspalts

ziehen, in Sehnenscheiden eingelagert, die Sehnen des M. fibularis longus und des M. fibularis brevis. Auf die Mitbeteiligung dieser Sehnenscheiden bei Verletzungen des Kapsel- und Bandapparates haben besonders BROSTRÖM, LILJEDAHL und LINDVALL hingewiesen. Wie Abb. 23 demonstriert, ist eine Eröffnung dieser Sehnenscheiden bei einer reinen Kapselzerreißung nicht zu erwarten. Tritt jedoch eine Ruptur des Lig. fibulocalcaneare mit hinzu, so kommt es zu einer Eröffnung auch der Peroneussehnenscheiden und damit zu einer Kommunikation mit dem Gelenk. In solchen Fällen tritt dann auch Kontrastmittel in die Sehnenscheiden des langen und kurzen Fibularismuskels über (Abb. 24, 25, 27 und 28).

WINDFELD (1953) und die Arbeitsgruppe um BROSTRÖM (1964, 1965) betonen besonders, daß derartige Verletzungen einen operativen Eingriff erforderlich machen, um die

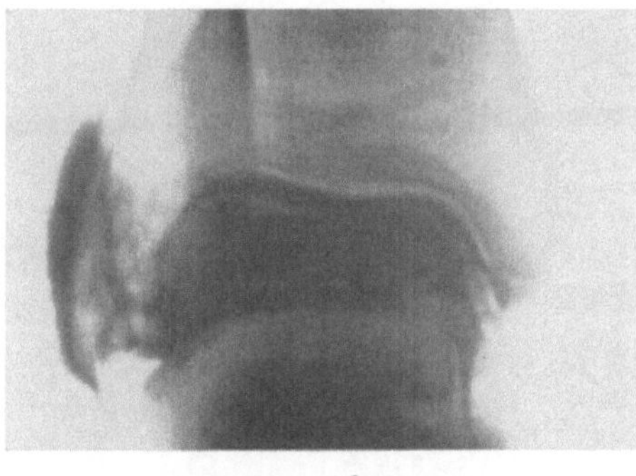

a

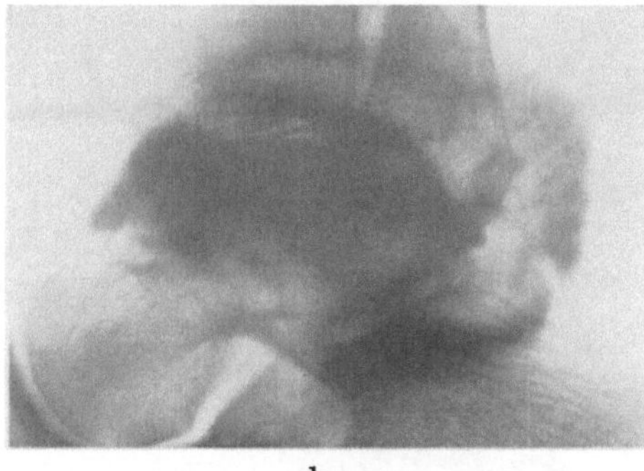

b

Abb. 26a u. b. Ruptur des Lig. fibulotalare posterius. a Kontrastmittelausdehnung lateral wie bei Ruptur des Lig. fibulotalare anterius oder des Lig. fibulocalcaneare. b Nur die seitliche Aufnahme gestattet eine Lokalisation im dorsalen Bereich und somit einen Hinweis auf die Ruptur des Lig. fibulotalare posterius

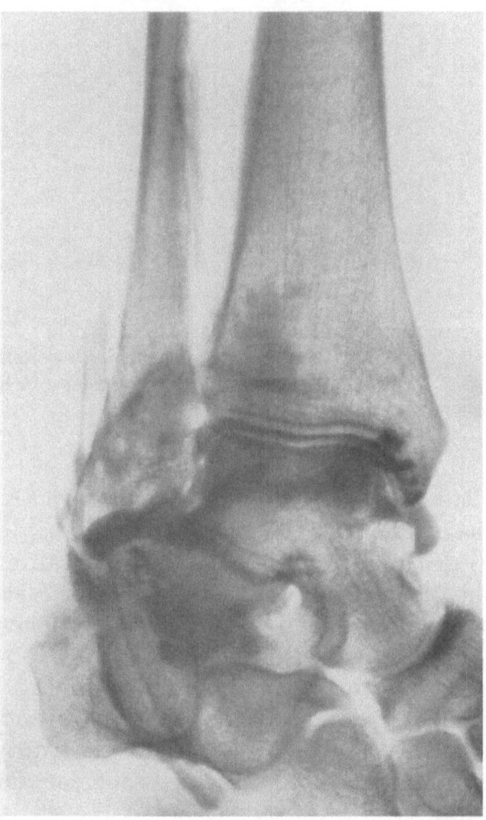

a

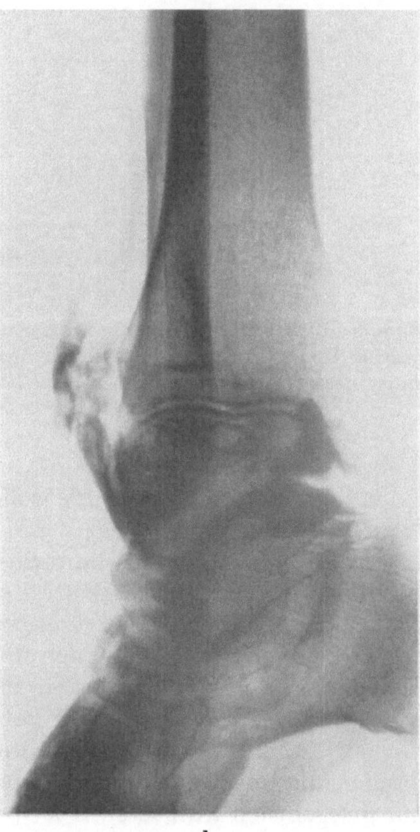

b

Abb. 27a u. b. Kombinierte Ruptur des Lig. fibulotalare anterius und des Lig. fibulocalcaneare mit Eröffnung der Sehnenscheide fibular. Zusätzlich Füllung des hinteren unteren Sprunggelenks. a Innenrotationsaufnahme mit Darstellung von 2 fibularen Sehnenscheiden. b Außenrotationsaufnahme mit Darstellung des Risses und des Hämatoms im ventralen Bereich

Verbindung vom oberen Sprunggelenk zu den Sehnenscheiden der Fibularismuskeln zu verschließen und das für die Stabilität des Gelenks sehr wesentliche Lig. fibulocalcaneare zu nähen. Geschieht dies nicht, so kann bei einer Wiederholungsarthrographie, aus welchen Gründen auch immer, die Kontrastmittelauffüllung der Fibularissehnenscheiden nachgewiesen werden und zu Fehlinterpretationen führen, insbesondere wenn ein adäquates Trauma erneut stattgefunden hat.

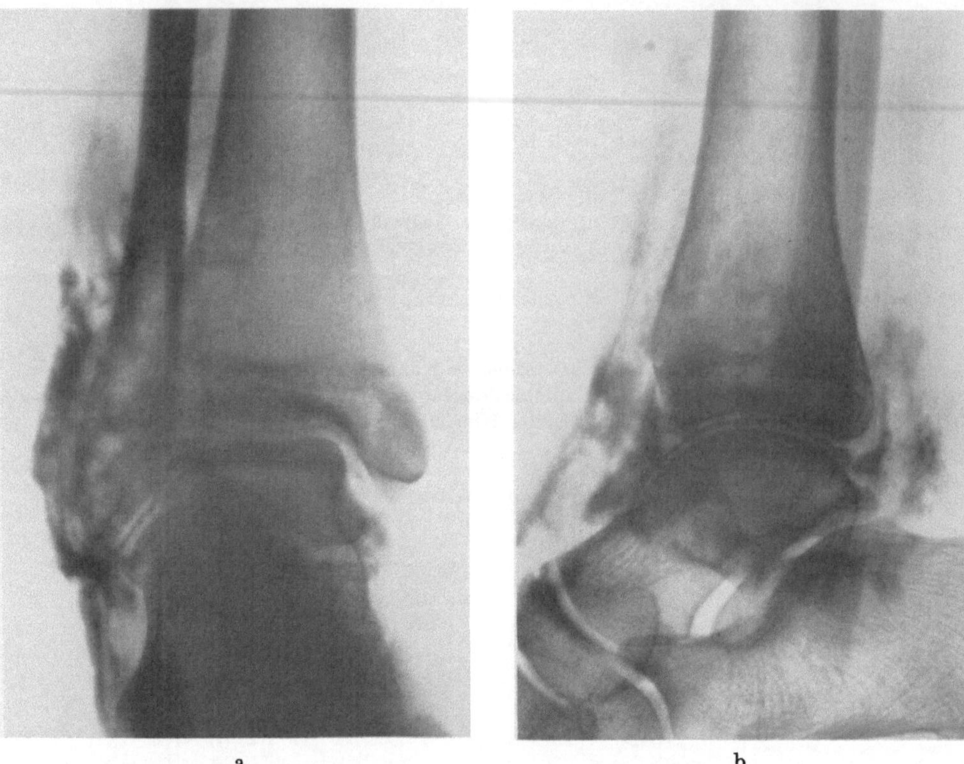

Abb. 28 a u. b. Ruptur aller 3 fibularen Bänder und Füllung der Peroneussehnenscheide. a Sagittale Aufnahme mit massivem Kontrastmittelaustritt fibular und Darstellung einer fibularen Sehnenscheide. b Seitenbild mit Ausdehnung des Kontrastmittels von ventral nach dorsal. Zusätzlich Darstellung der kontrastmittelgefüllten Sehnenscheide

Zu den Raritäten kann man die isolierte Ruptur des Lig. fibulotalare posterius rechnen. Das Kontrastmittel breitet sich dabei im sagittalen Strahlengang ähnlich wie bei den Rupturen des Lig. fibulotalare anterius und des Lig. fibulocalcaneare aus, während erst im Seitenbild eine eindeutige Beurteilung möglich wird. Hier sieht man eine Verteilung des Kontrastmittels dorsal und von der Ruptur ausgehend nach proximal ziehend. Die Ausbreitung entspricht jeweils auch dem klinisch nachweisbaren Bluterguß (Abb. 26).

Die Kombination von Rupturen des Lig. fibulotalare anterius mit dem Lig. fibulocalcaneare und der Auffüllung von Peroneussehnenscheiden findet man insbesondere bei zusätzlichen Außenknöchelfrakturen nicht so selten (Abb. 27), während die Ruptur aller drei Bänder, die selbstredend auch eine Eröffnung der Fibularissehnenscheiden zur Folge hat, nur gelegentlich festzustellen ist (Abb. 28).

Nur bei ausgeprägten schweren Verletzungen im oberen Sprunggelenk, die auch eine mehr oder minder starke Knochenbeteiligung aufweisen, kommt es zu einer massiven Ruptur des Lig. deltoides. Dieses Band ist weitaus kräftiger als die fibularen Bänder, so daß eine Zerreißung ohne Knochenbeteiligung fast nie vorkommt. Vielfach tritt sie auch in Kombination mit Außenbandverletzungen auf (Abb. 29). Es mag jedoch auch sein, daß bei diesen schweren Verletzungen von einer Arthrographie Abstand genommen wird, da eine operative Behandlung a priori vorgesehen wird und damit eine Versorgung auch der Bandverletzungen gewährleistet ist.

Verletzungen der Syndesmosis tibiofibularis distalis entziehen sich der Diagnostik, insbesondere wenn nicht gleichzeitig auch eine Fraktur vorliegt. Treten solche Rupturen isoliert nach einem Trauma auf, so können oft nur die Angaben des Patienten zu einer exakten Diagnose führen. Durch die Verschiebung von Tibia und Fibula beim Auftreten

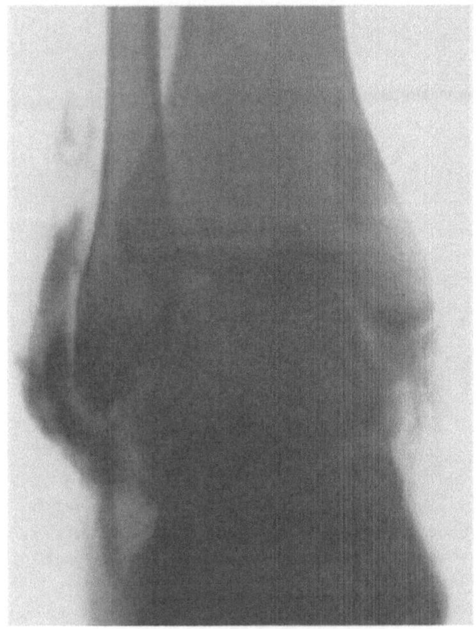

Abb. 29

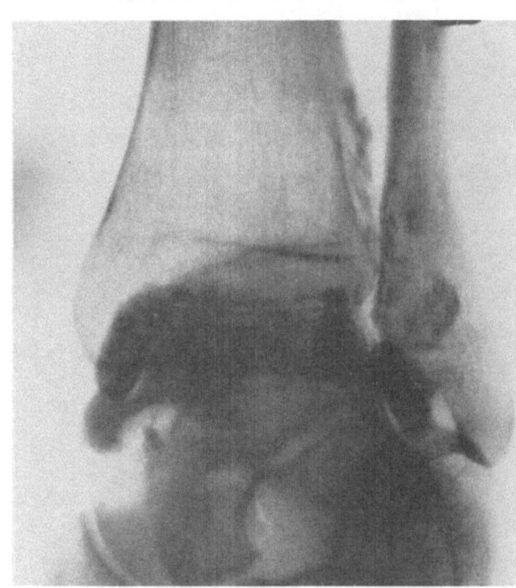

Abb. 30

Abb. 29. Kombination von Innen- und Außenbandläsion. Die sagittale Aufnahme läßt einen massiven Kontrastmittelaustritt lateral ohne Darstellung einer Peroneussehnenscheide erkennen. Medial ist eine Ausdehnung des Kontrastmittels lediglich von der Innenknöchelspitze nach distal sichtbar

Abb. 30. Isolierte Ruptur der Syndesmosis tibiofibularis ohne Fraktur. Man erkennt den unregelmäßig begrenzten, bandförmigen Kontrastmittelverlauf zwischen Tibia und Fibula nach proximal. Übrige Kapselverhältnisse unauffällig

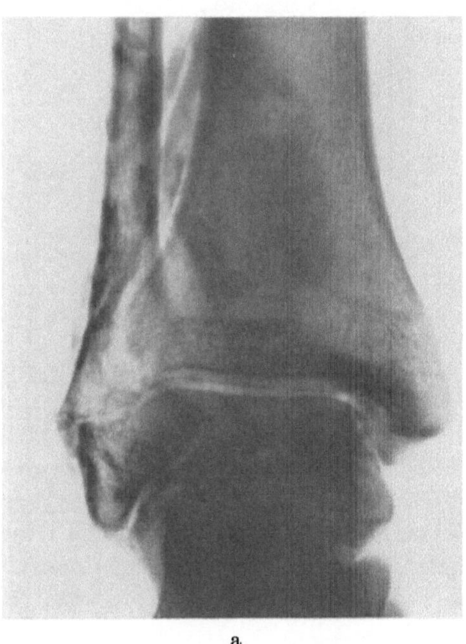

a

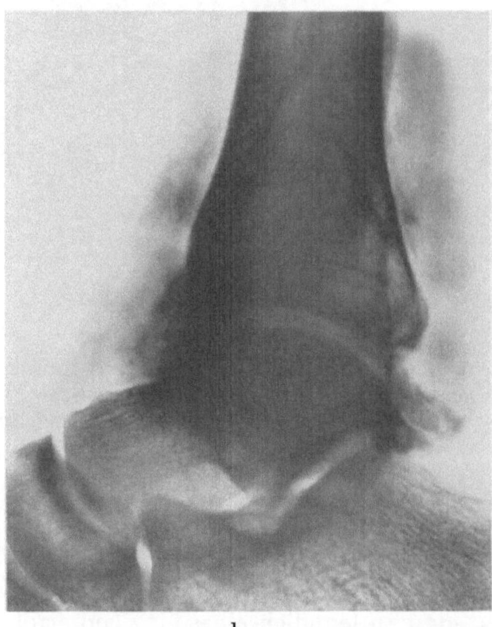

b

Abb. 31 a u. b. Ruptur des Lig. tibiofibulare distalis mit massivem Kontrastmittelaustritt nach proximal. Daneben liegt bei Außenknöchelfraktur noch eine Ruptur des Lig. fibulotalare anterius vor (operativ bestätigter und korrigierter Befund)

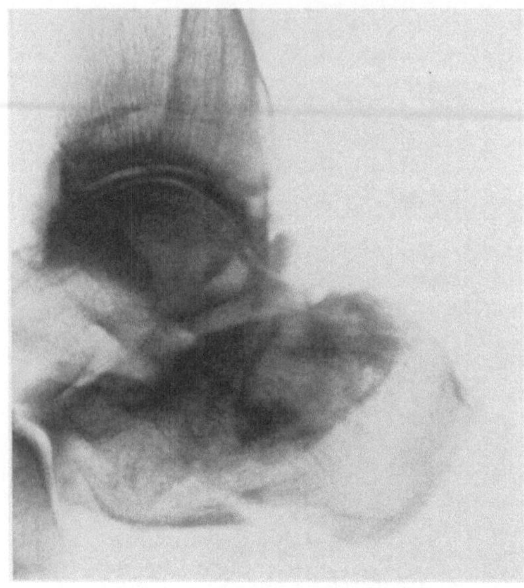

Abb. 32. Dorsale Kapselruptur ohne Bandverletzung bei Calcaneusfraktur. Man beachte den massiven Kontrastmittelaustritt in Höhe des Fersenbeins

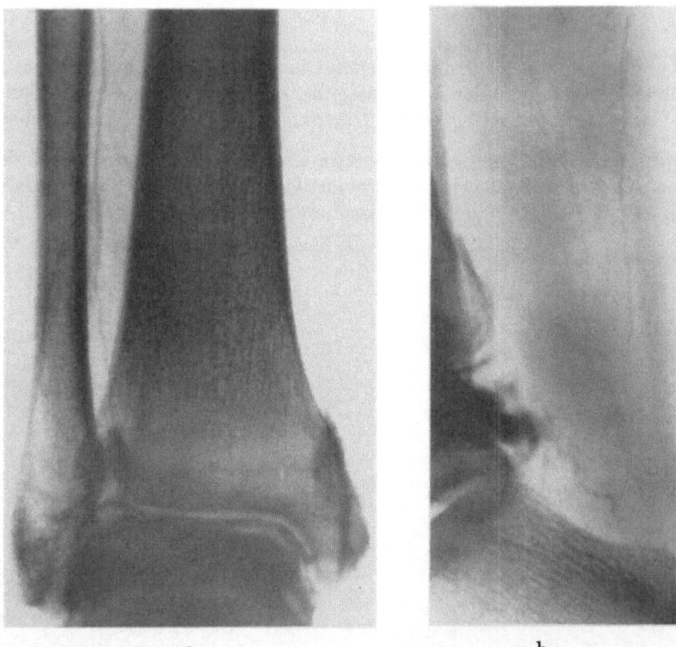

a b

Abb. 33a u. b. Dorsale Kapselverletzung mit Auffüllung von Lymphgefäßen bei Schrägfraktur der Fibula. a Das kontrastgefüllte Lymphgefäß zieht zwischen Tibia und Fibula nach proximal. b Weit dorsal in den Weichteilen gelegenes Lymphgefäß

gegeneinander kommt es nämlich zu ganz erheblichen Schmerzen. Diagnostische Hinweise bei der klinischen Untersuchung, wie etwa Wackelbewegungen, sind hingegen meist nicht zu finden, da nicht eine Ruptur beider, nämlich des ventralen und des dorsalen Bandzuges, sondern lediglich eines einzigen erfolgt ist.

Die Arthrographie läßt mit einem Blick erkennen, daß die nach proximal zwischen Tibia und Fibula verlaufende Kapselausstülpung zerrissen ist und das Kontrastmittel nach proximal entweicht (Abb. 30 u. 31).

Weber hebt hervor, daß bei Frakturen der Fibula proximal der Syndesmosis tibiofibularis distalis stets eine Zerreißung dieser Bandverbindungen resultiert. Cedell (1968) konnte dieser Auffassung nicht voll beistimmen. Beide stützen sich auf operative Ergebnisse; arthrographische Untersuchungen in dieser Richtung liegen bis heute noch nicht vor. Im Hinblick auf die Bedeutung dieser Bänder für die Stabilität der Malleolengabel und damit die Führung der Talusrolle sollte jedoch bei dem geringsten Verdacht einer Läsion in diesem Gebiet eine Arthrographie zur Abklärung erfolgen, da nur durch operative Maßnahmen ein funktionell befriedigendes Ergebnis erzielt werden kann.

Zuvor wurde erwähnt, daß Rupturen der dorsalen Kapselausläufer praktisch nie auftreten. Dies gilt jedoch nicht für Recessus, die supracalcanear nach dorsal verlaufen. Diese können bei einer Calcaneusfraktur zu stark gedehnt werden, so daß hier eine Zerreißung auftritt und sich das Kontrastmittel in die distalen und dorsalen, den Calcaneus umkleidenden Weichteile ergießt (Abb. 32).

Lüning und Romaniuk berichteten 1968 erstmals über eine spontane Lymphgefäßdarstellung bei der Sprunggelenkarthrographie, die sie auf einen kleinen Einriß in der Synovia zurückführten; denn normalerweise ist es nicht möglich — selbst bei starker Überdehnung der Gelenkkapsel durch Kontrastmittel — eine Lymphbahnauffüllung zu erzwingen. Haage (1970) fügte diesem Fall noch drei weitere Beobachtungen hinzu (Abb. 33a u. b). Da bei seinen Patienten, die dieses Phänomen zeigten, ebenfalls Traumata vorausgegangen waren, lag der Schluß nahe, daß es sich auch hier um eine Verletzung der Synovia mit Eröffnung von Lymphspalten gehandelt hat.

9. Arthrosen

Degenerative Veränderungen im oberen Sprunggelenk gehen, wie auch bei anderen Gelenken, mit einer Verschmälerung der Knorpelschicht einher. Diese Verschmälerung, die eine Annäherung der Knochen zur Folge hat, läßt sich aus den Übersichtsbildern unschwer diagnostizieren. Die geklagten Beschwerden können daher ohne weiteres auch röntgenologisch untermauert werden. Die vielfach gleichzeitig vorhandene Bewegungs-

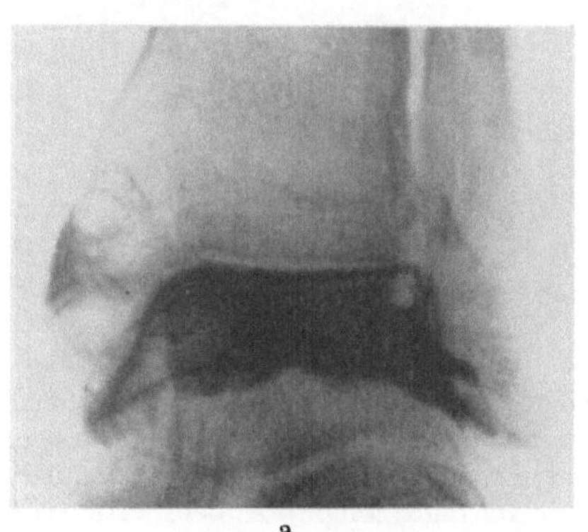
a

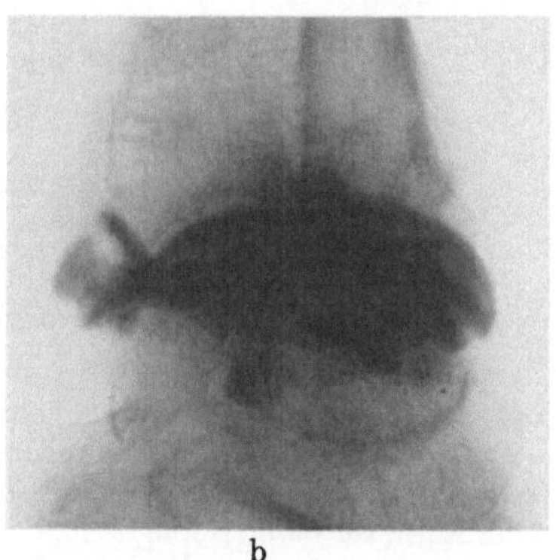
b

Abb. 34a u. b. Arthrosis deformans posttraumatisch nach Fraktur der Unterschenkelknochen sowie des Innenknöchels. Erhebliche Einengung des Kapselraums sowohl ventral als auch dorsal. a Sagittales Bild, b Außenrotationsaufnahme

einschränkung im oberen Sprunggelenk wird daher auch auf die Verminderung der Knorpelschicht und die Verschmälerung des Gelenkspalts zurückgeführt. Wie arthrographische Ergebnisse jedoch zeigen konnten, ist nicht immer der Schwund der Knorpelschicht Ursache für diese Bewegungseinschränkungen, sondern eine begleitende Schrumpfung der gesamten Gelenkkapsel. Die Recessus sind hierbei recht klein, in der ventralen Kapselausbuchtung vielfach auf ein Minimum reduziert (Abb. 34). Es ist nicht unbedingt erforderlich, daß der eigentliche Gelenkspalt verschmälert ist, sondern es kann im Gegen-

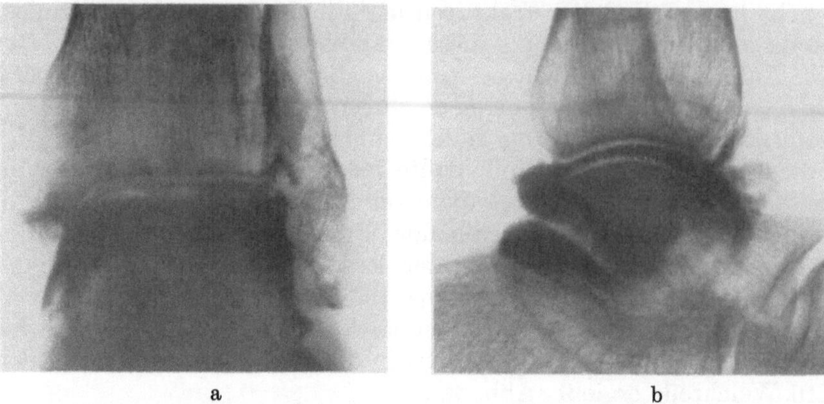

Abb. 35a u. b. Arthrosis deformans mit Verschmälerung der Knorpelschicht, jedoch relativ breitem Gelenkspalt. Deutliche Schrumpfung des Kapselraumes (Seitenbild)

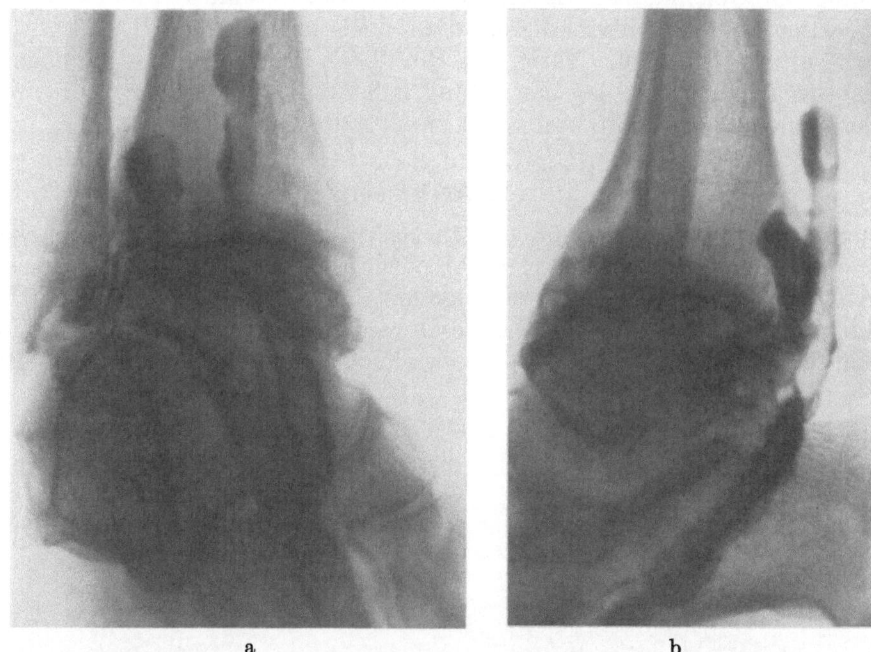

Abb. 36a u. b. Kapselschrumpfung mit erheblicher Einengung des Gelenkraums und Verschmälerung der Knorpelschicht. Die mit dem Gelenk zusammenhängenden medialen Sehnenscheiden lassen gleichfalls eine ausgesprochen unregelmäßige Konturierung erkennen. a Innenrotationsaufnahme mit guter Trennung der Sehnenscheiden des M. flexor hallucis longus und des M. flexor digiti longi. b Außenrotationsaufnahme, die die Verkleinerung des Kapselraumes deutlich zum Ausdruck bringt

teil auch eine Verbreiterung desselben vorliegen (Abb. 35). Unter Umständen werden auch die mit der Kapsel in Verbindung stehenden Sehnenscheiden von dem Prozeß ergriffen und es kommt zu einer unregelmäßigen Begrenzung der Sehnenscheiden (Abb. 36).

Derartige degenerative Veränderungen treten häufiger nach Frakturen im Sprunggelenkbereich auf, wenn eine ausreichende Stabilisierung, die auch die Korrektur der Bandverletzungen mit einbezieht, nicht erfolgt ist (Plaue und Hinz).

Die Arthrographie kann auch gelegentlich mit Erfolg angewandt werden, wenn eine Verzögerung in der Knochenheilung insbesondere am Innenknöchel auftritt. Glastrup (1965) demonstrierte an einem Fall, daß eine Pseudarthrosenbildung an der Basis des

Innenknöchels durch eine Weichteilinterposition hervorgerufen worden ist. Nach operativer Bestätigung des Befundes und Korrektur ist es zu einer befriedigenden Heilung gekommen.

10. Osteochondrosis dissecans; Osteochondromatose des Sprunggelenks; unklare Verkalkungen; Accessoria

Kalkdichte Körper, die sich in den Sprunggelenksspalt oder in die unmittelbare Nachbarschaft desselben dorsal oder ventral projizieren, bereiten oft erhebliche diagnostische Schwierigkeiten. Bei der typischen Lokalisation medial oder lateral am Taluskörper, nachgewiesen auf der sagittalen Aufnahme, ist, wenn auch ein entsprechendes Bett für diese Maus vorhanden ist, die Diagnose einer Osteochondrosis dissecans unschwer zu stellen. Hierzu ist die Arthrographie als weitere Maßnahme zur Diagnostik nicht unbedingt erforderlich. Durch sie könnte lediglich geklärt werden, ob schon eine Ausfüllung dieses Bettes durch Fremdgewebe vorliegt. In diesem Falle könnte Kontrastmittel nicht mehr einfließen. Der Einsatz der Tomographie im Verein mit der Arthrographie wäre jedoch zur exakten Beurteilung hier unbedingt notwendig.

Gutartige Tumoren, wie Chondrome, die von der Synovia der Gelenkkapsel ausgehen können, sind im Sprunggelenksbereich nicht sehr häufig beobachtet worden. Dennoch ist bei unregelmäßigen inhomogenen Verkalkungen im Bereich des oberen Sprunggelenks neben der Osteochondrosis dissecans als Ursache auch eine Gelenkchondromatose zu diskutieren. Zweifellos können auch traumatische Knochenabsprengungen ähnliche Bilder hervorrufen.

Durch die Arthrographie mit positivem Kontrastmittel ist es nicht möglich, die Ursache der „freien“ Körper zu klären. Es kann dadurch lediglich festgestellt werden, ob die auf den Übersichtsaufnahmen nachweisbaren verkalkten Bezirke intra- oder extracapsulär gelegen sind. Der Versuch des Nachweises randständiger, mit der Synovia noch in Verbindung stehender und nicht verkalkter Chondrome ist wegen der bisher ausschließlich mit positivem Kontrastmittel durchgeführten Arthrographie noch nicht gelungen. Hierzu müßte, wie dies auch am Ellenbogengelenk gezeigt wird, die Doppelkontrastarthrographie eingesetzt werden.

Bei den Knochenelementen, die distal des Innen- und Außenknöchels gelegen sind, fällt es schwer, aus dem Röntgenbild allein die exakte Diagnose zu stellen. Es kann sich dabei sowohl um abgesprengte und nicht wieder eingeheilte Knochenausrisse, die sich zwischenzeitlich geglättet haben, handeln; andererseits sind akzessorische Knochenelemente in diesen Gebieten beschrieben worden, deren eindeutige Zuordnung Trolle histologisch bei Embryonen gelang, bei Erwachsenen dürfte das jedoch selbst bei histologischer Untersuchung erhebliche Schwierigkeiten bereiten. Aus diesem Grunde sollen die hier vorgestellten Bilder lediglich einen Fingerzeig geben, daß mit Hilfe der Arthrographie über die Lagebestimmung dieser Knochenelemente Auskunft zu erhalten ist, die exakte Zuordnung jedoch offen bleiben muß. In Abb. 37 wird im sagittalen Strahlengang ein typischer freier Körper ellipsoid abgebildet, der nach dem Seitenbild möglicherweise aus der vorderen distalen Tibiakontur stammt. Da in Höhe des oberen Sprunggelenkspalts auch an der Fibula eine entsprechende Aussparung zu finden ist, bleibt die Frage unbeantwortet, ob er eventuell dort ausgelöst wurde. Auch an der fibularen Tibiabegrenzung könnte ein Bett vorliegen.

Daneben sieht man jedoch distal des Innenknöchels einen vom Knochen um etwa 2 mm breiten Spalt getrennten, fast dreieckigen knochenstrukturierten Körper. Dieser liegt nach dem sagittalen Arthrogramm (Abb. 37e) eindeutig außerhalb des Gelenkraums. Seitlich (Abb. 37b) ist eine Reihe unregelmäßig geformter und teilweise verkalkter Körper dorsal, teilweise in Überlagerung mit dem Talus, teilweise auch in den Weichteilen gelegen, zu finden.

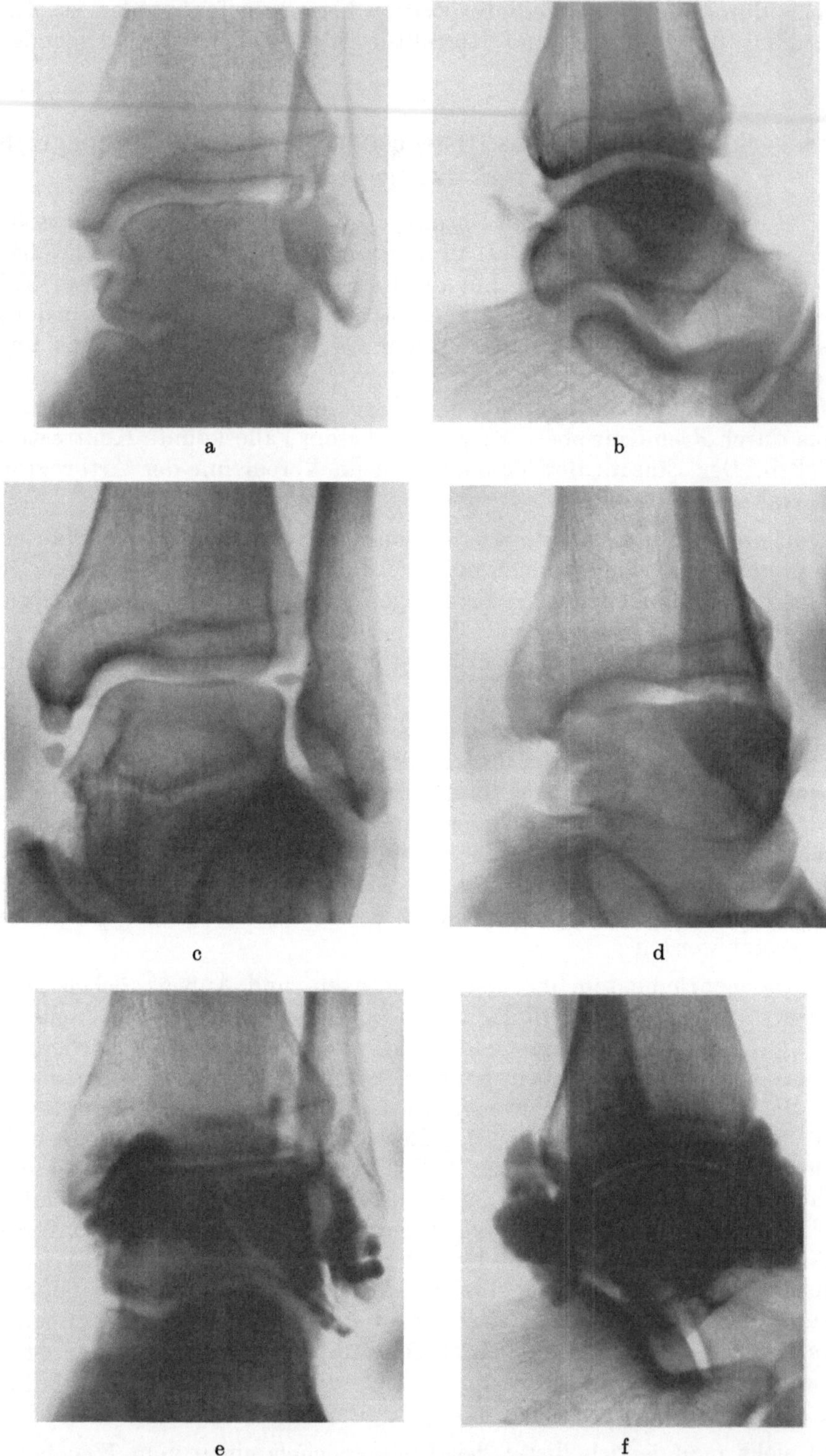

Abb. 37a—h. Osteochondrosis dissecans, kombiniert mit Osteochon romatose. Os subtibiale? a—d Übersichtsaufnahmen sagittal, seitlich, innen- und außenrotiert: subtibial gelegener, dreieckiger Knochenkern. Ellipsoides Knochengebilde lateral in Höhe des oberen Sprunggelenkspalts. Unregelmäßig begrenzte inhomogene Verkalkungen dorsal in den Weichteilen. e—h Arthrogramme in den gleichen Einstellungen mit multiplen Aussparungen medial, lateral, dorsal und zwischen Tibia und Fibula. Extracapsuläre Lage des subtibialen Knochenkörpers. Kombination von Osteochondrosis dissecans, Gelenkchondromatose und Os subtibiale

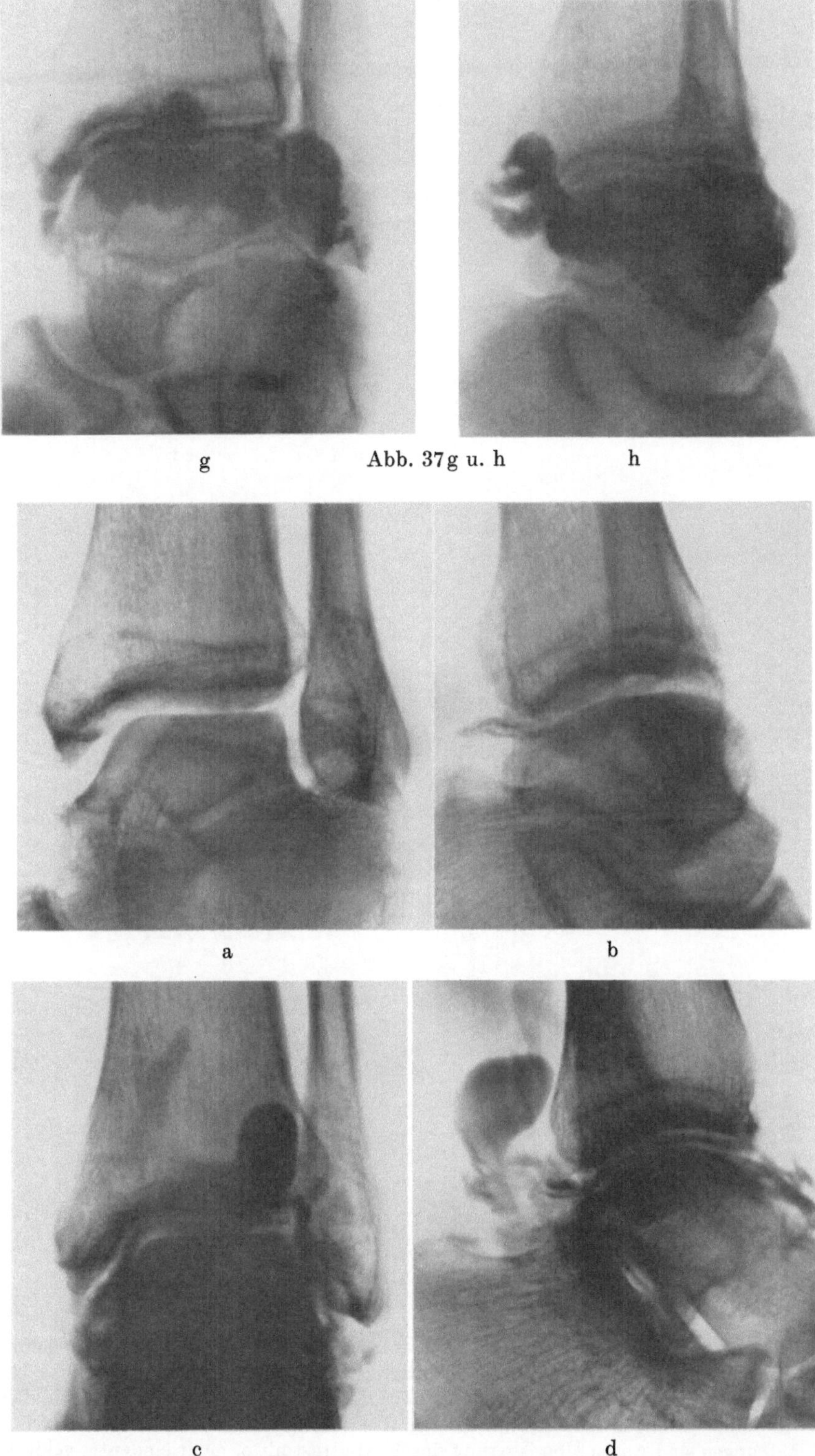

Abb. 37g u. h

Abb. 38a—f. Gelenkchondromatose und fragliche Osteochondrosis dissecans. a und b Innen- und Außenrotationsaufnahme mit multiplen, unregelmäßig begrenzten, kalkdichten Körpern dorsal sowie teilweise in Überlagerung mit dem horizontalen, lateralen Gelenkspalt. Deutlich unregelmäßige tibiale Gelenkfläche. c—f Kontrastfüllung mit intraartikulärer Lage der beschriebenen Verkalkungen bei zusätzlicher Füllung von 2 medialen Sehnenscheiden und des hinteren unteren Sprunggelenks. Die Diagnose der Osteochondrosis dissecans ist ohne Nachweis des Mausbettes fraglich

e Abb. 38e u. f f

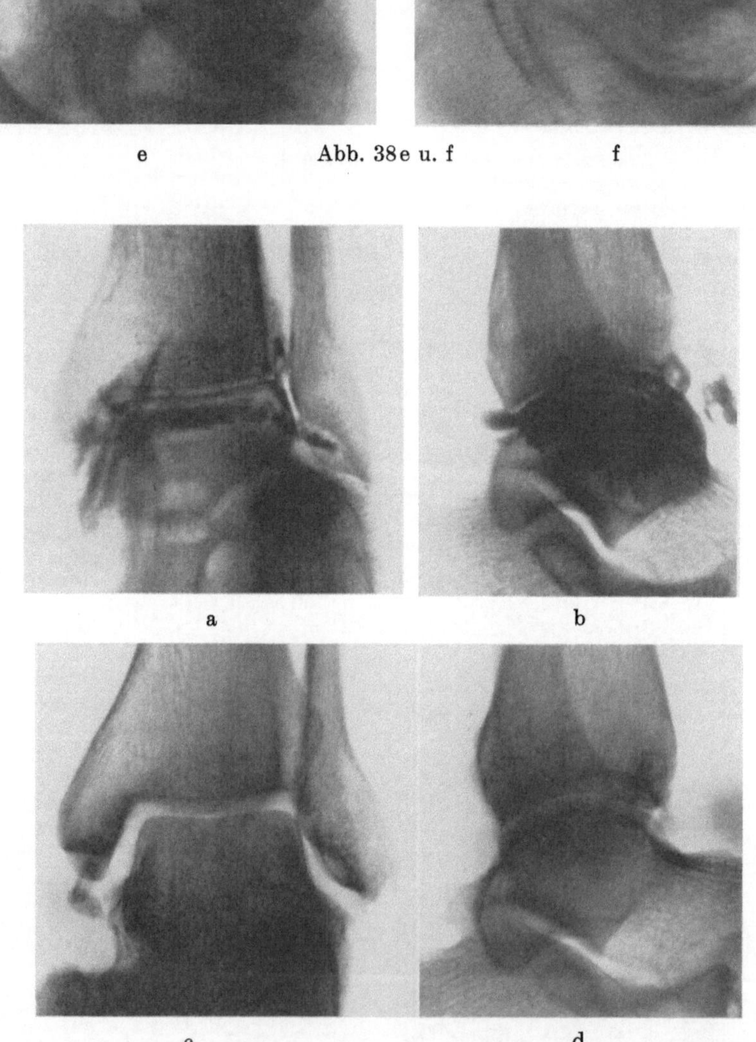

a b

c d

Abb. 39a—d. Freie Körper ventral und tibial (?). a und b Sagittale und seitliche Übersichtsaufnahme mit kalkdichten freien Körpern an der ventralen Tibiaunterkante und im medialen Tibia- bz. Talusbezirk. c und d Arthrogramm mit eindeutig intraartikulärer Lage des ventralen Körpers im Seitenbild sowie kleineren Aussparungen in dem sehr engen Kapselraum als Hinweis auf eine Osteochondromatose. Die medialen Verkalkungen sind wegen Überlagerung durch Kontrastmittel nicht eindeutig geklärt

Diese nun lassen im Arthrogramm (Abb. 37h) deutliche Aussparungen im Kontrast erkennen, so daß sie als intraartikulär gelegen zu identifizieren sind. Weitere, auf den Nativaufnahmen nicht erkennbare, Körper liegen sogar in der Kapselausstülpung zwischen

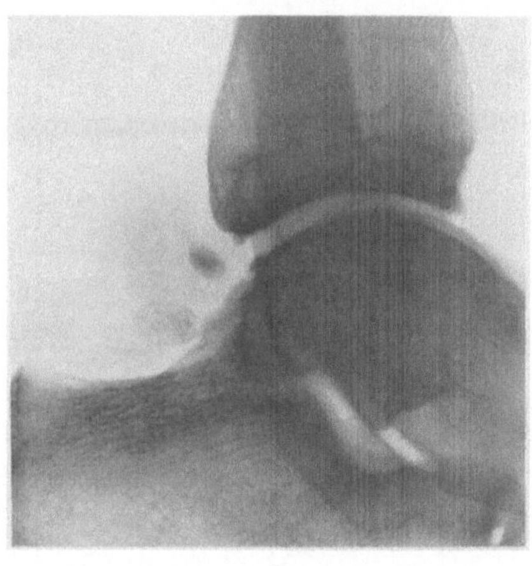
a

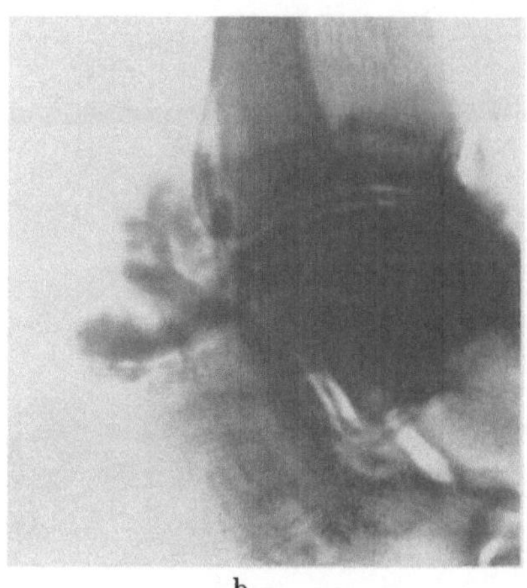
b

Abb. 40a u. b. Osteochondromatose? Os trigonum? a Seitliche Übersicht mit mehreren unterschiedlich verkalkten ovalen Körpern dorsal des Talus und proximal des Calcaneus. b Seitliches Arthrogramm, das neben der Füllung des oberen und hinteren unteren Sprunggelenkes auch eine Auffüllung einer medialen Sehnenscheide erkennen läßt. Multiple, unregelmäßig begrenzte Aussparungen in den rechten großen dorsalen Recessus. Das größte verkalkte Gebilde läßt sich nicht sicher abgrenzen. Es mag sich hier doch um ein Os trigonum handeln. Eine Osteochondromatose besteht in jedem Falle

Tibia und Fibula (Abb. 37e u. g). Da es sich hier um Körperchen handeln muß, die noch keine Kalksalze eingelagert haben, ist mit Sicherheit anzunehmen, daß es sich hier zusätzlich noch um eine Gelenkchondromatose handelt. Die Zuordnung des distal des Innenknöchels gelegenen Knochenkernes als Os tibiale ist nur aus der Erfahrung, nicht aus dem Arthrogramm abzuleiten.

Ähnliche Unklarheiten bestehen bei den Verkalkungen, die sich auf den Innen- und Außenrotationsaufnahmen der Abb. 38 (a u. b) darstellen. Hier sieht man außerdem eine unregelmäßige Konturierung der distalen Tibiagelenkfläche. Die Verkalkungen liegen zum Teil dorsal in den Weichteilen, teilweise lassen sie sich in Überprojektion mit dem fibularen und proximalen Talusrand erkennen. Die Arthrographie zeigt nur unvollkommen, daß praktisch alle Corpora intraartikulär gelegen sind. Jedenfalls lassen sich keinerlei Verkalkungen außerhalb der kontrastmittelgefüllten Kapsel lokalisieren. Zum Teil liegen diese ventral, großenteils sind sie jedoch dorsal zu sehen. In erster Linie wird man hier an eine Osteochondromatose mit Verkalkungen der freien Gelenkkörper denken. Wegen der welligen Konturierung der distalen Tibiagelenkfläche ist jedoch auch eine Osteochondrosis dissecans zu diskutieren.

Ähnlich verhält es sich bei Abb. 39, wo subtibial sowie in Überprojektion mit dem Innenknöchel und ventral zwischen Tibia und Talus verkalkte freie Elemente zu erkennen sind. Auch hier erlaubt die Arthrographie nur zum Teil eine Lagebeurteilung. Der ventral gelegene Körper wird von Kontrastmittel umspült, liegt somit intraartikulär. Da trotz der recht engen und als geschrumpft zu bezeichnenden Kapsel noch kleinere unregelmäßige Aussparungen sowohl tibial als auch in Deckung mit der Oberkante des Talus (Abb. 39c) und im Gelenkraum zwischen Tibia und Fibula noch unregelmäßige kleinere Kontrastmittelaussparungen zu sehen sind, ist hier eine Chondromatose wahrscheinlich.

Die Differenzierung verkalkter Bezirke nur im dorsalen Bereich, die teilweise der Lage eines Os trigonum entsprechen, das als Accessorium seinen festen Platz hat, läßt die Entscheidung, ob es sich hier nur um eine Osteochondromatose oder zusätzlich um eine solche handelt, sehr schwer fallen (Abb. 40). Das seitliche Arthrogramm erlaubt keine endgültigen Schlüsse zu ziehen. Die unregelmäßigen Aussparungen in den recht großen Recessus, die sowohl vom oberen wie vom hinteren unteren Sprunggelenkspalt ausgehen, sprechen jedoch am ehesten für eine Chondromatose resp. Osteochondromatose. Ob zu-

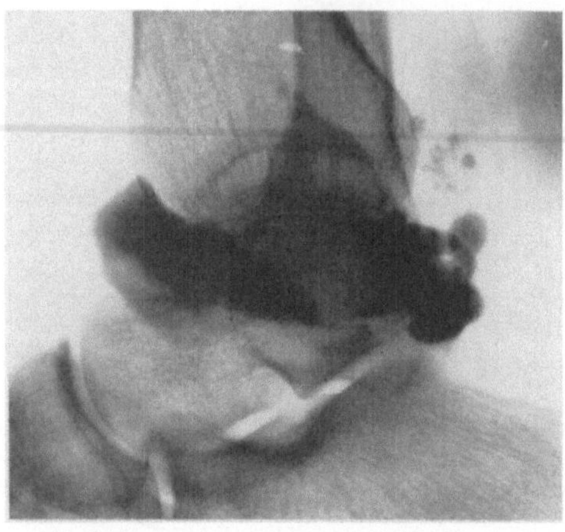

Abb. 41. Multiple, rundliche, zusammengeballte Verkalkungen dorsal der distalen Tibiabegrenzung, in den Weichteilen gelegen. Diese liegen eindeutig außerhalb des Kapselbereiches. Venensteine? Verkalktes Hämangiom?

sätzlich ein Os trigonum noch vorliegt, das lediglich stärker entkalkt ist, läßt sich wegen der großen Recessus und der Überlagerung dieser Partie nicht sicher abklären.

Vielfach kann man nur aussagen, daß Verkalkungen in den Weichteilen intra- oder extraartikulär gelegen sind, so z.B. bei den multiplen kleinen rundlichen Verkalkungen, die in Abb. 40 dorsal der distalen Tibiakante gelegen sind. Möglicherweise handelt es sich um Phlebolithen in einem Hämangiom, das außerhalb der Gelenkkapsel gelegen ist (Abb. 41). Auch die Beziehung cartilaginärer Exostosen zum Gelenkraum kann — wenn diese operativ angegangen werden sollen — von Interesse sein.

Alle Autoren, die sich intensiv mit der Arthrographie des Sprunggelenks beschäftigt haben und über eine größere Zahl von Untersuchungen verfügen, teilen die Ansicht, daß die Arthrographie zur Beurteilung traumatischer Veränderungen am Kapsel-Band-Apparat die optimale Untersuchungsmethode darstellt. Sie gestattet eine rasche Diagnose, die schmerzlos und für den Patienten wenig belastend zu erzielen ist. Darüber hinaus kann sie mit Gewinn zur Klärung der Ursache posttraumatischer Beschwerden eingesetzt werden. Sie erlaubt zudem die Lokalisation unklarer Verkalkungen in der Umgebung des oberen und der unteren Sprunggelenke, wenngleich durch sie über die Ätiologie eine bindende Auskunft nicht zu erhalten ist. Trotzdem sollte sie bei gutachterlichen Untersuchungen eingesetzt werden, um Klarheit über die bestehenden Zustände zu schaffen; die Arthrographie versetzt in die Lage, den Gelenkbereich ausreichend zu übersehen, wozu die Klinik nur unzureichende Mittel zur Verfügung hat.

Literatur

ARNER, O., EKENGREN, K., HULTING, B., LINDHOLM, A: Arthrography of the talo-crural joint. Anatomy, roentgenographic and clinical aspects. Acta chir. scand. (Stockh.) **113**, 253—269 (1957).

ARNOLD, K., BRÜCKNER, B.: Diagnostik und Therapie der Bandverletzungen des Sprunggelenkes. Zbl. Chir. **88**, 1152—1157 (1963).

BECHER, R., HAAGE, H., MAY, E.: Diagnostik von Veränderungen des Bandkapselapparates am Sprunggelenk. Chir. Praxis **14**, 199—206 (1970).

BERRIDGE, F. R., BONNIN, J. G.: The radiographic examination of the ankle joint including arthrography. Surg. Gynec. Obstet. **79**, 383—389 (1944).

BÖHLER, L.: Die Technik der Knochenbruchbehandlung. Wien-Bonn-Bern: W. Maudrich 1957.

BORAK, J., GOLDHAMER, K.: Experimentelle Beiträge zur Röntgenanatomie und -pathologie der Gelenke. Fortschr. Röntgenstr. **33** (I), 341—358 (1925).

BROSTRÖM, L.: Sprained ankles. I. Anatomic lesions in recent sprains. Acta chir. scand. **128**, 483—495 (1964).

BROSTRÖM, L.: Sprained ankles. III. Clinical observation in recent ligament ruptures. Acta chir. scand. **130**, 560—569 (1967).

BROSTRÖM, L., LILJEDAHL, S. O., LINDVALL, N.: Sprained ankles. II. Arthrographic diagnosis in recent ligament ruptures. Acta chir. scand. **129**, 485—499 (1965).

BROSTRÖM, L., SUNDELIN, P.: Sprained ankles. IV. Histologic changes in recent and "chronic" ligament ruptures. Acta chir. scand. **132**, 248—253 (1966).

CALLAGHAN, J. E., PERCY, E. C., HILL, R. O.: The ankle arthrogram. J. Canad. Ass. Radiol. **21**, 74—84 (1970).

FICK, R.: Handbuch der Anatomie und Mechanik der Gelenke, Teil I, S. 400ff. Jena: G. Fischer 1904.

GLASTRUP, H.: Arthrographien bei akuten Fußgelenkverletzungen. Radiographica, H. 12, 281—288 (1965).

HAAGE, H.: Methodik und Indikation zur Arthrographie. Med. Welt **17**, 1313—1317 (1965).

HAAGE, H.: Die Arthrographie des Sprunggelenkes. Radiologe **6**, 137—142 (1967).

HAAGE, H.: Lymphgefäßfüllung bei der Arthrographie mit positivem Kontrastmittel. Fortschr. Röntgenstr. **112**, 485—498 (1970).

HAAGE, H., MAY, E.: Zur Diagnostik von Veränderungen des Bandkapselapparates am Sprunggelenk. 101. Tagg Vereinig. Nordwestdtsch. Chirurgen, Lübeck-Travemünde, 13.—15. 6. 1968.

HAGEN, R.: Die Supinations-Subluxation des Sprunggelenkes. Wien. klin. Wschr. **63**, 852—856 (1951).

HANSSON, C. J.: Arthrographic studies on the ankle joint. Acta radiol. (Stockh.) **22**, 281—287 (1941).

HENDELBERG, T. H.: On brott à bakre tibeakanten vid malleolarfraktoren jàmte bedrag till kànnedomen on ligament-och kapselkadorna. Upsala: Armqvist & Wiksell 1949. Zit. nach ARNER u. Mitarb.

KNOLL, W., MATTHIS, TH.: Darstellungen von Gelenken mittels Jodipin-Füllungen. Fortschr. Röntgenstr. **45** (I), 85—91 (1931).

LANZ, T. v., WACHSMUTH, W.: Praktische Anatomie, 2. Aufl., Bd. I, Teil 3. Berlin-Göttingen-Heidelberg: Springer 1959.

LINDBLOM, K.: Arthrography. In: MCLAREN, J. W., Modern trends in diagnostic radiology. London: Butterworth & Co. Ltd. 1953.

LÜNING, M., BÜRGER, K., BIEDERMANN, F.: Das normale Arthrogramm des oberen Sprunggelenkes und seine Varianten. Radiol. diagn. (Berl.) **9**, 57—64 (1968).

LÜNING, M., BÜRGER, K., BIEDERMANN, F.: Das Arthrogramm des oberen Sprunggelenkes bei frischen Kapsel- und Bandläsionen. Radiol. diagn. (Berl.) **9**, 229—238 (1968).

LÜNING, M., ROMANIUK, P. A.: Spontane Lymphgefäßdarstellung nach Arthrographie des oberen Sprunggelenkes. Fortschr. Röntgenstr. **108**, 400—401 (1968).

MEHREZ, M., EL GENEIDY, S.: Arthrography of the ankle. J. Bone Jt Surg. B **52**, 308—312 (1970).

OLSON, R. W.: Arthrography of the ankle: its use in the evaluation of ankle sprains. Radiology **290**, 1439—1446 (1969).

PALMER, I.: Fotledens skador. En oversikt. Nord. Med. **12**, 3167—3176 (1941).

PETERSEN, A. H.: Distorsion og ligament-laesion i fodleddet. Nord. Med. **47**, 904—905 (1952).

PLAUE, R.: Die Diagnostik der lateralen Kapselbandschäden des oberen Sprunggelenkes. Arch. orthop. Unfall-Chir. **63**, 135—152 (1968).

PLAUE, R.: Die Diagnostik der Deltaband- und Syndesmosenschäden. Arch. orthop. Unfall-Chir. **64**, 364—378 (1968).

PLAUE, R., HINZ, P.: Fehlerquellen der operativen Behandlung von Sprunggelenksverletzungen. Arch. orthop. Unfall-Chir. **67**, 313—318 (1970).

PLAUE, R., HINZ, P.: Zur Röntgendiagnostik ligamentärer Sprunggelenksverletzungen. Fortschr. Röntgenstr. **112**, 769—782 (1970).

REZEK, J.: Die Arthrographie. Fortschr. Röntgenstr. **89**, 319—331 (1958).

WEBER, B. G.: Die Verletzungen des oberen Sprunggelenkes. Bern-Stuttgart: Huber 1966.

WINDFELD, P.: Treatment of undue mobility of ankle joint following severe sprain of ankle with avulsion of anterior and middle band of external ligament. Acta chir. scand. **105**, 299—305 (1953).

WIRTH, H.: Die Arthrographie. In: SCHINZ, Bd. I. Stuttgart: Thieme 1965.

WOLFF, A.: Arthrografi av ankelled. Nord. Med. 8, 2449—2456 (1940).

Namenverzeichnis — Author Index

Die *kursiv* gesetzten Seitenzahlen beziehen sich auf die Literatur Page numbers in *italics* refer to the references

Sachverzeichnis

(Deutsch — Englisch)

Bei gleicher Schreibweise in beiden Sprachen sind die Stichwörter nur einmal aufgeführt

Subject Index

(English-German)

Where English and German spelling of a worel is identical, the German version is ommitted

SONDERDRUCK AUS

HANDBUCH DER MEDIZINISCHEN RADIOLOGIE
ENCYCLOPEDIA OF MEDICAL RADIOLOGY

HERAUSGEGEBEN VON

L. DIETHELM MAINZ · O. OLSSON LUND · F. STRNAD FRANKFURT/M. · H. VIETEN DÜSSELDORF · A. ZUPPINGER BERN

BAND V/2

REDIGIERT VON

L. DIETHELM, MAINZ

SPRINGER-VERLAG, BERLIN · HEIDELBERG · NEW YORK 1973

NICHT IM HANDEL

DAS OSTEOLYSESYNDROM

VON

F. SOMMER

SONDERDRUCK AUS

HANDBUCH DER MEDIZINISCHEN RADIOLOGIE
ENCYCLOPEDIA OF MEDICAL RADIOLOGY

HERAUSGEGEBEN VON

L. DIETHELM MAINZ · O. OLSSON LUND · F. STRNAD FRANKFURT/M. · H. VIETEN DÜSSELDORF · A. ZUPPINGER BERN

BAND V/2

REDIGIERT VON

L. DIETHELM, MAINZ

SPRINGER-VERLAG, BERLIN · HEIDELBERG · NEW YORK 1973

NICHT IM HANDEL

ENTZÜNDLICHE KNOCHENERKRANKUNGEN

VON

E. BÜRGEL UND G. BIERLING

SONDERDRUCK AUS

HANDBUCH DER MEDIZINISCHEN RADIOLOGIE
ENCYCLOPEDIA OF MEDICAL RADIOLOGY

HERAUSGEGEBEN VON

L. DIETHELM MAINZ · O. OLSSON LUND · F. STRNAD FRANKFURT/M. · H. VIETEN DÜSSELDORF · A. ZUPPINGER BERN

BAND V/2

REDIGIERT VON

L. DIETHELM, MAINZ

SPRINGER-VERLAG, BERLIN · HEIDELBERG · NEW YORK 1973

NICHT IM HANDEL

DIE PAGETSCHE KNOCHENERKRANKUNG

VON

K. RANNIGER

SONDERDRUCK AUS

HANDBUCH DER MEDIZINISCHEN RADIOLOGIE
ENCYCLOPEDIA OF MEDICAL RADIOLOGY

HERAUSGEGEBEN VON

L. DIETHELM MAINZ · O. OLSSON LUND · F. STRNAD FRANKFURT/M. · H. VIETEN DÜSSELDORF · A. ZUPPINGER BERN

BAND V/2

REDIGIERT VON

L. DIETHELM, MAINZ

SPRINGER-VERLAG, BERLIN · HEIDELBERG · NEW YORK 1973

NICHT IM HANDEL

DIE KONTRASTDARSTELLUNG DER SCHULTERGELENKE

VON

O. FISCHEDICK UND **H. HAAGE**

SONDERDRUCK AUS

HANDBUCH DER MEDIZINISCHEN RADIOLOGIE
ENCYCLOPEDIA OF MEDICAL RADIOLOGY

HERAUSGEGEBEN VON

L. DIETHELM MAINZ · O. OLSSON LUND · F. STRNAD FRANKFURT/M. · H. VIETEN DÜSSELDORF · A. ZUPPINGER BERN

BAND V/2

REDIGIERT VON

L. DIETHELM, MAINZ

SPRINGER-VERLAG, BERLIN · HEIDELBERG · NEW YORK 1973

NICHT IM HANDEL

ARTHROGRAPHIE DES ELLENBOGENGELENKS

VON

H. HAAGE UND O. FISCHEDICK

SONDERDRUCK AUS

HANDBUCH DER MEDIZINISCHEN RADIOLOGIE
ENCYCLOPEDIA OF MEDICAL RADIOLOGY

HERAUSGEGEBEN VON

L. DIETHELM, MAINZ · O. OLSSON, LUND · F. STRNAD, FRANKFURT/M. · H. VIETEN, DÜSSELDORF · A. ZUPPINGER, BERN

BAND V/2

REDIGIERT VON

L. DIETHELM, MAINZ

SPRINGER-VERLAG, BERLIN · HEIDELBERG · NEW YORK 1973

ARTHROGRAPHIE DES HANDGELENKS

VON

H. HAAGE

SONDERDRUCK AUS

HANDBUCH DER MEDIZINISCHEN RADIOLOGIE
ENCYCLOPEDIA OF MEDICAL RADIOLOGY

HERAUSGEGEBEN VON

L. DIETHELM MAINZ · O. OLSSON LUND · F. STRNAD FRANKFURT/M. · H. VIETEN DÜSSELDORF · A. ZUPPINGER BERN

BAND V/2

REDIGIERT VON

L. DIETHELM, MAINZ

SPRINGER-VERLAG, BERLIN · HEIDELBERG · NEW YORK 1973

NICHT IM HANDEL

ARTHROGRAPHIE DER KLEINEN HAND- UND FINGERGELENKE

VON

H. HAAGE

SONDERDRUCK AUS

HANDBUCH DER MEDIZINISCHEN RADIOLOGIE
ENCYCLOPEDIA OF MEDICAL RADIOLOGY

HERAUSGEGEBEN VON

L. DIETHELM, MAINZ · O. OLSSON, LUND · F. STRNAD, FRANKFURT/M. · H. VIETEN, DÜSSELDORF · A. ZUPPINGER, BERN

BAND V/2

REDIGIERT VON

L. DIETHELM, MAINZ

SPRINGER-VERLAG, BERLIN · HEIDELBERG · NEW YORK 1973

NICHT IM HANDEL

ARTHROGRAPHIE DES HÜFTGELENKS

VON

J.-W. WEISS

SONDERDRUCK AUS

HANDBUCH DER MEDIZINISCHEN RADIOLOGIE
ENCYCLOPEDIA OF MEDICAL RADIOLOGY

HERAUSGEGEBEN VON

L. DIETHELM MAINZ · O. OLSSON LUND · F. STRNAD FRANKFURT/M. · H. VIETEN DÜSSELDORF · A. ZUPPINGER BERN

BAND V/2

REDIGIERT VON

L. DIETHELM, MAINZ

SPRINGER-VERLAG, BERLIN · HEIDELBERG · NEW YORK 1973

NICHT IM HANDEL

ARTHROGRAPHIE DES KNIEGELENKS

VON

O. FISCHEDICK

SONDERDRUCK AUS

HANDBUCH DER MEDIZINISCHEN RADIOLOGIE
ENCYCLOPEDIA OF MEDICAL RADIOLOGY

HERAUSGEGEBEN VON

L. DIETHELM, MAINZ · O. OLSSON, LUND · F. STRNAD, FRANKFURT/M. · H. VIETEN, DÜSSELDORF · A. ZUPPINGER, BERN

BAND V/2

REDIGIERT VON

L. DIETHELM, MAINZ

SPRINGER-VERLAG, BERLIN · HEIDELBERG · NEW YORK 1973

NICHT IM HANDEL

ARTHROGRAPHIE DES SPRUNGGELENKS

VON

H. HAAGE UND O. FISCHEDICK

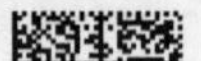